MARTIN NEGWER

Organisch-chemische Arzneimittel und ihre Synonyma

Organic-chemical drugs and their synonyms

ORGANIC-CHEMICAL DRUGS AND THEIR SYNONYMS

(an international survey)

5th revised and enlarged edition

by
MARTIN NEGWER

Volume III

ORGANISCH-CHEMISCHE ARZNEIMITTEL UND IHRE SYNONYMA

(eine internationale Übersicht)

5. neubearbeitete, stark erweiterte Auflage

von

MARTIN NEGWER

Band III

AKADEMIE-VERLAG · BERLIN
1978

Erschienen im Akademie-Verlag, 108 Berlin, Leipziger Straße 3—4

Lizenznummer: 202 · 100/537/78
Einband und Schutzumschlag: Karl Salzbrunn
Gesamtherstellung: VEB Druckhaus „Maxim Gorki", 74 Altenburg
Bestellnummer: 762 427 5 (5300) · LSV 2067
Printed in GDR

GRUPPENREGISTER

Die Zahlen bei den einzelnen Gruppenregisterstichworten geben die laufenden Nummern der Verbindungen an, die die entsprechenden chemischen Gruppen enthalten bzw. die zu den als Stichwort angeführten Gruppen gehören. Für den neuen Hinweisteil des Gruppenregisters sind die Stichworte durch eine Buchstaben-Zahlen-Kombination gekennzeichnet. Der Buchstabe ist mit dem Anfangsbuchstaben des Stichwortes identisch. Innerhalb jedes Buchstabens sind die Stichworte durchnumeriert. Diese Buchstaben-Zahlen-Kombination befindet sich in Klammern hinter den fettgedruckten Hauptstichworten. Im Hinweisteil des Gruppenregisters sind für die im Hauptteil (1—6170) und Nachtrag (6171—6664) angeführten Arzneistoffe die jeweiligen Buchstaben-Zahlen-Kombinationen, unter denen diese Stoffe im Gruppenregister registriert worden sind, angegeben.

Acetale und Hemiacetale [A 1]
1336, 2173, 2707, 2973, 3087, 4209, .4210, 4705, 5454, 5546, 5733, 5870, 5946
s. auch 1,3-Dioxolane, Methylendioxybenzole, Steroidacetale, Thioacetale und unter Chloralhydratderivate

Acetamide [A 2] Acetylaminosäuren und deren Amide
272, 405, 643, 644, 649, 655, 656, 857, 2828, 3644, 5018, 5019, 5201, 5508, 5509, 5510
s. auch unter α-Aminosäuren (N-Acylderivate)

Acetamide [A 3] N-cyclisch substituierte Acetamide
161, 237, 403, 540, 730, 926, 930, 1286-02, 1522, 1584, 1701, 2011, 2185, 2419, 2598, 3549, 4863, 5583, 5584, 6189, 6297, 6534
s. auch Acetanilide

Acetamide [A 4] sonstige
90, 417, 964, 1046, 1221, 1354, 1689, 1828, 1850, 2235, 2491, 3389, 3492, 3545, 3623, 3697, 3860, 4752, 4775, 4839, 5120, 5259, 6374
s. auch Benzilamide, Dichloressigsäureamide, Glycine (Amide), Glykolsäuren (Amide), Phenoxyessigsäuren (Amide), Phenylessigsäuren (Amide), Sulfanilamide (N^1-Acetylderivate) und unter Cephalosporine, Penicilline

Acetanilide [A 5] p-Acetamidobenzoesäurederivate
211-02, 1290-01, 3145, 6388, 6425

Acetanilide [A 6] Anilide von Chloressigsäuren
699, 958, 2405

Acetanilide [A 7] Derivate von As- und Sb-Verbindungen
749, 772, 773, 774, 775, 776, 781, 1630, 3561, 6011

Acetanilide [A 8] Derivate von Thiosemicarbazonen und Thiosemicarbaziden
1259, 1283, 1369, 1654

Acetanilide [A 9] 2,4,6-Trijodderivate
1863, 2810, 2811, 3159, 3646
s. auch unter Jodbenzoesäuren und deren Ester

Acetanilide [A 10] sonstige
718, 757, 760, 761, 963, 1020, 1023, 1250, 1526, 1648, 1963, 1995, 1996, 2421, 2637, 2731, 2745, 3033, 3049, 3144, 3272, 3494, 3598, 3604, 5809, 6389, 6513, 6635
s. auch Acetophenetidine, Glycine (Anilide), Phenoxyessigsäuren (Anilide), Phenylessigsäuren (Anilide), Sulfanilamide (N^4-Acetylderivate)

Acetate
s. Essigsäureester

Acethydrazide
s. unter Hydrazine

Acetonide
s. Fluorprednisolonacetonide, Steroidacetonide

Acetonitrile [A 11]
1510, 3300
s. auch Diphenylacetonitrile, Phenylacetonitrile

Acetophenetidine [A 12]
1216, 1323, 1329, 1361, 1615, 1691, 1935 (m-), 2261, 2614, 4212, 4308

Acetophenone [A 13] α-Alkylamino-hydroxyacetophenone
1031, 1330, 1999

Acetophenone [A 14] sonstige α-N-Derivate (N-Phenacylverbindungen)
3970, 4171, 4240, 4603, 5065, 5239, 5267, 5379, 5469, 5481, 5496, 5847

Acetophenone [A 15] α-Phenylderivate (Desoxybenzoine)
5108, 5409, 5533

Acetophenone [A 16] sonstige
736, 1004, 1542, 1890, 2214, 2250, 2261, 2518, 2841, 2958, 3006, 3553, 3777, 4012, 4901, 5150, 6487, 6523, 6619

Acetophenonide
s. Steroidacetophenonide

Acetylsalicylsäuren [A 17]
924, 927, 950, 1233, 1234, 1235, 1541, 3529 (Anhydrid)

Acetylsalicylsäuren [A 18] Amide und Anilide
965, 2683 (Thio), 2685, 3467, 3835, 6352

Acetylsalicylsäuren [A 19] Ester
1199, 2693, 2701, 2720, 2862, 2967, 3272, 4069, 5727

Aconitane [A 20]
5453, 5928, 5995

Acridane
s. Acridine (9,10-Dihydroacridine)

Acridine [A 21]
2416, 2772, 3331, 5225
s. auch Benz[c]acridine, Pyrano[2,3-c]acridine

Acridine [A 22] Aminoacridine
2141, 2159, 2196 (Tetrahydro), 4933, 5148, 5158, 5178, 6467

Acridine [A 23] quartäre
2489, 3698, 5490

Acridine [A 24] Chlorderivate
3614, 4622, 5148, 5158

Acridine [A 25] 9,10-Dihydroacridine (Acridane)
3614, 4017, 4296, 4354, 6496

Acrylsäuren [A 26]
1435
s. auch unter Zimtsäuren

Acrylsäuren [A 27] Amide
621, 633, 1280, 1502, 2318, 3052

Acrylsäuren [A 28] Ester
1771, 3337, 3915, 5151, 5477, 6364
s. auch 2-Cyanacrylsäureester

Adamantane (Tricyclo[3.3.1.$1^{3,7}$]decane) [A 29]
451, 1443, 2077, 2610, 2903-01, 3224, 5888, 5944, 6287, 6427, 6513
s. auch die folgenden Stichworte

Adamantan-1-carbonsäureester [A 30]
4393, 5762, 5899

Adamantan-1-carboxamide [A 31]
4049, 4081

Adenine [A 32]
238, 239, 241, 1041, 1343, 1345, 1347, 1704
s. auch Adenosine

Adenosine [A 33]
1346, 1376, 1414, 1431, 2873, 3640, 4685, 4776, 5589

Adenosine [A 34] Desoxyadenosine
4971, 6151, 6384

Adrenochrome (3-Hydroxy-1-methyl-5,6-indolindione) [A 35]
1286, 1344, 6281

Aesculetine (6,7-Dihydroxycumarine) [A 36]
1191, 1822, 2487, 2794, 2829, 4223-09, 5024

9,10-Äthanoanthracene
s. Dibenzo[b,e]bicyclo[2.2.2]octadiene

1,4-Äthanonaphthaline [A 37]
3756, 6450

3,5-Äthano-3H-[2,3-d]carbazole
s. Curane

Äther [A 38]
163, 164, 192, 206, 207, 208, 372, 712, 805, 2550, 3115, 3163, 4055, 4599, 5177, 6338, 6645, 6652
s. auch Acetale, Äthylenglykoläther, Alkohole (alk- bzw. aryloxysubstituierte), β-Aminoäthyläther, Aminoalkyläther, 1-Aryloxy-3-amino-2-propanole, Benzhydryläther, Chlorphenoläther, Cyclopentanoläther, Glycerinäther, Halogenäther, Phenoläther, Phenoxyäthylamine

Äthylendiamine [A 39]
64, 903, 1429, 1471, 1490, 2340, 2473, 2527, 2559, 2570, 2623, 2651, 3066-06, 3066-11, 3069-05, 3107, 3211, 3223, 3498, 3617, 3636, 3710, 4058, 4127, 4351, 4402, 4406, 4489, 4494, 4729, 5668, 5703, 5826, 5844, 5889, 6110, 6140, 6387, 6417, 6592
s. auch Diäthylentriamine, Tetraäthylenpentamine

Äthylendiamine [A 40] Xanthenyl- und Thioxanthenylderivate
4251, 4298, 4304, 4305, 4359, 4931

Äthylendiamine [A 41] Antihistaminica
2572, 2573, 2574, 2842, 2843, 2867, 3136, 3149, 3390, 3398, 3423, 3637, 4014, 4059, 4352, 4353

Äthylendiamine [A 42] Antihistaminica (Bromderivate)
2228, 2528, 3104, 3105, 3396

Äthylendiamine [A 43] Antihistaminica (Chlorderivate)
2530, 2821, 3106

Äthylenglykoläther [A 44]
875, 1692, 2222, 2261, 2616, 2810, 2811, 2824, 3148, 4670, 5192, 5628, 5712, 5836, 6419, 6424, 6573, 6590
s. auch unter Alkohole (alk- bzw. aryloxysubstituierte), Phenoxypolyäthoxyäthanole, Piperazinyläthoxyäthanole

Äthylenglykoläther [A 45] Diäthylenglykoläther
3792, 3828, 4122, 4308, 4474, 4804, 5221, 5825

Äthylenglykoläther [A 46] Tri- und Polyäthylenglykoläther
2090, 3706, 5475, 5842, 6584

Äthylenglykolätherester [A 47]
848, 2553, 3568, 4099, 5033, 5036, 5704, 5840, 5965
s. auch Ester (von Aminoäthoxyäthanolen)

Äthylenglykolester [A 48]
425, 767, 899, 1006, 1053, 1332, 1693, 1848, 3007, 3563
s. auch Äthylenglykolätherester

Äthylenimine
s. Aziridine

Alanine (2-Aminopropionsäuren) [A 49]
115, 635, 787, 1084, 2835, 3312, 6173, 6197
s. auch Cysteine, Histidine, Phenylalanine, Serine, Tryptophane

Alanine [A 50] Amide
2287, 2333, 2335, 2635, 3150, 3151, 3654, 4243

Alanine [A 51] Anilide
2322, 2632, 6256

β-Alanine (3-Aminopropionsäuren) [A 52]
112, 962, 1134, 1257, 1863, 2977

β-Alanine [A 53] Amide
1662, 2022, 3744, 3920, 4776, 5051

β-Alanine [A 54] Ester
3508, 3831, 6095

Aldehyde [A 55]
10, 166, 265, 782, 1378, 1379, 1839, 2408, 2676, 2688, 3376, 4701, 4705, 5752, 5971, 6083, 6482, 6627
s. auch Benzaldehyde, Glyoxylsäuren, Leucomycine, k-Strophanthidine, 1,3,5-Trioxane, Zimtaldehyde und unter Streptomycine

Aldehydhydrate [A 56]
459, 3006
s. auch Chloralhydratderivate

Alginate [A 57]
1071-01

Alkaloide [A 58]
636, 654, 840, 851, 870, 1201, 1343, 1390, 1392, 1576, 1642, 1688, 1712, 1751, 1989, 2001, 2157, 2174, 2219, 2305, 2869, 2927, 2928, 3048, 3260, 3326, 3332, 3377, 3595, 3822, 3891, 3937, 4170, 4172, 4183, 4185, 4195, 4197, 4526, 4556, 4609, 4901, 5240, 5241, 5820, 5981, 5992, 6532

s. auch Curarealkaloide, Dibenzo[a,g]chinolizine, Erythrophleum-Alkaloide, Indolalkaloide, Ipecacuanha-Alkaloide, Opiumalkaloide, Protoverine, Ranunculaceen-Alkaloide, Solanaceen-Alkaloide, Steroidalkaloide, Vincaalkaloide und unter Chinuclidine (4-Chinolylmethanol-Derivate), Colchicine, Ekgonine, Indolochinolizine, Lysergamide, Morphinane, Oxayohimbane, Platynecine, Strychnine, Tropinester, Yohimbane

Alkinderivate (Verbindungen mit C—C-Dreifachbindungen) [A 59]
27, 712, 906, 1805, 1813, 2148, 2239, 2539, 2542, 2555, 3361, 3385, 3516, 4047, 4513, 4552, 4595, 6364, 6422
s. auch Alkin..., 2-Propinylamine, Pyrrolidine (1-(2-Butinyl)-pyrrolidine), Steroide (mit Dreifachbindung in 20,21-Stellung)

Alkinole [A 60]
399, 422, 606, 1598, 4217, 4549
s. auch unter Alkinylcyclohexanolderivate

Alkinolester [A 61]
402, 637, 1205, 2481, 4834, 4998
s. auch unter Alkinylcyclohexanolderivate

Alkinylcyclohexanolderivate [A 62]
800, 1081, 1365, 1398, 4709

Alkohole [A 63]
17, 55, 117, 118, 124, 125, 126, 127, 205, 209, 219, 306, 401, 677, 881, 882, 1222, 1223, 1472, 1613, 1898, 2248, 2514, 2665, 3048, 3577, 5515, 5778, 6341, 6351, 6391
s. auch Alkinole, Aminoalkohole, Benzylalkohole, Benzhydrole, Bromalkohole, Chinolinole, Chloralkohole, Cyclohexanole Hydroxy ..., Isochinoline (Tetrahydroisochinolinole und -diole), Jodalkohole, Phosphonsäuren und Derivate (Hydroxyalkylphosphonsäuren und Derivate), Piperidine (Piperidylalkanole, Piperidinole), Polyhydroxyverbindungen, Pyridinmethanole, Pyridoxine, Terpenalkohole, 2-Thienylmethanole, Vitamin-A-Verbindungen, Zuckeralkohole

Alkohole [A 64] alk(aryl)oxysubstituierte
747, 748, 753, 797, 883, 1382, 1852, 1919, 2854, 2968, 3144, 3568, 3764, 3765, 5743, 5842, 5898, 5922
s. auch unter Glycerinäther, Phenoxypolyäthoxyäthanole, Piperazinylalkoxyalkanole

Allenolsäuren [A 65]
3357, 3671

Allophansäureester [A 66]
179, 1365, 2549 (Thio)

Aluminiumverbindungen und -salze [A67]
11-02, 38-03, 49-02, 102-05, 127-01, 160-01, 160-02, 337-01, 371-02, 386-02, 465-04, 465-05, 465-06, 465-11, 549-06, 553-01, 569-02, 649-01, 928-04, 950-07, 950-08, 969-02, 1030-01, 1189-01, 1190, 1245-01, 1507-01, 1559-03, 2091-01, 2091-02, 2134-01, 2387-01, 2951-05, 3066-01, 3256-01, 3528-01, 5700-01, 5832-01, 6044-03

Ameisensäureester
s. Formiate

Amide [A 68]
9, 257, 410, 613, 698, 832, 855, 1132, 1422, 1609, 1877, 2979, 3013, 3487, 3943, 4395, 4729, 5005, 5822, 5906, 6111, 6125, 6265, 6580
s. auch Amidsäuren, Aminosäuren (N-Acylderivate, Amide), Anilide, Anilsäuren, Bromacylamide, Cephalosporine, Harnstoffe, Hydroxysäuren (Amide), Penicilline, Peptide, Piperazide, Piperidide, Pyrrolidide, Sulfanilamide (N^1-Acylderivate), Sulfonamide, Thioamide, Amide spezieller Säuren und unter Oxosäuren

Amidine [A 69]
861, 936, 990, 1140, 3652, 3744, 3893, 4027, 4237, 4538, 4918, 5450, 6277, 6486, 6587
s. auch Benzamidine

Amidine [A 70] N-Carboxamidine
35, 54, 381, 1261, 1338, 6178

Amidinohydrazone
s. Aminoguanidine und Amidinohydrazone

Amidoxime [A 71]
2507, 2798, 3020

Amidsäuren und deren Ester [A 72]
713, 2545, 2570, 2621, 2622, 2654, 3138, 3304, 3548, 4113, 4193, 4375, 5294
s. auch Anilsäuren, Isophthalamidsäuren und unter Bernsteinsäuren (Amide), Glutaminsäuren (Amide)

Amine [A 73]
215, 220, 276, 277, 300, 382, 384, 407, 451, 490, 549-08, 672, 680, 681, 703, 775-05, 826, 869, 889, 890, 1120, 1121, 1143, 1144, 1159, 1169-01, 1318, 1412, 1443, 1478, 1675, 1731-02, 1777, 1782, 1786, 1804, 1867, 1872, 2077, 2084, 2096, 2367, 2368, 2663, 3017, 3028, 3041-02, 3058, 3232, 3316, 3503, 3518, 3603, 3816-02, 3820, 3923, 3958, 4499, 4794, 5519-01, 6186-01, 6191, 6223, 6224, 6252, 6282, 6287, 6339, 6347, 6375, 6383, 6408
s. auch Acridine (Aminoacridine), Adenine, Amino ..., Aniline, Benzylamine, Chinolinamine, β-Chloräthylamine, Cinnamyl- und Cinnamylidenamine, Cyclopentanamine, Cyclopropanamine, Diamine, N,N-Dimethylpropylamine, 3,3-Diphenylallylamine, 3,3-Diphenylpropylamine, Dithienylalkylamine, Halogenamine, Hydroxylamine, Imidazolinamine, Melamine, Naphthylamine, Phenäthylamine, Phenoxyäthylamine, Phenylalkyl- und Phenylcycloalkylamine, 2-Propinylamine, Pyridinamine, Pyrimidine (Aminopyrimidine), Thiazolamine, Triamine, Tryptamine

Amine [A 74] alkoxyphenylsubstituierte
1680, 1743, 1751, 1931, 2341, 4380, 4381, 4524, 4907, 4995, 5836

Aminiumverbindungen
s. Ammoniumverbindungen

2-Aminoäthanol-Salze [A 75]
337-04, 338-01, 549-09, 557, 588-04, 775-06, 1295-02, 2000-01, 2121-01, 3816-03, 3840

β-Aminoäthyläther [A 76]
1639, 1973, 2604, 2616, 2763, 2767, 2901, 3221, 3224, 3431, 3482, 3501, 3622, 3633, 3774, 3901, 4397, 4749, 5024, 5137, 5192, 5242, 5307, 5331, 5432, 5448, 5477, 5516, 5534, 6462, 6515
s. auch Ester (von Aminoäthoxyäthanolen), Phenoxyäthylamine, Pyridine (2-[α-(2-Dimethylaminoäthoxy)-benzyl]-pyridine) und unter Benzhydryläther

β-Aminoäthyläther [A 77] quartäre (β-Ammonioäthyläther)
2370, 2671, 2673, 2674, 3695, 5031, 5628, 5712, 5720, 6086
s. auch Choline (Äther), Phenoxyäthylamine (quartäre)

β-Aminoäthylester [A 78]
52, 63, 201, 216, 453, 784, 878, 1471, 1491, 1967, 2098, 2110, 3492
s. auch β-Aminoäthylthioester und unter Ester (von Dialkylaminoalkanolen bzw. von Trialkylammonioalkanolen)

β-Aminoäthylthioäther [A 79]
130, 1086, 1130, 1308, 1665, 2114, 4724, 5666, 6234, 6237

β-Aminoäthylthioester [A 80]
62, 315, 690

β-Aminoalkohole 1-Aryloxy-3-amino-2-propanole
s. 1-Aryloxy-3-amino-2-propanole

β-Aminoalkohole [A 81] α-(alkoxyphenyl)-substituierte
1403, 1749, 1750, 1752, 2033, 2054, 2055, 2342 (Alkylthio), 2646, 2924, 3089

β-Aminoalkohole [A 82] α-(3,4-dihydroxyphenyl)-substituierte β-Aminoäthanole
814, 1042, 1083, 1402, 1745, 1746, 2006, 3378, 3395, 3634, 4031, 4105, 5006, 6285

β-Aminoalkohole [A 83] α-(3,4-dihydroxyphenyl)-substituierte β-Aminopropanole und -butanole
1082, 1400, 1401, 1748, 2350, 2645

β-Aminoalkohole [A 84] α-(3,5-dihydroxyphenyl)-substituierte β-Aminoäthanole
1747, 2053, 3379, 3703, 4457

β-Aminoalkohole [A 85] α-(hydroxyphenyl)-substituierte β-Aminoäthanole
808, 809, 810, 1077, 1078, 1396, 1403, 1744, 1752, 2051, 2054, 2073, 2351, 2353, 2647, 3066-10, 3426, 3684, 3786, 4029, 4052

β-Aminoalkohole [A 86] α-(hydroxyphenyl)-substituierte β-Aminopropanole und -butanole
1018, 1076, 1395, 3374, 3687, 3986, 4046, 4062, 4660

β-Aminoalkohole [A 87] α-phenylsubstituierte β-Aminoäthanole
804, 1428, 1657, 1671, 1705, 1721, 1873, 2019, 2062, 2072, 2197, 3066-10, 4351, 6283

β-Aminoalkohole [A 88] α-phenylsubstituierte β-Aminopropanole (und -heptanole)
1072, 1073, 1390, 1391, 1392, 1420, 1740, 1741, 1769, 2047, 3223, 3364, 3702, 3988, 3995, 3996, 4041 (Heptanol), 4220, 4254, 4476, 5393
s. auch Chloramphenicole

β-Aminoalkohole [A 89] α-cyclisch (außer Phenyl) oder heterocyclisch substituierte β-Aminoäthanole
2070, 2540, 2825, 3172, 3199, 4747, 6236

β-Aminoalkohole [A 90] quartäre (β-Ammonioalkohole)
473, 689, 1163, 2675, 2942, 3763, 4061, 5210, 5357, 5374
s. auch Choline

β-Aminoalkohole [A 91] β-Acylaminoalkohole
1047, 1549, 1610, 1829, 1877, 2033, 2262, 2318, 2364, 3276, 3704, 3821, 4005, 4347, 4430, 4678, 5922, 6512, 6583
s. auch Chloramphenicole

β-Aminoalkohole [A 92] N-(2-hydroxyäthyl)-substituierte N-Heterocyclen
411, 412, 435, 620, 646, 1055, 1289, 1527, 1584, 2188, 3544, 3870, 4288, 4325, 4660, 5116, 5298, 6271
s. auch Piperazinyläthanole und unter Piperidine (Piperidylalkanole)

β-Aminoalkohole [A 93] sonstige
210, 211, 212, 491, 503-01, 587, 588-12, 685, 792, 1450, 1482, 1490, 1491, 1758, 1759, 1991, 2018, 2060, 2110, 2509, 2636, 2912, 3141, 3142, 3233, 3708, 3737, 4394, 4622, 4870, 4931, 4933, 5178, 5644, 5700, 6418, 6490, 6614
s. auch 2-Aminoäthanol-Salze, 2,2'-Iminodiäthanole, 2,2',2''-Nitrilotriäthanole, Tetracycline

Aminoalkohole (sonstige) [A 94]
254, 408, 455, 891, 1160, 1536, 1563, 2060, 2225, 2507, 2618, 2624, 2648, 2832, 3200, 3738, 3993, 4042, 4095, 4305, 5375, 5767, 6194, 6203 (Ester), 6253, 6366, 6631
s. auch Diphenylaminoalkanole, Kohlenhydrate (Aminoderivate), Oligosaccharid-Antibiotica, Piperazinylalkanole, Piperidine (Piperidylalkanole)

Aminoalkohole (sonstige) [A 95] quartäre (Ammonioalkohole)
3731, 3759, 4465, 5555

Aminoalkohole (sonstige) [A 96] Acylaminoalkohole
586, 1150, 1151, 1154, 2356, 5077, 5389

Aminoalkyläther [A 97]
2213, 2315, 2911, 2939, 3472, 4004, 4123, 4266, 4495, 5497, 5818
s. auch β-Aminoäthyläther, 1-Aryloxy-3-amino-2-propanole

Aminoalkylphenole [A 98]
803, 811, 1074, 1075, 1079, 1393, 1394, 1686, 1770, 3374, 3378, 3379, 3688, 3931, 6200, 6463

Aminobenzoesäuren [A 99]
2191
s. auch m-Aminobenzoesäuren, p-Aminobenzoesäuren, p-Aminosalicylsäuren, Anthranilsäuren und unter Jodbenzoesäuren und deren Ester

Aminobenzoesäuren [A 100] Ester
1049, 1710

m-Aminobenzoesäuren [A 101]
1545, 1550, 1925, 3343, 3657, 6444

m-Aminobenzoesäuren [A 102] Amide
2539, 6116, 6446

m-Aminobenzoesäuren [A 103] Ester
766, 1025, 1032, 1666, 2326, 2914, 3216, 3488, 4131

p-Aminobenzoesäuren [A 104]
211-02, 530, 536, 566, 938, 2446, 2748, 3261, 5065

p-Aminobenzoesäuren [A 105] Amide
989, 1047, 1725, 2319, 2352, 3059, 3574, 3700, 4192, 4207, 4539, 4915, 5766, 5767, 6102, 6388, 6499
s. auch unter Pteridine

p-Aminobenzoesäuren [A 106] Ester
765, 1026, 1324, 1682, 1683, 2301, 2323 (Thio), 2325, 2327, 2611, 2633, 2634, 2910, 3213, 3484, 3490, 3498, 3540, 3796, 3797

p-Aminobenzoesäuren [A 107] Ester von p-Acyl- und p-Alkylaminobenzoesäuren
1290-01, 2636, 2909, 2912, 3145, 3466, 3474, 3485, 4006, 4569, 5103, 5329, 5761, 5840, 5856

Aminobuttersäuren
s. unter Buttersäuren

Aminoessigsäuren
s. Glycine

Aminoglykosid-Antibiotica
s. unter Oligosaccharid-Antibiotica

Aminoguanidine und Amidinohydrazone (Guanylhydrazone) [A 108]
305, 374, 721, 722, 820, 1045, 1344, 1629, 2424, 2727

Aminooxyverbindungen
s. unter Hydroxylamine

Aminophenoläther [A 109]
3291, 3909, 3910, 3951, 4056, 4130, 4237, 4478, 4479, 4486, 4838, 4982, 5044, 5085, 5176
s. auch Phenetidine

Aminophenoläther [A 110] N-(Alkoxyphenyl)-Derivate von N-Heterocyclen
1580, 1709, 4868, 5301

Aminophenoläther [A 111] Acylaminophenoläther
1023, 1654, 1995, 1996, 2699, 3562, 4681, 5433, 6389

Aminophenole [A 112]
341, 343, 542, 618, 1112, 1444, 2073, 2651, 2805, 3066-06, 3098, 3333, 3898, 3907, 4062, 4201, 4234, 5425, 5764, 6199, 6410, 6421
s. auch unter Arsenobenzole

Aminophenole [A 113] Acylaminophenole (Hydroxyanilide)
579, 699, 760, 761, 773, 774, 775, 958, 1024, 1250, 1630, 2154, 2421

α-Aminosäuren [A 114]
302, 413, 436, 483, 4226
s. auch Alanine, Asparaginsäuren, Buttersäuren (2-Aminobuttersäuren), Glutaminsäuren, Glycine, Histidine, Komplexone, Lysine, Peptide, Phenylalanine, Proline, Serine, Tryptophane, Tyrosine, Valine

α-Aminosäuren [A 115] N-Acylderivate
790-02, 818, 858, 3532, 5590, 6220, 6414
s. auch Acetamide (Acetylaminosäuren und deren Amide), Glycine (N-Acylderivate)

α-Aminosäuren Amide
s. Alanine (Amide), Glycine (Amide), Glutaminsäuren (Amide), Peptide, Phenothiazine (10-Acylderivate)

α-Aminosäuren [A 116] Amide von α-Acylaminosäuren
2085, 2360
s. auch Glycine (Amide von Acylglycinen)

α-Aminosäuren [A 117] Anilide
3483
s. auch Alanine (Anilide), Glycine (Anilide)

α-Aminosäuren [A 118] Ester
4498, 4793, 5201

α-Aminosäuren (S-Gruppen enthaltende) [A 119]
180 (Lakton), 296, 656
s. auch Cysteine, Methionine

Aminosäuren (sonstige) [A 120]
469, 758, 764, 853, 857, 3181, 5943, 6427, 6564
s. auch β-Alanine, Aminobenzoesäuren, Aminosulfonsäuren, Buttersäuren (3- und 4-Aminobuttersäuren)

Aminosäuren (sonstige) [A 121] Amide, Anilide, Hydrazide und Ester
893, 1140, 1157, 1948, 2630, 2834, 2904, 3340, 3412, 3413, 5459, 5460, 6453, 6633
s. auch β-Alanine (Amide, Ester), Buttersäuren (4-Aminobutyramide), 2,2-Diphenyl-4-aminoacylamide

p-Aminosalicylsäuren [A 122]
569, 2179, 2264, 2409

p-Aminosalicylsäuren [A 123] Amide und Hydrazide
611 (Hydrazid), 2623, 2626, 3144, 4285, 6425

p-Aminosalicylsäuren [A 124] Ester
1935, 2155, 2330, 2913, 3215, 3489, 3491, 4128, 4129, 5330

Aminosulfonsäuren [A 125]
59, 81, 3496, 4617, 6198
s. auch Naphthylaminsulfonsäuren, 3-Pyrazolin-5-one (4-Aminoderivate/5-Oxo-3-pyrazolin-4-ylaminomethansulfonsäuren), Sulfanilsäuren

Aminothioalkohole [A 126]
60, 129, 213, 240, 241, 1349, 4776

Aminoxide [A 127]
145, 291, 1109, 1122, 2145, 2697, 2870, 2987, 3328, 3368, 3369, 3387, 3419, 3420, 3632, 3871, 4020, 4206, 4533, 5359, 5467, 5609, 6183, 6184, 6318, 6506
s. auch Chinoxalin-1,4-dioxide, Nitrone, Pyridin-1-oxide

Ammoniumverbindungen (quartäre) [A 128] Trimethylaminderivate
221, 310, 682, 684, 856, 893, 901, 1112, 1126, 1153, 1770, 2071, 2555, 3133, 3507, 3695, 3759, 4148, 4793, 4953, 5047, 5048, 5525

Ammoniumverbindungen (quartäre) [A 129] Triäthylaminderivate
689, 900, 2933, 4780, 4996, 5357

Ammoniumverbindungen (quartäre) [A 130] quartäre N-Heterocyclen
280, 972, 2104, 2142, 2206, 2334, 3131, 3226, 3630, 3855, 4170, 4196, 4267, 4531, 4554, 5022, 5074, 5083, 5174, 5195, 5466, 5469, 5476, 5726, 6057, 6252, 6357, 6509, 6559, 6604, 6608, 6614
s. auch unter Acridine, Chinoline, Isochinoline, Morphinane, Morpholine, Phenanthridine, Piperazine, Piperidine, Pyridine, Pyrrolidine, Thiamine, Tropinäther und -ester

Ammoniumverbindungen (quartäre) [A 131] Antiseptica und dgl.
3093, 3496, 4148, 4500, 4778, 4782, 4793, 5045, 5047, 5048, 5049, 5056, 5374, 5463, 5466, 5666, 5889, 5964
s. auch unter Benzylamine (quartäre)

Ammoniumverbindungen (quartäre) [A 132] sonstige
1444, 2538, 2656, 3481, 4087, 4108, 4138, 4399, 4422, 4424, 5004, 5194, 5554, 6472
s. auch unter β-Aminoäthyläther, β-Aminoalkohole, Benzilsäureester, Benzylamine, Betaine, Dicyclopentylessigsäureester, Diphenylessigsäureester, Ester, Fuchsonimoniumverbindungen, Phenothiazine, Phenoxyäthylamine, Phenylessigsäureester

Ammoniumverbindungen (mehrfachquartäre) [A 133] Polymethylen-bis-trialkylammonium-Verbindungen
1163, 1787, 2113, 2672, 2675, 2942, 3237, 5844, 5944, 5969, 5979, 6002

Ammoniumverbindungen (mehrfachquartäre) [A 134] Imino-, Oxy- und Thiodialkyl-bis-trialkylammonium-Verbindungen
2114, 2370, 2371, 2673, 2674, 3238

Ammoniumverbindungen (mehrfachquartäre) [A 135] bis-quartäre Verbindungen mit einem quartären N-Heterocyclus
2628, 2671, 3502, 3506, 5023, 5623

Ammoniumverbindungen (mehrfachquartäre) [A 136] bis-quartäre Verbindungen mit zwei quartären N-Heterocyclen bzw. einem bis-quartären N-Heterocyclus
902, 2940, 3234, 3436, 4497, 4537, 5035, 5094, 5346, 5494, 5646, 5795, 5821, 5909, 5930, 5934, 5963, 5991, 5994, 6009, 6014, 6118
s. auch Azoniabicycloverbindungen, Dispirotripiperaziniumverbindungen

Ammoniumverbindungen (mehrfachquartäre) [A 137] Antiseptica und dgl.
3436, 4116, 4537, 5035, 5494, 5821, 5930, 5979, 6002, 6014, 6086

Ammoniumverbindungen (mehrfachquartäre) [A 138] sonstige
2369, 2661, 3827, 3831, 4147, 4495, 5039, 5360, 5634, 5643, 5708, 5720, 5839, 5843, 5935
s. auch unter Ester

1,4-Androstadiene [A 139]
4065, 4372, 4373, 4415, 4416, 4701, 5310, 5827

3,5-Androstadiene [A 140]
5451, 5552

4,6-Androstadiene [A 141]
4936, 4987

Androstane [A 142]
4117, 4119, 4132, 4437, 4748, 4755, 5454, 5795, 5909, 5963, 6016, 6054, 6120, 6495, 6549, 6611
s. auch Androstanolone (Dihydrotestosterone)

Androstanolone (Dihydrotestosterone) [A 143]
4120, 5028, 5355, 5517, 5553, 6516

Androstanolone (Dihydrotestosterone) [A 144] Methylderivate
4461, 4462, 4463, 4764, 4772, 5206

1-Androstene [A 145]
4441, 5015, 5016, 5546, 5625

3-Androstene [A 146]
5636

4-Androstene [A 147]
4421, 4728, 5317, 5335, 5340
s. auch Testosterone

5-Androstene [A 148]
4090, 4118, 4460, 4745, 5205, 5452, 5461, 5548, 5549, 6001

Angelikasäureester
s. unter Tiglinsäureester

Anhydride [A 149]
134, 388, 428, 849, 1300, 3529

Anile
s. unter Schiffsche Basen

Anilide [A 150]
1492, 1661, 1823, 2996, 3696, 3776, 4160, 4161, 4297, 4435, 4679, 4928, 5218, 5650, 5761, 5766, 5767, 6074, 6100, 6269
s. auch Acetanilide, Aminophenole (Acylaminophenole), Anilsäuren, Alanine (Anilide), Benzoesäuren (Anilide), Buttersäuren (Anilide), Carbanilide, Chloraniline (N-Acylderivate), Crotonanilide, Formanilide, Glycine (Anilide), Glykolsäuren (Anilide), Methansulfonanilide, Nicotinsäuren (Anilide), Piperidincarbonsäuren (Anilide), Propionsäuren (Anilide), Salicylsäuren (Anilide), Sulfanilamide (N^4-Acylderivate), Sulfanilanilide, Sulfonanilide, Thioanilide und unter Acetylsalicylsäuren (Amide und Anilide), Aminosäuren, Benzolsulfonamide, Capronsäuren (Amide, Anilide und Hydrazide), Phenetidine, Valeriansäuren (Amide und Anilide)

Aniline [A 151]
821, 970, 975, 1093, 1225, 1312, 1337, 1420, 1529, 1531, 1560, 1572, 1643, 1818, 1838, 1847, 1889, 1970, 2062, 2183, 2236, 2471, 2739, 2926, 3060, 3103, 3338, 3388, 3557, 3751, 4516, 4844, 4929, 5149, 5468, 5476, 5494, 5664, 5804, 6023, 6331, 6415, 6514
s. auch Aminobenzoesäuren, Aminophenole, Aminophenoläther, Anilide, Anilino ..., Anilsäuren, Benzylaniline, Bromaniline, Carbanilsäuren (Ester), Chloraniline, p,p'-Diaminodiphenylsulfone, Fuchsonimoniumverbindungen, Harnstoffe (Phenylharnstoffe), Jodaniline, Metanilamide und -ureide, Nicotinsäuren (Anilinonicotinsäuren), Nitroaniline, Phenetidine, Phenylendiamine, Piperidine (Anilinoderivate), Sulfanil ..., Triaminobenzole und unter Arsonsäuren (Benzolarsonsäuren), Stibonsäuren (Benzolstibonsäuren)

Anilinoäthansulfonsäuren [A 152]
829, 1626, 2551, 3116

o-Anilinobenzoesäuren
s. Anthranilsäuren (N-Phenylanthranilsäuren)

Anilinomethansulfonsäuren [A 153]
580, 629, 1059, 1085, 2193, 2497, 2800, 2805, 3735, 5075

Anilinopropandisulfonsäuren [A 154]
2815, 3356, 4227, 4583, 5807

Anilsäuren [A 155]
1864
s. auch Succinanilsäuren, p-Sulfamoylanilsäuren, p-Sulfamoylphthalanilsäuren

Ansamycine
s. unter Rifamycine

Anthracene [A 156]
3578, 3917, 4258, 4596, 6533
s. auch Anthrachinone, Anthranole, Anthrone, Oligosaccharid-Antibiotica (Anthracenderivate)

Anthracene 9,10-Äthanoanthracene
s. Dibenzo[b,e]bicyclo[2.2.2]octadiene

Anthrachinone [A 157]
2376, 5516, 5799

Anthranilsäuren [A 158]
565, 570, 1825, 2178, 3360, 6629

Anthranilsäuren [A 159] Ester und andere Derivate
1328, 2585, 2643 (Piperazid), 2879, 3447, 3696 (Anilid), 3705, 3862, 4177, 6623

Anthranilsäuren [A 160] N-Phenylanthranilsäuren (o-Anilinobenzoesäuren)
2130, 2379, 2387, 2403, 2413, 2769

Anthranilsäuren [A 161] N-Phenylanthranilsäuren (o-Anilinobenzoesäuren)/Ester
2976, 3285, 3568, 6478

Anthranole [A 162]
2392, 2393, 4173, 4216

Anthrone [A 163]
4542, 6040

Antibiotica [A 164]
74, 96, 115, 116, 145, 577, 600, 621, 640, 747, 748, 860, 861, 910, 1084, 1116, 1140, 1157, 1167, 1248, 1303, 1345, 1399, 1505, 1656, 1704, 2011, 2037, 2044, 2142, 2145, 2202, 2211, 2318, 2397, 2490, 2567, 2688, 2785, 2850, 3052, 3113, 3180, 3198, 3284, 3359, 3513, 3534, 3553, 3586, 3880, 3917, 4139, 4345, 4541, 4797, 4807, 4971, 4986, 5008, 5060, 5375, 5377, 5462, 5467, 5562, 5642, 5794, 5799, 5800, 5838, 5939, 5978, 6025, 6061, 6094, 6135, 6162, 6173, 6182, 6201, 6219, 6232, 6265, 6370, 6400, 6411, 6569, 6575, 6602, 6619, 6621, 6641, 6644, 6645, 6652, 6657, 6659
s. auch Cephalosporine, Chloramphenicole, Cycloheximide, Diazoverbindungen (Antibiotica), Dithiolopyrrole, Erythromycine, Laktone (Antibiotica), Leucomycine, Lincomycine, Makrolid-Antibiotica, Mitomycine, Naphthacen-Antibiotica, Oligosaccharid-Antibiotica, Penicilline, Peptid-Antibiotica, Peptolid-Antibiotica, Polyen-Antibiotica, Riboside und Desoxyriboside (Antibiotica), Rifamycine, Steroid-Antibiotica, Streptomycine, Tetracycline, Trichodermol-Antibiotica

Antimonverbindungen und -salze [A 165]
171-02, 171-03, 203-18, 324, 465-07, 685-01, 1812, 1950, 2076, 2805, 3543, 6011, 6217
s. auch Dithiastibolane, Oxathiastibolane, Stibonsäuren

Aporphine [A 166]
3288, 3290, 3630, 3891, 3937, 4267, 4609, 6008, 6024, 6532

Arabinoside [A 167]
1039, 1091, 1347, 4393, 6656

Arsenobenzole [A 168]
1836, 2192, 2193, 2497, 2576, 3021, 3561, 3735, 4870, 5086, 5303

Arsenverbindungen [A 169]
221-02, 341, 1564, 1603, 2805, 4508
s. auch Ars ..., Dithiarsolane

Arsinoxide [A 170]
343, 952, 1240, 5043

Arsinsäuren [A 171]
58

Arsonsäuren [A 172]
18, 43, 106, 107, 659

Arsonsäuren [A 173] Benzolarsonsäuren
342, 344, 345, 376, 377, 398, 556, 579, 604, 618, 772, 773, 774, 775, 776, 799, 1009, 1661, 1823, 1835, 2527

1-Aryloxy-3-amino-2-propanole [A 174] 1-Aryloxy-3-tert.-butylamino-2-propanole
2361, 2586, 2625, 3206, 3421, 3456, 3788, 3793, 4469, 6310, 6390, 6422, 6426, 6456, 6523, 6599 (Ester), 6617

1-Aryloxy-3-amino-2-propanole [A 175] 1-Naphthyloxy-3-isopropylamino-2-propanole
3129, 3130, 3173, 3174, 3756, 3763

1-Aryloxy-3-amino-2-propanole [A 176] 1-Phenoxy-3-isopropylamino-2-propanole
2345, 2349, 2637, 2888, 2889, 2891, 2925, 3480, 3689, 3777, 3787, 6316, 6349, 6429

1-Aryloxy-3-amino-2-propanole [A 177] sonstige 1-Aryloxy-3-isopropylamino-2-propanole
1128, 2587, 2853, 2890, 4468, 5191, 6379, 6382, 6416, 6469

1-Aryloxy-3-amino-2-propanole [A 178] sonstige
3789, 4030, 4402, 4667, 5150, 6381, 6517, 6592

Asparaginsäuren [A 179]
184, 259, 405, 2545 (Amid), 3559, 3560, 3581, 4192, 4207, 4539, 6499

1-Azaacridine
s. Benzo[b]-1,5-naphthyridine

3-Azabicyclo[3.1.0]hexan-2,4-dione [A 180]
1498

3-Azabicyclo[3.2.2]nonane [A 181]
2589

3-Azabicyclo[3.3.1]nonane [A 182]
3163

9-Azabicyclo[3.3.1]nonane [A 183]
4669, 6519

1-Azabicyclo[2.2.2]octane
s. Chinuclidine

2-Azabicyclo[2.2.2]octane [A 184]
2305, 5499, 6598

3-Azabicyclo[3.3.0]octane [A 185]
2871

8-Azabicyclo[3.2.1]octane
s. unter Tropinäther, Tropinester

Azafluorene
s. Pyridindene

2-Azafuro[2″,3″:6,7]xanthone [A 186]
4864

Azaphenothiazine (Pyridobenzothiazine, Thiophenylpyridylamine) [A 187]
3100, 3101, 4317, 4363, 4616

Azapurine
s. Triazolo[d]pyrimidine

6-Azaspiro[4.5]decane [A 188]
4753

6-Azaspiro[2.5]octane [A 189]
1469

Azasteroide [A 190]
4334, 6608

Azauracile (1,2,4-Triazin-3,5(2H,4H)-dione) [A 191]
73, 819, 2525, 3257, 6392

Azepine und Perhydroazepine (Hexamethylenimine) [A 192]
419, 482, 1155, 2256, 2277, 2620, 2840, 2885, 2902, 3170, 3171, 3184, 3326, 3377, 3446, 3451, 3452, 3499, 3758, 4097, 4395, 4452, 4648, 4769, 4926, 4999, 5174, 5466, 6238, 6521, 6560, 6577
s. auch Chino[1,8-ab]-1-benzazepine, Dibenzazepine, Dibenzo[c,f]pyrazino[1,2-a]azepine

Azetidine [A 193]
1470, 2610, 6111

Azide [A 194]
1628, 3055, 6338

Azine [A 195]
2415, 6016, 6054, 6120, 6661

Aziridine (Äthylenimine) [A 196]
165, 435, 750, 946, 1040, 1061, 1874, 2493, 2816, 2831, 3118, 3147, 3148, 6176, 6350
s. auch Carbamidsäuren (Ester von Bis-(1-aziridinyl)-phosphinylcarbamidsäuren), 1,3-Diazabicyclo[3.1.0]hexane, Phosphorsäureamide (N,N′-Diäthylen- und N,N′,N″-Triäthylenphosphoramide)

Azobenzole [A 197]
1849, 2512, 2800, 3049, 3598, 5220, 5871, 5892
s. auch 5-(p-Sulfamoylphenylazo)-salicylsäuren und unter Sulfanilamide (N⁴-Azoderivate)

Azocine (Perhydroderivate) [A 198]
1156, 1484, 3458, 4077, 4924
s. auch Dibenz[c,e]azocine, 2,6-Methano-3-benzazocine

Azoniabicycloverbindungen [A 199]
5055, 5555

Azonine
s. Dibenz[d,f]azonine und unter Vincaalkaloide

Azoverbindungen (Diazene) [A 200]
35, 452, 1181, 1562, 2552, 2947, 2949, 2989, 3296, 5220, 5468, 5646, 5892
s. auch Azobenzole, Biphenylenbisazo-bis-naphthylaminsulfonsäuren, Diazoaminoverbindungen, Sulfanilamide (N⁴-Azoderivate)

Azulene (Bicyclo[5.3.0]deca-2,4,6,8,10-pentaene) [A 201]
2495, 2496, 2803, 2804, 2820

Azuleno[6,5-b]furan-2,5-dione [A 202]
3358

Barbitursäuren [B 1]
828, 1051, 1100, 1278, 1363, 1364, 1367, 1424, 1425, 1426, 1533, 1645, 1646, 1715, 1716, 1717, 1718, 1719, 1753, 1756, 1766, 1767, 1845, 1897, 1900, 1964, 2030, 2031, 2067, 2068, 2069, 2175, 2289, 2543, 3094
s. auch Thiobarbitursäuren

Barbitursäuren [B 2] bromsubstituierte
133, 1241, 1304, 1663, 1664, 1824, 1985

Barbitursäuren [B 3] N-substituierte
1101, 1664, 1720, 1768, 1965, 2200, 2331, 2508, 2542, 2638, 3115, 3656, 3733, 3827, 3854, 4108, 4392, 5704, 5775

Benz[c]acridine [B 4]
3519, 4178

Benzaldehyde [B 5]
505, 742, 963, 1003, 1614, 3880, 6206 (Hydrazon), 6575
Derivate s. besonders Benzaldehydthiosemicarbazone, Isonicotinhydrazide (N²-Hydrazone/Benzylidenderivate) und unter Vanillinderivate

Benzaldehydthiosemicarbazone [B 6]
968, 976, 1037, 1038, 1059, 1259, 1283, 1341, 1654, 1700, 1702, 1905, 2471, 3356

Benzamidine [B 7]
1220, 2469, 2494, 2790, 3036, 3037, 3297, 3353, 4036, 4319, 4364, 4503, 5648

1-Benzazepine [B 8]
4232
s. auch Chino[1,8-ab]-1-benzazepine, Indolo[1,7-ab]-1-benzazepine

3-Benzazepine [B 9]
3990, 6514

Benzazocine
s. 2,6-Methano-3-benzazocine

Benzhydrole (Diphenylmethanole) [B 10]
2991, 3075, 3308, 3336, 3521, 3619, 3620, 4041, 4217, 4324, 4326, 4514, 4549, 4653, 4654, 4834 (Ester), 5576, 5582, 5879, 6366

Benzhydrole [B 11] Hexahydroderivate (α-Cyclohexylphenylmethanole)
4095, 4449, 4465, 4470, 4780

Benzhydryläther (Diphenylmethoxyverbindungen) [B 12]
3306, 3365, 3369, 3727, 3989, 3992, 4043, 4327, 4424, 4598, 4897, 5081, 5131, 5387, 5393

Benzhydryläther [B 13] Brom- und Fluorderivate
3335, 3641, 3645 (Fluor)

Benzhydryläther [B 14] Chlorderivate
3600, 3642, 3949, 4011, 4282, 4349, 4563, 4620, 5574, 5575 (Thioäther)

Benzhydryläther [B 15] Alkyl-, Alkoxy- bzw. Alkylthioderivate
3366, 3641, 3642, 3645, 3680, 3681, 3682, 3685, 4011, 4349, 4718, 4724, 4997, 5191, 5192

Benzhydrylverbindungen
s. Benzhydrole, Benzhydryläther und unter Diphenylmethane

Benzilamide [B 16]
3651, 5004, 5668, 6010 (Hydrazid)

Benzile [B 17]
2374, 2394, 6323

Benzilsäureester [B 18]
3626, 4265, 4335, 4336, 4605, 4664, 4665, 4859, 5325, 5405, 5532

Benzilsäureester [B 19] O-Alkyl- und O-Acylderivate
4268, 4337, 4552, 4670, 4962, 5169, 5324, 5534, 6565, 6576

Benzilsäureester [B 20] quartäre
4050, 4339, 4387, 4671, 4672, 4673, 4674, 4723, 4908, 4965, 4966, 4967, 5171, 5296, 5408, 5545

Benzilsäureester (Hexahydroderivate) [B 21]
3747, 3760, 3783, 4400, 4425, 4426, 4998

Benzilsäureester (Hexahydroderivate) [B 22] quartäre
3798, 4428, 4456, 4768, 4770, 4774, 5022

Benzimidazole [B 23]
693, 984, 1173, 1276, 1851, 2140, 2417, 2544, 2741, 3127, 3430, 3577, 5652, 6225, 6294, 6624
s. auch Nitrobenzimidazole

Benzimidazole [B 24] Benzimidazolylcarbamidsäureester
1253, 1942, 2186, 2267, 2470, 2733, 2982, 6210, 6275, 6325, 6361, 6397

Benzimidazole [B 25] p-Chlorbenzylderivate
2724, 3900, 4252

Benzimidazole [B 26] sonstige Chlorderivate
1166, 2128, 3601, 3617, 5649, 6531, 6561

Benzimidazolin-2-one [B 27]
987 (Thion), 3601, 4821

Benzimidazolin-2-one [B 28] 1-(4-Piperidyl)-derivate
4278, 4842, 5649, 5654, 5846, 6531, 6561

Benz[e]indole [B 29]
6057, 6595

Benz[d,e]isochinolin-1,3-dione
s. Naphthalimide

1,2-Benzisothiazole [B 30]
508, 524, 992, 6266

Benzo[1,2c:3,4-c′]bis[1,2,5]oxadiazole [B 31]
6183

Benzo[a]carbazole [B 32]
4924

Benzo[a]chinolizine [B 33]
3162, 4076, 4564, 5005
s. auch Benzo[a]cyclopenta[f]chinolizine, Dibenzo[a,g]chinolizine, Ipecacuanha-Alkaloide

Benzo[ij]chinolizine [B 34]
6326

Benzochinone [B 35]
317, 333, 747, 748, 820, 1874, 2831, 3147, 3148, 3515, 5793, 5935, 6134

Benzo[c]chromene
s. Dibenzo[b,d]pyrane

Benzo[c]cinnoline [B 36]
4184

Benzocyclobutene [B 37]
1931

Benzocyclodecene
s. unter 5,11-Methanobenzocyclodecene

Benzo[4,5]cyclohepta[1,2-b]pyridine [B 38]
4845

Benzo[5,6]cyclohepta[1,2-b]pyridine [B 39]
3615, 4236

Benzo[6,7]cyclohepta[1,2,3-de]pyrido[2,1-a]-isochinoline [B 40]
4548, 5263, 5404

Benzo[4,5]cyclohepta[1,2-b]thiophene [B 41]
3635, 3939, 6480

Benzo[4,5]cyclohepta[2,1-b]thiophene [B 42]
3663

Benzocycloheptene [B 43]
1675, 6391

Benzo[a]cyclopenta[f]chinolizine [B 44]
3131
s. auch Azasteroide

1,4-Benzodiazepine [B 45]
2987, 3008, 3535, 3871
s. auch Dibenzodiazepine, Isochinolino[2,1-d]-1,4-benzodiazepine, 1,3-Oxazino[3,2-d]-1,4-benzodiazepine, Pyrido[2,3-b]-1,4-benzodiazepine, Pyrrolo[2,1-c]-1,4-benzodiazepine, 1,2,4-Triazolo[4,3-a]-1,4-benzodiazepine

1,4-Benzodiazepine [B 46] Fluorderivate
2960, 3243, 3251, 3544, 4545, 6395, 6431, 6477

1,4-Benzodiazepin-3-carbonsäuren [B 47]
2955, 2973, 6394

1,4-Benzodiazepin-2-one [B 48]
2381, 2687, 2695, 2696, 2697, 2764, 2970, 2971, 2974 (Thion), 3044, 3243, 3516, 3544, 3545, 3565, 3843, 3861, 3872, 4545, 6394, 6395, 6431 (Thion), 6477, 6497, 6498, 6530

1,4-Benzodiazepin-2-one [B 49] 7-Nitroderivate
2686, 2706, 2955, 2960, 2983, 3051, 3273

Benzo[b]-1,4-diazepin-2,4-dione [B 50]
2972, 3253

1,5-Benzodiazepine [B 51]
5666, 6358
s. auch Benzo[b]-1,4-diazepin-2,4-dione, Pyrido[2,3-b]-1,5-benzodiazepine

2,3-Benzodiazepine [B 52]
4879

Benzo[6,7]-1,4-diazepino[5,4-b]oxazole
s. Oxazolo[3,2-d]-1,4-benzodiazepine

1,4-Benzodioxane [B 53]
1339, 1340, 2309, 2310, 2315, 2562, 2615, 2616, 2896, 3064, 4553, 4867, 4881, 5120, 5378

1,3-Benzodioxine
s. unter Xantheno[1',2',3' : 4,5]-1,3-benzodioxino[7,6-g]isochinoline

1,4-Benzodioxine [B 54]
4266
s. auch Pyrano[2,3-b]-1,4-benzodioxine

Benzodioxole
s. Methylendioxybenzole

Benzo[1,2-b: 3,4-b']dipyrane [B 55]
5063, 5380

Benzoesäuren [B 56]
547, 758, 968, 982, 2411, 2412, 2719, 3018, 3524, 4282, 4508, 5108, 6436
s. auch Aminobenzoesäuren, Chlorbenzoesäuren, Fluoresceine, Hydroxybenzoesäuren, Salicylsäuren, p-Sulfamoylbenzoesäuren und unter Jodbenzoesäuren (und deren Ester)

Benzoesäuren [B 57] Amide (Benzamide)
451-27, 939, 940, 941, 1519, 1564, 1607, 1651, 1990, 2057, 2176, 2256, 2786, 3546, 3572, 3656, 3739, 3854, 4179, 4518, 4590, 4626, 4865, 5701, 6023, 6095, 6305, 6531, 6633
s. auch Nitrobenzoesäureamide, 3,4,5-Trimethoxybenzoesäureamide

Benzoesäuren [B 58] Anilide
2409, 2977, 3655, 4567, 5245, 5329, 5330

Benzoesäuren [B 59] Ester
2188, 2425 (Thio), 2426, 2427, 2517, 2722, 2952, 3239, 3248, 3587, 3755, 3903, 3916, 4010, 4861, 5390, 5439, 5479, 5517, 5732, 5736, 5803, 5867, 5928, 5993, 6095, 6385 (Thio), 6617

Benzoesäuren [B 60] Ester (Lokalanästhetica)
2306, 2429, 2561, 2612, 2613, 2827, 2856, 2887, 3164, 3165, 3214, 3930, 3991, 4079, 4331, 4332, 6452
s. auch unter Ekgonine

Benzoesäuren [B 61] Ester von substituierten Benzoesäuren
2899, 3205, 5376, 5660, 5738, 5982, 5995
s. auch Amino-, Hydroxy-, Nitrobenzoesäureester, Salicylsäureester, 3,4,5-Trimethoxybenzoesäureester

Benzoesäuren [B 62] Hydrazide
1043, 2578, 2784, 5917

Benzoesäuren [B 63] sonstige Derivate
524, 728, 2391, 2395, 6266, 6309
s. auch Benzonitrile

Benzofurane (Cumarone) [B 64]
1318 (Dihydro), 2136, 2504, 2698, 2755, 3172, 3270, 3284, 3636, 3877, 4259, 5242, 5515, 6268, 6413, 6416, 6500, 6596, 6630
s. auch Dibenzofurane, 3,6-Methanobenzofurane

Benzofurane [B 65] 3-Benzoylbenzofurane
3242, 3247, 3265, 5105, 5392, 5818

Benzofuro[3,2-c]-1-benzoxepine [B 66]
4525

Benzo[a]furo[2,3,4-mn]xanthene [B 67]
4986

Benzolarsonsäuren
s. unter Arsonsäuren

Benzolstibonsäuren
s. unter Stibonsäuren

Benzolsulfonamide, -anilide und -imide [B 68]
524 (Imid), 822, 943, 1418, 1638, 1835 (Anilid), 1847, 2203, 2348, 2903, 4504, 4731, 5039, 5329, 5330, 6266 (Imid), 6508
s. auch Benzolsulfonchloramide, Chlorbenzolsulfonamide, Homosulfanilamide, Nitrobenzolsulfonamide, p-Sulfamoylbenzoesäuren, Sulfanilamide, Sulfonylharnstoffe und unter Metanilamide (und Ureide), 1,3,4-Thiadiazolsulfonamide

Benzolsulfonamide [B 69] N-(2-Pyrimidinyl)-derivate
2222, 5078, 5391

Benzolsulfonchloramide (N-Chlorbenzolsulfonamide) [B 70]
346, 517, 562, 582, 6188

Benzolsulfonsäuren [B 71]
362, 780, 856-01, 2113-02, 2166, 2860, 3080-01, 3674, 3833, 4617, 4629, 5039-01, 5376, 5577, 5660, 5738, 5755-02, 5980, 5982, 6487
s. auch Phenolsulfonsäuren, Sulfanilsäuren, p-Toluolsulfonate

6,7-Benzomorphane
s. unter 2,6-Methano-3-benzazocine

Benzo[b]-1,5-naphthyridine (1-Azaacridine, Pyrido[3,2-b]chinoline) [B 72]
2990, 4941

Benzo[b]-1,8-naphthyridine [B 73]
6440

Benzonitrile [B 74]
503, 936, 2586, 6381

Benzo[c]phenanthridine [B 75]
4170, 4197

Benzophenone [B 76]
2406, 2430, 2434, 2435, 2437, 2438, 2719, 2754, 2760, 3000, 3259, 3388, 4158, 4282, 4565, 4637, 4861, 6392, 6501

2-Benzopyrane [B 77]
2211, 3028

1-Benzopyrano[5,4,3-cde]-1-benzopyrane [B 78]
2372

2-Benzopyrano[4,3-g]-1-benzopyrane [B 79]
3840

1-Benzopyrano[2,3-b]pyridine [B 80]
3570, 6359

Benzo[cd]pyrene [B 81]
4797

Benzopyrone [B 82]
2335
s. auch Chromone, Cumarine

1,2,4-Benzothiadiazin-1,1-dioxide [B 83]
707, 729, 1279, 1816, 6297

1,2,4-Benzothiadiazin-1,1-dioxide [B 84]
6-Brom- bzw. -Jod-7-sulfonamide
532, 538

1,2,4-Benzothiadiazin-1,1-dioxide [B 85]
6-Chlor-7-sulfonamide
533, 583, 710, 724, 978, 1014, 1044, 1268, 1706, 1860, 2278, 2320, 2457, 2498, 2777

1,2,4-Benzothiadiazin-1,1-dioxide [B 86]
6-Chlor-7-sulfonamide (3-Alkylthiomethyl-Derivate)
1243, 1604, 1636, 1953, 2738, 2778

1,2,4-Benzothiadiazin-1,1-dioxide [B 87]
6-Chlor-7-sulfonamide (Fluorderivate)
1243, 1604, 2440

1,2,4-Benzothiadiazin-1,1-dioxide [B 88]
6-Trifluormethyl-7-sulfonamide
700, 726, 2283, 2740

1,5-Benzothiazepine [B 89]
3964, 4883
s. auch Pyrido[2,3-b]-1,5-benzothiazepine

1,4-Benzothiazine
s. unter Thieno[2,3-b]-1,4-benzothiazine

3,1-Benzothiazine [B 90]
3010

1,2-Benzothiazin-3-carboxamid-1,1-dioxide [B 91]
2167, 2451, 2735, 2996

Benzothiazole [B 92]
525, 526, 991, 2808, 2901, 3919, 4531, 5074, 6360

1-Benzothieno[2,3-e]-1,4-diazepin-2-one [B 93]
6438

Benzothienothiepine
s. Thienobenzothiepine

Benzo[b]thiophene [B 94]
1511, 2205, 2212, 5497

Benzo[c]thiophene [B 95] Dihydroderivate (Thiophthalane)
4342, 4343

1-Benzothiopyrane
s. Thiochromane

1,2,5-Benzotriazepin-4-one [B 96]
3020

1,2,3-Benzotriazine [B 97]
1589

1,2,4-Benzotriazine
s. unter Pyrazolo[1,2-a]-1,2,4-benzotriazine

2,1-Benzoxathian-3-carboxamid-1,1-dioxide [B 98]
4115

Benzoxathiole [B 99]
511, 3841

1,3-Benzoxazine [B 100]
697, 1213, 1221, 1244, 2399, 2541, 4515, 4847-12
s. auch Isoxazolo[3,2-b]-1,3-benzoxazine

3,1-Benzoxazine [B 101]
1212, 2383, 3282

1,4-Benzoxazine [B 102]
5217, 6271
s. auch Pyridazino[3,4-b]-1,4-benzoxazine

Benz[f]-2,5-oxazocine [B 103]
3318

Benzoxazole [B 104]
1198, 3637, 3839, 4870, 6396
s. auch Chlorbenzoxazole

Benzoxazolin-2-one [B 105]
501, 509, 1922

Benzoxepine
s. unter Benzofuro[3,2-c]-1-benzoxepine

Benzylalkohole [B 106]
534, 558, 593, 595, 2351, 2698, 2737, 4052, 4188
α-Phenylderivate s. Benzhydrole

Benzylalkohole [B 107] α-Alkylderivate
795, 1062, 1063, 1728, 1983, 2475, 2881, 3802, 4094, 4382, 4716, 4717, 4741, 4901, 4904, 5138, 5879
s. auch β-Aminoalkohole (α-Phenyl-, Hydroxyphenyl- und Alkoxyphenylderivate), Chlorphenylalkandiole

Benzylamine [B 108]
812, 1353, 1411, 1608, 1670, 1850, 1988, 2258, 2468, 2796, 3056, 3057, 3066-07, 3066-12, 3085, 3107, 3363, 3364, 3368, 3640, 3643, 4381, 4524, 4567, 4968, 4995, 5081, 5493, 5836, 5889, 5980, 6140, 6605
s. auch Benzylaniline, Dibrombenzylamine und unter Äthylendiamine (Antihistaminica)

Benzylamine [B 109] α-Methylbenzylamine
168-01, 1711, 2784, 5080, 5391, 5550

Benzylamine [B 110] quartäre (Benzylammoniumverbindungen)
1760, 2049, 3411, 4730, 4953, 5047, 5048, 5208, 5210, 5464, 5627, 5628, 5641, 5712, 5783, 5839, 5935, 6086, 6487

Benzylamine [B 111] quartäre Brom- und Chlorbenzylamine
4012, 4778, 4992 (Brom), 5708

Benzylaniline [B 112]
2199, 2798, 3330, 3398, 3708, 4014, 4015, 4059, 4087, 4353, 5331

Benzylphenole und deren Äther und Ester [B 113]
2151, 2443, 3367, 3914, 4044, 4655, 5610, 6537
s. auch Methylendiphenole

Bernsteinsäuren [B 114]
150, 167, 168, 169, 170, 171, 172, 173, 211-05, 1855, 1950, 6217
s. auch Asparaginsäuren

Bernsteinsäuren [B 115] Amide und Ureide
1118, 1125, 1661, 1761, 3464, 5465
s. auch Succinanilsäuren

Bernsteinsäuren [B 116] saure Ester (Alkyl- bzw. Arylhydrogensuccinate und deren Salze)
859, 1441, 1600, 1918, 2298, 2779, 3497, 3843, 3877, 3879, 5232, 5907, 6430

Bernsteinsäuren [B 117] saure Ester von Steroiden
4989, 5400, 5403, 5423, 5437, 5443, 5444, 5506, 5507, 5512, 5513, 5520, 5671, 5933

Bernsteinsäuren [B 118] neutrale Ester (Dialkyl- bzw. Diarylsuccinate)
1462, 2668, 3196, 3236, 3530, 4491, 4496, 5371, 5888, 6070

Bernsteinsäuren [B 119] sonstige Derivate
143, 798
s. auch Pyrrolidin-2,5-dione (Succinimide)

Betaine [B 120]
33-01, 293, 393-09, 473, 654, 673, 1336, 4431, 4579-01, 5212
s. auch unter Cephalosporine

Bicyclo[5.3.0]deca-2,4,6,8,10-pentaene
s. Azulene

Bicyclo[2.2.1]heptane und -heptene (Norbornane und Norbornene) [B 121]
694, 918, 1437, 1777, 2096, 2298, 2498, 2851, 3291, 3487, 3704, 3720, 4134, 4384, 4716, 5031, 5193, 6335, 6546
s. auch Terpene (Terpenalkohole, Terpenketone)

Bicyclo[3.1.1]heptane und -heptene [B 122]
1439, 3501, 5551

Bicyclohexylverbindungen [B 123]
4485

Bicyclo[2.2.2]oct-2-ene [B 124]
5687

Bicyclo[3.2.1]oct-2-ene [B 125]
2543

Biguanide [B 126]
214, 476, 494, 686, 876, 1108, 1410, 1411, 5559, 5757, 6204, 6566

Biguanide [B 127] N-(Chlorphenyl)-derivate
1672, 1707, 4287, 4972

Binaphthylderivate [B 128]
6556

Biphenylderivate [B 129]
1808, 2442, 2444, 2475, 2700, 2718, 3001, 3006, 3012, 3080-01, 3283, 3319, 3683, 3902, 3948, 3998, 4171, 4282, 4290, 4518, 4955, 5039, 5065, 5346, 5379, 5476, 5499, 5726, 5811, 5847, 5991, 6290, 6403, 6603
s. auch die folgenden Stichworte

Biphenyl-x,x'-diole [B 130]
1790, 1791, 1796, 5695

Biphenylenbisazo-bis-naphthylaminsulfonsäuren [B 131]
5865, 5866, 5911, 5912

Biphenylessigsäuren [B 132]
2725, 2728, 2729, 3041, 3583

Bipiperidine
s. unter Piperidine

Bis-(β-chloräthyl)-amino-Verbindungen (N-Lostderivate) [B 133]
290, 291, 443, 466, 661, 668, 801, 1067, 1068, 1136, 1154, 1312, 1463, 1464, 1605, 1670, 1772, 1925, 1988, 2195, 2483, 2557, 2579, 2822, 2905, 3084, 3127, 3430, 3951, 4254, 4547, 4853, 4944, 5173, 5580, 5952, 6197
s. auch Phenylalanine (Bis-(β-chloräthyl)-aminophenylalanine)

Bis-(β-chloräthyl)-amino-Verbindungen [B 134]
p-[Bis-(β-chloräthyl)-amino]-phenylessigsäure-Derivate
1924, 2558, 2835, 3397, 3429, 4013, 4083, 4084, 4568, 4569, 5114, 5590, 6007, 6028, 6041

1-[4,4-Bis-(p-fluorphenyl)-butyl]-piperazine und-piperidine [135 B]
5647, 5649, 5654, 5664, 5730, 5809

Bismutsalze
s. Wismutsalze

Bis-(oxepinopyrrolo)-pyrazine [B 136]
4186

Biuret-Derivate [B 137]
468, 4619, 6507

Bleisalze [B 138]
11-03

Borate (Ester) [B 139]
500, 1042, 2398, 5841, 6647

Borate (Salze) [B 140]
314-03, 349-01, 451-01, 492-01, 775-01, 1712-01, 2325-02, 3383-02, 3415-01, 4831-03

Borneol- und Isoborneolester [B 141]
2311, 2922, 2930, 2931, 3405, 3495

Borverbindungen [B 142]
2602
s. auch Borate

Brenzcatechine [B 143]
319, 366, 744, 811, 1031, 1034, 1079, 1330, 1331, 1333, 1334, 1366, 1541, 1689, 1797, 1812, 2005, 2007, 2009, 2164, 2266-02, 2761, 2762, 2981, 3688, 3994, 4049, 5140, 5381, 5424, 5510, 5801, 6409, 6617
s. auch β-Aminoalkohole (α-(3,4-dihydroxyphenyl)-substituierte β-Aminoäthanole, -propanole und -butanole) und unter Flavone und Flavonglykoside; Monomethyläther s. Guajacole; Dimethyläther s. 1,2-Dimethoxybenzole; sonstige Äther s. Methylendioxybenzole und unter Phenoläther, Phenole (Alkoxyphenole)

Bromacylamide [B 144]
440, 633, 660, 1417, 4281, 6246

Bromacylharnstoffe [B 145]
432, 653, 1111, 2603

Bromalkohole [B 146]
32, 94, 174, 399, 441, 442, 558, 800, 1242, 4543

Bromaniline [B 147]
1662, 2272, 2577, 2874, 4478, 5245, 6513
s. auch Salicylsäuren (bromsubstituierte Anilide)

Bromcarbonsäuren [B 148]
269, 270, 506, 1509, 1814, 2795, 3811, 4200, 5050, 6289

Bromkohlenwasserstoffe [B 149]
2, 24, 25, 45, 72, 334, 694

Bromphenoläther [B 150]
1211, 2604, 3297, 4478, 5044, 5244, 5497, 5551

Bromphenole [B 151]
319, 320, 325, 505, 507, 513, 558, 581, 953, 976, 1305, 1789, 1790, 1796, 2117, 2374, 3242, 4150, 4152, 4153
s. auch Salicylsäuren (bromsubstituierte Amide) und unter Salicylsäuren (bromsubstituierte Anilide)

Bromphenylphosphate [B 152]
719, 1796

8-Bromtheophylline [B 153]
210, 557, 3365-02, 3423-01

Bromverbindungen (sonstige) [B 154]
76, 311, 378, 501, 504, 532, 923, 924, 1010, 1165, 1170, 1212, 1261, 1384, 1492, 1495, 1508, 1546, 1565, 1566, 1760, 1837, 2212, 2381, 2399, 2454, 2650, 2678, 2679, 2693, 2806, 2922, 3043, 3076, 3077, 3274, 3588, 4154, 4830, 4992, 5230, 5268, 5877, 6086, 6181, 6221, 6309, 6408, 6433, 6577
s. auch Äthylendiamine (Antihistaminica-Bromderivate), Barbitursäuren (bromsubstituierte), Benzhydryläther (Brom- und Fluorderivate), Brom..., Chinolinole (Bromchinolinole), Dibrombenzylamine, Phenylstilbenbromide, Steroide (Bromderivate), Sulfanilamide (Bromderivate)

Bufadienolide und Bufatrienolide [B 155]
5316, 5336, 5824, 5970, 5971, 6625

Buttersäuren [B 156] 2-Aminobuttersäuren
298, 2099, 2579, 3609, 6182, 6314 (Hydrazino)
s. auch Methionine, Valine

Buttersäuren [B 157] 3- und 4-Aminobuttersäuren
196, 198 (3-Amino), 199, 673, 1263, 1319, 1460, 2064, 2079, 2669, 2886, 3562, 4143, 4146

Buttersäuren [B 158] Hydroxybuttersäuren
194, 198, 199, 284, 427, 458, 673, 1041, 1455, 1575-01, 2099, 2669, 3609, 4185

Buttersäuren [B 159] 4-Oxobuttersäuren
166, 2756, 2965, 3001, 3083, 3914, 4162

Buttersäuren [B 160] 2-(Trijodbenzyl- und benzyliden)-buttersäuren
1529, 1553, 1572, 2780, 2781, 2809

Buttersäuren [B 161] sonstige
268, 270, 456, 1200, 1240, 1295, 1454, 2557, 2600, 2782, 2810, 3041, 3074, 3127, 3156, 3997, 4604, 6641, 6644

Buttersäuren [B 162] 4-Aminobutyramide
304, 2321, 4060, 4725, 5053
s. auch unter 2,2-Diphenyl-4-aminoacylamide

Buttersäuren [B 163] 2,4-Dihydroxy-3,3-dimethylbutyramide
1134, 1150, 1151, 1460, 4776, 5051

Buttersäuren [B 164] sonstige Amide
420, 440, 660, 854, 1147, 1148, 1316, 1609, 2085, 2259, 2329 (Hydrazid), 2360, 2507 (Amidoxim), 3140, 3432 (Piperazid), 3479, 3658, 3659, 4731, 4944, 6288, 6430, 6643

Buttersäuren [B 165] Anilide
2004, 2630, 2781, 2809, 2834, 3483, 3777

Buttersäuren [B 166] Ester von 2-Methylbuttersäure
4586, 5446, 5675, 6029, 6030, 6123, 6505

Buttersäuren [B 167] Ester von 3-Methylbuttersäure (Isovaleriansäureester)
1474, 1475, 2922, 2930, 2931, 2932, 2934, 3495, 4163-01, 4991, 5017, 5321, 5528, 5697, 5786, 6019, 6053, 6055
s. auch Valine (Ester)

Buttersäuren [B 168] Ester von 3,3-Dimethylbuttersäure
5613, 5620, 5690, 5817

Buttersäuren [B 169] Ester (sonstige)
844, 893, 2554, 3227, 3979, 4905, 5445, 5591, 5883, 5900, 5952, 6606, 6634
s. auch Phenylessigsäuren (Ester von 2-Phenylbuttersäuren), Tiglinsäureester

Butyrophenone [B 170]
2172, 2755, 3785, 4550, 4856, 5279, 5280, 6455
s. auch p-Fluorbutyrophenone und unter Buttersäuren (4-Oxobuttersäuren)

Calciferole
s. unter 9,10-Secocholestane und -ergostane

Calciumsalze [C 1]
6-02, 9, 9-01, 11-04, 18-01, 31, 38-02, 39-02, 40, 49-01, 49-04, 63-01, 63-02, 71, 83, 102-03, 104, 108-01, 116, 131-01, 149, 150-01, 167-03, 172, 173, 183, 184-04, 193, 250-01, 252-01, 259, 267, 270, 274-03, 316, 362, 365-01, 366-01, 393-03, 393-04, 394, 396-06, 396-07, 396-10, 429-02, 430, 456, 465, 465-06, 474-02, 477-01, 488-01, 497-02, 497-03, 498, 522-01, 547-01, 549-03, 566-03, 569, 569-02, 569-03, 589-03, 601, 602-01, 615, 644, 651-01, 655-01, 667-01, 737-02, 737-03, 782, 950-04, 950-05, 971, 995-01, 1005, 1100-01, 1134-01, 1189, 1245-02, 1304-01, 1429-02, 1429-03, 1440, 1442-01, 1454-01, 1460-01, 1559-02, 1568-01, 1697, 1766-02, 1774-02, 1809-01, 1827-02, 1845-03, 1862-02, 1918, 1964-01, 2089, 2095, 2095-01, 2270-01, 2409-02, 2642-01, 2649-01, 2717-01, 2750-01, 2951-02, 3019-01, 3069-02, 3121, 3122, 3808, 3814, 3906-01, 4280-01, 4491-01, 4498-01, 4831-02, 4848-04, 4849-01, 5026-01, 5050, 5052, 5353-01, 5907, 6040, 6186-02

Camphersäureamide und -ester [C 2]
2075, 2654 (Amid), 3218 (Amid), 4068, 4375, 4741, 5253

Caprinsäureester (Decanoate) [C 3]
5711, 5816, 5881, 5882, 5901

Capronsäuren [C 4]
469, 857, 1116, 1141, 2089, 3181, 3583, 3883, 6522
s. auch Lysine und unter Diazoverbindungen (Antibiotica)

Capronsäuren [C 5] Amide, Anilide und Hydrazide
854, 855, 1157 (Hydrazid), 2035 (Anilid), 2664, 5567

Capronsäuren [C 6] Ester (Hexanoate)
5313, 5349, 5447, 5541, 5618, 5673, 5681, 5689, 6120, 6423

Caprylsäureamide (Octanamide) [C 7]
873, 3217, 6122, 6128, 6130, 6158

Caprylsäureester (Octanoate) [C 8]
5640, 5932

Carbamidsäuren [C 9]
300 (Dithio)

Carbamidsäuren [C 10] Ester mit Alkanolen (Carbamate)
79, 113, 175, 402, 470, 471, 637, 671, 1033, 1081, 1205, 1325, 1326, 1398, 1458, 1684, 1693, 2936, 6111
s. auch 3-Phenoxypropan-1,2-diole (Carbamidsäureester)

Carbamidsäuren [C 11] Ester von substituierten Carbamidsäuren mit Alkanolen
258, 1332, 2258, 2275, 3778, 3853, 4834, 4869, 5173, 5395, 5953, 5984, 6218, 6368, 6429, 6457
s. auch Allophansäureester, Benzimidazole (Benzimidazolylcarbamidsäureester), Carbanilsäuren (Ester) und unter den folgenden Carbamidsäure-Stichworten

Carbamidsäuren [C 12] Ester mit Alkandiolen (Dicarbamate)
662, 863, 879, 1138, 1465, 1780, 2086, 2100, 2365, 2366, 5704

Carbamidsäuren [C 13] Ester mit Phenolen und Naphtholen
1830, 2443, 2444, 2895, 3203

Carbamidsäuren [C 14] Ester mit N-haltigen Alkoholen bzw. Phenolen
390, 675, 1430, 1699, 1756, 2025, 2026, 2640, 2744, 2816, 2831, 2869, 2870, 3054, 3118, 3872, 4073, 4139, 4374, 4392, 4784, 5849, 5852, 6193, 6407, 6457

Carbamidsäuren [C 15] Ester mit quartären N-haltigen Alkoholen bzw. Phenolen
495, 688, 2071, 2941, 3832, 5714, 5887

Carbamidsäuren [C 16] Ester mit quartären Pyridinolen
1102, 2814, 5025

Carbamidsäuren [C 17] Ester von Bis-(1-aziridinyl)-phosphinylcarbamidsäuren
664, 1781, 1971

Carbamidsäuren [C 18] Thioester
111, 200, 831, 3839, 4296, 4801, 6218
s. auch Carbanilsäuren (Thioester von substituierten Carbanilsäuren)

Carbamoylpiperazine [C 19]
1152, 1481, 2268, 6574, 6622

Carbanilide [C 20]
2133, 2147, 2204, 2377, 2790, 3911, 4116, 6102, 6116
s. auch Thiocarbanilide

Carbanilsäuren [C 21] Ester
1027, 2123, 2555, 4580, 4913

Carbanilsäuren [C 22] Ester von substituierten Carbanilsäuren
1053, 1616, 2559, 3259, 4025, 4130, 5071, 5856, 6568

Carbanilsäuren [C 23] Thioester von substituierten Carbanilsäuren
3594, 3864, 4023, 4219, 5652

Carbazinsäuren (Hydrazincarbonsäuren) [C 24] Amide
1823

Carbazinsäuren (Hydrazincarbonsäuren) [C 25] Ester (Carbazate)
1535, 1588, 1711

Carbazole [C 26]
2408, 2419, 3893, 3965, 6339, 6356, 6469
s. auch Benzo[a]carbazole, Curane, Indolizinocarbazole, Pyrazino[3,2,1-jk]carbazole, Pyrido[4,3-b]carbazole

β-Carboline (Pyrid[3,4-b]indole) [C 27]
2174, 3332, 3569, 3738, 4183, 6333

γ-Carboline (Pyrid[4,3-b]indole) [C 28]
2286, 3905, 4233, 4614, 4909

Carbonate
s. Kohlensäureester

Carbonsäuren und ihre Salze [C 29] aliphatische Monocarbonsäuren
11, 38, 100, 193, 283, 456, 835, 868, 1141, 1774, 2103, 2148, 3228, 3359, 3800, 3801, 3805, 3808, 3810, 3816, 4411, 5026, 5052, 6232

Carbonsäuren und ihre Salze [C 30] sonstige Monocarbonsäuren
182, 227, 693, 847, 910, 1198, 1208, 1437, 1968, 2195, 2519, 2610, 2903-01, 3519, 4178, 6184, 6192, 6326, 6664
s. auch Aminosäuren, Bromcarbonsäuren, Chinolincarbonsäuren, Chlorcarbonsäuren, Hydroxysäuren, Indancarbonsäuren, Mercaptocarbonsäuren, Oxosäuren, Phenanthrene (Phenanthrencarbonsäuren), Phenothiazine (Phenothiazincarbonsäuren), Piperidincarbonsäuren, Porphyrine, Pyridincarbonsäuren, Steroidcarbonsäuren, Thiophencarbonsäuren, spezielle Säuren und unter Cephalosporine, Jod ..., Penicilline

Carbonsäuren und ihre Salze [C 31] Dicarbonsäuren
30, 149, 275, 426, 430, 585, 603, 695, 1404, 1440, 2183, 3240, 5179, 5519 (Monoester), 6179, 6187 (Monoester), 6460
s. auch Bernsteinsäuren, Glutarsäuren, Malonsäuren, Phthalsäuren

Carbonsäuren und ihre Salze [C 32] Tricarbonsäuren
392, 632, 4799
s. auch Citronensäuren

Carbonylharnstoffe [C 33]
433, 444, 647, 728 (Thio), 1103, 1125, 1127, 1137, 1761, 2603, 2707, 5125, 6233
s. auch Bromacylharnstoffe, Crotonureide, Phenylessigsäuren (Ureide)

Cardenolide [C 34]
5442, 5780, 5781, 5782, 5829, 5886, 5958, 5975, 6046, 6048, 6108
s. auch Digitoxigenine, Digoxigenine, Gitoxigenine, k-Strophanthidine

Carotine [C 35]
6012, 6152

Cellulosederivate [C 36]
1070-05, 2325-08

Cephalosporine [C 37] 3-(Acetoxymethyl)-Derivate (Cephalosporansäurederivate)
2190, 3035, 3138, 3295, 3573, 3599, 4512

Cephalosporine [C 38] 7-(α-Aminophenylacetamido)-Derivate
3053, 3599, 3898, 6363, 6410, 6463

Cephalosporine [C 39] 3-Thiadiazolyl (Triazolyl-, Tetrazolyl-)-thiomethyl-Derivate
2474, 2749, 3580 (Tetrazolyl), 3898, 4538, 6298, 6300 (Tetrazolyl), 6458, 6463 (Triazolyl), 6479 (Tetrazolyl)

Cephalosporine [C 40] Chlorderivate
4512, 5099, 6363, 6458

Cephalosporine [C 41] sonstige
3054, 3096, 3867, 4187, 6407, 6504

Chinazolin-2,4-diamine [C 42]
4192, 4207, 4539, 6324, 6499

Chinazoline [C 43]
1895, 2418, 2546, 3039, 3425, 3947, 4063, 4064, 4434, 6520
s. auch Imidazo[2,1-b]chinazoline, Indeno-[1,2,3-de]chinazoline, Isoxazolo[3,2-b]chinazoline, Pyrrolo[2,1-b]chinazoline

Chinazolin-2-one [C 44]
3531, 3571, 3875, 6393

Chinazolin-4-one [C 45]
1898, 2975, 2984, 2992, 3017, 3095, 3279, 3280, 3525, 4225, 4546 (2,4-Dion), 4559, 4803, 5123, 6273

Chinazolin-4-one [C 46] Chlorderivate
1267, 2414, 2694, 2956, 2957, 3027, 3043, 6354

Chino[1,8-ab]-1-benzazepine [C 47]
3603

Chinoide Verbindungen [C 48]
2211, 5280, 5797
s. auch Fuchsone, Fuchsonimoniumverbindungen

Chinolinamine [C 49]
2534, 2535, 2864, 4177, 4519, 5068, 5729, 5812, 6623
s. auch unter Chinoline (quartäre)

Chinolinamine [C 50] Alkoxychinolinamine
1583, 2570, 2865, 2866, 3183, 3462, 3546, 3772, 3773, 4106, 4205, 5354, 5377, 5594

Chinolinamine [C 51] Chlorchinolinamine
3141, 3142, 3736, 3737, 3862, 4082, 4201, 4234, 5425, 5498, 5657, 5764, 6417, 6632

Chinolincarbonsäuren [C 52]
2158, 2951, 2953, 3240, 3509, 6289, 6318, 6327, 6434

Chinolincarbonsäuren [C 53] Amide
3853, 4432, 4822

Chinolincarbonsäuren [C 54] Ester
1866, 3255, 3386, 3538, 3711, 3846, 3866, 4274, 4390, 4835, 4914, 5059, 5344

Chinoline [C 55]
2221, 2484, 4303, 4795, 4802, 5721, 6437
s. auch Aporphine, Chinolin ..., Chinuclidine (4-Chinolylmethanol-Derivate), Cyclopenta[b]-chinoline, 1,4-Dioxino[2,3-g]chinoline, Ergoline, Furochinoline, Imidazo[4,5-f]chinoline, Indolizino[1,2-b]chinoline, Indolo[4,3-fg]-chinoline, Lysergamide, Lysergamine, Pyrano[3',4':6,7]indolizino[1,2-b]chinoline, Pyrazino[1,2-a]chinoline

Chinoline [C 56] Tetrahydrochinoline
1315, 1676, 1677, 2618, 2640, 6254, 6426

Chinoline [C 57] Octahydrochinoline
4374

Chinoline [C 58] quartäre
1249, 2640, 3436, 4537, 4547, 5034, 5094, 5382, 5492, 5505, 5821, 6014

Chinolinole (Hydroxychinoline) [C 59] auch als Ester
921, 928, 929, 1202, 1203, 1249, 1677, 2540, 2864, 2952, 2954, 3277, 3386, 3728, 4374, 4390, 6355, 6418

Chinolinole (Hydroxychinoline) [C 60] Bromchinolinole
907, 908, 1171, 1174, 3239 (Ester)

Chinolinole (Hydroxychinoline) [C 61] Chlorchinolinole
907, 909, 911, 914, 916, 1172, 1497 (Ester), 3428

Chinolinole (Hydroxychinoline) [C 62] Jodchinolinole
909, 913, 919

Chinolin-2- und -4-one [C 63]
1201, 1500, 4835, 6418, 6426, 6434

Chinolinsulfonsäuren [C 64]
916, 919, 929, 1557, 1575-07, 3512

Chinolizine [C 65]
1642, 2927, 2928, 3139, 3226, 6357
s. auch Benzochinolizine, Benzocyclopentachinolizine, Dibenzo[a,g]chinolizine, Indolochinolizine

Chinone [C 66]
1291, 1795, 2816, 3118, 4815, 5377, 6400
s. auch Adrenochrome, Anthrachinone, Benzochinone, Naphthacenchinone, Naphthochinone und chinoide Verbindungen

Chinoxaline [C 67]
2423, 3548, 4911

Chinoxalin-1,4-dioxide [C 68]
702, 910, 1222, 1223, 1230, 1535, 1848, 1877, 2467

Chinoxalino[2,3-b]phenazine (5,7,12,14-Tetraazapentacene) [C 69]
3514

Chinuclidine (1-Azabicyclo[2.2.2]octane) [C 70]
1114, 1778, 2104, 2517, 3231, 4242, 4574, 4857, 4908, 5022, 5934, 6529

Chinuclidine [C 71] 4-Chinolylmethanol-Derivate
3961, 4301, 4302, 4357, 4358, 4689, 5121, 5332, 5566, 5615, 5727, 5892, 6022

Chloräther [C 72]
69, 70, 77, 78 (Thio), 186 (Thio), 1775, 2763, 3774, 5414, 5469, 5748, 5752, 6174, 6565, 6604
s. auch Benzhydryläther (Chlorderivate), Chlorphenoläther, Imidazole (1-[Chlor-β-(chlorbenzyloxy)-phenäthyl]-imidazole)

β-Chloräthylamine [C 73]
271, 286, 669, 878, 1066, 1124, 1353, 1449, 1482, 1733, 2212, 2807, 3057, 3230, 3298, 3643, 5412, 6215, 6219
s. auch Bis-(β-chloräthyl)-amino-Verbindungen

Chloralhydratderivate [C 74]
33, 177, 187, 243, 258, 415, 634, 802, 836, 844, 850, 938, 1216, 1570, 1606, 2231, 2266-20, 2502, 3268, 5160, 5258

Chloralkohole [C 75]
85, 178, 279, 534, 561, 606, 620, 1633, 1671, 1705, 2624, 2698, 2737, 2969, 2991, 3336, 3521, 3826, 4544, 4820, 4891, 5576, 5647, 5735, 5805, 6236, 6283, 6320, 6366, 6424, 6435
s. auch Chlorphenylalkandiole und unter Chloralhydratderivate

Chloralkohole [C 76] Ester von Chloralkoholen
84, 175, 176, 1196, 1776, 1888, 3022
s. auch Chlorcumarine, 2,2,2-Trichloräthanolester

Chloramphenicole und verwandte Antibiotica [C 77]
1524, 1565, 1568, 1628, 1638, 1926, 1927, 2214, 2215, 2532, 2779, 3851, 4181, 5624, 5776, 5784, 5858

Chloraniline [C 78]
328, 380, 935, 959, 1266, 1637, 1666, 2019, 2301, 2319, 2340, 2404, 2531, 2626, 2833, 3045, 4285, 4351, 5561, 6205, 6212, 6357
s. auch Biguanide (N-(Chlorphenyl)-Derivate), Chloranilinocarbonsäuren

Chloraniline [C 79] N-Acylderivate
749, 936, 979, 1802, 2129, 2133, 2171, 2300, 2377, 2834, 2948, 3211, 3718, 4567, 5078, 6242, 6277, 6425, 6563
s. auch unter Salicylsäuren (chlorsubstituierte Anilide)

Chloranilinocarbonsäuren [C 80]
1496, 1800, 2130, 2150, 2403, 2413, 2555

Chloranilinocarbonsäuren [C 81] Ester
2736, 3285

Chlorbenzoesäuren [C 82]
516, 1825, 2529, 3360, 4149

Chlorbenzoesäuren [C 83] Amide
515, 559, 956, 1011, 1043 (Hydrazid), 1634, 2319, 2578, 2580, 2626, 3026, 3158, 3245, 3532, 3562, 3704, 3850, 4285, 4511, 5113, 5125, 5386, 6425, 6436, 6475, 6481, 6557, 6649

Chlorbenzoesäuren [C 84] Anilide
2699
s. auch unter Salicylsäuren (chlorsubstituierte Anilide)

Chlorbenzoesäuren [C 85] Ester
1666, 2301, 3705, 5563, 6370

o-Chlorbenzolsulfonamide (und -disulfonamide) [C 86]
347, 367, 380, 559, 605, 1011, 1043, 1825, 2230, 2302, 2401, 2578, 2765, 3026, 3360, 6253, 6262

m-Chlorbenzolsulfonamide [C 87]
1802 (m,p-Dichlor ... anilid), 6402

p-Chlorbenzolsulfonamide [C 88]
708, 1802 (m,p-Dichlor ... anilid), 1886, 2529, 3705

Chlorbenzoxazole [C 89]
501, 509, 514, 926, 1887, 1922

Chlorcarbonsäuren [C 90]
490, 910, 977, 1263, 1264, 1511, 1547, 2194, 2402, 2456, 2501, 2684, 3023, 3082, 3083, 3244, 3517, 3849, 3883, 5043, 6331, 6356, 6362, 6363, 6396, 6432
s. auch Cephalosporine (Chlorderivate), Chloranilinocarbonsäuren, Chlorbenzoesäuren, Penicilline (Chlorderivate), Phenylalanine (Bis-(β-chloräthyl)-aminophenylalanine) und unter Chlorphenoxyessigsäurederivate

Chlorcarbonsäuren [C 91] Ester
2959, 3299, 3337, 3860, 4284, 4889

Chlorcumarine [C 92]
2458, 2499, 2500

Chlorisocyanursäuren [C 93]
67, 68

Chlorkohlenwasserstoffe [C 94]
1, 3, 7, 19, 20, 21, 22, 24, 26, 46, 109, 195, 334, 348, 691, 694, 918, 1306, 2378, 2386

Chlorphenoläther [C 95]
709 (Thio), 753, 906, 1013, 1045, 1215, 1265, 1547, 1708 (Thio), 1797, 2213, 2273, 2384, 2442, 2580, 2625, 2626, 2725, 2726, 2945, 2986, 3025, 3158, 3257 (Thio), 3284, 3496, 3834, 3948, 4175, 4285, 4590, 4943, 4992, 5045, 5078, 5113, 5125, 5927, 6224, 6247, 6274, 6310, 6324 (Thio), 6468, 6487
s. auch Chlorphenoxyessigsäurederivate

Chlorphenole [C 96]
318, 321, 326, 560, 723, 751, 925, 957, 1195, 1310, 1311, 1634, 1788, 1789, 1791, 1792, 1793, 1794, 1797, 1801, 1808, 2123 (Ester), 2151, 2385, 2949, 3534, 4012, 4155, 4175, 4892, 6537, 6575
s. auch Methylen-bis-chlorphenole und unter Salicylsäuren (chlorsubstituierte Anilide)

Chlorphenone [C 97]
1632, 2274, 2958, 4509, 4565, 5481, 6342 (Oxim), 6347 (Oxim), 6392

Chlorphenoxyessigsäurederivate [C 98]
214-01, 490-03, 1069-02, 1245, 1667, 1951, 2122, 2172, 2605, 2707, 3012, 3283, 4208, 4209, 4210, 5486, 6303, 6481, 6501, 6505
s. auch das folgende Stichwort

2-(p-Chlorphenoxy)-2-methylpropionsäureester [C 99]
1923, 3024, 3140, 3563, 5087, 5929, 6005, 6006, 6414, 6464, 6484

Chlorphenylalkandiole [C 100]
1668, 1669, 1987

(Chlorphenyl)-imidazolderivate [C 101]
1214, 1510, 2276, 6208

Chlorphenylphosphate [C 102]
719, 725, 778, 2046, 6229

3-(p-Chlorphenyl)-propylamine [C 103]
3078, 3079, 4193

β-Chlorpropionamide [C 104]
1262, 1631

Chlor-Quecksilber-Verbindungen [C 105]
47, 287, 288, 289, 335, 1307

o-Chlorsulfonamide [C 106]
1267, 2414, 2515, 3027
s. auch 1,2,4-Benzothiadiazin-1,1-dioxide (6-Chlor-7-sulfonamide), o-Chlorbenzolsulfonamide

N-Chlorsulfonamide
s. unter Benzolsulfonchloramide

8-Chlortheophyllinate [C 107]
314-13, 1489, 1679-01, 2325-07, 2341, 3349-02, 3365-03, 3607-01, 3641-01, 3680-01, 3989-01

Chlorverbindungen [C 108] tricyclische Chlorverbindungen
1175, 1523, 2400, 2950, 2988, 2990, 3246, 3252, 3258, 3275, 3301, 3555, 3566, 3567, 3591, 3615, 3870, 3881, 3982, 4174, 4233, 4251, 4317, 4941, 5098, 5676, 6440, 6483, 6496
s. auch Acridine (Chlorderivate), Dibenzo[b,f]thiepine (Chlorderivate), Phenothiazine (Chlorderivate), Thioxanthene (Chlorderivate)

Chlorverbindungen (sonstige) [C 109]
35, 140, 242, 317, 327, 341, 381, 508, 561, 563, 659, 707, 721, 722, 752, 777, 912, 915, 917, 954, 955, 1012, 1167, 1213, 1244, 1308, 1354, 1498, 1548, 1567, 1665, 1798, 1816, 1928, 2120, 2229, 2383, 2441, 2455, 2627, 2628, 2680, 2686, 2727, 2808, 2860, 2972, 3009, 3010, 3080, 3081, 3139, 3186, 3282, 3511, 3531, 3554, 3589, 3919, 3981, 4192, 4231, 4232, 4283, 4350, 4502, 4564, 4747, 4800, 5246, 5472, 5495, 5873, 6162, 6171, 6206, 6209, 6211, 6222, 6243, 6271, 6302, 6321, 6330, 6358, 6393, 6439, 6470, 6560, 6603
s. auch Acetanilide (Anilide von Chloressigsäuren), Äthylendiamine (Antihistaminica-Chlorderivate), Benzimidazole (p-Chlorbenzylderivate, sonstige Chlorderivate), 1,2,4-Benzothiadiazin-1,1-dioxide (6-Chlor-7-sulfonamide), Benzylamine (quartäre Brom- und Chlorbenzylamine), Cephalosporine (Chlorderivate), Chinazolin-4-one (Chlorderivate), Chinolinamine (Chlorchinolinamine), Chinolinole (Chlorchinolinole), Chlor ..., Dichloressigsäureamide, 4-Hydroxycumarine (Chlorderivate), Imide (N-(Trichlormethylthio)-Derivate), α-Methylphenäthylamine (Chlorderivate), Penicilline (Chlorderivate), Phenylstilbenchloride, Piperazine (Chlorbenzhydrylderivate, Chlorphenylderivate), Pyrimidine (Chlorderivate), Steroide (Chlorderivate), Sulfanilamide (Chlorderivate), Sulfonylharnstoffe (p-Chlorphenylsulfonylharnstoffe), Tetracycline (Chlorderivate), Thiazole (Chloralkyl-(aryl)thiazole) und unter 1,4-Benzodiazepine, 1,4-Benzodiazepin-2-one, Lincomycine

Cholansäuren und Derivate [C 110]
5341, 5362, 5363, 5364, 5365, 5449, 5544, 5831, 5834, 5906, 6150
s. auch 24-Norcholansäuren und Derivate

Cholestane und Cholestene [C 111]
5461 (Azaderivat), 5633, 5638, 5788, 6007, 6028
s. auch Stigmastene und -stadiene

Choline [C 112]
311, 312, 314, 496

Choline [C 113] Äther
2357, 3727, 4075

Choline [C 114] Phosphorsäureester
316, 1162, 2657, 5373

Choline [C 115] sonstige Ester
313, 495, 683, 688, 892, 1771, 2109, 2668, 3778, 3830, 3832

Chromane [C 116]
3482, 4468, 5810, 6282
Chroman-6-ole s. auch unter Tocopherole

Chromene
s. Chromone, Cumarine, Dibenzo[b,d]pyrane

Chromone (Benzo-γ-pyrone) [C 117]
1169, 1185, 1853, 5058, 6241, 6401
s. auch Flavone, Furochromone, Isoflavone

Chrysene [C 118]
3518

Cinnamyl- und Cinnamylidenamine [C 119]
1591, 2732, 2743, 3432, 3707, 3956, 3987, 3988, 4231, 5387, 5388, 5474, 5480, 5487, 6538, 6624
s. auch 3,3-Diphenylallylamine

Cinnoline
s. Benzo[c]cinnoline, 1,3-Dioxolo[4,5-g]cinnoline, Pyrazolo[1,2-a]cinnoline

Citronensäuren [C 120]
396, 5046

Citronensäuren [C 121] Ester
2098, 4475

Cobamide (Vitamin-B_{12}-Derivate) [C 122]
6137, 6142, 6143, 6144, 6145, 6146, 6147, 6151

Colchicine [C 123]
4272, 4273, 4611, 4863, 5583, 5584

4,6-Conadiene [C 124]
5554

5-Conene (18,20-Methylimino-5-pregnene) [C 125]
5358, 5359

Cortisone und Hydrocortisone [C 126]
4703, 4746, 4754, 4773, 4990, 5155, 5189, 5437, 5445, 5620, 5622, 5770, 6043, 6544, 6637

Cortisone und Hydrocortisone [C 127] Fluorcortisone und -hydrocortisone
4711, 5163, 5322

Crotonamide [C 128]
1135, 1647, 2085, 2360

Crotonanilide [C 129]
1930, 2255, 2872

Crotonsäuren [C 130]
1435, 1509, 4200, 6403

Crotonsäuren [C 131] Ester
6346

Crotonureide [C 132]
648, 845, 1103

Cumarine (Benzo-α-pyrone) [C 133]
922, 1186, 1390-02, 2459, 2486, 2677, 2791, 3421, 4389, 4682, 4981, 5744
s. auch Aesculetine, Chlorcumarine, Furocumarine, 4-Hydroxycumarine, Pyranocumarine

Cumarone
s. Benzofurane

Curane (3,5-Äthano-3H-pyrrolo[2,3-d]carbazole) [C 134]
4241, 6482, 6509

Curarealkaloide [C 135]
5966, 5967, 5968, 5994, 6009

Curarealkaloide vom Strychnintyp [C 136]
6072

Cyanacethydrazide [C 137]
88, 817, 4819

2-Cyanacrylsäureester [C 138]
235, 535, 806, 807, 2050

Cyanate [C 139]
3932

Cyanide
s. Nitrile

Cycloalkanone
s. Cyclohexanone, Cyclopentanone, Terpenketone, Tropolone

Cyclobutane [C 140]
1188, 2006, 4676, 4720, 5815, 6545
s. auch Benzocyclobutene und unter α-Truxillsäureester

Cyclodeca[b]furane [C 141]
2848, 4371

Cyclodecene
s. unter 5,11-Methanobenzocyclodecene

Cycloheptane und -heptene [C 142]
2289, 2880, 4123
s. auch Azulene, Benzocyclohept ..., Bicyclooctene, Colchicine, Cyclopentacycloheptafurane, Dibenzocycloheptadiene und -heptene, Dibenzo[a,e]cyclopropa[c]cycloheptene, 1-Oxa-4-azaspiro[4.6]undecane, Tropolone

Cycloheptimidazolone [C 143]
1939, 2715

Cyclohexadiene [C 144]
3096, 3137, 3595, 4407
s. auch Benzochinone, Fuchsone und unter Fuchsonimoniumverbindungen

Cyclohexancarbonsäuren [C 145]
650, 651, 853, 2249, 2503, 5381, 5997

Cyclohexancarbonsäuren [C 146] Amide
2083, 2171 (Thioanilid), 2904, 6489

Cyclohexancarbonsäuren [C 147] Ester
3817, 4142, 4384, 4477, 4485, 4722, 4999, 5435, 5441, 5538, 5997, 6453

Cyclohexanole [C 148]
460, 1454, 2272, 3156, 3200, 3443, 5374, 5749, 5913
s. auch Alkinylcyclohexanolderivate, Menthole, Oligosaccharid-Antibiotica, Terpene (Terpenalkohole) und unter Cyclohexancarbonsäuren

Cyclohexanol-äther [C 149]
3774, 5021

Cyclohexanol-ester [C 150]
1441, 2088, 3157, 3438, 3461, 3587, 3755, 5519, 6377, 6494, 6568

Cyclohexanone [C 151]
1084, 1994, 2078, 2171, 2229, 2897, 2900, 2998, 3040, 3121, 3284, 3326, 3461, 3553, 3595, 4722, 4829, 4999, 6371 (Oxim), 6593

Cyclohexencarbonsäuren und deren Ester [C 152]
3119, 3412, 3413, 5687

Cyclohexene [C 153]
658, 937, 1645, 1964, 1965, 2238, 2764, 2818, 3044, 3051, 3284, 4766, 5603, 6095
s. auch unter Terpene und Vitamin-A-Verbindungen

Cycloheximide [C 154]
2897, 2900, 3461

Cyclohexylessigsäuren [C 155]
1131, 1454, 3156, 3801

Cyclohexylessigsäuren [C 156] Ester
3227, 3751, 4452
s. auch Benzilsäureester (Hexahydroderivate), Diphenylessigsäureester (Hexahydroderivate)

Cyclohexylidenverbindungen [C 157]
2998, 4829, 5076, 5675

3-Cyclohexylpropionsäuren [C 158]
1435 (Acrylsäure), 1455, 3121

3-Cyclohexylpropionsäuren [C 159] Ester
2363, 5617, 5705

Cycloocta[1,2-b:5,6-b′]dinaphthaline [C 160]
5800

Cyclooctane [C 161]
869, 3194, 6095
s. auch 3a,9-Propanocyclopentacyclooocten-1-one

Cyclooct[b]indole [C 162]
4086

Cyclopenta[b]chinoline [C 163]
6289

Cyclopenta[3,4]cyclohepta[2,1-b]furane [C 164]
4887, 4891, 5070, 5815

Cyclopenta[4,5]cyclohepta[1,2-b]furane [C 165]
4370

Cyclopentane [C 166]
1144, 1440, 2028, 2278, 3788, 3803, 4094, 4540, 4580, 4758, 5670, 6100
s. auch Azulene, Cyclopent ..., Dicyclopentylessigsäureester, Phenylessigsäuren (Ester von α-Cyclopentylphenylessigsäuren), Prostaglandine und unter Bicyclo ...

Cyclopentanamine [C 167]
436, 1140, 1479, 1674, 2291, 3499, 4615, 4916, 6619

Cyclopentancarbonsäuren und Derivate [C 168]
436, 600, 1140 (Amid)
s. auch Camphersäureamide und -ester, 1-Phenylcyclopentancarbonsäureester

Cyclopentanol-äther (Cyclopentyläther) [C 169]
5184, 5419, 5420, 5434, 5451, 5454, 5537, 5546, 5604, 5698

Cyclopentanone [C 170]
600, 3202, 4370
s. auch 3a,9-Propanocyclopentacycloocten-1-one

Cyclopenta[c]pyrane [C 171]
5281

Cyclopenta[c]pyran-7-spiro-2′-oxirane [C 172]
4991, 5017, 5321

Cyclopenta[b]pyridine [C 173]
1248

Cyclopenta [c] pyrrole
s. 3-Azabicyclo [3.3.0] octane

Cyclopentene und Cyclopentadiene [C 174]
1646, 1816, 1897, 3202, 3453, 3809, 3810, 4481, 5310, 5560 (Dien), 6074
s. auch Ferrocene

Cyclopent[ij]isochinoline [C 175]
3595

3-Cyclopentylpropionsäureester [C 176]
5529, 5539, 5542, 5616, 5768, 5770, 5823

Cyclopropane [C 177]
93, 635, 1469, 2036, 2186, 2850, 2889, 2991, 3531, 3721, 3726, 3861, 3871, 3875, 4274, 4423, 4514, 4758, 4924, 6174, 6267, 6303, 6471, 6526, 6530
s. auch Dibenzo[a,e]cyclopropa[c]cycloheptene, Steroide (1,2-Methylensteroide, 6,7-Methylensteroide)

Cyclopropane [C 178] N-(Cyclopropylmethyl)-morphinane
4271, 4379, 4383, 5514, 5524, 5680, 5765

Cyclopropanamine [C 179]
1019, 1841, 2086, 2258, 2506, 5089, 6534

Cysteine [C 180]
114, 272, 275, 447, 2828, 4817

Cysteine [C 181] Ester
197, 297, 1783

Cytosine (4-Aminopyrimidin-2(1H)-one) [C 182]
141, 1039, 1091, 1225, 2657, 4393, 6213

Decanoate
s. Caprinsäureester

Desoxyadenosine
s. unter Adenosine

Desoxybenzoine
s. unter Acetophenone

Desoxycorticosterone (Desoxycortone) [D 1]
4737, 5187, 5540, 5621, 5707, 5768

Deuteriumverbindungen [D 2]
6173

Di ...
s. auch Bi ...

Diäthanolamine
s. 2,2'-Iminodiäthanole

Diäthylentriamine [D 3]
2371, 2649, 3829, 4478, 4486, 5044, 5719

Diäthylstilböstrole
s. Stilböstrole

Diamine [D 4]
51, 217, 315, 690, 894, 974, 1487, 1488, 1489, 1562, 1574, 2159, 2206, 2272, 2552, 3428, 3708, 4146, 4941, 4977, 5006, 5148, 5158, 5367, 5461, 5644, 6071, 6467, 6619
s. auch Äthylendiamine, Chinazolin-2,4-diamine, Methylendiamine, Phenylendiamine, Pteridine (2,4-Diaminopteridine), Pyrimidine (2,4-Diaminopyrimidine), 1,3,5-Triazine (Diaminotriazine) und unter Chinolinamine, Phenazathioniumverbindungen

p,p'-Diaminodiphenylsulfone (p,p'-Sulfonyldianiline) [D 5]
1843, 1880, 1904, 2187, 2422, 2465, 2491, 2509, 2510, 3033, 3034, 3116, 5309, 5347, 5804, 5807, 5871, 6074, 6100, 6635

1,3-Diazabicyclo[3.1.0]hexane [D 6]
6177

3,8-Diazabicyclo[3.2.1]octane [D 7]
3707

3,12-Diaza-6,9-diazoniadispiro[5.2.5.2]hexadecane
s. Dispirotripiperaziniumverbindungen

1,3-Diazafluoranthene
s. Indeno[1,2,3-de]chinazoline

3,4-Diazaphenoxazine
s. Pyridazino[3,4-b]-1,4-benzoxazine

2,8-Diazaspiro[4.5]decane [D 8]
3985

Diazene
s. Azoverbindungen

1,2-Diazepine
s. unter 2,3-Benzodiazepine

1,4-Diazepine und Perhydro-1,4-diazepine (Homopiperazine) [D 9]
2658, 3981, 5116, 5298, 5855
s. auch 1,4-Benzodiazepine, Dibenzodiazepine, Pyrazolo-1,4-diazepinone, Pyrido[3,2-e]-1,4-diazepin-2-one, Thieno[2,3-e]-1,4-diazepin-2-one

1,4-Diazepino[1,2-a]indole [D 10]
6272

Diazoverbindungen (Antibiotica) [D 11]
256, 413, 818, 2845, 3427

Diazoaminoverbindungen (Triazene) [D 12]
421, 1123, 1725, 2494, 5648

1,5-Diazocine
s. unter 1,5-Methanopyrido[1,2-a]-1,5-diazocine

Dibenz[c,g]azecine [D 13]
4556

Dibenz[b,e]azepine (Morphanthridine) [D 14]
3031, 3648, 3881, 3940, 4018, 4293, 4294, 6483

Dibenz[b,f]azepine [D 15]
2714, 3955, 5141, 5298

Dibenz[b,f]azepine [D 16] 10,11-Dihydroderivate
3649, 3959, 3982, 4019, 4020, 4355, 4574, 5481, 5676, 5686, 6412

Dibenz[c,e]azepine [D 17]
3286

Dibenz[c,e]azocine [D 18]
3320

Dibenz[d,f]azonine [D 19]
4677

Dibenzo[b,e]bicyclo[2.2.2]octadiene (9,10-Äthanoanthracene) [D 20]
3593, 4257, 4575

Dibenzochinoline
s. unter Aporphine

Dibenzo[a,g]chinolizine [D 21]
3287, 4196, 4554, 4607, 4608, 5083, 6559

Dibenzo[a,d]cycloheptadiene (10,11-Dihydro-5H-dibenzo[a,d]cycloheptene) [D 22]
3013, 3924, 3929, 3960, 4218, 4256, 4263, 4292, 4599, 4649, 4855, 5104, 5238, 5293, 6506, 6564

Dibenzo[a,d]cycloheptatriene
s. 5H-Dibenzo[a,d]cycloheptene

5H-Dibenzo[a,d]cycloheptene (Dibenzo[a,d]-cycloheptatriene) [D 23]
2979, 3016, 3925, 4215, 4513, 4523, 5082
10,11-Dihydroderivate s. Dibenzo[a,d]cycloheptadiene

Dibenzo[a,e]cyclopropa[c]cycloheptene [D 24]
4214

Dibenzo[b,e]-1,4-diazepine [D 25]
3301, 3591, 3638

Dibenzo-1,4-dioxepine [D 26]
2945, 4175

Dibenzo[d,g]-1,3-dioxocine [D 27]
2959

Dibenzofurane [D 28]
2965, 3326, 3377, 3553, 5496

Dibenzo[b,d]pyrane (Benzo[c]chromene) [D 29]
4635, 4732, 5009, 6593, 6594

Dibenzo[c,f]pyrazino[1,2-a]azepine [D 30]
3602

Dibenzo[f,h]pyrrolo[1,2-b]isochinoline (Phenanthro[9,10-f]indolizine) [D 31]
5240, 5241

Dibenzo[1,2,5]thiadiazepine [D 32]
5500

Dibenzo[c,f]-1,2-thiazepine [D 33]
4878

Dibenzo[b,f]-1,4-thiazepine [D 34]
3567, 3945

Dibenzo[b,e]thiepine [D 35]
3597, 3622, 3938, 4003, 4224, 4276, 4837

Dibenzo[b,f]thiepine [D 36]
3293, 3975, 4213, 4228, 4311, 4680, 4927, 5882, 6485

Dibenzo[b,f]thiepine [D 37] Chlorderivate
3882, 3921, 4589, 5816, 6462

Dibenzothiophene [D 38]
4240

Dibenz[b,e]-1,4-oxazepine [D 39]
2400

Dibenz[b,f]-1,4-oxazepine [D 40]
2988, 3275, 3566, 6465

Dibenz[b,e]oxepine [D 41]
3926, 3927, 3933, 5098, 6398, 6399

Dibenz[b,f]oxepine [D 42]
4238

Dibrombenzylamine [D 43]
2577, 2874, 5245, 6513

Dichloressigsäureamide [D 44]
251, 960, 1512, 1549, 3276, 3901, 4397
s. auch Chloramphenicole

Dicyclohexylmethane [D 45]
4133, 4141, 4147

Dicyclopentylessigsäureester (quartäre) [D 46]
4493, 5558

Dienöstrole
s. unter Östrole und verwandte Verbindungen

Digitoxigenine [D 47]
6032, 6052, 6064, 6105

Digoxigenine [D 48]
6033, 6051, 6065, 6066, 6097, 6107

Dihydrotestosterone
s. Androstanolone

2,4-Dihydroxy-3,3-dimethylbutyramide
s. unter Buttersäuren

1,2-Dimethoxybenzole [D 49]
1098, 1238, 1599, 2055, 2242, 2547, 2773, 2878, 4205, 4316, 4381, 4478, 4486, 4879, 4880, 4907, 5412, 5551, 5611, 5696, 6235, 6280, 6517

N,N-Dimethylpropylamine [D 50]
3076, 3077, 3078, 3079, 3108, 3471, 3720
s. auch unter 3,3-Diphenylpropylamine

1,4-Dioxa-8-azaspiro[4.5]decane [D 51]
4088, 6470

1,3,2-Dioxaborane
s. unter Borverbindungen

1,3-Dioxane [D 52]
634, 5430, 5503, 6181, 6284

1,4-Dioxane [D 53]
2108
s. auch 1,4-Benzodioxane

1,4-Dioxaspiro[4.5]decane [D 54]
1461

1,6-Dioxaspiro[4.5]decane [D 55]
5978, 6645, 6652

Dioxide (S-Dioxide) [D 56]
1335, 1342, 1548, 1567, 3342, 6175, 6319
s. auch 1,2,4-Benzothiadiazin-1,1-dioxide, 2,1-Benzoxathian-3-carboxamid-1,1-dioxide, Sulfone, Sultame, 1,2,4-Thiadiazin-1,1-dioxide

1,4-Dioxine
s. unter 1,4-Benzodioxine, 1,4-Dioxino[2,3-g]-chinoline

1,4-Dioxino[2,3-g]chinoline [D 57]
3299

1,3-Dioxocine
s. Dibenzo[d,g]-1,3-dioxocine

1,3-Dioxolane [D 58]
434, 672, 684, 802, 1476, 1477, 2936, 3175, 3771, 4260, 4261, 4262, 4497, 4964, 5032, 5261, 6284, 6603
s. auch Steroidacetonide, Steroidacetophenonide, Steroidpentanonide

1,3-Dioxolane [D 59] Spiroderivate
3933, 4263, 5543
s. auch 1,4-Dioxa-8-azaspiro[4.5]decane, 1,4-Dioxaspiro[4.5]decane

1,3-Dioxolan-4-one [D 60]
603, 4507, 4860

1,3-Dioxole
s. unter Methylendioxybenzole

1,3-Dioxolo[4,5-g]cinnoline [D 61]
1820

1,3-Dioxolo[4,5-g]isochinoline
s. Isochinoline (6,7-Methylendioxyisochinoline)

Diphenylacetonitrile [D 62]
3953, 3954, 5593, 5623, 5651, 5806, 5846, 5869, 5872, 5965, 6554

Diphenyläther [D 63]
1797, 2165, 2384, 2469, 2485, 2682, 2726, 2750, 2958, 3276, 3343, 3689, 3834, 3901, 3951, 5992, 6291, 6296, 6444
s. auch Diphenylthioäther und unter Jodhydroxyphenylcarbonsäuren, Jodhydroxyphenoxyphenylcarbonsäuren und deren Ester

3,3-Diphenylallylamine [D 64]
3317, 3618

2,2-Diphenyl-4-aminoacylamide [D 65]
4022, 4399, 4625, 4926, 4978, 5142, 5174, 5194, 5272, 5415, 5416, 5417, 5735, 5805

Diphenyl-aminoalkanole und deren Ester [D 66]
3336, 4713, 4714, 4715, 4898, 4899, 4957, 4958, 4959, 4960, 5136, 5164, 5165, 5166, 5167, 6490

Diphenyl-aminoalkanone [D 67]
4322, 4650, 4651, 4652, 5132, 5133, 5135, 5291, 5292

2,2-Diphenyl-4-aminocarbonsäureester [D 68]
4905

2,2-Diphenylbutyronitrile
s. unter Diphenylacetonitrile

Diphenylessigsäuren [D 69]
4604, 5828

Diphenylessigsäureamide
s. unter 2,2-Diphenyl-4-aminoacylamide

Diphenylessigsäureester [D 70]
3621, 4284, 4329, 4330, 4600, 4601, 4656, 4657, 4858, 4954 (Thio), 4956, 5134, 5168
s. auch Benzilsäurreester, 2,2-Diphenylpropionsäureester

Diphenylessigsäureester [D 71] quartäre
4721, 5000

Diphenylessigsäureester (Hexahydroderivate) [D 72]
3781, 4450

Diphenylessigsäureester (Hexahydroderivate) [D 73] quartäre
4668

Diphenylmethane [D 74]
2203, 2378, 2386, 3060, 3066-12, 3086, 3884, 3978, 3981, 4325, 4328, 4524, 4805, 4907, 4952, 5057, 5109, 6505, 6590

s. auch Benzhydrole, Benzhydryläther, Benzophenone, Benzylphenole, 1-[4,4-Bis-[p-fluor-

phenyl]-butyl]-piperazine und -piperidine, Diphenyl ..., Methylendiphenole, Phenylstilbenbromide und -chloride, Piperazine (Benzhydrylderivate)

Diphenylmethanole
s. Benzhydrole

Diphenylmethoxyverbindungen
s. Benzhydryläther

2,2-Diphenylpropionsäureester [D 75]
4658, 4857, 4902

2,3-Diphenylpropionsäureester [D 76]
4659, 4963, 5394

3,3-Diphenylpropionsäureester [D 77]
4666

3,3-Diphenylpropylamine [D 78]
3676, 3677, 4042, 4202, 4320, 4376, 4386, 4399, 4422, 4648, 4712, 4978, 5080, 5081, 5194, 5237, 5665, 6588, 6591, 6598, 6631
s. auch unter Diphenylacetonitrile

Diphenylthioäther [D 79]
1788, 1789, 1792, 1793, 1801, 3123, 5666

Dipyrido-1,5-diazocine [D 80]
2927, 2928, 3226

Dispirotripiperaziniumverbindungen (3,12-Diaza-6,9-diazoniadispiro[5.2.5.2]hexadecane) [D 81]
3230, 3826

Disulfide [D 82]
217, 220, 424, 447, 448, 1179, 1467, 1803, 2089, 2391, 2482, 2658, 3114, 5051
s. auch Dithiolane, Dithiolopyrrole, Epidithioverbindungen, Thiamine (Thiamindisulfide) und unter Peptidhormone

Disulfid-S-oxide
s. Thiosulfinsäureester

Dithiarsolane [D 83]
1630, 1921, 2183

Dithiastibolane [D 84]
1855, 1949

Dithienylalkenylamine [D 85]
2521, 2797, 2830, 3092, 3135, 3414, 4220

1,3-Dithietane [D 86]
6205

Dithiocarbonsäuren
s. unter Thiocarbonsäuren

Dithioimidocarbonsäureester [D 87]
5536

1,2-Dithiolane und -Dithiole [D 88]
847, 852, 1184, 2079

1,2-Dithiolo[4,3-b]pyrrole [D 89]
540, 730, 988

Dodecanamide
s. Laurinsäureamide

Dodecanoate
s. Laurinsäureester

Eburnamenine [(13aR-cis)-13a-Äthyl-2,3,5,6,13a,13b-hexahydro-1H-indolo[3,2,1-de]-pyrido[3,2,1-ij][1,5]naphthyridine] [E 1]
4632, 6488, 6562, 6578

Eisensalze und -verbindungen [E 2]
30-01, 49-05, 58-01, 102-06, 149-01, 167-04, 171-06, 184-03, 222, 227-02, 274-06, 314-05, 351-01, 371, 393-06, 396-07, 397, 416, 429-03, 458, 465-09, 465-10, 467, 497-03, 497-04, 498, 585, 667-02, 1376-01, 1429-05, 1575-09, 2091-03, 2099, 5052-01
s. auch Ferrocene

Ekgonine und isomere Verbindungen [E 3]
3381, 3382, 3693, 4001, 4051, 4338

Embonate (Pamoate) [E 4]
1637, 1650-01, 1992-01, 2234, 3411, 3894, 4019-01, 4024-01, 4106, 4641-01, 4655, 4969-02, 5492-01

Epidithioverbindungen [E 5]
2202, 4186

Epithioverbindungen [E 6]
4117, 5454

Epoxide [E 7]
1300, 1452, 2677, 4815, 4940, 5446
s. auch Morphinane (4,5-Epoxyderivate)

Epoxide [E 8] Epoxide = Oxirane
37, 116, 165, 849, 855, 904, 1303, 2090, 3198, 3225, 3917, 4471, 5519

Epoxide [E 9] Epoxide = Oxirane (als Bestandteile von Ringsystemen)
1248, 3587, 3915, 3917, 5808, 5863, 5905, 5927, 5940, 5941, 5972, 6036, 6053, 6076, 6634, 6648
s. auch 7-Oxabicyclo[4.1.0]heptane, Steroide (Epoxyderivate), Tropane (6,7-Epoxyderivate), Tropinester (6,7-Epoxyderivate)

Epoxide [E 10] Epoxide = Oxirane (Spiroverbindungen)
4887, 5962, 6034, 6037
s. auch Cyclopenta[c]pyran-7-spiro-2'-oxirane, 1-Oxaspiro[2.5]octane, Trichodermol-Antibiotica

Ergoline [E 11]
3300, 3389, 4362, 4404, 4692, 5230, 6577, 6610
s. auch Lysergamide, Lysergamine

2,24-Ergostadiene [E 12]
5688

5,7,22-Ergostatriene [E 13]
5710

Erythritester [E 14]
162

Erythromycine [E 15]
5989, 5990, 6020, 6070

Erythrophleum-Alkaloide [E 16]
5356, 5366, 5786

Essigsäuren [E 17]
38, 41, 43, 490, 995, 1157, 1404, 1511, 2730, 3088, 3586, 3712, 4176, 4579, 5734, 5914, 6172, 6322, 6398, 6399, 6432, 6449, 6571
s. auch Cyclohexylessigsäuren, Glycine, Glykolsäuren, Indolessigsäuren, Komplexone, Naphthylessigsäuren, Phenoxyessigsäuren, Phenylessigsäuren, Propionsäuren (2-Arylpropionsäuren), Pyridinessigsäuren, Pyrrolessigsäuren, Thiazolessigsäuren, Thioglykolsäuren; Derivate s. Acet ...

Essigsäureester (Acetate) [E 18]
415, 427, 683, 1114, 1237, 2339, 2467, 2565, 2567, 2736, 2757, 2801, 3587, 3972, 4070, 4268, 4270, 4882, 4883, 4940, 4960, 4991, 5007, 5017, 5038, 5265, 5321, 5352, 5399, 5407, 5453, 5599, 5928, 6034, 6055, 6069-01, 6087, 6088, 6095, 6123, 6494, 6648, 6650
s. auch Cephalosporine (3-Acetoxymethyl-Derivate)

Essigsäureester (Acetate) [E 19] Ester von Phenolen
741, 745, 998, 1250, 1539, 1616, 1854, 1913, 1914, 2173, 2682, 2700, 3480, 4811, 4827, 4828, 4884, 5214, 5215, 5216, 5217, 5245, 5394
s. auch Acetylsalicylsäuren

Essigsäureester (Acetate) [E 20] Ester von Kohlenhydraten
1239, 5878, 6064, 6065, 6066, 6067, 6105, 6106, 6107, 6108, 6113, 6117, 6129, 6524

Essigsäureester (Acetate) [E 21] Ester von substituierten Essigsäuren
2311, 2518, 4403, 4507, 4889, 5424
s. auch Thienylessigsäureester und unter den Hinweisen des Stichwortes „Essigsäuren“

Essigsäureester (Acetate) [E 22] Steroid-3-acetate
4314, 5197, 5235, 5442, 5788, 6027

Essigsäureester (Acetate) [E 23] Steroid-17-acetate
4315, 4708, 4738, 4935, 4961, 5011, 5101, 5126, 5127, 5159, 5162, 5170, 5186, 5188, 5255, 5256, 5277, 5282, 5290, 5314, 5337, 5350, 5422, 5543, 5604, 6611

Essigsäureester (Acetate) [E 24] Steroid-21-acetate
5102, 5115, 5128, 5129, 5155, 5156, 5163, 5187, 5189, 5199, 5200, 5260, 5262, 5269, 5270, 5284, 5285, 5286, 5287, 5319, 5398, 5501, 5511, 5591, 5670, 5678, 5748, 5752, 5759, 5874

Essigsäureester (Acetate) [E 25] Steroiddiacetate
4885, 5258, 5315, 5340, 5402, 5426, 5436, 5502, 5732, 5963, 6615

Essigsäureester (Acetate) [E 26] sonstige Steroidacetate
5160, 5335, 5861, 5902

Ester [E 27] Ester von Aminoäthoxyäthanolen
3761, 3790, 3971, 4131, 4453, 4466, 4616, 5209

Ester [E 28] Ester von Dialkylaminoalkanolen und Pyrrolidinoalkanolen
3110, 3400, 3965, 3968, 4103, 4264, 5001, 5526, 5609, 6546, 6582
s. auch unter Diphenyl-aminoalkanole, Hydroxysäuren (Ester) und Ester spezieller Säuren

Ester [E 29] Ester von Trialkylammonioalkanolen
2650, 2941, 3803, 3804, 4080, 4124, 4675, 5042, 5172
s. auch unter Choline

Ester [E 30] N-quartäre Ester von N-quartären Carbonsäuren
2109, 2667, 2669, 3231, 3235, 3508, 5209

Ester [E 31] bisquartäre Ester von Dicarbonsäuren
2668, 3236, 3830, 3832, 4496, 5025, 5714, 5887, 5888
s. auch unter α-Truxillsäureester

Ester [E 32] Ester von Ortho- und Orthothiocarbonsäuren
632 (Thio), 678

Ester [E 33] Ester von Phenolen
375, 2601, 3004, 3123, 3361, 3437
s. auch Bromphenylphosphate, Chlorphenylphosphate, Essigsäureester (von Phenolen) und unter Guajacole, Salicylsäuren (O-Alkyl- und O-Acylderivate)

Ester [E 34] sonstige
625, 626, 848, 1107, 1268, 1561, 1703, 2244, 2268, 3170, 3171, 3451, 3492, 3884, 4429, 4481, 4540, 4710, 5424, 5519, 5632, 6125, 6187, 6345, 6383, 6526, 6577, 6600
s. auch Äthylenglykolester, Alkinolester, β-Aminoäthylester, Aminosäureester, Chloralkohole (Ester), Cyclohexanolester, Glycerinester, Hydroxysäureester, Pseudotropinester, Thiocarbonsäuren (Ester), Tropinester und Ester von speziellen Säuren

Farbstoffe [F 1]
3388, 5382, 6057
s. auch unter Acridine, Azoverbindungen, Phenazathioniumverbindungen, Porphyrine, Triphenylmethane

Ferrocene [F 2]
3524

Flavane [F 3]
2761, 2762

Flavone [F 4]
2690, 2691, 2692, 2966, 3534, 3552, 3842, 3858, 3889, 4222, 4551, 5228, 5378, 6109, 6596, 6597

Flavonglykoside [F 5]
4588 (Flavanglykosid), 5572, 5573, 5578, 5579, 5661, 5662, 5669, 5734, 5743, 5880, 5897, 5898, 5924

Flavyliumverbindungen [F 6]
5579

Fluoräther [F 7]
69, 70, 76, 77, 78 (Thio), 137, 142, 151, 2763, 2767, 6174, 6300 (Thio), 6445
s. auch Fluorphenoläther

Fluoranilinobenzoesäuren und Derivate [F 8]
2379, 2387, 2976, 3568, 6478

Fluoranilinonicotinsäuren und Derivate [F 9]
2134, 2135, 2407, 3904

Fluoranthene [F 10]
4162

p-Fluorbutyrophenone [F 11]
4374, 4571, 4821, 4854, 6451, 6589

p-Fluorbutyrophenone [F 12] 4-Piperazinylderivate
3952, 4255, 4594, 4710

p-Fluorbutyrophenone [F 13] 4-Piperidinoderivate
2836, 3143, 3985, 4073, 4543, 4544, 4570, 4727, 4820, 4832, 4833, 4842, 4844, 4873, 5088, 5190, 5246, 5259, 5495, 5581, 6572

Fluorene [F 14]
2999, 3298, 4264, 4503, 5969

Fluoren-9-one [F 15]
2676, 5432, 6599

Fluoresceine [F 16]
4149, 4150, 4151, 4152, 4159

Fluorkohlenwasserstoffe [F 17]
4, 19, 20, 23, 24, 25, 28, 72

Fluorphenoläther [F 18]
2684, 3406, 3860, 4874, 5130, 5391, 6442

Fluorphenole [F 19]
711, 981, 6441

Fluorprednisolone [F 20]
4643, 4645, 4646, 5128, 5129, 5261, 5287, 5402, 5403, 5523, 5591, 5670, 5737, 6023, 6536

Fluorprednisolone [F 21] 16α-Methylfluorprednisolone
4895, 4922, 4949, 4951, 4973, 4974, 5262, 5270, 5284, 5285, 5512, 5602, 5606, 5607, 5658, 5690, 5694, 5738, 5825

Fluorprednisolone [F 22] 16β-Methylfluorprednisolone
4923, 4950, 4975, 5286, 5502, 5513, 5608, 5678, 5679, 5736, 5759, 5899

Fluorprednisolone [F 23] 16-Methylenfluorprednisolone
4893, 5260

Fluorprednisolonacetonide [F 24]
5271, 5288, 5289, 5305, 5501, 5511, 5522, 5671, 5817, 6153, 6630, 6633

Fluorverbindungen [F 25]
286, 478, 502, 535, 584, 755, 980, 1176, 1197, 1269, 1493, 1500, 1527, 1528, 1551, 1607, 1639, 1889, 1955, 2129, 2252, 2377, 2406,

2533, 2559, 2681, 2700, 2728, 2729, 2739, 2766, 2823, 2944, 2975, 3028, 3253, 3259, 3537, 3645, 3859, 3870, 3884, 3885, 3902, 4176, 4177, 4213, 4235, 4288, 4318, 4642, 4709, 4770, 4795, 5079, 5090, 5250, 5469, 5474, 5488, 5721, 5805, 5901, 6173, 6248, 6290, 6326, 6368, 6375, 6393, 6397, 6403, 6433, 6437, 6485, 6496, 6499, 6502, 6508, 6531, 6533, 6566, 6585, 6623
s. auch 1,4-Benzodiazepine (Fluorderivate), 1,2,4-Benzothiadiazin-1,1-dioxide (Fluor- und Trifluormethylderivate), 1-[4,4-Bis-(p-fluorphenyl)-butyl]-piperazine und -piperidine, Fluor ..., Hydrofluoride, α-Methylphenäthylamine (Trifluormethylderivate), Phenothiazine (Trifluormethylderivate), Pyrimidine (Fluorderivate), Salicylsäuren (fluorsubstituierte Anilide), Steroide (Fluorderivate)

Formamide [F 26]
86, 139, 446, 1317, 4280, 4918, 5103, 5179, 6087
s. auch unter Thiamine

Formanilide [F 27]
579, 2207, 2422, 5528, 5697

Formhydrazide [F 28]
704

Formiate (Ameisensäureester) [F 29]
4745, 6046, 6090, 6113, 6479, 6626

Fuchsone [F 30]
4814, 6555

Fuchsonimoniumverbindungen [F 31]
3894, 5091, 5243, 5410, 5525, 5577, 5592, 5980

Furancarbonsäureester und -amide [F 32]
2405, 2650, 3947 (Amid), 4032, 4582 (Thioester), 5097, 5278, 5645, 5945, 6233 (Ureid)

Furane [F 33]
640 (Dihydro), 856, 1210, 1825, 1832, 1900, 2139, 2201, 2390, 2447, 2572, 2826, 3274, 3360, 3705, 4250, 4528, 5072, 5235, 5421, 6321, 6355, 6364, 6407, 6468
s. auch Benzofurane, Dibenzofurane, Furancarbonsäureester und -amide, Furo ..., Naphthofurane, Nitrofur ... und unter Laktone, Rifamycine

Furane [F 34] 2,5-Dihydrofuran-2-one
232, 1188, 1538, 1601, 2219, 2454, 3877
s. auch Cardenolide

Furane [F 35] Tetrahydrofurane
754, 1612, 1857, 2302, 2520, 2608, 3469, 3793, 4184, 4735, 4749, 4886, 5140, 5236, 5323, 5335, 5939, 5978, 6018, 6575, 6643, 6645, 6647, 6652
s. auch Azuleno[6,5-b]furan-2,5-dione, Benzo[a]furo[2,3,4-mn]xanthene, Cobamide, Cyclodeca[b]furane, Cyclopentacycloheptafurane, Streptomycine und unter Kohlenhydrate, Laktone, Polyhydroxysäuren

Furazane [F 36]
4437

Furo[2,3-b]chinoline [F 37]
2157

Furo[2,3-g]chinoline [F 38]
6328

Furochromone [F 39]
2436, 3633, 3695, 3918, 5069, 5477, 5923
s. auch 2-Azafuro[2″,3″:6,7]xanthone

Furocumarine [F 40]
1494, 1806, 1807, 2431, 2758, 3005, 3980, 6405

Furofurane [F 41]
388, 428, 2883

Furo[3′4′:6,7]naphtho[2,3-d]-1,3-dioxole [F 42]
5733, 5870, 5946

Furo[3,2-b]naphtho[2,3-d]pyrane [F 43]
6400

Furo[2′,3′:4,5]oxazolo[3,2-a]pyrimidine [F 44]
1039

Furo[3,4-b]pyrane [F 45]
552

Furo[3,4-c]pyrrole [F 46]
6305

Galliumsalze [G 1]
396-12

Gallussäuren [G 2]
500, 506, 553

Gallussäuren [G 3] Ester
1301, 4104, 5951
s. auch 3,4,5-Trimethoxybenzoesäureester

Gerbsaure Salze
s. Tannate

Gitaloxigenine
s. unter Gitoxigenine

Gitoxigenine [G 4]
5833, 6067, 6090, 6106, 6113, 6117, 6626

Glucoside [G 5]
1142, 1984, 2794, 3124, 3916, 3918, 4391, 4542, 4587, 4588, 5281, 5303, 5401, 5414, 5424, 5583, 5584, 5621, 5659, 5733, 5742, 5774, 5779, 5870, 5878, 5946, 5958, 6040
s. auch unter Flavonglykoside

Glucoside [G 6] N-Glucoside
2021, 2038, 2264, 2356, 3091, 5347

Glutaminsäuren [G 7]
274, 644, 1697, 3397, 3899, 3912, 4229, 4230, 4245, 4246, 4280, 4562, 4584, 5234, 5739, 5740, 5741

Glutaminsäuren [G 8] Amide
281, 649, 3427, 3739, 4585, 5234, 5739, 5740, 5741, 5751, 6198, 6649

Glutaminsäuren [G 9] Ester
657, 3778

Glutarimide
s. Piperidin-2,6-dione

Glutarsäuren [G 10]
250, 394, 1864 (Anilsäure), 2362
s. auch Glutaminsäuren

Glycerinäther (Glyceroläther) [G 11]
299, 434, 884, 885, 1785, 2338, 2502, 3197, 3221, 4792, 5058, 6443, 6510
s. auch 3-Phenoxypropan-1,2-diole

Glycerinester (Glycerolester) [G 12]
84, 91, 131, 299, 1110, 1302, 3045, 3862, 4177, 5373, 5640
s. auch unter 3-Phenoxypropan-1,2-diole

Glycine (Aminoessigsäuren) [G 13]
49, 185, 204, 293, 473, 640, 788, 1282, 1896, 2465, 2655, 3021, 3829, 5212, 5396
s. auch Komplexone

Glycine [G 14] N-Acylderivate
86, 183, 273, 451-27, 939, 940, 941, 989, 2935, 5813

Glycine [G 15] Amide
799, 2033, 2652, 3032, 3096, 3191, 3307, 3486, 3606, 4028, 5208, 5700, 6428, 6587
s. auch unter Cephalosporine (7α-Aminophenylacetamido-Derivate), Penicilline (α-Aminobenzylpenicilline)

Glycine [G 16] Amide von Acylglycinen
33-02, 956, 1963, 2058, 3195, 3897, 5179, 6295, 6583

Glycine [G 17] Anilide
1361, 2300, 2581, 2592, 2631, 2879, 2906, 2907, 3211, 3799, 4730, 5463, 6428, 6472, 6583

Glycine [G 18] Ester
2215, 2532, 2575, 3097-05, 3133, 3154, 3734, 5614, 5622, 5693, 5694, 5720, 5844, 6099
s. auch Phenylessigsäuren (Ester von α-Aminophenylessigsäuren)

Glykolsäuren [G 19]
29, 39, 40, 164, 275, 737, 1336, 2156, 2325-08, 2385, 2994, 3842, 4309, 4511
s. auch Phenoxyessigsäuren, Thioglykolsäuren

Glykolsäuren [G 20] Amide
2801, 2976, 3224, 3929, 4212, 4401, 6059
s. auch Mandelsäureamide

Glykolsäuren [G 21] Anilide
776, 1329, 1691, 2524, 3510, 4804, 6239, 6367, 6584

Glykolsäuren [G 22] Ester
877, 2660, 2768, 3495, 3803, 4582, 4669, 5776, 5825, 5858, 6031, 6342, 6569, 6621, 6637
s. auch Benzilsäureester, Mandelsäureester

Glykolsäuren [G 23] sonstige Derivate
990

Glykoside [G 24]
1345, 1704, 3779, 5309, 5482, 5569, 5570, 5639, 5653, 5917, 5923, 6044, 6101, 6115, 6616, 6638
s. auch Arabinoside, Bufadienolide, Cardenolide, Flavonglykoside, Glucoside, Oleanensaponine, Riboside und unter Oligosaccharid-Antibiotica

Glyoxylsäuren [G 25]
1238, 1336

Goldsalze [G 26]
821-01, 1729, 2192-01, 4301-16

Goldverbindungen [G 27]
31, 44, 108, 150, 268, 431, 489, 530, 580, 693, 718, 1545, 6524

4,9,11-Gonatriene [G 28]
6535

4-Gonene [G 29]
4696, 4697, 4761, 5170

Guajacole [G 30]
572, 597, 602, 742, 743, 1293, 2262, 2792, 3320, 3552, 4301-12, 4324-01, 4520, 4587, 4814, 5378, 5412, 5661, 5669, 6013, 6226, 6596, 6597
s. auch unter Vanillinderivate

Guajacole [G 31] Guajacoläther
1005, 1381, 1618, 1696, 2299, 2343, 2349, 2476, 3176, 3201, 3208, 3221, 3768, 3792, 4571, 5685, 5981, 5992
s. auch 1,2-Dimethoxybenzole

Guajacole [G 32] Guajacolester
617, 1000, 1299, 1981, 2429, 2753, 2759, 3003, 3097-05, 3313, 5059, 5245, 5253, 5906

Guanidine [G 33]
204, 218, 304, 483, 665, 770, 880, 1139. 1155, 1156, 1161, 1339, 1340, 1405, 1407, 1461, 1469, 1470, 1483, 1484, 2082, 2111, 2670, 3482, 3744, 4479, 5085, 5375, 6209, 6212, 6237, 6260, 6423, 6656
s. auch Amidine (N-Carboxamidine), Aminoguanidine, Biguanide, 2-Iminoimidazolidin-4-one. Streptomycine, Sulfanilylguanidine

Guanylhydrazone
s. unter Aminoguanidine

Halogenäther [H 1]
69, 70, 76, 77, 78 (Thio), 6174
s. auch Bromphenoläther, Chloräther, Chlorphenoläther, Fluoräther, Fluorphenoläther, Jodphenoläther

β-Halogenalkylamine [H 2]
286, 1066, 2806
s. auch Bis-(β-chloräthyl)-amino-Verbindungen, β-Chloräthylamine

Halogenamine [H 3]
502, 2229, 3010, 3282
s. auch Bromaniline, Chloraniline, β-Halogenalkylamine, α-Methylphenäthylamine (Chlor- und Trifluormethyl-Derivate)

Halogenkohlenwasserstoffe [H 4]
5, 19, 20, 24, 25, 66, 72, 334, 694
s. auch Brom-, Chlor-, Fluorkohlenwasserstoffe

Harnsäuren [H 5]
1056

Harnstoffe [H 6]
14, 90, 160, 259, 287, 288, 289, 301, 389, 452, 480, 936, 2241, 2802, 4362, 4404, 4489, 4519, 4537, 4682, 4692, 6176, 6177, 6274, 6520, 6619
s. auch Allophansäureester, Biuret-Derivate, Bromacylharnstoffe, Carbamoylpiperazine, Carbonylharnstoffe, Imidazolidinone, Nitrosoharnstoffe, Pyrazol-1-carboxamide, Sulfanilylharnstoffe, Sulfonylharnstoffe, Thioharnstoffe

Harnstoffe [H 7] Hydroxyharnstoffe
15, 120, 122, 177, 189, 243

Harnstoffe [H 8] Phenylharnstoffe
604, 770, 979, 1048, 1257, 1603, 1702, 2187, 2353, 2400, 2714, 2805, 2995, 3576, 4469, 4508, 6242, 6277, 6344, 6360. 6491, 6523
s. auch Carbanilide

Harzkomplexe
s. Resinate

Hemiacetale
s. unter Acetale

Hemiketale [H 9]
5905, 5972, 6096, 6098

Heptanoate
s. Önanthsäureester

Heptan- und Heptensäuren [H 10]
6564
s. auch unter Prostaglandine

Hexamethylenimine
s. unter Azepine

Hexanoate
s. Capronsäuren (Ester)

Hexöstrole
s. unter Östrole und verwandte Verbindungen

Histidine [H 11]
378, 409, 647 (Ureid), 4013

Homopiperazine
s. unter 1,4-Diazepine

Homopyrimidazole
s. Pyrido[1,2-a]pyrimidine

Homosteroide [H 12]
4039, 4706, 6608

Homosulfanilamide [H 13]
624, 1099, 1876, 2523

Hydantoine [H 14]
160, 242, 418, 1182, 1219, 1536, 1578, 1579, 1734, 1837, 1840, 1891, 1892, 2143, 2390, 2717, 2993, 3526, 4226, 4504, 6321
s. auch 1-(5-Nitro-2-furfurylidenamino)hydantoine, Thiohydantoine

Hydratropsäuren
s. 2-Phenylpropionsäuren

Hydrazide [H 15]
414, 454, 590, 611, 666, 769, 783, 1230, 1409, 1667, 1799, 1875, 2015, 2023, 2105, 2165, 2988, 3308, 3818, 3969, 5066, 5275, 6196
s. auch Benzoesäuren (Hydrazide), Cyanacethydrazide, Formhydrazide, Hydroxysäuren (Hydrazide), Isonicotinhydrazide

Hydrazidhydrazone [H 16]
575, 817, 1811, 1899, 4819, 5917, 6010, 6261, 6329
s. auch Isonicotinhydrazide (N^2-Hydrazone), Semioxamazone

Hydrazine [H 17]
257, 674, 731, 794, 823, 824, 862, 895, 1094, 1095, 1098, 1366, 1419, 1703, 1713, 1784, 1904, 2057, 2453, 3064, 6202, 6314
s. auch Carbazinsäuren (Hydrazincarbonsäuren)

Hydrazone [H 18]
1605, 1977, 6206, 6336, 6345
s. auch Hydrazidhydrazone und unter Aminoguanidine, Nitrofurfurylidenamine

Hydrazoniumverbindungen [H 19]
3798

Hydrochinone [H 20]
359, 365, 551, 1984, 3155, 3916, 6186, 6299
s. auch Naphthohydrochinone

Hydrochinone [H 21] Monoäther (p-Alkoxyphenole)
598, 1730, 2182, 2485, 5859 (Thio), 6401, 6522

Hydrochinone [H 22] Monoäther-ester
1415, 2682, 3123, 3207, 3480, 6474

Hydrochinone [H 23] Diäther
1749, 1917, 2033, 2052, 2344, 2588, 2646, 2726, 2915, 2924, 3289, 3475, 4495, 4853, 5433, 5703, 6270, 6315, 6511

Hydrocortisone
s. unter Cortisone

Hydrofluoride [H 24]
3232, 3820, 5644

Hydroxamsäuren (N-Hydroxyamide) [H 25]
15, 48, 86, 531, 873, 956, 2002, 2035, 3623, 5465, 6312, 6475

Hydroxyanilide
s. Aminophenole (Acylaminophenole)

Hydroxybenzoesäuren [H 26]
550, 551, 570, 706, 1983, 2397, 2700, 3343, 4799, 6444, 6510
s. auch Gallussäuren, Salicylsäuren

Hydroxybenzoesäuren [H 27] Amide von Hydroxy- und Alkoxybenzoesäuren
571, 1811 (Hydrazid), 1933, 2003, 2313, 3065, 4030, 4126, 4690, 4928 (Anilid), 5849, 5852, 5947, 6445
s. auch Salicylsäuren (Amide), 3,4,5-Trimethoxybenzoesäureamide

Hydroxybenzoesäuren [H 28] Ester von p-Hydroxybenzoesäuren
740, 766, 1002, 1032, 1298, 1571, 1659, 2428, 6423

Hydroxybenzoesäuren [H 29] Ester von p-Alkoxybenzoesäuren
2894, 2914, 3216, 3476, 3477, 4131, 4467, 4795, 5021, 5042, 5721

Hydroxybenzoesäuren [H 30] Ester von sonstigen Hydroxy- und Alkoxybenzoesäuren
765, 2893, 3178, 3182, 3490, 3880, 5409, 5438, 6370
s. auch Gallussäuren (Ester), Salicylsäuren (Ester), 3,4,5-Trimethoxybenzoesäureester

Hydroxybuttesräuren
s. unter Buttersäuren

Hydroxychinoline
s. Chinolinole

4-Hydroxycumarine [H 31]
3112, 3264, 3550, 3837, 5849, 5852, 6125
s. auch unter Pyranocumarine

4-Hydroxycumarine [H 32] 3,3'-Alkylidenbis-(4-hydroxycumarine)
3838, 4164, 4506, 4798, 4806

4-Hydroxycumarine [H 33] Chlorderivate
3533, 3844, 4522, 4796, 5947

4-Hydroxycumarine [H 34] 3-(3-Oxo-1-phenylbutyl- und -pentyl)-Derivate
3844, 3845, 3848, 3857, 4180, 4189

Hydroxyharnstoffe
s. unter Harnstoffe

Hydroxyketone [H 35]
101, 333, 459, 1399, 1436, 1439, 1660, 1686, 2202, 2260, 2850, 2964, 3042, 3043, 3180, 3198, 3885, 3917, 4370, 4419, 4520, 4797, 4940, 5083, 5562, 5672, 5939, 6095, 6241, 6365, 6401, 6471, 6593, 6641, 6643, 6644, 6646
s. auch Adrenochrome, Cycloheximide. Naphthacen-Antibiotica, Oligosaccharid-Antibiotica (Anthracenderivate), Tetracycline, Tropolone und unter Prostaglandine, Steroide

Hydroxylamine [H 36]
115, 581, 722, 1135, 1725, 1865, 1928, 3426, 3535, 6496
s. auch Hydroxamsäuren

Hydroxysäuren [H 37]
104, 170, 171, 172, 394, 643, 711, 1131, 1195, 1454, 2211, 2249, 2937, 2943, 2953, 2973, 3156, 3806, 4307, 5828, 5943, 6040, 6249, 6403
s. auch Buttersäuren (Hydroxybuttersäuren), Citronensäuren, Glykolsäuren, Hydroxybenzoesäuren, Hydroxysulfonsäuren, Milchsäuren, Polyhydroxysäuren, Prostaglandine, Serine, Tyrosine und unter Naphthalincarbonsäuren

Hydroxysäuren [H 38] Amide
1092, 2004, 2087, 2167, 2451, 3112, 3457, 3479, 5053, 6216, 6288, 6332 (Anilid), 6430
s. auch Benzilamide, Buttersäuren (2,4-Dihydroxy-3,3-dimethylbutyramide), Hydroxybenzoesäuren (Amide), Tropasäureamide

Hydroxysäuren [H 39] Hydrazide
1157, 2329, 5834

Hydroxysäuren [H 40] Ester
967, 2220, 2669, 3454, 3711, 3770, 4098, 4274, 4371, 4666, 5321, 5344, 5366, 5446, 5786, 6029, 6030
s. auch Benzilsäureester, Citronensäuren (Ester), Glykolsäuren (Ester), Hydroxybenzoesäuren (Ester), Mandelsäureester, Tropasäureester

Hydroxysulfonsäuren [H 41]
105, 108
s. auch Phenolsulfonsäuren und unter Naphthalin- und Naphtholsulfonsäuren

Imidazo[2,1-b]chinazoline [I 1]
6244

Imidazo[4,5-f]chinoline [I 2]
6355

Imidazo[1,2-a]imidazole [I 3]
1619, 6251

Imidazo[1,5-c]imidazole [I 4]
5054

Imidazo[2,1-a]isoindole [I 5]
2969

Imidazol-4(5)-carboxamide und -4,5-dicarboxamide [I 6]
159, 248, 421, 630, 830, 1104, 1105, 6196 (Hydrazid), 6216

Imidazol-4(5)-carbonsäureester [I 7]
1123, 2198, 2505, 2813, 3062

Imidazole [I 8]
157, 250-03, 277, 280, 626, 1129, 1130, 1245-06, 1712, 1771, 3511, 3537, 4800, 5469, 6111, 6237, 6603, 6604
s. auch Benzimidazole, Cycloheptimidazolone, 1,3-Diazabicyclo[3.1.0]hexane, Histidine, Imidazo..., Nitroimidazole, Thieno[3,4-d]-imidazole

Imidazole [I 9] 1-[Chlor-β-(chlorbenzyloxy)-phenäthyl]-imidazole
3522, 3523, 3536

Imidazolidine [I 10]
4731, 5998

Imidazolidinone [I 11]
353, 1427, 1510, 1885, 2276, 2742, 3268, 4007, 4008, 4009, 4619, 4877, 5413, 6185 (Thion), 6207, 6232, 6280, 6470, 6507, 6542, 6622
s. auch Hydantoine, 2-Iminoimidazolidin-4-one, 1-(5-Nitro-2-furfurylidenamino)-imidazolidin-2-one und unter 1,3,8-Triazaspiro-[4.5]decane

Imidazolinamine [I 12]
502, 777, 959, 1266, 1269, 2265, 6208, 6242

Imidazoline [I 13]
1215, 1231, 1273, 1337, 2205, 2233, 2284, 2288, 2290, 2441, 2461, 2504, 2536, 2584, 2588, 2737, 3189, 3190, 3306, 3330, 3333, 3911, 4232, 6247, 6450

Imidazolin-2-one und -thione [I 14]
625 (Thion), 1580

Imidazolin-4-one [I 15]
6242

Imidazo[1,2-b]pyrazole [I 16]
6180

Imidazo[1,2-a]pyridine [I 17]
2420, 5646

Imidazo[4,5-c]pyridine [I 18]
4139

Imidazo[2,1-b]thiazole [I 19]
944, 972, 1508, 1534, 1585, 1586, 1587, 1851, 6245, 6372

Imide [I 20]
524, 1035, 1870, 6266
s. auch Naphthalimide, Phthalsäuren (Imide), Piperazin-2,6-dione, Piperidin-2,6-dione, Pyrrolidin-2,5-dione

Imide [I 21] N-(Trichlormethylthio)-Derivate
937, 1734

Imine [I 22]
185, 1569, 1862, 2099, 2230, 2516, 2655, 2743, 3334, 3388, 4279, 4528, 4547, 4557, 5072, 5233, 5536, 6058, 6060, 6177, 6308, 6321, 6446, 6550
s. auch Aziridine, Nitrofurfurylidenamine, 3-(5-Nitro-2-furyl)-allylidenamine, Oxime, Penicilline (6-(Alkylidenamino)-penicillansäurederivate), Schiffsche Basen

Imine [I 23] Iminoderivate von Heterocyclen
262, 861, 942, 945, 1510, 1584, 1649, 1697, 1947, 2452, 2490, 2595, 3186, 3499, 3910, 4731, 4880, 5561, 6205, 6253
s. auch 2-Iminoimidazolidin-4-one, Pyrrolidine (2-Iminopyrrolidine), Sydnonimine

2,2′-Iminodiäthanole (Diäthanolamine) [I 24]
429-05, 547-02, 549-11, 588-05, 862, 995-02, 1625-01, 1774-04, 2355, 2756-03, 2829, 3034-01, 3039, 3159, 3908, 4137, 5210, 5361, 5644, 5861-01, 6071

2,2′-Iminodiäthanole (Diäthanolamine) [I 25] Ester
201

2-Iminoimidazolidin-4-one [I 26]
191, 1214, 1252

Indancarbonsäuren [I 27]
3082, 3120

Indane und Indene [I 28]
1991, 2850, 2853, 2890, 3146, 3184, 3316, 3557, 3594, 3923, 4176, 4291, 4597, 4828, 4977, 5478, 6223, 6379

Indan-1,3-dione [I 29]
1629, 1867, 2478, 2479, 2678, 2679, 2680, 2681, 2689, 2944, 2963, 2964, 2980, 3269, 3836, 4194, 5057, 5471, 6240

Indan-4-ole [I 30]
957, 1195, 1978

Indazole [I 31]
1121, 2994, 3943, 4004, 6443, 6637

Indeno[1,2,3-de]chinazoline (1,3-Diazafluoranthene) [I 32]
4206

Indeno[2,1-c]pyrane [I 33]
3407

Indenopyridine
s. Pyridindene

Indeno[2,1-d]pyrimidine [I 34]
3588

Indiumsalze [I 34a]
2649-02

Indolalkaloide [I 35]
4239, 4882, 4980
s. auch Curarealkaloide vom Strychnintyp, Indolochinolizine, Lysergamide, Strychnine, Vincaalkaloide, Yohimbane

Indole und Indoline [I 36]
1291, 2195, 2202, 2220, 2285, 2490, 2587, 2863, 3026, 3193, 3245, 3278, 4016, 4088, 4557, 4810, 4812, 4865, 5023, 5118, 5405, 6382
s. auch Adrenochrome, Benzindole, Carboline, Cyclooctindole, 1,4-Diazepino[1,2-a]indole, Eburnamenine, Indol..., Pyrano[3,4-b]indole, Pyrimido[1,2-a]indole, Pyrroloindole, Thiopyranoindole, 1,2,4-Triazino[5,6-b]indole, Tryptamine, Tryptophane

Indole [I 37] Piperazinylalkylderivate
4868, 5144, 5301, 6600

5-Indolcarbonsäureester [I 38]
2838, 4107, 4876

1-Indolessigsäuren [I 39]
3849, 4198

3-Indolessigsäuren [I 40]
1204, 3850, 4179, 4510, 4517, 6459, 6475

3-Indolessigsäuren [I 41] Amide und Ester
4511, 5386 (Amid), 6557, 6649

Indolin-2-one und Indolin-2,3-dione (Isatine) [I 42]
1226, 2946, 3742, 3958, 4169, 4239, 5216, 5470, 5567, 6150, 6528

Indolizine
s. unter Dibenzo[f,h]pyrrolo[1,2-b]isochinoline, Indolizino..., Pyrano[3′,4′ : 6,7]indolizino[1,2-b]chinoline

Indolizino[1,8-dc]carbazole [I 43]
4980
s. auch unter Vincaalkaloide

Indolizino[1,2-b]chinoline [I 44]
4185

Indolo[1,7-ab]-1-benzazepine [I 45]
6605

Indolo[4,3-fg]chinoline [I 46]
4917, 5147
s. auch Ergoline, Lysergamide, Lysergamine

Indolo[2,3-a]chinolizine [I 47]
3967, 4344, 4360, 4889, 5151, 5195, 6614
s. auch Eburnamenine, Oxayohimbane, Yohimbane

Inositester
s. Mesoinositester

Iod ...
s. Jod

Ipecacuanha-Alkaloide [I 48]
5684, 5754, 5760

Isäthionate
s. Oxesylate

Isatine
s. unter Indolin-2-one und Indolin-2,3-dione

Isoalloxazine [I 49]
3354, 3394, 3664, 3665, 5589, 5724, 5900, 6021

Isobenzofurane [I 50] Dihydroderivate (Phthalane)
4323, 6502

Isobenzofuran-1,3-dione
s. Phthalsäuren (Anhydride)

Isobenzofuran-1-one
s. Phthalide

Isobuttersäuren und Isobuttersäureester
s. unter Propionsäuren

Isochinoline [I 51]
3431, 3511, 4767, 5930
s. auch 1,2,4-Triazolo[3,4-a]isochinoline, Xantheno[1′,2′,3′:4,5]-1,3-benzodioxino-[7,6-g]isochinoline

Isochinoline [I 52] 1-Benzyl- und 1-Phenylderivate
2981, 3520, 3847, 3890, 4221, 4223, 4612, 4862, 4880, 5107, 5244, 5266, 5801

Isochinoline [I 53] Dihydroisochinoline
2008, 2986, 3289, 6387

Isochinoline [I 54] Dihydroisochinoline (1-Benzyl- und 1-Phenylderivate)
4269, 4606, 5268

Isochinoline [I 55] Tetrahydroisochinoline
1261, 1338, 2001, 2048, 2609, 2948, 3058, 3294, 3502, 3604, 4283, 5527, 5585, 5992, 6314
s. auch Aporphine, Benzo[6,7]cyclohepta-[1,2,3-de]pyrido[2,1-a]isochinoline, Curare-alkaloide, Cyclopent[ij]isochinoline, Dibenzo-[f,h]pyrrolo[1,2-b]isochinoline, Ipecacuanha-Alkaloide, Pyrazino[2,1-a]isochinoline

Isochinoline [I 56] Tetrahydroisochinoline (1-Benzylderivate)
4002, 5295 (Benzyliden), 5326, 5981, 6008, 6024, 6118, 6409

Isochinoline [I 57] Tetrahydroisochinoline (1-Phthalidylderivate)
4526, 4836, 5504

Isochinoline [I 58] Tetrahydroisochinolinole und -diole
1614, 1688, 1937, 2314, 3025, 4002

Isochinoline [I 59] Okta- und Perhydroisochinoline
3014, 4239

Isochinoline [I 60] 6,7-Methylendioxyisochinoline (1,3-Dioxolo[4,5-g]isochinoline)
1614, 1937, 3520, 3847, 4526, 4836, 5504, 5981

Isochinoline [I 61] Isochinolin-1,3-dione
2948, 3014, 5585
s. auch unter Naphthalimide

Isochinoline [I 62] quartäre
2008, 2048, 3502, 4612, 4767, 4880, 5930, 6118

Isochinolino[2,1-d]-1,4-benzodiazepine [I 63]
3554

Isocyanide
s. Isonitrile

Isoergolene
s. unter Ergoline

Isoflavone [I 64]
3267, 3551, 5063, 5069, 5380, 5923

Isoindoline [I 65]
2628, 6260
s. auch Imidazo[2,1-a]isoindole

Isoindolin-1,3-dione
s. Phthalsäuren (Imide)

Isoindolin-1-one (Phthalimidine) [I 66]
2401, 2515, 3271, 4295, 4910, 5143

Isonicotinamide [I 67]
2056, 4187, 6587 (Amidin)

Isonicotinhydrazide [I 68]
373, 615, 1088, 2210, 2598, 3072, 6202

Isonicotinhydrazide [I 69] N^2-Hydrazone (Benzylidenderivate)
2146, 2160, 2161, 2162, 2163, 2164, 2166, 2410, 2411, 2448, 2449, 2734, 2745, 2773, 3018

Isonicotinhydrazide [I 70] N^2-Hydrazone (sonstige)
971, 1251, 1503, 1622, 1698, 1832, 1882, 1944, 2013, 2447, 2732, 3579, 4171, 5629

Isonicotinsäureester [I 71]
5658

Isonicotinthioamide [I 72]
789, 1054, 4502

Isonitrile (Isocyanide) [I 73]
3513

Isophthalamidsäuren (Isophthalsäuremonoamide)
s. Jodbenzoesäuren und deren Ester (3-Amino-2,4,6-trijodisophthalamidsäuren)

Isophthalsäureamide [I 74]
6583

Isophthalsäureester [I 75]
1915

Isothiazole [I 76]
1255
s. auch 1,2-Benzisothiazole

Isothiocyanate (Senföle) [I 77]
153, 504, 692, 715, 2039, 6291, 6292

Isothioharnstoffe [I 78]
53, 123, 130, 264, 1545, 1550, 3578

Isovaleriansäureester
s. Buttersäuren (Ester von 3-Methylbuttersäure)

Isoxazole [I 79]
1422, 1875, 2451, 3109, 4395, 4512, 4748, 4900
s. auch Penicilline (Isoxazolylpenicilline), unter Sulfanilamidooxazole und -isoxazole und die folgenden Stichworte

Isoxazolidine [I 80]
96, 2472, 6201

Isoxazolo[3,2-b]-1,3-benzoxazine [I 81]
1175, 1523

Isoxazolo[3,2-b]chinazole [I 82]
1178

Jodalkohole [J 1]
95, 110, 434, 756

Jodaniline [J 2]
1864, 2977, 6304
s. auch Acetanilide (2,4,6-Trijodderivate) und unter Jodbenzoesäuren und deren Ester, Jodphenylpropionsäuren, Jodzimtsäuren und deren Ester

Jodbenzoesäuren und deren Ester [J 3]
510, 520, 521, 522, 536, 927, 1199, 1571, 2682, 2701

Jodbenzoesäuren und deren Ester [J 4] 3-Amino-2,4,6-trijodbenzoesäuren und deren Ester
920, 1501, 1513, 1530, 1827, 1828, 2184, 2460, 2768, 3646 (Amid), 3706, 6239, 6446 (Amid)

Jodbenzoesäuren und deren Ester [J 5] 3-Amino-2,4,6-trijodisophthalamidsäuren
1514, 1515, 1516, 1829, 5218, 5650, 6295, 6367, 6583

Jodbenzoesäuren und deren Ester [J 6] 3,3'-(Alkylendicarbonyldiamino)-bis-(2,4,6-trijodbenzoesäuren)
3510, 4160, 4161, 5218, 5650

Jodbenzoesäuren und deren Ester [J 7] 3,3'-(Di-, Tri- und Tetraoxaalkylendicarbonyldiamino)-bis-(2,4,6-trijodbenzoesäuren)
4804, 5221, 5475, 5922, 6584

Jodfettsäuren und deren Ester [J 8]
3361, 3805, 3806, 3814, 4093, 4483, 4488, 4492, 5052, 5370, 5557

Jodhydroxyphenylcarbonsäuren, Jodhydroxyphenoxyphenylcarbonsäuren und deren Ester [J 9]
961, 962, 2380, 2389, 2702, 2703, 2704, 2709, 2710, 2711, 2712, 2713, 2978, 3556, 4573, 5117

Jodoniumverbindungen [J 10]
1798, 6222, 6334

Jodphenoläther [J 11]
564, 1200, 2782, 2810, 2811, 4319, 5392
s. auch unter Jodhydroxyphenylcarbonsäuren

Jodphenole [J 12]
322, 329, 503, 1018, 1026-02, 1314, 2139, 2503, 2560, 3247, 3509, 3833, 3834, 3986, 4149, 4151, 4156, 4157
s. auch unter Jodhydroxyphenylcarbonsäuren

Jodphenylpropionsäuren, Jodzimtsäuren und deren Ester [J 13]
983, 1529, 1553, 1572, 1862, 2516, 2708, 2780, 2781, 2809
s. auch unter Jodhydroxyphenylcarbonsäuren

Jodpyridone und Jodpyridinole [J 14]
223, 225, 350, 523, 537, 695, 727, 756, 1246, 1247

Jodverbindungen (sonstige) [J 15]
5, 8, 13, 66, 132, 138, 179, 312, 342, 400-01, 433, 538, 712, 906, 939, 940, 941, 1017, 1552, 2173, 2534, 2535, 3492-01, 3845, 4290, 6213
s. auch Chinolinole (Jodchinolinole), Salicylsäuren (jodsubstituierte Anilide), Sulfanilamide (Jodderivate)

Jodylverbindungen [J 16]
522

Kaliumsalze [K 1]
6-01, 63-02, 100-01, 171-01, 171-03, 184-01, 184-02, 227-01, 329-01, 393-01, 393-12, 396-02, 416, 426-01, 465-03, 465-04, 566-01, 569-01, 569-03, 602, 667, 928-03, 1182-01, 1544-01, 1812-01, 2169, 2183, 2292-01, 2955-01, 2973-01, 3069-01, 3097-04, 3302, 3310-01, 3345, 3658, 3659, 4491-02, 4987-01, 5185, 5342, 5832-02, 6044-02, 6394, 6646, 6664

Ketone [K 2]
99, 181, 266, 327, 445, 763, 851, 1236, 2049, 2186, 2294, 2358, 2462, 2478, 2479, 2484, 3060, 3095, 3193, 3270, 3278, 3456, 3876, 3959, 4088, 4218, 4288, 4303, 4553, 4846, 5057, 5242, 6201, 6223, 6307, 6364, 6416, 6457, 6480, 6496
s. auch Benzile, Chinone, Chromone, Cyclohexanone, Cyclopentanone, Diphenyl-aminoalkanone, Fluoren-9-one, 4-Hydroxycumarine (3-(3-Oxo-1-phenylbutyl- und -pentyl)-Derivate), Hydroxyketone, Indan-1,3-dione, Naphthalinone, Oxosäuren, Phenone, Phenothiazine (2-Acylderivate), Piperidine (4-Propionylderivate), Pyridone, Pyrone, Terpenketone

Kieselsäureester und -salze (Silikate) [K 3]
899, 3736-04

Kobaltsalze [K 4]
351-02, 362-01, 929, 1429-06

Kobaltverbindungen [K 5]
5914, 5916
s. auch Cobamide

Kohlenhydrate [K 6]
285, 461, 462, 463, 464, 2091, 2092, 2093, 2094
s. auch Oligosaccharid-Antibiotica (Anthracenderivate), Polyhydroxysäuren, Polysaccharide

Kohlenhydrate [K 7] Aminoderivate
475, 860, 2598, 3646, 4139, 5386, 5750, 6219
s. auch Lincomycine, Oligosaccharid-Antibiotica

Kohlenhydrate [K 8] sonstige Derivate
416, 431, 477, 488, 802, 836, 2013, 2917, 5401, 5414, 5659, 5742, 5802, 6101, 6370, 6524
s. auch Glykoside

Kohlensäureester (Carbonate) [K 9]
224, 1526, 2759, 3743, 3878, 4683, 5121, 5619, 5951, 6022, 6474, 6521
s. auch Xanthogenate

Kohlenwasserstoffe [K 10]
27, 34, 93, 1350, 1813
s. auch Halogenkohlenwasserstoffe, Terpene

Komplexone [K 11]
406, 1429, 1450, 2642, 2649

Kupfersalze [K 12]
48-01, 49-03, 266, 363-01, 607-01, 919-01, 929-01, 1774-03, 2107, 3030

Kupferverbindungen [K 13]
1550, 3512, 5467

Laktame
s. besonders unter Cephalosporine, Penicilline, Piperidin-2,4-dione und unter Benzoxazine, Pyridone

Laktone [L 1]
82, 1712, 2372, 2819, 2847, 2848, 2849, 2883, 3124, 3358, 4259, 4370, 4371, 4887, 4891, 5070, 5236, 5412, 5446, 5653, 5733, 5808, 5815, 5870, 5946, 6233
s. auch Bufadienolide, Cardenolide, Cumarine, 1,3-Dioxolan-4-one, Furane (2,5-Dihydrofuran-2-one), Makrolide, Phthalide, Polyhydroxysäuren (Laktone), α-Pyrone, Steroidlaktone, Thiolaktone

Laktone [L 2] Antibiotica
232, 552, 2335, 2945, 4175, 4815, 5849, 5852, 5947, 6125
s. auch Makrolid-Antibiotica, Peptolid-Antibiotica

Laurinsäureamide (Dodecanamide) [L 3]
2935, 5333, 5463

Laurinsäureester (Dodecanoate) [L 4]
4143, 4775, 5352, 5837, 5860, 6045

Leucomycine [L 5]
6019, 6035, 6036, 6053, 6055, 6069, 6076

Lincomycine [L 6]
3812, 3813, 3815, 4140, 5942

Linolsäureamide [L 7]
5369, 5550, 5904

Linolsäureester [L 8]
4480

Lithiumsalze [L 9]
12, 38-01, 102-01, 167-01, 184-05, 233, 274-07, 396-01, 426-02, 465-02, 651, 775-02, 950-02, 1950, 2169, 2951-01, 3838-01, 4160-01, 5660-01, 5738-01

Lysergamide [L 10]
3639, 4005, 4281, 4346, 4347, 4615, 4678, 6512

Lysergamide [L 11] Lysergamide mit tricyclischen Peptidresten
5854, 5877, 5890, 5893, 5919, 5948, 5949

Lysergamine [L 12]
3697, 5395

Lysine (2,6-Diaminocapronsäuren) [L 13]
481, 1463, 1464, 4139 (Amid), 5179, 5756, 6664

Magnesiumsalze [M 1]
49-04, 63-02, 102-04, 184-02, 196-01, 227-03, 234-02, 250-02, 252-02, 267-01, 274-04, 274-05, 314-09, 316-01, 337-02, 393-05, 396-08, 397, 465-08, 497-02, 546, 549-04, 566-04, 569-03, 582-01, 632, 737-01, 737-02, 828-02, 868-02, 942-01, 942-02, 950-06, 1245-03, 1295-01, 1429-04, 1507, 1827-02, 1845-02, 1845-04, 1916-01, 2074-01, 2270-02, 2691, 2756-02, 2951-03, 3002, 3816, 5353-02, 5700-01, 6226

Makrolide [M 2]
3672, 3749, 3750, 3915

Makrolid-Antibiotica [M 3]
5457, 5458, 5528, 5597, 5697, 5716, 5749, 5763, 5863, 5927, 5940, 5941, 5962, 6018, 6034, 6037, 6083, 6084, 6627, 6634, 6646, 6647, 6656
s. auch Erythromycine, Leucomycine, Peptolid-Antibiotica, Polyen-Antibiotica (mit Makrolidstruktur)

Maleinsäurederivate [M 4]
134, 1035, 1224, 2170, 2747, 4193

Malonsäuren [M 5]
71, 83, 1543

Malonsäuren [M 6] Derivate
607, 1779, 3261, 3969, 4103, 4113, 4679, 5066, 5729, 5761, 5766
s. auch Penicilline (6-(Malonamido)-penicillansäurederivate)

Mandelsäureamide [M 7]
3580, 6479

Mandelsäureester (Phenylglykolsäureester) [M 8]
2297, 2752, 3132, 3438, 3455, 3459, 5267

Mandelsäureester [M 9] Ester von substituierten Mandelsäuren
3417, 3694, 4080, 4100, 4101, 4427

Mangansalze [M 10]
58-02, 393-07, 683-04, 3030-01, 4440

Mannitäther und -ester [M 11]
391, 888, 1486, 2938 (Äther)

Melamine [M 12]
98, 455, 952, 1009, 1061, 1109, 1657, 1784, 1921, 1949, 2183, 5068

Menadiole und Menadione
s. unter Vitamin-K-Verbindungen

Menthole [M 13]
1473, 1775, 2660, 2934, 3439, 3447, 4069, 5841

Mercaptale und Mercaptole
s. unter Thioacetale

Mercaptocarbonsäuren und Derivate [M 14]
39, 168, 169, 273 (Amid), 296, 1462 (Ester), 1855, 1950, 2118 (Anilid), 6217
s. auch Cysteine, Thioglykolsäuren

Mercaptocarbonsäuren und Derivate [M 15]
Äther = (Alkylthio)-carbonsäuren
284, 632, 771, 1284, 1354 (Amid), 2293, 2575 (Amid), 3154 (Amid), 3229, 3295 (Amid), 3734 (Amid), 4817, 4870, 6522, 6621
s. auch Methionine

Mesoinositester (Inositester) [M 16]
356, 497, 5831, 6038

Metanilamide [M 17]
398, 1193, 1880, 2491, 3343, 3657, 6389, 6444

Metanilureide [M 18]
1755, 2619

Methacrylsäurepolymerisate [M 19]
425, 848, 4785-04
s. auch Resinate

2,6-Methano-3-benzazocine [M 20] 1,2,3,4,5,6-Hexahydro-2,6-methano-3-benzazocine (6,7-Benzomorphane)
2852, 3444, 3721, 3726, 4074, 4423, 4896, 6471, 6518, 6545, 6589

5,11-Methanobenzocyclodecene [M 21]
6421

3,6-Methanobenzofurane [M 22]
6597

1,4-Methanonaphthaline [M 23]
4219

1,5-Methanopyrido[1,2-a]-1,5-diazocine [M 24]
1642

Methansulfonanilide [M 25]
1428, 1769, 2072, 2073, 2406, 3259, 4062, 6296

Methansulfonsäuren und ihre Salze [M 26]
8, 13, 615, 623-01, 3300, 3484, 4223-09, 4305, 4326-01, 4598, 4680, 4927, 4983, 5131, 5148-01, 5239, 5465, 5877, 5893, 5949-01, 6285
s. auch Anilinomethansulfonsäuren

Methionine [M 27]
295, 472, 493, 655, 1118, 3429, 6384

Methionine [M 28] Amide und Ester
446 (Amid), 4084, 5019

Methylendiamine [M 29]
249, 3355, 5389, 5564, 6140, 6158

Methylen-bis-chlorphenole [M 30]
2116, 2117, 2138, 4167, 4623

Methylendioxybenzole (Benzodioxole) [M 31]
990, 1187, 1327, 1713, 1917, 2259, 2410, 3134, 3267, 3321, 3322, 3390, 3520, 3634, 3699, 3847, 3884, 4122, 4179, 4208, 4540, 4886, 5063, 5108, 5653, 6341
s. auch Piperazine (Piperonylderivate)

Methylendioxybenzole (Benzodioxole) [M 32]
Methylendioxybenzole als Bestandteile größerer Ringsysteme
2158, 3048, 3241, 3891, 4170, 4196, 4197, 4267, 4510, 4556, 4868, 5275, 6532
s. auch 1,3-Dioxolo[4,5-g]cinnoline, Furo-[3',4':6,7]naphtho[2,3-d]-1,3-dioxole, Isochinoline (6,7-Methylendioxyisochinoline)

Methylendiphenole (und Derivate) [M 33]
2792, 2793, 3042, 3541, 3865, 4188, 4802, 4811, 4892, 5076, 5279, 6461
s. auch Methylen-bis-chlorphenole

α-Methylphenäthylamine (2-Amino-1-phenylpropane) [M 34]
1069, 1070, 1071, 1385, 1386, 1387, 1388, 1419 (Hydrazin), 1621, 1735, 1736, 1737, 1738, 1739, 1743, 1957, 2052, 2254, 2341, 2344, 2826, 2908, 2923, 3305, 3363, 3368, 3402, 3576, 3634, 3678, 3679, 3684, 3701, 3941, 4052, 4382, 4406, 4976, 5225, 5229, 5237, 5297, 5438, 5500

α-Methylphenäthylamine [M 35] N-Acylderivate
1317, 2022, 2321, 2783, 2788, 3059, 3338, 4212, 4839, 5700, 6447

α-Methylphenäthylamine [M 36] Chlorderivate
1351, 1352, 1569, 2017, 2018, 2275, 3056

α-Methylphenäthylamine [M 37] Trifluormethylderivate
1270, 1271, 1954, 3903, 4212, 6278, 6279

Milchsäuren [M 38]
102, 103, 439

Milchsäuren [M 39] Amide, Anilide und Ester
1021 (Amid), 1299, 1690 (Anilid), 2088, 3417, 6095

Mitomycine [M 40]
2816, 3118

Morphanthridine
s. Dibenz[b,e]azepine

Morphinane [M 41]
3128, 3408, 3409, 3410, 3722, 3723, 3724, 3725, 4000, 4045, 4078, 4379, 4383, 4720, 5239, 5264

Morphinane (4,5-Epoxyderivate) [M 42] Dihydromorphine
3375, 3380, 3690, 3691, 4340, 4613, 4676, 5231

Morphinane (4,5-Epoxyderivate) [M 43] Dihydromorphinone
3325, 3327, 3628, 3629, 3631, 4270, 4271, 4309

Morphinane (4,5-Epoxyderivate) [M 44] Morphine
3323, 3627, 3999, 4555, 5152, 5222, 5226, 5227, 5723, 5996

Morphinane (4,5-Epoxyderivate) [M 45] Morphine (quartäre und N-Oxide)
3328, 3632, 3692, 4053, 4388

Morphinane (4,5-Epoxyderivate) [M 46] Normorphine
3047, 3324, 3935, 5084, 5845

Morphinane (4,5-Epoxyderivate) [M 47] 7-Hydroxyalkyl-6,14-endoätheno- und -äthano-Verbindungen
5427, 5514, 5524, 5598, 5599, 5680, 5765

Morphinane (4,5-Epoxyderivate) [M 48] sonstige
3371, 3625, 3934, 3936, 4610

Morphine
s. unter Morphinane (4,5-Epoxyderivate)

Morpholide [M 49]
865, 866, 1277, 1933, 2568, 2782, 4489, 4567, 4682, 6340

Morpholine (Tetrahydro-1,4-oxazine) [M 50]
476, 1106, 1107, 1370, 1589, 2014, 2226, 2245, 2246, 2260, 2361, 2486, 2487, 2518, 2908, 3111, 3193, 3202, 3373, 3391, 3404, 3771, 3997, 4194, 4225, 4333, 4438, 4559, 4561, 4869, 5175, 5273, 5588, 6308, 6350, 6380, 6446, 6466
Thiomorpholine s. 1,4-Thiazine (Perhydroderivate)

Morpholine [M 51] N-Acyloxyalkyl-Derivate
3179, 3182, 3904, 4429, 5033, 5744

Morpholine [M 52] N-Aryl(Alkyl)oxyalkyl-Derivate
1665 (Thio), 3209, 3475, 3948, 3949, 3992, 4565, 4981, 5152, 5897

Morpholine [M 53] 3,3-Diphenylpropyl-Derivate
4604, 4905, 5135, 5272, 5415, 5416, 5417

Morpholine [M 54] C-substituierte
1331, 1528, 1611, 1679, 1992, 1993, 2316, 2533, 5110, 5139, 5346, 6248

Morpholine [M 55] quartäre
875, 3731, 5346, 5623

Morpholin-3-one [M 56]
1528, 1611

Morpholinsalze [M 57]
523-02, 549-12, 2465-01

Myristinsäureester [M 58]
5996

Naphthacen-Antibiotica [N 1]
4818, 5482, 5569, 5570, 5917, 6616, 6638
s. auch Tetracycline

Naphthacen-2-carboxamide
s. unter Tetracycline

Naphthacenchinone [N 2]
5482, 5569, 5570, 5917, 6616, 6638

Naphthalimide (Benz[d,e]isochinolin-1,3-dione) [N 3]
3029, 6322

Naphthaline [N 4]
1865, 2441, 2461, 2806, 2807, 2825, 3525, 3836, 3837, 5175, 5323
s. auch Furo[3',4': 6,7]naphtho[2,3-d]-1,3-dioxole, Furo[3,2-b]naphtho[2,3-d]pyrane

Naphthaline [N 5] Hydroderivate
1840, 2233, 2445, 2536, 2819, 3062, 3173, 3174, 3199, 3456, 4249, 5294, 5925, 6456
s. auch 1,4-Äthanonaphthaline, 1,4-Methanonaphthaline, Naphthalinone, Naphthylamine (Tetrahydroderivate)

Naphthalincarbonsäuren und deren Derivate [N 6]
1495, 1507, 3400, 3411-01, 4534, 4729, 5275, 5294, 5450, 5925, 6153 (Ester)
s. auch Embonate

Naphthalinone [N 7]
1164, 3931
s. auch Naphthochinone

Naphthalin- und Naphtholsulfonsäuren [N 8]
1189, 1190, 1540, 2947, 2949, 2985, 2987-01, 3008-01, 3129-02, 3649-01, 3716, 4418 (Ester), 4505, 4958-01, 4959, 4959-01
Naphtholsulfonsäuren s. auch unter Naphthylaminsulfonsäuren

Naphthochinone [N 9]
1504, 1505, 1506, 1518, 2156, 3586, 5800, 5853, 5857, 6026, 6058, 6221

Naphthochinone [N 10] Malariachemotherapeutica
2751, 5311, 5778

Naphthodianthrone [N 11]
5797

Naphtho[1,2-b]furane [N 12]
2849

Naphtho[2,1-b]furane
s. unter Rifamycine

Naphtho[2,3-b]furane [N 13]
2847

Naphtho[2,3-c]furane
[N 14]
5653

Naphthohydrochinone und deren Äther und Ester [N 15]
1537, 1540, 1544, 1602, 2757, 3133, 3540, 3879, 3979, 5376, 5862
s. auch unter Rifamycine

Naphthole [N 16]
1165, 1170, 1183, 1554, 1555, 2185, 3040, 3357, 3528, 5220, 6456, 6556
s. auch unter Naphthalincarbonsäuren, Naphthalin- und Naphtholsulfonsäuren

Naphthole [N 17] Äther und Ester
1830, 1852, 2477, 2507, 2514, 2756, 3084, 3129, 3130, 3173, 3174, 3248, 3249, 3250, 3540, 3671, 3864, 3930, 4219, 4801, 5731, 5798, 6086
s. auch unter Naphthalinsulfonsäuren, Naphthochinone, Naphthohydrochinone

Naphtho[2,3-c]pyrane [N 18]
3586

Naphtho[1′,2′:5,6]pyrano[3,2-c]pyridine [N 19]
3624

Naphthylamine [N 20]
1554, 1555, 1574, 2185, 2483, 2802, 3084, 3400, 3839, 4801, 5357

Naphthylamine [N 21] Tetrahydroderivate
2265, 2273, 2287, 3191, 3930

Naphthylaminsulfonsäuren [N 22]
1206, 1286-02, 3091, 3549, 5333 (Amid), 5468, 6102, 6116
s. auch Biphenylenbisazo-bis-naphthylaminsulfonsäuren

Naphthylessigsäuren [N 23]
1821, 2477, 3074, 3997, 4060 (Amid), 5920 (Ester)

Naphthyridine [N 24]
1846, 3547
s. auch Benzonaphthyridine, Eburnamenine

Nickelsalze [N 25]
3030-02

Nicotinsäuren (auch Hydroderivate) [N 26]
337, 338, 636, 1313

Nicotinsäuren [N 27] Anilinonicotinsäuren
1800, 2134, 2135, 2150, 2407, 2463, 2464, 3061

Nicotinsäuren [N 28] Amide
351, 586, 1277, 1360, 1762, 2783, 2788 (Thio), 3281, 3575, 3897, 4021, 4182, 4318, 4593, 4618, 4685, 5193, 6259, 6459, 6464

Nicotinsäuren [N 29] Anilide
4006, 6332

Nicotinsäuren [N 30] Ester
762, 767, 784, 816, 1028, 1029, 1612, 1817, 1998, 2027, 2153, 2421, 2775, 3022, 3563, 4813, 5230, 5406, 5656, 5724, 5801, 5957, 6377, 6607, 6609

Nicotinsäuren [N 31] Ester (Tetra- und Hexanicotinate von Polyhydroxyverbindungen)
5722, 5802, 5913, 5945, 6021, 6038, 6039

Nicotinsäuren [N 32] Ester mit 4,5-Epoxymorphinanolen
5226, 5231, 5723, 5845

Nicotinsäuren [N 33] Tetra- und Hexahydronicotinsäureester
840, 1149

Nicotinsäuren [N 34] Anilinonicotinsäureester
3045, 3904

Nitrate
s. Salpetersäureester

Nitrile (Cyanide) [N 35]
9, 143, 222, 499, 545, 574, 665, 768, 1459, 1884, 1957, 2190, 2232, 3944, 4228, 4558, 6176, 6189, 6237, 6502
s. auch Acetonitrile, Benzonitrile, Cyanacethydrazide, 2-Cyanacrylsäureester, Diphenylacetonitrile, Phenylacetonitrile, Steroidcarbonitrile und unter Cobamide

2,2',2''-Nitrilotriäthanole [N 36]
18-03, 492, 549-10, 612-01, 628, 2951-10, 3356, 5468-01

Nitrite
s. Salpetrigsäureester

Nitroaniline [N 37]
328, 770, 1257, 1259, 1551, 2121, 2147, 2450, 2947, 6292, 6352
s. auch unter Nitrophenoläther

Nitrobenzimidazole [N 38]
4252, 4634, 4932

Nitrobenzoesäureamide und -anilide [N 39]
528, 716, 946, 3835 (Anilid), 3869 (Anilid)

p-Nitrobenzoesäureester [N 40]
2263, 2566, 4102, 5222

Nitrobenzolsulfonamide [N 41]
931, 1521, 2473

5-Nitro-2-furaldehydsemicarbazone [N 42]
354, 791, 792, 1413

Nitrofurane [N 43]
327, 332, 372, 704, 930, 972, 1561, 3039, 6297, 6318
s. auch Nitrofur...

Nitrofurfurylidenamine (5-Nitro-2-furaldehydderivate) [N 44]
226, 352, 374, 529, 544, 575, 587, 1342, 1503, 1799, 1811, 1823, 2015, 2177, 6348
s. auch 5-Nitro-2-furaldehydsemicarbazone, Nitrofurfurylidenamino...

1-(5-Nitro-2-furfurylidenamino)-hydantoine [N 45]
705, 947, 2226

1-(5-Nitro-2-furfurylidenamino)-imidazolidin-2-one [N 46]
733 (Thion), 734, 996, 1289

1-(5-Nitro-2-furfurylidenamino)-oxazolidin-2-one [N 47]
717, 973, 1258, 2245, 2246

3-(5-Nitro-2-furyl)-allylidenamine [N 48]
932, 1182, 1536, 1605, 1885, 6261, 6329

5-Nitro-2-furylvinyl-Verbindungen [N 49]
331, 703, 1180, 1280, 1502, 1520, 1804, 1819, 2424
s. auch das folgende Stichwort

6-[2-(5-Nitro-2-furyl)-vinyl]-1,2,4-triazine [N 50]
933, 1209, 1522, 1563

Nitroimidazole [N 51]
74, 140, 255, 355, 390, 411, 412, 620, 645, 646, 831, 843, 934, 948, 1106, 1176, 1229, 1527, 1590, 1850, 2188, 2227, 2412, 6193, 6194, 6218, 6270, 6308

Nitrone [N 52]
587

Nitrophenoläther [N 53]
785, 1052, 1648, 2165, 2984, 3276, 3901, 6291, 6296

Nitrophenole [N 54]
322, 323, 326, 330, 336, 339, 345, 503, 518, 519, 541, 572, 1791, 1792, 1799, 1901, 2648

Nitrophenole [N 55] Ester mit Phosphorsäuren
1355, 1356, 2020, 2629, 6214

Nitrosoharnstoffe [N 56]
271, 860, 1124, 1449, 6215, 6219

Nitrosoverbindungen [N 57]
115, 222, 1135, 2379
s. auch Nitrosoharnstoffe

Nitrothiazole [N 58]
75, 139, 237, 353, 389, 698, 1058, 1168, 1519, 6185, 6261

Nitroverbindungen [N 59]
94, 147, 344, 515, 578, 915, 921, 1040, 1167, 1181, 1231, 1242, 1308, 1591, 1721, 1803, 1818, 2146, 2390, 2618, 2840, 3241, 3309, 3848, 4180, 4254, 4529, 4933, 5493, 5565, 5594, 6181, 6240, 6245, 6343, 6465, 6467, 6611
s. auch 1,4-Benzodiazepin-2-one (7-Nitroderivate), Nitro... und unter Chloramphenicole

N-Lostderivate
s. Bis-(β-chloräthyl)-amino-Verbindungen

Nonanamide und Nonanoate
s. Pelargonsäureamide und -ester

Nonenamide [N 60]
3762

18-Nor-4,13-androstadiene [N 61]
4412

Norbornane und Norbornene
s. Bicyclo[2.2.1]heptane und -heptene

24-Norcholansäuren und Derivate [N 62]
5779

Normorphine
s. unter Morphinane (4,5-Epoxyderivate)

19-Nor-17α-pregn...
s. unter Östr...

19-Nor-4,6-pregnadiene [N 63]
4369, 4694, 4890

19-Nor-4-pregnene [N 64]
4446, 5186, 5758

Norsteroide [N 65]
4092, 4706, 6620

Nortestosterone
s. 4-Östrene (17β-Hydroxy-4-östren-3-one)

Nortropinderivate
s. unter Tropin...

Octadecanamide
s. Stearinsäureamide

Octadecanoate
s. Stearinsäureester

Octanamide
s. Caprylsäureamide

Octanoate
s. Caprylsäureester

Önanthsäureester (Heptanoate) [O 1]
5440, 5547, 5548, 5553, 5612, 5625, 5682, 5706, 5707, 5753, 5885, 6010

3,5-Östradiene [O 2]
5434, 5604

4,9-Östradiene [O 3]
4253

4,15-Östradiene [O 4]
6540

Östradiole und deren Äther und Ester [O 5]
3713, 4700, 5010, 5097, 5173, 5182, 5183, 5258, 5312, 5313, 5390, 5435, 5440, 5529, 5603, 5777, 5814, 5885, 5938, 5976, 6017, 6609

Östradiole [O 6] Äthinyl- und Methylöstradiole
4066, 4313, 4636, 4638, 5419, 6579

1,3,5(10),6,8-Östrapentaene [O 7]
3584

1,3,5(10),7-Östratetraene [O 8]
3611, 5235

1,3,5(10)-Östratriene [O 9]
3666
s. auch Östradiole, Östriole, Östrone

4,9,11-Östratriene [O 10]
3669, 4038, 4248, 4315, 6543

4-Östrene [O 11] 17α-Äthinylderivate
4367, 4408, 4733, 4935, 4961, 5315, 5436, 5612

4-Östrene [O 12] 17α-Alkyl-17β-hydroxy-4-östren-3-one und deren Ester
4072, 4091, 4367, 4414, 4443, 4445, 4935, 4961, 5612

4-Östrene [O 13] 17α-Alkyl-4-östren-3β,17β-diol-ester
5204, 5315

4-Östrene [O 14] 17α-Alkyl-4-östren-17β-ole
4408, 4458, 4733, 4756, 5436

4-Östrene [O 15] 17β-Hydroxy-4-östren-3-one (Nortestosterone und deren Ester)
3719, 3746, 4444, 4739, 4740, 4989, 5011, 5349, 5421, 5441, 5539, 5596, 5617, 5687, 5711, 5762, 5785, 5837, 5903

4-Östrene [O 16] sonstige
4735, 5351, 5541, 5542
s. auch 4-Gonene

5-Östrene [O 17] 17α-Alkyl-5-östren-17β-ole
4409, 4459

5(10)-Östrene [O 18] 17α-Alkyl-5(10)-östren-17β-ole
4410

5(10)-Östrene [O 19] 17α-Alkyl-17β-hydroxy-5(10)-östren-3-one
4368, 4413, 4695

Östriole und deren Äther und Ester [O 20]
3714, 3715, 4067, 4417, 5184, 5420, 5507, 5605, 5732

Östrole und verwandte Verbindungen [O 21]
3582, 3667, 3674, 3717, 3913, 4247, 4365, 4366, 4827, 4884, 5276, 5518, 5835, 5932, 6041, 6441
s. auch Stilböstrole

Östrone und deren Äther, Ester und Glucoside [O 22]
3668, 3670, 3673, 3932, 3984, 4037, 4314, 4885, 5878

Oleanen- und Ursensäureverbindungen [O 23]
5832, 5933, 5988, 5997, 6027, 6044, 6101

Oleanensaponine [O 24]
6123

Oligosaccharid-Antibiotica [O 25]
2106, 2653, 2655, 3505, 3819, 3823, 3824, 3825, 4144, 4145, 4487, 4787, 4788, 4791, 5053, 5140, 5211, 5213, 5302, 5767, 5796, 6111, 6525, 6527, 6553
s. auch Streptomycine

Oligosaccharid-Antibiotica [O 26] Anthracenderivate
6119, 6129, 6133

Opiumalkaloide [O 27]
1937 (Spaltprodukt), 4223, 4836, 5108
s. auch unter Morphinane

Oripavine
s. unter Morphinane (4,5-Epoxyderivate)/ 7-Hydroxyalkyl-6,14-endoätheno- und -äthano-Verbindungen

Orvinole
s. unter Morphinane (4,5-Epoxyderivate)/ 7-Hydroxyalkyl-6,14-endoätheno- und -äthano-Verbindungen

1-Oxa-3-aza-2-phosphacyclohexane
s. 1,3,2-Oxazaphosphorine (Tetrahydroderivate)

1-Oxa-4-azaspiro[4.6]undecane [O 28]
6378

7-Oxabicyclo[4.1.0]heptane [O 29]
1084

2-Oxa-7,9-diazabicyclo[4.2.2]decan-8,10-dione [O 30]
2037

1-Oxa-3,8-diazaspiro[4.5]decane [O 31]
2839

1,2,3-Oxadiazole
s. unter Sydnone, Sydnonimine

1,2,4-Oxadiazole [O 32]
703, 2120, 2571, 2595, 2868, 3463, 3780, 3895, 3941, 5109

1,2,5-Oxadiazole
s. Benzo[1,2-c:3,4-c']bis[1,2,5]oxadiazole

1,3,4-Oxadiazole [O 33]
527, 701, 912, 1804, 6598

1,2,4-Oxadiazolidin-3,5-dione [O 34]
917

Oxalsäureamide und -ester [O 35]
3004 (Ester), 5708, 6337
s. auch Semioxamazone

1-Oxaspiro[2.5]octane [O 36]
3198, 5519

1,3-Oxathiane [O 37]
2243

2,1-Oxathiane
s. unter 2,1-Benzoxathian-3-carboxamid-1,1-dioxide

Oxathiastibolane [O 38]
156

1,2,3-Oxathiazine [O 39]
6175

1,4-Oxathiine [O 40]
6269

2-Oxatricyclo[7.2.1.0^{3,8}]dodecane
s. unter Trichodermol-Antibiotica

Oxayohimbane [O 41]
4577, 4578, 5122, 5526

1,3,2-Oxazaphosphorine (Tetrahydroderivate = 1-Oxa-3-aza-2-phosphacyclohexane) [O 42]
668, 669, 878, 1136

Oxazepine
s. unter Dibenz[b,e]-1,4-oxazepine, Dibenz[b,f]-1,4-oxazepine

1,3-Oxazin-2,4-dione [O 43]
1036

Oxazine (Perhydroderivate) [O 44]
188, 841, 5927, 6250
s. auch Benzoxazine, Morpholine

1,3-Oxazino[3,2-d]-1,4-benzodiazepine [O 45]
4174

Oxazino[3,4-a]pyrazine [O 46]
2359

Oxazocine
s. unter Benzoxazocine

Oxazole [O 47]
1623, 1946, 3517, 3539, 3908, 5398, 5672, 6286
s. auch Benzoxazole, Furo[2',3':4,5]oxazolo[3,2-a]pyrimidine, 1-Oxa-4-azaspiro[4.6]-undecane, Oxazol...

Oxazolidin-2,4-dione [O 48]
253, 404, 609, 641, 642, 1115, 2705

Oxazolidinone [O 49]
942, 1613, 1618, 1932, 2218, 2241, 2490, 2839, 3401, 4853, 6308
s. auch 1-(5-Nitro-2-furfurylidenamino)-oxazolidin-2-one

2-Oxazoline [O 50]
954, 985, 1197, 1643, 2084, 6224

2-Oxazolin-4-one [O 51]
1581, 1582, 1841

Oxazolo[3,2-d]-1,4-benzodiazepine [O 52]
3258, 3555, 3870, 6433

Oxepine
s. unter Benzofuro[3,2-c]-1-benzoxepine, Bis-(oxepinopyrrolo)-pyrazine, Dibenzoxepine

Oxesylate (Isäthionate) [O 53]
2790, 3036, 3297-01, 3353, 4036-01, 4364-01

Oxetane [O 54]
82, 6095

Oxide
N-Oxide s. Aminoxide, S-Oxide s. Dioxide, Sulfone, Sulfoxide

Oxime [O 55]
181, 226, 445, 1973, 2156, 2863, 3588, 3960, 4309, 4961, 5170, 6371, 6407, 6411, 6611
s. auch Amidoxime, Pyridine (quartäre Pyridinaldoxime)

Oxime [O 56] Oxime von Phenonen
1938, 2926, 4681, 6340, 6342, 6347, 6373, 6375, 6468

Oxirane
s. unter Epoxide

Oxosäuren [O 57]
71, 250, 252, 267, 324, 397, 600, 951, 1169, 1220, 1509, 1729, 1731, 1820, 1846, 2158, 2459, 2513, 2526, 2755, 2795, 2955, 2968, 3266, 3547, 3840, 3883, 5058, 5294, 6327, 6328, 6353, 6394, 6460
s. auch Buttersäuren (4-Oxobuttersäuren) und unter Diazoverbindungen, Prostaglandine

Oxosäuren [O 58] Amide
90, 854, 4134

Oxosäuren [O 59] Ester
2334, 4722, 4835, 4914, 4999, 5313, 5356, 5786, 5860, 6001

Palmitinsäureamide [P 1]
3821, 5212, 5719, 5789

Palmitinsäureester [P 2]
4793, 5041, 5373, 5456, 5556, 5624, 5776, 5938, 5942, 5977, 5987, 6015, 6114, 6152

Pamoate
s. Embonate

Pelargonsäureamide (Nonanamide) und -ester (Nonanoate) [P 3]
3478, 5375, 6001 (Ester)

Penicilline [P 4] Benzylpenicilline
3066, 3068, 3070, 3302, 3310, 3972, 4824, 5001, 5067, 5478

Penicilline [P 5] α-Aminobenzylpenicilline und ähnliche Penicilline
3055 (Azido), 3097, 3098, 3099, 3137 (Dihydro), 3334, 3393 (Aminomethyl), 4279, 4528, 4619, 4683, 4969, 5072, 5224, 5486, 6003, 6507, 6574, 6587, 6618

Penicilline [P 6] Phenoxymethylpenicilline
3069, 3344, 3345, 3346, 3658, 3659, 3660, 4824

Penicilline [P 7] Alkyl(Aryl)thiomethylpenicilline
2292, 2293, 2556, 3067, 3590

Penicilline [P 8] Phenyl- und Naphthylpenicilline
3347, 4518, 4534, 6582

Penicilline [P 9] Isoxazolylpenicilline
3274, 3859, 3863, 3873, 3896

Penicilline [P 10] sonstige heterocyclisch substitierte Penicilline
2227, 2787, 3548, 3874, 4007, 4008, 4009, 6542, 6558

Penicilline [P 11] 6-(Alkylidenamino)-penicillansäurederivate
2902, 4769, 6521

Penicilline [P 12] (6-Malonamido)-penicillansäurederivate
2787, 3310, 5067, 5478, 6558

Penicilline [P 13] Chlorderivate
2556, 3302, 3590, 3859, 3863, 3873, 3874, 4944

Penicilline [P 14] sonstige
2593, 2594, 2621, 2622, 2904, 3217, 4032, 4081, 4114

Pentaerythritäther und -ester [P 15]
263, 278, 2231 (Äther), 2339, 5722, 6078

Peptid-Antibiotica [P 16]
1447, 2845, 3427, 3744, 4918, 5372, 5459, 5460, 5959, 6122, 6128, 6130, 6136, 6139, 6149, 6155, 6158, 6639, 6655
s. auch Peptolid-Antibiotica

Peptide und Polypeptide [P 17]
1448, 2036, 3153, 5943, 5953, 5984, 6103, 6112, 6124, 6127, 6131, 6132, 6159, 6169, 6170, 6306
s. auch unter Lysergamide, Pteridine

Peptid-Hormone [P 18]
6049, 6050, 6062, 6063, 6068, 6075, 6081, 6082, 6089, 6091, 6092, 6093, 6104, 6126, 6156, 6157, 6160, 6161, 6163, 6164, 6165, 6166, 6167, 6168, 6640, 6653, 6654, 6658, 6660, 6662, 6663

Peptolid-Antibiotica [P 19]
5672, 6056, 6073, 6079, 6080, 6121, 6141, 6148

Peroxide [P 20]
14-01, 41, 798, 1438, 2395, 6323

Phenäthylamine [P 21]
1327, 1389, 1410, 1639, 1673, 1680, 1751, 1955, 2485, 2608, 2884, 2892, 3066-07, 3085, 3086, 3362, 3987, 4062, 4380, 4687, 4907, 5611, 5696, 6315, 6517
s. auch α-Methylphenäthylamine

Phenanthrene [P 22]
3066-11, 3069-05, 3526, 5446
s. auch Aporphine, Dibenzo[f,h]pyrrolo[1,2-b]-isochinoline, Erythrophleum-Alkaloide, Morphinane, Steroide

Phenanthrene [P 23] Phenanthrencarbonsäuren
3241, 3977, 4440

Phenanthridine [P 24]
3307, 6376
s. auch Benzo[c]phenanthridine, Pyrrolo-[3,2,1-de]phenanthridine

Phenanthridine [P 25] quartäre
4199, 4527, 5071, 5494, 5648

Phenanthridin-6(5H)-one [P 26]
3605

1,7-Phenanthroline [P 27]
6460

1,10-Phenanthroline [P 28]
3030

4,7-Phenanthroline [P 29]
1795

Phenanthroperylene
s. unter Naphthodianthrone

Phenazathioniumverbindungen [P 30]
1831, 2452, 2799, 3093

Phenazine [P 31]
2142, 2145, 2206, 2688, 5467, 5561
s. auch Chinoxalino[2,3-b]phenazine

Phenetidide
s. unter Phenetidine

Phenetidine [P 32]
950-11, 1048, 1085, 1687, 1690, 1871, 1934, 2004, 2177, 2308, 2635, 2771, 3341, 3652, 4910, 5085, 5143
s. auch Acetophenetidine

Phenoläther [P 33]
361-01, 797, 1037, 1065, 1095, 1184, 1292, 1382, 1407, 1509, 1919, 1932, 2002, 2288, 2316, 2338, 2454, 2502, 2567, 2795, 2854, 2867, 2868, 3200, 3209, 3222, 3479, 3537, 3572, 3585, 3865, 3888, 3902, 4198, 4333, 4433, 4565, 4634, 4810, 4883, 4932, 5153, 5490, 5532, 5628, 5699, 5712, 5898, 5965, 6024, 6250, 6301, 6316, 6340, 6373, 6386, 6422, 6448, 6455, 6580, 6581, 6603
s. auch Amine (alkoxyphenylsubstituierte), β-Aminoalkohole (α-alkoxyphenylsubstituierte), Aminophenoläther, Bromphenoläther, Chlorphenoläther, Curarealkaloide, 1,2-Dimethoxybenzole, Diphenyläther, Fluorphenoläther, Hydrochinone (Diäther), Jodphenoläther, Methylendioxybenzole, Nitrophenoläther, Phenetidine, Phenole (Alkoxyphenole), Phenoxy..., Piperidine (1-(2-Phenoxyäthyl)-

piperidine), Propiophenone (p-Alkoxyderivate), Resorcine (Äther), Thiophenoläther, 3,4,5-Trimethoxybenzoesäureamide und -ester, 1,2,3-Trimethoxybenzole und unter 1-Aryloxy-3-amino-2-propanole

Phenoläther [P 34] Alkylendioxydibenzole
3297, 3353, 4036, 4319, 4364, 5836

Phenole [P 35]
335, 357, 594, 595, 701, 943, 951, 997, 1307, 2041, 2234, 2260, 2599, 2607, 2885, 2920, 3187, 3190, 3513, 3515, 3745, 3841, 4137, 4169, 4603, 4635, 4732, 5009, 5515, 6293, 6365, 6378, 6473, 6586
s. auch β-Aminoalkohole (α-hydroxyphenylsubstituierte), Aminoalkylphenole, Aminophenole, Benzylphenole, Brenzcatechine, Biphenyl-x,x'-diole, Bromphenole, Chlorphenole, Ester (von Phenolen), Fluorphenole, Hydrochinone, Hydroxybenzoesäuren, Indan-4-ole, Jodphenole, Methylendiphenole, Naphthole, Nitrophenole, Phenolphthaleine, Phloroglucine, Pyrogallole, Resorcine, Thymole, Thiophenole und unter Flavone, Östrole

Phenole [P 36] Alkoxyphenole
543, 599, 1003, 1004, 1064, 2313, 2430, 2434, 2435, 2437, 2754, 2760, 5280, 5377, 5897
s. auch Guajacole, Hydrochinone (Monoäther), Vanillinderivate und unter Pyrogallole

Phenolphthaleine [P 37]
4153, 4154, 4155, 4156, 4157, 4163, 5214

phenolphthaleinanaloge Laxativa [P 38]
3541, 3865, 4169, 4188, 4802, 4811, 5216, 5217, 5470, 5567, 6150, 6461, 6528

Phenolsulfonsäuren [P 39]
325, 329, 363, 364, 365, 366, 555, 601, 602, 1026-01, 1026-02, 1812, 2437, 2438, 2793, 4154, 6186, 6299

Phenone [P 40]
1168, 1509, 1805, 2139, 2770, 2795, 2982, 3023, 3090, 3161, 3524, 3585, 3849, 3885, 4198, 4581, 4832, 5497, 5783, 6267, 6362, 6397, 6406
s. auch Acetophenone, Benzofurane (3-Benzoylbenzofurane), Benzophenone, Butyrophenone, p-Fluorbutyrophenone, Oxime (Oxime von Phenonen), Propiophenone, Thiophene (2-Thenoylphenyl-Verbindungen) und unter Buttersäuren (4-Oxobuttersäuren)

Phenothiazine [P 41]
1809, 1810, 2452, 3071, 3348, 3349, 3350, 3650, 3661, 3662, 3944, 4024, 4033, 4058, 4242, 4361
s. auch Azaphenothiazine, Phenazathioniumverbindungen

Phenothiazine [P 42] Phenothiazincarbonsäuren
2375, 2730, 3292

Phenothiazine [P 43] Phenothiazincarbonsäureester
3968, 3971

Phenothiazine [P 44] 2-Acylderivate
3962, 3963, 4299, 4300, 4627, 5145, 5274, 5299, 5300, 5428

Phenothiazine [P 45] 10-Acylderivate
3032, 3606, 3654, 3920, 4028, 4211, 4277, 4306, 4530, 4840, 4843, 4869, 5073, 5473

Phenothiazine [P 46] 2-Alkylthioderivate
4034, 4035, 4633, 4970

Phenothiazine [P 47] Chlorderivate
3046, 3303, 3314, 3315, 3616, 3920, 3983, 4191, 4286, 4566, 4621, 4840, 4841, 5112, 5236, 5413, 5682, 5848

Phenothiazine [P 48] Methylpiperazinylalkylderivate
4286, 4348, 4530, 4572, 4970, 4983, 5299, 5428

Phenothiazine [P 49] Hydroxyäthylpiperazinylalkylderivate (auch Äther und Ester)
4621, 4843, 4875, 5112, 5145, 5300, 5327, 5673, 5682, 5753, 5848, 5881

Phenothiazine [P 50] sonstige Piperazinylalkylderivate
5089, 5413, 5430, 5503

Phenothiazine [P 51] Piperidylalkylderivate
3973, 4310, 4558, 4566, 4628, 4629, 4630, 4633, 4841, 4912, 4930, 5236, 5274, 5328, 5954, 6015, 6573

Phenothiazine [P 52] Pyrrolidinylalkylderivate
3607, 3608, 3974

Phenothiazine [P 53] quartäre
3654, 3709, 4028, 4061, 4306

Phenothiazine [P 54] 2-Sulfonamide
4057, 4983, 5328, 5954, 6015

Phenothiazine [P 55] Trifluormethylderivate
2375, 3592, 3922, 4211, 4530, 4572, 4843, 4875, 5073, 5089, 5116, 5503, 5673, 5753, 5881, 6573

Phenothiazin-5-oxide und -5,5-dioxide [P 56]
3314, 3342, 3653

Phenoxazine [P 57]
2943, 6141, 6148

Phenoxyacetamide
s. Phenoxyessigsäuren (Amide)

Phenoxyäthylamine [P 58] N,N-Diäthylphenoxyäthylamine
2343, 2893, 3201, 3219, 3220, 3683, 3919, 4026, 4044, 4378, 4661, 4662, 5105, 5119, 5392, 5483, 5484, 5485, 5533, 5576, 5582, 5701, 5835

Phenoxyäthylamine [P 59] N,N-Dimethylphenoxyäthylamine
3087, 3207, 3367, 3889, 4691, 5489, 6474

Phenoxyäthylamine [P 60] α-Methylphenoxyäthylamine
1742, 3643, 3678, 3679, 3687, 4655

Phenoxyäthylamine [P 61] quartäre (Phenoxyäthylammoniumverbindungen)
2357, 2860, 3411, 4012, 4996, 5045, 5049, 5555, 5627, 5634, 5783, 5843, 6487

Phenoxyäthylamine [P 62] sonstige
2442, 3785, 3802, 4027, 4382, 4690, 5731, 6538

Phenoxyessigsäuren [P 63]
743, 771, 828-03, 828-04, 966, 999, 1005, 1297, 1822, 1929, 2122, 2172, 2253, 2684, 2699, 2726, 2734, 2824, 3144, 3561, 3978, 4249, 5675
s. auch Chlorphenoxyessigsäurederivate

Phenoxyessigsäuren [P 64] Amide
2605, 2915, 3176, 3208, 3493, 3768, 5431, 5685
s. auch unter Penicilline (Phenoxymethylpenicilline)

Phenoxyessigsäuren [P 65] Anilide
5433, 5703

Phenoxyessigsäuren [P 66] Ester
2520, 3179, 3858, 3860, 3895, 4389, 5876

Phenoxypolyäthoxyäthanole [P 67]
5207, 5910, 6085, 6154, 6628

3-Phenoxypropan-1,2-diole [P 68]
1013, 1380, 1381, 1383, 1732, 2043, 2299

3-Phenoxypropan-1,2-diole [P 69] Carbamidsäureester (2-Hydroxy-3-phenoxypropylcarbamate)
1265, 1694, 1696

Phenylacetonitrile [P 70]
1938, 2488, 2875, 3188, 3305, 4085, 4391, 5611, 5696
s. auch Diphenylacetonitrile

Phenylalanine (auch Phenyl-β-alanine) [P 71]
977, 980, 983, 2545, 4568, 5114
s. auch Tyrosine und unter Peptide

Phenylalanine [P 72] Bis-(β-chloräthyl)-aminophenylalanine
2252, 2279, 2280, 2281, 2282, 3644, 4448, 4593, 5018, 5019, 5103, 5201, 5508, 5509, 5510, 5789, 6306, 6343

Phenylalkyl- und Phenylcycloalkylamine [P 73]
1019, 1674, 1689, 2606, 2851, 3986, 3994, 4029, 4046, 4377, 4381, 4595, 4647, 4995, 5367, 6442, 6448
s. auch Benzylamine, Cinnamyl- und Cinnamylidenamine, 3,3-Diphenylallylamine, 3,3-Diphenylpropylamine, α-Methylphenäthylamine, Phenäthylamine

2-Phenylbuttersäureester
s. unter Phenylessigsäuren

1-Phenylcyclopentancarbonsäureester [P 74]
3754, 3761, 4096, 4124, 4385, 4451, 4453

Phenylendiamine [P 75]
825, 1049, 1710, 1849, 1863, 1864, 1883, 2191, 2512, 2549, 2776, 2805, 2905, 3655, 3696, 3799, 4056, 4116, 5652, 5935, 6304, 6491
s. auch unter Jodbenzoesäuren und deren Ester (3-Amino-2,4,6-trijodbenzoesäuren und deren Ester)

Phenylessigsäuren [P 76]
203-05, 711, 744, 1238, 1295, 1296, 1547, 1924, 1979, 2380, 2384, 2389, 2404, 2501, 2600, 2684, 3509, 6267
s. auch Biphenylessigsäuren, Diphenylessigsäuren, 2-Phenylpropionsäuren

Phenylessigsäuren [P 77] Amide
1021, 1316, 2002, 2180 (Thio), 2259, 2835, 3338, 3397, 3429, 3486, 4013, 4083, 4084, 4725, 5114, 5179, 5391, 5431, 5590, 6209, 6265, 6349, 6664
s. auch 2,2-Diphenyl-4-aminoacylamide und unter Cephalosporine, Penicilline (Benzylpenicilline)

Phenylessigsäuren [P 78] Anilide
4569, 5078, 6563

Phenylessigsäuren [P 79] Ureide
955, 986, 1644, 2240

Phenylessigsäuren [P 80] Ester von α-Aminophenylessigsäuren
2307, 4112, 4127

Phenylessigsäuren [P 81] Ester von α-Cyclopentylphenylessigsäuren
3454, 4098, 4100, 4101, 4427, 4454, 4719

Phenylessigsäuren [P 82] Ester von 2-Phenylbuttersäuren
3204, 3313, 3790, 4466, 4955 (Thio), 5036, 5139, 5683, 6078

Phenylessigsäuren [P 83] Ester von 2-Phenylvaleriansäuren
3473, 3752, 4125, 4136

Phenylessigsäuren [P 84] Ester von α-Piperidylphenylessigsäuren
2564, 4099, 4110, 4436, 5209

Phenylessigsäuren [P 85] quartäre Ester
4125, 4136, 4454, 5209

Phenylessigsäure [P 86] sonstige Ester
2519, 2558, 2753, 3370, 3376, 3768, 3860, 4573, 5070, 5595, 6007, 6028, 6041
s. auch Benzilsäureester, Diphenylessigsäureester, 2,3-Diphenylpropionsäureester, Mandelsäureester, Tropasäureester

Phenylglykolsäureester
s. Mandelsäureester

4-Phenylpiperidin-4-carbonsäureester
s. unter Piperidincarbonsäuren

2-Phenylpropionsäuren (Hydratropsäuren) [P 87]
2194, 2296, 2402, 2432, 2708, 2728, 2729, 2750, 2818, 2846, 3000, 3271, 6312 (Hydroxamsäure), 6371, 6420

3-Phenylpropionsäuren [P 88]
951, 1220, 1263, 2886, 6453
s. auch Jodphenylpropionsäuren, Phenylalanine

3-Phenylpropionsäuren [P 89] Ester
3753, 5407, 5596, 5674, 5758, 5814, 5903, 5931, 6095, 6636
s. auch 2,3-Diphenylpropionsäureester, 3,3-Diphenylpropionsäureester

Phenylstilbenbromide [P 90]
4165, 4808, 4809, 5215, 5223, 5254

Phenylstilbenchloride [P 91]
4166, 5064, 5483, 5484, 5485

Phloroglucine [P 92]
361, 599, 1008, 1065, 1382, 2435, 3209, 3220, 5279, 5280, 6455

Phosphine [P 93]
489, 6524

Phosphinoxide und -sulfide [P 94]
3565
s. auch unter Phosphorsäureamide (N,N'-Diäthylen- und N,N',N''-Triäthylenphosphoramide und -thiophosphoramide)

Phosphinsäuren und deren Ester [P 95]
439, 616, 658, 821, 1093, 1126, 2629 (Ester), 6182

Phosphonige Säuren [P 96]
687

Phosphoniumverbindungen [P 97]
5819

Phosphonsäuren und Derivate [P 98]
116, 903 (Amid), 1355 (Ester), 3277 (Thioester), 6171, 6172

Phosphonsäuren und Derivate [P 99] Hydroxyalkylphosphonsäuren und Derivate
61, 65, 187 (Ester), 415 (Ester), 844 (Ester)

Phosphoramidsäuren [P 100]
191, 204, 1108

Phosphorsäureamide [P 101] N,N'-Diäthylen- und N,N',N''-Triäthylenphosphoramide
449, 834, 846, 864, 866, 1607, 1651, 2101, 2802, 6238
s. auch Carbamidsäuren (Ester von Bis-(1-aziridinyl)-phosphinylcarbamidsäuren)

Phosphorsäureamide [P 102] N,N'-Diäthylen- und N,N',N''-Triäthylenthiophosphoramide
450, 865, 1468, 2102

Phosphorsäureamide [P 103] sonstige
905
s. auch Phosphoramidsäuren, Phosphorsäureesteramide

Phosphorsäureester [P 104] Alkyl(Aryl)dihydrogenphosphate
36, 63, 119, 131, 216, 218, 316, 375, 617, 782, 842, 1602, 1796, 2010, 2059, 2617, 3675, 3717, 4010, 5348, 5862, 6190, 6461
s. auch Steroide (Steroiddihydrogenphosphate)

Phosphorsäureester [P 105] Alkyl(Aryl)dihydrogenphosphate von Polyhydroxyverbindungen
477, 488, 497, 1087, 1376, 3394, 3813, 4776, 5724

Phosphorsäureester [P 106] Alkyl(Aryl)dihydrogenthiophosphate
62, 315, 690

Phosphorsäureester [P 107] Dialkyl(Diaryl)-hydrogenphosphate
215 (Dithio), 5373
s. auch Cobamide, Steroide (Disteroidhydrogenphosphate)

Phosphorsäureester [P 108] Trialkyl(Triaryl)-phosphate
176, 321-01, 563, 1196, 1356, 1776, 1888, 2020, 2458, 2500, 4396, 5798, 6346

Phosphorsäureester [P 109] Trialkyl(Triaryl)-thiophosphate
719, 725, 778, 822, 877, 1162, 1415, 1418, 1773, 2080, 2499, 3123, 6211, 6214, 6229

Phosphorsäureester [P 110] Trialkyl(Triaryl)-dithiophosphate
1462, 1573, 1708, 1887, 1922, 2108

Phosphorsäureester [P 111] Alkyldiphosphorsäuren und Dialkyldihydrogendiphosphate (saure Pyrophosphate)
1414, 2074, 2657, 2917, 4685, 4776, 5589

Phosphorsäureester [P 112] Tetraalkyldiphosphate (neutrale Pyrophosphate)
896, 897, 898, 2112

Phosphorsäureester [P 113] Alkyltriphosphorsäuren
1119, 1431, 2081

Phosphorsäureester [P 114] sonstige
220 (Dithio), 478, 1938, 3029

Phosphorsäureesteramide [P 115]
1154, 2046, 5536, 6491
s. auch unter 1,3,2-Oxazaphosphorine

Phthalamidsäuren
s. unter Phthalsäuren (Amide)

Phthalane
s. Isobenzofurane (Dihydroderivate)

Phthalanilsäuren [P 116]
3015
s. auch p-Sulfamoylphthalanilsäuren

Phthalazine [P 117]
731, 794, 1588, 1973, 2453, 3942, 6336, 6560

Phthalazino[2,3-b]phthalazin-5,12(7H,14H)-dione [P 118]
2961

Phthalide (Isobenzofuran-1-one) [P 119]
3359, 3460, 5224
s. auch Isochinoline-Tetrahydroisochinoline (1-Phthalidylderivate), Phenolphthaleine

Phthalimidine
s. Isoindolin-1-one

Phthalsäuren [P 120]
706, 1937-02

Phthalsäuren [P 121] Amide
713, 2570, 3192 (Diamid)
s. auch p-Sulfamoylphthalanilsäuren

Phthalsäuren [P 122] Anhydride (Isobenzofuran-1,3-dione)
1300

Phthalsäuren [P 123] Ester
1967 (Diester), 2481, 2721, 3122, 3851, 5747

Phthalsäuren [P 124] Imide (Phthalimide = Isoindolin-1,3-dione)
696, 937, 1573, 1861, 2144, 3291, 3886, 3909, 6335, 6466

Phytylderivate [P 125]
5857, 5862

Piperazide [P 126]
1058, 1417, 2083, 2087, 2101, 2102, 2643, 2808, 2905, 3432, 3947, 4208, 4277, 5472, 5685, 6500
s. auch Carbamoylpiperazine, 3,4,5-Trimethoxycinnamoylpiperazide

Piperazine [P 127]
203, 282, 479, 1709, 2015, 2221, 2295, 2526, 2639, 2911, 3066-08, 3222, 3425, 3470, 3494, 3699, 3700, 3964, 3970, 4055, 4206, 4318, 4433, 4753, 4982, 5036, 5123, 5125, 5146, 5247, 5306, 5307, 5418, 5535, 5664, 5757, 5809, 6060, 6258, 6273, 6317, 6413, 6538, 6550, 6610, 6623, 6624
s. auch p-Fluorbutyrophenone (4-Piperazinylderivate), Indole (Piperazinylalkylderivate), Phenothiazine (Methylpiperazinylalkylderivate), Piperazide und die folgenden Stichworte

Piperazine [P 128] Benzhydrylderivate
3647, 4688, 5233, 5383, 5474, 5487, 5488, 5574, 5575, 6586

Piperazine [P 129] Chlorbenzhydrylderivate
3613, 4641, 5157, 5385, 5480, 5663, 5850

Piperazine [P 130] Chlorphenylderivate
3125, 3126, 3950, 4316, 4546, 5699, 6374, 6493

Piperazine [P 131] Piperonylderivate (Methylendioxybenzylderivate)
3073, 5383, 5473, 6613

Piperazine [P 132] Pyrazolyläthylpiperazine
3125, 3126, 3435

Piperazine [P 133] ohne Zwischenkette tricyclisch substituierte Derivate
3102, 3275, 3351, 3566, 3567, 3591, 3663, 3882, 3921, 3940, 3945, 3975, 4213, 4228, 4238, 4292, 4311, 4575, 4589, 4680, 4927, 5816, 5882, 6485

Piperazine [P 134] 1,4-symmetrisch substituierte Piperazine
4287, 4881, 4976, 5657, 5683, 5839, 6632

Piperazine [P 135] quartäre
902, 2063, 4470, 5099
s. auch Dispirotripiperaziniumverbindungen

Piperazin-1-carbonsäureester [P 136]
4063, 4064, 4434

Piperazin-2,5-dione [P 137]
2627, 2785

Piperazin-2,6-dione [P 138]
1726, 1894

Piperazinyläthanole [P 139]
2808, 4031, 4289, 4317, 4363, 4709, 4852, 5079, 5090, 5098, 5141, 5150, 5177, 5755, 5813, 5901 (Ester), 5920 (Ester), 6457 (Ester)
s. auch Phenothiazine (Hydroxyäthylpiperazinylalkylderivate)

Piperazinyläthoxyäthanole [P 140]
4350, 4641, 4688, 5157, 5327, 5850 (Ester)

Piperazinylalkanole [P 141]
2324, 3795, 4589, 4642, 4927, 4979, 5124, 5354, 5882 (Ester), 6649 (Ester)
s. auch Piperazinyläthanole

Piperidide [P 142]
3321, 3322, 6373

Piperidincarbonsäuren [P 143]
2257, 5651, 5745

Piperidincarbonsäuren [P 144] Amide
4566, 4727, 4912, 5246, 5495, 5581, 5593, 5676, 5686

Piperidincarbonsäuren [P 145] Anilide
2823 (Thio), 2876, 2877, 3775

Piperidincarbonsäuren [P 146] Ester
1149, 2662, 2667, 2858, 3235, 4079, 4111

Piperidincarbonsäuren [P 147] Ester von 4-Phenylpiperidin-4-carbonsäuren
2563, 2857, 2861, 3169, 3434, 3765, 4438, 4749, 4903, 4904, 4929, 5137, 5138, 5149, 5265, 5806, 5869, 5872, 5965

Piperidin-2,4-dione und Tetrahydropyridin-2,4-dione [P 148]
1080, 1113, 1397, 1445

Piperidin-2,6-dione (Glutarimide) [P 149]
638, 839, 1498, 2144, 2217, 2236, 2445, 3180, 3433, 4753, 5092, 5093, 5251, 5388, 6335, 6466
s. auch Cycloheximide, Naphthalimide

Piperidin-2-one [P 150]
6266

Piperidin-4-one [P 151]
1133, 6056

Piperidine [P 152] Anilinoderivate
3403, 4015, 4054, 4353, 5448, 6563, 6567

Piperidine [P 153] 1,4′-Bipiperidine
4727, 5190, 5593, 5676, 5686

Piperidine [P 154] 4,4′-Bipiperidine
3225

Piperidine [P 155] Piperidylalkanole
2007, 3109, 3619, 3620, 3784, 3822, 4094, 4135, 4324, 4325, 4326, 4449, 4549, 4653, 4654, 4660, 4716, 4717, 4901, 4904, 5138, 5274, 5328, 5879, 6437, 6585

Piperidine [P 156] Piperidinole
3043, 3095, 3624, 3822, 3885, 4543, 4544, 4558, 4570, 4820, 4833, 4844, 4873, 4930, 5236, 5647, 5735, 5805, 6539

Piperidine [P 157] Ester von Piperidylalkanolen
2561, 2565, 2585, 3165, 3178, 4436, 4477, 4600, 4605, 4913, 4914, 5021, 5134, 5228, 5407, 5954, 6015

Piperidine [P 158] Ester von quartären Piperidylalkanolen
4496, 4967, 5171, 5999, 6000

Piperidine [P 159] Ester von Piperidinolen
2856, 3455, 3466, 3752, 4047, 4209, 4426, 4601, 5371, 6452, 6576

Piperidine [P 160] Ester von quartären Piperidinolen
4125, 4673, 4674, 4966

Piperidine [P 161] Propionsäureester von Phenylpiperidinolen
3167, 3168, 3448, 3449, 3450, 3729

Piperidine [P 162] Piperidylfettsäureester
3753, 4902, 5692
s. auch Phenylessigsäuren (Ester von α-Piperidylphenylessigsäuren)

Piperidine [P 163] Piperidylidenverbindungen
2797, 3092, 3570, 3589, 3892, 3939, 4216, 4224, 4236, 4328, 4523, 6590

Piperidine [P 164] 1-(2-Phenoxyäthyl)-piperidine
4278, 4655, 4861, 4910, 5143

Piperidine [P 165] 4-Propionylpiperidine
2859, 3764, 5190

Piperidine [P 166] quartäre
1149, 2667, 3234, 3235, 3414, 4135, 4328, 4494, 4663, 4766, 4864, 4964, 4978, 4997, 5032, 5209, 5909, 5963
s. auch Piperidine (Ester von quartären Piperidylalkanolen, Ester von quartären Piperidinolen)

Piperidine [P 167] sonstige
292, 670, 851, 870, 1122, 1145, 1358, 1406, 1480, 1753, 1952, 2078, 2097, 2232, 2332, 2529, 2562, 2578, 2627, 2641, 2834, 2837, 2939, 3094, 3145, 3175, 3210, 3212, 3424, 3442, 3443, 3465, 3792, 3989, 4085, 4133, 4141, 4260, 4261, 4262, 4275, 4282, 4285, 4303, 4320, 4321, 4327, 4344, 4405, 4490, 4599, 4603, 4616, 4625, 4626, 4722, 4860, 4865, 4866, 4915, 4925, 4928, 5109, 5118, 5120, 5132, 5193, 5291, 5292, 5361, 5431, 5496, 5515, 5610, 5775, 6257, 6424, 6445, 6480, 6503, 6511, 6520, 6541
s. auch 6-Azaspiro[2.5]octane, Benzimidazolin-2-one (1-(4-Piperidyl)-derivate), 2,8-Diazaspiro[4.5]decane, 1,4-Dioxa-8-azaspiro-[4.5]decane, p-Fluorbutyrophenone (4-Piperidinoderivate), 1-Oxa-3,8-diazaspiro[4.5]-decane, Phenothiazine (Piperidylalkylderivate), Propiophenone (β-Piperidinoderivate), 1-Thia-4,8-diazaspiro[4.5]decane, 1,3,8-Triazaspiro[4.5]decane

Pivalate
s. Trimethylessigsäureester

Platynecine [P 168]
3769, 3770, 5555

Podophyllum-Wirkstoffe [P 169]
5275, 5733, 5870, 5946

Polyene [P 170]
1601, 1989, 3800, 5026, 5074, 5853, 6057, 6473, 6580
s. auch Carotine, Terpene (acyclische), Vitamin-A-Verbindungen

Polyen-Antibiotica [P 171]
2148, 3457, 5519, 5936, 6138, 6643

Polyen-Antibiotica [P 172] Polyen-Antibiotica mit Makrolidstruktur
3782, 5905, 5908, 5960, 5961, 5972, 6096, 6098, 6651

Polyhydroxysäuren [P 173]
397, 429, 430, 465, 467, 498, 651, 667, 1944, 2076, 2095, 2488, 4302-05, 4498, 5381, 5905, 5972, 6044, 6096, 6098, 6284, 6427, 6651

Polyhydroxysäuren [P 174] Amide und Ester
437 (Amid), 652, 2688

Polyhydroxysäuren [P 175] Laktone
393, 395, 1239, 1601, 1697 (Imidlakton), 1882, 5041, 6656

Polyhydroxyverbindungen [P 176]
307, 2037, 2335, 2372, 3016, 4419, 4797, 5038, 5799, 5800, 5908, 5960, 5961, 6138, 6333, 6619, 6643
s. auch Kohlenhydrate, Polyhydroxysäuren, Polysaccharide, Zuckeralkohole und unter Flavane, Flavone

Polymere Verbindungen [P 177]
23, 29, 42, 134, 165, 189, 282, 375, 400, 556, 585, 836, 875, 876, 904, 950-08, 1207, 1680, 2325-08, 2369, 2793, 3713-01, 3714-01, 4799, 4953, 5792-01, 5804, 5842, 6664
s. auch Methacrylsäurepolymerisate, Phenoxypolyäthoxyäthanole, Polysaccharide, Resinate

Polysaccharide [P 178]
416, 2045, 2091-03, 3579, 4302-05, 4302-07, 5353

Porphyrine und deren Spaltprodukte [P 179]
5891, 5914, 5915, 5916, 5918, 5921
s. auch Cobamide

Prednisolone [P 180]
4704, 4726, 5156, 5320, 5423, 5530, 5531, 5613, 5614, 5660, 5692, 5747, 5952, 5987, 6031, 6042, 6636
s. auch Fluorprednisolone

Prednisolone [P 181] 6-Methylprednisolone
4988, 5003, 5319, 5520, 5823

Prednisolone [P 182] 16-Methyl- und 16-Methylenprednisolone
4938, 5677 (Methyl), 5693

Prednisone [P 183]
4639, 4937, 5102, 5400, 5506

1,4-Pregnadiene [P 184]
4984, 5318, 5535, 6601
s. auch Prednisolone, Prednisone

1,4-Pregnadiene [P 185] Chlorderivate
4624, 5115, 5126

1,4-Pregnadiene [P 186] Chlor-Fluorderivate
4871, 4888, 4919, 4920, 5248, 5249, 5257, 5269, 5411, 5600, 5681, 6606

1,4-Pregnadiene [P 187] Fluorderivate
4644, 4894, 4921, 4945, 4946, 4947, 4948, 5161, 5283, 5398, 5521, 5601, 5689, 6612
s. auch Fluorprednisolone

2,4-Pregnadiene [P 188]
4900, 5655

3,5-Pregnadiene [P 189]
5537, 5698, 5702, 5748, 5752

4,6-Pregnadiene [P 190]
4698, 4939, 4985, 5154, 5181, 5185, 5277, 5314, 5422

4,6-Pregnadiene [P 191] Chlorderivate
4707, 4872, 4942, 5100, 5127, 5255, 5256, 5282, 5426

Pregnane [P 192] 5α-Pregnane
4762, 4765, 4779, 5200, 5343, 5345, 5643, 6615

Pregnane [P 193] 5β-Pregnane
4763, 4771, 4773, 4777, 5444

Pregnane [P 194] sonstige
4758 (3,5-Cyclo)

1,4,6-Pregnatriene [P 195]
4591, 4592, 5096, 5101

2,4,6-Pregnatriene [P 196]
5874, 5982

4-Pregnene [P 197]
4640, 4702, 4705, 4742, 4743, 4744, 5012, 5027, 5203, 5304, 5338, 5342, 5350, 5746
s. auch Cortisone und Hydrocortisone, Desoxycorticosterone, Progesterone

5-Pregnene [P 198]
4757, 5020, 5029, 5197, 5199, 5443, 5543
18,20-Methylimino-5-pregnene s. 5-Conene

Progesterone (auch Hydroxyprogesterone und Anhydrohydroxyprogesterone) [P 199]
4693, 4699, 4734, 4736, 5013, 5180, 5188, 5337, 5339, 5618, 5706
s. auch 3,5-Pregnadiene, 4,6-Pregnadiene

Progesterone [P 200] Chlorprogesterone
4993, 5159

Progesterone [P 201] Fluorprogesterone
4686, 5162, 5290

Proline (Pyrrolidincarbonsäuren) [P 202]
252, 643, 654, 1404, 5667

Proline [P 203] Amide
861, 2506, 3153
s. auch Lincomycine

Proline [P 204] Ester
1772, 2109

3a,9-Propanocyclopentacycloocten-1-one [P 205]
6569, 6621

Propargylamine
s. 2-Propinylamine

2-Propinylamine (Propargylamine) [P 206]
1456, 1608, 2213, 2254, 4907

Propionsäuren [P 207]
100, 104, 971, 1899, 2293, 2726, 2811, 3517, 3539, 4870, 4987, 5342, 5590, 6225, 6645, 6652
s. auch Alanine, β-Alanine, Cysteine, 3-Cyclohexylpropionsäuren, Histidine, Jodphenylpropionsäuren, Milchsäuren, Phenylalanine, Phenylpropionsäuren, Porphyrine, Serine

Propionsäuren [P 208] 2-Arylpropionsäuren
1814, 2433, 2477, 2999, 3023, 3292, 6268, 6356, 6359, 6396
s. auch 2-Phenylpropionsäuren

Propionsäuren [P 209] 2-Methylpropionsäuren (Isobuttersäuren)
193, 1050, 1245, 1296, 1297, 1863, 3012, 3978, 6303, 6446, 6481

Propionsäuren [P 210] Amide
261, 273, 633, 988, 1417, 2739, 3072, 3210, 3434, 3588, 3660, 3707, 4306, 4405, 5247, 5846, 6286
s. auch β-Chlorpropionamide

Propionsäuren [P 211] Anilide
1024, 1551, 1687, 2184, 2582, 3372, 3465, 3686, 3718, 4687, 4925, 5221, 5475, 6372, 6567

Propionsäuren [P 212] Ester von Steroiden
4700, 4740, 4994, 5014, 5028, 5204, 5205, 5206, 5312, 5318, 5351, 5411, 5421, 5452, 5549, 5603, 5605, 5677, 5679, 6609, 6620

Propionsäuren [P 213] Ester von 2-Methylpropionsäure (Isobuttersäureester)
3179, 3283, 3895, 4457, 5198, 5323, 5678, 5884, 6023, 6501, 6633
s. auch 2-(p-Chlorphenoxy)-2-methylpropionsäureester

Propionsäuren [P 214] sonstige Ester
2601, 2855, 3452, 4341, 4750, 4898, 4899, 4957, 4958, 4959, 5196, 5252, 5276, 5518, 5920, 5941, 6020, 6035, 6036, 6037, 6069-01, 6076, 6380
s. auch 3-Cyclohexylpropionsäureester, 3-Cyclopentylpropionsäureester, Diphenylpropionsäureester, 3-Phenylpropionsäureester, Piperidine (Propionsäureester von Phenylpiperidinolen), Trimethylessigsäureester, Tropasäureester

Propiophenone [P 215]
997, 1008, 1686, 2260, 2828, 2840, 3995, 3996, 5219, 5307, 6624

Propiophenone [P 216] p-Alkoxyderivate
1685, 2299, 3445, 3446, 3757, 3758, 4097, 4662

Propiophenone [P 217] α-Aminoderivate
1512, 1524, 1632, 1678, 1685, 2005, 2274, 2304, 3994

Propiophenone [P 218] β-Piperidinoderivate
3160, 3445, 3757, 5030

Propiophenone [P 219] β-Phenylderivate (1,3-Diphenyl-1-propanone)
4509, 4516, 4661, 4662, 4667, 5471

Prostaglandine und verwandte Verbindungen [P 220]
4464, 4472, 4473, 4482, 4781, 4943, 5040, 5130, 6547, 6548, 6551, 6552, 6570, 6581

Proteine [P 221]
277-04

Protoverine [P 222]
6029, 6030

Pseudothioharnstoffe
s. Isothioharnstoffe

Pseudotropinester [P 223]
2347, 2827
s. auch Ekgonine und isomere Verbindungen

Pteridine [P 224]
1210, 1834
s. auch Isoalloxazine

Pteridine [P 225] 2,4-Diaminopteridine
3312, 3581, 3609, 3912, 4245, 4246, 4584, 5741

Pteridine [P 226] Pteridinylmethylaminobenzoesäurederivate
2748, 3312, 3559, 3560, 3581, 3609, 3899, 3912, 4229, 4230, 4245, 4246, 4280, 4562, 4584, 4585, 5234, 5739, 5740, 5741, 5751

Purine [P 227]
231, 240, 934, 948, 1284, 1288, 1290, 1349, 2575, 3154, 3426, 3734
s. auch Adenine, Harnsäuren, Xanthine

Pyrane und Hydropyrane [P 228]
2248, 4429, 5424, 5849, 5852, 5939, 5947, 5978, 6058, 6125, 6641, 6643, 6644, 6645, 6652
s. auch Bufadienolide, Erythromycine, Leucomycine, Pyrone, Streptomycine und unter Kohlenhydrate, Laktone, Makrolid-Antibiotica, Oligosaccharid-Antibiotica, Polyen-Antibiotica mit Makrolidstruktur, Polyhydroxysäuren

Pyrane und Hydropyrane [P 229] Pyrane als Bestandteile kondensierter Ringsysteme
4239, 4815, 4882, 6647
s. auch Benzo[1,2-b:3,4-b']dipyrane, Benzopyrane, Benzopyrano..., Cyclopenta[c]-pyran..., Dibenzo[b,d]pyrane, Flavane, Furo[3,2-b]naphtho[2,3-d]pyrane, Furopyrane, Indeno[2,1-c]pyrane, Naphthopyrane, Naphtho[1',2':5,6]pyrano[3,2-c]pyridine, Oxayohimbane, Trichodermol-Antibiotica und die folgenden Stichworte

Pyrano[2,3-c]acridine [P 230]
4195

Pyrano[3,2-b]-1,4-benzodioxine [P 231]
2653

Pyrano[3,2-c]benzopyrane [P 232]
2397

Pyranocumarine [P 233]
4190, 4586

Pyrano[3,4-b]indole [P 234]
3088, 6449

Pyrano[3',4':6,7]indolizino[1,2-b]chinoline [P 235]
4172

Pyrano[3,2-b]pyrane [P 236]
4787

Pyrano[3,4-c]pyrane [P 237]
3124

Pyrazine [P 238]
145, 407, 590, 1120, 1406, 2082, 2202, 6184
s. auch Bis-(oxepinopyrrolo)-pyrazine, Dibenzo[c,f]pyrazino[1,2-a]azepine, Oxazino-[3,4-a]pyrazine, Pteridine, Pyrrolo[1,2-a]-pyrazine, Sulfanilamidopyrazine, 1,2,4-Triazolo[4,3-a]pyrazine

Pyrazincarboxamide [P 239]
236, 381, 1370, 4684

Pyrazino[3,2,1-jk]carbazole [P 240]
2812

Pyrazino[1,2-a]chinoline [P 241]
4854

Pyrazino[2,1-a]isochinoline [P 242]
1960, 6489

Pyrazole [P 243]
276, 925, 1092, 1153, 1218, 1652, 3874, 4243, 4288, 6178, 6432, 6571
s. auch Imidazo[1,2-b]pyrazole, Piperazine (Pyrazolyläthylpiperazine), Sulfanilamido-pyrazole

Pyrazole [P 244] Pyrazole in Steroidringsystemen
4728, 4755, 5655, 5874, 5982

Pyrazol-1-carboxamide [P 245]
154, 155 (Thio), 1430, 4917, 5147, 6276

Pyrazol-3-carboxamide [P 246]
6302

Pyrazol-3,4-dicarboxamide [P 247]
1097

Pyrazolidin-3,5-dione [P 248]
2237, 2716, 3117, 3876, 3906, 3907, 4184, 4203, 4617, 4819, 4823, 4846, 5061, 5062, 5219, 5232, 5418, 5429, 5563, 5728, 6077, 6629

2-Pyrazolin-5-one [P 249]
6243

3-Pyrazolin-5-one (5-Pyrazolone) [P 250]
1546, 1552, 1575, 1839, 2537, 3424, 4826, 4866, 5075, 5110, 5297, 6404

3-Pyrazolin-5-one [P 251] 4-Aminoderivate
1620, 1940, 2266, 2569, 2822, 3481, 4618, 5379, 5397

3-Pyrazolin-5-one [P 252] 4-Aminoderivate/5-Oxo-3-pyrazolin-4-ylaminomethansulfonsäuren
1943, 2270, 3185, 5086

3-Pyrazolin-5-one [P 253] 4-Acylaminoderivate
2801, 3150, 3151, 3281, 3558, 3574, 3575, 3897, 4405, 5787, 6337

Pyrazolo[1,2-a]-1,2,4-benzotriazine [P 254]
3117

Pyrazolo[1,2-a]cinnoline [P 255]
4184, 4823

Pyrazolo[3,4-e]-1,4-diazepin-7-one [P 256]
2766

Pyrazolo[4,3-e]-1,4-diazepin-5-one [P 257]
2789

Pyrazolo[3,4-b]pyridine [P 258]
1703, 5822, 6345, 6383

Pyrazolo[3,4-d]pyrimidine [P 259]
228, 229, 230

Pyrazolo[4,3-d]pyrimidine [P 260]
1348

Pyrene
s. unter Benzo[cd]pyrene

Pyridazine [P 261]
257, 862, 1180, 1354, 3404, 6252
s. auch Pyrido[3,4-d]pyridazine, Sulfanil-amidopyridazine

Pyridazino[3,4-b]-1,4-benzoxazine (3,4-Diaza-phenoxazine) [P 262]
3102

Pyridazinone [P 263]
385, 410, 768, 1558, 3391, 4204, 4839

Pyridinamine [P 264]
244, 383, 1521, 1560, 1562, 2011, 2197, 2552, 2735, 2739, 3392, 3636, 4202, 6368, 6415
s. auch Nicotinsäuren (Anilinonicotinsäuren)

Pyridincarbonsäuren [P 265]
340, 695, 1264, 1320, 2168, 2943, 3304, 5377, 6293
s. auch Nicotinsäuren

Pyridincarbonsäuren [P 266] Amide
1359, 6056, 6073, 6079

Pyridincarbonsäuren [P 267] Ester
3309, 4235, 5493, 6313

Pyridindene (Azafluorene, Indenopyridine) [P 268]
3887

Pyridindole
s. Carboline

Pyridine [P 269]
384, 527, 591, 592, 763, 769, 793, 805, 826, 1046, 1229, 1275, 1357, 1358, 1517, 1590, 1665, 1872, 2120, 2136, 2180, 2381, 2453, 2462, 2538, 2817, 3063, 3210, 3270, 3278, 3295, 3339, 3589, 3700, 3895, 3952, 3956, 4054, 4055, 4233, 4291, 4350, 4514, 4614, 4725, 4803, 4812, 4838, 4909, 5233, 5477, 5571, 5725, 6294, 6406, 6408, 6434
s. auch Benzocycloheptapyridine, 1-Benzopyrano[2,3-b]pyridine, Cyclopenta[b]pyridine, Eburnamenine, Imidazopyridine, Isonicotin ..., 1,5-Methanopyrido[1,2-a]-1,5-diazocine, Naphtho[1',2':5,6]pyrano[3,2-c]pyridine, Nicotin..., Pyrazolo[3,4-b]pyridine, Pyrid..., Sulfanilamidopyridine, Thienopyridine, 1,2,4-Triazolo[4,3-a]pyridine und unter Äthylendiamine (Antihistaminica), N,N-Dimethylpropylamine

Pyridine [P 270] 2-Benzhydrylpyridine
3541, 3865, 4811, 6461

Pyridine [P 271] 2-[α-(2-Dimethylaminoäthoxy)-benzyl]-pyridine
3080, 3081, 3399, 4398

Pyridine [P 272] quartäre
816, 1117, 1762, 2455, 2596, 2597, 3492, 3500, 3867, 4187, 4484, 4668, 4685, 4775, 4783, 5023, 5035, 5851
s. auch Carbamidsäuren (Ester mit quartären Pyridinolen)

Pyridine [P 273] quartäre Pyridinaldoxime
623, 2550, 2844, 3807, 6195

Pyridine (Dihydropyridine) [P 274]
945, 3309, 4235, 5493, 6195, 6313
s. auch Pyridone

Pyridine (Tetrahydropyridine) [P 275]
1139, 1457, 1989, 2854, 3401, 4288, 4550, 4821, 4856, 6259
s. auch unter Piperidin-2,4-dione

Pyridinessigsäuren [P 276]
523, 537, 568, 727

Pyridinessigsäuren [P 278] Ester
1246, 1247

Pyridinmethanole [P 279]
369, 370, 1819, 2070, 2737, 3521, 5560
s. auch Pyridoxine

Pyridinmethanole [P 280] Ester
1699, 1817, 3024, 5568

Pyridinole [P 281]
225, 561, 787, 2070, 6056, 6073, 6079, 6643
s. auch Pyridoxine

Pyridinole [P 282] Ester
563, 967, 6211
s. auch Carbamidsäuren (Ester mit quartären Pyridinolen)

Pyridin-1-oxide [P 283]
234, 338, 370, 608, 1179, 2000

Pyrido[2,3-b]-1,4-benzodiazepine [P 284]
3946

Pyrido[2,3-b]-1,5-benzodiazepine [P 285]
3352

Pyrido[2,3-b]-1,5-benzothiazepine [P 286]
3050

Pyridobenzothiazine
s. Azaphenothiazine

Pyrido[4,3-b]carbazole [P 287]
3260

Pyrido[3,2-b]chinoline
s. Benzo[b]-1,5-naphthyridine

Pyrido[3,2-e]-1,4-diazepin-2-one [P 288]
6320

Pyridone [P 289]
608, 787, 1313, 1531, 2000, 6263, 6458, 6643
s. auch unter Jodpyridone und Jodpyridinole

Pyrido[3,4-d]pyridazine [P 290]
4561

Pyrido[1,2-a]pyrimidine (Homopyrimidazole) [P 291]
2334

Pyrido[2,3-d]pyrimidine [P 292]
2513, 2526

Pyrido[2,3-b]-1,4-thiazine [P 293]
539

Pyridoxine (Vitamin-B_6-Derivate) [P 294]
782, 815, 842, 1117, 1336, 1968, 3114, 3196, 3402, 5352

Pyrimidine [P 295]
712, 945, 1040, 1050, 1520, 1652, 2080, 2147, 3073, 4753, 6189
s. auch Benzolsulfonamide (N-(2-Pyrimidinyl)-derivate), Cytosine, Indeno[2,1-b]pyrimidine, Pteridine, Purine, Pyrazolopyrimidine, Pyridopyrimidine, Pyrrolo[2,3-d]pyrimidine, Sulfanilamidopyrimidine, Thiamine, Thiouracile, Triazolopyrimidine, Uracile

Pyrimidine [P 296] 2-Aminopyrimidine
147, 254, 834, 1193, 1773, 1873, 3066-14, 5889, 6258, 6317, 6338

Pyrimidine [P 297] 4-Aminopyrimidine
408, 414, 2596, 2597, 5767, 6111, 6215, 6331

Pyrimidine [P 298] 2,4-Diaminopyrimidine
1122, 1525, 1858, 2242, 2547, 2548, 3436, 5494, 6264, 6419

Pyrimidine [P 299] 2-(2-Aminoäthylamino)-pyrimidine (Äthylendiaminderivate)
2821, 2843, 3149

Pyrimidine [P 300] Chlorderivate
750, 1193, 1525, 1858, 2303, 6255, 6258, 6264, 6317

Pyrimidine [P 301] Fluorderivate
135, 136, 141, 754, 1015, 1016, 1066, 6227

Pyrimidine (Tetra- und Hexahydropyrimidine) [P 302]
1561, 1650, 1893, 1947, 1969, 2234, 2318, 4400, 4794, 5459, 5460, 6504, 6618
s. auch Barbitursäuren, Thiobarbitursäuren

Pyrimido[1,2-a]indole [P 303]
6435

Pyrimido[4,5-d]pyrimidine [P 304]
1833

Pyrimido[5,4-d]pyrimidine [P 305]
5361

Pyrimido[4,5-b]-1,4-thiazine [P 306]
6191

Pyrimido[5,4-e]-1,2,4-triazine [P 307]
577

Pyrindine [P 308]
3718

Pyrogallole [P 309]
360, 745, 1409, 1617, 1752, 1854, 3460, 4565, 5107, 5377, 5733, 5843, 5870, 6008, 6380, 6419
s. auch Gallussäuren, 1,2,3-Trimethoxybenzole

α-Pyrone [P 310]
746, 1303, 1517, 2305, 2480, 4172, 4250, 4940, 6365
s. auch Cumarine

γ-Pyrone [P 311]
324, 746, 2397, 2653, 6365
s. auch Chromone

Pyrophosphate
s. unter Phosphorsäureester

Pyrrole und Pyrroline [P 312]
132, 621, 838, 1035, 1167, 1399, 2194, 3090, 3744, 3888, 4345, 4747, 5119, 5492, 5672, 5947, 6125, 6411
s. auch Bis-(oxepinopyrrolo)-pyrazine, Dibenzo[f,h]pyrrolo[1,2-b]isochinoline, 1,2-Dithiolo[4,3-b]pyrrole, Furo[3,4-c]pyrrole, Porphyrine, Pyrrolo...

Pyrrolessigsäuren [P 313]
2456, 2770, 3023, 6362

Pyrrolidide [P 314]
1966, 3457, 5002, 5272, 5415, 5416, 5417, 5495, 5581

Pyrrolidine [P 315]
1357, 1633, 1635, 2011, 2358, 2513, 2546, 2581, 2582, 2607, 2884, 2903, 3161, 3332, 3468, 3472, 3600, 3776, 3789, 3900, 3956, 4014, 4095, 4112, 4201, 4231, 4352, 4435, 4553, 4571, 4597, 4620, 4855, 5133, 5136, 5153, 5331, 5433, 5571, 5586, 5587, 5726, 5851, 5964, 6274, 6389, 6444, 6455, 6508, 6534, 6568
s. auch 4,6-Conadiene, 5-Conene, Phenothiazine (Pyrrolidinylalkylderivate), Proline, Pyrrolidide, Strychnine

Pyrrolidine [P 316] 1-(2-Butinyl)-pyrrolidine
1733, 2024, 2061, 2064, 4217

Pyrrolidine [P 317] 1-(2-Phenoxyäthyl)-pyrrolidine
3902, 5565, 5731, 5810

Pyrrolidine [P 318] 2-Iminopyrrolidine
2531, 2878, 6344

Pyrrolidine [P 319] Ester von Pyrrolidinolen
2567, 2855

Pyrrolidine [P 320] Ester von Pyrrolidinylalkanolen
3177, 4104, 4210, 4265, 4384, 4425, 4427

Pyrrolidine [P 321] Ester von quartären Pyrrolidinolen
3694, 4100, 4101, 4339, 4454, 4456, 4965

Pyrrolidine [P 322] Ester von quartären Pyrrolidinylalkanolen
3794, 4671, 4672, 4768, 5973, 5988

Pyrrolidine [P 323] sonstige quartäre Pyrrolidine
654, 2109, 2671, 2940, 4306, 4401, 4465, 4497, 4952, 5408, 5795, 6608

Pyrrolidin-2,5-dione (Succinimide) [P 324]
152, 639, 837, 1498, 1556, 1860, 1868, 1871, 2216, 3111, 3985, 5869, 5995, 6402

Pyrrolidin-2-one [P 325]
252, 400, 417, 1275, 1733, 2024, 2506, 2780, 2837, 3457, 5273, 5749

Pyrrolizidine
s. unter Platynecine

Pyrrolo[2,1-c]-1,4-benzodiazepine [P 326]
3052, 3113, 5302

Pyrrolo[2,3-d]carbazole
3,5-Äthano-3H-pyrrolo[2,3-d]carbazole s. Curane

Pyrrolo[2,1-b]chinazoline [P 327]
1576

Pyrrolo[1,2-a]indole [P 328]
2816, 3118

Pyrrolo[2,3-b]indole [P 329]
2869, 2870

Pyrrolo[3,2,1-de]phenanthridine [P 330]
3048

Pyrrolo[1,2-a]pyrazine [P 331]
4840, 5073, 5142, 6451

Pyrrolo[2,3-d]pyrimidine [P 332]
1656, 1884, 1948, 2468, 2918

Quecksilberchloridverbindungen
s. Chlor-Quecksilber-Verbindungen

Quecksilbersalze [Q 1]
329-01, 364, 376-01, 377-03, 1030, 3816-01, 4157-01, 4505

Quecksilberverbindungen [Q 2] Antiseptica, Fungicide und dgl.
47, 202, 335, 336, 349, 518, 519, 779, 780, 982, 1198, 1307, 2741, 3187, 3833, 4152

Quecksilberverbindungen [Q 3] Diuretica
287, 468, 828-03, 828-04, 1761, 1861, 1929, 1956, 2459, 2654, 2938, 3218

Quecksilberverbindungen [Q 4] Diuretica (Theophyllinverbindungen und -gemische)
301, 837, 1125, 1313, 2253, 2459-01, 2654-01, 2824, 3144, 3304, 3886, 4375

Quecksilberverbindungen [Q 5] sonstige
117, 118, 288, 289, 5918

Radioaktive Isotope [R 1]
117, 118, 288, 289, 298, 396-12, 940, 941, 1515, 1516, 2534, 2535, 2649-02, 2712, 2713, 4149, 4161, 6144, 6145, 6146

Ranunculaceen-Alkaloide [R 2]
1328, 5453, 5928, 5985, 5986, 5995, 6008, 6024

Rauwolfiaalkaloide
s. unter Indolochinolizine, Oxayohimbane, Yohimbane

Reserpsäureester
s. unter Yohimbane

Resinate (Harzkomplexe) [R 3]
569-04, 1070-04, 1073-01, 1385-01, 1390-03, 1396-01, 1767-03, 1957-01, 2452, 2987-02, 3367-01, 3687-02, 3691-02, 4836-02
s. auch Methacrylsäurepolymerisate

Resorcine [R 4]
358, 571, 596, 741 (Ester), 1790, 2042, 2137, 2337, 2648, 3553, 3672, 3749, 3750, 3880, 5008
s. auch β-Aminoalkohole (α-(3,5-dihydroxyphenyl)-substituierte β-Aminoalkohole)

Resorcine [R 5] Äther
1750, 1916, 2677, 2895, 3075, 3585, 3914, 4027, 4587, 4637, 4677, 5533, 5555, 6406
s. auch unter Phenole (Alkoxyphenole)

Retrosteroide
s. Steroide (9β,10α-Steroide)

Rhodanide
s. Thiocyanate

Riboflavine
s. unter Isoalloxazine

Riboside und Desoxyriboside [R 6]
819, 832, 833, 1288, 1290, 1349, 1656, 2525, 2544, 2657, 4685, 6213
s. auch Adenosine, Cobamide, Uridine (und Desoxyuridine)

Riboside und Desoxyriboside [R 7] Antibiotica
1035, 1036, 1092, 1348, 1884, 1948, 6216

Rifamycine [R 8]
5983, 6058, 6059, 6060, 6661

Salicylsäuren [S 1]
510, 521, 546, 548, 549, 555, 738, 764, 1542, 1658, 3240, 3528, 5939, 6290, 6555, 6595
s. auch Acetylsalicylsäuren, p-Aminosalicylsäuren, 5-(p-Sulfamoylphenylazo)-salicylsäuren

Salicylsäuren [S 2] Amide
567, 571, 759, 964, 1321, 1634, 1681, 1799 (Hydrazid), 2262, 2328, 3319, 3558, 4029, 5528, 5697, 6539

Salicylsäuren [S 3] bromsubstituierte Amide
512, 531, 720, 1260, 1857, 2382, 2623

Salicylsäuren [S 4] Anilide
2152, 2154, 2771

Salicylsäuren [S 5] bromsubstituierte Anilide
2118 (Thio), 2119, 2125, 2126, 2127, 2137, 2373, 2683, 3869

Salicylsäuren [S 6] chlorsubstituierte Anilide
2115, 2121, 2124, 2125, 2131, 2132, 2683, 2685, 2765, 3834, 4158, 6352, 6554

Salicylsäuren [S 7] fluorsubstituierte Anilide
2373, 2388, 3835, 3869

Salicylsäuren [S 8] jodsubstituierte Anilide
2685, 3834, 4158, 6554

Salicylsäuren [S 9] Ester
739, 1001, 1006, 1007, 1236, 1237, 1302, 1982, 2312, 2592, 2954, 3007, 3157, 3177, 3405, 3439, 3998, 4934, 5401, 5566, 6228, 6619

Salicylsäuren [S 10] Phenyl- und Naphthylester
2149, 2396, 2731, 3249, 3250

Salicylsäuren (O-Alkyl- und O-Acylderivate) [S 11]
554, 1615, 2396, 2398, 2723, 2967, 3197, 3530, 4507, 6190

Salicylsäuren (O-Alkyl- und O-Acylderivate) [S 12] Amide
966, 1022, 1322, 1570, 1692, 1929, 1997, 2253, 2520, 2539, 2580, 2824, 2903, 2916, 3158, 3406, 3468, 4285, 4916, 5113, 5125, 6311, 6436, 6508

Salicylsäuren (O-Alkyl- und O-Acylderivate) [S 13] Anilide
2744, 4026

Salicylsäuren (O-Alkyl- und O-Acylderivate) [S 14] Hydrazide
1899, 2165

Salicylsäuren (O-Alkyl- und O-Acylderivate) [S 15] Ester
2554, 2722, 3488, 3878, 4851

Salpetersäureester (Nitrate) [S 16]
52, 84, 91, 162, 201, 263, 278, 299, 313, 356, 388, 391, 438, 453, 663, 874, 1471

Salpetrigsäureester (Nitrite) [S 17]
50, 294

Salze, innere
s. Betaine

Schiffsche Basen [S 18]
2466, 2472, 2727, 3262, 4205, 4254, 4853, 5804, 5868, 6635

Schwefelsäureester (Alkyl(Aryl)hydrogensulfate und deren Salze) [S 19]
554, 815-03, 886, 1191, 1544, 1945, 2045, 2666, 3422, 3541, 3612, 3673, 3818, 4951, 5353, 6103, 6131, 6277-01, 6528

Schwefel-Stickstoff(S-N)-Verbindungen [S 20]
912
s. auch Imide (N-(Trichlormethylthio)-Derivate), Isothiazole, Sulfonamide, 1,2,4-Thiadiazin-1,1-dioxide, 1,2-Thiazine

Scopine
s. unter Tropinester (6,7-Epoxyderivate)

Secalealkaloide
s. unter Lysergamide

9,10-Secocholestane und -ergostane [S 21]
5630, 5631, 5637, 5709, 5713, 5715

Selenophene [S 22]
2228

Selenverbindungen [S 23]
298
s. auch Selenophene

Seltene Erden-Salze [S 24]
30-02, 267-02, 283, 340, 366-02, 371-03, 430-01, 555

Semicarbazide [S 25]
610, 960
s. auch Sulfonylharnstoffe (3-(N-heterocyclisch)-substituierte Derivate (= Semicarbazide))

Semicarbazone [S 26]
1268, 1291, 1518, 6281
s. auch 5-Nitro-2-furaldehydsemicarbazone

Semioxamazone [S 27]
544, 6348

Senföle
s. Isothiocyanate

Serine [S 28]
119, 251, 256, 1409 (Hydrazid), 5767 (Anilid), 6367 (Amid), 6557

Sesquiterpenalkohole und deren Ester [S 29]
2921, 2929, 3915, 4934

Sideramine [S 30]
5465

Silbersalze und -verbindungen [S 31]
63-03, 105, 323-01, 377-02, 396-09, 451-28, 1227-02, 1836-02, 4159-01, 4505-01, 5871-01

Siliciumverbindungen [S 32]
879, 5037
s. auch Kieselsäureester und -salze

Silikate
s. Kieselsäureester und -salze

Solanaceen-Alkaloide [S 33]
1357, 1358, 2358, 5719, 6115
s. auch unter Tropinester

Spirostene [S 34]
5626

Spirosteroide [S 35]
4735, 4936, 5317, 5335, 5543
s. auch Spirostene

Spiroverbindungen [S 36]
1840, 2028, 2305, 2359, 2445, 2850, 3284, 3595, 4239, 4864, 5408
s. auch 6-Azaspiro[4.5]decane, 6-Azaspiro[2.5]octane, Cyclopenta[c]pyran-7-spiro-2'-oxirane, 1,4-Dioxa-8-azaspiro[4.5]decane, Dioxaspirodecane, 1,3-Dioxolane (Spiroderivate), Dispirotripiperaziniumverbindungen, Epoxide = Oxirane (Spiroverbindungen), 1-Oxa-3,8-diazaspiro[4.5]decane, 1-Oxaspiro[2.5]octane, Spirosteroide, 1-Thia-4,8-diazaspiro[4.5]decane, 1,3,8-Triazaspiro[4.5]decane, 1,3,5-Triazaspiro[5.5]undecane, Trichodermol-Antibiotica, 1,6,8-Trioxadispiro[4.1.5.3]pentadecane

Stearinsäureamide (Octadecanamide) [S 37]
5368, 5787

Stearinsäureester (Octadecanoate) [S 38]
4483, 4488, 4492, 5784, 5858, 5976, 6031

Steroidacetale [S 39]
5261, 5339, 5670, 6023, 6601
s. auch Steroidacetonide, Steroidacetophenonide, Steroidpentanonide

Steroidacetonide [S 40]
5248, 5249, 5257, 5283, 5304, 5320, 5322, 5338, 5343, 5345, 5748, 5752
s. auch Fluorprednisolonacetonide

Steroidacetophenonide [S 41]
5737, 5746

Steroidalkaloide [S 42]
5020, 5029, 5358, 5359, 6115
s. auch Protoverine

Steroidantibiotica [S 43]
5861, 5902

Steroidcarbonsäuren [S 44]
4894, 4987, 5185, 5342, 5861, 5902
s. auch Cholansäuren

Steroidcarbonsäuren [S 45] Ester
5342, 5521
s. auch unter Cholansäuren

Steroidcarbonitrile [S 46]
5748, 6516

Steroide [S 47]
6013
s. auch Androst..., Azasteroide, Bufadienolide, Cardenolide, Cholansäuren, Cholestane, Ergosta..., Gon..., Homosteroide, 18-Nor-4,13-androstadiene, 19-Norpregn..., Norsteroide, Östr..., Pregn..., Secocholestane und -ergostane, Spirosteroide, Steroid..., Stigmastene und -stadiene

Steroide [S 48] 9β,10α-Steroide (Retrosteroide)
4591, 4698

Steroide [S 49] Amino- und andere N-Derivate
4779, 5461, 5554, 5643, 5702, 5795, 5909, 5963, 6010, 6016, 6054, 6120, 6495, 6549, 6608, 6615
s. auch Steroidalkaloide, Steroide (mit ankondensierten Heterocyclen)

Steroide [S 50] Epoxyderivate
5316, 5688, 6516

Steroide [S 51] Bromderivate
4640, 4686, 5633, 5788, 6536

Steroide [S 52] Chlorderivate
3719, 3984, 4072, 4253, 4372, 4373, 4591, 4592, 4890, 5101, 5102, 5304, 5677, 5748, 5752, 6611
s. auch 1,4-Pregnadiene (Chlorderivate, Chlor-Fluorderivate), 4,6-Pregnadiene (Chlorderivate), Progesterone (Chlorprogesterone), Testosterone (Chlortestosterone)

Steroide [S 53] Fluorderivate
4421, 5304, 5343, 5345, 5655, 5702, 5748, 5752
s. auch Cortisone und Hydrocortisone (Fluorcortisone und -hydrocortisone), Fluorprednisolone, 1,4-Pregnadiene (Chlor-Fluorderivate, Fluorderivate), Progesterone (Fluorprogesterone)

Steroide [S 54] Steroiddihydrogenphosphate
3713-01, 3714-01, 4109, 4726, 4754, 4973, 4974, 4975, 5003, 5173, 5305, 5345, 5713

Steroide [S 55] Disteroidhydrogenphosphate
6042, 6043

Steroide [S 56] 1-Methylsteroide
4461, 4772, 5015, 5625

Steroide [S 57] 2-Methylsteroide
4441, 4462, 4764 (Methylen), 5016, 5206, 6016, 6054, 6120, 6543

Steroide [S 58] 1,2-Methylensteroide
5100, 5255

Steroide [S 59] 4-Methylsteroide
5861

Steroide [S 60] 6-Methylsteroide
4945, 4984, 4985, 5012, 5027, 5154, 5180, 5181, 5203, 5290, 5314, 5337, 5350, 5422, 5543, 5874, 5982
s. auch Prednisolone (6-Methylprednisolone)

Steroide [S 61] 7-Methylsteroide
4037, 4443, 4695, 4739, 4759, 4760

Steroide [S 62] 18-Methylsteroide
6540

Steroide [S 63] 6,7-Methylensteroide
5185

Steroide [S 64] 16-Methylensteroide
4872, 4939, 5100 (16,17-Methylen), 5154, 5256, 5277, 5422
s. auch Fluorprednisolone (16-Methylenfluorprednisolone) und unter Prednisolone (16-Methyl- und 16-Methylenprednisolone)

Steroide [S 65] Steroide mit ankondensierten Heterocyclen
4437, 4748, 4900, 5398
s. auch Pyrazole (Pyrazole in Steroidringsystemen)

Steroide [S 66] Steroide mit Dreifachbindung in 20,21-Stellung (17-Äthinylsteroide)
4248, 4253, 4313, 4334, 4368, 4409, 4410' 4636, 4638, 4693, 4695, 4696, 4697, 4900, 5096, 5170, 5180, 5419, 5420, 5434, 5604, 5655, 6535, 6540, 6620 (2, 17-Diäthinyl)
s. auch 4-Östrene (17α-Äthinylderivate)

Steroidlaktone [S 67]
4039, 4121, 4936, 5020, 5317, 5688, 5769, 5779
s. auch Bufadienolide, Cardenolide

Steroidpentanonide [S 68]
5522

Stibonsäuren [S 69] Benzolstibonsäuren
382, 749, 771, 781, 840-03, 2021, 2204, 6011

Stigmastene und Stigmastadiene [S 70]
5769, 5790, 5791, 6005

Stilbene [S 71]
3002, 3036, 3037, 3496, 4587, 4602, 4805, 4906, 4996, 5489, 5491, 5565
s. auch Phenylstilbenbromide, Phenylstilbenchloride, Stilböstrole

Stilböstrole (Diäthylstilböstrole) [S 72]
3610, 3612, 3675, 3976, 4312, 4850, 5252, 5384, 5645, 5867, 6045, 6114

Streptomycine und verwandte Antibiotica [S 73]
4784, 4785, 4786, 4789, 4790, 5629, 5639, 5998

Strontiumsalze [S 74]
39-03, 102-07, 549-05, 2951-04, 5043

k-Strophanthidine [S 75]
5771, 5772, 5773, 5774, 5830, 5955, 5956, 5974, 6047

Strychnine [S 76]
4532, 4533, 4579, 5095, 5609
s. auch Curarealkaloide vom Strychnintyp

Styrole [S 77]
2218, 2234, 2412, 2455, 2480, 3513, 4953, 5476, 5498, 5726, 5851
s. auch Stilbene, Zimtsäuren

Succinanilsäuren [S 78]
1281, 1905, 1934, 2189, 2774, 3034, 6304

Succinate
s. Bernsteinsäuren (Ester)

Succinimide
s. Pyrrolidin-2,5-dione

Sulfamide [S 79]
482

Sulfaminsäuren [S 80]
474, 3099, 3797, 4847-11

p-Sulfamoylanilsäuren [S 81]
1224, 1281, 2168, 2170, 2189, 2747, 2774
s. auch p-Sulfamoylphthalanilsäuren

p-Sulfamoylbenzoesäuren [S 82]
517, 573, 1695, 2317, 2898, 6188

5-(p-Sulfamoylphenylazo)-salicylsäuren [S 83]
2169, 2962, 3527, 3542, 3868, 6476

p-Sulfamoylphthalanilsäuren [S 84]
2997, 3019, 3254, 3256, 3263, 3856, 4168

Sulfanilamide [S 85] N^1-Acetylderivate
786, 1878, 2208, 2209, 2223, 2997, 3355

Sulfanilamide [S 86] N^4-Acetylderivate
1057, 2450, 2492, 2524, 5333

Sulfanilamide [S 87] N^1-Acylderivate (außer Acetylderivaten)
1647, 2176, 2786, 3065, 5333, 5368

Sulfanilamide [S 88] N^4-Acylderivate (außer Acetylderivaten)
2035, 2872
s. auch p-Sulfamoylanilsäuren

Sulfanilamide [S 89] N^4-Azoderivate
1883, 2191, 2985, 3549
s. auch 5-(p-Sulfamoylphenylazo)-salicylsäuren

Sulfanilamide [S 90] Disulfanilamide
1879, 2224, 2492, 2522, 5564

Sulfanilamide [S 91] Bromderivate
1815, 1856

Sulfanilamide [S 92] Chlorderivate
380, 1192, 1194, 1825, 1859, 2989, 3011, 3360, 3705, 6262, 6402

Sulfanilamide [S 93] Jodderivate
368, 1217, 1826, 3254, 4168

Sulfanilamide [S 94] sonstige
386, 574, 627, 628, 629, 779, 788, 829, 1053, 1282, 1368, 1727, 1947, 2038, 2058, 2199, 2356, 2423, 2466, 2589, 2643, 2743, 2815, 2905, 3779, 4244, 5834
s. auch Homosulfanilamide, Sulfanilamido..., Sulfanilanilide, Sulfanilyl...

Sulfanilamidooxazole und -isoxazole [S 95]
1217, 1256, 1623 (Oxazol), 1624, 1625, 1878, 2223, 2524

Sulfanilamidopyrazine [S 96]
1194, 1228, 1597, 2209

Sulfanilamidopyrazole [S 97]
1653, 2746, 3011, 3038

Sulfanilamidopyridazine [S 98]
1192, 1594, 1906, 1909, 2208, 2747, 3542, 3856, 5075

Sulfanilamidopyridine [S 99]
1559, 1876 (Homo!), 1881, 2774, 3527, 4227

2-Sulfanilamidopyrimidine [S 100]
1227, 1592, 1593, 1595, 1856, 1902, 1912, 2551, 3868, 5389, 5868

4(6)-Sulfanilamidopyrimidine [S 101]
1596, 1859, 1903, 1907, 1908, 1910, 1911, 2207, 4583, 6476

Sulfanilamido-1,2,5-thiadiazole [S 102]
994, 1287

Sulfanilamido-1,3,4-thiadiazole [S 103]
732, 993, 1285, 1655, 1975, 1976, 2244, 3263

Sulfanilamidothiazole und -isothiazole [S 104]
969, 1207, 1208, 1254, 1255 (Iso), 1626, 1945, 2170, 2189, 2962, 2989, 3254, 3256, 3296

Sulfanilamido-1,3,5-triazine [S 105]
1627, 2271

Sulfanilanilide [S 106]
1815, 1826, 1842, 2178, 2179, 2450, 4168
s. auch Sulfanilamide (Disulfanilamide)

Sulfanilsäuren [S 107]
371, 580, 813 (Thioester)

Sulfanilylguanidine [S 108]
631, 1057, 1946

Sulfanilylharnstoffe und -thioharnstoffe [S 109]
612 (Thio), 614, 1408, 1754, 2872, 3019

Sulfide
s. Thioäther

Sulfinsäuren und ihre Salze (besonders Formaldehydsulfoxylsäurederivate) [S 110]
618, 627, 2192, 2510, 5086
s. auch Thiosulfinsäureester

Sulfobernsteinsäurederivate [S 111]
173, 3497, 4491

Sulfonamide [S 112]
482, 991, 1335, 2739, 4430, 4619, 4680, 5146, 5178, 6581

s. auch Benzolsulfonamide, Benzolsulfonchloramide, o-Chlorsulfonamide, Homosulfanilamide, Nitrobenzolsulfonamide, Phenothiazine (2-Sulfonamide), p-Sulfamoyl..., Sulfanilamide, Sulfonylharnstoffe, 1,3,4-Thiadiazolsulfonamide und unter 1,2,4-Benzothiadiazin-1,1-dioxide

Sulfonanilide [S 113]
1802, 1835, 2446
s. auch Methansulfonanilide, Sulfanilanilide

Sulfone [S 114]
308, 679, 755, 812, 843, 887, 970, 1158, 1341, 1459, 1560, 1847, 1926, 1927, 2420, 2471, 2532, 2647, 2899, 2916, 3468, 3970, 4386, 4516, 4630, 4912, 6477
s. auch p,p'-Diaminodiphenylsulfone, Dioxide (S-Dioxide)

Sulfoniumverbindungen [S 115]
219, 493, 3372, 3686, 3781, 3783, 4877, 6384
s. auch Phenazathioniumverbindungen

Sulfonsäuren und ihre Salze [S 116]
42, 44, 57, 128, 340, 379, 619, 1060, 1291, 1360-01, 1375, 1442, 1809, 2107, 2820, 2946, 3070, 3383-03, 3514, 3754-01, 4223-06, 4324-01, 4431, 4474, 4590, 5149, 5347, 5848, 5893-01, 6057, 6130, 6139, 6228
s. auch Aminosulfonsäuren, Anilinoäthansulfonsäuren, Anilinomethansulfonsäuren, Anilinopropandisulfonsäuren, Benzolsulfonsäuren, Chinolinsulfonsäuren, Hydroxysulfonsäuren, Methansulfonsäuren, Naphthalin- und Naphtholsulfonsäuren, Naphthylaminsulfonsäuren, Phenolsulfonsäuren, 3-Pyrazolin-5-one (4-Aminoderivate/5-Oxo-3-pyrazolin-4-ylaminomethansulfonsäuren), Sulfaminsäuren, Sulfanilsäuren, Sulfobernsteinsäurederivate

Sulfonsäuren und ihre Salze [S 117] Derivate von Sulfanilamiden
628, 629, 829, 1626, 1881, 2356, 2551, 2815, 4227, 4583

Sulfonsäuren [S 118] Ester
486, 487, 813 (Thio), 849, 878, 888, 1486, 1491, 2087, 2110, 5906, 6203, 6579

p,p'-Sulfonyldianiline
s. p,p'-Diaminodiphenylsulfone

Sulfonylharnstoffe [S 119] p-Chlorphenylsulfonylharnstoffe
1309, 1635, 1952, 2251, 2277, 2776, 6207

Sulfonylharnstoffe [S 120] p-Tolylsulfonylharnstoffe
1966, 2012, 2032, 2201, 2291, 2590, 2620, 2871, 2880, 3194, 3740, 6276, 6447, 6491

Sulfonylharnstoffe [S 121] 3-(N-heterocyclisch)-substituierte Derivate (= Semicarbazide)
1635, 1952, 2012, 2277, 2620, 2871, 3184, 4395

Sulfonylharnstoffe [S 122] sonstige
1722, 2034, 2591, 2841, 2881, 3146, 4684, 4916, 5113, 5193, 5585, 5822, 6415
s. auch Sulfanilylharnstoffe, Metanilureide

Sulfoxide [S 123]
56, 752, 763, 796, 1794, 1818, 1838, 2318, 2609, 3314, 4176, 4629, 5062, 5066, 6235, 6294, 6353, 6361

Sulfoximide (Sulfoximine) [S 124]
3710

Sultame [S 125]
1368, 3572, 4878, 5500
s. auch 1,2-Benzothiazin-3-carboxamid-1,1-dioxide, 1,2,4-Thiadiazin-1,1-dioxide

Sydnone [S 126]
2749

Sydnonimine [S 127]
1107, 1621, 3576

Tannate (gerbsaure Salze) [T 1]
393-12, 451-24, 1070-03, 2418, 3078-02, 3315-02, 3365-09, 3415-03, 4196-04, 4466-01, 4811-01

Terpene [T 2]
1416, 1438, 1452, 3506, 3745
s. auch Bicycloheptane und -heptene, Carotine, Oleanen..., Vitamin-A-Verbindungen

Terpene [T 3] Terpenalkohole
1436, 1439, 1451, 1453, 1485, 3740, 4419, 4471
s. auch Menthole, Sesquiterpenalkohole (und deren Ester)

Terpene [T 4] Terpenalkohole (veresterte)
2932, 5038
s. auch Borneol- und Isoborneolester und unter Menthole

Terpene [T 5] Terpenketone
1360-01, 1378, 1379, 1384, 1432, 1433, 1434, 1436, 1439, 1442, 1729, 1731, 2652, 4419, 4430

Terpene (acyclische) [T 6]
1451, 3155, 3801, 4471, 5008, 5632, 6026, 6134, 6613
s. auch Phytylderivate

Testosterone [T 7]
4089, 4109, 4738, 5014, 5037, 5160, 5198, 5278, 5406, 5538, 5547, 5595, 5616, 5619, 5674, 5705, 5860, 5931, 6010

Testosterone [T 8] Chlortestosterone
4071, 4420, 4708, 4994, 5447

Testosterone [T 9] 17α-Methyltestosterone
4420, 4442, 4447, 4759, 4760
s. auch 3,5-Androstadiene

Tetraäthylenpentamine [T 10]
904

5,7,12,14-Tetraazapentacene
s. Chinoxalino[2,3-b]phenazine

Tetracycline [T 11]
4529, 4535, 4536, 4560, 4825, 4830, 4847, 4848, 4849, 5111

Tetracycline [T 12] Chlorderivate
4521, 4816, 4831, 5077, 5580

Tetracycline [T 13] N^2-substituierte
5077, 5580, 5586, 5587, 5588, 5725, 5750, 5755, 5757, 6110, 6140, 6158

Tetracycline [T 14] N^2-substituierte (mit COOH-Gruppen im Substituenten)
2779-04, 5396, 5667, 5745, 5756, 5813, 6003

Tetrahydro-1,4-oxazine
s. Morpholine

Tetrasulfide [T 15]
2659

Tetrazene [T 16]
2511, 5646

Tetrazole und Tetrazoline [T 17]
419, 543, 576, 709, 2295, 2474, 3186, 3245, 3580, 3855, 5991, 6262, 6298, 6300, 6319, 6479

Theobromine [T 18]
311-01, 589, 1372, 1374, 1956, 2294, 2336, 2933

Theophylline [T 19]
578, 588, 815-03, 995, 1012, 1055, 1060, 1371, 1373, 1375, 1606, 1757, 2014, 2060, 2354, 2355, 2656, 2775, 2817, 3103, 3395, 3464, 3695, 3701, 3702, 3703, 4223-06, 4394, 4813, 5439, 6234, 6307, 6484
s. auch 8-Bromtheophylline, 8-Chlortheophyllinate, Quecksilberverbindungen (Diuretica/Theophyllinverbindungen und -gemische)

4-Thia-1-azabicyclo[3.2.0]heptane
s. unter Penicilline

5-Thia-1-azabicyclo[4.2.0]oct-2-ene
s. unter Cephalosporine

1-Thia-4,8-diazaspiro[4.5]decane [T 20]
4841

1,2,5-Thiadiazepine
s. unter Dibenzo[1,2,5]thiadiazepine

1,2,4-Thiadiazin-1,1-dioxide [T 21]
121, 676
s. auch 1,2,4-Benzothiadiazin-1,1-dioxide

1,3,5-Thiadiazine (Perhydroderivate) [T 22]
1896, 3311

1,2,4-Thiadiazole [T 23]
1166

1,2,5-Thiadiazole [T 24]
2361
s. auch Sulfanilamido-1,2,5-thiadiazole

1,3,4-Thiadiazole [T 25]
249, 332, 355, 846
s. auch Cephalosporine (3-Thiadiazolylthiomethyl-Derivate)

1,3,4-Thiadiazolsulfonamide und Benzolsulfonamido-1,3,4-thiadiazole [T 26]
89, 161, 261, 262, 420, 708, 735, 1886, 1941, 2269
s. auch Sulfanilamido-1,3,4-thiadiazole

Thiamine (Vitamin-B_1-Derivate) [T 27]
1724, 1972, 1974, 1986, 2040, 2059, 2074, 2081, 2243, 2303, 2597, 3152, 3743, 4010, 4581, 4582, 5479

Thiamine (Vitamin-B_1-Derivate) [T 28] Thiamindisulfide
2644; 2882, 2919, 3469, 5202, 5334, 5348, 5883, 5884, 5993

Thianthrene [T 29]
2439

1,2,3,4-Thiatriazole [T 30]
542

Thiazepine
s. 1,5-Benzothiazepine, Dibenzothiazepine

1,2-Thiazine (Perhydroderivate) [T 31]
1368, 3572
s. auch 1,2-Benzothiazin-1,1-dioxide

1,3-Thiazine
s. unter 3,1-Benzothiazine

1,3-Thiazine (Dihydroderivate) [T 32]
1970
s. auch unter Cephalosporine

1,3-Thiazine (Perhydroderivate = „1,3-Thiazane“) [T 33]
1548, 1567, 1869, 1968

1,4-Thiazine (Perhydroderivate = Thiomorpholine) [T 34]
1342, 1870, 2012
s. auch Pyrido[2,3-b]-1,4-thiazine, Pyrimido-[4,5-b]-1,4-thiazine

Thiazolamine [T 35]
75, 80, 97, 158, 264, 930, 931, 943, 970, 974, 2167, 2867, 6329

Thiazole [T 36]
401, 704, 1128, 1173, 2470, 3470, 3644, 3699, 5476, 5726, 6111, 6192, 6411, 6413
s. auch Benzothiazole, Imidazo[2,1-b]thiazole, Nitrothiazole, Sulfanilamidothiazole, Thiazol... und unter Thiamine

Thiazole [T 37] Chloralkyl(aryl)thiazole
379, 619, 1499, 1986

Thiazolessigsäuren [T 38]
1499, 1814, 3244, 6257

Thiazolidine [T 39]
182, 864, 1649, 2519, 5179, 6179, 6253, 6664
s. auch Penicilline, 1-Thia-4,8-diazaspiro-[4.5]decane

Thiazolidine [T 40] 4-Oxothiazolidin-2-ylidenessigsäuren und -ester
2332, 2641, 6257

Thiazolidin-4-one [T 41]
1116, 1181, 1977, 3910

Thiazoline [T 42]
87, 97, 1584, 3262, 6411

Thiazolo[5,4-f]chinoline [T 44]
4914, 6327

Thieno[2,3-b]-1,4-benzothiazine [T 45]
4289

Thienobenzothiepine [T 46]
3329, 3351

Thieno[2,3-e]-1,4-diazepin-2-one [T 47]
3009
s. auch 1-Benzothieno[2,3-e]-1,4-diazepin-2-one, 1,2,4-Triazolo[3,2-c]thieno[2,3-e]-1,4-diazepine

Thieno[3,4d]imidazole [T 48]
1427, 6232

Thieno[2,3-c]pyridine [T 49]
3340

Thieno[3,2-c]pyridine [T 50]
6330

1H-Thieno[3,2-f][1,2,4]triazolo[1,5-a][1,4]-diazepine
s. 1,2,4-Triazolo[3,2-c]thieno[2,3-e]-1,4-diazepine

2-Thienylessigsäureester [T 51]
3453, 3694, 3803, 4080, 4669

3-Thienylessigsäureester [T 52]
4452

2-Thienylmethanole [T 53]
3373, 3731, 3759, 4401
s. auch unter 2-Thienylessigsäureester

Thiepine
s. Dibenzothiepine, Thienobenzothiepine

Thioacetale [T 54]
1920, 5859, 6524

Thioäther (Sulfide) [T 55]
78, 186, 209, 712, 934, 948, 1166, 1229, 1258, 1383, 1466, 1765, 2066, 2105, 2318, 2665, 2733, 3295, 4272, 4581, 4806, 4927, 5035, 5575, 5583, 5882, 5894, 5929, 6258, 6275, 6317, 6331, 6607
s. auch β-Aminoäthylthioäther, 1,2,4-Benzothiadiazin-1,1-dioxide (6-Chlor-7-sulfonamide/3-Alkylthiomethyl-Derivate), Cephalosporine (3-Thiadiazolylthiomethyl-Derivate), Disulfide, Epithioverbindungen, Lincomycine, Mercaptocarbonsäuren und deren Derivate (Äther), Penicilline (Alkyl(Aryl)thiomethylpenicilline), Phenothiazine (2-Alkylthioderivate), Tetrasulfide, Thioacetale, Thiophenoläther und unter Isothioharnstoffe

Thioalkohole (Thiole) [T 56]
57, 87, 126, 128, 157, 230, 231, 280, 401, 526, 1142, 1288, 1383, 6544
s. auch Aminothioalkohole, Mercaptocarbonsäuren und deren Derivate, Thiophenole

Thioamide [T 57]
48, 155, 1046, 1933, 2180, 2788, 6254
s. auch Isonicotinthioamide, Phosphorsäureamide (N,N'-Diäthylen- und N,N',N''-Triäthylenthiophosphoramide), Thioharnstoffe

Thioanilide [T 58]
2171, 2683
s. auch Thiocarbanilide

2-Thiobarbitursäuren [T 59]
146, 827, 1362, 1423, 1714, 1763, 1764, 1765, 1844, 2028, 2029, 2065, 2066, 2238, 2239

Thiocarbanilide [T 60]
2129, 3341, 4056, 4838, 4982, 5176

Thiocarbazone [T 61]
2181

Thiocarbonsäuren [T 62]
1050

Thiocarbonsäuren [T 63] Ester
1915, 2323, 2425, 3152, 3621, 4010, 4128, 4329, 4582, 4954, 4955, 5202, 5317, 5335, 5340, 5479, 6385, 6414

Thiocarbonsäuren (Dithiocarbonsäuren) [T 64]
164, 282, 300, 546, 1729, 5099 (Ester)
s. auch Dithioimidocarbonsäureester, Xanthogenate

Thiochromane (1-Benzothiopyrane) [T 65]
1335, 3206

Thiocyanate (Rhodanide) [T 66]
6, 714, 1211, 1849-03, 2040-04, 2266-15, 2311, 3691-01, 5990-02

Thioglykolsäuren [T 67]
31, 156, 632, 1564, 1603, 1761, 1920, 3218, 6331

Thioharnstoffe [T 68]
16, 54, 120, 190, 303, 454, 612, 666, 728, 1129, 1130, 2549, 2823, 6491
s. auch Isothioharnstoffe, Thiocarbanilide

Thiohydantoine [T 69]
260 (Dithio), 1421

Thiohydroximsäureester [T 70]
6309

Thiolaktone [T 71]
180, 403

Thiole
s. Thioalkohole

Thiomorpholine
s. 1,4-Thiazine (Perhydroderivate)

Thiophene [T 72]
777, 944, 1584, 1650, 1969, 1994, 2143, 2787, 2860, 2998, 3035, 3054, 3403, 3867, 4187, 4796, 5870, 6222, 6236, 6262, 6457, 6558, 6567
s. auch Benzocycloheptathiophene, Benzothiophene, Dibenzothiophene, Dithienylalkenylamine, Thieno..., Thienylessigsäureester, 2-Thienylmethanole

Thiophene [T 73] Thiophencarbonsäuren und Derivate
233, 545 (Nitril), 698 (Amid), 1492 (Anilid), 1496, 2333 (Ester), 2736 (Ester)

Thiophene [T 74] 2-Thenoylphenyl-Verbindungen
2122, 2402, 2432, 2433, 6325

Thiophene [T 75] Thenyläthylendiamine
2528, 2530, 2573, 2574, 2842

Thiophene (Tetrahydrothiophene) [T 76]
180, 403, 4877

Thiophenoläther [T 77]
709, 1415, 1708, 2016, 2342, 2349, 2591, 3257, 3795, 4297, 4311, 4476, 4724, 5061, 5859, 6270, 6278, 6279, 6324, 6588
s. auch Diphenylthioäther

Thiophenole [T 78]
548

Thiophenylpyridylamine
s. Azaphenothiazine

Thiophosphorsäurederivate
s. unter Phosphorsäureamide, Phosphorsäureester

Thiophthalane
s. Benzo[c]thiophene (Dihydroderivate)

Thiopyrano[3,4-b]indole [T 79]
3741

Thiopyrano[4,3-b]indole [T 80]
3110

Thiosemicarbazide [T 81]
584, 1369

Thiosemicarbazone [T 82]
352, 545, 591, 592, 793, 820, 867, 1226, 1591, 1629, 3742, 4138, 4490, 5449
s. auch Benzaldehydthiosemicarbazone

Thiosulfinsäureester (Disulfid-S-oxide) [T 83]
423

Thiouracile [T 84]
138, 144, 245, 622, 1096, 1177, 1532

Thioxanthene [T 85]
3596, 3892, 3993, 4275, 5079, 5090, 5146, 5229, 5901, 6585
s. auch Thioxanthone

Thioxanthene [T 86] Chlorderivate
3564, 4852, 5124, 5247, 6529

Thioxanthone [T 87]
4298, 4305, 4931, 6319

Thioxoverbindungen [T 88]
234, 525, 625, 733, 987, 1181, 1184, 1896, 1972, 2974, 3262, 3294, 3311, 6185, 6250, 6431
s. auch Thioharnstoffe

Thiurame [T 89]
448, 1466, 1467, 2658

Thymole und deren Äther und Ester [T 90]
1305, 1311, 1314, 1377, 1658, 2584, 2614, 3203, 3207, 3219, 4290, 4623, 4851, 4992, 5556, 5755-02, 5871, 6002

Tiglinsäure- und Angelikasäureester [T 91]
2346, 2347, 3769, 4370, 4887, 4891

Tocopherole (Vitamin-E-Verbindungen) [T 92]
5635, 5717, 5718, 5792, 5793, 5864, 5907, 5957, 6006

p-Toluolsulfonate [T 93]
52-01, 856-02, 1133, 1480-01, 1760, 2048, 3794, 3804, 4148-01, 5035, 6299 (Ester)

Triamine [T 94]
1210, 1833, 1834, 4501, 5425, 5764, 6368
s. auch Diäthylentriamine, Triaminobenzole

Triaminobenzole [T 95]
2576, 3735

3,4,6a-Triazafluoranthene [T 96]
6369

1,3,8-Triazaspiro[4.5]decane [T 97]
4867, 4874, 5088, 5250, 5730, 6572

1,3,5-Triazaspiro[5.5]undecane [T 98]
2833

1,3,5,2,4,6-Triazatriphosphorine [T 99]
6350

Triazene
s. Diazoaminoverbindungen

1,2,5-Triazepine
s. 1,2,5-Benzotriazepin-4-one

1,2,3-Triazine
s. 1,2,3-Benzotriazine

1,2,4-Triazine
s. Azauracile, 6-[2-(5-Nitro-2-furyl)-vinyl]-1,2,4-triazine, Pyrazolo[1,2-a]-1,2,4-benzotriazine, Pyrimidotriazine

1,3,5-Triazine (auch Hydroderivate) [T 100]
81, 833
s. auch Chlorisocyanursäuren, Melamine, Pyrrolotriazine, Sulfanilamido-1,3,5-triazine

1,3,5-Triazine (auch Hydroderivate) [T 101] Diamino-1,3,5-triazine
92, 935, 975, 1637, 1727, 1889, 1928, 2016, 2493, 2833, 4590, 5488

1,2,4-Triazino[5,6-b]indole [T 102]
2225, 2832

1,2,3-Triazole [T 103]
6463

1,2,4-Triazole [T 104]
51, 529, 832, 932, 1446, 6206, 6493

1,2,4-Triazolo[4,3-a]-1,4-benzodiazepine [T 105]
2950, 3246, 3252

1,2,4-Triazolo[3,4-a]isochinoline [T 106]
1493

1,2,4-Triazolo[4,3-a]pyrazine [T 107]
1701

1,2,4-Triazolo[4,3-a]pyridine [T 108]
3950

1,2,3-Triazolo[4,5-d]pyrimidine [T 109]
148, 6301

1,2,4-Triazolo[1,5-a]pyrimidine [T 110]
1412

1,2,4-Triazolo[3,2-c]thieno[2,3-e]-1,4-diazepine [T 111]
6439

2,2,2-Trichloräthanolester [T 112]
36, 79, 224, 607, 1526
s. auch unter Chloralhydratderivate

Trichodermol-Antibiotica [T 113]
3440, 4040, 4070, 5597, 5763

Tricyclo[3.3.1.1^{3,7}]decane
s. Adamantane

Tricyclo[2.2.1.0^{2,6}]heptane [T 114]
4428, 4717, 6515

3,4,5-Trimethoxybenzoesäureamide [T 115]
2568, 3181, 3195, 3392, 3458, 3655 (Anilid), 4691, 4915, 5153

3,4,5-Trimethoxybenzoesäureester [T 116]
3794, 3804, 4968, 5033, 5568, 5665, 5728, 5744, 5826, 5848, 5850, 5855, 5873, 5875, 5894, 5895, 5896, 5926, 6004

1,2,3-Trimethoxybenzole [T 117]
1751, 2290, 2548, 2639, 2892, 3090, 3493, 3771, 4002, 4886, 5275, 5696, 5946, 5950
s. auch 3,4,5-Trimethoxybenzoesäure..., 3,4,5-Trimethoxycinnamamide, 3,4,5-Trimethoxycinnamoylpiperazide

3,4,5-Trimethoxycinnamamide [T 118]
1936, 3385, 4077

3,4,5-Trimethoxycinnamoylpiperazide [T 119]
3712, 4403, 4752, 5002

Trimethylessigsäureester (2,2-Dimethylpropionsäureester, Pivalate) [T 120]
2250, 4105, 4769, 4969, 5183, 5531, 5540, 5600, 5601, 5602, 5606, 6497, 6498, 6599

1,6,8-Trioxadispiro[4.1.5.3]pentadecane [T 121]
6641, 6644

1,3,5-Trioxane [T 122]
457

Triphenylmethane [T 123]
3841, 4188, 4799, 4800, 4817, 5472
s. auch Fluoresceine, Fuchsone, Fuchsonimoniumverbindungen, Phenolphthaleine

Tropane [T 124]
4837
s. auch Tropinäther, Tropinester

Tropane (6,7-Epoxyderivate) [T 125]
4191
s. auch Tropinester (6,7-Epoxyderivate)

Tropasäureamide [T 126]
3063, 3339

Tropasäureester [T 127]
3383, 3384, 3387, 3415, 3416, 3419, 3420, 3732, 3766, 3767, 3791, 4048, 4431, 4455, 4751, 5455, 5691, 5811, 5847, 6454, 6492, 6519

Tropasäureester [T 128] O-Propionyltropasäureester
4341, 4750

Tropasäureester [T 129] Ester von sonstigen substituierten Tropasäuren
3422, 3730

Tropinäther [T 130]
4563, 4598, 4845, 4878, 5082, 5104

Tropinäther [T 131] N-Alkylnortropinäther
4897, 5131

Tropinäther [T 132] quartäre
5293

Tropinester [T 133]
2346, 3132, 3337, 3370, 3376, 3415, 3416, 3417, 3418, 3419, 3420, 3421, 3730, 4385, 4719, 4858, 4859, 5238, 5394, 5925, 6454
s. auch Pseudotropinester

Tropinester [T 134] N-Alkylnortropinester
4048

Tropinester [T 135] quartäre
3459, 3504, 3766, 3767, 4431, 4455, 4750, 5106, 5267, 5296, 5408, 5455, 5691, 5811, 5847

Tropinester (6,7-Epoxyderivate) [T 136]
3383, 3384, 3387, 4341

Tropinester (6,7-Epoxyderivate) [T 137] quartäre
3732, 4751, 6492

Tropolone [T 138]
1232, 1294
s. auch Colchicine

α-Truxillsäureester [T 139]
5937, 5973, 5999, 6000

Tryptamine [T 140]
1272, 1274, 1640, 1641, 1890, 1958, 1959, 1961, 1962, 2010, 2235, 2583, 2617, 3957, 3966, 4576

Tryptophane [T 141]
790-02, 1577, 3532, 6249

Tyrosine [T 142]
953, 961, 981, 1030, 1034, 1333, 1334, 1366, 2703, 2704, 2709, 2710, 2711, 2712, 2713, 3951, 6230, 6231

Tyrosine [T 143] Amide
4971, 5701

Tyrosine [T 144] Ester
2009, 3556

Undecansäureester (Undecanoate) [U 1]
3809, 4093, 5777, 5785, 6017

Undecensäureamide [U 2]
2364, 3497, 4114

Undecensäureester (Undecenoate) [U 3]
3437, 5827, 5954

Undecinsäureester [U 4]
3361

Uracile [U 5]
136 227, 246, 247, 387, 577, 613, 754, 801, 1066, 1067, 1068, 1089, 1090, 4433, 6255
s. auch Azauracile, Thiouracile, Uridine (und Desoxyuridine)

Uridine und Desoxyuridine [U 6]
1010, 1015, 1016, 1017, 1087, 1119, 1723, 2917, 6227

Valeriansäuren [V 1]
267, 269, 283, 302, 483, 817, 847, 858, 868, 1284, 1427, 1622, 4226, 5978, 6386
s. auch Allenolsäuren

Valeriansäuren [V 2] Amide und Anilide
852, 871, 872, 1146, 2079, 2308 (Anilid), 2575, 3154, 3734, 4022, 4032, 4134, 6111

Valeriansäuren [V 3] Ester
1779, 1980, 1981, 3504, 3980, 5168, 5182, 5355, 5499, 5523, 5530, 5607, 5608, 5759, 6612
s. auch Buttersäuren (Ester v. 3-Methylbuttersäure = Isovaleriansäureester), Phenylessigsäuren (Ester von 2-Phenylvaleriansäuren)

Valine [V 4]
296, 656, 6217

Valine [V 5] Ester
4083, 4448, 5018, 6647

Vanillinderivate (auch Vanillyl- und Vanilloylderivate) [V 6]
976, 1003, 1038, 1403, 1543, 1660, 1920, 1933, 2003, 2054, 2448, 2449, 2466, 3478, 3762, 4244, 4829

Vincaalkaloide [V 7]
4241, 4632, 6087, 6088, 6099, 6482, 6488, 6509, 6562, 6578, 6642, 6648, 6650

Vitamin-A-Verbindungen [V 8]
4407, 4411, 4439, 5007, 5196, 5977

Vitamin-B_1-Derivate
s. Thiamine

Vitamin-B_2-Derivate
s. unter Isoalloxazine

Vitamin-B_6-Derivate
s. Pyridoxine

Vitamin-B_{12}-Derivate
s. Cobamide

Vitamin-D-Verbindungen
s. unter 9,10-Secocholestane und -ergostane

Vitamin-E-Verbindungen
s. Tocopherole

Vitamin-K-Verbindungen [V 9]
1504, 1505, 1537, 1544, 1554, 1555, 1574, 1602, 2156, 2185, 2757, 3091, 3133, 3879, 3979, 5376, 5853, 5857, 5862, 6026

Wismutsalze (Bismutsalze) [W 1]
18-02, 39-01, 58-03, 127-02, 167-06, 171-04, 171-05, 295-01, 319, 320-01, 337-03, 393-08, 396-11, 406, 492-03, 510, 521, 546-01, 549-07, 553-02, 553-03, 607-02, 650, 775-04, 776-01, 799-01, 835, 868-03, 909-01, 928-05, 1005-01, 1163-01, 1183-01, 1203-01, 1437, 1440-01, 1442-02, 1731-01, 2075, 2189-01, 2362, 2718, 2951-06, 3229, 4157-02, 4159-02, 4301-04

Xanthene [X 1]
3833, 3928, 4359, 4663
s. auch Benzo[a]furo[2,3,4-mn]xanthene, Fluoresceine, Thioxanthene, Xanthone

Xanthene [X 2] Xanthen-2-carbonsäuren
2968, 3266, 6353

Xanthene [X 3] Xanthen-9-carbonsäureester
4675, 5106, 5172

Xanthine [X 4]
790, 1758, 1759, 4406
s. auch Theobromine, Theophylline

Xantheno[1′,2′,3′:4,5]-1,3-benzodioxino-[7,6-g]isochinoline [X 5]
5562

Xanthogenate [X 6]
424, 2659, 4990

Xanthone [X 7]
2968, 3266, 4251, 4304, 6353, 6503

Yohimbane [Y 1]
3852, 4307, 4356, 4631, 5308, 5399, 5873, 5875, 5876, 5894, 5895, 5896, 5926, 5950, 5951, 6004
s. auch Oxayohimbane

Zimtaldehyde [Z 1]
915, 923

Zimtsäuren [Z 2]
949, 1187, 1539, 1599, 1916, 1919, 2718, 3002, 4805, 6226
s. auch unter Jodphenylpropionsäuren, Jodzimtsäuren und deren Ester

Zimtsäuren [Z 3] Amide und Anilide
1610, 4297 (Anilid), 4510, 4517

Zimtsäuren [Z 4] Amide von substituierten Zimtsäuren
1617, 3590, 5140, 6246
s. auch 3,4,5-Trimethoxycinnamamide, 3,4,5-Trimethoxycinnamoylpiperazide

Zimtsäuren [Z 5] Ester
2247, 2995, 3003, 3166, 4181, 5281

Zimtsäuren [Z 6] Ester von substituierten Zimtsäuren
1566, 2553, 3134, 3748, 4602, 4906, 5381, 5950, 6013

Zinksalze [Z 7]
227-04, 234-01, 371-01, 746-01, 775-03, 1774, 3331, 5525

Zinnsalze [Z 8]
2103

Zuckeralkohole [Z 9]
309, 460, 484, 485

Zuckeralkohole [Z 10] Äther und Ester
487, 849, 6039
s. auch Erythritester, Mannitäther und -ester, Mesoinositester, Pentaerythritäther und -ester

Zuckeralkohole [Z 11] sonstige Derivate
388, 428, 441, 442, 503-01, 685, 880, 1482, 1491, 2110
s. auch unter Isoalloxazine

GRUPPENREGISTER (Hinweisteil)

Die Buchstaben-Zahlen-Kombinationen hinter den laufenden Nummern der in diesem Buch im Hauptteil (1–6170) und Nachtrag (6171–6664) angeführten Arzneistoffe verweisen auf die Gruppenregisterstichworte, unter denen diese Stoffe im Gruppenregister registriert worden sind. Die Buchstaben-Zahlen-Kombinationen befinden sich bei den Gruppenregisterstichworten jeweils in Klammern hinter den fettgedruckten Hauptstichworten.

1: C 94
2: B 149
3: C 94
4: F 17
5: H 4, J 15
6: T 66
6-01: K 1
6-02: C 1
7: C 94
8: J 15, M 26
9: A 68, C 1, N 35
9-01: C 1
10: A 55
11: C 29
11-02: A 67
11-03: B 138
11-04: C 1
12: L 9
13: J 15, M 26
14: H 6
14-01: P 20
15: H 7, H 25
16: T 68
17: A 63
18: A 172
18-01: C 1
18-02: W 1
18-03: N 36
19: C 94, F 17, H 4
20: C 94, F 17, H 4
21: C 94
22: C 94
23: F 17, P 177
24: B 149, C 94, F 17, H 4
25: B 149, F 17, H 4
26: C 94
27: A 59, K 10
28: F 17
29: G 19, P 177
30: C 31
30-01: E 2
30-02: S 24
31: C 1, G 27, T 67
32: B 146
33: C 74
33-01: B 120
33-02: G 16
34: K 10
35: A 70, A 200, C 109
36: P 104, T 112
37: E 8
38: C 29, E 17
38-01: L 9
38-02: C 1
38-03: A 67
39: G 19, M 14
39-01: W 1
39-02: C 1
39-03: S 74
40: C 1, G 19
41: E 17, P 20
42: P 177, S 116
43: A 172, E 17
44: G 27
45: B 149
46: C 94
47: C 105, Q 2
48: H 25, T 57
48-01: K 12
49: G 13
49-01: C 1
49-02: A 67
49-03: K 12
49-04: C 1, M 1
49-05: E 2
50: S 17
51: D 4, T 104
52: A 78, S 16
52-01: T 93
53: I 78
54: A 70, T 68
55: A 63
56: S 123
57: S 116, T 56
58: A 171
58-01: E 2
58-02: M 10
58-03: W 1
59: A 125
60: A 126
61: P 99
62: A 80, P 106
63: A 78, P 104
63-01: C 1
63-02: C 1, K 1, M 1
63-03: S 31
64: A 39
65: P 99
66: H 4, J 15
67: C 93
68: C 93
69: C 72, F 7, H 1
70: C 72, F 7, H 1
71: C 1, M 5, O 57
72: B 149, F 17, H 4
73: A 191
74: A 164, N 51
75: N 58, T 35
76: B 154, F 7, H 1
77: C 72, F 7, H 1
78: C 72, F 7, H 1, T 55

79: C 10, T 112
80: T 35
81: A 125, T 100
82: L 1, O 54
83: C 1, M 5
84: C 76, G 12, S 16
85: C 75
86: F 26, G 14, H 25
87: T 42, T 56
88: C 137
89: T 26
90: A 4, H 6, O 58
91: G 12, S 16
92: T 101
93: C 177, K 10
94: B 146, N 59
95: J 1
96: A 164, I 80
97: T 35, T 42
98: M 12
99: K 2
100: C 29, P 207
100-01: K 1
101: H 35
102: M 38
102-01: L 9
102-03: C 1
102-04: M 1
102-05: A 67
102-06: E 2
102-07: S 74
103: M 38
104: C 1, H 37, P 207
105: H 41, S 31
106: A 172
107: A 172
108: G 27, H 41
108-01: C 1
109: C 94
110: J 1
111: C 18
112: A 52
113: C 10
114: C 180
115: A 49, A 164, H 36, N 57
116: A 164, C 1, E 8, P 98
117: A 63, Q 5, R 1
118: A 63, Q 5, R 1
119: P 104, S 28
120: H 7, T 68
121: T 21
122: H 7
123: I 78
124: A 63
125: A 63
126: A 63, T 56
127: A 63
127-01: A 67
127-02: W 1
128: S 116, T 56
129: A 126
130: A 79, I 78
131: G 12, P 104
131-01: C 1
132: J 15, P 312
133: B 2
134: A 149, M 4, P 177
135: P 301
136: P 301, U 5
137: F 7
138: J 15, T 84
139: F 26, N 58
140: C 109, N 51
141: C 182, P 301
142: F 7
143: B 119, N 35
144: T 84
145: A 127, A 164, P 238
146: T 59
147: N 59, P 296
148: T 109
149: C 1, C 31
149-01: E 2
150: B 114, G 27
150-01: C 1
151: F 7
152: P 324
153: I 77
154: P 245
155: P 245, T 57
156: O 38, T 67
157: I 8, T 56
158: T 35
159: I 6
160: H 6, H 14
160-01: A 67
160-02: A 67
161: A 3, T 26
162: E 14, S 16
163: A 38
164: A 38, G 19, T 64
165: A 196, E 8, P 177
166: A 55, B 159
167: B 114
167-01: L 9
167-03: C 1
167-04: E 2
167-05: W 1
168: B 114, M 14
168-01: B 109
169: B 114, M 14
170: B 114, H 37
171: B 114, H 37
171-01: K 1
171-02: A 165
171-03: A 165, K 1
171-04: W 1
171-05: W 1
171-06: E 2
172: B 114, C 1, H 37
173: B 114, C 1, S 111
174: B 146
175: C 10, C 76
176: C 76, P 108
177: C 74, H 7
178: C 75
179: A 66, J 15
180: A 119, T 71, T 76
181: K 2, O 55
182: C 30, T 39
183: C 1, G 14
184: A 179
184-01: K 1
184-02: K 1, M 1
184-03: E 2
184-04: C 1
184-05: L 9
185: G 13, I 22
186: C 72, T 55
187: C 74, P 99
188: O 44
189: H 7, P 177
190: T 68
191: I 26, P 100
192: A 38
193: C 1, C 29, P 209
194: B 158
195: C 94
196: B 157
196-01: M 1
197: C 181
198: B 157, B 158
199: B 157, B 158
200: C 18
201: A 78, I 25, S 16
202: Q 2
203: P 127
203-05: P 76
203-18: A 165

204: G 13, G 33, P 100
205: A 63
206: A 38
207: A 38
208: A 38
209: A 63, T 55
210: A 93, B 153
211: A 93
211-02: A 5, A 104
211-05: B 114
212: A 93
213: A 126
214: B 126
214-01: C 98
215: A 73, P 107
216: A 78, P 104
217: D 4, D 82
218: G 33, P 104
219: A 63, S 115
220: A 73, D 82, P 114
221: A 128
221-02: A 169
222: E 2, N 35, N 57
223: J 14
224: K 9, T 112
225: J 14, P 281
226: N 44, O 55
227: C 30, U 5
227-01: K 1
227-02: E 2
227-03: M 1
227-04: Z 7
228: P 259
229: P 259
230: P 259, T 56
231: P 227, T 56
232: F 34, L 2
233: L 9, T 73
234: P 283, T 88
234-01: Z 7
234-02: M 1
235: C 138
236: P 239
237: A 3, N 58
238: A 32
239: A 32
240: A 126, P 227
241: A 32, A 126
242: C 109, H 14
243: C 74, H 7
244: P 264
245: T 84
246: U 5
247: U 5
248: I 6
249: M 29, T 25
250: G 10, O 57
250-01: C 1
250-02: M 1
250-03: I 8
251: D 44, S 28
252: O 57, P 202, P 325
252-01: C 1
252-02: M 1
253: O 48
254: A 94, P 296
255: N 51
256: D 11, S 28
257: A 68, H 17, P 261
258: C 11, C 74
259: A 179, C 1, H 6
260: T 69
261: P 210, T 26
262: I 23, T 26
263: P 15, S 16
264: I 78, T 35
265: A 55
266: K 2, K 12
267: C 1, O 57, V 1
267-01: M 1
267-02: S 24
268: B 161, G 27
269: B 148, V 1
270: B 148, B 161, C 1
271: C 73, N 56
272: A 2, C 180
273: G 14, M 14, P 210
274: G 7
274-03: C 1
274-04: M 1
274-05: M 1
274-06: E 2
274-07: L 9
275: C 31, C 180, G 19
276: A 73, P 243
277: A 73, I 8
277-04: P 221
278: P 15, S 16
279: C 75
280: A 130, I 8, T 56
281: G 8
282: P 127, P 177 , T 64
283: C 29, S 24, V 1
284: B 158, M 15
285: K 6
286: C 73, F 25, H 2
287: C 105, H 6, Q 3
288: C 105, H 6, Q 5, R 1
289: C 105, H 6, Q 5, R 1
290: B 133
291: A 127, B 133
292: P 167
293: B 120, G 13
294: S 17
295: M 27
295-01: W 1
296: A 119, M 14, V 4
297: C 181
298: B 156, R 1, S 23
299: G 11, G 12, S 16
300: A 73, C 9, T 64
301: H 6, Q 4
302: A 114, V 1
303: T 68
304: B 162, G 33
305: A 108
306: A 63
307: P 176
308: S 114
309: Z 9
310: A 128
311: B 154, C 112
311-01: T 18
312: C 112, J 15
313: C 115, S 16
314: C 112
314-03: B 140
314-05: E 2
314-09: M 1
314-13: C 107
315: A 80, D 4, P 106
316: C 1, C 114, P 104
316-01: M 1
317: B 35, C 109
318: C 96
319: B 143, B 151, W 1
320: B 151
320-01: W 1
321: C 96
321-01: P 108
322: J 12, N 54
323: N 54
323-01: S 31
324: A 165, O 57, P 311
325: B 151, P 39
326: C 96, N 54
327: C 109, K 2, N 43
328: C 78, N 37
329: J 12, P 39

329-01: K 1
329-02: Q 1
330: N 54
331: N 49
332: N 43, T 25
333: B 35, H 35
334: B 149, C 94, H 4
335: C 105, P 35, Q 2
336: N 54, Q 2
337: N 26
337-01: A 67
337-02: M 1
337-03: W 1
337-04: A 75
338: N 26, P 283
338-01: A 75
339: N 54
340: P 265, S 24, S 116
341: A 112, A 169, C 109
342: A 173, J 15
343: A 112, A 170
344: A 173, N 59
345: A 173, N 54
346: B 70
347: C 86
348: C 94
349: Q 2
349-01: B 140
350: J 14
351: N 28
351-01: E 2
351-02: K 4
352: N 44, T 82
353: I 11, N 58
354: N 42
355: N 51, T 25
356: M 16, S 16
357: P 35
358: R 4
359: H 20
360: P 309
361: P 92
361-01: P 33
362: B 71, C 1
362-01: K 4
363: P 39
363-01: K 12
364: P 39, Q 1
365: H 20, P 39
365-01: C 1
366: B 143, P 39
366-01: C 1
366-02: S 24
367: C 86
368: S 93
369: P 279
370: P 279, P 283
371: E 2, S 107
371-01: Z 7
371-02: A 67
371-03: S 24
372: A 38, N 43
373: I 68
374: A 108, N 44
375: E 33, P 104, P 177
376: A 173
376-01: Q 1
377: A 173
377-02: S 31
377-03: Q 1
378: B 154, H 11
379: S 116, T 37
380: C 78, C 86, S 92
381: A 70, C 109, P 239
382: A 73, S 69
383: P 264
384: A 73, P 269
385: P 263
386: S 94
386-02: A 67
387: U 5
388: A 149, F 41, S 16, Z 11
389: H 6, N 58
390: C 14, N 51
391: M 11, S 16
392: C 32
393: P 175
393-01: K 1
393-03: C 1
393-04: C 1
393-05: M 1
393-06: E 2
393-07: M 10
393-08: W 1
393-09: B 120
393-12: K 1, T 1
394: C 1, G 10, H 37
395: P 175
396: C 120
396-01: L 9
396-02: K 1
396-06: C 1
396-07: C 1, E 2
396-08: M 1
396-09: S 31
396-10: C 1
396-11: W 1
396-12: G 1, R 1
397: E 2, M 1, O 57, P 173
398: A 173, M 17
399: A 60, B 146
400: P 177, P 325
400-01: J 15
401: A 63, T 36, T 56
402: A 61, C 10
403: A 3, T 71, T 76
404: O 48
405: A 2, A 179
406: K 11, W 1
407: A 73, P 238
408: A 94, P 297
409: H 11
410: A 68, P 263
411: A 92, N 51
412: A 92, N 51
413: A 114, D 11
414: H 15, P 297
415: C 74, E 18, P 99
416: E 2, K 1, K 8, P 178
417: A 4, P 325
418: H 14
419: A 192, T 17
420: B 164, T 26
421: D 12, I 6
422: A 60
423: T 83
424: D 82, X 6
425: A 48, M 19
426: C 31
426-01: K 1
426-02: L 9
427: B 158, E 18
428: A 149, F 41, Z 11
429: P 173
429-02: C 1
429-03: E 2
429-05: I 24
430: C 1, C 31, P 173
430-01: S 24
431: G 27, K 8
432: B 145
433: C 33, J 15
434: D 58, G 11, J 1
435: A 92, A 196
436: A 114, C 167, C 168
437: P 174
438: S 16
439: M 38, P 95
440: B 144, B 164

441: B 146, Z 11
442: B 146, Z 11
443: B 133
444: C 33
445: K 2, O 55
446: F 26, M 28
447: C 180, D 82
448: D 82, T 89
449: P 101
450: P 102
451: A 29, A 73
451-01: B 140
451-24: T 1
451-27: B 57, G 14
451-28: S 31
452: A 200, H 6
453: A 78, S 16
454: H 15, T 68
455: A 94, M 12
456: B 161, C 1, C 29
457: T 122
458: B 158, E 2
459: A 56, H 35
460: C 148, Z 9
461: K 6
462: K 6
463: K 6
464: K 6
465: C 1, P 173
465-02: L 9
465-03: K 1
465-04: A 67, K 1
465-05: A 67
465-06: A 67, C 1
465-07: A 165
465-08: M 1
465-09: E 2
465-10: E 2
465-11: A 67
466: B 133
467: E 2, P 173
468: B 137, Q 3
469: A 120, C 4
470: C 10
471: C 10
472: M 27
473: A 90, B 120, G 13
474: S 80
474-02: C 1
475: K 7
476: B 126, M 50
477: K 8, P 105
477-01: C 1
478: F 25, P 114
479: P 127
480: H 6
481: L 13
482: A 192, S 79, S 112
483: A 114, G 33, V 1
484: Z 9
485: Z 9
486: S 118
487: S 118, Z 10
488: K 8, P 105
488-01: C 1
489: G 27, P 93
490: A 73, C 90, E 17
490-03: C 98
491: A 93
492: N 36
492-01: B 140
492-03: W 1
493: M 27, S 115
494: B 126
495: C 15, C 115
496: C 112
497: M 16, P 105
497-02: C 1, M 1
497-03: C 1, E 2
497-04: E 2
498: C 1, E 2, P 173
499: N 35
500: B 139, G 2
501: B 105, B 154, C 89
502: F 25, H 3, I 12
503: B 74, J 12, N 54
503-01: A 93, Z 11
504: B 154, I 77
505: B 5, B 151
506: B 148, G 2
507: B 151
508: B 30, C 109
509: B 105, C 89
510: J 3, S 1, W 1
511: B 99
512: S 3
513: B 151
514: C 89
515: C 83, N 59
516: C 82
517: B 70, S 82
518: N 54, Q 2
519: N 54, Q 2
520: J 3
521: J 3, S 1, W 1
522: J 3, J 16
522-01: C 1
523: J 14, P 276
523-02: M 57
524: B 30, B 63, B 68, I 20
525: B 92, T 88
526: B 92, T 56
527: O 33, P 269
528: N 39
529: N 44, T 104
530: A 104, G 27
531: H 25, S 3
532: B 84, B 154
533: B 85
534: B 106, C 75
535: C 138, F 25
536: A 104, J 3
537: J 14, P 276
538: B 84, J 15
539: P 293
540: A 3, D 89
541: N 54
542: A 112, T 30
543: P 36, T 17
544: N 44, S 27
545: N 35, T 73, T 82
546: M 1, S 1, T 64
546-01: W 1
547: B 56
547-01: C 1
547-02: I 24
548: S 1, T 78
549: S 1
549-03: C 1
549-04: M 1
549-05: S 74
549-06: A 67
549-07: W 1
549-08: A 73
549-09: A 75
549-10: N 36
549-11: I 24
549-12: M 57
550: H 26
551: H 20, H 26
552: F 45, L 2
553: G 2
553-01: A 67
553-02: W 1
553-03: W 1
554: S 11, S 19
555: P 39, S 1, S 24
556: A 173, P 177
557: A 75, B 153

558: B 106, B 146, B 151
559: C 83, C 86
560: C 96
561: C 75, C 109, P 281
562: B 70
563: C 109, P 108, P 282
564: J 11
565: A 158
566: A 104
566-01: K 1
566-03: C 1
566-04: M 1
567: S 2
568: P 276
569: A 122, C 1
569-01: K 1
569-02: A 67, C 1
569-03: C 1, K 1, M 1
569-04: R 3
570: A 158, H 26
571: H 27, R 4, S 2
572: G 30, N 54
573: S 82
574: N 35, S 94
575: H 16, N 44
576: T 17
577: A 164, P 307, U 5
578: N 59, T 19
579: A 113, A 173, F 27
580: A 153, G 27, S 107
581: B 151, H 36
582: B 70
582-01: M 1
583: B 85
584: F 25, T 81
585: C 31, E 2, P 177
586: A 96, N 28
587: A 93, N 44, N 52
588: T 19
588-04: A 75
588-05: I 24
588-12: A 93
589: T 18
589-03: C 1
590: H 15, P 238
591: P 269, T 82
592: P 269, T 82
593: B 106
594: P 35
595: B 106, P 35
596: R 4
597: G 30
598: H 21
599: P 36, P 92
600: A 164, C 168, C 170, O 57
601: C 1, P 39
602: G 30, K 1, P 39
602-01: C 1
603: C 31, D 60
604: A 173, H 8
605: C 86
606: A 60, C 75
607: M 6, T 112
607-01: K 12
607-02: W 1
608: P 283, P 289
609: O 48
610: S 25
611: A 123, H 15
612: S 109, T 68
612-01: N 36
613: A 68, U 5
614: S 109
615: C 1, I 68, M 26
616: P 95
617: G 32, P 104
618: A 112, A 173, S 110
619: S 116, T 37
620: A 92, C 75, N 51
621: A 27, A 164, P 312
622: T 84
623: P 273
623-01: M 26
624: H 13
625: E 34, I 14, T 88
626: E 34, I 8
627: S 94, S 110
628: N 36, S 94, S 117
629: A 153, S 94, S 117
630: I 6
631: S 108
632: C 32, E 32, M 1, M 15, T 67
633: A 27, B 144, P 210
634: C 74, D 52
635: A 49, C 177
636: A 58, N 26
637: A 61, C 10
638: P 149
639: P 324
640: A 164, F 33, G 13
641: O 48
642: O 48
643: A 2, H 37, P 202
644: A 2, C 1, G 7
645: N 51
646: A 92, N 51
647: C 33, H 11
648: C 132
649: A 2, G 8
649-01: A 67
650: C 145, W 1
651: C 145, L 9, P 173
651-01: C 1
652: P 174
653: B 145
654: A 58, B 120, P 202, P 323
655: A 2, M 27
655-01: C 1
656: A 2, A 119, V 4
657: G 9
658: C 153, P 95
659: A 172, C 109
660: B 144, B 164
661: B 133
662: C 12
663: S 16
664: C 17
665: G 33, N 35
666: H 15, T 68
667: K 1, P 173
667-01: C 1
667-02: E 2
668: B 133, O 42
669: C 73, O 42
670: P 167
671: C 10
672: A 73, D 58
673: B 120, B 157, B 158
674: H 17
675: C 14
676: T 21
677: A 63
678: E 32
679: S 114
680: A 73
681: A 73
682: A 128
683: C 115, E 18
683-04: M 10
684: A 128, D 58
685: A 93, Z 11
685-01: A 165
686: B 126
687: P 96
688: C 15, C 115
689: A 90, A 129
690: A 80, D 4, P 106

691: C 94
692: I 77
693: B 23, C 30, G 27
694: B 121, B 149, C 94, H 4
695: C 31, J 14, P 265
696: P 124
697: B 100
698: A 68, N 58, T 73
699: A 6, A 113
700: B 88
701: O 33, P 35
702: C 68
703: A 73, N 49, O 32
704: F 28, N 43, T 36
705: N 45
706: H 26, P 120
707: B 83, C 109
708: C 88, T 26
709: C 95, T 17, T 77
710: B 85
711: F 19, H 37, F 76
712: A 38, A 59, J 15, P 295, T 55
713: A 72, P 121
714: T 66
715: I 77
716: N 39
717: N 47
718: A 10, G 27
719: B 152, C 102, P 109
720: S 3
721: A 108, C 109
722: A 108, C 109, H 36
723: C 96
724: B 85
725: C 102, P 109
726: B 88
727: J 14, P 276
728: B 63, C 33, T 68
729: B 83
730: A 3, D 89
731: H 17, P 117
732: S 103
733: N 46, T 88
734: N 46
735: T 26
736: A 16
737: G 19
737-01: M 1
737-02: C 1, M 1
737-03: C 1
738: S 1
739: S 9
740: H 28
741: E 19, R 4
742: B 5, G 30
743: G 30, P 63
744: B 143, P 76
745: E 19, P 309
746: P 310, P 311
746-01: Z 7
747: A 64, A 164, B 35
748: A 64, A 164, B 35
749: A 7, C 79, S 69
750: A 196, P 300
751: C 96
752: C 109, S 123
753: A 64, C 95
754: F 35, P 301, U 5
755: F 25, S 114
756: J 1, J 14
757: A 10
758: A 120, B 56
759: S 2
760: A 10, A 113
761: A 10, A 113
762: N 30
763: K 2, P 269, S 123
764: A 120, S 1
765: A 106, H 30
766: A 103, H 28
767: A 48, N 30
768: N 35, P 263
769: H 15, P 269
770: G 33, H 8, N 37
771: M 15, P 63, S 69
772: A 7, A 173
773: A 7, A 113, A 173
774: A 7, A 113, A 173
775: A 7, A 113, A 173
775-01: B 140
775-02: L 9
775-03: Z 7
775-04: W 1
775-05: A 73
775-06: A 75
776: A 7, A 173, G 21
776-01: W 1
777: C 109, I 12, T 72
778: C 102, P 109
779: Q 2, S 94
780: B 71, Q 2
781: A 7, S 69
782: A 55, C 1, P 104, P 294
783: H 15
784: A 78, N 30
785: N 53
786: S 85
787: A 49, P 281, P 289
788: G 13, S 94
789: I 72
790: X 4
790-02: A 115, T 141
791: N 42
792: A 93, N 42
793: P 269, T 82
794: H 17, P 117
795: B 107
796: S 123
797: A 64, P 33
798: B 119, P 20
799: A 173, G 15
799-01: W 1
800: A 62, B 146
801: B 133, U 5
802: C 74, D 58, K 8
803: A 98
804: A 87
805: A 38, P 269
806: C 138
807: C 138
808: A 85
809: A 85
810: A 85
811: A 98, B 143
812: B 108, S 114
813: S 107, S 118
814: A 82
815: P 294
815-03: S 19, T 19
816: N 30, P 272
817: C 137, H 16, V 1
818: A 115, D 11
819: A 191, R 6
820: A 108, B 35, T 82
821: A 151, P 95
821-01: G 26
822: B 68, P 109
823: H 17
824: H 17
825: P 75
826: A 73, P 269
827: T 59
828: B 1
828-02: M 1
828-03: P 63, Q 3
828-04: P 63, Q 3
829: A 152, S 94, S 117
830: I 6

831: C 18, N 51
832: A 68, R 6, T 104
833: R 6, T 100
834: P 101, P 296
835: C 29, W 1
836: C 74, K 8, P 177
837: P 324, Q 4
838: P 312
839: P 149
840: A 58, N 33
840-03: S 69
841: O 44
842: P 104, P 294
843: N 51, S 114
844: B 169, C 74, P 99
845: C 132
846: P 101, T 25
847: C 30, D 88, V 1
848: A 47, E 34, M 19
849: A 149, E 8, S 118, Z 10
850: C 74
851: A 58, K 2, P 167
852: D 88, V 2
853: A 120, C 145
854: B 164, C 5, O 58
855: A 68, C 5, E 8
856: A 128, F 33
856-01: B 71
856-02: T 93
857: A 2, A 120, C 4
858: A 115, V 1
859: B 116
860: A 164, K 7, N 56
861: A 69, A 164, I 23, P 203
862: H 17, I 24, P 261
863: C 12
864: P 101, T 39
865: M 49, P 102
866: M 49, P 101
867: T 82
868: C 29, V 1
868-02: M 1
868-03: W 1
869: A 73, C 161
870: A 58, P 167
871: V 2
872: V 2
873: C 7, H 25
874: S 16
875: A 44, M 55, P 177
876: B 126, P 177
877: G 22, P 109
878: A 78, C 73, O 42, S 118
879: C 12, S 32
880: G 33, Z 11
881: A 63
882: A 63
883: A 64
884: G 11
885: G 11
886: S 19
887: S 114
888: M 11, S 118
889: A 73
890: A 73
891: A 94
892: C 115
893: A 121, A 128, B 169
894: D 4
895: H 17
896: P 112
897: P 112
898: P 112
899: A 48, K 3
900: A 129
901: A 128
902: A 136, P 135
903: A 39, P 98
904: E 8, P 177, T 10
905: P 103
906: A 59, C 95, J 15
907: C 60, C 61
908: C 60
909: C 61, C 62
909-01: W 1
910: A 164, C 30, C 68, C 90
911: C 61
912: C 109, O 33, S 20
913: C 62
914: C 61
915: C 109, N 59, Z 1
916: C 61, C 64
917: C 109, O 34
918: B 121, C 94
919: C 26, C 64
919-01: K 12
920: J 4
921: C 59, N 59
922: C 133
923: B 154, Z 1
924: A 17, B 154
925: C 96, P 243
926: A 3, C 89
927: A 17, J 3
928: C 59
928-03: K 1
928-04: A 67
928-05: W 1
929: C 59, C 64, K 4
929-01: K 12
930: A 3, N 43, T 35
931: N 41, T 35
932: N 48, T 104
933: N 50
934: N 51, P 227, T 55
935: C 78, T 101
936: A 69, B 74, C 79, H 6
937: C 153, I 21, P 124
938: A 104, C 74
939: B 57, G 14, J 15
940: B 57, G 14, J 15, R 1
941: B 57, G 14, J 15, R 1
942: I 23, O 49
942-01: M 1
942-02: M 1
943: B 68, P 35, T 35
944: I 19, T 72
945: I 23, P 274, P 295
946: A 196, N 39
947: N 45
948: N 51, P 227, T 55
949: Z 2
950: A 17
950-02: L 9
950-04: C 1
950-05: C 1
950-06: M 1
950-07: A 67
950-08: A 67, P 177
950-11: P 32
951: O 57, P 35, P 88
952: A 170, M 12
953: B 151, T 142
954: C 109, O 50
955: C 109, P 79
956: C 83, G 16, H 25
957: C 96, I 30
958: A 6, A 113
959: C 78, I 12
960: D 44, S 25
961: J 9, T 142
962: A 52, J 9
963: A 10, B 5
964: A 4, S 2
965: A 18
966: P 63, S 12
967: H 40, P 282
968: B 6, B 56
969: S 104

969-02: A 67
970: A 151, S 114, T 35
971: C 1, I 70, P 207
972: A 130, I 19, N 43
973: N 47
974: D 4, T 35
975: A 151, T 101
976: B 6, B 151, V 6
977: C 90, P 71
978: B 85
979: C 79, H 8
980: F 25, P 71
981: F 19, T 142
982: B 56, Q 2
983: J 13, P 71
984: B 23
985: O 50
986: P 79
987: B 27, T 88
988: D 89, P 210
989: A 105, G 14
990: A 69, G 23, M 31
991: B 92, S 112
992: B 30
993: S 103
994: S 102
995: E 17, T 19
995-01: C 1
995-02: I 24
996: N 46
997: P 35, P 215
998: E 19
999: P 63
1000: G 32
1001: S 9
1002: H 28
1003: B 5, P 36, V 6
1004: A 16, P 36
1005: C 1, G 31, P 63
1005-01: W 1
1006: A 48, S 9
1007: S 9
1008: P 92, P 215
1009: A 173, M 12
1010: B 154, U 6
1011: C 83, C 86
1012: C 109, T 19
1013: C 95, P 68
1014: B 85
1015: P 301, U 6
1016: P 301, U 6
1017: J 15, U 6
1018: A 86, J 12
1019: C 179, P 73
1020: A 10
1021: M 39, P 77
1022: S 12
1023: A 10, A 111
1024: A 113, P 211
1025: A 103
1026: A 106
1026-01: P 39
1026-02: J 12, P 39
1027: C 21
1028: N 30
1029: N 30
1030: Q 1, T 142
1030-01: A 67
1031: A 13, B 143
1032: A 103, H 28
1033: C 10
1034: B 143, T 142
1035: I 20, M 4, P 312, R 7
1036: O 43, R 7
1037: B 6, P 33
1038: B 6, V 6
1039: A 167, C 182, F 44
1040: A 196, N 59, P 295
1041: A 32, B 158
1042: A 82, B 139
1043: B 62, C 83, C 86
1044: B 85
1045: A 108, C 95
1046: A 4, P 269, T 57
1047: A 91, A 105
1048: H 8, P 32
1049: A 100, P 75
1050: P 209, P 295, T 62
1051: B 1
1052: N 53
1053: A 48, C 22, S 94
1054: I 72
1055: A 92, T 19
1056: H 5
1057: S 86, S 108
1058: N 58, P 126
1059: A 153, B 6
1060: S 116, T 19
1061: A 196, M 12
1062: B 107
1063: B 107
1064: P 36
1065: P 33, P 92
1066: C 73, H 2, P 301, U 5
1067: B 133, U 5
1068: B 133, U 5
1069: M 34
1069-02: C 98
1070: M 34
1070-03: T 1
1070-04: R 3
1070-05: C 36
1071: M 34
1071-01: A 57
1072: A 88
1073: A 88
1073-01: R 3
1074: A 98
1075: A 98
1076: A 86
1077: A 85
1078: A 85
1079: A 98, B 143
1080: P 148
1081: A 62, C 10
1082: A 83
1083: A 82
1084: A 49, A 164, C 151, O 29
1085: A 153, P 32
1086: A 79
1087: P 105, U 6
1088: I 68
1089: U 5
1090: U 5
1091: A 167, C 182
1092: H 38, P 243, R 7
1093: A 151, P 95
1094: H 17
1095: H 17, P 33
1096: T 84
1097: P 247
1098: D 49, H 17
1099: H 13
1100: B 1
1100-01: C 1
1101: B 3
1102: C 16
1103: C 33, C 132
1104: I 6
1105: I 6
1106: M 50, N 51
1107: E 34, M 50, S 127
1108: B 126, P 100
1109: A 127, M 12
1110: G 12
1111: B 145
1112: A 112, A 128
1113: P 148
1114: C 70, E 18

1115: O 48
1116: A 164, C 4, T 41
1117: P 272, P 294
1118: B 115, M 27
1119: P 113, U 6
1120: A 73, P 238
1121: A 73, I 31
1122: A 127, P 167, P 298
1123: D 12, I 7
1124: C 73, N 56
1125: B 115, C 33, Q 4
1126: A 128, P 95
1127: C 33
1128: A 177, T 36
1129: I 8, T 68
1130: A 79, I 8, T 68
1131: C 155, H 37
1132: A 68
1133: P 151, T 93
1134: A 52, B 163
1134-01: C 1
1135: C 128, H 36, N 57
1136: B 133, O 42
1137: C 33
1138: C 12
1139: G 33, P 275
1140: A 69, A 121, A 164, C 167, C 168
1141: C 4, C 29
1142: G 5, T 56
1143: A 73
1144: A 73, C 166
1145: P 167
1146: V 2
1147: B 164
1148: B 164
1149: N 33, P 146, P 166
1150: A 96, B 163
1151: A 96, B 163
1152: C 19
1153: A 128, P 243
1154: A 96, B 133, P 115
1155: A 192, G 33
1156: A 198, G 33
1157: A 121, A 164, C 5, E 17, H 39
1158: S 114
1159: A 73
1160: A 94
1161: G 33
1162: C 114, P 109
1163: A 90, A 133
1163-01: W 1
1164: N 7
1165: B 154, N 16
1166: B 26, T 23, T 55
1167: A 164, C 109, N 59, P 312
1168: N 58, P 40
1169: C 117, O 57
1169-01: A 73
1170: B 154, N 16
1171: C 60
1172: C 61
1173: B 23, T 36
1174: C 60
1175: C 108, I 81
1176: F 25, N 51
1177: T 84
1178: I 82
1179: D 82, P 283
1180: N 49, P 261
1181: A 200, N 59, T 41, T 88
1182: H 14, N 48
1182-01: K 1
1183: N 16
1183-01: W 1
1184: D 88, P 33, T 88
1185: C 117
1186: C 133
1187: M 31, Z 2
1188: C 140, F 34
1189: C 1, N 8
1189-01: A 67
1190: A 67, N 8
1191: A 36, S 19
1192: S 92, S 98
1193: M 17, P 296, P 300
1194: S 92, S 96
1195: C 96, H 37, I 30
1196: C 76, P 108
1197: F 25, O 50
1198: B 104, C 30, Q 2
1199: A 19, J 3
1200: B 161, J 11
1201: A 58, C 63
1202: C 59
1203: C 59
1203-01: W 1
1204: I 40
1205: A 61, C 10
1206: N 22
1207: P 177, S 104
1208: C 30, S 104
1209: N 50
1210: F 33, P 224, T 94
1211: B 150, T 66
1212: B 101, B 154
1213: B 100, C 109
1214: C 101, I 26
1215: C 95, I 13
1216: A 12, C 74
1217: S 93, S 95
1218: P 243
1219: H 14
1220: B 7, O 57, P 88
1221: A 4, B 100
1222: A 63, C 68
1223: A 63, C 68
1224: M 4, S 81
1225: A 151, C 182
1226: I 42, T 82
1227: S 100
1227-02: S 31
1228: S 96
1229: N 51, P 269, T 55
1230: C 68, H 15
1231: I 13, N 59
1232: T 138
1233: A 17
1234: A 17
1235: A 17
1236: K 2, S 9
1237: E 18, S 9
1238: D 49, G 25, P 76
1239: E 20, P 175
1240: A 170, B 161
1241: B 2
1242: B 146, N 59
1243: B 86, B 87
1244: B 100, C 109
1245: C 98, P 209
1245-01: A 67
1245-02: C 1
1245-03: M 1
1245-06: I 8
1246: J 14, P 278
1247: J 14, P 278
1248: A 164, C 173, E 9
1249: C 58, C 59
1250: A 10, A 113, E 19
1251: I 70
1252: I 26
1253: B 24
1254: S 104
1255: I 76, S 104
1256: S 95
1257: A 52, H 8, N 37
1258: N 47, T 55

1259: A 8, B 6, N 37
1260: S 3
1261: A 70, B 154, I 55
1262: C 104
1263: B 157, C 90, P 88
1264: C 90, P 265
1265: C 95, P 69
1266: C 78, I 12
1267: C 46, C 106
1268: B 85, E 34
1269: F 25, I 12
1270: M 37
1271: M 37
1272: T 140
1273: I 13
1274: T 140
1275: P 269, P 325
1276: B 23
1277: M 49, N 28
1278: B 1
1279: B 83
1280: A 27, N 49
1281: S 78, S 81
1282: G 13, S 94
1283: A 8, B 6
1284: M 15, P 227, V 1
1285: S 103
1286: A 35, S 26
1286-02: A 3, N 22
1287: S 102
1288: P 227, R 6, T 56
1289: A 92, N 46
1290: P 227, R 6
1290-01: A 5, A 107
1291: C 66, I 36, S 26, S 116
1292: P 33
1293: G 30
1294: T 138
1295: B 161, P 76
1295-01: M 1
1295-02: A 75
1296: P 76, P 209
1297: P 63, P 209
1298: H 28
1299: G 32, M 39
1300: A 149, E 7, P 122
1301: G 3
1302: G 12, S 9
1303: A 164, E 8, P 310
1304: B 2
1304-01: C 1
1305: B 151, T 90
1306: C 94
1307: C 105, P 35, Q 2
1308: A 79, C 109, N 59
1309: S 119
1310: C 96
1311: C 96, T 90
1312: A 151, B 133
1313: N 26, P 289, Q 4
1314: J 12, T 90
1315: C 56
1316: B 164, P 77
1317: F 26, M 35
1318: A 73, B 64
1319: B 157
1320: P 265
1321: S 2
1322: S 12
1323: A 12
1324: A 106
1325: C 10
1326: C 10
1327: M 31, P 21
1328: A 159, R 2
1329: A 12, G 21
1330: A 13, B 143
1331: B 143, M 54
1332: A 48, C 11
1333: B 143, T 142
1334: B 143, T 142
1335: D 56, S 112, T 65
1336: A 1, B 120, G 19, G 25, P 294
1337: A 151, I 13
1338: A 70, I 55
1339: B 53, G 33
1340: B 53, G 33
1341: B 6, S 114
1342: D 56, N 44, T 34
1343: A 32, A 58
1344: A 35, A 108
1345: A 32, A 164, G 24
1346: A 33
1347: A 32, A 167
1348: P 260, R 7
1349: A 126, P 227, R 6
1350: K 10
1351: M 36
1352: M 36
1353: B 108, C 73
1354: A 4, C 109, M 15, P 261
1355: N 55, P 98
1356: N 55, P 108
1357: P 269, P 315, S 33
1358: P 167, P 269, S 33
1359: P 266
1360: N 28
1360-01: S 116, T 5
1361: A 12, G 17
1362: T 59
1363: B 1
1364: B 1
1365: A 62, A 66
1366: B 143, H 17, T 142
1367: B 1
1368: S 94, S 125, T 31
1369: A 8, T 81
1370: M 50, P 239
1371: T 19
1372: T 18
1373: T 19
1374: T 18
1375: S 116, T 19
1376: A 33, P 105
1376-01: E 2
1377: T 90
1378: A 55, T 5
1379: A 55, T 5
1380: P 68
1381: G 31, P 68
1382: A 64, P 33, P 92
1383: P 68, T 55, T 56
1384: B 154, T 5
1385: M 34
1385-01: R 3
1386: M 34
1387: M 34
1388: M 34
1389: P 21
1390: A 58, A 88
1390-02: C 133
1390-03: R 3
1391: A 88
1392: A 58, A 88
1393: A 98
1394: A 98
1395: A 86
1396: A 85
1396-01: R 3
1397: P 148
1398: A 62, C 10
1399: A 164, H 35, P 312
1400: A 83
1401: A 83
1402: A 82
1403: A 81, A 85, V 6
1404: C 31, E 17, P 202
1405: G 33

1406: P 167, P 238
1407: G 33, P 33
1408: S 109
1409: H 15, P 309, S 28
1410: B 126, P 21
1411: B 108, B 126
1412: A 73, T 110
1413: N 42
1414: A 33, P 111
1415: H 22, P 109, T 77
1416: T 2
1417: B 144, P 126, P 210
1418: B 68, P 109
1419: H 17, M 34
1420: A 88, A 151
1421: T 69
1422: A 68, I 79
1423: T 59
1424: B 1
1425: B 1
1426: B 1
1427: I 11, T 48, V 1
1428: A 87, M 25
1429: A 39, K 11
1429-02: C 1
1429-03: C 1
1429-04: M 1
1429-05: E 2
1429-06: K 4
1430: C 14, P 245
1431: A 33, P 113
1432: T 5
1433: T 5
1434: T 5
1435: A 26, C 130, C 158
1436: H 35, T 3, T 5
1437: B 121, C 30, W 1
1438: P 20, T 2
1439: B 122, H 35, T3, T 5
1440: C 1, C 31, C 166
1440-01: W 1
1441: B 116, C 150
1442: S 116, T 5
1442-01: C 1
1442-02: W 1
1443: A 29, A 73
1444: A 112, A 132
1445: P 148
1446: T 104
1447: P 16
1448: P 17
1449: C 73, N 56
1450: A 93, K 11
1451: T 3, T 6
1452: E 7, T 2
1453: T 3
1454: B 161, C 148, C 155, H 37
1454-01: C 1
1455: B 158, C 158
1456: P 206
1457: P 275
1458: C 10
1459: N 35, S 114
1460: B 157, B 163
1460-01: C 1
1461: D 54, G 33
1462: B 118, M 14, P 110
1463: B 133, L 13
1464: B 133, L 13
1465: C 12
1466: T 55, T 89
1467: D 82, T 89
1468: P 102
1469: A 189, C 177, G 33
1470: A 193, G 33
1471: A 39, A 78, S 16
1472: A 63
1473: M 13
1474: B 167
1475: B 167
1476: D 58
1477: D 58
1478: A 73
1479: C 167
1480: P 167
1480-01: T 93
1481: C 19
1482: A 93, C 73, Z 11
1483: G 33
1484: A 198, G 33
1485: T 3
1486: M 11, S 118
1487: D 4
1488: D 4
1489: C 107, D 4
1490: A 39, A 93
1491: A 78, A 93, S 118, Z 11
1492: A 150, B 154, T 73
1493: F 25, T 106
1494: F 40
1495: B 154, N 6
1496: C 80, T 73
1497: C 61
1498: A 180, C 109, P 149, P 324
1499: T 37, T 38
1500: C 63, F 25
1501: J 4
1502: A 27, N 49
1503: I 70, N 44
1504: N 9, V 9
1505: A 164, N 9, V 9
1506: N 9
1507: M 1, N 6
1507-01: A 67
1508: B 154, I 19
1509: B 148, C 130, O 57, P 33, P 40
1510: A 11, C 101, I 11, I 23
1511: B 94, C 90, E 17
1512: D 44, P 217
1513: J 4
1514: J 5
1515: J 5, R 1
1516: J 5, R 1
1517: P 269, P 310
1518: N 9, S 26
1519: B 57, N 58
1520: N 49, P 295
1521: N 41, P 264
1522: A 3, N 50
1523: C 108, I 81
1524: C 77, P 217
1525: P 298, P 300
1526: A 10, K 9, T 112
1527: A 92, F 25, N 51
1528: F 25, M 54, M 56
1529: A 151, B 160, J 13
1530: J 4
1531: A 151, P 289
1532: T 84
1533: B 1
1534: I 19
1535: C 25, C 68
1536: A 94, H 14, N 48
1537: N 15, V 9
1538: F 34
1539: E 19, Z 2
1540: N 8, N 15
1541: A 17, B 143
1542: A 16, S 1
1543: M 5, V 6
1544: N 15, S 19, V 9
1544-01: K 1
1545: A 101, G 27, I 78
1546: B 154, P 250
1547: C 90, C 95, P 76
1548: C 109, D 56, T 33

1549: A 91, D 44
1550: A 101, I 78, K 13
1551: F 25, N 37, P 211
1552: J 15, P 250
1553: B 160, J 13
1554: N 16, N 20, V 9
1555: N 16, N 20, V 9
1556: P 324
1557: C 64
1558: P 263
1559: S 99
1559-02: C 1
1559-03: A 67
1560: A 151, P 264, S 114
1561: E 34, N 43, P 302
1562: A 200, D 4, P 264
1563: A 94, N 50
1564: A 169, B 57, T 67
1565: B 154, C 77
1566: B 154, Z 6
1567: C 109, D 56, T 33
1568: C 77
1568-01: C 1
1569: I 22, M 36
1570: C 74, S 12
1571: H 28, J 3
1572: A 151, B 160, J 13
1573: P 110, P 124
1574: D 4, N 20, V 9
1575: P 250
1575-01: B 158
1575-07: C 64
1575-09: E 2
1576: A 58, P 327
1577: T 141
1578: H 14
1579: H 14
1580: A 110, I 14
1581: O 51
1582: O 51
1583: C 50
1584: A 3, A 92, I 23, T 42, T 72
1585: I 19
1586: I 19
1587: I 19
1588: C 25, P 117
1589: B 97, M 50
1590: N 51, P 269
1591: C 119, N 59, T 82
1592: S 100
1593: S 100
1594: S 98
1595: S 100
1596: S 101
1597: S 96
1598: A 60
1599: D 49, Z 2
1600: B 116
1601: F 34, P 170, P 175
1602: N 15, P 104, V 9
1603: A 169, H 8, T 67
1604: B 86, B 87
1605: B 133, H 18, N 48
1606: C 74, T 19
1607: B 57, F 25, P 101
1608: B 108, P 206
1609: A 68, B 164
1610: A 91, Z 3
1611: M 54, M 56
1612: F 35, N 30
1613: A 63, O 49
1614: B 5, I 58, I 60
1615: A 12, S 11
1616: C 22, E 19
1617: P 309, Z 4
1618: G 31, O 49
1619: I 3
1620: P 251
1621: M 34, S 127
1622: I 70, V 1
1623: O 47, S 95
1624: S 95
1625: S 95
1625-01: I 24
1626: A 152, S 104, S 117
1627: S 105
1628: A 194, C 77
1629: A 108, I 29, T 82
1630: A 7, A 113, D 83
1631: C 104
1632: C 97, P 217
1633: C 75, P 315
1634: C 83, C 96, S 2
1635: P 315, S 119, S 121
1636: B 86
1637: C 78, E 4, T 101
1638: B 68, C 77
1639: A 76, F 25, P 21
1640: T 140
1641: T 140
1642: A 58, C 65, M 24
1643: A 151, O 50
1644: P 79
1645: B 1, C 153
1646: B 1, C 174
1647: C 128, S 87
1648: A 10, N 53
1649: I 23, T 39
1650: P 302, T 72
1650-01: E 4
1651: B 57, P 101
1652: P 243, P 295
1653: S 97
1654: A 8, A 111, B 6
1655: S 103
1656: A 164, P 332, R 6
1657: A 87, M 12
1658: S 1, T 90
1659: H 28
1660: H 35, V 6
1661: A 150, A 173, B 115
1662: A 53, B 147
1663: B 2
1664: B 2, B 3
1665: A 79, C 109, M 52, P 269
1666: A 103, C 78, C 85
1667: C 98, H 15
1668: C 100
1669: C 100
1670: B 108, B 133
1671: A 87, C 75
1672: B 127
1673: P 21
1674: C 167, P 73
1675: A 73, B 43
1676: C 56
1677: C 56, C 59
1678: P 217
1679: M 54
1679-01: C 107
1680: A 74, P 21, P 177
1681: S 2
1682: A 106
1683: A 106
1684: C 10
1685: P 216, P 217
1686: A 98, H 35, P 215
1687: P 32, P 211
1688: A 58, I 58
1689: A 4, B 143, P 73
1690: M 39, P 32
1691: A 12, G 21
1692: A 44, S 12
1693: A 48, C 10
1694: P 69
1695: S 82
1696: G 31, P 69
1697: C 1, G 7, I 23, P 175

1698: I 70
1699: C 14, P 280
1700: B 6
1701: A 3, T 107
1702: B 6, H 8
1703: E 34, H 17, P 258
1704: A 32, A 164, G 24
1705: A 87, C 75
1706: B 85
1707: B 127
1708: C 95, P 110, T 77
1709: A 110, P 127
1710: A 100, P 75
1711: B 109, C 25
1712: A 58, I 8, L 1
1712-01: B 140
1713: H 17, M 31
1714: T 59
1715: B 1
1716: B 1
1717: B 1
1718: B 1
1719: B 1
1720: B 3
1721: A 87, N 59
1722: S 122
1723: U 6
1724: T 27
1725: A 105, D 12, H 36
1726: P 138
1727: S 94, T 101
1728: B 107
1729: G 26, O 57, T 5, T 64
1730: H 21
1731: O 57, T 5
1731-01: W 1
1731-02: A 73
1732: P 68
1733: C 73, P 316, P 325
1734: H 14, I 21
1735: M 34
1736: M 34
1737: M 34
1738: M 34
1739: M 34
1740: A 88
1741: A 88
1742: P 60
1743: A 74, M 34
1744: A 85
1745: A 82
1746: A 82
1747: A 84
1748: A 83
1749: A 81, H 23
1750: A 81, R 5
1751: A 58, A 74, P 21, T 117
1752: A 81, A 85, P 309
1753: B 1, P 167
1754: S 109
1755: M 18
1756: B 1, C 14
1757: T 19
1758: A 93, X 4
1759: A 93, X 4
1760: B 110, B 154, T 93
1761: B 115, C 33, Q 3, T 67
1762: N 28, P 272
1763: T 59
1764: T 59
1765: T 55, T 59
1766: B 1
1766-02: C 1
1767: B 1
1767-03: R 3
1768: B 3
1769: A 88, M 25
1770: A 98, A 128
1771: A 28, C 115, I 8
1772: B 133, P 204
1773: P 109, P 296
1774: C 29, Z 7
1774-02: C 1
1774-03: K 12
1774-04: I 24
1775: C 72, M 13
1776: C 76, P 108
1777: A 73, B 121
1778: C 70
1779: M 6, V 3
1780: C 12
1781: C 17
1782: A 73
1783: C 181
1784: H 17, M 12
1785: G 11
1786: A 73
1787: A 133
1788: C 96, D 79
1789: B 151, C 96, D 79
1790: B 130, B 151, R 4
1791: B 130, C 96, N 54
1792: C 96, D 79, N 54
1793: C 96, D 79
1794: C 96, S 123
1795: C 66, P 29
1796: B 130, B 151, B 152, P 104
1797: B 143, C 95, C 96, D 63
1798: C 109, J 10
1799: H 15, N 44, N 54, S 2
1800: C 80, N 27
1801: C 96, D 79
1802: C 79, C 87, C 88, S 113
1803: D 82, N 59
1804: A 73, N 49, O 33
1805: A 59, P 40
1806: F 40
1807: F 40
1808: B 129, C 96
1809: P 41, S 116
1809-01: C 1
1810: P 41
1811: H 16, H 27, N 44
1812: A 165, B 143, P 39
1812-01: K 1
1813: A 59, K 10
1814: B 148, P 208, T 38
1815: S 91, S 106
1816: B 83, C 109, C 174
1817: N 30, P 280
1818: A 151, N 59, S 123
1819: N 49, P 279
1820: D 61, O 57
1821: N 23
1822: A 36, P 63
1823: A 150, A 173, C 24, N 44
1824: B 2
1825: A 158, C 82, C 86, F 33, S 92
1826: S 93, S 106
1827: J 4
1827-02: C 1, M 1
1828: A 4, J 4
1829: A 91, J 5
1830: C 13, N 17
1831: P 30
1832: F 33, I 70
1833: P 304, T 94
1834: P 224, T 94
1835: A 173, B 68, S 113
1836: A 168
1836-02: S 31
1837: B 154, H 14
1838: A 151, S 123
1839: A 55, P 250
1840: H 14, N 5, S 36
1841: C 179, O 51

1842: S 106
1843: D 5
1844: T 59
1845: B 1
1845-02: M 1
1845-03: C 1
1845-04: M 1
1846: N 24, O 57
1847: A 151, B 68, S 114
1848: A 48, C 68
1849: A 197, P 75
1849-03: T 66
1850: A 4, B 108, N 51
1851: B 23, I 19
1852: A 64, N 17
1853: C 117
1854: E 19, P 309
1855: B 114, D 84, M 14
1856: S 91, S 100
1857: F 35, S 3
1858: P 298, P 300
1859: S 92, S 101
1860: B 85, P 324
1861: P 124, Q 3
1862: I 22, J 13
1862-02: C 1
1863: A 9, A 52, P 75, P 209
1864: A 155, G 10, J 2, P 75
1865: H 36, N 4
1866: C 54
1867: A 73, I 29
1868: P 324
1869: T 33
1870: I 20, T 34
1871: P 32, P 324
1872: A 73, P 269
1873: A 87, P 296
1874: A 196, B 35
1875: H 15, I 79
1876: H 13, S 99
1877: A 68, A 91, C 68
1878: S 85, S 95
1879: S 90
1880: D 5, M 17
1881: S 99, S 117
1882: I 70, P 175
1883: P 75, S 89
1884: N 35, P 332, R 7
1885: I 11, N 48
1886: C 88, T 26
1887: C 89, P 110
1888: C 76, P 108
1889: A 151, F 25, T 101
1890: A 16, T 140
1891: H 14
1892: H 14
1893: P 302
1894: P 138
1895: C 43
1896: G 13, T 22, T 88
1897: B 1, C 174
1898: A 63, C 45
1899: H 16, P 207, S 14
1900: B 1, F 33
1901: N 54
1902: S 100
1903: S 101
1904: D 5, H 17
1905: B 6, S 78
1906: S 98
1907: S 101
1908: S 101
1909: S 98
1910: S 101
1911: S 101
1912: S 100
1913: E 19
1914: E 19
1915: I 75, T 63
1916: R 5, Z 2
1916-01: M 1
1917: H 23, M 31
1918: B 116, C 1
1919: A 64, P 33, Z 2
1920: T 54, T 67, V 6
1921: D 83, M 12
1922: B 105, C 89, P 110
1923: C 99
1924: B 134, P 76
1925: A 101, B 133
1926: C 77, S 114
1927: C 77, S 114
1928: C 109, H 36, T 101
1929: P 63, Q 3, S 12
1930: C 129
1931: A 74, B 37
1932: O 49, P 33
1933: H 27, M 49, T 57, V 6
1934: P 32, S 78
1935: A 12, A 124
1936: T 118
1937: I 58, I 60, O 27
1937-02: P 120
1938: O 56, P 70, P 114
1939: C 143
1940: P 251
1941: T 26
1942: B 24
1943: P 252
1944: I 70, P 173
1945: S 19, S 104
1946: O 47, S 108
1947: I 23, P 302, S 94
1948: A 121, P 332, R 7
1949: D 84, M 12
1950: A 165, B 114, L 9, M 14
1951: C 98
1952: P 167, S 119, S 121
1953: B 86
1954: M 37
1955: F 25, P 21
1956: Q 3, T 18
1957: M 34, N 35
1957-01: R 3
1958: T 140
1959: T 140
1960: P 242
1961: T 140
1962: T 140
1963: A 10, G 16
1964: B 1, C 153
1964-01: C 1
1965: B 3, C 153
1966: P 314, S 120
1967: A 78, P 123
1968: C 30, P 294, T 33
1969: P 302, T 72
1970: A 151, T 32
1971: C 17
1972: T 27, T 88
1973: A 76, O 55, P 117
1974: T 27
1975: S 103
1976: S 103
1977: H 18, T 41
1978: I 30
1979: P 76
1980: V 3
1981: G 32, V 3
1982: S 9
1983: B 107, H 26
1984: G 5, H 20
1985: B 2
1986: T 27, T 37
1987: C 100
1988: B 108, B 133
1989: A 58, P 170, P 275
1990: B 57
1991: A 93, I 28

1992: M 54
1992-01: E 4
1993: M 54
1994: C 151, T 72
1995: A 10, A 111
1996: A 10, A 111
1997: S 12
1998: N 30
1999: A 13
2000: P 283, P 289
2000-01: A 75
2001: A 58, I 55
2002: H 25, P 33, P 77
2003: H 27, V 6
2004: B 165, H 38, P 32
2005: B 143, P 217
2006: A 82, C 140
2007: B 143, P 155
2008: I 53, I 62
2009: B 143, T 144
2010: P 104, T 140
2011: A 3, A 164, P 264, P 315
2012: S 120, S 121, T 34
2013: I 70, K 8
2014: M 50, T 19
2015: H 15, N 44, P 127
2016: T 77, T 101
2017: M 36
2018: A 93, M 36
2019: A 87, C 78
2020: N 55, P 108
2021: G 6, S 69
2022: A 53, M 35
2023: H 15
2024: P 316, P 325
2025: C 14
2026: C 14
2027: N 30
2028: C 166, S 36, T 59
2029: T 59
2030: B 1
2031: B 1
2032: S 120
2033: A 81, A 91, G 15, H 23
2034: S 122
2035: C 5, H 25, S 88
2036: C 177, P 17
2037: A 164, O 30, P 176
2038: G 6, S 94
2039: I 77
2040: T 27
2040-04: T 66
2041: P 35
2042: R 4
2043: P 68
2044: A 164
2045: P 178, S 19
2046: C 102, P 115
2047: A 88
2048: I 55, I 62, T 93
2049: B 110, K 2
2050: C 138
2051: A 85
2052: H 23, M 34
2053: A 84
2054: A 81, A 85, V 6
2055: A 81, D 49
2056: I 67
2057: B 57, H 17
2058: G 16, S 94
2059: P 104, T 27
2060: A 93, A 94, T 19
2061: P 316
2062: A 87, A 151
2063: P 135
2064: B 157, P 316
2065: T 59
2066: T 55, T 59
2067: B 1
2068: B 1
2069: B 1
2070: A 89, P 279, P 281
2071: A 128, C 15
2072: A 87, M 25
2073: A 85, A 112, M 25
2074: P 111, T 27
2074-01: M 1
2075: C 2, W 1
2076: A 165, P 173
2077: A 29, A 73
2078: C 151, P 167
2079: B 157, D 88, V 2
2080: P 109, P 295
2081: P 113, T 27
2082: G 33, P 238
2083: C 146, P 126
2084: A 73, O 50
2085: A 116, B 164, C 128
2086: C 12, C 179
2087: H 38, P 126, S 118
2088: C 150, M 39
2089: C 1, C 4, D 82
2090: A 46, E 8
2091: K 6
2091-01: A 67
2091-02: A 67
2091-03: E 2, P 178
2092: K 6
2093: K 6
2094: K 6
2095: C 1, P 173
2095-01: C 1
2096: A 73, B 121
2097: P 167
2098: A 78, C 121
2099: B 156, B 158, E 2, I 22
2100: C 12
2101: P 101, P 126
2102: P 102, P 126
2103: C 29, Z 8
2104: A 130, C 70
2105: H 15, T 55
2106: O 25
2107: K 12, S 116
2108: D 53, P 110
2109: C 115, E 30, P 204, P 323
2110: A 78, A 93, S 118, Z 11
2111: G 33
2112: P 112
2113: A 133
2113-02: B 71
2114: A 79, A 134
2115: S 6
2116: M 30
2117: B 151, M 30
2118: M 14, S 5
2119: S 5
2120: C 109, O 32, P 269
2121: N 37, S 6
2121-01: A 75
2122: C 98, P 63, T 74
2123: C 21, C 96
2124: S 6
2125: S 5, S 6
2126: S 5
2127: S 5
2128: B 26
2129: C 79, F 25, T 60
2130: A 160, C 80
2131: S 6
2132: S 6
2133: C 20, C 79
2134: F 9, N 27
2134-01: A 67
2135: F 9, N 27
2136: B 64, P 269
2137: R 4, S 5
2138: M 30

2139: F 33, J 12, P 40
2140: B 23
2141: A 22
2142: A 130, A 164, P 31
2143: H 14, T 72
2144: P 124, P 149
2145: A 127, A 164, P 31
2146: I 69, N 59
2147: C 20, N 37, P 295
2148: A 59, C 29, P 171
2149: S 10
2150: C 80, N 27
2151: B 113, C 96
2152: S 4
2153: N 30
2154: A 113, S 4
2155: A 124
2156: G 19, N 9, O 55, V 9
2157: A 58, F 37
2158: C 52, M 32, O 57
2159: A 22, D 4
2160: I 69
2161: I 69
2162: I 69
2163: I 69
2164: B 143, I 69
2165: D 63, H 15, N 53, S 14
2166: B 71, I 69
2167: B 91, H 38, T 35
2168: P 265, S 81
2169: K 1, L 9, S 83
2170: M 4, S 81, S 104
2171: C 79, C 146, C 151, T 58
2172: B 170, C 98, P 63
2173: A 1, E 19, J 15
2174: A 58, C 27
2175: B 1
2176: B 57, S 87
2177: N 44, P 32
2178: A 158, S 106
2179: A 122, S 106
2180: P 77, P 269, T 57
2181: T 61
2182: H 21
2183: A 151, C 31, D 83, K 1, M 12
2184: J 4, P 211
2185: A 3, N 10 N 20, V 9
2186: B 24, C 177, K 2
2187: D 5, H 8
2188: A 92, B 59, N 51
2189: S 78, S 81, S 104
2189-01: W 1
2190: C 37, N 35
2191: A 99, P 75, S 89
2192: A 168, S 110
2192-01: G 26
2193: A 153, A 168
2194: C 90, P 87, P 312
2195: B 133, C 30, I 36
2196: A 22
2197: A 87, P 264
2198: I 7
2199: B 112, S 94
2200: B 3
2201: F 33, S 120
2202: A 164, E 5, H 35, I 36, P 238
2203: B 68, D 74
2204: C 20, S 69
2205: B 94, I 13
2206: A 130, D 4, P 31
2207: F 27, S 101
2208: S 85, S 98
2209: S 85, S 96
2210: I 68
2211: A 164, B 77, C 48, H 37
2212: B 94, B 154, C 73
2213: A 97, C 95, P 206
2214: A 16, C 77
2215: C 77, G 18
2216: P 324
2217: P 149
2218: O 49, S 17
2219: A 58, F 34
2220: H 40, I 36
2221: C 55, P 127
2222: A 44, B 69
2223: S 85, S 95
2224: S 90
2225: A 94, T 102
2226: M 50, N 45
2227: N 51, P 10
2228: A 42, S 22
2229: C 109, C 151, H 3
2230: C 86, I 22
2231: C 74, P 15
2232: N 35, P 167
2233: I 13, N 5
2234: E 4, P 35, P 302, S 77
2235: A 4, T 140
2236: A 151, P 149
2237: P 248
2238: C 153, T 59
2239: A 59, T 59
2240: P 79
2241: H 6, O 49
2242: D 49, P 298
2243: O 37, T 27
2244: E 24, S 103
2245: M 50, N 47
2246: M 50, N 47
2247: Z 5
2248: A 63, P 228
2249: C 145, H 37
2250: A 16, T 120
2251: S 119
2252: F 25, P 72
2253: P 63, Q 4, S 12
2254: M 34, P 206
2255: C 129
2256: A 192, B 57
2257: P 143
2258: B 108, C 11, C 179
2259: B 164, M 31, P 77
2260: H 35, M 50, P 35, P 215
2261: A 12, A 16, A 44
2262: A 91, G 30, S 2
2263: N 40
2264: A 122, G 6
2265: I 12, N 21
2266: P 251
2266-02: B 143
2266-15: T 66
2266-20: C 74
2267: B 24
2268: C 19, E 34
2269: T 26
2270: P 252
2270-01: C 1
2270-02: M 1
2271: S 105
2272: B 147, C 148, D 4
2273: C 95, N 21
2274: C 97, P 217
2275: C 11, M 36
2276: C 101, I 11
2277: A 192, S 119, S 121
2278: B 85, C 166
2279: P 72
2280: P 72
2281: P 72
2282: P 72
2283: B 88
2284: I 13
2285: I 36
2286: C 28
2287: A 50, N 21
2288: I 13, P 33

2289: B 1, C 142
2290: I 13, T 117
2291: C 167, S 120
2292: P 7
2292-01: K 1
2293: M 15, P 7, P 207
2294: K 2, T 18
2295: P 127, T 17
2296: P 87
2297: M 8
2298: B 116, B 121
2299: G 31, P 68, P 216
2300: C 79, G 17
2301: A 106, C 78, C 85
2302: C 86, F 35
2303: P 300, T 27
2304: P 217
2305: A 58, A 184, P 310, S 36
2306: B 60
2307: P 80
2308: P 32, V 2
2309: B 53
2310: B 53
2311: B 141, E 21, T 66
2312: S 9
2313: H 27, P 36
2314: I 58
2315: A 97, B 53
2316: M 54, P 33
2317: S 82
2318: A 27, A 91, A 164, P 302, S 123, T 55
2319: A 105, C 78, C 83
2320: B 85
2321: B 162, M 35
2322: A 51
2323: A 106, T 63
2324: P 141
2325: A 106
2325-02: B 140
2325-07: C 107
2325-08: C 36, G 19, P 177
2326: A 103
2327: A 106
2328: S 2
2329: B 164, H 39
2330: A 124
2331: B 3
2332: O 167, T 40
2333: A 50, T 73
2334: A 130, O 59, P 291
2335: A 50, B 82, L 2, P 176
2336: T 18
2337: R 4
2338: G 11, P 33
2339: E 18, P 15
2340: A 39, C 78
2341: A 74, C 107, M 34
2342: A 81, T 77
2343: G 31, P 58
2344: H 23, M 34
2345: A 176
2346: T 91, T 133
2347: P 223, T 91
2348: B 68
2349: A 176, G 31, T 77
2350: A 83
2351: A 85, B 106
2352: A 105
2353: A 85, H 8
2354: T 19
2355: I 24, T 19
2356: A 96, G 6, S 94, S 117
2357: C 113, P 61
2358: K 2, P 315, S 33
2359: O 46, S 36
2360: A 116, B 164, C 128
2361: A 174, M 50, T 24
2362: G 10, W 1
2363: C 159
2364: A 91, U 2
2365: C 12
2366: C 12
2367: A 73
2368: A 73
2369: A 138, P 177
2370: A 77, A 134
2371: A 134, D 3
2372: B 78, L 1, P 176
2373: S 5, S 7
2374: B 17, B 151
2375: P 42, P 55
2376: A 157
2377: C 20, C 79, F 25
2378: C 94, D 74
2379: A 160, F 8, N 57
2380: J 9, P 76
2381: B 48, B 154, P 269
2382: S 3
2383: B 101, C 109
2384: C 95, D 63, P 76
2385: C 96, G 19
2386: C 94, D 74
2387: A 160, F 8
2387-01: A 67
2388: S 7
2389: J 9, P 76
2390: F 33, H 14, N 59
2391: B 63, D 82
2392: A 162
2393: A 162
2394: B 17
2395: B 63, P 20
2396: S 10, S 11
2397: A 164, H 26, P 232, P 311
2398: B 139, S 11
2399: B 100, B 154
2400: C 108, D 39, H 8
2401: C 86, I 66
2402: C 90, P 87, T 74
2403: A 160, C 80
2404: C 78, P 76
2405: A 6, F 32
2406: B 76, F 25, M 25
2407: F 9, N 27
2408: A 55, C 26
2409: A 122, B 58
2409-02: C 1
2410: I 69, M 31
2411: B 56, I 69
2412: B 56, N 51, S 77
2413: A 160, C 80
2414: C 46, C 106
2415: A 195
2416: A 21
2417: B 23
2418: C 43, T 1
2419: A 3, C 26
2420: I 17, S 114
2421: A 10, A 113, N 30
2422: D 5, F 27
2423: C 67, S 94
2424: A 108, N 49
2425: B 59, T 63
2426: B 59
2427: B 59
2428: H 28
2429: B 60, G 32
2430: B 76, P 36
2431: F 40
2432: P 87, T 74
2433: P 208, T 74
2434: B 76, P 36
2435: B 76, P 36, P 92
2436: F 39
2437: B 76, P 36, P 39
2438: B 76, P 39
2439: T 29

2440: B 87
2441: C 109, I 13, N 4
2442: B 129, C 95, P 62
2443: B 113, C 13
2444: B 129, C 13
2445: N 5, P 149, S 36
2446: A 104, S 113
2447: F 33, I 70
2448: I 69, V 6
2449: I 69, V 6
2450: N 37, S 86, S 106
2451: B 91, H 38, I 79
2452: I 23, P 30, P 41, R 3
2453: H 17, P 117, P 269
2454: B 154, F 34, P 33
2455: C 109, P 272, S 77
2456: C 90, P 313
2457: B 85
2458: C 92, P 108
2459: C 133, O 57, Q 3
2459-01: Q 4
2460: J 4
2461: I 13, N 4
2462: K 2, P 269
2463: N 27
2464: N 27
2465: D 5, G 13
2465-01: M 57
2466: S 18, S 94, V 6
2467: C 68, E 18
2468: B 108, P 332
2469: B 7, D 63
2470: B 24, T 36
2471: A 151, B 6, S 114
2472: I 80, S 18
2473: A 39, N 41
2474: C 39, T 17
2475: B 107, B 129
2476: G 31
2477: N 17, N 23, P 208
2478: I 29, K 2
2479: I 29, K 2
2480: P 310, S 77
2481: A 61, P 123
2482: D 82
2483: B 133, N 20
2484: C 55, K 2
2485: D 63, H 21, P 21
2486: C 133, M 50
2487: A 36, M 50
2488: P 70, P 173
2489: A 23
2490: A 164, I 23, I 36, O 49
2491: A 4, D 5, M 17
2492: S 86, S 90
2493: A 196, T 101
2494: B 7, D 12
2495: A 201
2496: A 201
2497: A 153, A 168
2498: B 85, B 121
2499: C 92, P 109
2500: C 92, P 108
2501: C 90, P 76
2502: C 74, G 11, P 33
2503: C 145, J 12
2504: B 64, I 13
2505: I 7
2506: C 179, P 203, P 325
2507: A 71, A 94, B 164, N 17
2508: B 3
2509: A 93, D 5
2510: D 5, S 110
2511: T 16
2512: A 197, P 75
2513: O 57, P 292, P 315
2514: A 63, N 17
2515: C 106, I 66
2516: I 22, J 13
2517: B 59, C 70
2518: A 16, E 21, M 50
2519: C 30, P 86, T 39
2520: F 35, P 66, S 12
2521: D 85
2522: S 90
2523: H 13
2524: G 21, S 86, S 95
2525: A 191, R 6
2526: O 57, P 127, P 292
2527: A 39, A 173
2528: A 42, T 75
2529: C 82, C 88, P 167
2530: A 43, T 75
2531: C 78, P 318
2532: C 77, G 18, S 114
2533: F 25, M 54
2534: C 49, J 15, R 1
2535: C 49, J 15, R 1
2536: I 13, N 5
2537: P 250
2538: A 132, P 269
2539: A 59, A 102, S 12
2540: A 89, C 59
2541: B 100
2542: A 59, B 3
2543: B 1, B 125
2544: B 23, R 6
2545: A 72, A 179, P 71
2546: C 43, P 315
2547: D 49, P 298
2548: P 298, T 117
2549: A 66, P 75, T 68
2550: A 38, P 273
2551: A 152, S 100, S 117
2552: A 200, D 4, P 264
2553: A 47, Z 6
2554: B 169, S 15
2555: A 59, A 128, C 21, C 80
2556: P 7, P 13
2557: B 133, B 161
2558: B 134, P 86
2559: A 39, C 22, F 25
2560: J 12
2561: B 60, P 157
2562: B 53, P 167
2563: P 147
2564: P 84
2565: E 18, P 157
2566: N 40
2567: A 164, E 18, P 33, P 319
2568: M 49, T 115
2569: P 251
2570: A 39, A 72, C 50, P 121
2571: O 32
2572: A 41, F 33
2573: A 41, T 75
2574: A 41, T 75
2575: G 18, M 15, P 227, V 2
2576: A 168, T 95
2577: B 147, D 43
2578: B 62, C 83, C 86, P 167
2579: B 133, B 156
2580: C 83, C 95, S 12
2581: G 17, P 315
2582: P 211, P 315
2583: T 140
2584: I 13, T 90
2585: A 159, P 157
2586: A 174, B 74
2587: A 177, I 36
2588: H 23, I 13
2589: A 181, S 94
2590: S 120
2591: S 122, T 77
2592: G 17, S 9
2593: P 14
2594: P 14
2595: I 23, O 32
2596: P 272, P 297

2597: P 272, P 297, T 27
2598: A 3, I 68, K 7
2599: P 35
2600: B 161, P 76
2601: E 33, P 214
2602: B 142
2603: B 145, C 33
2604: A 76, B 150
2605: C 98, P 64
2606: P 73
2607: P 35, P 315
2608: F 35, P 21
2609: I 55, S 123
2610: A 29, A 193, C 30
2611: A 106
2612: B 60
2613: B 60
2614: A 12, T 90
2615: B 53
2616: A 44, A 76, B 53
2617: P 104, T 140
2618: A 94, C 56, N 59
2619: M 18
2620: A 192, S 120, S 121
2621: A 72, P 14
2622: A 72, P 14
2623: A 39, A 123, S 3
2624: A 94, C 75
2625: A 174, C 95
2626: A 123, C 78, C 83, C 95
2627: C 109, P 137, P 167
2628: A 135, C 109, I 65
2629: N 55, P 95
2630: A 121, B 165
2631: G 17
2632: A 51
2633: A 106
2634: A 106
2635: A 50, P 32
2636: A 93, A 107
2637: A 10, A 176
2638: B 3
2639: P 127, T 117
2640: C 14, C 56, C 58
2641: P 167, T 40
2642: K 11
2642-01: C 1
2643: A 159, P 126, S 94
2644: T 28
2645: A 83
2646: A 81, H 23
2647: A 85, S 114
2648: A 94, N 54, R 4
2649: D 3, K 11
2649-01: C 1
2649-02: I 34a, R 1
2650: B 154, E 29, F 32
2651: A 39, A 112
2652: G 15, T 5
2653: O 25, P 231, P 311
2654: A 72, C 2, Q 3
2654-01: Q 4
2655: G 13, I 22, O 25
2656: A 132, T 19
2657: C 114, C 182, P 111, R 6
2658: D 9, D 82, T 89
2659: T 15, X 6
2660: G 22, M 13
2661: A 138
2662: P 146
2663: A 73
2664: C 5
2665: A 63, T 55
2666: S 19
2667: E 30, P 146, P 166
2668: B 118, C 115, E 31
2669: B 157, B 158, E 30, H 40
2670: G 33
2671: A 77, A 135, P 323
2672: A 133
2673: A 77, A 134
2674: A 77, A 134
2675: A 90, A 133
2676: A 55, F 15
2677: C 133, E 7, R 5
2678: B 154, I 29
2679: B 154, I 29
2680: C 109, I 29
2681: F 25, I 29
2682: D 63, E 19, H 22, J 3
2683: A 18, S 5, S 6, T 58
2684: C 90, F 18, P 63, P 76
2685: A 18, S 6, S 8
2686: B 49, C 109
2687: B 48
2688: A 55, A 164, P 31, P 174
2689: I 29
2690: F 4
2691: F 4, M 1
2692: F 4
2693: A 19, B 154
2694: C 46
2695: B 48
2696: B 48
2697: A 127, B 48
2698: B 64, B 106, C 75
2699: A 111, C 84, P 63
2700: B 120, E 19, F 25, H 26
2701: A 19, J 3
2702: J 9
2703: J 9, T 142
2704: J 9, T 142
2705: O 48
2706: B 49
2707: A 1, C 33, C 98
2708: J 13, P 87
2709: J 9, T 142
2710: J 9, T 142
2711: J 9, T 142
2712: J 9, R 1, T 142
2713: J 9, R 1, T 142
2714: D 15, H 8
2715: C 143
2716: P 248
2717: H 14
2717-01: C 1
2718: B 129, W 1, Z 2
2719: B 56, B 76
2720: A 19
2721: P 123
2722: B 59, S 15
2723: S 11
2724: B 25
2725: B 132, C 95
2726: C 95, D 63, H 23, P 63, P 207
2727: A 108, C 109, S 18
2728: B 132, F 25, P 87
2729: B 132, F 25, P 87
2730: E 17, P 42
2731: A 10, S 10
2732: C 119, I 70
2733: B 24, T 55
2734: I 69, P 63
2735: B 91, P 264
2736: C 81, E 18, T 73
2737: B 106, C 75, I 13, P 279
2738: B 86
2739: A 151, F 25, P 210, P 264, S 112
2740: B 88
2741: B 23, Q 2
2742: I 11
2743: C 119, I 22, S 94
2744: C 14, S 13
2745: A 10, I 69
2746: S 97
2747: M 4, S 81, S 98

2748: A 104, P 226
2749: C 39, S 126
2750: D 63, P 87
2750-01: C 1
2751: N 10
2752: M 8
2753: G 32, P 86
2754: B 76, P 36
2755: B 64, B 170, O 57
2756: B 159, N 17
2756-02: M 1
2756-03: I 24
2757: E 18, N 15, V 9
2758: F 40
2759: G 32, K 9
2760: B 76, P 36
2761: B 143, F 3
2762: B 143, F 3
2763: A 76, C 72, F 7
2764: B 48, C 153
2765: C 86, S 6
2766: F 25, P 256
2767: A 76, F 7
2768: G 22, J 4
2769: A 160
2770: P 40, P 313
2771: P 32, S 4
2772: A 21
2773: D 49, I 69
2774: S 78, S 81, S 99
2775: N 30, T 19
2776: P 75, S 119
2777: B 85
2778: B 86
2779: B 116, C 77
2779-04: T 14
2780: B 160, J 13, P 325
2781: B 160, B 165, J 13
2782: B 161, J 11, M 49
2783: M 35, N 28
2784: B 62, B 109
2785: A 164, P 137
2786: B 57, S 87
2787: P 10, P 12, T 72
2788: M 35, N 28, T 57
2789: P 257
2790: B 7, C 20, O 53
2791: C 133
2792: G 30, M 33
2793: M 33, P 39, P 177
2794: A 36, G 5
2795: B 148, O 57, P 33, P 40
2796: B 108
2797: D 85, P 163
2798: A 71, B 112
2799: P 30
2800: A 153, A 197
2801: E 18, G 20, P 253
2802: H 6, N 20, P 101
2803: A 201
2804: A 201
2805: A 112, A 153, A 165, A 169, H 8, P 75
2806: B 154, H 2, N 4
2807: C 73, N 4
2808: B 92, C 109, P 126, P 139
2809: B 160, B 165, J 13
2810: A 9, A 44, B 161, J 11
2811: A 9, A 44, J 11, P 207
2812: P 240
2813: I 7
2814: C 16
2815: A 154, S 94, S 117
2816: A 196, C 14, C 66, M 40, P 328
2817: P 269, T 19
2818: C 153, P 87
2819: L 1, N 5
2820: A 201, S 116
2821: A 43, P 299
2822: B 133, P 251
2823: F 25, P 145, T 68
2824: A 44, P 63, Q 4, S 12
2825: A 89, N 4
2826: F 33, M 34
2827: B 60, P 223
2828: A 2, C 180, P 215
2829: A 36, I 24
2830: D 85
2831: A 196, B 35, C 14
2832: A 94, T 102
2833: C 78, T 98, T 101
2834: A 121, B 165, C 79, P 167
2835: A 49, B 134, P 77
2836: F 13
2837: P 167, P 325
2838: I 38
2839: O 31, O 49
2840: A 192, N 59, P 215
2841: A 16, S 122
2842: A 41, T 75
2843: A 41, P 299
2844: P 273
2845: D 11, P 16
2846: P 87
2847: L 1, N 13
2848: C 141, L 1
2849: L 1, N 12
2850: A 164, C 177, H 35, I 28, S 36
2851: B 121, P 73
2852: M 20
2853: A 177, I 28
2854: A 64, P 33, P 275
2855: P 214, P 319
2856: B 60, P 159
2857: P 147
2858: P 146
2859: P 165
2860: B 71, C 109, P 61, T 72
2861: P 147
2862: A 19
2863: I 36, O 55
2864: C 49, C 59
2865: C 50
2866: C 50
2867: A 41, P 33, T 35
2868: O 32, P 33
2869: A 58, C 14, P 329
2870: A 127, C 14, P 329
2871: A 185, S 120, S 121
2872: C 129, S 88, S 109
2873: A 33
2874: B 147, D 43
2875: P 70
2876: P 145
2877: P 145
2878: D 49, P 318
2879: A 159, G 17
2880: C 142, S 120
2881: B 107, S 122
2882: T 28
2883: F 41, L 1
2884: P 21, P 315
2885: A 192, P 35
2886: B 157, P 88
2887: B 60
2888: A 176
2889: A 176, C 177
2890: A 177, I 28
2891: A 176
2892: P 21, T 117
2893: H 30, P 58
2894: H 29
2895: C 13, R 5
2896: B 53
2897: C 151, C 154

2898: S 82
2899: B 61, S 114
2900: C 151, C 154
2901: A 76, B 92
2902: A 192, P 11
2903: B 68, P 315, S 12
2903-01: A 29, C 30
2904: A 121, C 146, P 14
2905: B 133, P 75, P 126, S 94
2906: G 17
2907: G 17
2908: M 34, M 50
2909: A 107
2910: A 106
2911: A 97, P 127
2912: A 93, A 107
2913: A 124
2914: A 103, H 29
2915: H 23, P 64
2916: S 12, S 114
2917: K 8, P 111, U 6
2918: P 332
2919: T 28
2920: P 35
2921: S 29
2922: B 141, B 154, B 167
2923: M 34
2924: A 81, H 23
2925: A 176
2926: A 151, O 56
2927: A 58, C 65, D 80
2928: A 58, C 65, D 80
2929: S 29
2930: B 141, B 167
2931: B 141, B 167
2932: B 167, T 4
2933: A 129, T 18
2934: B 167, M 13
2935: G 14, L 3
2936: C 10, D 58
2937: H 37
2938: M 11, Q 3
2939: A 97, P 167
2940: A 136, P 323
2941: C 15, E 29
2942: A 90, A 133
2943: H 37, P 57, P 265
2944: F 25, I 29
2945: C 95, D 26, L 2
2946: I 42, S 116
2947: A 200, N 8, N 37
2948: C 79, I 55, I 61
2949: A 200, C 96, N 8
2950: C 108, T 105
2951: C 52
2951-01: L 9
2951-02: C 1
2951-03: M 1
2951-04: S 74
2951-05: A 67
2951-06: W 1
2951-10: N 36
2952: B 59, C 59
2953: C 52, H 37
2954: C 59, S 9
2955: B 47, B 49, O 57
2955-01: K 1
2956: C 46
2957: C 46
2958: A 16, C 97, D 63
2959: C 91, D 27
2960: B 46, B 49
2961: P 118
2962: S 83, S 104
2963: I 29
2964: H 35, I 29
2965: B 159, D 28
2966: F 4
2967: A 19, S 11
2968: A 64, O 57, X 2, X 7
2969: C 75, I 5
2970: B 48
2971: B 48
2972: B 50, C 109
2973: A 1, B 47, H 37
2973-01: K 1
2974: B 48, T 88
2975: C 45, F 25
2976: A 161, F 8, G 20
2977: A 52, B 58, J 2
2978: J 9
2979: A 68, D 23
2980: I 29
2981: B 143, I 52
2982: B 24, P 40
2983: B 49
2984: C 45, N 53
2985: N 8, S 89
2986: C 95, I 53
2987: A 127, B 45
2987-01: N 8
2987-02: R 3
2988: C 108, D 40, H 15
2989: A 200, S 92, S 104
2990: B 72, C 108
2991: B 10, C 75, C 177
2992: C 45
2993: H 14
2994: G 19, I 31
2995: H 8, Z 5
2996: A 150, B 91
2997: S 84, S 85
2998: C 151, C 157, T 72
2999: F 14, P 208
3000: B 76, P 87
3001: B 129, B 159
3002: M 1, S 71, Z 2
3003: G 32, Z 5
3004: E 33, O 35
3005: F 40
3006: A 16, A 56, B 129
3007: A 48, S 9
3008: B 45
3008-01: N 8
3009: C 109, T 47
3010: B 90, C 109, H 3
3011: S 92, S 97
3012: B 129, C 98, P 209
3013: A 68, D 22
3014: I 59, I 61
3015: P 116
3016: D 23, P 176
3017: A 73, C 45
3018: B 56, I 69
3019: S 84, S 109
3019-01: C 1
3020: A 71, B 96
3021: A 168, G 13
3022: C 76, N 30
3023: C 90, P 40, P 208, P 313
3024: C 99, P 280
3025: C 95, I 58
3026: C 83, C 86, I 36
3027: C 46, C 106
3028: A 73, B 77, F 25
3029: N 3, P 114
3030: K 12, P 28
3030-01: M 10
3030-02: N 25
3031: D 14
3032: G 15, P 45
3033: A 10, D 5
3034: D 5, S 78
3034-01: I 24
3035: C 37, T 72
3036: B 7, O 53, S 71
3037: B 7, S 71
3038: S 97
3039: C 43, I 24, N 43

3040: C 151, N 16
3041: B 132, B 161
3041-02: A 73
3042: H 35, M 33
3043: B 154, C 46, H 35, P 156
3044: B 48, C 153
3045: C 78, G 12, N 34
3046: P 47
3047: M 46
3048: A 58, A 63, M 32, P 330
3049: A 10, A 197
3050: P 286
3051: B 49, C 153
3052: A 27, A 164, P 326
3053: C 38
3054: C 14, C 41, T 72
3055: A 194, P 5
3056: B 108, M 36
3057: B 108, C 73
3058: A 73, I 55
3059: A 105, M 35
3060: A 151, D 74, K 2
3061: N 27
3062: I 7, N 5
3063: P 269, T 126
3064: B 53, H 17
3065: H 27, S 87
3066: P 4
3066-01: A 67
3066-06: A 39, A 112
3066-07: B 108, P 21
3066-08: P 127
3066-10: A 87
3066-11: A 39, P 22
3066-12: B 108, D 74
3066-14: P 296
3067: P 7
3068: P 4
3069: P 6
3069-01: K 1
3069-02: C 1
3069-05: A 39, P 22
3070: P 4, S 116
3071: P 41
3072: I 68, P 210
3073: P 131, P 295
3074: B 161, N 23
3075: B 10, R 5
3076: B 154, D 50
3077: B 154, D 50
3078: C 103, D 50
3078-02: T 1
3079: C 103, D 50
3080: C 109, P 271
3080-01: B 71, B 129
3081: C 109, P 271
3082: C 90, I 27
3083: B 159, C 90
3084: B 133, N 17, N 20
3085: B 108, P 21
3086: D 74, P 21
3087: A 1, P 59
3088: E 17, P 234
3089: A 81
3090: P 40, P 312, T 117
3091: G 6, N 22, V 9
3092: D 85, P 163
3093: A 131, P 30
3094: B 1, P 167
3095: C 45, K 2, P 156
3096: C 41, C 144, G 15
3097: P 5
3097-04: K 1
3097-05: G 18, G 32
3098: A 112, P 5
3099: P 5, S 80
3100: A 187
3101: A 187
3102: P 133, P 262
3103: A 151, T 19
3104: A 42
3105: A 42
3106: A 43
3107: A 39, B 108
3108: D 50
3109: I 79, P 155
3110: E 28, T 80
3111: M 50, P 324
3112: H 31, H 38
3113: A 164, P 326
3114: D 82, P 294
3115: A 38, B 3
3116: A 152, D 5
3117: P 248, P 254
3118: A 196, C 14, C 66, M 40, P 328
3119: C 152
3120: I 27
3121: C 1, C 151, C 158
3122: C 1, P 123
3123: D 79, E 33, H 22, P 109
3124: G 5, L 1, P 237
3125: P 130, P 132
3126: P 130, P 132
3127: B 23, B 133, B 161
3128: M 41
3129: A 175, N 17
3129-02: N 8
3130: A 175, N 17
3131: A 130, B 44
3132: M 8, T 133
3133: A 128, G 18, N 15, V 9
3134: M 31, Z 6
3135: D 85
3136: A 41
3137: C 144, P 5
3138: A 72, C 37
3139: C 65, C 109
3140: B 164, C 99
3141: A 93, C 51
3142: A 93, C 51
3143: F 13
3144: A 10, A 64, A 123, P 63, Q 4
3145: A 5, A 107, P 167
3146: I 28, S 122
3147: A 196, B 35
3148: A 44, A 196, B 35
3149: A 41, P 299
3150: A 50, P 253
3151: A 50, P 253
3152: T 27, T 63
3153: P 17, P 203
3154: G 18, M 15, P 227, V 2
3155: H 20, T 6
3156: B 161, C 148, C 155, H 37
3157: C 150, S 9
3158: C 83, C 95, S 12
3159: A 9, I 24
3160: P 218
3161: P 40, P 315
3162: B 33
3163: A 38, A 182
3164: B 60
3165: B 60, P 157
3166: Z 5
3167: P 161
3168: P 161
3169: P 147
3170: A 192, E 34
3171: A 192, E 34
3172: A 89, B 64
3173: A 175, N 5, N 17
3174: A 175, N 5, N 17
3175: D 58, P 167
3176: G 31, P 64
3177: P 320, S 9

3178: H 30, P 157
3179: M 51, P 66, P 213
3180: A 164, H 35, P 149
3181: A 120, C 4, T 115
3182: H 30, M 51
3183: C 50
3184: A 192, I 28, S 121
3185: P 252
3186: C 109, I 23, T 17
3187: P 35, Q 2
3188: P 70
3189: I 13
3190: I 13, P 35
3191: G 15, N 21
3192: P 121
3193: I 36, K 2, M 50
3194: C 161, S 120
3195: G 16, T 115
3196: B 118, P 294
3197: G 11, S 11
3198: A 164, E 8, H 35, O 36
3199: A 89, N 5
3200: A 94, C 148, P 33
3201: G 31, P 58
3202: C 170, C 174, M 50
3203: C 13, T 90
3204: P 82
3205: B 61
3206: A 174, T 65
3207: H 22, P 59, T 90
3208: G 31, P 64
3209: M 52, P 33, P 92
3210: P 167, P 210, P 269
3211: A 39, C 79, G 17
3212: P 167
3213: A 106
3214: B 60
3215: A 124
3216: A 103, H 29
3217: C 7, P 14
3218: C 2, Q 3, T 67
3219: P 58, T 90
3220: P 58, P 92
3221: A 76, G 11, G 31
3222: P 33, P 127
3223: A 39, A 88
3224: A 29, A 76, G 20
3225: E 8, P 154
3226: A 130, C 65, D 80
3227: B 169, C 156
3228: C 29
3229: M 15, W 1
3230: C 73, D 81
3231: C 70, E 30
3232: A 73, H 24
3233: A 93
3234: A 136, P 166
3235: E 30, P 146, P 166
3236: B 118, E 31
3237: A 133
3238: A 134
3239: B 59, C 60
3240: C 31, C 52, S 1
3241: M 32, N 59, P 23
3242: B 65, B 151
3243: B 46, B 48
3244: C 90, T 38
3245: C 83, I 36, T 17
3246: C 108, T 105
3247: B 65, J 12
3248: B 59, N 17
3249: N 17, S 10
3250: N 17, S 10
3251: B 46
3252: C 108, T 105
3253: B 50, F 25
3254: S 84, S 93, S 104
3255: C 54
3256: S 84, S 104
3256-01: A 67
3257: A 191, C 95, T 77
3258: C 108, O 52
3259: B 76, C 22, F 25, M 25
3260: A 58, P 287
3261: A 104, M 6
3262: S 18, T 42, T 88
3263: S 84, S 103
3264: H 31
3265: B 65
3266: O 57, X 2, X 7
3267: I 64, M 31
3268: C 74, I 11
3269: I 29
3270: B 64, K 2, P 269
3271: I 66, P 87
3272: A 10, A 19
3273: B 49
3274: B 154, F 33, P 9
3275: C 108, D 40, P 133
3276: A 91, D 44, D 63, N 53
3277: C 59, P 98
3278: I 36, K 2, P 269
3279: C 45
3280: C 45
3281: N 28, P 253
3282: B 101, C 109, H 3
3283: B 129, C 98, P 213
3284: A 164, B 64, C 95, C 151, C 153, S 36
3285: A 161, C 81
3286: D 17
3287: D 21
3288: A 166
3289: H 23, I 53
3290: A 166
3291: A 109, B 121, P 124
3292: P 42, P 208
3293: D 36
3294: I 55, T 88
3295: C 37, M 15, P 269, T 55
3296: A 200, S 104
3297: B 7, B 150, P 34
3297-01: O 53
3298: C 73, F 14
3299: C 91, D 57
3300: A 11, E 11, M 26
3301: C 108, D 25
3302: K 1, P 4, P 13
3303: P 47
3304: A 72, P 265, Q 4
3305: M 34, P 70
3306: B 12, I 13
3307: G 15, P 24
3308: B 10, H 15
3309: N 59, P 267, P 274
3310: P 4, P 12
3310-01: K 1
3311: T 22, T 88
3312: A 49, P 225, P 226
3313: G 32, P 82
3314: P 47, P 56, S 123
3315: P 47
3315-02: T 1
3316: A 73, I 28
3317: D 64
3318: B 103
3319: B 129, S 2
3320: D 18, G 30
3321: M 31, P 142
3322: M 31, P 142
3323: M 44
3324: M 46
3325: M 43
3326: A 58, A 192, C 151, D 28
3327: M 43
3328: A 127, M 45
3329: T 46
3330: B 112, I 13

3331: A 21, Z 7
3332: A 58, C 27, P 315
3333: A 112, I 13
3334: I 22, P 5
3335: B 13
3336: B 10, C 75, D 66
3337: A 28, C 91, T 133
3338: A 151, M 35, P 77
3339: P 269, T 126
3340: A 121, T 49
3341: P 32, T 60
3342: D 56, P 56
3343: A 101, D 63, H 26, M 17
3344: P 6
3345: K 1, P 6
3346: P 6
3347: P 8
3348: P 41
3349: P 41
3349-02: C 107
3350: P 41
3351: P 133, T 46
3352: P 285
3353: B 7, O 53, P 34
3354: I 49
3355: M 29, S 85
3356: A 154, B 6, N 36
3357: A 65, N 16
3358: A 202, L 1
3359: A 164, C 29, P 119
3360: A 158, C 82, C 86, F 33, S 92
3361: A 59, E 33, J 8, U 4
3362: P 21
3363: B 108, M 34
3364: A 88, B 108
3365: B 12
3365-02: B 153
3365-03: C 107
3365-09: T 1
3366: B 15
3367: B 113, P 59
3367-01: R 3
3368: A 127, B 108, M 34
3369: A 127, B 12
3370: P 86, T 133
3371: M 48
3372: P 211, S 115
3373: M 50, T 53
3374: A 86, A 98
3375: M 42
3376: A 55, P 86, T 133
3377: A 58, A 192, D 28
3378: A 82, A 98
3379: A 84, A 98
3380: M 42
3381: E 3
3382: E 3
3383: T 127, T 136
3383-02: B 140
3383-03: S 116
3384: T 127, T 136
3385: A 59, T 118
3386: C 54, C 59
3387: A 127, T 127, T 136
3388: A 151, B 76, F 1, I 22
3389: A 4, E 11
3390: A 41, M 31
3391: M 50, P 263
3392: P 264, T 115
3393: P 5
3394: I 49, P 105
3395: A 82, T 19
3396: A 42
3397: B 134, G 7, P 77
3398: A 41, B 112
3399: P 271
3400: E 28, N 6, N 20
3401: O 49, P 275
3402: M 34, P 294
3403: P 152, T 72
3404: M 50, P 261
3405: B 141, S 9
3406: F 18, S 12
3407: I 33
3408: M 41
3409: M 41
3410: M 41
3411: B 110, E 4, P 61
3411-01: N 6
3412: A 121, C 152
3413: A 121, C 152
3414: D 85, P 166
3415: T 127, T 133
3415-01: B 140
3415-03: T 1
3416: T 127, T 133
3417: M 9, M 39, T 133
3418: T 133
3419: A 127, T 127, T 133
3420: A 127, T 127, T 133
3421: A 174, C 133
3422: S 19, T 129, T 133
3423: A 41
3423-01: B 153
3424: P 167, P 250
3425: C 43, P 127
3426: A 85, H 36, P 227
3427: D 11, G 8, P 16
3428: C 61, D 4
3429: B 134, M 27, P 77
3430: B 23, B 133
3431: A 76, I 51
3432: B 164, C 119, P 126
3433: P 149
3434: P 147, P 210
3435: P 132
3436: A 136, A 137, C 58, P 298
3437: E 33, U 3
3438: C 150, M 8
3439: M 13, S 9
3440: T 113
3442: P 167
3443: C 148, P 167
3444: M 20
3445: P 216, P 218
3446: A 192, P 216
3447: A 159, M 13
3448: P 161
3449: P 161
3450: P 161
3451: A 192, E 34
3452: A 192, P 214
3453: C 174, T 51
3454: H 40, P 81
3455: M 8, P 159
3456: A 174, K 2, N 5
3457: H 38, P 171, P 314, P 325
3458: A 198, T 115
3459: M 8, T 135
3460: P 119, P 309
3461: C 150, C 151, C 154
3462: C 50
3463: O 32
3464: B 115, T 19
3465: P 167, P 211
3466: A 107, P 159
3467: A 18
3468: P 315, S 12, S 114
3469: F 35, T 28
3470: P 127, T 36
3471: D 50
3472: A 97, P 315
3473: P 83
3474: A 107
3475: H 23, M 52
3476: H 29

3477: H 29
3478: P 3, V 6
3479: B 164, H 38, P 33
3480: A 176, E 19, H 22
3481: A 132, P 251
3482: A 76, C 116, G 33
3483: A 117, B 165
3484: A 106, M 26
3485: A 107
3486: G 15, P 77
3487: A 68, B 121
3488: A 103, S 15
3489: A 124
3490: A 106, H 30
3491: A 124
3492: A 4, A 78, E 34, P 272
3492-01: J 15
3493: P 64, T 117
3494: A 10, P 127
3495: B 141, B 167, G 22
3496: A 125, A 131, C 95, S 71
3497: B 116, S 111, U
3498: A 39, A 106
3499: A 192, C 167, I 23
3500: P 272
3501: A 76, B 122
3502: A 135, I 55, I 62
3503: A 73
3504: T 135, V 3
3505: O 25
3506: A 135, T 2
3507: A 128
3508: A 54, E 30
3509: C 52, J 12, P 76
3510: G 21, J 6
3511: C 109, I 8, I 51
3512: C 64, K 13
3513: A 164, I 73, P 35, S 77
3514: C 69, S 116
3515: B 35, P 35
3516: A 59, B 48
3517: C 90, O 47, P 207
3518: A 73, C 118
3519: B 4, C 30
3520: I 52, I 60 M 31
3521: B 10, C 75, P 279
3522: I 9
3523: I 9
3524: B 56, F 2, P 40
3525: C 45, N 4
3526: H 14, P 22
3527: S 83, S 99
3528: N 16, S 1
3528-01: A 67
3529: A 17, A 149
3530: B 118, S 11
3531: C 44, C 109, C 177
3532: A 115, C 83, T 141
3533: H 33
3534: A 164, C 96, F 4
3535: B 45, H 36
3536: I 9
3537: F 25, I 8, P 33
3538: C 54
3539: O 47, P 207
3540: A 106, N 15, N 17
3541: M 33, P 38, P 270, S 19
3542: S 83, S 98
3543: A 165
3544: A 92, B 46, B 48
3545: A 4, B 48
3546: B 57, C 50
3547: N 24, O 57
3548: A 72, C 67, P 10
3549: A 3, N 22, S 89
3550: H 31
3551: I 64
3552: F 4, G 30
3553: A 16, A 164, C 151, D 28, R 4
3554: C 109, I 63
3555: C 108, O 52
3556: J 9, T 144
3557: A 151, I 28
3558: P 253, S 2
3559: A 179, P 226
3560: A 179, P 226
3561: A 7, A 168, P 63
3562: A 111, B 157, C 83
3563: A 48, C 99, N 30
3564: T 86
3565: B 48, P 94
3566: C 108, D 40, P 133
3567: C 108, D 34, P 133
3568: A 47, A 64, A 161, F 8
3569: C 27
3570: B 80, P 163
3571: C 44
3572: B 57, P 33, S 125, T 31
3573: C 37
3574: A 105, P 253
3575: N 28, P 253
3576: H 8, M 34, S 127
3577: A 63, B 23
3578: A 156, I 78
3579: I 70, P 178
3580: C 39, M 7, T17
3581: A 179, P 225, P 226
3582: O 21
3583: B 132, C 4
3584: O 7
3585: P 33, P 40, R 5
3586: A 164, E 17, N 9, N 18
3587: B 59, C 150, E 9, E 18
3588: B 154, I 34, O 55, P 210
3589: C 109, P 163, P 269
3590: P 7, P 13, Z 4
3591: C 108, D 25, P 133
3592: P 55
3593: D 20
3594: C 23, I 28
3595: A 58, C 144, C 151, C 175, S 36
3596: T 85
3597: D 35
3598: A 10, A 197
3599: C 37, C 38
3600: B 14, P 315
3601: B 26, B 27
3602: D 30
3603: A 73, C 47
3604: A 10, I 55
3605: P 26
3606: G 15, P 45
3607: P 52
3607-01: C 107
3608: P 52
3609: B 156, B 158, P 225, P 226
3610: S 72
3611: O 8
3612: S 19, S 72
3613: P 129
3614: A 24, A 25
3615: B 39, C 108
3616: P 47
3617: A 39, B 26
3618: D 64
3619: B 10, P 155
3620: B 10, P 155
3621: D 70, T 63
3622: A 76, D 35
3623: A 4, H 25
3624: N 19, P 156
3625: M 48
3626: B 18
3627: M 44
3628: M 43
3629: M 43

3630: A 130, A 166
3631: M 43
3632: A 127, M 45
3633: A 76, F 39
3634: A 82, M 31, M 34
3635: B 41
3636: A 39, B 64, P 264
3637: A 41, B 104
3638: D 25
3639: L 10
3640: A 33, B 108
3641: B 13, B 15
3641-01: C 107
3642: B 14, B 15
3643: B 108, C 73, P 60
3644: A 2, P 72, T 36
3645: B 13, B 15, F 25
3646: A 9, J 4, K 7
3647: P 128
3648: D 14
3649: D 16
3649-01: N 8
3650: P 41
3651: B 16
3652: A 69, P 32
3653: P 56
3654: A 50, P 45, P 53
3655: B 58, P 75, T 115
3656: B 3, B 57
3657: A 101, M 17
3658: B 164, K 1, P 6
3659: B 164, K 1, P 6
3660: P 6, P 210
3661: P 41
3662: P 41
3663: B 42, P 133
3664: I 49
3665: I 49
3666: O 9
3667: O 21
3668: O 22
3669: O 10
3670: O 22
3671: A 65, N 17
3672: M 2, R 4
3673: O 22, S 19
3674: B 71, O 21
3675: P 104, S 72
3676: D 78
3677: D 78
3678: M 34, P 60
3679: M 34, P 60
3680: B 15
3680-1: C 107
3681: B 15
3682: B 15
3683: B 129, P 58
3684: A 85, M 34
3685: B 15
3686: P 211, S 115
3687: A 86, P 60
3687-02: R 3
3688: A 98, B 143
3689: A 176, D 63
3690: M 42
3691: M 42
3691-01: T 66
3691-02: R 3
3692: M 45
3693: E 3
3694: M 9, P 321, T 51
3695: A 77, A 128, F 39, T 19
3696: A 150, A 159, P 75
3697: A 4, L 12
3698: A 23
3699: M 31, P 127, T 36
3700: A 105, P 127, P 269
3701: M 34, T 19
3702: A 88, T 19
3703: A 84, T 19
3704: A 91, B 121, C 83
3705: A 159, C 85, C 88, F 33, S 92
3706: A 46, J 4
3707: C 119, D 7, P 210
3708: A 93, B 112, D 4
3709: P 53
3710: A 39, S 124
3711: C 54, H 40
3712: E 17, T 119
3713: O 5
3713-01: P 177, S 54
3714: O 20
3714-01: P 177, S 54
3715: O 20
3716: N 8
3717: O 21, P 104
3718: C 79, P 211, P 308
3719: O 15, S 52
3720: B 121, D 50
3721: C 177, M 20
3722: M 41
3723: M 41
3724: M 41
3725: M 41
3726: C 177, M 20
3727: B 12, C 113
3728: C 59
3729: P 161
3730: T 129, T 133
3731: A 95, M 55, T 53
3732: T 127, T 137
3733: B 3
3734: G 18, M 15, P 227, V 2
3735: A 153, A 168, T 95
3736: C 51
3736-04: K 3
3737: A 93, C 51
3738: A 94, C 27
3739: B 57, G 8
3740: S 210, T 3
3741: T 79
3742: I 42, T 82
3743: K 9, T 27
3744: A 53, A 69, G 33, P 16, P 312
3745: P 35, T 2
3746: O 15
3747: B 21
3748: Z 6
3749: M 2, R 4
3750: M 2, R 4
3751: A 151, C 156
3752: P 83, P 159
3753: P 89, P 162
3754: P 74
3754-01: S 116
3755: B 59, C 150
3756: A 37, A 175
3757: P 216, P 218
3758: A 192, P 216
3759: A 95, A 128, T 53
3760: B 21
3761: E 27, P 74
3762: N 60, V 6
3763: A 90, A 175
3764: A 64, P 165
3765: A 64, P 147
3766: T 127, T 135
3767: T 127, T 135
3768: G 31, P 64, P 86
3769: P 168, T 91
3770: H 40, P 168
3771: D 58, M 50, T 117
3772: C 50
3773: C 50
3774: A 76, C 72, C 149
3775: P 145
3776: A 150, P 315

3777: A 16, A 176, B 165
3778: C 11, C 115, G 9
3779: G 24, S 94
3780: O 32
3781: D 72, S 115
3782: P 172
3783: B 21, S 115
3784: P 155
3785: B 170, P 62
3786: A 85
3787: A 176
3788: A 174, C 166
3789: A 178, P 315
3790: E 27, P 82
3791: T 127
3792: A 45, G 31, P 167
3793: A 174, F 35
3794: P 322, T 93, T 116
3795: P 141, T 77
3796: A 106
3797: A 106, S 80
3798: B 22, H 19
3799: G 17, P 75
3800: C 29, P 170
3801: C 29, C 155, T 6
3802: B 107, P 62
3803: C 166, E 29, G 22, T 51
3804: E 29, T 93, T 116
3805: C 29, J 8
3806: H 37, J 8
3807: P 273
3808: C 1, C 29
3809: C 174, U 1
3810: C 29, C 174
3811: B 148
3812: L 6
3813: L 6, P 105
3814: C 1, J 8
3815: L 6
3816: C 29, M 1
3816-01: Q 1
3816-02: A 73
3816-03: A 75
3817: C 147
3818: H 15, S 19
3819: O 25
3820: A 73, H 24
3821: A 91, P 1
3822: A 58, P 155, P 156
3823: O 25
3824: O 25
3825: O 25
3826: C 75, D 81
3827: A 138, B 3
3828: A 45
3829: D 3, G 13
3830: C 115, E 31
3831: A 54, A 138
3832: C 15, C 115, E 31
3833: B 71, J 12, Q 2, X 1
3834: C 95, D 63, J 12, S 6, S 8
3835: A 18, N 39, S 7
3836: I 29, N 4
3837: H 31, N 4
3838: H 32
3838-01: L 9
3839: B 104, C 18, N 20
3840: A 75, B 79, O 57
3841: B 99, P 35, T 123
3842: F 4, G 19
3843: B 48, B 116
3844: H 33, H 34
3845: H 34, J 15
3846: C 54
3847: I 52, I 60, M 31
3848: H 34, N 59
3849: C 90, I 39, P 40
3850: C 83, I 40
3851: C 77, P 123
3852: Y 1
3853: C 11, C 53
3854: B 3, B 57
3855: A 130, T 17
3856: S 84, S 98
3857: H 34
3858: F 4, P 66
3859: F 25, P 9, P 13
3860: A 4, C 91, F 18, P 66, P 86
3861: B 48, C 177
3862: A 159, C 51, G 12
3863: P 9, P 13
3864: C 23, N 17
3865: M 33, P 33, P 38, P 270
3866: C 54
3867: C 41, P 272, T 72
3868: S 83, S 100
3869: N 39, S 5, S 7
3870: A 92, C 108, F 25, O 52
3871: A 127, B 45, C 177
3872: B 48, C 14
3873: P 9, P 13
3874: P 10, P 13, P 243
3875: C 44, C 177
3876: K 2, P 248
3877: B 64, B 116, F 34
3878: K 9, S 15
3879: B 116, N 15, V 9
3880: A 164, B 5, H 30, R 4
3881: C 108, D 14
3882: D 37, P 133
3883: C 4, C 90, O 57
3884: D 74, E 34, F 25, M 31
3885: F 25, H 35, P 40, P 156
3886: P 124, Q 4
3887: P 268
3888: P 33, P 312
3889: F 4, P 59
3890: I 52
3891: A 58, A 166, M 32
3892: P 163, T 85
3893: A 69, C 26
3894: E 4, F 31
3895: O 32, P 66, P 213, P 269
3896: P 9
3897: G 16, N 28, P 253
3898: A 112, C 38, C 39
3899: G 7, P 226
3900: B 25, P 315
3901: A 76, D 44, D 63, N 53
3902: B 129, F 25, P 33, P 317
3903: B 59, M 37
3904: F 9, M 51, N 34
3905: C 28
3906: P 248
3906-01: C 1
3907: A 112, P 248
3908: I 24, O 47
3909: A 109, P 124
3910: A 109, I 23, T 41
3911: C 20, I 13
3912: G 7, P 225, P 226
3913: O 21
3914: B 113, B 159, R 5
3915: A 28, E 9, M 2, S 29
3916: B 59, G 5, H 20
3917: A 156, A 164, E 8, E 9, H 35
3918: F 39, G 5
3919: B 92, C 109, P 58
3920: A 53, P 45, P 47
3921: D 37, P 133
3922: P 55
3923: A 73, I 28
3924: D 22
3925: D 23
3926: D 41
3927: D 41

3928: X 1
3929: D 22, G 20
3930: B 60, N 17, N 21
3931: A 98, N 7
3932: C 139, O 22
3933: D 41, D 59
3934: M 48
3935: M 46
3936: M 48
3937: A 58, A 166
3938: D 35
3939: B 41, P 163
3940: D 14, P 133
3941: M 34, O 32
3942: P 117
3943: A 68, I 31
3944: N 35, P 41
3945: D 34, P 133
3946: P 127, P 284
3947: C 43, F 32, P 126
3948: B 129, C 95, M 52
3949: B 14, M 52
3950: P 130, T 108
3951: A 109, B 133, D 63, T 142
3952: F 12, P 269
3953: D 62
3954: D 62
3955: D 15
3956: C 119, P 269, P 315
3957: T 140
3958: A 73, I 42
3959: D 16, K 2
3960: D 22, O 55
3961: C 71
3962: P 44
3963: P 44
3964: B 89
3965: C 26, E 28
3966: T 140
3967: I 47
3968: E 28, P 43
3969: H 15, M 6
3970: A 14, P 127, S 114
3971: E 27, P 43
3972: E 18, P 4
3973: P 51
3974: P 52
3975: D 36, P 133
3976: S 72
3977: P 23
3978: D 74, P 63, P 209
3979: B 169, N 15, V 9
3980: F 40, V 3
3981: C 109, D 9, D 74
3982: C 108, D 16
3983: P 47
3984: O 22, S 52
3985: D 8, F 13, P 324
3986: A 86, J 12, P 73
3987: C 119, P 21
3988: A 88, C 119
3989: B 12, P 167
3989-01: C 107
3990: B 9
3991: B 60
3992: B 12, M 52
3993: A 94, T 85
3994: B 143, P 73, P 217
3995: A 88, P 215
3996: A 88, P 215
3997: B 161, M 50, N 23
3998: B 129, S 9
3999: M 44
4000: M 41
4001: E 3
4002: I 56, I 58, T 117
4003: D 35
4004: A 97, I 31
4005: A 91, L 10
4006: A 107, N 29
4007: I 11, P 10
4008: I 11, P 10
4009: I 11, P 10
4010: B 59, P 104, T 27, T 63
4011: B 14, B15
4012: A 16, B 111, C 96, P 61
4013: B 134, H 11, P 77
4014: A 41, B 112, P 315
4015: B 112, P 152
4016: I 36
4017: A 25
4018: D 14
4019: D 16
4019-01: E 4
4020: A 127, D 16
4021: N 28
4022: D 65, V 2
4023: C 23
4024: P 41
4024-01: E 4
4025: C 22
4026: P 58, S 13
4027: A 69, P 62, R 5
4028: G 15, P 45, P 53
4029: A 85, P 73, S 2
4030: A 178, H 27
4031: A 82, P 139
4032: F 32, P 14, V 2
4033: P 41
4034: P 46
4035: P 46
4036: B 7, P 34
4036-01: O 53
4037: O 22, S 61
4038: O 10
4039: H 12, S 67
4040: T 113
4041: A 88, B 10
4042: A 94, D 78
4043: B 12
4044: B 113, P 58
4045: M 41
4046: A 86, P 73
4047: A 59, P 159
4048: T 127, T 134
4049: A 31, B 143
4050: B 20
4051: E 3
4052: A 85, B 106, M 34
4053: M 45
4054: P 152, P 269
4055: A 38, P 127, P 269
4056: A 109, P 75, T 60
4057: P 54
4058: A 39, P 41
4059: A 41, B 112
4060: B 162, N 23
4061: A 90, P 53
4062: A 86, A 112, M 25, P 21
4063: C 43, P 136
4064: C 43, P 136
4065: A 139
4066: O 6
4067: O 20
4068: C 2
4069: A 19, M 13
4070: E 18, T 113
4071: T 8
4072: O 12, S 52
4073: C 14, F 13
4074: M 20
4075: C 113
4076: B 33
4077: A 198, T 118
4078: M 41
4079: B 60, P 146
4080: E 29, M 9, T 51
4081: A 31, P 14

4082: C 51
4083: B 134, P 77, V 5
4084: B 134, M 28, P 77
4085: P 70, P 167
4086: C 162
4087: A 132, B 112
4088: D 51, I 36, K 2
4089: T 7
4090: A 148
4091: O 12
4092: N 65
4093: J 8, U 1
4094: B 107, C 166, P 155
4095: A 94, B 11, P 315
4096: P 74
4097: A 192, P 216
4098: H 40, P 81
4099: A 47, P 84
4100: M 9, P 81, P 321
4101: M 9, P 81, P 321
4102: N 40
4103: E 28, M 6
4104: G 3, P 320
4105: A 82, T 120
4106: C 50, E 4
4107: I 38
4108: A 132, B 3
4109: S 54, T 7
4110: P 84
4111: P 146
4112: P 80, P 315
4113: A 72, M 6
4114: P 14, U 2
4115: B 98
4116: A 137, C 20, P 75
4117: A 142, E 6
4118: A 148
4119: A 142
4120: A 143
4121: S 67
4122: A 45, M 31
4123: A 97, C 142
4124: E 29, P 74
4125: P 83, P 85, P 160
4126: H 27
4127: A 39, P 80
4128: A 124, T 63
4129: A 124
4130: A 109, C 22
4131: A 103, E 27, H 29
4132: A 142
4133: D 45, P 167
4134: B 121, O 58, V 2
4135: P 155, P 166
4136: P 83, P 85
4137: I 24, P 35
4138: A 132, T 82
4139: A 164, C 14, I 18, K 7, L 13
4140: L 6
4141: D 45, P 167
4142: C 147
4143: B 157, L 4
4144: O 25
4145: O 25
4146: B 157, D 4
4147: A 138, D 45
4148: A 128, A 131
4148-01: T 93
4149: C 82, F 16, J 12, R 1
4150: B 151, F 16
4151: F 16, J 12
4152: B 151, F 16, O 2
4153: B 151, P 37
4154: B 154, P 37, P 39
4155: C 96, P 37
4156: J 12, P 37
4157: J 12, P 37
4157-01: Q 1
4157-02: W 1
4158: B 76, S 6, S 8
4159: F 16
4159-01: S 31
4159-02: W 1
4160: A 150, J 6
4160-01: L 9
4161: A 150, J 6, R 1
4162: B 159, F 10
4163: P 37
4163-01: B 167
4164: H 32
4165: P 90
4166: P 91
4167: M 30
4168: S 84, S 93, S 106
4169: I 42, P 35, P 38
4170: A 58, A 130, B 75, M 32
4171: A 14, B 129, I 70
4172: A 58, P 235, P 310
4173: A 162
4174: C 108, O 45
4175: C 95, C 96, D 26, L 2
4176: E 17, F 25, I 28, S 123
4177: A 159, C 49, F 25, G 12
4178: B 4, C 30
4179: B 57, I 40, M 31
4180: H 34, N 59
4181: C 77, Z 5
4182: N 28
4183: A 58, C 27
4184: B 36, F 35, P 248, P 255
4185: A 58, B 158, I 44
4186: B 136, E 5
4187: C 41, I 67, P 272, T 72
4188: B 106, M 33, P 38, T 123
4189: H 34
4190: P 233
4191: P 47, T 125
4192: A 105, A 179, C 42, C 109
4193: A 72, C 103, M 4
4194: I 29, M 50
4195: A 58, P 230
4196: A 130, D 21, M 32
4196-04: T 1
4197: A 58, B 75, M 32
4198: I 39, P 33, P 40
4199: P 25
4200: B 148, C 130
4201: A 112, C 51, P 315
4202: D 78, P 264
4203: P 248
4204: P 263
4205: C 50, D 49, S 18
4206: A 127, I 32, P 127
4207: A 105, A 179, C 42
4208: C 98, M 31, P 126
4209: A 1, C 98, P 159
4210: A 1, C 98, P 320
4211: P 45, P 55
4212: A 12, G 20, M 35, M 37
4213: D 36, F 25, P 133
4214: D 24
4215: D 23
4216: A 162, P 163
4217: A 60, B 10, P 316
4218: D 22, K 2
4219: C 23, M 23, N 17
4220: A 88, D 85
4221: I 52
4222: F 4
4223: I 52, O 27
4223-06: S 116, T 19
4223-09: A 36, M 26
4224: D 35, P 163
4225: C 45, M 50
4226: A 114, H 14, V 1
4227: A 154, S 99, S 117
4228: D 36, N 35, P 133

4229: G 7, P 226
4230: G 7, P 226
4231: C 109, C 119, P 315
4232: B 8, C 109, I 13
4233: C 28, C 108, P 269
4234: A 112, C 51
4235: F 25, P 267, P 274
4236: B 39, P 163
4237: A 69, A 109
4238: D 42, P 133
4239: I 35, I 42, I 59, P 229, S 36
4240: A 14, D 38
4241: C 134, V 7
4242: C 70, P 41
4243: A 50, P 243
4244: S 94, V 6
4245: G 7, P 225, P 226
4246: G 7, P 225, P 226
4247: O 21
4248: O 10, S 66
4249: N 5, P 63
4250: F 33, P 310
4251: A 40, C 108, X 7
4252: B 25, N 38
4253: O 3, S 52, S 66
4254: A 88, B 133, N 59, S 18
4255: F 12
4256: D 22
4257: D 20
4258: A 156
4259: B 64, L 1
4260: D 58, P 167
4261: D 58, P 167
4262: D 58, P 167
4263: D 22, D 59
4264: E 28, F 14
4265: B 18, P 320
4266: A 97, B 54
4267: A 130, A 166, M 32
4268: B 19, E 18
4269: I 54
4270: E 18, M 43
4271: C 178, M 43
4272: C 123, T 55
4273: C 123
4274: C 54, C 177, H 40
4275: P 167, T 85
4276: D 35
4277: P 45, P 126
4278: B 28, P 164
4279: I 22, P 5
4280: F 26, G 7, P 226
4280-01: C 1
4281: B 144, L 10
4282: B 14, B 56, B 76, B 129, P 167
4283: C 109, I 55
4284: C 91, D 70
4285: A 123, C 78, C 83, C 95, P 167, S 12
4286: P 47, P 48
4287: B 127, P 134
4288: A 92, F 25, K 2, P 243, P 275
4289: P 139, T 45
4290: B 129, J 15, T 90
4291: I 28, P 269
4292: D 22, P 133
4293: D 14
4294: D 14
4295: I 66
4296: A 25, C 18
4297: A 150, T 77, Z 3
4298: A 40, T 87
4299: P 44
4300: P 44
4301: C 71
4301-04: W 1
4301-12: G 30
4301-16: G 26
4302: C 71
4302-05: P 173, P 178
4302-07: P 178
4303: C 55, K 2, P 167
4304: A 40, X 7
4305: A 40, A 94, M 26, T 87
4306: P 45, P 53, P 210, O 323
4307: H 37, Y 1
4308: A 12, A 45
4309: G 19, M 43, O 55
4310: P 51
4311: D 36, P 133, T 77
4312: S 72
4313: O 6, S 66
4314: E 22, O 22
4315: E 23, O 10
4136: D 49, P 130
4317: A 187, C 108, P 139
4318: F 25, N 28, P 127
4319: B 7, J 11, P 34
4320: D 78, P 167
4321: P 167
4322: D 67
4323: I 50
4324: B 10, P 155
4324-01: G 30, S 116
4325: A 92, D 74, P 155
4326: B 10, P 155
4326-01: M 26
4327: B 12, P 167
4328: D 74, P 163, P 166
4329: D 70, T 63
4330: D 70
4331: B 60
4332: B 60
4333: M 50, P 33
4334: A 190, S 66
4335: B 18
4336: B 18
4337: B 19
4338: E 3
4339: B 20, P 321
4340: M 42
4341: P 214, T 128, T 136
4342: B 95
4343: B 95
4344: I 47, P 167
4345: A 164, P 312
4346: L 10
4347: A 91, L 10
4348: P 48
4349: B 14, B 15
4350: C 109, P 140, P 269
4351: A 39, A 87, C 78
4352: A 41, P 315
4353: A 41, B 112, P 152
4354: A 25
4355: D 16
4356: Y 1
4357: C 71
4358: C 71
4359: A 40, X 1
4360: I 47
4361: P 41
4362: E 11, H 6
4363: A 187, P 139
4364: B 7, P 34
4364-01: O 53
4365: O 21
4366: O 21
4367: O 11, O 12
4368: O 19, S 66
4369: N 63
4370: C 165, C 170, H 35, L 1, T 91
4371: C 141, H 40, L 1
4372: A 139, S 52
4373: A 139, S 52

4374: C 14, C 57, C 59, F 11
4375: A 72, C 2, Q 4
4376: D 78
4377: P 73
4378: P 58
4379: C 178, M 41
4380: A 74, P 21
4381: A 74, B 108, D 49, P 73
4382: B 107, M 34, P 62
4383: C 178, M 41
4384: B 121, C 147, P 320
4385: P 74, T 133
4386: D 78, S 114
4387: B 20
4388: M 45
4389: C 133, P 66
4390: C 54, C 59
4391: G 5, P 70
4392: B 3, C 14
4393: A 30, A 167, C 182
4394: A 93, T 19
4395: A 68, A 192, I 79, S 121
4396: P 108
4397: A 76, D 44
4398: P 271
4399: A 132, D 65, D 78
4400: B 21, P 302
4401: G 20, P 323, T 53
4402: A 39, A 178
4403: E 21, T 119
4404: E 11, H 6
4405: P 167, P 210, P 253
4406: A 39, M 34, X 4
4407: C 144, V 8
4408: O 11, O 14
4409: O 17, S 66
4410: O 18, S 66
4411: C 29, V 8
4412: N 61
4413: O 19
4414: O 12
4415: A 139
4416: A 139
4417: O 20
4418: N 8
4419: H 35, P 176, T 3, T 5
4420: T 8, T 9
4421: A 147, S 53
4422: A 132, D 78
4423: C 177, M 20
4424: A 132, B 12
4425: B 21, P 320
4426: B 21, P 159
4427: M 9, P 81, P 320
4428: B 22, T 114
4429: E 34, M 51, P 228
4430: A 91, S 112, T 5
4431: B 120, S 116, T 127, T 135
4432: C 53
4433: P 33, P 127, U 5
4434: C 43, P 136
4435: A 150, P 315
4436: P 84, P 157
4437: A 142, F 36, S 65
4438: M 50, P 147
4439: V 8
4440: M 10, P 23
4441: A 145, S 57
4442: T 9
4443: O 12, S 61
4444: O 15
4445: O 12
4446: N 64
4447: T 9
4448: P 72, V 5
4449: B 11, P 155
4450: D 72
4451: P 74
4452: A 192, C 156, T 52
4453: E 27, P 74
4454: P 81, P 85, P 321
4455: T 127, T 135
4456: B 22, P 321
4457: A 84, P 213
4458: O 14
4459: O 17
4460: A 148
4461: A 144, S 56
4462: A 144, S 57
4463: A 144
4464: P 220
4465: A 95, B 11, P 323
4466: E 27, P 82
4466-01: T 1
4467: H 29
4468: A 177, C 116
4469: A 174, H 8
4470: B 11, P 135
4471: E 8, T 3, T 6
4472: P 220
4473: P 220
4474: A 45, S 116
4475: C 121
4476: A 88, T 77
4477: C 147, P 157
4478: A 109, B 147, B 150, D 3, D 49
4479: A 109, G 33
4480: L 8
4481: C 174, E 34
4482: P 220
4483: J 8, S 38
4484: P 272
4485: B 123, C 147
4486: A 109, D 3, D 49
4487: O 25
4488: J 8, S 38
4489: A 39, H 6, M 49
4490: P 167, T 82
4491: B 118, S 111
4491-01: C 1
4491-02: K 1
4492: J 8, S 38
4493: D 46
4494: A 39, P 166
4495: A 97, A 138, H 23
4496: B 118, E 31, P 158
4497: A 136, D 58, P 323
4498: A 118, P 173
4498-01: C 1
4499: A 73
4500: A 131
4501: T 94
4502: C 109, I 72
4503: B 7, F 14
4504: B 68, H 14
4505: N 8, Q 1
4505-01: S 31
4506: H 32
4507: D 60, E 21, S 11
4508: A 169, B 56, H 8
4509: C 97, P 219
4510: I 40, M 32, Z 3
4511: C 83, G 19, I 41
4512: C 37, C 40, I 79
4513: A 59, D 23
4514: B 10, C 177, P 269
4515: B 100
4516: A 151, P 219, S 114
4517: I 40, Z 3
4518: B 57, B 129, P 8
4519: C 49, H 6
4520: G 30, H 35
4521: T 12
4522: H 33
4523: D 23, P 163
4524: A 74, B 108, D 74
4525: B 66

4526: A 58, I 57, I 60
4527: P 25
4528: F 33, I 22, P 5
4529: N 59, T 11
4530: P 45, P 48, P 55
4531: A 130, B 92
4532: S 76
4533: A 127, S 76
4534: N 6, P 8
4535: T 11
4536: T 11
4537: A 136, A 137, C 58, H 6
4538: A 69, C 39
4539: A 105, A 179, C 42
4540: C 166, E 34, M 31
4541: A 164
4542: A 163, G 5
4543: B 146, F 13, P 156
4544: C 75, F 13, P 156
4545: B 46, B 48
4546: C 45, P 130
4547: B 133, C 58, I 22
4548: B 40
4549: A 60, B 10, P 155
4550: B 170, P 275
4551: F 4
4552: A 59, B 19
4553: B 53, K 2, P 315
4554: A 130, D 21
4555: M 44
4556: A 58, D 13, M 32
4557: I 22, I 36
4558: N 35, P 51, P 156
4559: C 45, M 150
4560: T 11
4561: M 50, P 290
4562: G 7, P 226
4563: B 14, T 130
4564: B 33, C 109
4565: B 76, C 97, M 52, P 33, P 309
4566: P 47, P 51, P 144
4567: B 58, B 108, C 79, M 49
4568: B 134, P 71
4569: A 107, B 134, P 78
4570: F 13, P 156
4571: F 11, G 31, P 315
4572: P 48, P 55
4573: J 9, P 86
4574: C 70, D 16
4575: D 20, P 133
4576: T 140
4577: O 41
4578: O 41
4579: E 17, S 76
4579-01: B 120
4580: C 21, C 166
4581: P 40, T 27, T 55
4582: F 32, G 22, T 27, T 63
4583: A 154, S 101, S 117
4584: G 7, P 225, P 226
4585: G 8, P 226
4586: B 166, P 233
4587: G 5, G 30, R 5, S 71
4588: F 5, G 5
4589: D 37, P 133, P 141
4590: B 57, C 95, S 116, T 101
4591: P 195, S 48, S 52
4592: P 195, S 52
4593: N 28, P 72
4594: F 12
4595: A 59, P 73
4596: A 156
4597: I 28, P 315
4598: B 12, M 26, T 130
4599: A 38, D 22, P 167
4600: D 70, P 157
4601: D 70, P 159
4602: S 71, Z 6
4603: A 14, P 35, P 167
4604: B 161, D 69, M 53
4605: B 18, P 157
4606: I 54
4607: D 21
4608: D 21
4609: A 58, A 166
4610: M 48
4611: C 123
4612: I 52, I 62
4613: M 42
4614: C 28, P 269
4615: C 167, L 10
4616: A 187, E 27, P 167
4617: A 125, B 71, P 248
4618: N 28, P 251
4619: B 137, I 11, P 5, S 112
4620: B 14, P 315
4621: P 47, P 49
4622: A 24, A 93
4623: M 30, T 90
4624: P 185
4625: D 65, P 167
4626: B 57, P 167
4627: P 44
4628: P 51
4629: B 71, P 51, S 123
4630: P 51, S 114
4631: Y 1
4632: E 1, V 7
4633: P 46, P 51
4634: N 38, P 33
4635: D 29, P 35
4636: O 6, S 66
4637: B 76, R 5
4638: O 6, S 66
4639: P 183
4640: P 197, S 51
4641: P 129, P 140
4641-01: E 4
4642: F 25, P 141
4643: F 20
4644: P 187
4645: F 20
4646: F 20
4647: P 73
4648: A 192, D 78
4649: D 22
4650: D 67
4651: D 67
4652: D 67
4653: B 10, P 155
4654: B 10, P 155
4655: B 113, E 4, P 60, P 164
4656: D 70
4657: D 70
4658: D 75
4659: D 76
4660: A 86, A 92, P 155
4661: P 58, P 219
4662: P 58, P 219
4663: P 166, X 1
4664: B 18
4665: B 18
4666: D 77, H 40
4667: A 178, P 219
4668: D 73, P 272
4669: A 183, G 22, T 51
4670: A 44, B 19
4671: B 20, P 322
4672: B 20, P 322
4673: B 20, P 160
4674: B 20, P 160
4675: E 29, X 3
4676: C 140, M 42
4677: D 19, R 5
4678: A 91, L 10
4679: A 150, M 6
4680: D 36, M 26, P 133, S 112

4681: A 111, O 56
4682: C 133, H 6, M 49
4683: K 9, P 5
4684: P 239, S 122
4685: A 33, N 28, P 111, P 272, R 6
4686: P 201, S 51
4687: P 21, P 211
4688: P 128, P 140
4689: C 71
4690: H 27, P 62
4691: P 59, T 115
4692: E 11, H 6
4693: P 199, S 66
4694: N 63
4695: O 19, S 61, S 66
4696: G 29, S 66
4697: G 29, S 66
4698: P 190, S 48
4699: P 199
4700: O 5, P 212
4701: A 55, A 139
4702: P 197
4703: C 126
4704: P 180
4705: A 1, A 55, P 197
4706: H 12, N 65
4707: P 191
4708: E 23, T 8
4709: A 62, F 25, P 139
4710: E 34, F 12
4711: C 127
4712: D 78
4713: D 66
4714: D 66
4715: D 66
4716: B 107, B 121, P 155
4717: B 107, P 155, T 114
4718: B 15
4719: P 81, T 133
4720: C 140, M 41
4721: D 71
4722: C 147, C 151, O 59, P 167
4723: B 20
4724: A 79, B 15, T 77
4725: B 162, P 77, P 269
4726: P 180, S 54
4727: F 13, P 144, P 153
4728: A 147, P 244
4729: A 39, A 68, N 6
4730: B 110, G 17
4731: B 68, B 164, I 10, I 23
4732: D 29, P 35
4733: O 11, O 14
4734: P 199
4735: F 35, O 16, S 35
4736: P 199
4737: D 1
4738: E 23, T 7
4739: O 15, S 61
4740: O 15, P 212
4741: B 107, C 2
4742: P 197
4743: P 197
4744: P 197
4745: A 148, F 29
4746: C 126
4747: A 89, C 109, P 312
4748: A 142, I 79, S 65
4749: A 76, F 35, P 147
4750: P 214, T 128, T 135
4751: T 127, T 137
4752: A 4, T 119
4753: A 188, P 127, P 149, P 295
4754: C 126, S 54
4755: A 142, P 244
4756: O 14
4757: P 198
4758: C 166, C 177, P 194
4759: S 61, T 9
4760: S 61, T 9
4761: G 29
4762: P 192
4763: P 193
4764: A 144, S 57
4765: P 192
4766: C 153, P 166
4767: I 51, I 62
4768: B 22, P 322
4769: A 192, P 11, T 120
4770: B 22, F 25
4771: P 193
4772: A 144, S 56
4773: C 126, P 193
4774: B 22
4775: A 4, L 4, P 272
4776: A 33, A 53, A 126, B 163, P 105, P 111
4777: P 193
4778: A 131, B 111
4779: P 192, S 49
4780: A 129, B 11
4781: P 220
4782: A 131
4783: P 272
4784: C 14, S 73
4785: S 73
4785-04: M 19
4786: S 73
4787: O 25, P 236
4788: O 25
4789: S 73
4790: S 73
4791: O 25
4792: G 11
4793: A 118, A 128, A 131, P 2
4794: A 73, P 302
4795: C 55, F 25, H 29
4796: H 33, T 72
4797: A 164, B 81, H 35, P 176
4798: H 32
4799: C 32, H 26, P 177, T 123
4800: C 109, I 8, T 123
4801: C 18, N 17, N 20
4802: C 55, M 33, P 38
4803: C 45, P 269
4804: A 45, G 21, J 7
4805: D 74, S 71, Z 2
4806: H 32, T 55
4807: A 164
4808: P 90
4809: P 90
4810: I 36, P 33
4811: E 19, M 33, O 38, P 270
4811-01: T 1
4812: I 36, P 269
4813: N 30, T 19
4814: F 30, G 30
4815: C 66, E 7, L 2, P 229
4816: T 12
4817: C 180, M 15, T 123
4818: N 1
4819: C 137, H 16, P 248
4820: C 75, F 13, P 156
4821: B 27, F 11, P 275
4822: C 53
4823: P 248, P 255
4824: P 4, P 6
4825: T 11
4826: P 250
4827: E 19, O 21
4828: E 19, I 28
4829: C 151, C 157, V 6
4830: B 154, T 11

4831: T 12
4831-02: C 1
4831-03: B 140
4832: F 13, P 40
4833: F 13, P 156
4834: A 61, B 10, C 11
4835: C 54, C 63, O 59
4836: I 57, I 60, O 27
4836-02: R 3
4837: D 35, T 124
4838: A 109, P 269, T 60
4839: A 4, M 35, P 263
4840: P 45, P 47, P 331
4841: P 47, P 51, T 20
4842: B 28, F 13
4843: P 45, P 49, P 55
4844: A 151, F 13, P 156
4845: B 38, T 130
4846: K 2, P 248
4847: T 11
4847-11: S 80
4847-12: B 100
4848: T 11
4848-04: C 1
4849: T 11
4849-01: C 1
4850: S 72
4851: S 15, T 90
4852: P 139, T 86
4853: B 133, H 23, O 49, S 18
4854: F 11, P 241
4855: D 22, P 315
4856: B 170, P 275
4857: C 70, D 75
4858: D 70, T 133
4859: B 18, T 133
4860: D 60, P 167
4861: B 59, B 76, P 164
4862: I 52
4863: A 3, C 123
4864: A 186, P 166, S 36
4865: B 57, I 36, P 167
4866: P 167, P 250
4867: B 53, T 97
4868: A 110, I 37, M 32
4869: C 11, M 50, P 45
4870: A 93, A 168, B 104, M 15, P 207
4871: P 186
4872: P 191, S 64
4873: F 13, P 156
4874: F 18, T 97
4875: P 49, P 55
4876: I 38
4877: I 11, S 115, T 76
4878: D 33, S 125, T 130
4879: B 52, D 49
4880: D 49, I 23, I 52, I 62
4881: B 53, P 134
4882: E 18, I 35, P 229
4883: B 89, E 18, P 33
4884: E 19, O 21
4885: E 25, O 22
4886: F 35, M 31, T 117
4887: C 164, E 10, L 1, T 91
4888: P 186
4889: C 91, E 21, I 47
4890: N 63, S 52
4891: C 75, C 164, L 1, T 91
4892: C 96, M 33
4893: F 23
4894: P 187, S 44
4895: F 21
4896: M 20
4897: B 12, T 131
4898: D 66, P 214
4899: D 66, P 214
4900: I 79, P 188, S 65, S 66
4901: A 16, A 58, B 107, P 155
4902: D 75, P 162
4903: P 147
4904: B 107, P 147, P 155
4905: B 169, D 68, M 53
4906: S 71, Z 6
4907: A 74, D 49, D 74, P 21, P 206
4008: B 20, C 70
4909: C 28, P 269
4910: I 66, P 32, P 164
4911: C 67
4912: P 51, P 144, S 114
4913: C 21, P 157
4914: C 54, O 59, P 157, T 44
4915: A 105, P 167, T 115
4916: C 167, S 12, S 122
4917: I 46, P 245
4918: A 69, F 26, P 16
4919: P 186
4920: P 186
4921: P 187
4922: F 21
4923: F 22
4924: A 198, B 32, C 177
4925: P 167, P 211
4926: A 192, D 65
4927: D 36, M 26, P 133, P 141, T 55
4928: A 150, H 27, P 167
4929: A 151, P 147
4930: P 51, P 156
4931: A 40, A 93, T 87
4932: N 38, P 33
4933: A 22, A 93, N 59
4934: S 9, S 29
4935: E 23, O 11, O 12
4936: A 141, S 35, S 67
4937: P 183
4938: P 182
4939: P 190, S 64
4940: E 7, E 18, H 35, P 310
4941: B 72, C 108, D 4
4942: P 191
4943: C 95, P 220
4944: B 133, B 164, P 13
4945: P 187, S 60
4946: P 187
4947: P 187
4948: P 187
4949: F 21
4950: F 22
4951: F 21, S 19
4952: D 74, P 323
4953: A 128, B 110, P 177, S 77
4954: D 70, T 63
4955: B 129, P 82, T 63
4956: D 70
4957: D 66, P 214
4958: D 66, P 214
4958-01: N 8
4959: D 66, N 8, P 214
4959-01: N 8
4960: D 66, E 18
4961: E 23, O 11, O 12, O 55
4962: B 19
4963: D 76
4964: D 58, P 166
4965: B 20, P 321
4966: B 20, P 160
4967: B 20, P 158
4968: B 108, T 116
4969: P 5, T 120
4969-02: E 4
4970: P 46, P 48
4971: A 34, A 164, T 143
4972: B 127
4973: F 21, S 54
4974: F 21, S 54

4975: F 22, S 54
4976: M 34, P 134
4977: D 4, I 28
4978: D 65, D 78, P 166
4979: P 141
4980: I 35, I 43
4981: C 133, M 52
4982: A 109, P 127, T 60
4983: M 26, P 48, P 54
4984: P 184, S 60
4985: P 190, S 60
4986: A 164, B 67
4987: A 141, P 207, S 44
4987-01: K 1
4988: P 181
4989: B 117, O 15
4990: C 126, X 6
4991: B 167, C 172, E 18
4992: B 111, B 154, C 95, T 90
4993: P 200
4994: P 212, T 8
4995: A 74, B 108, P 73
4996: A 129, P 61, S 71
4997: B 15, P 166
4998: A 61, B 21
4999: A 192, C 147, C 151, O 59
5000: D 71
5001: E 28, P 4
5002: P 314, T 119
5003: P 181, S 54
5004: A 132, B 16
5005: A 68, B 33
5006: A 82, D 4
5007: E 18, V 8
5008: A 164, R 4, T 6
5009: D 29, P 35
5010: O 5
5011: E 23, O 15
5012: P 197, S 60
5013: P 199
5014: P 212, T 7
5015: A 145, S 56
5016: A 145, S 57
5017: B 167, C 172, E 18
5018: A 2, P 72, V 5
5019: A 2, M 28, P 72
5020: P 198, S 42, S 67
5021: C 149, H 29, P 157
5022: A 130, B 22, C 70
5023: A 135, I 36, P 272
5024: A 36, A 76
5025: C 16, E 31
5026: C 29, P 170
5026-01: C 1
5027: P 197, S 60
5028: A 143, P 212
5029: P 198, S 42
5030: P 218
5031: A 77, B 121
5032: D 58, P 166
5033: A 47, M 51, T 116
5034: C 58
5035: A 136, A 137, P 272, T 55, T 93
5036: A 47, P 82, P 127
5037: S 32, T 7
5038: E 18, P 176, T 4
5039: A 138, B 68, B 129
5039-01: B 71
5040: P 220
5041: P 2, P 175
5042: E 29, H 29
5043: A 170, C 90, S 74
5044: A 109, B 150, D 3
5045: A 131, C 95, P 61
5046: C 120
5047: A 128, A 131, B 110
5048: A 128, A 131, B 110
5049: A 131, P 61
5050: B 148, C 1
5051: A 53, B 163, D 82
5052: C 1, C 29, J 8
5052-01: E 2
5053: B 162, H 38, O 25
5054: I 4
5055: A 199
5056: A 131
5057: D 74, I 29, K 2
5058: C 117, G 11, O 57
5059: C 54, G 32
5060: A 164
5061: P 248, T 77
5062: P 248, S 123
5063: B 55, I 64, M 31
5064: P 91
5065: A 14, A 104, B 129
5066: H 15, M 6, S 123
5067: P 4, P 12
5068: C 49, M 12
5069: F 39, I 64
5070: C 164, L 1, P 86
5071: C 22, P 25
5072: F 33, I 22, P 5
5073: P 45, P 55, P 331
5074: A 130, B 92, P 170
5075: A 153, P 250, S 98
5076: C 157, M 33
5077: A 96, T 12, T 13
5078: B 69, C 79, C 95, P 78
5079: F 25, P 139, T 85
5080: B 109, D 78
5081: B 12, B 108, D 78
5082: D 23, T 130
5083: A 130, D 21, H 35
5084: M 46
5085: A 109, G 33, P 32
5086: A 168, P 252, S 110
5087: C 99
5088: F 13, T 97
5089: C 179, P 50, P 55
5090: F 25, P 139, T 85
5091: F 31
5092: P 149
5093: P 149
5094: A 136, C 58
5095: S 76
5096: P 195, S 66
5097: F 32, O 5
5098: C 108, D 41, P 139
5099: C 40, P 135, T 64
5100: P 191, S 58, S 64
5101: E 23, P 195, S 52
5102: E 24, P 183, S 52
5103: A 107, F 26, P 72
5104: D 22, T 130
5105: B 65, P 58
5106: T 135, X 3
5107: I 52, P 309
5108: A 15, B 56, M 31, O 27
5109: D 74, O 32, P 167
5110: M 54, P 250
5111: T 11
5112: P 47, P 49
5113: C 83, C 95, S 12, S 122
5114: B 134, P 71, P 77
5115: E 24, P 185
5116: A 92, D 9, P 55
5117: J 9
5118: I 36, P 167
5119: P 58, P 312
5120: A 4, B 53, P 167
5121: C 71, K 9
5122: O 41
5123: C 45, P 127
5124: P 141, T 86
5125: C 33, C 83, C 95, P 127, S 12
5126: E 23, P 185

5127: E 23, P 191
5128: E 24, F 20
5129: E 24, F 20
5130: F 18, P 220
5131: B 12, M 26, T 131
5132: D 67, P 167
5133: D 67, P 315
5134: D 70, P 157
5135: D 67, M 53
5136: D 66, P 315
5137: A 76, P 147
5138: B 107, P 147, P 155
5139: M 54, P 82
5140: B 143, F 35, O 25, Z 4
5141: D 15, P 139
5142: D 65, P 331
5143: I 66, P 32, P 164
5144: I 37
5145: P 44, P 49
5146: P 127, S 112, T 85
5147: I 46, P 245
5148: A 22, A 24, D 4
5148-01: M 26
5149: A 151, P 147, S 116
5150: A 16, A 178, P 139
5151: A 28, I 47
5152: M 44, M 52
5153: P 33, P 315, T 115
5154: P 190, S 60, S 64
5155: C 126, E 24
5156: E 24, P 180
5157: P 129, P 140
5158: A 22, A 24, D 4
5159: E 23, P 200
5160: C 74, E 26, T 7
5161: P 187
5162: E 23, P 201
5163: C 127, E 24
5164: D 66
5165: D 66
5166: D 66
5167: D 66
5168: D 70, V 3
5169: B 19
5170: E 23, G 29, O 55, S 66
5171: B 20, P 158
5172: E 29, X 3
5173: B 133, C 11, O 5, S 54
5174: A 130, A 192, D 65
5175: M 50, N 4
5176: A 109, T 60
5177: A 38, P 139
5178: A 22, A 93, S 112
5179: C 31, F 26, G 16, L 13, P 77, T 39
5180: P 199, S 60, S 66
5181: P 190, S 60
5182: O 5, V 3
5183: O 5, T 120
5184: C 169, O 20
5185: K 1, P 190, S 44, S 63
5186: E 23, N 64
5187: D 1, E 24
5188: E 23, P 199
5189: C 126, E 24
5190: F 13, P 153, P 165
5191: A 177, B 15
5192: A 44, A 76, B 15
5193: B 121, N 28, P 167, S 122
5194: A 132, D 65, D 78
5195: A 130, I 47
5196: P 214, V 8
5197: E 22, P 198
5198: P 213, T 7
5199: E 24, P 198
5200: E 24, P 192
5201: A 2, A 118, P 72
5202: T 28, T 63
5203: P 197, S 60
5204: O 13, P 212
5205: A 148, P 212
5206: A 144, P 212, S 57
5207: P 67
5208: B 110, G 15
5209: E 27, E 30, P 84, P 85, P 166
5210: A 90, B 110, I 24
5211: O 25
5212: B 120, G 13, P 1
5213: O 25
5214: E 19, P 37
5215: E 19, P 90
5216: E 19, I 42, P 38
5217: B 102, E 19, P 38
5218: A 150, J 5, J 6
5219: P 215, P 248
5220: A 197, A 200, N 16
5221: A 45, J 7, P 211
5222: M 44, N 40
5223: P 90
5224: P 5, P 119
5225: A 21, M 34
5226: M 44, N 32
5227: M 44
5228: F 4, P 157
5229: M 34, T 85
5230: B 154, E 11, N 30
5231: M 42, N 32
5232: B 116, P 248
5233: I 22, P 128, P 269
5234: G 7, G 8, P 226
5235: E 22, F 33, O 8
5236: F 35, L 1, P 47, P 51, P 156
5237: D 78, M 34
5238: D 22, T 133
5239: A 14, M 26, M 41
5240: A 58, D 31
5241: A 58, D 31
5242: A 76, B 64, K 2
5243: F 31
5244: B 150, I 52
5245: B 58, B 147, D 43, E 19, G 32
5246: C 109, F 13, P 144
5247: P 127, P 210, T 86
5248: P 186, S 40
5249: P 186, S 40
5250: F 25, T 97
5251: P 149
5252: P 214, S 72
5253: C 2, G 32
5254: P 90
5255: E 23, P 191, S 58
5256: E 23, P 191, S 64
5257: P 186, S 40
5258: C 74, E 25, O 5
5259: A 4, F 13
5260: E 24, F 23
5261: D 58, F 20, S 39
5262: E 24, F 21
5263: B 40
5264: M 41
5265: E 18, P 147
5266: I 52
5267: A 14, M 8, T 135
5268: B 154, I 54
5269: E 24, P 186
5270: E 24, F 21
5271: F 24
5272: D 65, M 53, P 314
5273: M 50, P 325
5274: P 44, P 51, P 155
5275: H 15, M 32, N 6, P 169, T 117
5276: O 21, P 214
5277: E 23, P 190, S 64
5278: F 32, T 7

5279: B 170, M 33, P 92
5280: B 170, C 48, P 36, P 92
5281: C 171, G 5, Z 5
5282: E 23, P 191
5283: P 187, S 40
5284: E 24, F 21
5285: E 24, F 21
5286: E 24, F 22
5287: E 24, F 20
5288: F 24
5289: F 24
5290: E 23, P 201, S 60
5291: D 67, P 167
5292: D 67, P 167
5293: D 22, T 132
5294: A 72, N 5, N 6, O 57
5295: I 56
5296: B 20, T 135
5297: M 34, P 250
5298: A 92, D 9, D 15
5299: P 44, P 48
5300: P 44, P 49
5301: A 110, I 37
5302: O 25, P 326
5303: A 168, G 5
5304: P 197, S 40, S 52, S 53
5305: F 24, S 54
5306: P 127
5307: A 76, P 127, P 215
5308: Y 1
5309: D 5, G 24
5310: A 139, C 174
5311: N 10
5312: O 5, P 212
5313: C 6, O 5, O 59
5314: E 23, P 190, S 60
5315: E 25, O 11, O 13
5316: B 155, S 50
5317: A 147, S 35, S 67, T 63
5318: P 184, P 212
5319: E 24, P 181
5320: P 180, S 40
5321: B 167, C 172, E 18, H 40
5322: C 127, S 40
5323: F 35, N 4, P 213
5324: B 19
5325: B 18
5326: I 56
5327: P 49, P 140
5328: P 51, P 54, P 155
5329: A 107, B 58, B 68
5330: A 124, B 58, B 68
5331: A 76, B 112, P 315
5332: C 71
5333: L 3, N 22, S 86, S 87
5334: T 28
5335: A 147, E 26, F 35, S 35, T 63
5336: B 155
5337: E 23, P 199, S 60
5338: P 197, S 40
5339: P 199, S 39
5340: A 147, E 25, T 63
5341: C 110
5342: K 1, P 197, P 207, S 44, S 45
5343: P 192, S 40, S 53
5344: C 54, H 40
5345: P 192, S 40, S 53, S 54
5346: A 136, B 129, M 54, M 55
5347: D 5, G 6, S 116
5348: P 104, T 28
5349: C 6, O 15
5350: E 23, P 197, S 60
5351: O 16, P 212
5352: E 18, L 4, P 294
5353: P 178, S 19
5353-01: C 1
5353-02: M 1
5354: C 50, P 141
5355: A 143, V 3
5356: E 16, O 59
5357: A 90, A 129, N 20
5358: C 125, S 42
5359: A 127, C 125, S 42
5360: A 138
5361: I 24, P 167, P 305
5362: C 110
5363: C 110
5364: C 110
5365: C 110
5366: E 16, H 40
5367: D 4, P 73
5368: S 37, S 87
5369: L 7
5370: J 8
5371: B 118, P 159
5372: P 16
5373: C 114, G 12, P 2, P 107
5374: A 90, A 131, C 148
5375: A 94, A 164, G 33, P 3
5376: B 61, B 71, N 15, V 9
5377: A 164, C 50, C 66, P 36, P 265, P 309
5378: B 53, F 4, G 30
5379: A 14, B 129, P 251
5380: B 55, I 64
5381: B 143, C 145, P 173, Z 6
5382: C 58, F 1
5383: P 128, P 131
5384: S 72
5385: P 129
5386: C 83, I 41, K 7
5387: B 12, C 119
5388: C 119, P 149
5389: A 96, M 29, S 100
5390: B 59, O 5
5391: B 69, B 109, F 18, P 77
5392: B 65, J 11, P 58
5393: A 88, B 12
5394: D 76, E 19, T 133
5395: C 11, L 12
5396: G 13, T 14
5397: P 251
5398: E 24, O 47, P 187, S 65
5399: E 18, Y 1
5400: B 117, P 183
5401: G 5, K 8, S 9
5402: E 25, F 20
5403: B 117, F 20
5404: B 40
5405: B 18, I 36
5406: N 30, T 7
5407: E 18, P 89, P 157
5408: B 20, P 323, S 36, T 135
5409: A 15, H 30
5410: F 31
5411: P 186, P 212
5412: C 73, D 49, G 30, L 1
5413: I 11, P 47, P 50
5414: C 72, G 5, K 8
5415: D 65, M 53, P 314
5416: D 65, M 53, P 314
5417: D 65, M 53, P 314
5418: P 127, P 248
5419: C 169, O 6, S 66
5420: C 169, O 20, S 66
5421: F 33, O 15, P 212
5422: E 23, P 190, S 60, S 64
5423: B 117, P 180
5424: B 143, E 21, E 34, G 5, P 228
5425: A 112, C 51, T 94
5426: E 25, P 191
5427: M 47
5428: P 44, P 48
5429: P 248
5430: D 52, P 50

5431: P 64, P 77, P 167
5432: A 76, F 15
5433: A 111, H 23, P 65, P 315
5434: C 169, O 2, S 66
5435: C 147, O 5
5436: E 25, O 11, O 14
5437: B 117, C 126
5438: H 30, M 34
5439: B 59, T 19
5440: O 1, O 5
5441: C 147, O 15
5442: C 34, E 22
5443: B 117, P 198
5444: B 117, P 193
5445: B 169, C 126
5446: B 166, E 7, H 40, L 1, P 22
5447: C 6, T 8
5448: A 76, P 152
5449: C 110, T 82
5450: A 69, N 6
5451: A 140, C 169
5452: A 148, P 212
5453: A 20, E 18, R 2
5454: A 1, A 142, C 169, E 6
5455: T 127, T 135
5456: P 2
5457: M 3
5458: M 3
5459: A 121, P 16, P 302
5460: A 121, P 16, P 302
5461: A 148, C 111, D 4, S 49
5462: A 164
5463: A 131, G 17, L 3
5464: B 110
5465: B 115, H 25, M 26, S 30
5466: A 130, A 131, A 192
5467: A 127, A 164, K 13, P 31
5468: A 151, A 200, N 22
5468-01: N 36
5469: A 14, A 130, C 72, F 25, I 8
5470: I 42, P 38
5471: I 29, P 219
5472: C 109, P 126, T 123
5473: P 45, P 131
5474: C 119, F 25, P 128
5475: A 46, J 7, P 211
5476: A 130, A 151, B 129, S 77, T 36
5477: A 28, A 76, F 39, P 269
5478: I 28, P 4, P 12
5479: B 59, T 27, T 63
5480: C 119, P 129
5481: A 14, C 97, D 16
5482: G 24, N 1, N 2
5483: P 58, P 91
5484: P 58, P 91
5485: P 58, P 91
5486: C 98, P 5
5487: C 119, P 128
5488: F 25, P 128, T 101
5489: P 59, S 71
5490: A 23, P 33
5491: S 71
5492: C 58, P 312
5492-01: E 4
5493: B 108, N 59, P 267, P 274
5494: A 136, A 137, A 151, P 25, P 298
5495: C 109, F 13, P 144, P 314
5496: A 14, D 28, P 167
5497: A 97, B 94, B 150, P 40
5498: C 51, S 77
5499: A 184, B 129, V 3
5500: D 32, M 34, S 125
5501: E 24, F 24
5502: E 25, F 22
5503: D 52, P 50, P 55
5504: I 57, I 60
5505: C 58
5506: B 117, P 183
5507: B 117, O 20
5508: A 2, P 72
5509: A 2, P 72
5510: A 2, B 143, P 72
5511: E 24, F 24
5512: B 117, F 21
5513: B 117, F 22
5514: C 178, M 47
5515: A 63, B 64, P 35, P 167
5516: A 76, A 157
5517: A 143, B 59
5518: O 21, P 214
5519: C 31, C 150, E 8, E 34, O 36, P 171
5519-01: A 73
5520: B 117, P 181
5521: P 187, S 45
5522: F 24, S 68
5523: F 20, V 3
5524: C 178, M 47
5525: A 128, F 31, Z 7
5526: E 28, O 41
5527: I 55
5528: B 167, F 27, M 3, S 2
5529: C 176, O 5
5530: P 180, V 3
5531: P 180, T 120
5532: B 18, P 33
5533: A 15, P 58, R 5
5534: A 76, B 19
5535: P 127, P 184
5536: D 87, I 22, P 115
5537: C 169, P 189
5538: C 147, T 7
5539: C 176, O 15
5540: D 1, T 120
5541: C 6, O 16
5542: C 176, O 16
5543: D 59, E 23, P 198, S 35, S 60
5544: C 110
5545: B 20
5546: A 1, A 145, C 169
5547: O 1, T 7
5548: A 148, O 1
5549: A 148, P 212
5550: B 109, L 7
5551: B 122, B 150, D 49
5552: A 140
5553: A 143, O 1
5554: A 132, C 124, S 49
5555: A 95, A 199, P 61, P 168, R 5
5556: P 2, T 90
5557: J 8
5558: D 46
5559: B 126
5560: C 174, P 279
5561: C 78, I 23, P 31
5562: A 164, H 35, X 5
5563: C 85, P 248
5564: M 29, S 90
5565: N 59, P 317, S 71
5566: C 71, S 9
5567: C 5, I 42, P 38
5568: P 280, T 116
5569: G 24, N 1, N 2
5570: G 24, N 1, N 2
5571: P 269, P 315
5572: F 5
5573: F 5
5574: B 14, P 128
5575: B 14, P 128, T 55
5576: B 10, C 75, P 58
5577: B 71, F 31

5578: F 5
5579: F 5, F 6
5580: B 133, T 12, T 13
5581: F 13, P 144, P 314
5582: B 10, P 58
5583: A 3, C 123, G 5, T 55
5584: A 3, C 123, G 5
5585: I 55, I 61, S 122
5586: P 315, T 13
5587: P 315, T 13
5588: M 50, T 13
5589: A 33, I 49, P 111
5590: A 115, B 134, P 77, P 207
5591: B 169, E 24, F 20
5592: F 31
5593: D 62, P 144, P 153
5594: C 50, N 59
5595: P 86, T 7
5596: O 15, P 89
5597: M 3, T 113
5598: M 47
5599: E 18, M 47
5600: P 186, T 120
5601: P 187, T 120
5602: F 21, T 120
5603: C 153, O 5, P 212
5604: C 169, E 23, O 2, S 66
5605: O 20, P 212
5606: F 21, T 120
5607: F 21, V 3
5608: F 22, V 3
5609: A 127, E 28, S 76
5610: B 113, P 167
5611: D 49, P 21, P 70
5612: O 1, O 11, O 12
5613: B 168, P 180
5614: G 18, P 180
5615: C 71
5616: C 176, T 7
5617: C 159, O 15
5618: C 6, P 199
5619: K 9, T 7
5620: B 168, C 126
5621: D 1, G 5
5622: C 126, G 18
5623: A 135, D 62, M 55
5624: C 77, P 2
5625: A 145, O 1, S 56
5626: S 34
5627: B 110, P 61
5628: A 44, A 77, B 110, P 33
5629: I 70, S 73
5630: S 21
5631: S 21
5632: E 34, T 6
5633: C 111, S 51
5634: A 138, P 61
5635: T 92
5636: A 146
5637: S 21
5638: C 111
5639: G 24, S 73
5640: C 8, G 12
5641: B 110
5642: A 164
5643: A 138, P 192, S 49
5644: A 93, D 4, H 24, I 24
5645: F 32, S 72
5646: A 136, A 200, I 17, T 16
5647: B 135, C 75, P 156
5648: B 7, D 12, P 25
5649: B 26, B 28, B 135
5650: A 150, J 5, J 6
5651: D 62, P 143
5652: B 23, C 23, P 75
5653: G 24, L 1, M 31, N 14
5654: B 28, B 135
5655: P 188, P 244, S 53, S 66
5656: N 30
5657: C 51, P 134
5658: F 21, I 71
5659: G 5, K 8
5660: B 61, B 71, P 180
5660-01: L 9
5661: F 5, G 30
5662: F 5
5663: P 129
5664: A 151, B 135, P 127
5665: D 78, T 116
5666: A 79, A 131, B 51, D 79
5667: P 202, T 14
5668: A 39, B 16
5669: F 5, G 30
5670: C 166, E 24, F 20, S 39
5671: B 117, F 24
5672: H 35, O 47, P 19, P 312
5673: C 6, P 49, P 55
5674: P 89, T 7
5675: B 166, C 157, P 63
5676: C 108, D 16, P 144, P 153
5677: P 182, P 212, S 52
5678: E 24, F 22, P 213
5679: F 22, P 212
5680: C 178, M 47
5681: C 6, P 186
5682: O 1, P 47, P 49
5683: P 82, P 134
5684: I 48
5685: G 31, P 64, P 126
5686: D 16, P 144, P 153
5687: B 124, C 152, O 15
5688: E 12, S 50, S 67
5689: C 6, P 187
5690: B 168, F 21
5691: T 127, T 135
5692: P 162, P 180
5693: G 18, P 182
5694: F 21, G 18
5695: B 130
5696: D 49, P 21, P 70, T 117
5697: B 167, F 27, M 3, S 2
5698: C 169, P 189
5699: P 33, P 130
5700: A 93, G 15, M 35
5700-01: A 67, M 1
5701: B 57, P 58, T 143
5702: P 189, S 49, S 53
5703: A 39, H 23, P 65
5704: A 47, B 3, C 12
5705: C 159, T 7
5706: O 1, P 199
5707: D 1, O 1
5708: A 138, B 111, O 35
5709: S 21
5710: E 13
5711: C 3, O 15
5712: A 44, A 77, B 110, P 33
5713: S 21, S 54
5714: C 15, E 31
5715: S 21
5716: M 3
5717: T 92
5718: T 92
5719: D 3, P 1, S 33
5720: A 77, A 138, G 18
5721: C 55, F 25, H 29
5722: N 31, P 15
5723: M 44, N 32
5724: I 49, N 30, P 105
5725: P 269, T 13
5726: A 130, B 129, P 315, S 77, T 36
5727: A 19, C 71
5728: P 248, T 116
5729: C 49, M 6
5730: B 135, T 97
5731: N 17, P 62, P 317

5732: B 59, E 25, O 20
5733: A 1, F 42, G5, L 1, P 169, P 309
5734: E 17, F 5
5735: C 75, D 65, P 156
5736: B 59, F 22
5737: F 20, S 41
5738: B 61, B 71, F 21
5738-01: L 9
5739: G 7, G 8, P 226
5740: G 7, G 8, P 226
5741: G 7, G 8, P 225, P 226
5742: G 5, K 8
5743: A 64, F 5
5744: C 133, M 51, T 116
5745: P 143, T 14
5746: P 197, S 41
5747: P 123, P 180
5748: C 72, E 24, P 189, S 40, S 46, S 52, S 53
5749: C 148, M 3, P 325
5750: K 7, T 13
5751: G 8, P 226
5752: A 55, C 72, E 24, P 189, S 40, S 52, S 53
5753: O 1, P 49, P 55
5754: I 48
5755: P 139, T 13
5755-02: B 71, T 90
5756: L 13, T 14
5757: B 126, P 127, T 13
5758: N 64, P 89
5759: E 24, F 22, V 3
5760: I 48
5761: A 107, A 150, M 6
5762: A 30, O 15
5763: M 3, T 113
5764: A 112, C 51, T 94
5765: C 178, M 47
5766: A 105, A 150, M 6
5767: A 94, A 105, A 150, O 25, P 297, S 28
5768: C 176, D 1
5769: S 67, S 70
5770: C 126, C 176
5771: S 75
5772: S 75
5773: S 75
5774: G 5, S 75
5775: B 3, P 167
5776: C 77, G 22, P 2
5777: O 5, U 1
5778: A 63, N 10
5779: G 5, N 62, S 67
5780: C 34
5781: C 34
5782: C 34
5783: B 110, P 40, P 61
5784: C 77, S 38
5785: O 15, U 1
5786: B 167, E 16, H 40, O 59
5787: P 253, S 37
5788: C 111, E 22, S 51
5789: P 1, P 72
5790: S 70
5791: S 70
5792: T 92
5792-01: P 177
5793: B 35, T 92
5794: A 164
5795: A 136, A 142, P 323, S 49
5796: O 25
5797: C 48, N 11
5798: N 17, P 108
5799: A 157, A 164, P 176
5800: A 164, C 160, N 9, P 176
5801: B 143, I 52, N 30
5802: K 8, N 31
5803: B 59
5804: A 151, D 5, P 177, S 18
5805: C 75, D 65, F 25, P 156
5806: D 62, P 147
5807: A 154, D 5
5808: E 9, L 1
5809: A 10, B 135, P 127
5810: C 116, P 317
5811: B 129, T 127, T 135
5812: C 49
5813: G 14, P 139, T 14
5814: O 5, P 89
5815: C 140, C 164, L 1
5816: C 3, D 37, P 133
5817: B 168, F 24
5818: A 97, B 65
5819: P 97
5820: A 58
5821: A 136, A 137, C 58
5822: A 68, P 258, S 122
5823: C 176, P 181
5824: B 155
5825: A 45, F 21, G 22
5826: A 39, T 116
5827: A 139, U 3
5828: D 69, H 37
5829: C 34
5830: S 75
5831: C 110, M 16
5832: O 23
5832-01: A 67
5832-02: K 1
5833: G 4
5834: C 110, H 39, S 94
5835: O 21, P 58
5836: A 44, A 74, B 108, P 34
5837: L 4, O 15
5838: A 164
5839: A 138, B 110, P 134
5840: A 47, A 107
5841: B 139, M 31
5842: A 46, A 64, P 177
5843: A 138, P 61, P 309
5844: A 39, A 133, G 18
5845: M 46, N 32
5846: B 28, D 62, P 210
5847: A 14, B 129, T 127, T 135
5848: P 47, P 49, S 116, T 116
5849: C 14, H 27, H 31, L 2, P 228
5850: P 129, P 140, T 116
5851: P 272, P 315, S 77
5852: C 14, H 27, H 31, L 2, P 228
5853: N 9, P 170, V 9
5854: L 11
5855: D 9, T 116
5856: A 107, C 22
5857: N 9, P 125, V 9
5858: C 77, G 22, S 38
5859: H 21, T 54, T 77
5860: L 4, O 59, T 7
5861: E 26, S 43, S 44, S 59
5861-01: I 24
5862: N 15, P 104, P 125, V 9
5863: E 9, M 3
5864: T 92
5865: B 131
5866: B 131
5867: B 59, S 72
5868: S 18, S 100
5869: D 62, P 147, P 324
5870: A 1, F 42, G 5, L 1, P 169, P 309, T 72
5871: A 197, D 5, T 90
5871-01: S 31
5872: D 62, P 147
5873: C 109, T 116, Y 1

5874: E 24, P 196, P 244, S 60
5875: T 116, Y 1
5876: P 66, Y 1
5877: B 154, L 11, M 26
5878: E 20, G 5, O 22
5879: B 10, B 107, P 155
5880: F 5
5881: C 3, P 49, P 55
5882: C 3, D 36, P 133, P 141, T 55
5883: B 169, T 28
5884: P 213, T 28
5885: O 1, O 5
5886: C 34
5887: C 15, E 31
5888: A 29, B 118, E 31
5889: A 39, A 131, B 108, P 296
5890: L 11
5891: P 179
5892: A 197, A 200, C 71
5893: L 11, M 26
5893-01: S 116
5894: T 55, T 116, Y 1
5895: T 116, Y 1
5896: T 116, Y 1
5897: F 5, M 52, P 36
5898: A 64, F 5, P 33
5899: A 30, F 22
5900: B 169, I 49
5901: C 3, F 25, P 139, T 85
5902: E 26, S 43, S 44
5903: O 15, P 89
5904: L 7
5905: E 9, H 9, P 172, P 173
5906: A 68, C 110, G 32, S 118
5907: B 116, C 1, T 92
5908: P 172, P 176
5909: A 136, A 142, P 166, S 49
5910: P 67
5911: B 131
5912: B 131
5913: C 148, N 31
5914: E 17, K 5, P 179
5915: P 179
5916: K 5, P 179
5917: B 62, G 24, H 16, N 1, N 2
5918: P 179, Q 5
5919: L 11
5920: N 23, P 139, P 214
5921: P 179
5922: A 64, A 91, J 7
5923: F 39, G 24, I 64
5924: F 5
5925: N 5, N 6, T 133
5926: T 116, Y 1
5927: C 95, E 9, M 3, O 44
5928: A 20, B 59, E 18, R 2
5929: C 99, T 55
5930: A 136, A 137, I 51, I 62
5931: P 89, T 7
5932: C 8, O 21
5933: B 117, O 23
5934: A 136, C 70
5935: A 138, B 35, B 110, P 75
5936: P 171
5937: T 139
5938: O 5, P 2
5939: A 164, F 35, H 35, P 228, S 1
5940: E 9, M 3
5941: E 9, M 3, P 214
5942: L 6, P 2
5943: A 120, H 37, P 17
5944: A 29, A 133
5945: F 32, N 31
5946: A 1, F 42, G 5, L 1, P 169, T 117
5947: H 27, H 33, L 2, P 228, P 312
5948: L 11
5949: L 11
5949-01: M 26
5950: T 117, Y 1, Z 6
5951: G 3, K 9, Y 1
5952: B 133, B 169, P 180
5953: C 11, P 17
5954: P 51, P 54, P 157, U 3
5955: S 75
5956: S 75
5957: N 30, T 92
5958: C 34, G 5
5959: P 16
5960: P 172, P 176
5961: P 172, P 176
5962: E 10, M 3
5963: A 136, A 142, E 25, P 166, S 49
5964: A 131, P 315
5965: A 47, D 62, P 33, P 147
5966: C 135
5967: C 135
5968: C 135
5969: A 133, F 14
5970: B 155
5971: A 55, B 155
5972: E 9, H 9, P 172, P 173
5973: P 322, T 139
5974: S 75
5975: C 34
5976: O 5, S 38
5977: P 2, V 8
5978: A 164, D 55, F 35, P 228, V 1
5979: A 133, A 137
5980: B 71, B 108, F 31
5981: A 58, G 31, I 56, I 60
5982: B 61, B 71, P 196, P 244, S 60
5983: R 8
5984: C 11, P 17
5985: R 2
5986: R 2
5987: P 2, P 180
5988: O 23, P 322
5989: E 15
5990: E 15
5990-02: T 66
5991: A 136, B 129, T 17
5992: A 58, D 63, G 31, I 55
5993: B 59, T 28
5994: A 136, C 135
5995: A 20, B 61, P 324, R 2
5996: M 44, M 58
5997: C 145, C 147, O 23
5998: I 10, S 73
5999: P 158, T 139
6000: P 158, T 139
6001: A 148, O 59, P 3
6002: A 133, A 137, T 90
6003: P 5, T 14
6004: T 116, Y 1
6005: C 99, S 70
6006: C 99, T 92
6007: B 134, C 111, P 86
6008: A 166, I 56, P 309, R 2
6009: A 136, C 135
6010: B 16, H 16, O 1, S 49, T 7
6011: A 7, A 165, S 69
6012: C 35
6013: G 30, S 47, Z 6
6014: A 136, A 137, C 58
6015: P 2, P 51, P 54, P 157
6016: A 142, A 195, S 49, S 57
6017: O 5, U 1

6018: F 35, M 3
6019: B 167, L 5
6020: E 15, P 214
6021: I 49, N 31
6022: C 71, K 9
6023: A 151, B 57, F 20, P 213, S 39
6024: A 166, I 56, P 33, R 2
6025: A 164
6026: N 9, T 6, V 9
6027: E 22, O 23
6028: B 134, C 111, P 86
6029: B 166, H 40, P 222
6030: B 166, H 40, P 222
6031: G 22, P 180, S 38
6032: D 47
6033: D 48
6034: E 10, E 18, M 3
6035: L 5, P 214
6036: E 9, L 5, P 214
6037: E 10, M 3, P 214
6038: M 16, N 31
6039: N 31, Z 10
6040: A 163, C 1, G 5, H 37
6041: B 134, O 21, P 86
6042: P 180, S 55
6043: C 126, S 55
6044: G 24, O 23, P 173
6044-02: K 1
6044-03: A 67
6045: L 4, S 72
6046: C 34, F 29
6047: S 75
6048: C 34
6049: P 18
6050: P 18
6051: D 48
6052: D 47
6053: B 167, E 9, L 5
6054: A 142, A 195, S 49, S 57
6055: B 167, E 18, L 5
6056: P 19, P 151, P 266, P 281
6057: A 130, B 29, F 1, P 170, S 116
6058: I 22, N 9, P 228, R 8
6059: G 20, R 8
6060: I 22, P 127, R 8
6061: A 164
6062: P 18
6063: P 18
6064: D 47, E 20
6065: D 48, E 20
6066: D 48, E 20
6067: E 20, G 4
6068: P 18
6069: L 5
6069-01: E 18, P 214
6070: B 118, E 15
6071: D 4, I 24
6072: C 136
6073: P 19, P 266, P 281
6074: A 150, C 174, D 5
6075: P 18
6076: E 9, L 5, P 214
6077: P 248
6078: P 15, P 82
6079: P 19, P 266, P 281
6080: P 19
6081: P 18
6082: P 18
6083: A 55, M 3
6084: M 3
6085: P 67
6086: A 77, A 137, B 110, B 154, N 17
6087: E 18, F 26, V 7
6088: E 18, V 7
6089: P 18
6090: F 29, G 4
6091: P 18
6092: P 18
6093: P 18
6094: A 164
6095: A 54, B 57, B 59, C 153, C 161, E 18, H 35, M 39, O 54, P 89
6096: H 9, P 172, P 173
6097: D 48
6098: H 9, P 172, P 173
6099: G 18, V 7
6100: A 150, C 166, D 5
6101: G 24, K 8, O 23
6102: A 105, C 20, N 22
6103: P 17, S 19
6104: P 18
6105: D 47, E 20
6106: E 20, G 4
6107: D 48, E 20
6108: C 34, E 20
6109: F 4
6110: A 39, T 13
6111: A 68, A 193, C 10, I 8, O 25, P 297, T 36, V 2
6112: P 17
6113: E 20, F 29, G 4
6114: P 2, S 72
6115: G 24, S 33, S 42
6116: A 102, C 20, N 22
6117: E 20, G 4
6118: A 136, I 56, I 62
6119: O 26
6120: A 142, A 195, C 6, S 49, S 57
6121: P 19
6122: C 7, P 16
6123: B 166, E 18, O 24
6124: P 17
6125: A 68, E 34, H 31, L 2, P 228, P 312
6126: P 18
6127: P 17
6128: C 7, P 16
6129: E 20, O 26
6130: C 7, P 16, S 116
6131: P 17, S 19
6132: P 17
6133: O 26
6134: B 35, T 6
6135: A 164
6136: P 16
6137: C 122
6138: P 171, P 176
6139: P 16, S 116
6140: A 39, B 108, M 29, T 13
6141: P 19, P 57
6142: C 122
6143: C 122
6144: C 122, R 1
6145: C 122, R 1
6146: C 122, R 1
6147: C 122
6148: P 19, P 57
6149: P 16
6150: C 110, I 42, P 38
6151: A 34, C 122
6152: C 35, P 2
6153: F 24, N 6
6154: P 67
6155: P 16
6156: P 18
6157: P 18
6158: C 7, M 29, P 16, T 13
6159: P 17
6160: P 18
6161: P 18
6162: A 164, C 109
6163: P 18

6164: P 18
6165: P 18
6166: P 18
6167: P 18
6168: P 18
6169: P 17
6170: P 17
6171: C 109, P 98
6172: E 17, P 98
6173: A 49, A 164, D 2, F 25
6174: C 72, C 177, F 7, H 1
6175: D 56, O 39
6176: A 196, H 6, N 35
6177: D 6, H 6, I 22
6178: A 70, P 243
6179: C 31, T 39
6180: I 16
6181: B 154, D 52, N 59
6182: A 164, B 156, P 95
6183: A 127, B 31
6184: A 127, C 30, P 238
6185: I 11, N 58, T 88
6186: H 20, P 39
6186-01: A 73
6186-02: C 1
6187: C 31, E 34
6188: B 70, S 82
6189: A 3, N 35, P 295
6190: P 104, S 11
6191: A 73, P 306
6192: C 30, T 36
6193: C 14, N 51
6194: A 94, N 51
6195: P 273, P 274
6196: H 15, I 6
6197: A 49, B 133
6198: A 125, G 8
6199: A 112
6200: A 98
6201: A 164, I 80, K 2
6202: H 17, I 68
6203: A 94, S 118
6204: B 126
6205: C 78, D 86, I 23
6206: B 5, C 109, H 18, T 104
6207: I 11, S 119
6208: C 101, I 12
6209: C 109, G 33, P 77
6210: B 24
6211: C 109, P 109, P 282
6212: C 78, G 33
6213: C 182, J 15, R 6
6214: N 55, P 109
6215: C 73, N 56, P 297
6216: H 38, I 6, R 7
6217: A 165, B 114, M 14, V 4
6218: C 11, C 18, N 51
6219: A 164, C 73, K 7, N 56
6220: A 115
6221: B 154, N 9
6222: C 109, J 10, T 72
6223: A 73, I 28, K 2
6224: A 73, C 95, O 50
6225: B 23, P 207
6226: G 30, M 1, Z 2
6227: P 301, U 6
6228: S 9, S 116
6229: C 102, P 109
6230: T 142
6231: T 142
6232: A 164, C 29, I 11, T 48
6233: C 33, F 32, L 1
6234: A 79, T 19
6235: D 49, S 123
6236: A 89, C 75, T 72
6237: A 79, G 33, I 8, N 35
6238: A 192, P 101
6239: G 21, J 4
6240: I 29, N 59
6241: C 117, H 35
6242: C 79, H 8, I 12, I 15
6243: C 109, P 249
6244: I 1
6245: I 19, N 59
6246: B 144, Z 4
6247: C 95, I 13
6248: F 25, M 54
6249: H 37, T 141
6250: O 44, P 33, T 88
6251: I 3
6252: A 73, A 130, P 261
6253: A 94, C 86, I 23, T 39
6254: C 56, T 57
6255: P 300, U 5
6256: A 51
6257: P 167, T 38, T 40
6258: P 127, P 296, P 300, T 55
6259: N 28, P 275
6260: G 33, I 65
6261: H 16, N 48, N 58
6262: C 86, S 92, T 17, T 72
6263: P 289
6264: P 298, P 300
6265: A 68, A 164, P 77
6266: B 30, B 63, B 68, I 20, P 150
6267: C 177, P 40, P 76
6268: B 64, P 208
6269: A 150, O 40
6270: H 23, N 51, T 77
6271: A 92, B 102, C 109
6272: D 10
6273: C 45, P 127
6274: C 95, H 6, P 315
6275: B 24, T 55
6276: P 245, S 120
6277: A 69, C 79, H 8
6277-01: S 19
6278: M 37, T 77
6279: M 37, T 77
6280: D 49, I 11
6281: A 35, S 26
6282: A 73, C 116
6283: A 87, C 75
6284: D 52, D 58, P 173
6285: A 82, M 26
6286: O 47, P 210
6287: A 29, A 73
6288: B 164, H 38
6289: B 148, C 52, C 163
6290: B 129, F 25, S 1
6291: D 63, I 77, N 53
6292: I 77, N 37
6293: P 35, P 265
6294: B 23, P 269, S 123
6295: G 16, J 5
6296: D 63, M 25, N 53
6297: A 3, B 83, N 43
6298: C 39, T 17
6299: H 20, P 39, T 93
6300: C 39, F 7, T 17
6301: P 33, T 109
6302: C 109, P 246
6303: C 98, C 177, P 209
6304: J 2, P 75, S 78
6305: B 57, F 46
6306: P 17, P 72
6307: K 2, T 19
6308: I 22, M 50, N 51, O 49
6309: B 63, B 154, T 70
6310: A 174, C 95
6311: S 12
6312: H 25, P 87
6313: P 267, P 274
6314: B 156, H 17, I 55
6315: H 23, P 21
6316: A 176, P 33

6317: P 127, P 296, P 300, T 55
6318: A 127, C 52, N 43
6319: D 56, T 17, T 87
6320: C 75, P 288
6321: C 109, F 33, H 14, I 22
6322: E 17, N 3
6323: B 17, P 20
6324: C 42, C 95, T 77
6325: B 24, T 74
6326: B 34, C 30, F 25
6327: C 52, O 57, T 44
6328: F 38, O 57
6329: H 16, N 48, T 35
6330: C 109, T 50
6331: A 151, C 90, P 297, T 55, T 67
6332: H 38, N 29
6333: C 27, P 176
6334: J 10
6335: B 121, P 124, P 149
6336: H 18, P 117
6337: O 35, P 253
6338: A 38, A 194, P 296
6339: A 73, C 26
6340: M 49, O 56, P 33
6341: A 63, M 31
6342: C 97, G 22, O 56
6343: N 59, P 72
6344: H 8, P 318
6345: E 34, H 18, P 258
6346: C 131, P 108
6347: A 73, C 97, O 56
6348: N 44, S 27
6349: A 176, P 77
6350: A 196, M 50, T 99
6351: A 63
6352: A 18, N 37, S 6
6353: O 57, S 123, X 2, X 7
6354: C 46
6355: C 59, F 33, I 2
6356: C 26, C 90, P 208
6357: A 130, C 65, C 78
6358: B 51, C 109
6359: B 80, P 208
6360: B 92, H 8
6361: B 24, S 123
6362: C 90, P 40, P 313
6363: C 38, C 40, C 90
6364: A 28, A 59, F 33, K 2
6365: H 35, P 35, P 310, P 311
6366: A 94, B 10, C 75
6367: G 21, J 5, S 28
6368: C 11, F 25, P 264, T 94
6369: T 96
6370: A 164, C 85, H 30, K 8
6371: C 151, O 55, P 87
6372: I 19, P 211
6373: O 56, P 33, P 142
6374: A 4, P 130
6375: A 73, F 25, O 56
6376: P 24
6377: C 150, N 30
6378: O 28, P 35
6379: A 177, I 28
6380: M 50, P 214, P 309
6381: A 178, B 74
6382: A 177, I 36
6383: A 73, E 34, P 258
6384: A 34, M 27, S 115
6385: B 59, T 63
6386: P 33, V 1
6387: A 39, I 53
6388: A 5, A 105
6389: A 10, A 111, M 17, P 315
6390: A 174
6391: A 63, B 43
6392: A 191, B 76, C 97
6393: C 44, C 109, F 25
6394: B 47, B 48, K 1, O 57
6395: B 46, B 48
6396: B 104, C 90, P 208
6397: B 24, F 25, P 40
6398: D 41, E 17
6399: D 41, E 17
6400: A 164, C 66, F 43
6401: C 117, H 21, H 35
6402: C 87, P 324, S 92
6403: B 129, C 130, F 25, H 37
6404: P 250
6405: F 40
6406: P 40, P 269, R 5
6407: C 14, C 41, F 33, O 55
6408: A 73, B 154, P 269
6409: B 143, I 56
6410: A 112, C 38
6411: A 164, O 55, P 312, T 36, T 42
6412: D 16
6413: B 64, P 127, T 36
6414: A 115, C 99, T 63
6415: A 151, P 264, S 122
6416: A 177, B 64, K 2
6417: A 39, C 51
6418: A 93, C 59, C 63
6419: A 44, P 298, P 309
6420: P 87
6421: A 112, M 21
6422: A 59, A 174, P 33
6423: C 6, G 33, H 28
6424: A 44, C 75, P 167
6425: A 5, A 123, C 79, C 83
6426: A 174, C 56, C 63
6427: A 29, A 120, P 173
6428: G 15, G 17
6429: A 176, C 11
6430: B 116, B 164, H 38
6431: B 46, B 48, T 88
6432: C 90, E 17, P 243
6433: B 154, F 25, O 52
6434: C 52, C 63, P 269
6435: C 75, P 303
6436: B 56, C 83, S 12
6437: C 55, F 25, P 155
6438: B 93
6439: C 109, T 111
6440: B 73, C 108
6441: F 19, O 21
6442: F 18, P 73
6443: G 11, I 31
6444: A 101, D 63, H 26, M 17, P 315
6445: F 7, H 27, P 167
6446: A 102, I 22, J 4, M 50, P 209
6447: M 35, S 120
6448: P 33, P 73
6449: E 17, P 234
6450: A 37, I 13
6451: F 11, P 331
6452: B 60, P 159
6453: A 121, C 147, P 88
6454: T 127, T 133
6455: B 170, P 33, P 92, P 315
6456: A 174, N 5, N 16
6457: C 11, C 14, K 2, P 139, T 72
6458: C 39, C 40, P 289
6459: I 40, N 28
6460: C 31, O 57, P 27
6461: M 33, P 38, P 104, P 270
6462: A 76, D 37
6463: A 98, C 38, C 39, T 103
6464: C 99, N 28
6465: D 40, N 59

6466: M 50, P 124, P 149
6467: A 22, D 4, N 59
6468: C 95, F 33, O 56
6469: A 177, C 26
6470: C 109, D 51, I 11
6471: C 177, H 35, M 20
6472: A 132, G 17
6473: P 35, P 170
6474: H 22, K 9, P 59
6475: C 83, H 25, I 40
6476: S 83, S 101
6477: B 46, B 48, S 114
6478: A 171, F 8
6479: C 39, F 29, M 7, T 17
6480: B 41, K 2, P 167
6481: C 83, C 98, P 209
6482: A 55, C 134, V 7
6483: C 108, D 14
6484: C 99, T 19
6485: D 36, F 25, P 133
6486: A 69
6487: A 16, B 71, B 110, C 95, P 61
6488: E 1, V 7
6489: C 146, P 242
6490: A 93, D 66
6491: H 8, P 75, P 115, S 120, T 68
6492: T 127, T 137
6493: P 130, T 104
6494: C 150, E 18
6495: A 142, S 49
6496: A 25, C 108, F 25, H 36, K 2
6497: B 48, T 120
6498: B 48, T 120
6499: A 105, A 179, C 42, F 25
6500: B 64, P 126
6501: B 76, C 98, P 213
6502: F 25, I 50, N 35
6503: P 167, X 7
6504: C 41, P 302
6505: B 166, C 98, D 74
6506: A 127, D 22
6507: B 137, I 11, P 5
6508: B 68, F 25, P 315, S 12
6509: A 130, C 134, V 7
6510: G 11, H 26
6511: H 23, P 167
6512: A 91, L 10
6513: A 10, A 29, B 147, D 43
6514: A 151, B 9
6515: A 76, T 114
6516: A 143, S 46, S 50
6517: A 178, D 49, P 21
6518: M 20
6519: A 183, T 127
6520: C 43, H 6, P 167
6521: A 192, K 9, P 11
6522: C 4, H 21, M 15
6523: A 16, A 174, H 8
6524: E 20, G 27, K 8, T 54
6525: O 25
6526: C 177, E 34
6527: O 25
6528: I 42, P 38, S 19
6529: C 70, T 86
6530: B 48, C 177
6531: B 26, B 28, B 57, F 25
6532: A 58, A 166, M 32
6533: A 156, F 25
6534: A 3, C 179, P 315
6535: G 28, S 66
6536: F 20, S 51
6537: B 113, C 96
6538: C 119, P 62, P 127
6539: P 156, S 2
6540: O 4, S 62, S 66
6541: P 167
6542: I 11, P 10
6543: O 10, S 57
6544: C 126, T 56
6545: C 140, M 20
6546: B 121, E 28
6547: P 220
6548: P 220
6549: A 142, S 49
6550: I 22, P 127
6551: P 220
6552: P 220
6553: O 25
6554: D 62, S 6, S 8
6555: F 30, S 1
6556: B 128, N 16
6557: C 83, I 41, S 28
6558: P 10, P 12, T 72
6559: A 130, D 21
6560: A 192, C 109, P 117
6561: B 26, B 28
6562: E 1, V 7
6563: C 79, P 78, P 152
6564: A 120, D 22, H 10
6565: B 19, C 72
6566: B 126, F 25
6567: P 152, P 211, T 72
6568: C 22, C 150, P 315
6569: A 164, G 22, P 205
6570: P 220
6571: E 17, P 243
6572: F 13, T 97
6573: A 44, P 51, P 55
6574: C 19, P 5
6575: A 164, B 5, C 96, F 35
6576: B 19, P 159
6577: A 192, B 154, E 11, E 34
6578: E 1, V 7
6579: O 6, S 118
6580: A 68, P 33, P 170
6581: P 33, P 220, S 112
6582: E 28, P 8
6583: A 91, G 16, I 74, J 5
6584: A 46, G 21, J 7
6585: F 25, P 155, T 85
6586: P 35, P 128
6587: G 15, I 67, P 5
6588: D 78, T 77
6589: F 11, M 20
6590: A 44, D 74, P 163
6591: D 78
6592: A 39, A 178
6593: C 151, D 29, H 35
6594: D 29
6595: B 29, S 1
6596: B 64, F 4, G 30
6597: F 4, G 30, M 22
6598: A 184, D 78, O 33
6599: A 174, F 15, T 120
6600: E 34, I 37
6601: P 184, S 39
6602: A 164
6603: B 129, C 109, D 58, I 8, P 33
6604: A 130, C 72, I 8
6605: B 108, I 45
6606: B 169, P 186
6607: N 30, T 55
6608: A 130, A 190, H 12, P 323, S 49
6609: N 30, O 5, P 212
6610: E 11, P 127
6611: A 142, E 23, N 59, O 55, S 52
6612: P 187, V 3
6613: P 131, T 6
6614: A 93, A 130, I 47
6615: E 25, P 192, S 49
6616: G 24, N 1, N 2
6617: A 174, B 59, B 143
6618: P 5, P 302

6619: A 16, A 164, C 167, D 4, H 6, P 176, S 9
6620: N 65, P 212, S 66
6621: A 164, G 22, M 15, P 205
6622: C 19, I 11
6623: A 159, C 49, F 25, P 127
6624: B 23, C 119, P 127, P 215
6625: B 155
6626: F 29, G 4
6627: A 55, M 3
6628: P 67
6629: A 158, P 248
6630: B 64, F 24
6631: A 94, D 78
6632: C 51, P 134
6633: A 121, B 57, F 24, P 213
6634: B 169, E 9, M 3
6635: A 10, D 5, S 18
6636: P 89, P 180
6637: C 126, G 22, I 31
6638: G 24, N 1, N 2
6639: P 16
6640: P 18
6641: A 164, B 161, H 35, P 228, T 121
6642: V 7
6643: B 164, F 35, H 35, P 171, P 176, P 228, P 281, P 289
6644: A 164, B 161, H 35, P 228, T 121
6645: A 38, A 164, D 55, F 35, P 207, P 228
6646: H 35, K 1, M 3
6647: B 139, F 35, M 3, P 229, V 5
6648: E 9, E 18, V 7
6649: C 83, G 8, I 41, P 141
6650: E 18, V 7
6651: P 172, P 173
6652: A 38, A 164, D 55, F 35, P 207, P 228
6653: P 18
6654: P 18
6655: P 16
6656: A 167, G 33, M 3, P 175
6657: A 164
6658: P 18
6659: A 164
6660: P 18
6661: A 195, R 8
6662: P 18
6663: P 18
6664: C 30, K 1, L 13, P 77, P 177, T 39

CAS-NUMMERNREGISTER

Die Zahlen hinter den in numerischer Reihenfolge aufgeführten CAS-Nummern (Chemical Abstracts Service-Registernummern) geben die laufenden Nummern der Verbindungen an, zu denen die entsprechenden CAS-Nummern gehören. Ein H hinter den laufenden Nummern zeigt an, daß die betreffenden CAS-Nummern bei den den laufenden Nummern entsprechenden Verbindungen in der Rubrik H (Hinweise) zu finden sind. In einigen Fällen sind die laufenden Nummern in Klammern angeführt worden. Damit soll angezeigt werden, daß die entsprechenden CAS-Nummern nicht mehr bei den Verbindungen aufgeführt werden konnten, da sie mir erst während des Druckes bekannt geworden sind. Sie können dort von Hand nachgetragen werden.

50-00-0	10
50-02-2	4949
50-03-3	5189
50-04-4	5155
50-06-6	1845
50-07-7	2816
50-09-9	1965-01
50-10-2	4774 H
50-11-3	1101
50-12-4	1892
50-13-5	2857 H
50-14-6	5709
50-18-0	668
50-19-1	1693
50-21-5	102
50-22-6	4742
50-23-7	4746
50-24-8	4704
50-27-1	3714
50-28-2	3713
50-29-3	2378
50-33-9	3906
50-34-0	5172 H
50-35-1	2144
50-36-2	3381
50-37-3	4346
50-39-5	1372
50-41-9	5483 H
50-42-0	4330 H
50-44-2	231
50-47-5	3649
50-48-6	4256
50-49-7	4019
50-50-0	5390
50-52-2	4633
50-53-3	3315
50-54-4	4302-01
50-55-5	5895
50-56-6	6063
50-57-7	6092
50-58-8	1992 H
50-59-9	3867
50-60-2	3333
50-62-4	5826 H
50-63-5	3736 H
50-65-7	2121
50-67-9	1274
50-70-4	484
50-76-0	6141
50-78-2	950
50-81-7	393
50-91-9	1015
50-96-4	2350 H
50-98-6	1390 H
50-99-7	461
51-02-5	2825 H
51-03-6	4122
51-05-8	2325 H
51-06-9	2352
51-12-7	3072
51-15-0	623-02
51-18-3	1061
51-21-8	136
51-24-1	2380
51-26-3	2702
51-28-5	330
51-30-9	1745 H
51-31-0	1746
51-34-3	3383
51-38-7	1571
51-40-1	814-01
51-41-2	814
51-42-3	1083 H
51-43-4	1083
51-45-6	277
51-48-9	2704
51-49-0	2703
51-50-3	3057
51-52-5	622
51-55-8	3415
51-56-9	3132 H
51-57-0	1388 H
51-58-1	770 H
51-60-5	2071 H
51-61-6	811
51-62-7	1071 H
51-63-8	1070 H
51-64-9	1070
51-65-0	980
51-66-1	1023
51-67-2	803
51-68-3	1951
51-71-8	823
51-73-0	2061
51-75-2	290
51-77-4	5632
51-79-6	113
51-83-2	495 H
51-85-4	217
51-98-9	4935
52-01-7	5317
52-21-1	5156
52-24-4	450
52-26-6	3323-01
52-28-8	3627-03

52-31-3	1964
52-39-1	4705
52-43-7	1278
52-49-3	4449 H
52-51-7	94
52-52-8	436
52-53-9	5611
52-62-0	2940 H
52-67-5	296
52-68-6	187
52-76-6	4408
52-78-8	4445
52-85-7	1418
52-86-8	4544
52-88-0	3766 H
52-89-1	114-01
52-90-4	114
53-02-1	4773
53-03-2	4639
53-06-5	4703
53-10-1	5444 H
53-16-7	3668
53-18-9	6004
53-19-0	2386
53-21-4	3381-01
53-31-6	5383
53-34-9	4643
53-36-1	5319
53-39-4	4121
53-41-8	4119
53-43-0	4090
53-45-2	3666
53-46-3	4675 H
53-60-1	3348 H
53-73-6	6104
53-79-2	4971
53-84-9	4685
53-86-1	3850
53-89-4	4866
54-03-5	5826
54-04-6	1751
54-05-7	3736
54-11-5	1357
54-21-7	549-02
54-25-1	819
54-30-8	4127
54-31-9	1825
54-32-0	3207
54-35-3	3066-04
54-36-4	2462
54-42-2	1017
54-47-7	782
54-49-9	1076
54-62-6	3912
54-64-8	982 H
54-71-7	1712 H
54-77-3	2063 H
54-80-8	2825
54-84-2	4297 H
54-85-3	373
54-91-1	1417
54-92-2	1088
54-95-5	419
55-03-8	2704 H
55-06-1	2711 H
55-31-2	1083 H
55-38-9	1415
55-43-6	3057 H
55-45-8	2555 H
55-48-1	3415-02
55-51-6	1670
55-52-7	1094
55-56-1	4972
55-63-0	91
55-65-2	1484
55-68-5	349-02
55-73-2	1405
55-86-7	290 H
55-91-4	478
55-94-7	2668 H
55-97-0	2113 H
55-98-1	486
56-04-2	245
56-10-0	130-01
56-12-2	196
56-13-3	683
56-23-5	1
56-25-7	1300
56-28-0	3268
56-29-1	1965
56-34-8	900 H
56-40-6	49
56-47-3	5187
56-53-1	3610
56-54-2	4302
56-59-7	6091
56-65-5	1431
56-72-4	2499
56-75-7	1568
56-81-5	127
56-84-8	184 H
56-85-9	281
56-86-0	274 H
56-87-1	481
56-89-3	447
56-91-7	758
56-92-8	277 H
56-94-0	5887 H
56-95-1	4972 H
56-97-3	2844 H
57-06-7	153
57-08-9	857
57-09-0	4148 H
57-13-6	14
57-15-8	178
57-22-7	6087
57-24-9	4532
57-27-2	3323
57-29-4	3935 H
57-30-7	1845-01
57-33-0	1766-01
57-36-3	4664
57-37-4	4335 H
57-41-0	2717
57-42-1	2857
57-43-2	1767
57-44-3	828
57-47-6	2869
57-48-7	463
57-50-1	2091
57-53-4	1138
57-57-8	82
57-62-5	4831
57-63-6	4313
57-64-7	2869-01
57-65-8	4573 H
57-66-9	2317
57-67-0	631
57-68-1	1902
57-71-6	181
57-83-0	4734
57-85-2	5014
57-87-4	5710
57-92-1	4785
57-94-3	5994 H
57-96-5	5062
58-00-4	3290
58-05-9	4280
58-08-2	790
58-14-0	1858
58-15-1	2266
58-18-4	4442
58-19-5	4462
58-20-8	5616
58-22-0	4089
58-25-3	2987
58-27-5	1504
58-28-6	3649 H
58-32-2	5361

58-33-3	3349 H
58-34-4	3709 H
58-37-7	4058
58-38-8	4286
58-39-9	4621
58-40-2	3348
58-46-8	4076
58-54-8	2172
58-55-9	588
58-56-0	815 H
58-58-2	4971 H
58-61-7	1346
58-63-9	1290
58-64-0	1414
58-71-9	3035 H
58-73-1	3365
58-74-2	4223
58-82-2	6112
58-85-5	1427
58-86-6	285
58-89-9	348
58-93-5	583
58-94-6	533
58-95-7	5864 H
58-97-9	1087
59-01-8	3819
59-02-9	5792 H
59-05-2	4245
59-06-3	1935
59-14-3	1010
59-23-4	462
59-26-7	1360
59-30-3	3899
59-32-5	3106
59-33-6	3423 H
59-39-2	2562
59-40-5	2423
59-42-7	1077
59-43-8	2040 H
59-46-1	2325
59-47-2	1380
59-50-7	560
59-51-8	295 H
59-52-9	126
59-56-3	477
59-58-5	2919
59-60-9	1745 H
59-61-0	1671
59-63-2	1875
59-66-5	161
59-67-6	337
59-87-0	354
59-92-7	1034
59-96-1	3643
59-97-2	1273 H
59-98-3	1273
60-00-4	1429
60-02-6	1484 H
60-10-6	2181
60-13-9	1069 H
60-18-4	1030
60-19-5	803-01
60-23-1	60
60-25-3	2113 H
60-29-7	206
60-31-1	638 H
60-32-2	469
60-33-3	3808
60-40-2	1777
60-44-6	3803 H
60-45-7	2216
60-46-8	4022
60-54-8	4847
60-56-0	157
60-79-7	4005
60-80-0	1575
60-87-7	3349
60-89-9	3973
60-91-3	3661
60-99-1	4024
61-00-7	3962
61-01-8	3650
61-12-1	4432 H
61-16-5	1749 H
61-19-8	1376
61-24-5	3138
61-25-6	4223 H
61-31-4	1821 H
61-32-5	3347
61-33-6	3066
61-50-7	1959
61-54-1	1272
61-56-3	1368
61-57-4	353
61-68-7	2769
61-72-3	3873
61-73-4	3093 H
61-74-5	3064
61-75-6	1760 H
61-76-7	1077 H
61-78-9	989
61-80-3	514
62-13-5	1031 H
62-31-7	811 H
62-33-9	1429-02
62-37-3	287
62-38-4	349 H
62-44-2	1323
62-46-4	847
62-51-1	892 H
62-54-4	38-02
62-56-6	16
62-67-9	3935
62-68-0	5168 H
62-73-7	176
62-90-8	5596
62-97-5	4328 H
63-12-7	5005
63-25-2	1830
63-29-6	395
63-39-8	1119
63-42-3	2093
63-45-6	2865 H
63-56-9	3149 H
63-68-3	295
63-74-1	386
63-75-2	840
63-92-3	3643 H
63-98-9	986
64-11-9	1387
64-17-5	55
64-18-6	11
64-19-7	38
64-31-3	3323-02
64-39-1	3448
64-43-7	1767-01
64-55-1	1465
64-65-3	839
64-72-2	4831 H
64-73-3	4521 H
64-75-5	4847 H
64-77-7	2032
64-85-7	4737
64-86-8	4863
64-94-8	4657
64-95-9	4330
64-99-3	1105
65-28-1	3333 H
65-29-2	5843 H
65-45-2	567
65-49-6	569
65-64-5	824
65-71-4	246
65-82-7	655
65-85-0	547
65-86-1	227
66-05-7	1094 H
66-23-9	683-01
66-32-0	4532-01

66-75-1	801
66-76-2	3838
66-79-5	3896
66-81-9	2897
66-83-1	1641 H
66-84-2	475 H
66-97-7	1494
67-03-8	2040 H
67-07-2	204
67-16-3	5334
67-20-9	705
67-21-0	472
67-28-7	575
67-43-6	2649
67-45-8	717
67-48-1	314-01
67-56-1	17
67-63-0	125
67-64-1	99
67-66-3	3
67-68-5	56
67-72-1	22
67-73-2	5271
67-78-7	5402
67-81-2	5451
67-92-5	4142 H
67-95-8	5537
67-96-9	5715
67-97-0	5630
67-98-1	5582
67-99-2	2202
68-04-2	396-05
68-05-3	900 H
68-11-1	39
68-19-9	6143
68-22-4	4367
68-23-5	4368
68-26-8	4439
68-35-9	1227
68-36-0	691
68-41-7	96
68-76-8	1874
68-88-2	4641
68-89-3	2270 H
68-90-6	3247
68-91-7	4877 H
68-96-2	4736
69-05-6	5148 H
69-09-0	3315 H
69-14-7	5835 H
69-23-8	4875
69-25-0	6124
69-27-2	2628 H
69-33-0	1656
69-43-2	5237 H
69-44-3	4234 H
69-46-5	950-04
69-52-3	3097-02
69-53-4	3097
69-57-8	3066 H
69-65-8	485
69-72-7	549
69-74-9	1091 H
69-79-4	2092
69-81-8	1286
70-00-8	6227
70-07-5	1618
70-10-0	508
70-18-8	1448
70-19-9	1612
70-22-4	2024
70-26-8	302
70-30-4	2116
70-49-5	168
70-51-9	5465
70-70-2	997
71-00-1	409
71-23-8	124
71-27-2	2668 H
71-36-3	205
71-58-9	5337
71-63-6	6032
71-67-0	4154 H
71-68-1	3325 H
71-73-8	1763 H
71-78-3	3619 H
71-79-4	3626 H
71-81-8	5194 H
71-82-9	4045-01
71-91-0	900 H
72-09-3	5580
72-14-0	969
72-17-3	102-02
72-23-1	4702
72-33-3	4636
72-44-6	2992
72-57-1	5911 H
72-63-9	4415
72-69-5	3924
72-80-0	1172
73-03-0	1345
73-05-2	3333 H
73-07-4	4018
73-09-6	2332
73-22-3	1577
73-24-5	238
73-31-4	2235
73-48-3	2740
73-49-4	1267
73-54-1	4048
73-67-6	408
73-78-9	2631 H
74-11-3	516
74-55-5	1490
74-61-3	128
74-79-3	483
74-85-1	34
74-86-2	27
74-96-4	45
75-00-3	46
75-09-2	7
75-19-4	93
75-21-8	37
75-25-2	2
75-29-6	109
75-46-7	4
75-47-8	5
75-58-1	221 H
75-59-2	221
75-60-5	58
75-80-9	32
75-85-4	306
76-00-6	85
76-07-3	8
76-08-4	174
76-13-1	20
76-14-2	19
76-20-0	887
76-22-2	1433
76-23-3	2068
76-25-5	5289
76-26-6	1442
76-29-9	1384
76-38-0	77
76-41-5	3327
76-42-6	3631
76-43-7	4421
76-47-1	5622
76-50-6	2930
76-57-3	3627
76-58-4	3999
76-62-0	4153
76-64-2	5291
76-65-3	4259
76-68-6	1897
76-73-3	2030
76-74-4	1766
76-75-5	1763
76-76-6	1100

76-90-4	4673 H
76-91-5	5532
76-94-8	1533
76-99-3	4650
77-01-0	4625
77-02-1	1364
77-03-2	1113
77-04-3	1080
77-07-6	3410
77-09-8	4163
77-10-1	3442
77-12-3	5623 H
77-14-5	3452
77-15-6	3170
77-17-8	2563
77-19-0	4142
77-20-3	3167
77-21-4	2217
77-22-5	3754
77-23-6	4453
77-26-9	1718
77-27-0	2029
77-28-1	1424
77-30-5	2067
77-32-7	827
77-36-1	2401
77-37-2	4095
77-38-3	3642
77-39-4	4094
77-41-8	1868
77-46-3	3033
77-50-9	4957
77-51-0	3188
77-58-7	2103 H
77-65-6	653
77-66-7	1111
77-67-8	639
77-75-8	422
77-86-1	212
77-90-7	4475
77-91-8	314-04
77-92-9	396
77-95-2	651
77-98-5	900
78-11-5	263
78-12-6	2231
78-25-1	3508 H
78-28-4	671
78-34-2	2108
78-41-1	5576
78-44-4	2100
79-01-6	26
79-09-4	100
79-14-1	40
79-21-0	41
79-31-2	193
79-33-4	103
79-55-0	1480
79-57-2	4849
79-61-8	5115
79-64-1	5180
79-80-1	4407
79-81-2	5977
79-83-4	1134
79-90-3	5979 H
79-93-6	1669
80-02-4	2509
80-03-5	2465
80-08-0	1843
80-13-7	517
80-16-0	346
80-32-0	1192
80-34-2	1655
80-35-3	1594
80-49-9	3459 H
80-50-2	3504 H
80-74-0	2223
80-77-3	1567
80-80-8	2491
80-92-2	4777
80-96-6	5444
81-07-2	524
81-13-0	1151
81-23-2	5341
81-25-4	5365
81-27-6	6040 H
81-36-7	4156
81-81-2	3857
81-82-3	3844
81-89-0	4155
81-92-5	4188
82-00-8	3968
82-02-0	2436
82-54-2	1937
82-66-6	5057
82-88-2	3887
82-89-3	4335
82-92-8	3647
82-93-9	3613
82-95-1	5663
82-96-2	3092
82-98-4	4601
82-99-5	4329
83-07-8	1620
83-12-5	2689
83-16-9	2801
83-26-1	2479
83-28-3	2478
83-39-6	248
83-40-9	738
83-43-2	4988
83-44-3	5364
83-46-5	5791
83-48-7	5790
83-54-5	1201
83-63-6	3598
83-67-0	589
83-68-1	1574
83-69-2	1555
83-70-5	1554
83-73-8	913
83-75-0	5121
83-79-4	5069
83-81-8	3192
83-86-3	497
83-88-5	3354
83-89-6	5148
83-93-2	3519
83-98-7	3681
84-01-5	3983
84-02-6	4286 H
84-04-8	4566
84-06-0	5112
84-08-2	3607
84-12-8	1795
84-13-9	5518
84-16-2	3667 H
84-17-3	3582
84-19-5	4827
84-22-0	2233
84-36-6	5951
84-55-9	4303
84-79-7	2751
84-80-0	5857
84-81-1	6026
84-86-6	1206
84-88-8	929
84-96-8	3662
84-97-9	4348
84-98-0	1602
85-10-9	4082
85-16-5	2184
85-17-6	880
85-23-4	748
85-26-7	2394
85-31-4	1349
85-35-8	727
85-36-9	920
85-41-6	696

85-61-0	4776
85-66-5	2142
85-73-4	3256
85-79-0	4432
85-83-6	5220
85-90-5	1185
85-95-0	4366
86-12-4	3403
86-13-5	4598
86-14-6	3135
86-21-5	3108
86-22-6	3076
86-24-8	4043 H
86-34-0	1556
86-35-1	1578
86-36-2	2459
86-41-9	3473
86-42-0	4234
86-43-1	3215
86-54-4	731
86-75-9	2952
86-78-2	3772
86-80-6	3431
86-87-3	1821
87-00-3	3132
87-08-1	3069
87-09-2	2292
87-10-5	2119
87-11-6	730
87-12-7	2127
87-15-0	414
87-17-2	2152
87-20-7	1982
87-21-8	2585
87-27-4	549-07
87-28-5	1006
87-33-2	388
87-49-0	1812
87-50-3	2496
87-51-4	1204
87-58-1	132
87-66-1	360
87-69-4	171
87-73-0	430
87-74-1	667
87-76-3	4148-02
87-79-6	464
87-86-5	318
87-89-8	460
87-90-1	67
87-99-0	309
88-04-0	751
88-09-5	456
88-46-0	365
88-67-5	520
88-89-1	323
88-97-1	713
89-31-6	1688
89-38-3	5740
89-45-2	554
89-46-3	3439
89-68-9	1311
90-01-7	595
90-03-9	335
90-05-1	597
90-07-3	2016
90-08-4	1727
90-22-2	4136 H
90-23-3	3784
90-26-6	1316
90-27-7	1295
90-33-5	1186
90-34-6	2865
90-39-1	2927
90-45-9	2141
90-49-3	1644
90-54-0	4661
90-59-5	505
90-64-2	737
90-69-7	4901
90-81-3	1391
90-82-4	1392
90-84-6	2304
90-85-7	3364
90-86-8	3988
90-89-1	1481
91-33-8	2738
91-64-5	922
91-71-4	4508
91-75-8	3330
91-79-2	2574
91-80-5	2573
91-81-6	3136
91-82-7	4231
91-84-9	3423
91-85-0	3149
92-04-6	1808
92-12-6	3367
92-13-7	1712
92-23-9	3484
92-31-9	2799 H
92-62-6	2159
92-70-6	1507
92-84-2	1810
92-97-7	4838
93-14-1	1381
93-20-9	1852
93-23-2	4767 H
93-30-1	1743
93-44-7	3248
93-47-0	2773
93-54-9	1062
93-88-9	1389
94-07-5	1078
94-09-7	1026
94-10-0	2512
94-12-2	1324
94-13-3	1298
94-14-4	1683
94-15-5	3213
94-16-6	989 H
94-18-8	2428
94-19-9	1285
94-20-2	1309
94-23-5	2894
94-24-6	2909
94-25-7	1682
94-26-8	1659
94-35-9	1033
94-36-0	2395
94-44-0	2153
94-62-2	3322
94-63-3	623 H
94-78-0	1562
94-96-2	882
95-04-5	648
95-05-6	1466
95-18-1	511 H
95-25-0	509
95-27-2	2901
95-95-4	321
96-26-4	101
96-50-4	80
96-62-8	2473
96-82-2	2095
96-83-3	1572
96-84-4	1553
97-05-2	555
97-17-6	6229
97-18-7	1793
97-23-4	2138
97-24-5	1801
97-27-8	1549
97-44-9	775
97-53-0	1293
97-57-4	2854
97-59-6	160
97-75-6	3387
97-77-8	1467

97-78-9	2935	102-71-6	492	110-61-2	143
98-11-3	362	102-76-1	1110	110-85-0	203
98-50-0	377	102-98-7	349-01	110-89-4	292
98-67-9	364	103-03-7	610	111-00-2	3236 H
98-72-6	344	103-12-8	1883	111-18-2	1489
98-75-9	261	103-16-2	2182	111-23-9	2111
98-76-0	781	103-19-5	2482	111-30-8	265
98-79-3	252 H	103-40-2	1600	111-48-8	209
98-85-1	795	103-84-4	757	111-87-5	881
98-86-2	736	103-90-2	761	112-38-9	1774
98-89-5	650	103-97-9	1361	112-57-2	904
98-92-0	351	104-06-3	1283	112-80-1	3816
98-96-4	236	104-14-3	810	113-15-5	5890
99-00-3	282	104-22-3	2199	113-18-8	606
99-14-9	392	104-28-9	2553	113-22-4	5507 H
99-15-0	858	104-29-0	1013	113-38-2	5312
99-26-3	553-02	104-31-4	5840	113-42-8	4347
99-30-9	328	104-32-5	3353	113-45-1	2564
99-43-4	3490	104-46-1	1292	113-52-0	4019 H
99-45-6	1031	104-74-5	3500 H	113-53-1	3938
99-66-1	868	105-10-2	825	113-59-7	3564
99-67-2	835	105-20-4	276	113-73-5	6136
99-76-3	740	105-41-9	681	113-78-0	6062
99-79-6	4093	106-24-1	1451	113-79-1	6093
99-87-6	1350	106-55-8	479	113-80-4	6068
99-96-7	550	107-15-3	64	113-92-8	3078-01
100-02-7	339	107-27-7	47	113-98-4	3066 H
100-33-4	4036	107-35-7	59	114-03-4	6249
100-37-8	491	107-38-0	43	114-07-8	5990
100-51-6	593	107-43-7	293	114-43-2	5280
100-55-0	369	107-49-3	898	114-49-8	3383-01
100-57-2	349	107-69-7	79	114-80-7	2071 H
100-88-9	474	107-76-6	886	114-83-0	783
100-91-4	3455	107-95-9	112	114-85-2	1405 H
100-92-5	1737	108-01-0	211	114-86-3	1410
100-95-8	5208 H	108-02-1	213	114-90-9	2550 H
100-97-0	451	108-18-9	490	114-91-0	805
101-08-6	4913	108-28-1	232	115-02-6	256
101-20-2	2133	108-31-6	134	115-24-2	679
101-26-8	1102 H	108-46-3	358	115-31-1	2311
101-29-1	523	108-73-6	361	115-33-3	5216
101-30-4	2290	108-78-1	98	115-34-4	2028
101-31-5	3416	108-95-2	357	115-37-7	3934
101-62-2	2469	109-52-4	283	115-38-8	2200
101-71-3	2443	109-57-9	190	115-43-5	2175
101-93-9	3652	109-69-3	195	115-44-6	1719
101-99-5	1027	109-92-2	192	115-46-8	3620
102-05-6	2796	109-93-3	163	115-51-5	4399 H
102-29-4	741	109-95-5	50	115-53-7	4000
102-30-7	4778 H	110-07-6	5056 H	115-55-9	1870
102-31-8	1736	110-15-6	167	115-56-0	1362
102-32-9	744	110-17-8	149	115-59-3	1765
102-45-4	1144	110-46-3	294	115-63-9	4470 H

115-66-2	4068	119-73-3	530	124-28-7	4499
115-67-3	642	119-85-7	4244	124-43-6	14-01
115-68-4	1647	119-96-0	1630	124-58-3	18
115-76-4	677	120-02-5	1603	124-65-2	58 H
115-77-5	307	120-32-1	2151	124-68-5	210
115-79-7	5708 H	120-34-3	2786	124-72-1	25
115-93-5	822	120-47-8	1002	124-87-8	5808
116-38-1	1444 H	120-49-0	2323	124-88-9	8 H
116-42-7	3065	120-51-4	2426	124-90-3	3631 H
116-43-8	2189	120-76-3	4870	124-94-7	4646
116-44-9	1228	120-97-8	347	124-97-0	6030
116-45-0	1856	121-19-7	345	124-99-2	5970
116-47-2	574	121-25-5	2596 H	125-02-0	4726 H
116-48-3	628	121-30-2	380	125-03-1	5622 H
116-49-4	776-01	121-32-4	1003	125-04-2	5437 H
116-52-9	243	121-33-5	742	125-10-0	4639 H
116-95-0	5577	121-54-0	5628 H	125-13-3	4169
117-00-0	4170	121-55-1	1341	125-23-5	3692 H
117-10-2	2376	121-57-3	371	125-25-7	3627-01
117-20-4	4375	121-59-5	604	125-26-8	3627-02
117-30-6	4436	121-64-2	1053	125-27-9	4053 H
117-37-3	2963	121-66-4	75	125-28-0	3691
117-38-4	1943	121-75-5	1462	125-29-1	3628
117-39-5	2692	121-79-9	1301	125-30-4	3999 H
117-51-1	5009	121-81-3	528	125-32-6	5291 H
117-72-6	4301-07	122-06-5	3036	125-33-7	1893
117-74-8	4196	122-09-8	1385	125-40-6	1425
117-89-5	4572	122-11-2	1910	125-42-8	1715
117-96-4	1513	122-14-5	6214	125-44-0	1715 H
118-08-1	4526	122-16-7	2450	125-45-1	846
118-10-5	3961	122-18-9	5464 H	125-46-2	3553
118-23-0	3335	122-19-0	5641 H	125-51-9	4966 H
118-27-4	3878	122-41-8	1702	125-52-0	4400 H
118-42-3	3737	122-46-3	998	125-53-1	4400
118-52-5	242	122-48-5	1660	125-55-3	1664
118-53-6	2593	122-51-0	678	125-58-6	4651
118-55-8	2149	122-66-9	1257	125-60-0	4978 H
118-56-9	3157	122-85-0	963	125-64-4	1445
118-57-0	2731	122-89-4	629	125-65-5	6569
118-61-6	1001	122-92-9	968	125-69-9	3724 H
118-68-3	1958 H	122-99-6	797	125-70-2	3725
118-79-6	320	123-03-5	4783 H	125-71-3	3724
118-75-2	317	123-23-9	798	125-72-4	3410 H
118-84-3	5807	123-31-9	359	125-73-5	3409
118-92-3	565	123-41-1	314	125-79-1	3954
119-04-0	5213	123-47-7	1163 H	125-80-4	3448 H
119-13-1	5635	123-49-9	44	125-84-8	2236
119-29-9	3489	123-54-6	266	125-85-9	3754 H
119-36-8	739	123-56-8	152	125-86-0	3754-01
119-41-5	3858	123-63-7	457	125-88-2	1364 H
119-48-2	4489	123-76-2	267	125-99-5	4780 H
119-54-0	1152	123-82-0	680	126-02-3	4094 H
119-59-5	1838	124-04-9	426	126-07-8	3284

126-10-3	3188 H
126-12-5	4929 H
126-20-5	603 H
126-22-7	844
126-27-2	5700
126-31-8	13 H
126-45-4	396-09
126-47-6	651-02
126-52-3	1081
126-79-4	2671 H
126-82-9	43 H
126-85-2	291
126-92-1	886 H
126-93-2	855
127-07-1	15
127-18-4	21
127-31-1	4711
127-33-3	4521
127-35-5	4896
127-47-9	5007
127-48-0	404
127-50-4	2654
127-52-6	346 H
127-56-0	786-01
127-57-1	1559-01
127-58-2	1592-01
127-60-6	2465 H
127-65-1	582 H
127-69-5	1625
127-71-9	2176
127-77-5	1842
127-79-7	1592
127-81-1	628 H
127-84-4	377-03
127-85-5	377-01
128-12-1	2491 H
128-13-2	5363
128-20-1	4771
128-37-0	2920
128-44-9	524-01
128-45-0	5639
128-46-1	4790
128-49-4	4491-01
128-57-4	6040 H
128-62-1	4836
128-72-3	4156 H
129-03-3	4523
129-06-6	3857 H
129-16-8	4152 H
129-17-9	5577 H
129-18-0	3906 H
129-20-4	3907
129-46-4	6116 H
129-49-7	4678 H
129-50-0	4005-02
129-51-1	4005-01
129-57-7	2184-01
129-63-5	920-01
129-74-8	5663 H
129-77-1	4601 H
129-81-7	1552
129-83-9	3465
129-89-5	1943 H
130-13-2	1206 H
130-16-5	914
130-24-5	1554 H
130-26-7	909
130-37-0	1504-01
130-39-2	391
130-40-5	3394 H
130-60-9	1901 H
130-61-0	4633 H
130-73-4	4365
130-79-0	4312
130-80-3	5252
130-81-4	3131 H
130-83-6	3286 H
130-87-0	5615
130-90-5	4301-09
130-93-8	4301-05
130-95-0	4301
131-01-1	5875
131-02-2	5122
131-04-4	4554
131-13-5	1602 H
131-28-2	5108
131-53-3	2434
131-54-4	2760
131-57-7	2430
131-60-2	920-02
131-63-5	713 H
131-67-9	2481
131-69-1	2997
131-89-5	1901
131-90-8	3319
132-13-8	2544
132-17-2	4598 H
132-18-3	3989 H
132-20-7	3108-01
132-21-8	3077
132-22-9	3078
132-35-4	3463 H
132-38-7	3549
132-40-1	4223-01
132-45-6	3473 H
132-49-0	950-06
132-59-2	2951-11
132-60-5	2951
132-69-4	4004 H
132-73-0	3736 H
132-89-8	1213
132-93-4	3345 H
132-98-9	3069-01
133-06-2	937
133-09-5	569-01
133-10-8	569 H•
133-11-9	2155
133-15-3	569 H
133-16-4	2301
133-17-5	939 H
133-26-6	2758
133-34-6	479 H
133-36-8	203-06
133-51-7	685-01
133-53-9	723
133-58-4	518
133-60-8	3549 H
133-65-3	5807 H
133-67-5	724
133-89-1	2917
133-91-5	510
134-03-2	393-02
134-09-8	3447
134-17-8	1083-02
134-23-6	548 H
134-31-6	928-02
134-36-1	6020
134-37-2	1531
134-49-6	1679
134-50-9	2141-01
134-53-2	3791 H
134-55-4	2720
134-58-7	148
134-62-3	1990
134-63-4	4901 H
134-64-5	4901 H
134-71-4	1391 H
134-72-5	1390 H
134-80-5	2304 H
134-81-6	6323
134-90-7	1568 H
134-95-2	737-03
135-07-9	1014
135-09-1	726
135-14-8	4537 H
135-19-3	1183
135-23-9	2573-01
135-31-9	4231 H
135-35-3	2530 H

135-42-2	4479 H	139-16-2	167-05	144-11-6	4449
135-43-3	4479	139-26-4	981	144-12-7	3731 H
135-44-4	3484 H	139-33-3	1429-01	144-14-9	4929
135-58-0	2439	139-42-4	30-02	144-16-1	603
135-85-3	1098	139-56-0	2169	144-21-8	18 H
135-87-5	2562 H	139-62-8	5021	144-29-6	203-07
136-40-3	1562 H	139-68-4	2783	144-33-2	396-04
136-46-9	2894 H	139-88-8	2666 H	144-45-6	1469
136-47-0	2909 H	139-89-9	1450 H	144-62-7	30
136-61-8	1698	139-91-3	2245	144-74-1	969-01
136-69-6	3634 H	139-93-5	1836 H	144-75-2	2510 H
136-70-9	3634	139-94-6	389	144-76-3	2510
136-77-6	2042	140-20-5	1125	144-80-9	786
136-79-8	785	140-21-6	1600 H	144-82-1	993
136-82-3	3165	140-28-3	3107	144-83-2	1559
136-91-4	456 H	140-36-3	1075-01	144-86-5	582
136-96-9	2901 H	140-40-9	237	144-87-6	776
137-05-3	235	140-45-4	776 H	145-12-0	4447
137-08-6	1134-01	140-46-5	1257 H	145-13-1	4757
137-16-6	2935 H	140-47-6	1361-01	145-41-5	5341 H
137-26-8	448	140-59-0	3036 H	145-53-9	4152
137-40-6	100 H	140-61-4	968 H	145-54-0	4306 H
137-53-1	2703 H	140-63-6	3353 H	145-63-1	6116
137-58-6	2631	140-64-7	4036-01	145-94-8	957
137-66-6	5041	140-65-8	3475	146-06-5	6022
137-76-8	3743	140-72-7	4783-01	146-14-5	5589
137-85-9	2644	140-87-4	88	146-17-8	3394
137-86-0	5202	140-95-4	122	146-22-5	2706
137-88-2	2596 H	140-99-8	167-03	146-28-1	5112 H
138-12-5	3384	141-01-5	149-01	146-36-1	3286
138-14-7	5465 H	141-53-7	11-01	146-37-2	5034 H
138-15-8	274-01	141-82-2	83	146-39-4	4301-11
138-26-1	775-04	141-90-2	144	146-40-7	4301-06
138-31-8	781-01	141-94-6	4794	146-48-5	4631
138-32-9	4148-01	142-03-0	38-03	146-54-3	3592
138-37-4	624 H	142-47-2	274-02	146-56-5	4875 H
138-39-6	624	142-51-8	49-03	147-20-6	3989
138-41-0	573	142-63-2	203-01	147-24-0	3365 H
138-43-2	629 H	142-64-3	203-02	147-27-3	4862
138-56-7	4691	142-73-4	185	147-31-9	950-07
138-57-8	553-01	142-88-1	203-09	147-48-8	3069-02
138-58-9	553-03	143-07-7	2103	147-52-4	4534
138-61-4	1082 H	143-27-1	3232	147-55-7	3345
138-65-8	814 H	143-47-5	13	147-56-8	983
138-84-1	566-01	143-52-2	3629	147-58-0	939
138-86-3	1416	143-57-7	6029	147-61-5	387
138-92-1	276 H	143-67-9	6088 H	147-65-9	1812-01
139-05-9	474-01	143-74-8	3841	147-73-9	172
139-06-0	474-02	143-81-7	1425 H	147-84-2	300
139-07-1	4782 H	143-82-8	1100 H	147-90-0	549-12
139-10-6	1069-01	143-92-0	5296 H	147-93-3	548
139-13-9	406	144-00-3	2067 H	147-94-4	1091
139-15-1	835 H	144-02-5	828-01	148-01-6	716

148-03-8	5717	154-21-2	3815	299-88-7	5479
148-07-2	4193	154-23-4	2761	299-89-8	3152
148-24-3	928	154-41-6	1072 H	299-95-6	1745 H
148-32-3	3791	154-42-7	240	300-08-3	840-01
148-56-1	700	154-68-7	3330-01	300-22-1	410
148-61-8	982	154-69-8	3136	300-25-4	374
148-64-1	2530 H	154-73-4	1261	300-30-1	2704 H
148-65-2	2530	154-82-5	5685	300-37-8	523 H
148-72-1	1712-02	154-87-0	2074 H	300-38-9	953
148-79-8	1173	154-93-8	271	300-39-0	961
148-82-3	2280	154-97-2	623-01	300-42-5	1388 H
149-13-3	2325-02	155-09-9	1019	300-52-7	2666
149-15-5	3796 H	155-38-4	861	300-62-9	1069
149-16-6	3796	155-41-9	3732 H	300-88-9	659 H
149-17-7	2449	155-58-8	4587	301-06-4	1575-09
149-29-1	552	155-91-9	1912	301-15-5	2111 H
149-30-4	525	156-08-1	3363	301-17-7	44 H
149-45-1	366 H	156-34-3	1071	302-17-0	33
149-46-2	366	156-39-8	951	302-22-7	5127
149-64-4	4751 H	156-47-8	1503	302-23-8	5188
149-90-6	858 H	156-51-4	823 H	302-25-0	4726
149-91-7	553	156-56-9	635	302-27-2	5928
150-01-6	1083-01	156-57-0	60 H	302-33-0	5168
150-13-0	566	156-62-7	9 H	302-40-9	4335
150-39-0	1450	157-03-9	413	302-41-0	5593
150-44-7	1836	297-76-7	5315	302-49-8	664
150-59-4	4377	297-83-6	4154	302-53-4	1366
150-69-6	1048	297-90-5	3408	302-66-9	637
150-76-5	598	297-93-8	5795 H	302-70-5	291 H
150-90-3	167-02	298-06-6	215	302-76-1	4066
151-06-4	1352 H	298-45-3	3891	302-79-4	4411
151-07-5	659	298-46-4	2714	302-83-0	1444 H
151-16-6	130	298-48-6	3654 H	302-95-4	5364 H
151-67-7	24	298-51-1	3968 H	303-14-0	3350
151-69-9	5126	298-55-5	5480	303-25-3	3647 H
151-73-5	4975 H	298-57-7	5487	303-40-2	5689
151-88-2	2964	298-59-9	2564 H	303-42-4	5625
152-02-3	4045	298-81-7	1806	303-49-1	3982
152-11-4	5611 H	298-95-3	5991 H	303-53-7	4215
152-16-9	905	298-96-4	3855 H	303-54-8	3955
152-43-2	5419	299-20-7	6073	303-69-5	3100
152-47-6	1597	299-26-3	1640	303-81-1	5849
152-58-9	4744	299-27-4	465-03	303-98-0	6134
152-62-5	4698	299-28-5	465 H	304-20-1	731 H
152-72-7	3848	299-29-6	465-09	304-43-8	4518
152-75-0	4150	299-35-4	1972	304-55-2	169
152-97-6	4946	299-39-8	2927-01	304-84-7	2003
153-17-3	5662	299-42-3	1390	305-03-3	2557
153-18-4	5573	299-48-9	3494	305-13-5	3176
153-43-5	1195	299-61-6	4467	305-33-9	1088 H
153-61-7	3035	299-75-2	487	305-85-1	322
153-77-5	928-04	299-84-3	725	305-97-5	1950 H
153-87-7	5144	299-86-5	2046	306-07-0	1608 H

306-10-5	581 H	333-20-0	6-01	388-51-2	5848
306-11-6	2345 H	333-31-3	892 H	389-08-2	1846
306-12-7	343	333-36-8	142	390-28-3	1749
306-19-4	2023	333-41-5	2080	390-64-7	5237
306-20-7	1631	337-47-3	2029 H	391-70-8	3804 H
306-41-2	3832 H	338-95-4	4645	393-57-7	3411 H
306-52-5	36	338-98-7	5129	394-31-0	570
306-53-6	2371 H	339-43-5	1754	395-28-8	3687
309-29-5	5273	339-44-6	2222	396-01-0	1834
309-43-3	2030-01	340-56-7	2992 H	404-82-0	1954 H
311-09-1	5935 H	340-57-8	2694	404-86-4	3762
311-45-5	1356	341-00-4	3317	405-22-1	792
312-45-8	5346 H	341-69-5	3681 H	406-90-6	151
312-93-6	4974	341-70-8	3661 H	420-04-2	9
313-05-3	5461	342-10-9	6127	424-89-5	5282
313-06-4	5529	342-95-0	2279	426-13-1	4945
313-67-7	3241	345-78-8	1392 H	427-00-9	3371
314-03-4	3892	346-18-9	1604	427-51-0	5255
314-13-6	5912 H	350-12-9	3311	428-07-9	3730
314-35-2	2354	352-21-6	199	428-37-5	2607
315-18-4	2026	356-12-7	5501	432-60-0	4756
315-30-0	228	357-08-4	3936 H	434-03-7	4693
315-33-3	6043 H	357-56-2	5416	434-05-9	5015
315-37-7	5547	357-57-3	5095	434-07-1	4764
315-72-0	5141	357-66-4	5250	434-22-0	3746
315-80-0	3638 H	357-67-5	2508	434-43-5	1735
316-05-2	5148-01	357-70-0	3577	435-97-2	3550
316-07-4	3314 H	358-52-1	1398	436-05-5	5967
316-23-4	3612	359-83-1	4074	436-40-8	3147
316-41-6	4196-02	360-63-4	4975	437-38-7	4925
316-42-7	5760-01	360-66-7	4748	437-74-1	2355 H
316-46-1	1016	360-70-3	5711	438-41-5	2987 H
316-81-4	4983	360-81-6	729	438-60-8	3925
317-34-0	588-03	360-97-4	159	438-67-5	3673 H
317-52-2	5969 H	361-09-1	5365 H	439-14-5	2970
318-23-0	2595	361-37-5	4678	440-17-5	4572 H
318-98-9	3129 H	362-29-8	4300	440-58-4	1828
319-89-1	333	363-13-3	2715	441-61-2	2830
320-67-2	833	363-20-2	3195	441-91-8	3957
321-54-0	2500	363-24-6	4464	442-03-5	4642
321-55-1	2458	364-62-5	2626	442-16-0	2772
321-64-2	2196	364-98-7	707	442-51-3	2174
322-35-0	1409	365-26-4	1395	442-52-4	3900
325-23-5	3064 H	366-31-4	2295 H	443-30-1	3557
326-43-2	2197 H	366-70-1	2057 H	443-48-1	411
327-62-8	100-01	369-77-7	2377	444-27-9	182
328-50-7	250	370-14-9	1393	446-86-6	934
329-65-7	1083 H	372-66-7	891	447-41-6	4046
330-54-1	979	378-44-9	4950	448-34-0	3707
330-94-9	584	379-79-3	5890-01	451-71-8	3146
330-95-0	2147 H	382-67-2	4948	451-77-4	1327
332-69-4	1662	382-82-1	3235 H	452-35-7	991
333-18-6	64-01	386-17-4	4157	454-14-8	2358

455-83-4	341	469-79-4	2859	480-22-8	2392
456-59-7	3438	469-80-7	4903	480-30-8	1575-08
457-60-3	2192 H	469-81-8	4438	480-44-4	2966
457-87-4	1739	469-82-9	3765	480-49-9	5960
458-09-3	711	470-29-1	458	480-78-4	3770
458-24-2	1954	470-43-9	1477	481-06-1	2819
458-37-7	4520	470-68-8	4079	481-49-2	5981
458-88-8	870	470-78-0	5708	481-80-1	4304
459-86-9	305	470-82-6	1452	481-85-6	1537
461-06-3	673	470-90-6	1888	481-97-0	3673
461-78-9	1352	471-53-4	5832	482-15-5	3101
461-89-2	73	471-87-4	654	482-20-2	5241
463-56-9	6	472-11-7	5626	482-38-2	5572
463-79-6	12	473-30-3	970	482-44-0	3005
463-88-7	310	473-32-5	6100	482-53-1	5380
465-21-4	5336	473-34-7	562	482-68-8	3967
465-39-4	5316	473-37-0	1444 H	483-04-5	4577
465-53-2	4758	473-41-6	2032 H	483-14-7	4607
465-65-6	3936	473-42-7	931	483-17-0	5684
466-06-8	5824	473-81-4	104	483-18-1	5760
466-11-5	4951 H	473-90-5	71	483-20-5	2946
466-14-8	660	474-25-9	5362	483-49-8	3287
466-40-0	4652	474-44-2	4779	483-55-6	1505
466-49-9	4980	474-86-2	3611	483-57-8	577
466-90-0	4270	475-81-0	4609	483-63-6	2255
466-97-7	3047	476-28-8	3048	483-64-7	1328
466-99-9	3325	476-32-4	4197	483-66-9	1807
467-15-2	3324	476-66-4	2372	484-12-8	2791
467-18-5	5996	476-70-0	3937	484-23-1	794
467-22-1	5668 H	477-29-2	5584	484-26-4	5382
467-36-7	2238	477-30-5	4611	484-89-9	747
467-38-9	2065	477-32-7	4586	485-24-5	3263
467-43-6	2066	477-44-1	6009	485-34-7	3866
467-60-7	3619	477-45-2	5994	485-35-8	1642
467-62-9	3894	477-60-1	5966	485-41-6	2191
467-65-2	4908	477-62-3	5968	485-89-2	2953
467-66-3	4774	477-80-5	4184	485-91-6	4556
467-83-4	5292	477-93-0	3971	486-12-4	3956
467-84-5	5135	478-57-9	3288	486-16-8	3080
467-85-6	4322	478-60-4	2397	486-17-9	4724
467-86-7	4905	478-73-9	3382	486-47-5	5266
467-90-3	1397	478-84-2	4281	486-56-6	1275
468-07-5	5264	478-99-9	3639	486-67-9	2253
468-50-8	3450	479-13-0	2677	486-79-3	1541
468-51-9	3449	479-18-5	1373	487-48-9	964
468-56-4	2861	479-20-9	3880	487-53-6	2330
468-59-7	3168	479-21-0	2435	487-79-6	1404
468-61-1	4466	479-50-5	4298	487-93-4	1962
468-65-5	1714	479-68-5	4808	488-04-0	540
468-76-8	5356	479-72-1	4328	488-41-5	441
469-21-6	3399	479-81-2	4110	488-47-1	319
469-62-5	4958	479-92-5	2537	488-69-7	488
469-78-3	3171	480-17-1	2762	489-21-4	600

489-84-9	2804
490-55-1	974
490-79-9	551
490-82-4	1974
490-98-2	2913
491-34-9	1315
491-70-3	2691
491-92-9	4106
492-08-0	2928
492-18-2	2253-01 H
492-39-7	1073
492-41-1	1072
492-62-6	461 H
492-80-8	3388
492-85-3	1277
493-48-1	2001
493-53-8	950-03
493-75-4	5695
493-76-5	4331
493-78-7	2842
493-80-1	4014
493-92-5	2884
494-03-1	2483
494-14-4	3948
494-38-2	3331
494-52-0	1358
494-79-1	1921
495-25-0	2040
495-54-5	1849
495-70-5	2612
495-74-9	1805
495-83-0	2347
495-84-1	2161
495-91-0	3321
495-94-3	623
495-99-8	3037
496-00-4	3297
496-38-8	3617
496-67-3	432
497-72-3	5457
497-73-4	5458
497-75-6	1748
497-76-7	1984
497-97-2	618
497-98-3	625 H
498-71-5	1453
498-73-7	1307
498-77-1	5628
498-78-2	5368
499-04-7	636
499-34-3	2021
499-44-5	1294
499-67-2	3216
499-92-3	5783
500-08-3	139
500-33-4	4782
500-34-5	2856
500-42-5	935
500-44-7	787
500-45-8	2814
500-55-0	3370
500-64-1	2480
500-78-7	2485
500-89-0	4056
500-92-5	1707
501-15-5	1079
501-22-4	1770
501-62-2	1337
501-68-8	1262
501-70-2	5049
501-81-5	568
502-15-8	4783
502-21-6	1771
502-30-7	3810
502-37-4	2036
502-55-6	424
502-59-0	2368
502-85-2	194 H
502-98-7	35
503-01-5	1143
503-56-0	2668
503-59-3	3238
503-94-6	856
503-95-7	684
504-03-0	670
504-08-5	92
504-15-4	596
504-17-6	146
504-24-5	244
504-81-4	2371
504-83-6	495
505-60-2	186
505-86-2	4148
506-26-3	3800
508-44-1	1188
508-75-8	5773
508-76-9	5772
508-77-0	5830
508-96-3	5620
508-99-6	5770
509-05-7	2922
509-08-0	3495
509-15-9	4239
509-52-4	4579
509-56-8	3690
509-60-4	3375
509-67-1	5152
509-71-7	4613
509-74-0	5164
509-78-4	4337
509-84-2	3451
509-86-4	2289
509-87-5	1753
510-07-6	4324
510-08-7	5004 H
510-25-8	5925
510-31-6	5020
510-34-9	2143 H
510-53-2	3723
510-74-7	4874
510-77-0	3326
510-90-7	1714 H
511-08-0	5948
511-12-6	5893
511-13-7	3336 H
511-41-1	3308
511-42-2	4465
511-43-3	4780
511-45-5	4326
511-46-6	4349
511-55-7	5811 H
511-67-1	133
511-70-6	440
511-75-1	1837
512-12-9	1115
512-15-2	3454
512-16-3	1454
512-48-1	1132
512-85-6	1438
513-10-0	1162 H
513-92-8	66
514-10-3	4440
514-36-3	5163
514-50-1	5788
514-61-4	4091
514-65-8	4716
514-68-1	5507
514-73-8	5074 H
515-43-5	(329-02)
515-49-1	612
515-54-8	943
515-57-1	2170
515-58-2	2962
515-59-3	1254
515-64-0	1903
515-67-3	2522
515-76-4	2527 H
516-03-0	30-01
516-04-1	280 H

516-15-4	4699	522-40-7	3675	528-96-1	2409-02
516-18-7	1189 H	522-48-5	2233 H	528-97-2	3491 H
516-21-2	1637	522-51-0	5821 H	529-05-5	2495
516-95-0	5638	522-60-1	4689	529-08-8	2803
517-09-9	3584	522-66-7	4357	529-38-4	3693
517-18-0	3671	522-70-3	5528	529-73-7	3773
517-22-6	838	522-87-2	4307	529-96-4	842
517-43-1	6040	523-02-4	4608	530-08-5	2350
517-83-9	4826	523-54-6	4361	530-10-9	2005 H
518-20-7	4190	523-68-2	2185	530-31-4	737 H
518-34-3	5992	523-78-4	5991	530-34-7	3089
518-47-8	4159 H	523-80-8	1917	530-43-8	5624
518-61-6	3032	523-83-1	2628	530-54-1	1685
518-63-8	3971 H	523-86-4	2900	530-73-4	2178
518-67-2	4199 H	523-87-5	3365-03	530-75-6	2967
518-75-2	2211	523-88-6	2374	530-77-8	2503
519-23-3	3260	523-89-7	1828-02	530-78-9	2387
519-26-6	695 H	524-34-5	3846	531-06-6	2572
519-30-2	1757	524-81-2	3905	531-08-8	2843
519-37-9	1055	524-83-4	4897	531-09-9	3105
519-67-5	3515	524-84-5	2521	531-37-3	2429
519-76-6	5980 H	524-99-2	3685	531-39-5	1981
519-88-0	3486	525-01-9	3992	531-40-8	3003
519-95-9	4162	525-02-0	3957 H	531-71-5	2008
519-98-2	1940	525-12-2	3698 H	531-72-6	1564
520-07-0	1575-03	525-22-4	2489	531-75-9	2794
520-09-2	1067	525-26-8	4546 H	531-76-0	2282
520-20-7	4135 H	525-30-4	1929	531-82-8	930
520-26-3	5669	525-31-5	3142	532-03-6	1696
520-27-4	5661	525-48-4	3240	532-09-2	1995
520-38-7	4877	525-52-0	1854	532-11-6	1184
520-45-6	746	525-60-0	2864	532-35-4	537 H
520-47-8	3460	525-61-1	2866	532-40-1	2059 H
520-52-5	2010	525-66-6	3129	532-49-0	2941 H
520-53-6	1961	525-82-6	2690	532-59-2	2613 H
520-74-1	1813	525-91-7	3068	532-62-7	2633 H
520-77-4	641	525-92-8	3344	532-76-3	3164 H
520-79-6	521	525-94-0	2621	532-77-4	3164
520-85-4	5013	525-97-3	3217	532-89-8	2910
520-90-1	5643	526-08-9	2746	533-02-8	2160
521-10-8	4460	526-18-1	2154	533-05-1	743 H
521-11-9	4463	526-26-1	549-05	533-06-2	1694
521-12-0	5206	526-35-2	609	533-08-4	2346
521-18-6	4120	526-36-3	3189	533-10-8	1327 H
521-35-7	4635	526-95-4	465	533-28-8	3165 H
521-74-4	908	527-72-0	233	533-32-4	1147
521-78-8	4355 H	527-73-1	74	533-45-9	379
522-00-9	4033	527-75-3	5989	533-63-1	433
522-18-9	5574	527-89-9	546	533-86-8	3805
522-20-3	4622	527-93-5	2945	533-90-4	193 H
522-23-6	5848 H	528-52-9	4659	534-08-7	95
522-24-7	3071	528-92-7	1127	534-33-8	775-05
522-25-8	3607 H	528-94-9	549-01	534-52-1	541

534-56-5 386-04
534-64-5 2597 H
534-76-9 5375
534-84-9 2078
534-93-0 2497
535-51-3 618 H
535-55-7 364 H
535-65-9 1976
535-66-0 2203
535-86-4 1434
536-21-0 808
536-24-3 1400
536-25-4 766
536-29-8 341 H
536-33-4 789
536-37-8 3228 H
536-43-6 3757 H
536-50-5 1063
536-69-6 1320
536-71-0 2494
536-93-6 3455 H
536-95-8 2446
537-02-0 102-05
537-05-3 5085 H
537-12-2 4913 H
537-17-7 975
537-20-2 2409-01
537-21-3 1672
537-24-6 953
537-26-8 2827
537-46-2 1388
537-76-8 4237 H
537-81-5 1905 H
537-82-6 1691
537-91-7 1803
538-03-4 343 H
538-23-8 5640
538-42-1 949-01
538-65-8 2247
538-66-9 3166 H
538-71-6 5049 H
539-08-2 1690
539-09-3 2995
539-13-9 1823
539-15-1 1394
539-21-9 820
539-54-8 156 H
539-86-6 423
540-43-2 890
540-72-7 6 H
540-75-0 314-03
541-12-8 892
541-19-5 2668 H
541-20-8 1787 H
541-21-9 1787
541-22-0 3237 H
541-64-0 856 H
541-66-2 684 H
541-79-7 258
541-95-7 470
542-37-0 1475
543-15-7 891 H
543-17-9 313
543-24-8 183
543-82-8 889
544-17-2 11-04
544-31-0 3821
544-35-4 4480
544-51-4 2148
544-62-7 4792
545-55-1 449
545-59-5 5415
545-74-4 1100-01
545-80-2 4672 H
545-82-4 866
545-90-4 4713
545-91-5 5135 H
545-92-6 5194
545-93-7 1304
546-06-5 5358
546-10-1 5623
546-32-7 4904
546-43-0 2847
546-48-5 1480 H
546-71-4 1355
546-89-4 38-01
546-97-4 4250
547-17-1 6152
547-32-0 1227-01
547-35-3 2898
547-36-4 3034-01
547-44-4 614
547-52-4 1879
547-53-5 2224
547-81-9 3715
547-91-1 919
548-00-5 4798
548-04-9 5797
548-51-6 1658
548-57-2 4298 H
548-62-9 5410 H
548-64-1 4858 H
548-65-2 4264 H
548-66-3 4450 H
548-68-5 4329 H
548-73-2 4821
548-84-5 5492 H
549-18-8 4256 H
549-28-0 4677
549-40-6 5645
549-48-4 4301-02
549-56-4 4301-03
549-68-8 5107
550-01-6 3488 H
550-28-7 1090
550-53-8 2646
550-70-9 3956 H
550-73-2 3847
550-81-2 4201
550-83-4 3215 H
550-92-5 4338
550-96-9 3201 H
550-97-0 3249
550-99-2 2461 H
551-01-9 3462
551-11-1 4473
551-27-8 3658
551-35-9 1321
551-37-1 549-04
551-48-4 1045 H
551-74-6 1482 H
551-89-3 5347
551-90-6 5117
551-92-8 255
552-22-7 4290
552-25-0 4687
552-41-0 1004
552-79-4 1740
552-84-1 737-01
552-92-1 5048 H
552-94-3 2396
552-98-7 950-02
553-06-0 4182
553-08-2 5889 H
553-12-8 5915
553-13-9 2867
553-17-3 2759
553-20-8 1648
553-27-5 1312
553-28-6 2008 H
553-30-0 2159 H
553-31-1 3644
553-58-2 2326 H
553-60-6 1029
553-63-9 3213 H
553-65-1 3498
553-68-4 2327 H
553-69-5 2197
553-79-7 1052

554-10-9	110
554-13-2	12 H
554-18-7	5347 H
554-24-5	1200
554-32-5	3744
554-44-9	2882
554-57-4	262
554-71-2	329
554-72-3	799 H
554-76-7	382
554-92-7	4691 H
555-06-6	566-02
555-28-2	2856 H
555-29-3	1334
555-30-6	1333
555-57-7	1608
555-65-7	581
555-77-1	443
555-84-0	734
555-90-8	591
556-12-7	933
556-81-0	2113
557-08-4	1774 H
557-17-5	207
560-53-2	5974
560-88-3	3405
561-10-4	4652 H
561-27-3	4555
561-42-2	4966
561-43-3	4768 H
561-48-8	5132
561-76-2	3169
561-77-3	4477
561-79-5	4451
561-83-1	2031
561-86-4	1241
561-88-6	828-03
562-02-7	5029
562-09-4	3642 H
562-10-7	3399 H
562-26-5	5138
562-94-7	1365
564-25-0	4848
565-33-3	2619
565-36-6	1193
565-74-2	270
565-99-1	4763
566-76-7	3670
566-78-9	5199
567-41-9	4892
567-47-5	1189
568-69-4	5491 H
568-83-2	4675
569-57-3	5064
569-58-4	6555 H
569-59-5	3887 H
569-64-2	5091 H
569-65-3	5385
569-84-6	1575-04
570-36-5	5128
571-95-9	6559
572-53-2	5821
572-97-4	5778
573-01-3	2156 H
573-20-6	2757
573-41-1	588-04
573-58-0	5865 H
573-97-7	1170
574-25-4	1288
574-64-1	5866 H
574-77-6	2981
574-95-8	988
575-52-0	2292-02
575-54-2	2556
575-74-6	1634
575-82-6	1007
576-11-4	2285
576-55-6	507
576-68-1	1482
576-97-6	2815 H
577-11-7	4491 H
577-33-3	2393
577-48-0	1682 H
577-91-3	2708
578-11-0	1615
578-19-8	3530
578-20-1	3203
578-89-2	3063
579-10-2	1020
579-17-9	1762
579-23-7	4829
579-38-4	958
579-56-6	3687 H
579-94-2	2660
580-74-5	3513
581-64-6	1831 H
581-88-4	1338 H
582-20-7	5930
582-31-0	1750 H
582-33-2	1025
582-60-5	984
583-03-9	1728
583-25-5	4319
583-87-9	5370
583-91-5	284
584-18-9	3187
584-69-0	1915
585-14-8	4341
585-54-6	772 H
586-06-1	1747
586-60-7	3757
586-84-5	372
587-23-5	451-17
587-32-6	1102
587-46-2	2814 H
587-49-5	2388
587-61-1	1246
587-90-6	2147
588-17-0	2071
588-42-1	453-01
588-68-1	2415
588-88-5	2268
589-44-6	198
590-31-8	682 H
590-34-1	107
590-46-5	293 H
590-60-3	471
590-63-6	688 H
590-83-0	3237
591-39-9	179
591-64-0	267 H
591-81-1	194
592-67-6	3236
595-21-1	5833
595-33-5	5314
595-52-8	4644
595-77-7	4743
596-19-0	3323-05
596-51-0	4100 H
597-71-7	2339
598-36-7	129
598-53-8	208
599-33-7	4938
599-79-1	3527
599-88-2	1593
601-63-8	5539
602-40-4	5238
602-41-5	5583
602-81-3	3630 H
602-92-6	506
603-00-9	1371
603-50-9	4811
603-57-6	2266-16
603-64-5	1575-05
603-65-6	1546
604-51-3	5104
604-74-0	4718
604-75-1	2696
604-92-2	5360 H

605-90-3	3546
606-04-2	210 H
606-05-3	3423-01
606-17-7	4160
606-36-0	3853
606-58-6	1884
606-90-6	3989-01
608-07-1	1641
608-12-8	1284
609-46-1	363
609-78-9	1637 H
610-60-6	2722
610-88-8	1399
611-41-6	1871
611-53-0	6213
611-75-6	2577 H
613-10-5	3093
613-70-7	1000
613-78-5	3250
614-18-6	762
614-23-3	728
614-32-4	2427
614-39-1	2352 H
614-42-6	2634 H
614-87-9	3297-01
616-68-2	2906
616-91-1	272
616-96-6	3743 H
617-19-6	2552
617-48-1	170
617-49-2	90
618-22-4	772
618-25-7	799
618-82-6	2497 H
619-08-9	326
619-60-3	6199
620-30-4	6231
620-34-8	451-19
620-61-1	3416 H
621-23-8	1065
621-42-1	760
621-72-7	2417
621-82-9	949
622-78-6	715
623-32-5	4481
625-57-0	111
626-48-2	247
630-55-7	451-12
630-56-8	5618
630-60-4	5782
630-64-8	5771
630-67-1	5660 H
630-86-4	5227 H
630-93-3	2717 H
631-06-1	4261 H
631-07-2	1579
631-27-6	1635
631-38-9	3214 H
632-00-8	1255
632-73-5	4157 H
633-03-4	5592 H
633-47-6	2360
633-59-0	4852 H
633-65-8	4196-01
633-71-6	1506
634-03-7	1992
634-08-2	2565
635-05-2	4106 H
635-20-1	5841
635-32-5	3752 H
635-41-6	2568
635-65-4	5891
635-97-2	2059-01
636-46-4	706
636-47-5	4918
636-54-4	2578
637-07-0	1923
637-23-0	2827-01
637-30-9	2192
637-32-1	1707 H
637-58-1	3475 H
638-94-8	5320
639-46-3	3328
639-48-5	5723
640-59-5	1802
641-33-8	3606
641-35-0	4398 H
641-69-0	5492
642-15-9	5697
642-17-1	4578
642-44-4	1089
642-58-0	4043
642-72-8	4004
642-78-4	3873 H
642-83-1	1239
642-84-2	2124
643-22-1	5990-01
644-26-8	2613
644-32-6	2391
644-62-2	2403
644-64-4	1430
645-35-2	409 H
645-74-9	31 H
645-78-3	897
646-02-6	52
651-06-9	1595
652-37-9	995
652-67-5	428
653-03-2	5299
655-05-0	1582
655-06-1	4562
655-35-6	4389 H
657-24-9	214
657-27-2	481-01
659-40-5	4364-01
659-70-1	1474
660-27-5	490 H
664-95-9	2590
665-66-7	1443 H
665-88-3	5720
666-99-9	5046
668-37-1	4025 H
668-56-4	5406
669-34-1	1629
669-49-8	2357 H
670-64-4	2261
671-16-9	2057
671-35-2	135
671-88-5	605
671-95-4	367
672-87-7	6230
673-31-4	1325
679-84-5	72
679-90-3	76
689-13-4	86
692-13-7	494
692-29-5	152
695-34-1	383
695-53-4	253
696-62-8	564
702-54-5	841
705-19-1	412
709-55-7	1396
712-68-5	332
716-79-0	2140
718-67-2	1645
720-76-3	1197
721-19-7	2218
721-50-6	2322
723-42-2	2348
723-46-6	1256
723-97-7	2408
726-92-1	1607
728-88-1	3160
729-99-7	1623
730-07-4	2635
730-68-7	2066 H
732-11-6	1573
735-52-4	2214

735-64-8	2520	808-26-4	4535	856-87-1	5292 H
735-97-7	2410	808-48-0	5540	857-95-4	3951
737-31-5	1513-01	808-71-9	5001 H	859-07-4	3573
738-70-5	2548	809-01-8	5543	859-18-7	3815-01
738-72-7	3180	811-54-1	11-03	860-22-0	2946 H
738-99-8	2101	811-67-6	58-02	862-89-5	5785
739-71-9	4355	811-97-2	28	863-61-6	5853
742-20-1	2278	814-71-1	39-02	863-83-2	5555 H
744-80-9	3854	814-80-2	102-03	865-04-3	5896
745-62-0	4482	815-79-2	172 H	865-21-4	6088
745-65-3	4472	817-09-4	443 H	865-24-7	6099
747-23-9	837 H	819-78-3	83 H	867-55-0	102-01
747-30-8	2266-04	819-79-4	490-01	867-81-2	1134-01 H
747-36-4	3737 H	821-33-0	883	868-59-7	297 H
748-44-7	5120	824-35-1	549-03	870-62-2	2113 H
749-02-0	5088	824-86-2	796	871-25-0	130 H
749-13-3	4833	826-36-8	1133	874-21-5	600 H
751-19-9	4246	826-39-1	1777 H	876-26-6	1075 H
751-44-0	4584	826-55-1	1296	880-90-0	830
751-84-8	3066-07	827-61-2	1114	881-17-4	941 H
751-94-0	5861-01	829-74-3	1082 H	882-09-7	1245
751-97-3	5586	830-07-9	331	882-58-6	834
751-98-4	5396	830-89-7	1421	886-74-8	1265
752-56-7	5900	831-71-0	352	886-86-2	1025 H
767-21-5	292 H	834-28-6	1410 H	889-80-5	1653
768-94-5	1443	834-35-5	2035 H	890-98-2	2752
770-05-8	810 H	834-91-3	1066	891-33-8	2633
773-76-2	911	835-31-4	2461	892-01-3	3121
777-11-7	906	835-79-0	2476	893-01-6	2998
780-62-1	2219	837-27-4	995 H	894-71-3	3924-01
786-19-6	1708	840-80-2	2162	896-71-9	4410
789-37-7	3031	840-81-3	2163	897-15-4	3938 H
790-69-2	2129	841-73-6	2638	897-61-0	2292-01
790-90-9	1526	843-42-5	1404-01	900-77-6	840-02
791-19-5	1069-02	844-12-2	3597 H	901-93-9	4314
791-35-5	3336	844-26-8	1794	902-83-0	4284 H
793-52-2	3645	846-48-0	4065	904-04-1	4724 H
794-93-4	1563	846-49-1	2687	908-35-0	2462 H
796-29-2	3959	846-50-4	2971	908-54-3	2494-02
797-58-0	4761	846-54-8	4003 H	909-39-7	5141 H
797-63-7	4697	847-20-1	2559	910-86-1	5176
799-17-7	2207	847-25-6	1927	911-45-5	5483
799-25-7	4137	847-84-7	4322 H	911-65-9	4932
800-22-6	3920	848-21-5	4248	912-57-2	5617
800-24-8	3148	848-53-3	3981	912-60-7	4836 H
801-52-5	3118	849-55-8	4046 H	914-00-1	4825
804-10-4	4389	852-19-7	3038	915-30-0	5806
804-30-8	3469	852-20-0	1792	919-16-4	396-01
804-36-4	2424	852-42-6	3792	921-53-9	171-01
804-53-5	4076 H	853-34-9	3876	922-13-4	1146
805-84-5	5277	855-19-6	4708	922-32-7	204 H
807-31-8	5259	855-22-1	5028	926-93-2	666
808-24-2	5231	855-96-9	3552	931-08-8	154

934-54-3	362 H
937-75-7	1437
938-73-8	1022
940-69-2	852
941-01-5	490-02
942-31-4	974 H
942-51-8	1395 H
943-17-9	1396 H
943-45-3	1297
947-08-0	1423 H
950-81-2	1839
952-37-4	2309
952-54-5	1370
953-38-8	1393 H
955-48-6	1769 H
956-90-1	3442 H
957-56-2	2681
958-93-0	2574 H
959-10-4	3041
959-14-8	2571
959-24-0	2072 H
959-79-5	1059 H
960-05-4	1756
961-11-5	1196
961-71-7	3398
962-02-7	1181
963-03-1	2251
963-07-5	3214
963-14-4	1906
963-34-8	3017
963-39-3	2697
964-52-3	3207 H
964-82-9	3583
965-52-6	1811
965-90-2	4458
965-93-5	4038
967-80-6	2423 H
968-46-7	3626
968-58-1	4326 H
968-63-8	4217
968-81-0	2841
968-93-4	4039
969-33-5	4523 H
969-99-3	3314
971-60-8	2113-02
972-02-1	4653
972-04-3	4549
976-71-6	4936
977-79-7	5181
979-32-8	5182
980-71-2	3076 H
982-24-1	4852
982-43-4	5109 H
982-57-0	2779 H
983-85-7	3972
985-12-6	5295 H
985-13-7	5266 H
985-16-0	4534 H
987-02-0	4536
987-18-8	5290
987-24-6	5286
987-65-5	1431 H
987-78-0	2657
989-96-8	5305
990-73-8	4925 H
992-21-2	5756
992-46-1	5348
997-55-7	405
1003-40-3	244 H
1007-54-1	1086
1008-65-7	701
1017-56-7	455
1018-34-4	2109 H
1018-71-9	1167
1019-19-8	1939
1021-11-0	1407 H
1024-37-9	1217
1027-14-1	2906
1027-87-8	2291
1028-11-1	1521
1028-33-7	2336
1034-82-8	2880
1038-59-1	3194
1039-82-3	2829 H
1040-23-9	1191 H
1041-90-3	3935 H
1042-42-8	6472 H
1043-21-6	2943
1045-69-8	4738
1045-82-5	3920 H
1046-17-9	3185 H
1050-10-8	4801
1050-48-2	4965 H
1050-79-9	4873
1054-88-2	4867
1055-55-6	5450 H
1057-07-4	5517
1057-81-4	4599 H
1058-92-0	2949 H
1059-28-5	4324 H
1063-55-4	5299 H
1066-17-7	6122-01
1069-55-2	807
1069-66-5	868-01
1070-11-7	1490 H
1070-95-7	1161 H
1071-23-4	63
1071-37-0	123 H
1075-61-2	1074
1077-93-6	6194
1078-21-3	1319
1078-79-1	864
1081-50-1	971
1082-56-0	2536
1082-57-1	2265
1083-57-4	2004
1084-43-1	2206 H
1084-65-7	1335
1085-91-2	3074
1087-06-5	2299
1088-11-5	2695
1088-80-8	6306
1088-92-2	947
1092-46-2	3785
1092-47-3	3785 H
1093-58-9	4071
1094-08-2	4033 H
1094-85-5	3006
1095-90-5	4650 H
1096-72-6	4599
1098-60-8	3592 H
1098-97-1	3114
1104-22-9	5385 H
1107-99-9	5531
1110-40-3	5874
1110-80-1	5755
1111-27-9	4831-01
1111-39-3	6064
1113-10-6	665
1115-63-5	184-01
1115-70-4	214 H
1115-84-0	493 H
1119-18-4	6200
1119-33-1	657
1119-34-2	483-01
1119-97-7	3507 H
1121-30-8	234
1123-40-6	638
1124-01-2	401
1130-23-0	1454 H
1130-54-7	813
1131-64-2	1338
1134-47-0	1263
1134-98-1	398 H
1135-24-6	6226
1142-70-7	1663
1145-36-4	2298
1146-21-0	1900
1146-95-8	3317 H

1146-98-1	2679
1146-99-2	2680
1147-62-2	3161 H
1147-98-4	2132
1149-23-1	6313
1149-99-1	2850
1150-20-5	2589
1151-11-7	1862-02
1151-15-1	2719
1154-09-2	3597
1154-12-7	3329 H
1154-67-2	(978)
1155-03-9	2867 H
1155-40-4	2389
1155-49-3	3445 H
1156-05-4	3433
1156-19-0	2620
1157-87-5	4044
1158-41-4	2745
1158-80-1	3230 H
1159-93-9	3301
1161-88-2	624-03
1163-36-6	3900 H
1163-37-7	4221 H
1164-33-6	3733
1164-38-1	4387 H
1165-48-6	4222
1166-34-3	4297
1169-49-9	5198
1169-79-5	5184
1172-18-5	4545 H
1174-11-4	5065
1174-99-8	5471
1176-03-0	3382 H
1176-08-5	3367 H
1177-30-6	4824 H
1177-87-3	5285
1178-27-4	5575 H
1178-28-5	5308
1178-29-6	5308 H
1178-60-5	5698
1179-69-7	4970 H
1179-87-9	5746
1181-54-0	5077
1182-87-2	5829
1185-29-1	1141
1187-00-4	888
1187-56-0	298
1188-37-0	644
1191-80-6	3816-01
1192-69-4	188
1195-16-0	403
1197-18-8	853
1197-21-3	1385 H
1200-00-6	592
1201-56-5	1741
1203-90-3	941
1209-98-9	2851
1211-28-5	2884 H
1212-03-9	2054
1212-48-2	2417 H
1212-72-2	1737 H
1212-83-5	1261 H
1213-06-5	1695
1214-27-3	2806 H
1215-70-9	1529
1215-83-4	2624 H
1216-40-6	1985
1218-35-5	3189 H
1219-35-8	2836
1219-77-8	1896
1220-83-3	1596
1221-56-3	1862-01
1222-57-7	2420
1222-90-8	2785
1223-36-5	2605
1224-47-1	1952
1224-64-2	2629
1225-20-3	1514-01
1225-55-4	3925 H
1225-60-1	3101 H
1225-65-6	3100 H
1227-61-8	2915
1228-02-0	4085
1228-19-9	2277
1229-29-4	3926 H
1229-35-2	3608 H
1229-69-2	4015 H
1230-26-8	3402 H
1230-33-7	1909
1232-85-5	4294
1233-53-0	2781
1233-70-1	3112
1234-30-6	3341
1234-71-5	3041-01
1235-13-8	4735
1235-82-1	4716 H
1236-99-3	4024 H
1239-04-9	4896 H
1239-29-8	4437
1239-45-8	4527 H
1240-15-9	4300-01
1241-94-7	4396
1242-14-4	4109
1242-56-4	5016
1242-69-9	5082
1243-33-0	4316
1245-10-9	5229 H
1245-44-9	3658 H
1247-42-3	4937
1247-71-8	4885
1249-84-9	5461 H
1252-69-3	3494 H
1253-28-7	5541
1254-35-9	5542
1255-35-2	5260
1255-49-8	5674
1256-01-5	5116 H
1257-76-7	4633 H
1257-78-9	4286 H
1260-97-5	5714 H
1263-57-6	6017
1263-89-4	5211 H
1264-72-8	6122-01 H
1298-66-4	3524
1300-94-3	2041
1301-42-4	5332
1317-25-5	160-02
1317-30-2	465-04
1319-77-3	594
1320-11-2	4093 H
1321-14-8	602 H
1329-04-0	4175
1329-37-9	5309
1329-38-0	5325
1329-97-1	(1064)
1330-51-4	745
1332-94-1	2488
1334-04-9	2362 H
1334-74-3	131 H
1336-00-1	131-01
1336-20-5	4847-01
1336-29-4	4811-01
1336-80-7	314-05
1337-18-4	4301-04
1337-59-3	3492 H
1338-54-1	3492-01
1340-32-5	1836-02
1340-35-8	2204
1344-34-9	2021 H
1362-42-1	5815
1369-80-8	1483
1392-21-8	6019-01
1393-87-9	5794
1394-02-1	6138-01
1397-84-8	2845
1397-89-3	6096
1400-48-2	1845-12
1400-61-9	6098-01

1401-47-4	4790-04
1401-69-0	6083
1402-84-2	5462
1403-47-0	818
1403-66-3	4791-01
1403-76-5	6525
1404-08-6	5940
1404-15-5	6638
1404-20-2	6094
1404-26-8	6128-01
1404-48-4	6084
1404-59-7	6602
1404-64-4	2318
1404-90-6	6162
1404-93-9	6162 H
1405-20-5	6128-01 H
1405-37-4	5372 H
1405-41-0	4791-02
1405-52-3	6139
1405-56-7	3078-02
1405-86-3	6044
1405-87-4	6149-01
1406-06-0	3066-01
1407-03-0	6044-01
1407-85-8	1070-03
1415-73-2	4542
1420-03-7	4426 H
1420-04-8	2121-01
1420-27-5	2054 H
1420-40-2	3237 H
1420-55-9	4970
1420-80-0	809
1421-14-3	3768
1421-68-7	1428 H
1422-18-0	2442
1424-00-6	4461
1428-72-4	1291 H
1432-75-3	1308 H
1435-55-8	4358
1443-91-0	4294 H
1446-06-6	211-03
1446-35-1	2110 H
1446-44-2	6565 H
1447-70-7	4224
1448-23-3	5446
1455-77-2	51
1458-44-2	1209
1462-73-3	1070 H
1463-28-1	1139
1464-48-8	1291
1464-53-5	165
1466-82-6	3529
1469-07-4	3293
1470-35-5	2678
1471-52-9	662
1473-73-0	1370 H
1476-53-5	5849 H
1477-19-6	3265
1477-39-0	4960
1480-19-9	4594
1490-04-6	1473
1491-41-4	3029
1491-59-4	3190
1491-81-2	5762
1492-02-0	1941
1492-18-8	4280-01
1501-84-4	2077 H
1502-95-0	4555 H
1503-53-3	924
1505-95-9	4060
1506-12-3	3199 H
1508-27-6	3348 H
1508-45-8	5275
1508-65-2	4998 H
1508-75-4	3339
1508-76-5	4095 H
1510-16-3	2107
1510-29-8	4467
1518-58-7	300 H
1518-86-1	1075
1524-88-5	5322
1526-83-6	3975
1531-12-0	3128
1538-09-6	3066-05
1538-11-0	3066-12
1539-39-5	1872
1553-34-0	4275 H
1553-60-2	1979
1555-53-9	3816 H
1562-13-6	5352
1562-71-6	1139 H
1580-71-8	5246
1580-83-2	2440
1590-35-8	3678 H
1596-63-0	3548
1597-82-6	5284
1600-19-7	5192
1603-91-4	158
1605-89-6	4759
1607-17-6	278
1607-57-4	4165
1612-30-2	1544 H
1613-17-8	4499 H
1613-24-7	2886
1614-20-6	1180
1617-90-9	4632
1620-21-9	3613 H
1620-24-2	5509
1622-61-3	2686
1622-62-4	2960
1622-79-3	3143 H
1626-74-0	1271
1639-35-6	1686 H
1639-60-7	4958 H
1639-79-8	5775
1641-17-4	2754
1641-74-3	2027 H
1642-54-2	1481 H
1649-18-9	3952
1660-93-1	3030
1661-29-6	1781
1665-48-1	1932
1668-19-5	3926
1672-28-2	1375
1672-88-4	1182
1673-06-9	3909
1674-48-2	5848 H
1674-94-8	4859 H
1674-96-0	3433 H
1679-75-0	4602
1679-76-1	4450
1679-77-2	4183 H
1679-79-4	4331 H
1684-40-8	2196
1684-42-0	4622 H
1689-89-0	503
1693-37-4	1024
1695-77-8	2653
1698-95-9	3386
1703-48-6	3103
1707-14-8	1679 H
1707-15-9	2210
1715-33-9	5423 H
1715-40-8	694
1715-55-5	3889 H
1716-22-9	2947
1729-61-9	4503
1734-91-4	3683 H
1740-22-3	5560
1748-43-2	2048 H
1759-09-7	4035
1764-85-8	1243
1766-91-2	2283
1767-88-0	5272
1776-83-6	3277
1777-82-8	534
1778-02-5	5197
1779-81-3	97
1786-03-4	3836

1786-81-8	2322 H	1926-48-3	4824	2021-14-9	4851
1788-93-8	6354	1926-49-4	3302	2022-85-7	141
1789-26-0	1522	1926-94-9	5606	2028-52-6	399
1790-56-3	3514	1936-28-3	1836-01	2030-63-9	5561
1794-34-9	155	1936-40-9	661 H	2033-94-5	1598
1794-74-7	5374 H	1944-12-3	3379 H	2034-94-8	5705
1798-49-8	3949 H	1946-26-5	2806	2037-95-8	697
1798-50-1	3620 H	1949-07-1	5472 H	2038-72-4	376
1808-12-4	3335 H	1949-20-8	2571 H	2042-50-4	289
1812-30-2	2381	1949-45-7	1827	2043-38-1	1706
1821-16-5	4164	1949-51-5	1049	2045-52-5	3398 H
1824-50-6	2457	1950-08-9	2102	2045-53-6	78
1824-52-8	2777	1950-15-8	1896 H	2053-26-1	4223-05
1824-58-4	1044	1950-31-8	4451 H	2055-44-9	3109
1830-32-6	1354	1950-36-3	2519	2056-56-6	4823
1837-57-6	2772 H	1951-25-3	5392	2058-46-0	4849 H
1838-19-3	3820	1951-97-9	203-04	2058-52-8	3567
1841-19-6	5730	1952-67-6	1363	2062-77-3	4833 H
1843-05-6	4637	1953-02-2	273	2062-78-4	5654
1843-43-2	(156)	1953-04-4	3377 H	2062-84-2	4842
1845-11-0	5731	1954-28-5	2090	2066-89-9	373-01
1847-24-1	3859 H	1954-79-6	177	2066-92-4	2466
1847-63-8	5731 H	1963-86-6	4241	2068-78-2	6087 H
1852-53-5	4132	1971-57-9	889-01	2073-51-0	6154
1852-73-9	5552	1976-28-9	337-01	2079-54-1	2254 H
1856-34-4	912	1977-10-2	3566	2079-78-9	2113-01
1861-21-8	1720	1977-11-3	3940	2081-65-4	2300 H
1866-43-9	2468	1980-45-6	1971	2087-37-8	4044 H
1867-58-9	379 H	1980-49-0	2837	2089-46-5	5610 H
1867-64-7	2606 H	1981-58-4	1902 H	2089-54-5	4341 H
1867-66-9	2229 H	1982-36-1	3981 H	2090-05-3	547-01
1867-72-7	894 H	1982-37-2	3608	2090-23-5	2927-04
1867-82-9	5279	1984-94-7	2271	2090-54-2	4061 H
1867-92-1	5341-01	1985-12-2	504	2090-89-3	2327
1870-65-1	1295-02	1986-53-4	5351	2092-16-2	6-02
1874-54-0	1704	1986-66-9	1855	2095-22-9	3616
1878-49-5	999	1987-71-9	393-10	2095-24-1	3046
1878-85-9	1005	1997-15-5	5305 H	2095-57-0	1423
1879-77-2	4947	2001-72-1	3832-01	2099-73-2	578
1882-26-4	1699	2001-81-2	4493 H	2100-38-1	1236
1884-24-8	5381	2002-29-1	5602	2101-44-2	6337
1886-26-6	1270	2011-67-8	2983	2104-96-3	719
1886-45-9	4003	2012-73-9	3978	2109-73-1	1996
1886-79-9	1224	2013-58-3	4816	2114-02-5	54
1891-45-8	6391	2015-25-0	273 H	2119-75-7	5287
1892-43-9	753	2016-36-6	314-08	2122-63-6	536
1892-80-4	3701 H	2016-63-9	4394	2127-01-7	2515
1893-33-0	4727	2016-88-8	381 H	2135-14-0	5283
1897-89-8	4803	2019-14-9	5545 H	2135-17-3	4922
1897-96-7	3280	2019-16-1	4349 H	2138-32-1	1686
1900-13-6	1520	2019-25-2	935 H	2139-25-5	3109 H
1910-68-5	1226	2019-68-3	1021	2139-47-1	3281
1923-76-8	2781 H	2020-25-9	3361	2145-14-4	4973 H

2152-34-3	942
2152-44-5	5608
2153-98-2	1073 H
2154-02-1	4283
2156-27-6	4655
2162-44-9	4994
2165-19-7	1339
2167-85-3	4616
2168-68-5	865
2169-64-4	2525
2169-75-7	5104 H
2174-16-5	549-10
2174-64-3	599
2179-16-0	4229
2179-37-5	4123
2180-92-9	3775
2181-04-6	4987-01
2183-56-4	3380
2188-67-2	2634
2192-20-3	4641 H
2192-21-4	4661 H
2193-87-5	4893
2200-44-4	1625-01 H
2201-15-2	2606
2203-97-6	5437
2205-73-4	5340
2207-50-3	985
2208-15-3	1495
2209-86-1	279
2210-63-1	2237
2210-64-2	2581 H
2210-77-7	2581
2216-51-5	1473 H
2216-77-5	1785
2217-08-5	1426
2217-59-6	1158
2218-68-0	33-01
2219-30-9	296 H
2226-97-3	4137 H
2228-39-9	5754 H
2234-74-4	5026
2235-90-7	1958
2236-31-9	5605
2240-14-4	2851 H
2240-21-3	733
2244-21-5	68 H
2259-96-3	2498
2260-08-4	2682
2260-13-1	793 H
2261-94-1	1500
2265-64-7	5658
2266-22-0	5581
2272-11-9	3816-03
2274-08-0	444
2276-52-0	4074 H
2276-90-6	1514
2277-92-1	2115
2289-50-1	4518 H
2295-58-1	1008
2297-30-5	5452
2307-81-5	2315 H
2309-49-1	1056
2310-17-0	1922
2313-87-3	2512 H
2315-02-8	3190 H
2315-08-4	3868
2315-20-0	2424 H
2315-65-3	6628
2316-26-9	1599
2316-64-5	558
2319-84-8	847-01
2319-94-0	5894
2320-86-7	4416
2321-07-5	4159
2323-36-6	2254
2324-94-9	2607 H
2337-75-9	2675 H
2338-37-6	4959
2347-80-0	4983 H
2350-32-5	3476 H
2354-61-2	4255
2363-58-8	4117
2364-44-5	1314
2364-72-9	4514 H
2373-80-0	1187
2373-84-4	1051
2375-03-3	5520 H
2385-81-1	4749
2387-58-8	97 H
2387-59-9	275
2390-22-9	5472
2391-03-9	3077 H
2392-39-4	4974-01
2393-92-2	2532
2398-81-4	338
2398-95-0	439
2398-96-1	3864
2401-56-1	6002 H
2404-17-3	2493
2404-18-4	4436 H
2409-26-9	3094
2413-38-9	5079 H
2423-66-7	702
2424-69-3	4954 H
2424-71-7	4050-01
2424-75-1	4337 H
2425-25-4	877
2430-27-5	871
2430-46-8	2602
2430-49-1	1716
2433-20-7	1422
2438-32-6	3079-01
2438-72-4	2002
2441-88-5	1873 H
2444-46-4	3478
2446-23-3	4372
2447-57-6	1911
2451-01-6	1485
2454-11-7	4701
2455-84-7	2616
2455-92-7	559
2459-05-4	6187
2465-27-2	3388 H
2465-59-0	229
2468-28-2	5868
2470-73-7	5327
2477-73-8	5159
2482-80-6	750
2485-62-3	197
2487-63-0	5310
2490-97-3	649
2492-09-3	3769
2497-78-1	1572 H
2498-27-3	1112 H
2507-24-6	6132
2507-27-9	1491 H
2507-91-7	867
2508-47-6	5732
2508-72-7	3330 H
2508-76-1	5832-03
2508-79-4	2009 H
2519-75-7	2340
2521-01-9	2258
2522-81-8	2250
2527-11-9	4640
2528-16-7	2721
2529-45-5	5162
2530-37-2	5799
2530-97-4	2355
2531-04-6	3424
2532-17-4	520 H
2533-31-5	3545
2537-29-3	1367
2538-83-2	5911
2544-09-4	2009
2545-24-6	5801
2545-39-3	3428
2549-15-7	3378
2550-75-6	918

2551-76-0	4996 H	2768-90-3	5382 H	2964-23-0	2783 H
2557-49-5	4923	2773-92-4	3431 H	2971-90-6	561
2572-39-6	2306	2779-55-7	3018	2975-34-0	5300 H
2574-78-9	159 H	2782-57-2	68	2975-36-2	3973 H
2577-72-2	2126	2782-91-4	303	2980-74-7	2215
2589-00-6	4658 H	2784-55-6	3403 H	2986-19-8	53
2589-47-1	5195 H	2784-64-7	2455	2986-20-1	123
2607-06-9	4921	2787-09-9	1568 H	2988-32-1	3923 H
2608-24-4	2087	2792-04-3	4013 H	2992-68-9	5403 H
2609-46-3	381	2792-95-2	3338	3000-39-3	5604
2611-61-2	2532 H	2799-07-7	4817	3011-89-0	515
2612-33-1	84	2802-06-4	185-01	3012-37-1	714
2614-57-5	4373	2804-00-4	3985	3030-53-3	2958
2618-25-9	3510	2809-21-4	65	3031-48-9	3697
2618-26-0	4160 H	2819-02-5	493-01	3039-97-2	3702 H
2618-38-4	2306 H	2823-42-9	5270	3044-32-4	5426
2622-24-4	3596	2825-60-7	5752	3054-21-5	1468
2622-26-6	4558	2827-06-7	5192 H	3055-99-0	5842
2622-30-2	5300	2829-19-8	2506	3064-61-7	1855 H
2622-37-9	3922	2845-82-1	527	3073-77-6	147
2623-33-8	1250	2856-74-8	1406	3074-35-9	3184
2624-43-3	5076	2856-75-9	1406 H	3092-17-9	2033 H
2624-44-4	365 H	2856-81-7	6451	3092-61-3	5671
2635-29-2	1905	2858-66-4	851	3093-35-4	5304
2642-98-0	3518	2870-71-5	3766-01	3098-60-0	5588 H
2667-89-2	5993	2881-21-2	4772	3098-65-5	4656 H
2668-66-8	5012	2893-78-9	68-01	3099-52-3	2027
2673-23-6	3006 H	2897-83-8	2445	3102-00-9	2338
2686-47-7	3060	2898-11-5	3008 H	3105-97-3	4305
2686-71-7	1295 H	2898-12-6	3008	3109-12-4	4570
2691-45-4	5835	2898-13-7	2974	3115-05-7	2977
2691-46-5	4110 H	2908-75-0	2829	3116-76-5	3863
2697-80-5	4692	2911-15-1	4962	3122-01-8	3964 H
2697-92-9	5619	2917-94-4	4474 H	3124-51-4	879
2706-50-5	1069 H	2919-66-6	5422	3124-93-4	4253
2706-70-9	6075	2920-86-7	5423	3130-96-9	2709
2709-56-0	5079	2921-50-8	4870 H	3131-03-1	6079
2726-03-6	3301 H	2921-57-5	5520	3131-08-6	5490 H
2727-94-8	3391 H	2921-88-2	6211	3131-32-6	3330 H
2728-02-1	3533	2921-92-8	438	3137-73-3	5350
2731-16-0	4272	2922-20-5	2924	3146-15-4	4595 H
2740-04-7	4222 H	2922-28-3	238 H	3146-66-5	1717
2740-52-5	5027	2922-44-3	5416 H	3147-45-3	571
2746-81-8	5753	2924-46-1	5495	3148-09-2	5597
2748-74-5	5084	2924-67-6	755	3149-00-6	1722
2750-76-7	6059	2933-94-0	2345	3150-02-5	5590
2751-09-9	6034	2944-65-2	171-06	3150-38-7	3807 H
2751-68-0	5145	2949-95-3	5229	3150-89-8	1724 H
2753-45-9	5438 H	2950-70-1	6140	3151-58-4	1861
2753-74-4	1844	2955-38-6	3861	3151-59-5	3232 H
2758-06-7	311 H	2961-29-7	1117 H	3160-91-6	476 H
2764-56-9	4013	2962-75-6	3578	3161-14-6	1788
2765-97-1	4552 H	2964-06-9	2069	3161-15-7	1789

3162-56-9	2849
3162-75-2	6451 H
3166-48-1	2329
3166-62-9	4723 H
3168-01-2	2881
3170-72-7	1760-01
3176-03-2	4078
3184-59-6	1043
3194-25-0	5845
3198-07-0	1400 H
3198-38-7	3237 H
3200-06-4	5323 H
3202-55-9	4665 H
3206-69-7	3269
3207-50-9	5369
3213-44-3	4657 H
3215-70-1	5006
3220-77-7	2371 H
3230-94-2	302 H
3240-20-8	1711
3244-71-1	916
3246-21-7	6532
3253-60-9	6118 H
3253-62-1	5781
3254-66-8	2020
3254-89-5	4653 H
3254-93-1	2742
3258-51-3	6233
3261-53-8	6046
3268-19-7	5946
3269-83-8	3108-02
3270-71-1	544
3270-78-8	3436 H
3277-59-6	4356
3286-45-1	5883
3286-46-2	5884
3313-26-6	5146
3321-06-0	5324 H
3324-63-8	3857-01
3326-96-3	3461
3329-14-4	4320 H
3329-16-6	1664 H
3329-91-7	2305
3330-46-9	1985-01
3339-11-5	3677 H
3342-61-8	644-01
3344-16-9	3066-11
3344-18-1	396-08
3362-45-6	3960
3363-58-4	2226
3366-95-8	646
3368-13-6	735
3369-95-7	393-11
3374-04-7	6197 H
3374-05-8	1846-01
3375-50-6	57
3378-93-6	1928
3380-34-5	1797
3383-96-8	3123
3385-03-3	5288
3397-23-7	6082
3398-33-2	1774-01
3403-42-7	3650 H
3411-58-3	297
3412-76-8	3107 H
3413-58-9	4689 H
3413-64-7	2915 H
3416-24-8	475
3416-26-0	5809
3425-97-6	2667 H
3426-01-5	2716
3426-08-2	4648
3426-58-2	5023 H
3427-80-3	3365-02
3428-05-5	971 H
3436-11-1	2643
3440-06-0	1218
3441-64-3	1621 H
3445-22-5	397
3447-95-8	3877
3458-22-8	6203 H
3459-20-9	2222 H
3459-96-9	2790
3460-67-1	1832
3476-50-4	4273
3476-72-0	3606 H
3476-88-8	2956
3477-97-2	4336
3478-15-7	4671 H
3478-44-2	3197 H
3481-26-3	856-01
3482-74-4	2605 H
3485-14-1	2904
3485-62-9	4908 H
3486-86-0	1663 H
3493-11-6	493-02
3505-38-2	3080 H
3506-31-8	1744
3511-16-8	4007
3511-21-7	793
3512-87-6	4882
3520-76-1	903 H
3521-62-8	6020 H
3521-84-4	4160 H
3538-57-6	4686
3540-95-2	4320
3543-75-7	3127 H
3544-35-2	1667
3544-94-3	2779
3546-03-0	3944
3546-10-9	6007
3546-29-0	2238 H
3546-41-6	5492-01
3547-60-2	527 H
3548-10-5	2416
3551-18-6	1890
3552-12-3	3809
3562-15-0	2887 H
3562-20-7	3219
3562-48-9	4332
3562-55-8	5209 H
3562-63-8	4985
3562-73-0	2475
3562-84-3	3242
3562-99-0	2756
3563-01-7	4658
3563-14-2	1281
3563-47-1	3674 H
3563-49-3	3161
3563-58-4	850
3563-63-1	5934 H
3563-76-6	4655 H
3563-84-6	4790-02
3563-92-6	2608
3564-99-6	5019
3565-03-5	3212
3565-15-9	138 H
3565-33-1	3231 H
3565-47-7	4856
3565-72-8	3641
3567-08-6	2269
3567-28-0	1949
3567-38-2	1205
3567-40-6	2936
3567-76-8	1244
3568-00-1	2320
3568-16-9	4083
3568-23-8	4300-02
3568-24-9	4299
3568-43-2	2208
3569-26-4	5118
3569-35-5	2821
3569-58-2	3783 H
3569-59-3	3781 H
3569-77-5	2187
3569-99-1	586
3570-06-7	4384
3570-07-8	2096
3570-10-3	4092

3570-15-8	337-04	3625-25-0	2543	3690-61-7	5720 H
3570-29-4	321-01	3626-03-7	5169	3690-66-2	4124 H
3570-75-0	704	3626-07-1	4600	3690-88-8	1561
3571-45-7	5634 H	3626-66-2	4327 H	3691-03-0	630
3571-53-7	5777	3626-67-3	4133	3691-16-5	435
3571-78-6	1869	3626-71-9	4353	3691-21-2	4926
3571-94-6	1975	3626-97-9	915	3691-64-3	2359
3572-43-8	2577	3627-48-3	2257	3691-74-5	1882
3572-52-9	3998	3627-49-4	5138 H	3691-78-9	5137
3572-60-9	1140	3627-62-1	2232	3691-81-4	2166
3572-62-1	4719	3632-91-5	465-08	3692-16-8	5610
3572-69-8	661	3635-74-3	211-02	3692-44-2	2591
3572-74-5	3680	3638-82-2	5204	3693-18-3	3843 H
3572-80-3	3726	3639-19-8	2527	3693-39-8	5257
3574-23-0	437	3642-89-5	4118	3694-41-5	5660
3574-96-7	2128	3643-00-3	4446	3694-42-6	588-05
3575-80-2	3143	3644-61-9	3160 H	3696-28-4	1179
3576-64-5	3276	3646-73-9	462 H	3697-42-5	4972 H
3577-01-3	3599	3653-39-2	2256	3703-76-2	4282
3577-89-7	5201	3653-53-0	5498 H	3703-79-5	2051
3578-28-7	4656	3658-25-1	1161	3704-09-4	4443
3579-62-2	5324	3666-69-1	4260 H	3715-90-0	2265 H
3583-64-0	3969	3670-67-5	3758 H	3717-88-2	5228 H
3590-05-4	2209	3670-68-6	3445	3724-89-8	62 H
3590-16-7	5367	3670-69-7	4097	3731-52-0	384
3593-85-9	5549	3671-05-4	3075	3731-59-7	476
3595-11-7	1478	3671-72-5	2790	3733-36-6	1159
3598-37-6	3962 H	3679-64-9	2125	3733-45-7	5508
3599-28-8	1009 H	3684-46-6	3239	3733-63-9	4688
3599-32-4	6057 H	3685-84-5	1951 H	3733-81-1	1154
3601-19-2	5233	3686-58-6	2879	3734-12-1	4456 H
3603-53-0	1657	3686-66-6	516 H	3734-16-5	2855 H
3605-01-4	3073	3686-68-8	2912	3734-17-6	2855
3607-18-9	3927	3686-78-0	4662	3734-22-3	1536
3607-24-7	1873	3686-86-0	3446	3734-24-5	962
3611-72-1	2698	3687-16-9	4501	3734-26-7	1419
3612-80-4	767	3687-44-3	613	3734-33-6	4730 H
3612-98-4	3794 H	3687-61-4	2868	3734-52-9	2852
3613-69-2	4096 H	3687-99-8	3491	3734-75-6	5158
3613-73-8	4614	3688-05-9	2447	3735-08-8	4654
3614-30-0	4422 H	3688-35-5	2579	3735-45-3	4381
3614-32-2	2672 H	3688-53-7	1502	3735-46-4	145
3614-47-9	257	3688-62-8	4058 H	3735-65-7	1456
3614-69-5	4291 H	3688-65-1	3632	3735-84-0	5526 H
3615-24-5	2569	3688-66-2	5226	3735-85-1	5876
3615-74-5	3179	3688-85-5	1011	3735-90-8	4023
3615-82-5	497-02	3689-24-5	896	3735-92-0	200
3622-59-1	180 H	3689-36-9	3303	3736-05-8	6234
3624-51-9	4806	3689-50-7	3653	3736-08-1	3701
3624-87-1	3488	3689-73-4	5001	3736-12-7	3659
3624-96-2	5695 H	3689-76-7	2724	3736-36-5	4859
3625-06-7	5438	3690-04-8	3150	3736-81-0	2405
3625-07-8	6054	3690-58-2	2650 H	3736-90-1	523-01

3736-92-3	5061
3737-08-4	523-02
3737-09-5	4725
3737-16-4	3521
3737-33-5	4361 H
3738-06-5	1963
3743-66-6	5845 H
3748-77-4	5450
3754-19-6	2230
3758-34-7	4700
3759-07-7	4354 H
3771-19-5	4249
3772-42-7	3485
3772-43-8	3476
3772-76-7	1908
3773-03-3	1488
3776-92-9	2826 H
3776-93-0	2826
3778-73-2	669
3778-76-5	1588 H
3780-72-1	3111
3781-28-0	5190
3784-58-5	1782
3784-89-2	5267 H
3784-92-7	3526
3784-99-4	5851 H
3785-02-2	5035 H
3785-21-5	2300
3785-32-8	966 H
3788-16-7	674
3795-88-8	2246
3800-86-0	5512
3804-89-5	615 H
3808-42-2	4139
3810-35-3	698
3810-53-5	3234 H
3810-71-7	3830 H
3810-74-0	4785-01
3810-80-8	5806 H
3810-83-1	5623 H
3810-85-3	3994 H
3811-06-1	5071 H
3811-10-7	5004-01
3811-12-9	5000 H
3811-20-9	1700
3811-25-4	1705
3811-26-5	6000 H
3811-53-8	4047
3811-56-1	4519
3811-75-4	4364
3812-41-7	429-03
3818-37-9	1095
3818-40-4	5042 H
3818-50-6	3411-01
3818-62-0	4131
3818-71-1	3208
3818-72-2	5333
3818-79-9	4857 H
3818-88-0	4465 H
3819-00-9	5274
3819-17-8	3304 H
3819-34-9	4084
3820-14-2	4963 H
3820-67-5	3862
3833-99-6	5116
3836-23-5	5612
3837-23-8	3121 H
3845-07-6	895 H
3845-22-5	5699 H
3858-89-7	2301 H
3861-72-1	4340
3861-73-2	5468 H
3861-76-5	4252
3861-78-7	2862 H
3861-81-2	5564
3863-59-0	4754
3865-10-9	1824
3871-82-7	4873 H
3876-10-6	954
3878-14-6	5219
3888-22-0	2792
3900-31-0	6395
3902-71-4	2431
3922-74-5	3369
3922-90-5	5962
3924-70-7	5522
3930-19-6	5377
3930-20-9	2072
3936-02-5	5738 H
3941-06-8	1095 H
3946-37-0	4572-01
3947-65-7	2106
3958-19-8	3543
3963-81-3	2266-20
3963-95-9	4825 H
3964-81-6	4236
3968-38-5	5588
3973-04-4	2787
3977-29-5	254
3978-86-7	4236 H
3994-11-4	1070-02
4004-94-8	2295
4008-48-4	921
4009-68-1	1344 H
4013-92-7	1786 H
4015-18-3	1859
4015-32-1	1895
4021-57-2	4570 H
4023-00-1	6178
4024-34-4	3682 H
4044-65-9	692
4046-86-0	2225
4047-34-1	5106 H
4051-88-1	2890
4051-89-2	2890 H
4052-13-5	4546
4065-45-6	2437
4075-88-1	3368
4076-02-2	128 H
4091-75-2	3984
4093-35-0	2623
4094-36-4	2471
4098-40-2	5151
4107-73-7	1627
4108-89-8	482
4110-66-1	1651
4112-89-4	2753
4117-65-1	6639
4129-86-6	4907
4135-11-9	6128
4138-96-9	4987
4140-20-9	6609
4146-30-9	5213 H
4148-16-7	1491
4154-10-3	2779-02
4157-82-8	102-04
4163-15-9	4379
4171-11-3	2705
4171-13-5	872
4175-03-5	2040-01
4177-58-6	5247
4197-87-9	1018
4201-22-3	1266
4201-23-4	1266 H
4201-91-6	4741 H
4204-99-3	1176
4205-90-7	959
4205-91-8	959 H
4207-42-5	160-03
4207-90-3	5923
4210-97-3	304
4213-51-8	633
4224-00-4	2993
4232-99-9	325
4238-90-8	1040
4241-47-8	5394 H
4241-73-0	2013
4252-08-8	5973 H
4255-23-6	1673

4255-24-7	1673 H
4258-85-9	5269
4267-05-4	710
4267-81-6	6016
4268-36-4	2365
4268-37-5	4929 H
4294-99-9	900-01
4295-55-0	2130
4295-63-0	3993
4298-15-1	3141
4299-60-9	1625-01 H
4302-95-8	1638
4304-01-2	5937 H
4304-40-9	2860 H
4310-35-4	4780 H
4310-89-8	5930 H
4317-14-0	6506
4319-56-6	5621
4320-30-3	483-02
4323-43-7	5006 H
4323-51-7	770
4330-99-8	3662 H
4334-74-1	1037
4338-95-8	53 H
4342-03-4	421
4353-46-2	2670
4354-45-4	4426
4360-12-7	4360
4361-59-5	1476
4366-18-1	4506
4378-36-3	5139
4378-74-9	829 H
4386-35-0	3833 H
4386-39-4	1233
4388-79-8	1764
4388-82-3	1845-10
4393-16-2	812
4394-00-7	2134
4394-04-1	2464
4394-05-2	2463
4395-79-3	1306
4397-91-5	5945
4406-22-8	5514
4408-78-0	6172
4410-48-4	4360 H
4412-21-9	2802
4414-51-1	3590 H
4419-92-5	549-08
4420-46-6	3538
4425-78-9	4264
4431-00-9	6555
4432-75-1	3503
4434-05-3	6125
4434-20-2	5247 H
4438-22-6	3419
4439-25-2	2326
4439-67-2	3633
4442-60-8	2310
4444-23-9	6186
4448-96-8	4868
4456-93-3	2664
4464-16-8	2025
4475-29-0	1543
4480-58-4	5629
4498-32-2	3638
4499-40-5	314-12
4521-87-3	3559
4530-31-8	251
4533-39-5	6467
4533-89-5	5511
4544-15-4	4605 H
4546-39-8	4605
4546-48-9	3255
4547-76-6	4884
4548-15-6	1527
4551-59-1	4113
4553-10-0	3742
4561-43-7	804 H
4564-87-8	6053
4572-56-9	4830
4574-60-1	3419-01
4575-34-2	4603
4578-31-8	1376 H
4582-18-7	3487
4596-16-1	5706
4598-66-7	5832-01
4598-67-8	5443
4598-79-2	3402
4599-60-4	5755-01
4611-02-3	3983 H
4618-18-2	2094
4618-41-1	1755
4618-47-7	3626 H
4619-74-3	513
4630-95-9	4952 H
4650-29-7	1225
4662-17-3	2139
4663-83-6	1332
4665-04-7	1329
4671-03-8	1446
4673-58-9	2442 H
4682-36-4	3681-01
4682-50-2	3440
4684-87-1	895
4685-10-3	816-01
4687-08-5	2684
4695-62-9	1432
4696-76-8	3825
4697-14-7	2787 H
4697-36-3	3310
4700-56-5	3843
4701-69-3	3348 H
4720-09-6	5038
4724-59-8	3428 H
4730-07-8	2615
4741-41-7	4261
4745-55-5	1378
4747-24-4	3680 H
4755-59-3	3601
4757-49-7	4017
4757-55-5	4354
4774-24-7	2221
4774-53-2	4296
4776-06-1	2373
4779-94-6	808 H
4780-24-9	3660
4784-40-1	3653 H
4792-18-1	4262
4800-94-6	3310 H
4803-27-4	3052
4803-44-5	3659 H
4813-07-4	2146
4813-11-0	2732
4825-53-0	5276
4828-27-7	4919
4833-93-6	340
4835-67-0	5504
4838-37-3	5931
4845-30-1	2113-03
4846-91-7	2288
4855-95-2	4292
4858-60-0	3727-02
4876-45-3	1762-01
4884-68-8	1614 H
4891-15-0	5173
4891-71-8	5681
4897-31-8	140
4904-00-1	4514 H
4904-01-2	4514 H
4914-30-1	5754
4921-96-4	2293
4935-69-7	3312
4936-47-4	1258
4938-25-4	4785-03
4939-34-8	3728
4940-39-0	1169
4945-47-5	4015
4955-90-2	551-01
4956-37-0	5440

4960-10-5	4327	5175-83-7	320-01	5534-05-4	5678
4968-09-6	5338	5184-79-2	5039 H	5534-09-8	5677
4969-02-2	4275	5189-11-7	3939 H	5534-95-2	5984
4972-65-0	2421	5191-97-9	302-01	5536-17-4	1347
4985-15-3	3960 H	5192-84-7	4591	5541-67-3	1202
4985-25-5	3906-03	5197-58-0	4441	5543-62-4	3845
4989-94-0	6630	5205-82-3	4967 H	5560-59-8	4377 H
4991-65-5	511	5214-29-9	407	5560-62-3	3998 H
4991-68-8	3212 H	5220-68-8	3139	5560-69-0	4418
5001-32-1	1045	5221-49-8	1773	5560-72-5	4086
5001-33-2	1403	5226-98-2	3422	5560-73-6	4356 H
5002-47-1	5881	5234-68-4	6269	5560-75-8	3600 H
5003-47-4	4131 H	5234-86-6	1960	5560-77-0	3081
5003-48-5	3272	5250-39-5	3859	5560-78-1	4397
5005-72-1	2097	5251-34-3	4592	5571-84-6	2955-01
5011-34-7	2639	5282-80-4	1787 H	5571-97-1	1548
5015-36-1	5003 H	5306-80-9	710 H	5575-21-3	4187
5029-05-0	944	5310-55-4	3614	5576-62-5	5574 H
5034-76-4	4810	5318-76-3	3911 H	5579-05-5	2444
5036-02-2	1585	5321-32-4	4007 H	5579-06-6	1997
5036-03-3	1289	5322-53-2	4278	5579-08-8	2460
5051-22-9	3130	5327-97-9	1442-01	5579-13-5	1137
5051-62-7	721	5334-23-6	230	5579-16-8	1042
5053-06-5	2839	5351-92-8	1038	5579-27-1	2511
5053-08-7	2839 H	5355-16-8	2242	5579-81-7	160-01
5055-20-9	3039	5355-48-6	6066	5579-84-0	826 H
5055-42-5	5037	5367-84-0	4942	5579-85-1	501
5058-39-9	4189 H	5370-01-4	1742 H	5579-89-5	791
5060-29-7	1772-01	5373-42-2	6024	5579-92-0	756
5060-55-9	6031	5377-20-8	2198	5579-93-1	223
5061-22-3	5920	5377-74-2	5103	5579-94-2	117
5072-45-7	670 H	5394-83-2	1440	5579-95-3	327
5083-11-4	4612 H	5411-22-3	3363 H	5580-22-3	1109
5086-74-8	1585 H	5421-04-5	2297	5580-25-6	1413
5089-89-4	2014	5423-07-4	2947 H	5580-32-5	1386
5090-37-9	2205 H	5423-43-8	2367 H	5581-35-1	1569
5104-49-4	2728	5424-37-3	4519 H	5581-40-8	3316
5107-01-7	3158 H	5428-64-8	3772 H	5581-42-0	2776
5107-49-3	3406	5441-24-7	2796 H	5581-46-4	1589
5108-94-1	4417	5443-49-2	923	5581-52-2	948
5110-69-0	312 H	5449-84-3	5214	5585-59-1	4529
5118-17-2	972 H	5452-37-9	869	5585-60-4	4503 H
5118-29-6	4596	5463-01-4	5729 H	5585-62-6	5836 H
5118-30-9	4258	5464-70-0	1566	5585-64-8	5491
5119-48-2	5688	5466-77-3	3748	5585-67-1	5526
5129-14-6	4805	5467-78-7	576	5585-71-7	4812 H
5132-55-8	4286 H	5486-03-3	4390	5585-73-9	4049 H
5138-18-1	173	5486-77-1	3158	5585-93-3	4363
5144-52-5	2461 H	5490-27-7	4790 H	5586-87-8	2017 H
5153-15-1	828-05	5497-07-4	3139 H	5587-89-3	1862
5155-53-3	652	5511-98-8	6065	5587-93-9	1833
5169-77-7	2797 H	5522-33-8	5664 H	5588-10-3	1743 H
5169-78-8	2797	5522-39-4	5664	5588-16-9	1636

5588-20-5	1734	5662-89-5	4096	5781-37-3	3589 H
5588-21-6	1936	5663-71-8	965	5786-21-0	3591
5588-22-7	1705 H	5664-34-6	4814	5786-68-5	2221 H
5588-23-8	1674 H	5664-51-7	1208 H	5786-71-0	191
5588-25-0	4477 H	5666-11-5	5417	5786-77-6	2571 H
5588-29-4	1611	5667-46-9	4862 H	5787-63-3	1093 H
5588-31-8	2276 H	5667-70-9	863	5787-73-5	890 H
5588-33-0	4629	5667-71-0	5629 H	5787-74-6	890 H
5588-38-5	1966	5667-98-1	3116 H	5789-72-0	3392
5591-22-0	4931 H	5668-06-4	4011	5793-04-4	6512
5591-27-5	4993	5676-06-2	3393	5793-88-4	430
5591-29-7	2047 H	5683-88-5	4569	5794-16-1	1575-01
5591-33-3	5650	5684-90-2	634	5796-02-1	1761 H
5591-43-5	4868 H	5695-98-7	1275 H	5796-28-1	4338 H
5591-47-9	2599	5696-06-0	1891	5798-43-6	406 H
5591-49-1	2744	5696-09-3	3463	5798-94-7	531
5591-71-9	2978	5696-15-1	2924 H	5800-19-1	3945
5593-20-4	5679	5696-17-3	3225	5800-82-8	651-01
5598-52-7	563	5697-56-3	5933	5801-12-7	2528 H
5600-19-1	588-12	5697-57-4	4728	5802-61-9	3329
5608-13-9	6425	5697-60-9	4718 H	5806-86-0	773 H
5610-40-2	2219	5698-56-6	517-01	5806-89-3	1009
5611-51-8	5817	5700-49-2	64 H	5807-85-2	4659 H
5611-64-3	1953	5704-03-0	5595	5807-94-3	4495 H
5617-26-5	3949	5704-60-9	1721 H	5821-53-4	4847-07
5623-18-7	2748	5711-40-0	1509	5835-72-3	4954
5626-25-5	3211	5712-95-8	3558	5836-28-2	2112
5626-34-6	5614	5714-00-1	5145 H	5843-53-8	3056 H
5626-36-8	2918	5714-04-5	1339 H	5843-82-3	5455 H
5627-14-5	3420	5714-05-6	5812 H	5845-26-1	3964
5627-46-3	4563	5714-08-9	2710	5852-94-8	673-01
5630-53-5	4695	5714-09-0	2768	5853-28-1	2761 H
5631-00-5	2409-02 H	5714-12-5	6183	5854-93-3	115
5632-44-0	3677	5714-73-8	451-27	5860-18-4	1661 H
5632-52-0	3774	5714-75-0	5423-01	5863-35-4	5565 H
5633-14-7	5092 H	5714-76-1	2570 H	5868-05-3	5722
5633-16-9	5119	5714-80-7	197-01	5868-06-4	5847 H
5633-18-1	5154	5714-82-9	203-17	5870-29-1	3454 H
5633-20-5	4998	5716-20-1	2051 H	5874-95-3	4560
5633-25-0	4960 H	5735-19-3	3664	5874-97-5	1747 H
5634-34-4	588-10	5735-31-9	522 H	5874-98-6	5860
5634-37-7	224	5741-22-0	6316	5875-06-9	3216 H
5634-38-8	1381-01	5743-27-1	393-03	5876-17-5	2157
5634-39-9	434	5743-29-3	108-01	5878-61-5	1012
5634-40-2	1071-02	5743-47-5	102-03 H	5882-48-4	6199 H
5634-41-3	4674 H	5743-49-7	267 H	5892-15-9	3796 H
5634-42-4	4068 H	5746-40-7	62	5892-31-9	4831-02
5635-50-7	3667	5749-67-7	950-05	5892-41-1	4127 H
5636-83-9	4291	5768-23-0	2528	5892-48-8	775 H
5636-92-0	4287	5776-45-4	5938	5893-87-8	4613 H
5638-74-4	454	5777-69-5	5510	5897-19-8	3647 H
5638-76-6	826	5779-54-4	4580	5897-20-1	1964-01
5656-83-7	3400	5779-59-9	4531 H	5902-97-6	18-03

5905-52-2	102-06	5988-22-7	5862 H	6109-70-2	1114 H
5907-38-0	2270 H	5988-31-8	2910 H	6112-76-1	231 H
5908-89-4	5925-01	5988-51-2	211-01	6113-04-8	4721 H
5908-99-6	3415-02 H	5989-77-5	5893-02	6113-17-3	4014 H
5909-04-6	1849-01	5991-71-9	6394 H	6130-64-9	3066-04 H
5913-70-2	782 H	5996-06-5	4609 H	6138-11-0	788
5913-82-6	5358 H	5996-10-1	461 H	6138-58-5	693 H
5919-89-1	5759	6000-74-4	4754 H	6146-99-2	2156
5928-59-6	2861 H	6004-24-6	4783 H	6148-08-9	6077
5928-84-7	3069-03	6004-71-3	1379	6150-97-6	2270-02
5929-07-7	2843 H	6006-09-3	3201	6151-67-3	4301-08
5934-14-5	3034	6009-67-2	4259 H	6152-41-6	2746 H
5934-19-0	3089 H	6011-10-5	975 H	6152-43-8	3367 H
5934-20-3	3071 H	6011-12-7	820 H	6152-93-8	1480-01
5941-36-6	4334	6011-13-8	2056	6153-33-9	3905 H
5942-95-0	5686	6011-39-8	3066-09	6153-61-3	3142 H
5949-36-0	4223-03	6014-43-3	5774	6155-64-2	554 H
5952-41-0	415	6018-82-2	310 H	6156-47-4	6148
5953-88-8	3306 H	6018-84-4	566-05	6157-87-5	4739
5953-97-9	3498 H	6018-98-0	683-03	6158-95-8	1524
5956-61-6	3287-01	6027-00-5	3685 H	6159-39-3	4324 H
5959-06-8	382-02	6027-28-7	2300	6159-55-3	1576
5959-10-4	382 H	6028-35-9	987	6160-12-9	2927-01 H
5959-44-4	3755	6031-86-3	3408 H	6164-87-0	369 H
5959-45-5	3755 H	6032-14-0	1402	6168-76-9	2085
5964-24-9	780 H	6033-06-3	4579 H	6168-85-0	3737 H
5964-37-4	4011 H	6033-41-6	5132 H	6168-86-1	1143 H
5964-56-7	2368 H	6033-42-7	5132 H	6170-02-1	2307 H
5964-62-5	5871	6033-98-3	3913	6170-42-9	3106 H
5964-63-6	5871-01	6033-99-4	4247	6170-45-2	1302
5965-06-0	4850	6034-59-9	2489 H	6170-69-0	2699
5965-07-1	5867	6035-39-8	4933	6184-06-1	6039
5965-11-7	2938	6036-41-5	2551 H	6187-50-4	3162
5965-13-9	3691 H	6036-95-9	3423 H	6189-80-6	2081 H
5965-40-2	1550 H	6037-21-4	3997	6190-39-2	5893 H
5966-41-6	4712	6042-36-0	4478	6190-43-8	451-10
5967-73-7	4651 H	6043-01-2	2588	6191-48-6	4108 H
5967-84-0	588 H	6055-19-2	668 H	6192-24-1	5215
5967-94-2	2323 H	6055-48-7	2502	6192-25-2	311-01
5968-79-6	3460 H	6056-11-7	4616 H	6192-97-8	1478 H
5968-84-3	58-01	6058-49-7	451-15	6192-98-9	1478 H
5969-39-1	1389 H	6059-26-3	615 H	6196-08-3	6483
5974-09-4	4381 H	6064-83-1	6190	6202-05-7	5021 H
5977-10-6	3156	6078-90-6	3689 H	6202-21-7	2179
5977-35-5	1925	6091-56-1	3784 H	6202-23-9	4215 H
5978-73-4	856-02	6092-18-8	2243	6202-26-2	5384
5980-31-4	5054	6099-95-2	2585 H	6205-09-0	2632 H
5982-52-5	4424 H	6101-29-7	573 H	6209-37-6	4347-01 H
5984-50-9	1143-01	6101-30-0	2169 H	6209-43-4	1771 H
5984-83-8	1913	6101-39-9	1559-02	6223-35-4	2820-01
5984-95-2	1746 H	6106-18-9	2819-01	6232-38-8	1429-04
5984-97-4	138	6106-46-3	3732-01	6236-05-1	226
5987-82-6	3490 H	6106-81-6	3387 H	6245-02-9	2592

6249-68-9 4028 H
6272-74-8 4775 H
6281-26-1 973
6284-40-8 685
6288-84-2 2899 H
6293-01-2 3953
6306-71-4 1253
6318-61-2 773
6324-11-4 743
6324-92-1 342
6332-60-1 869 H
6336-50-1 1532
6340-87-0 699
6363-02-6 6245
6363-53-7 2092 H
6363-57-1 3382
6376-26-7 4026
6379-69-7 4040
6381-92-6 1429-01 H
6385-02-0 2403 H
6385-58-6 1793-01
6402-23-9 2772 H
6402-25-1 1420
6411-75-2 680 H
6416-03-1 4375 H
6423-72-9 18-01
6443-40-9 4027 H
6452-71-7 2891
6452-73-9 2891 H
6466-74-6 5070
6469-36-9 619
6469-93-8 3564 H
6472-63-5 2096 H
6484-89-5 3899 H
6489-61-8 3334 H
6489-97-0 3334
6493-05-6 2294
6495-46-1 4260
6500-81-8 2172 H
6503-95-3 1120
6506-37-2 1106
6509-23-5 683-04
6509-36-0 4957 H
6514-85-8 6467 H
6518-78-1 1617
6533-00-2 4696
6533-43-3 3365-01
6533-53-5 6114
6533-64-8 5915-01
6533-68-2 3383-01 H
6533-76-2 5994 H
6535-03-1 6615
6536-18-1 5110
6538-22-3 3928
6539-57-7 1082
6546-55-0 6042 H
6556-11-2 6038
6556-12-3 429
6576-51-8 4918 H
6577-41-9 5032 H
6581-06-2 4857
6582-31-6 4140
6591-52-2 396-11
6591-56-6 171-04
6591-57-7 3229 H
6591-59-9 4223-04
6591-72-6 3069-05
6592-85-4 1614
6606-65-1 806
6617-01-2 619 H
6620-60-6 3739
6621-47-2 4141
6626-92-2 2131
6642-07-5 4167
6666-55-3 2058
6673-35-4 2637
6673-97-8 5335
6680-44-0 3997 H
6693-90-9 4726-01
6696-36-2 775-09
6696-59-9 4388 H
6699-38-3 4284
6700-34-1 3724 H
6700-42-1 1602 H
6700-56-7 3170 H
6701-17-3 2050
6701-84-4 496
6703-39-5 3306
6714-29-0 6180
6723-40-6 2944
6724-53-4 4141 H
6740-88-1 2229
6742-12-7 1348
6746-45-8 3975 H
6746-91-4 3337 H
6750-25-0 2848
6775-25-3 2854 H
6775-26-4 5107 H
6784-25-4 2422
6785-62-2 4989
6795-60-4 4414
6799-23-1 5256
6804-07-5 1535
6805-41-0 6123
6818-37-7 5644 H
6821-59-6 1114 H
6829-98-7 4020
6832-71-9 5962-01
6833-84-7 6018
6834-29-3 3760 H
6834-98-6 5961
6835-00-3 4786
6843-97-6 3829
6846-11-3 1219
6856-31-1 4326-01
6856-47-9 351-02
6860-12-4 1068 H
6869-51-8 5780
6875-10-1 6626
6878-98-4 4858
6879-02-3 5240
6880-54-2 6482
6882-99-1 3852
6887-42-9 5986
6888-11-5 3365-04
6888-13-7 465-07
6890-42-2 5693
6891-28-7 2638 H
6893-02-3 2711
6899-03-2 184
6899-05-4 274
6903-07-7 5008
6903-79-3 218
6903-80-6 218 H
6909-62-2 216
6915-57-7 319 H
6922-18-5 63 H
6940-92-7 2990
6946-29-8 611
6952-20-1 902 H
6954-48-9 6221
6957-27-3 4269
6961-46-2 1610
6964-20-1 2665
6965-75-9 1826
6966-09-2 2078 H
6968-33-8 5912
6968-72-5 370
6980-18-3 2655
6981-18-6 2547
6990-06-3 5861
6996-43-6 2637 H
6997-09-7 477-01
6998-60-3 5983
7002-65-5 473
7004-98-0 4067
7007-76-3 2356 H
7007-81-0 2937
7007-88-7 1886

7007-92-3	385	7085-55-4	5898	7248-28-4	4533
7007-96-7	1251	7097-62-3	1313 H	7261-97-4	2390
7008-00-6	2911	7104-38-3	4024 H	7262-00-2	3425 H
7008-02-8	4488	7114-11-6	3040	7262-75-1	3085
7008-13-1	4992 H	7125-67-9	4917	7264-21-3	1068
7008-14-2	4576	7125-70-4	1583 H	7265-17-0	1463
7008-15-3	3966	7125-71-5	5147	7265-19-2	1464
7008-17-5	967	7125-73-7	1528	7270-12-4	3736-02
7008-18-6	1894	7125-76-0	4309	7273-99-6	3471
7008-24-4	5873	7162-37-0	3466	7279-57-4	3656
7008-26-6	4624	7168-18-5	3496 H	7280-37-7	3673-01
7008-42-6	4195	7171-00-8	4230	7281-04-1	4782 H
7009-43-0	4034	7174-23-4	3238 H	7297-25-8	162
7009-49-6	1131-01	7175-09-9	1174	7303-78-8	2276
7009-54-3	3752	7177-41-5	3346 H	7311-27-5	5207
7009-60-1	2708 H	7177-43-7	3066-10	7327-87-9	794 H
7009-68-9	3600	7177-45-9	3066-13	7331-80-8	2399
7009-69-0	4597	7177-48-2	3097 H	7332-16-3	356
7009-76-9	4265	7177-50-6	4534 H	7332-27-6	5737
7009-79-2	4955	7179-49-9	3815-01 H	7348-26-7	2517
7009-82-7	3506 H	7182-51-6	4323	7349-46-4	2212 H
7009-88-3	3066-08	7194-12-9	2862	7360-53-4	11-02
7009-91-8	313 H	7195-14-4	5594 H	7361-61-7	1970
7013-41-4	4323 H	7195-27-9	2302	7361-97-9	2949
7035-04-3	2136	7199-03-3	5525 H	7377-03-9	873
7036-58-0	2813	7199-05-5	4427	7383-37-1	804 H
7047-39-4	203-13	7199-29-3	3013	7387-60-2	4515
7054-07-1	4347-01	7205-52-9	497-01 H	7389-45-9	5299 H
7054-25-3	4302-04	7207-92-3	4740	7390-62-7	241
7059-23-6	305 H	7209-85-0	2448	7395-90-6	3923
7059-24-7	6129	7210-92-6	2879 H	7413-36-7	1721
7060-74-4	5962 H	7219-91-2	3759 H	7414-83-7	65-01
7069-06-9	337-02	7220-56-6	2375	7414-95-1	5413 H
7069-42-3	5196	7220-79-3	3093 H	7416-34-4	3193
7072-86-8	6008	7224-08-0	5413	7421-40-1	5933 H
7075-03-8	5686 H	7225-61-8	1827-01	7424-00-2	977
7077-30-7	3481 H	7230-65-1	940 H	7426-37-1	790-01
7077-31-8	5410 H	7232-21-5	2626 H	7432-25-9	3279
7077-33-0	5683	7232-51-1	3894 H	7433-09-2	4514
7077-34-1	453	7234-48-2	857-01	7433-10-5	3199
7080-48-0	2459 H	7235-40-7	6012	7433-23-0	203-10
7081-38-1	3907 H	7236-47-7	1609	7455-39-2	4057 H
7081-40-5	4275 H	7237-81-2	5656	7456-12-4	5430 H
7081-44-9	3873 H	7240-38-2	3896 H	7456-24-8	4057
7081-52-9	5149 H	7242-04-8	6117	7469-01-4	4509
7081-53-0	5273 H	7242-07-1	6067	7483-09-2	5546
7082-21-5	4376 H	7246-06-2	298 H	7488-76-8	5468
7082-27-1	2892 H	7246-07-3	1557 H	7488-92-8	3802
7082-29-3	407 H	7246-14-2	3347 H	7489-66-9	3110
7082-30-6	1120 H	7246-20-0	36-01	7491-09-0	4491-02
7082-34-0	5955	7246-21-1	2809-01	7491-10-3	3365-07
7084-07-3	2842 H	7247-57-6	3694 H	7491-42-1	1131
7085-45-2	4716 H	7248-21-7	6281	7491-74-9	417

7492-18-4	616 H
7518-35-6	1486
7527-91-5	2042-01
7527-94-8	4516
7528-00-9	1070-01
7528-13-4	3434
7541-30-2	4062
7541-98-2	4863-01
7542-37-2	5211
7543-69-3	4405
7549-43-1	4301-01
7558-84-1	3453 H
7559-04-8	5793
7563-42-0	1766-02
7564-03-6	5430
7568-93-6	804
7601-53-8	492-02
7601-55-0	6009 H
7616-22-0	5718
7629-91-6	219 H
7633-69-4	5453
7635-51-0	1992 H
7638-50-8	3798 H
7640-33-7	907
7642-64-0	5421
7644-67-9	3427
7645-05-8	1845-04
7645-06-9	1845-03
7647-54-3	3086
7651-40-3	2239
7654-03-7	2784
7657-86-5	5798
7660-71-1	4062 H
7663-50-5	4732
7675-83-4	483-06
7680-69-5	816 H
7681-14-3	5613
7681-15-4	1028
7681-32-5	5586-01
7681-34-7	2253-01
7681-41-6	604 H
7681-76-7	390
7681-78-9	4147 H
7681-79-0	2047
7681-80-3	4125 H
7681-93-8	5905
7683-59-2	1745
7685-23-6	6090
7689-03-4	4172
7693-13-2	396-06
7695-91-2	5864
7696-00-6	2212
7698-97-7	3119
7700-17-6	6346
7701-65-7	1769
7704-67-8	5990-02
7706-67-4	1916
7712-50-7	3501
7716-59-8	992 H
7716-60-1	992
7718-51-6	149 H
7722-44-3	6122
7724-76-7	2873
7724-88-1	5814
7732-97-0	5885
7736-71-2	3828
7743-96-6	5825
7755-28-4	5442
7761-45-7	1525
7761-75-3	1210
7762-32-5	4881
7771-03-1	1260
7772-37-4	2143
7773-67-3	1155
7774-90-5	2016 H
7778-49-6	396-02
7779-73-9	2931
7793-27-3	4951
8000-10-0	588-01
8002-52-6	3665
8002-88-8	589-01
8002-90-2	919 H
8004-22-6	920-03
8004-34-0	1988 H
8004-38-4	5139-01
8012-34-8	2654-01
8013-88-5	9-01
8015-13-2	1278-01
8015-51-8	2085-01
8015-54-1	4427 H
8017-79-6	4847-04
8017-88-7	349-01 H
8018-15-3	2459-01
8025-81-8	6069-01
8039-60-9	1183-01
8048-31-5	589-02
8050-34-8	2452 H
8050-90-6	5760-02
8052-16-2	6148-01
8053-18-7	6020-01
8054-56-6	4481 H
8057-40-7	4648-01 H
8058-76-2	4428 H
8059-09-4	588-09
8059-92-5	5700-01
8062-04-2	3626 H
8063-24-9	2489 H
8063-37-4	2824 H
8063-91-0	4140 H
8064-12-8	1513-01 H
8064-90-2	2548-01
8065-11-0	1807 H
8065-29-0	2794-01
8065-51-8	589-03
8065-60-9	393-12
8067-69-4	911 H
8067-82-1	4762-01
8068-28-8	6130 H
8069-64-5	1125 H
8076-14-0	3510-01
8076-65-1	184-02
9001-99-4	6170
9002-84-0	23
9003-23-0	165 H
9003-39-8	400
9004-04-0	6169
9005-49-6	5353
9006-26-2	134 H
9007-12-9	6165 H
9007-53-8	3631-02
9009-29-4	2091-03
9011-02-3	2793
9011-04-5	2369 H
9011-05-6	189
9012-06-0	375 H
9014-67-9	950-08
9036-85-5	875 H
9041-08-1	5353 H
9041-93-4	6111-01 H
9061-27-2	6167
9076-25-9	6306 H
10001-13-5	2083
10001-43-1	2817
10004-67-8	4081
10015-51-7	3429
10018-19-6	1937-01
10018-78-7	1441
10023-11-7	3586
10023-54-8	5498
10030-88-3	314-16
10039-26-6	2093 H
10040-45-6	3541 H
10041-19-7	4491
10047-08-2	4568
10048-74-5	932
10049-83-9	3114 H
10058-07-8	2817-01
10059-14-0	5747 H
10060-70-5	2178 H

10061-32-2 5239
10072-48-7 4582
10075-24-8 4019-01
10075-36-2 3188 H
10078-46-3 3090
10085-77-5 727 H
10085-81-1 3593 H
10087-89-5 4834
10091-84-6 1343
10097-93-5 2228
10100-65-9 5586-02
10103-15-8 386-01
10103-89-6 2467
10105-90-5 1678 H
10116-22-0 4694
10118-85-1 6232
10118-90-8 5111
10119-28-5 840-03
10123-16-7 5238 H
10127-02-3 3331 H
10136-65-9 1439
10139-06-7 1447
10139-29-4 6409
10139-98-7 5293 H
10139-99-8 5082 H
10161-33-8 3669
10161-34-9 4315
10171-69-4 3554
10173-02-1 1497
10180-86-6 3358
10189-94-3 3050
10190-99-5 3241-01
10191-41-0 5792
10202-40-1 4289
10206-21-0 2190
10212-25-6 1039 H
10215-89-1 4887
10226-54-7 6307
10236-47-2 5578
10238-21-8 5113
10246-75-0 4641-01
10262-69-8 4257
10286-45-0 3444 H
10290-63-8 1220
10308-44-8 5643 H
10309-37-2 6473
10310-32-4 5742
10318-26-0 442
10321-12-7 3352
10322-73-3 5235
10329-60-9 1401
10329-96-1 6466
10331-57-4 1791
10338-52-0 1947
10347-81-6 4257 H
10350-81-9 4201 H
10351-50-5 4205
10355-14-3 3902
10361-31-6 465-01
10361-39-4 1980
10373-81-6 1436
10375-56-1 288
10379-11-0 2764
10379-14-3 3044
10381-75-6 557
10389-08-9 63-01
10389-09-0 184-04
10389-72-7 1351 H
10389-73-8 1351
10392-52-6 4420
10397-75-8 5218
10400-14-3 2180
10402-53-6 5307 H
10402-90-1 5307
10405-02-4 5408 H
10418-03-8 4755
10423-37-7 2979
10429-82-0 1670 H
10433-71-3 2114 H
10448-84-7 5565
10448-96-1 4037
10449-30-6 2315
10457-66-6 3155
10457-90-6 4543
10457-91-7 4820
10462-05-2 5571
10465-78-8 452
10477-72-2 1924
10488-36-5 3366 H
10489-23-3 6385
10500-82-0 2986 H
10502-58-6 3125 H
10503-18-1 4664 H
10539-19-2 4221
10540-29-1 5489
10540-97-3 3289 H
10547-40-7 5657
10549-59-4 859
10563-70-9 4596 H
10567-02-9 4793 H
10571-59-2 3022
10572-34-6 2560
10592-03-7 4632 H
10592-13-9 4848 H
10592-65-1 5434
10593-40-5 3016
10593-85-8 180
10596-23-3 6171
10597-58-7 6338
10605-21-7 6210
10605-24-0 663
11002-20-3 6135
11003-24-0 5838
11003-38-6 5372
11005-64-4 6047
11005-93-9 5914 H
11006-49-8 6079-01
11006-56-7 4498
11006-58-9 6139 H
11006-62-5 3418
11006-70-5 6133
11006-73-8 6044-03
11006-76-1 5672-01
11006-83-0 4807
11011-72-6 4784
11013-76-6 5959
11018-89-6 5782 H
11029-70-2 5060
11030-31-2 6108
11031-45-1 2921
11033-34-4 6616
11041-12-6 4953 H
11041-98-8 4498-01
11042-64-1 6013
11048-15-0 6400
11048-97-8 6025
11049-00-6 5140
11052-18-9 6044-02
11054-16-3 3441
11056-06-7 6111-01
11056-09-0 2044
11056-20-5 6657
11070-73-8 6168
11076-50-9 5936
12002-30-1 1429-03
12040-46-9 3296
12040-48-1 2718 H
12040-73-2 2091-01
12111-24-9 2649-01
12182-48-8 127-01
12192-57-3 431
12244-57-4 150 H
12246-80-9 5409 H
12279-41-3 6166
12281-37-7 1545 H
12286-76-9 416 H
12318-51-3 351-01
12321-44-7 6155
12379-49-6 4232 H

12389-15-0	465-09 H	13185-22-3	529	13461-01-3	3963
12557-04-9	928-03	13205-57-7	2367	13463-26-8	708
12569-38-9	2095-01	13213-86-0	2383	13463-41-7	234-01
12607-92-0	649-01	13221-27-7	4846	13471-78-8	1986 H
12609-89-1	6651	13242-44-9	213 H	13479-13-5	4552
12650-36-1	3436-01	13246-02-1	4392	13492-01-8	1019 H
12656-40-5	6411	13254-33-6	893 H	13492-21-2	2840 H
12684-33-2	5302	13289-18-4	5971	13495-09-5	5149
12698-70-3	5820-01	13289-20-8	5956	13501-04-7	5450-01
12698-99-6	6138	13291-61-7	2642	13523-86-9	2587
12707-95-8	6427	13292-46-1	6060	13532-00-8	2110
12712-75-3	3464	13300-10-2	3391	13532-12-2	2989
12766-32-4	6061	13311-84-7	1551	13539-59-8	3117
12766-79-9	203-18	13325-31-0	451-06	13548-52-2	2095 H
12772-35-9	4788	13329-35-6	2006 H	13563-60-5	4413
13004-58-5	1097	13352-70-0	3774 H	13572-62-8	1898 H
13004-65-4	3059	13355-00-5	2183 H	13583-21-6	3719
13007-93-7	3512 H	13358-62-8	3842-01	13609-67-1	5445
13009-99-9	624-01	13364-32-4	3056	13614-98-7	5111 H
13010-27-0	6635	13366-43-3	894	13636-10-7	3086 H
13010-46-3	3856	13369-07-8	1287	13636-18-5	5080 H
13010-47-4	1124	13382-10-0	5114	13642-52-9	2073
13010-48-5	2747	13392-18-2	3379	13647-35-3	6516
13017-11-3	3915	13392-28-4	2077	13655-52-2	2888
13021-50-6	885	13394-94-0	903	13657-24-4	4648-01
13021-53-9	884	13395-16-9	(266 H)	13669-70-0	3318
13026-23-8	2718	13402-08-9	2240	13682-92-3	49-02
13040-98-7	5757 H	13402-51-2	2425	13696-15-6	4339
13042-18-7	5080	13409-53-5	3699	13698-49-2	5101
13045-94-8	2281	13410-72-5	2177	13707-88-5	2888 H
13050-83-4	1407	13410-86-1	2734	13710-19-5	2413
13051-01-9	1286-01	13411-16-0	1819	13715-74-7	5085
13052-92-1	1032	13412-64-1	3863 H	13717-04-9	3210 H
13055-82-8	3703 H	13422-16-7	2135	13741-18-9	3745
13058-67-8	5972	13422-51-0	6142	13752-33-5	1590
13059-63-7	447 H	13422-52-1	6142 H	13754-23-9	4976 H
13061-27-3	5075 H	13422-53-2	6146	13754-56-8	3342
13071-11-9	3130 H	13422-55-4	6147	13754-57-9	3342 H
13071-27-7	5175	13424-56-1	4006	13755-38-9	222 H
13073-96-6	4688 H	13425-39-3	2775	13755-41-4	465-11
13085-08-0	5535	13425-92-8	1583	13757-97-6	2540
13087-53-1	1514-02	13425-94-0	5018	13758-23-1	2540 H
13093-88-4	4930	13425-98-4	6203	13764-49-3	5427 H
13103-34-9	5827	13426-07-8	4956	13799-03-6	3292
13115-03-2	6144	13445-12-0	2782	13838-08-9	1628
13137-64-9	5975	13445-63-1	52-01	13838-14-7	4976
13149-95-6	31	13445-75-5	4741	13838-16-9	69
13157-90-9	6109	13447-95-5	615	13838-18-1	2164
13164-03-9	6405	13448-22-1	3921	13862-07-2	4325
13171-25-0	2639 H	13448-33-4	4276	13867-82-8	5160
13171-36-3	2049 H	13456-08-1	4490	13867-85-1	1442-03
13182-89-3	2188	13460-96-3	1374	13870-90-1	6151
13184-27-5	259	13460-98-5	3395	13877-99-1	3761

13878-10-9	3883	14055-89-1	2887	14437-41-3	2685
13885-31-9	5603	14058-38-9	3822	14459-29-1	5921
13898-58-3	2409	14058-90-3	1580	14461-91-7	1841
13898-68-5	2313	14066-79-6	5102	14464-85-8	5907 H
13900-12-4	3204 H	14079-08-4	3572	14504-07-5	1234
13909-09-6	1449	14088-71-2	2991	14504-08-6	1235
13912-77-1	2630	14089-84-0	4898	14521-96-1	5427
13925-12-7	2145	14089-87-3	5081	14529-39-6	778
13928-80-8	4087 H	14089-88-4	5081 H	14536-17-5	393-06
13928-93-3	2516	14107-37-0	4765	14556-46-8	2625
13929-01-6	3298	14148-99-3	3085	14559-79-6	3352 H
13930-31-9	5700 H	14149-43-0	3506 H	14561-42-3	5311
13930-34-2	1666	14166-26-8	6335	14587-50-9	5393
13931-64-1	1458	14169-54-1	4232	14594-33-3	5764
13931-73-2	4021	14176-10-4	4452	14601-95-7	3227 H
13931-75-4	1679-01	14176-49-9	1994	14613-01-5	1245-01
13946-02-6	1786	14176-50-2	1994 H	14613-30-0	1245-03
13957-27-2	800	14177-81-2	3727-01	14617-18-6	4717
13957-36-3	1784	14191-92-5	5538	14617-19-7	4717 H
13957-38-5	2778	14222-46-9	5494 H	14636-12-5	6653
13957-51-2	340 H	14222-59-4	2325-07	14638-18-7	5907 H
13957-55-6	3676	14222-60-7	1054	14679-73-3	1588
13957-60-3	4128	14222-61-8	3002 H	14680-51-4	4634
13958-40-2	5431	14223-94-0	3996 H	14684-01-6	5865
13968-86-0	1207	14235-86-0	4505 H	14698-07-8	2797 H
13977-28-1	3641 H	14255-87-9	2267	14698-29-4	2158
13977-31-6	828-07	14261-75-7	2275	14708-95-3	6137
13977-33-8	3362	14264-46-1	1119-01	14722-97-5	5761 H
13977-90-7	3795	14286-84-1	4123 H	14728-33-7	5699
13980-94-4	1668	14289-25-9	6037	14729-29-4	5763
13980-98-8	2911 H	14292-73-0	3396	14745-50-7	5251
13988-20-0	926	14293-44-8	2765	14748-94-8	3540
13988-23-3	5729	14297-87-1	5227	14759-04-7	4628
13988-27-7	5119 H	14306-25-3	497-01	14759-06-9	4630
13988-32-4	4995	14317-18-1	3510-02	14760-52-2	4471
13993-65-2	2730	14319-87-0	4750 H	14769-73-4	1587
13997-19-8	4835	14329-69-2	2287 H	14769-74-5	1586
14007-53-5	4625 H	14334-40-8	4647	14777-22-1	4550 H
14007-64-8	3204	14334-41-9	4647 H	14777-23-2	4856 H
14007-67-1	1649	14340-01-3	4369	14777-25-4	4348 H
14008-44-7	4912	14357-78-9	5524	14785-50-3	1968
14008-46-9	5098 H	14358-89-5	212-02	14796-24-8	5388
14008-48-1	5217	14358-90-8	212-01	14796-28-2	6321
14008-60-7	759	14368-24-2	3458	14796-43-1	4299-01
14008-66-3	5098	14376-16-0	3019	14816-18-3	1938
14008-71-0	5124	14379-19-2	2321 H	14816-67-2	2073 H
14008-79-8	4563 H	14399-14-5	4181	14817-09-5	4126
14009-24-6	5295	14402-89-2	222 H	14860-49-2	2624
14028-44-5	3275	14409-72-4	5910	14885-29-1	645
14046-64-1	1409 H	14417-88-0	5550	14897-39-3	5983 H
14051-33-3	5092	14426-20-1	491 H	14918-35-5	4487
14052-65-4	1904	14433-82-0	1564 H	14919-85-8	1632
14053-55-5	277-01	14436-50-1	4103	14926-08-0	566-04

14929-11-4	5087
14930-96-2	5749
14933-85-8	2659
14940-85-3	2040-04
14942-31-5	3635
14976-57-9	4620 H
14984-66-8	6021
14984-68-0	4282 H
14995-88-1	5222 H
14999-43-0	475-02
14999-44-1	475-01
15016-15-6	3489 H
15037-44-2	3062
15037-55-5	3062 H
15062-34-7	1305
15078-28-1	222
15125-97-0	927
15130-91-3	4431
15137-09-4	1429-06
15140-27-9	5435
15145-14-9	2088
15148-80-8	2625 H
15176-29-1	1723
15179-96-1	996
15179-97-2	4334 H
15180-00-4	5530
15180-02-6	3547
15180-03-7	6072 H
15221-81-5	1639
15228-71-4	6650
15247-36-6	3291
15251-14-6	4149 H
15256-58-3	3623
15263-30-6	6390 H
15269-42-8	2022 H
15269-45-1	3059
15301-40-3	1557
15301-45-8	1534
15301-48-1	5846
15301-50-5	1512
15301-52-7	3202
15301-54-9	1674
15301-67-4	6078
15301-68-5	3569
15301-69-6	5228
15301-80-1	5024
15301-82-3	5745
15301-88-9	4398
15301-89-0	4564
15301-93-6	3366
15301-96-9	4573
15301-97-0	3264
15302-05-3	5872
15302-10-0	2834
15302-12-2	3974
15302-15-5	1692
15302-16-6	1581
15302-18-8	1317
15307-79-6	2404 H
15307-86-5	2404
15311-77-0	4317
15318-45-3	1926
15338-78-0	366-02
15339-50-1	2099
15350-99-9	3369 H
15351-04-9	4931
15351-05-0	5174 H
15351-09-4	1678
15351-13-0	5802
15356-74-4	1473 H
15372-34-6	3977
15372-37-9	3357
15375-94-7	5918 H
15378-99-1	3163
15386-01-3	5131
15386-51-3	6417
15386-67-1	1276
15387-10-7	4618
15387-18-5	3262
15421-15-5	393-01
15421-84-8	1412
15431-40-0	393-05
15433-28-0	3302 H
15435-29-7	2117
15479-57-9	549-06
15489-16-4	1812 H
15500-66-0	5963 H
15510-55-1	5819 H
15518-76-0	1498
15518-82-8	1822-01
15518-84-0	2518
15518-87-3	3233 H
15529-90-5	489
15534-05-1	4031
15534-92-0	5828
15537-71-0	656
15537-73-2	494 H
15537-76-5	1672 H
15547-50-9	3890
15557-11-6	316 H
15574-49-9	2220
15574-96-6	3939
15583-38-7	173 H
15585-70-3	4075 H
15585-71-4	2-01
15585-86-1	2363
15585-88-3	4025
15585-90-7	2973-01
15588-95-1	2052
15590-00-8	6110
15599-22-1	4454 H
15599-26-5	3764
15599-27-6	2875
15599-36-7	3919
15599-37-8	4041
15599-39-0	120
15599-44-7	2833
15599-45-8	5836
15599-51-6	5813
15599-52-7	1171
15620-34-5	4189
15622-65-8	3193 H
15676-16-1	2903
15686-23-4	2892
15686-27-8	2923
15686-33-6	4623
15686-38-1	4924
15686-44-9	5258
15686-51-8	4620
15686-60-9	4551
15686-61-0	1957
15686-63-2	5105
15686-68-7	3721
15686-71-2	3053
15686-72-3	1492
15686-76-7	2382
15686-77-8	1857
15686-78-9	2118
15686-81-4	2006
15686-83-6	1650
15686-87-0	4902
15686-91-6	3210
15687-05-5	1216
15687-07-7	3871
15687-08-8	3679
15687-09-9	5704
15687-13-5	5045 H
15687-14-6	3479
15687-16-8	5668
15687-18-0	1987
15687-22-6	2487
15687-23-7	2343
15687-27-1	2296
15687-33-9	5405
15687-37-3	1518
15687-40-8	5627 H
15687-41-9	3995
15690-55-8	5484
15690-57-0	5485

15696-97-2	5136
15708-41-5	1429-05
15766-94-6	588-08
15767-73-4	2230-01
15790-02-0	5394
15793-38-1	3425
15793-40-5	4376
15816-61-2	1210 H
15823-89-9	2595 H
15825-70-4	391 H
15826-37-6	5058-01
15845-96-2	5601
15845-98-4	1516 H
15876-67-2	5025 H
15879-93-3	802
15895-31-5	5373
15905-32-5	4151
15922-78-8	234 H
15949-69-6	3874 H
15949-72-1	3874
15992-13-9	3245
15995-71-8	5766 H
16006-74-9	5728
16008-36-9	3625
16022-70-1	5821-01
16024-67-2	3706
16029-28-0	928-05
16034-77-8	1863
16037-91-5	2076 H
16044-24-9	5091 H
16049-04-0	323-01
16063-83-5	4847-11
16110-51-3	5058
16112-96-2	1991
16146-79-5	4551 H
16154-78-2	2812 H
16185-21-0	4680
16188-61-7	3942
16188-76-4	3942 H
16189-10-9	1539
16203-97-7	4173
16225-16-4	2252
16231-75-7	3696
16237-07-3	1762 H
16255-48-4	5784
16259-34-0	6003
16286-69-4	4452 H
16289-41-1	1481 H
16301-30-7	3736-03
16317-69-4	1122 H
16322-14-8	1866
16327-90-5	3843-01
16378-21-5	4855
16378-22-6	4855 H
16391-75-6	5861-01 H
16398-39-3	6465 H
16422-62-1	985 H
16423-68-0	4151 H
16426-83-8	6459
16449-54-0	2387-01
16452-56-5	2876 H
16484-81-4	1849-03
16485-05-5	3637
16485-10-2	1150
16485-39-5	4466 H
16488-48-5	3485 H
16498-21-8	5503
16498-47-8	1460-01
16506-27-7	3127
16509-11-8	1198 H
16509-13-0	2266-11
16509-23-2	2896
16509-28-7	2481 H
16509-45-8	2028 H
16509-56-1	1712-01
16509-67-4	383-01
16510-14-8	3736-01
16545-11-2	5757
16549-56-7	5680
16550-22-4	5514 H
16562-18-8	4973
16562-98-4	1496
16564-41-3	5194-01
16571-59-8	4812
16589-24-5	1078 H
16590-41-3	4271
16595-76-9	1586 H
16595-80-5	1587 H
16604-45-8	3087 H
16643-66-6	2756-02
16649-79-9	259 H
16662-47-8	5696
16665-61-5	4272 H
16671-35-5	1249
16676-26-9	4610
16676-27-0	4610 H
16676-29-2	4271 H
16676-75-8	5957
16679-58-6	6089
16680-85-6	220 H
16689-12-6	3758
16755-07-0	1035
16759-59-4	1887
16768-69-7	1676
16773-42-5	620
16777-42-7	3995 H
16781-39-8	3010
16789-98-3	6089 H
16790-49-1	420
16791-42-7	4486
16802-77-0	2400
16806-29-4	732
16808-86-9	5524 H
16816-67-4	5051
16822-88-1	1269 H
16830-15-2	6101
16846-24-5	6055 H
16846-31-4	4301-15
16846-34-7	6019
16852-81-6	2517
16856-18-1	483-03
16862-11-6	928-01
16864-91-8	3337
16870-37-4	5953
16891-48-8	252
16891-80-8	2248
16898-31-0	5692 H
16904-30-6	823-01
16904-95-3	2713
16915-32-5	2820
16915-70-1	1799
16915-71-2	4409
16915-78-9	4459
16915-79-0	1222
16915-80-3	5758
16925-51-2	718
16941-32-5	6164
16960-16-0	6160
16960-31-9	4223-06
16977-55-2	429-01
16978-57-7	5738
17010-23-0	530 H
17013-39-7	1646
17019-04-4	4183
17021-26-0	4760
17022-25-2	2927-02
17022-52-5	167-04
17032-39-2	316-01
17033-82-8	2534
17033-83-9	2535
17081-01-5	1488 H
17086-16-7	1160 H
17088-72-1	5558 H
17090-79-8	5978
17127-48-9	3595
17140-01-1	5614 H
17140-44-2	164 H
17140-54-4	127-02
17140-60-2	667-01

17140-68-0	2354 H	17479-19-5	5949	17720-33-1	4266
17146-93-9	2325-05	17485-38-0	2987-01	17730-82-4	3432 H
17146-95-1	4074 H	17505-25-8	1804	17736-40-2	451-23
17162-32-2	5124 H	17507-67-4	1279	17737-65-4	2150
17169-60-7	49-05	17528-28-8	5682	17737-68-7	1800
17169-70-9	5902	17560-51-9	3027	17749-39-2	2980
17172-31-5	5839 H	17575-20-1	6105	17773-10-3	314-02
17196-88-2	1776	17575-21-2	6106	17780-72-2	2213
17199-54-1	4714	17575-22-3	6107	17784-12-2	1907
17199-55-2	4715	17590-01-1	3305	17824-89-4	3753
17199-58-5	5166	17598-65-1	6097	17854-59-0	6503
17199-59-6	5167	17605-73-1	6285 H	17885-08-4	119
17199-74-5	2717-01	17615-73-5	1880	17892-25-0	512
17224-46-3	445 H	17616-19-2	5131 H	17902-23-7	754
17226-75-4	3918	17617-23-1	4545	17908-64-4	5588-02
17230-85-2	3711	17622-94-5	899	17924-92-4	3672
17230-86-3	3310-01	17630-39-6	672	17929-04-3	4845 H
17230-88-5	4900	17630-44-3	270 H	17969-20-9	1499
17230-89-6	1510	17650-86-1	5767	17969-45-8	1814
17232-85-8	5719	17650-98-5	6131	17969-70-9	1814 H
17243-32-2	3959 H	17667-23-1	6556	18010-40-7	3775 H
17243-33-3	1983	17671-49-7	5644	18010-72-5	2788
17243-38-8	3055	17671-50-0	293-02	18016-80-3	4362
17243-39-9	3593	17673-25-5	4419	18046-21-4	3244
17243-49-1	2580	17676-08-3	4346 H	18052-15-8	2321
17243-56-0	3695 H	17682-63-2	6482 H	18053-31-1	4567
17243-57-1	2017	17692-15-8	972-01	18053-32-2	4567 H
17243-64-0	2641	17692-20-5	1455	18067-13-5	3732-02
17243-65-1	5964 H	17692-22-7	2205	18071-61-9	983 H
17243-68-4	1973	17692-23-8	5575	18075-21-3	3446 H
17243-70-8	1606	17692-26-1	5089	18084-97-4	4166
17259-75-5	862	17692-28-3	2441	18109-80-3	3790
17279-39-9	1738	17692-30-7	4813	18109-81-4	3790 H
17284-75-2	2913 H	17692-31-8	2324	18118-80-4	4706
17289-49-5	1121	17692-34-1	5157	18126-83-5	3320
17297-82-4	4363 H	17692-35-2	3636	18144-64-4	6238
17298-36-1	4180	17692-37-4	3605	18174-58-8	4860 H
17311-31-8	1223	17692-38-5	2729	18174-89-5	4402
17316-67-5	687	17692-39-6	4333	18195-32-9	6145
17321-77-6	3982 H	17692-43-2	2453	18205-85-1	3829 H
17332-61-5	4939	17692-44-3	1336	18272-48-5	5516 H
17341-99-0	2886 H	17692-45-4	2632	18296-44-1	4991
17364-14-6	477 H	17692-51-2	5395	18296-45-2	5017
17365-01-4	3556	17692-54-5	3084	18305-29-8	1957 H
17372-87-1	4150 H	17692-56-7	4981	18323-44-9	3812
17395-31-2	3043 H	17692-59-0	6085	18329-77-6	6196
17406-45-0	6115	17692-62-5	6161	18378-89-7	6119
17407-37-3	5907	17692-63-6	4080 H	18400-73-2	5918
17411-19-7	2286	17692-71-6	1933	18409-41-1	5587
17413-51-3	3024 H	17692-74-9	1515 H	18417-89-5	1948
17433-31-7	769	17693-51-5	3349-02	18429-62-4	4405 H
17449-96-6	2605-01	17716-89-1	3177	18429-69-1	3289
17471-45-3	5921 H	17719-89-0	3432	18429-78-2	2986

18455-25-9	640
18464-39-6	1221
18465-25-3	5850
18467-77-1	6284
18470-94-5	5441
18471-20-0	3908
18472-51-0	4972 H
18493-30-6	3585
18503-71-4	5787
18504-81-9	539
18507-89-6	5344
18527-35-0	709
18530-30-8	1731
18559-59-6	4002 H
18559-94-9	2351
18588-57-3	6264
18607-83-5	3303 H
18607-98-2	1878
18621-94-8	426-02
18652-93-2	2542
18668-43-4	6549
18679-90-8	1460
18683-91-5	2272
18694-40-1	1652
18700-78-2	3917
18704-67-1	925
18715-92-9	4008
18719-09-0	3362 H
18719-76-1	5579 H
18760-80-0	1741 H
18771-95-4	2942 H
18787-40-1	5030 H
18822-82-7	483-05
18826-92-1	2064
18831-34-0	4802
18833-13-1	995-03
18839-90-2	3976
18841-58-2	5030
18851-52-0	3819-01
18857-59-5	1536
18866-78-9	6285
18869-73-3	5470
18883-66-4	860
18910-65-1	4052
18921-65-8	4207
18921-69-2	4539 H
18921-70-5	4539
18921-73-8	4192
18966-32-0	3704
18966-39-7	4134
18968-99-5	942-01
18979-53-8	1730
18979-65-2	2337
18984-80-0	5332 H
18986-11-3	1999
18996-35-5	396-03
19014-05-2	5047 H
19022-40-3	3689
19025-95-7	39-01
19028-28-5	6334 H
19035-45-1	4802 H
19056-26-9	5812
19069-56-8	2561
19077-97-5	1057
19089-24-8	3776 H
19089-27-1	4435 H
19104-24-6	1249 H
19147-16-1	426-01
19166-49-5	2636
19179-78-3	5191
19179-88-5	5191 H
19210-12-9	5281
19216-56-9	3947
19237-84-4	3947 H
19238-49-4	274-03
19238-50-7	274-04
19281-29-9	2582
19281-32-4	2582 H
19288-87-0	3261 H
19291-69-1	5100
19294-90-7	5734
19311-91-2	1681
19314-14-8	1687
19326-29-5	2354 H
19341-59-4	2239 H
19356-17-3	5631
19360-00-0	5234
19367-61-4	532
19368-18-4	3015
19379-90-9	5210 H
19387-91-8	843
19388-87-5	676
19395-58-5	4225
19395-74-5	4559
19395-78-9	4225 H
19395-87-0	2988
19410-02-7	4845
19447-66-6	1242
19457-00-2	4690 H
19485-08-6	4274
19486-61-4	5783 H
19494-82-7	5702 H
19495-28-4	1731-01
19504-77-9	3457
19518-94-6	3150-01
19524-64-2	4223-09
19542-74-6	272 H
19561-70-7	587
19562-30-2	2513
19604-05-8	191 H
19622-55-0	355
19659-38-2	6041
19683-98-8	3198
19704-83-7	3808 H
19705-61-4	5748
19721-56-3	5716
19728-88-2	4311 H
19751-75-8	2055
19767-45-4	57 H
19774-82-4	5392 H
19794-93-5	3950
19796-54-4	1833 H
19804-27-4	3682
19819-47-7	1605
19854-90-1	6629
19863-06-0	6239
19875-60-6	4362 H
19877-89-5	6488
19879-06-2	4815
19881-18-6	6291
19885-51-9	4186
19888-56-3	5398
19889-45-3	1340
19905-05-6	6485
19982-08-2	6287
19992-80-4	3041-02
20004-62-0	4797
20047-75-0	4707
20069-02-7	3332
20069-03-8	4344
20079-30-5	6364
20085-26-1	5327-01
20123-80-2	365-01
20145-18-0	3227
20153-98-4	5855 H
20154-25-0	2832
20167-22-0	264 H
20168-99-4	4517
20170-20-1	4243
20186-22-5	3267
20187-55-7	2994
20210-97-3	3007
20223-76-1	2883
20223-84-1	3218
20225-98-3	3520 H
20228-26-6	4847-05
20228-27-7	1899
20229-30-5	4311
20231-81-6	5958

20233-35-6	4651-01	21071-51-2	3996	21662-79-3	2524
20235-11-4	5895-01	21084-44-6	1220 H	21666-86-4	4358 H
20236-82-2	4270 H	21085-60-9	71 H	21686-10-2	4288
20269-19-6	4325 H	21088-15-3	5326	21702-93-2	936
20287-37-0	2414	21100-36-7	4654 H	21715-46-8	3282
20305-51-5	5932	21130-01-8	1318	21722-66-7	4179
20326-12-9	3126	21132-59-2	1816	21730-16-5	6412
20326-13-0	3435	21140-85-2	3002	21738-42-1	2618
20344-15-4	3126 H	21149-26-8	239	21739-91-3	1509 H
20354-26-1	917	21156-48-9	5237 H	21751-39-3	2779-01
20380-58-9	3412	21178-62-1	4267 H	21755-66-8	4054
20396-62-7	4790-01	21187-98-4	2871	21766-53-0	2780
20421-13-0	3587	21200-24-8	2490	21791-39-9	2541 H
20423-87-4	1784 H	21208-26-4	5203	21817-73-2	5476 H
20424-00-4	5318	21216-78-4	4964 H	21820-82-6	3401
20432-64-8	4086 H	21221-18-1	3885	21829-22-1	3045
20432-69-3	2973	21228-13-7	4233	21829-25-4	3309
20432-72-8	3094 H	21228-28-4	4233 H	21840-08-4	952
20448-86-6	6546	21245-01-2	2611	21870-06-4	2587 H
20449-79-0	6159	21245-02-3	3474	21884-44-6	5800
20460-30-4	6113	21256-18-8	3539	21886-86-2	325 H
20480-93-7	451-21	21256-23-5	1411	21888-96-0	5093 H
20501-52-4	4891	21259-76-7	3218 H	21888-98-2	5093
20513-23-9	6043	21275-77-4	5862	21898-19-1	2019 H
20513-25-1	260	21288-69-7	5222	21919-05-1	946
20537-22-8	4626	21306-55-8	686	21919-06-2	5739
20537-88-6	315	21340-66-9	3012	21925-88-2	2948
20545-92-0	2364	21340-68-1	3283	21946-79-2	1471
20559-55-1	1942	21362-69-6	5454	21954-74-5	5844 H
20574-50-9	1969	21363-18-8	4747	21958-17-8	2454
20585-97-1	6370	21365-49-1	5248	22004-32-6	2344
20594-83-6	4676	21370-21-8	2288 H	22012-72-2	5536
20610-63-3	1575-02	21411-53-0	5672	22013-23-6	4238
20619-89-0	3886	21413-28-5	4504	22056-70-8	1353
20667-01-0	5466 H	21416-67-1	1726	22059-60-5	4725 H
20683-98-1	821	21434-91-3	3181	22071-15-4	3000
20684-06-4	4394 H	21440-97-1	1212	22089-22-1	1136
20724-76-9	690	21462-39-5	3812 H	22103-14-6	3986
20769-36-2	4627	21466-07-9	1796 H	22131-35-7	3780
20788-07-2	2137	21489-20-3	4343	22131-79-9	1547
20799-24-0	4961	21492-67-1	4571	22136-26-1	3958
20830-49-3	201	21512-15-2	545	22136-27-2	4016
20830-75-5	6033	21535-47-7	3602 H	22150-28-3	6519
20830-81-3	5569	21560-58-7	4063	22151-68-4	2542 H
20831-76-9	3124	21560-59-8	4064	22164-94-9	3099
20866-13-1	4559 H	21590-91-0	4910	22173-83-7	3676 H
20915-57-5	1867	21590-92-1	5143	22178-11-6	5954
20938-38-9	6255	21593-23-7	3295	22181-94-8	2575
20977-05-3	6123 H	21626-89-1	2961	22181-95-9	3154
20977-50-8	4073	21649-57-0	5067 H	22189-31-7	5146 H
20977-53-1	3663	21650-02-2	3163 H	22189-32-8	2653 H
20984-33-2	1203	21661-62-1	3680-01	22194-54-3	5345 H
21019-30-7	5985	21661-63-2	3641-01	22195-34-2	1461 H

22198-93-2	3385	22587-11-7	6273	23093-74-5	2586 H
22199-08-2	1227-02	22587-15-1	910	23110-15-8	5519
22199-46-8	3614 H	22587-19-5	910 H	23111-34-4	5563
22202-75-1	3599 H	22587-29-7	6273 H	23113-01-1	4393
22204-24-6	1650-01	22601-59-8	6149	23131-02-4	5039-01
22204-29-1	2798 H	22613-45-2	1529 H	23140-06-9	2228 H
22204-53-1	2477	22619-35-8	4796	23142-01-0	4453 H
22204-87-1	3222 H	22623-20-7	3604 H	23142-02-1	3801
22204-88-2	3200 H	22632-00-4	3046 H	23146-60-3	1847
22204-89-3	2583	22632-06-0	1359	23152-29-6	6056
22204-91-7	4209	22647-32-1	3055 H	23155-02-4	116
22226-37-5	3376	22650-86-8	553-02 H	23163-42-0	4733
22231-33-0	821 H	22661-76-3	5033	23163-51-1	5463
22232-54-8	625	22661-96-7	5033 H	23182-46-9	5171 H
22232-57-1	3678	22662-39-1	3834	23191-75-5	4235
22232-64-0	3443	22662-93-7	2652	23210-56-2	4660
22232-71-9	2969	22664-55-7	3480	23210-58-4	4660 H
22232-73-1	3958 H	22693-65-8	990	23214-92-8	5570
22248-79-9	1196 H	22730-86-5	2811	23226-37-1	4016 H
22252-38-6	5003	22733-60-4	4986	23233-88-7	2683
22254-24-6	4415 H	22736-85-2	2406	23239-36-3	1744 H
22260-51-1	5877 H	22737-01-5	2406 H	23239-37-4	3175 H
22263-51-0	5687	22760-18-5	3571	23239-41-0	2190 H
22263-79-2	5769	22775-12-8	1752 H	23239-51-2	3374 H
22266-25-7	2363 H	22790-84-7	6277	23247-36-1	1865 H
22273-09-2	6509 H	22801-44-1	2876	23249-97-0	6225
22292-91-7	3624	22832-87-7	3522 H	23255-93-8	4305 H
22293-47-6	1621	22844-11-7	1182-01	23255-99-4	2994 H
22298-29-9	5736	22846-83-9	2347 H	23256-09-9	3615 H
22304-34-3	4890	22862-76-6	2567	23256-23-7	1624
22316-47-8	2972	22876-60-4	1735 H	23256-26-0	4063 H
22325-99-1	3159	22881-35-2	5297	23256-28-2	4064 H
22336-84-1	5919	22887-42-9	5693 H	23256-30-6	1342
22345-47-7	4879	22888-70-6	5378	23256-39-5	304 H
22365-40-8	3253	22892-02-0	5944 H	23256-50-0	721 H
22373-78-0	5978 H	22906-83-8	4941	23257-44-5	5523
22407-74-5	5527	22916-47-8	3522	23257-56-9	2565 H
22414-91-1	2089	22929-32-4	3351	23257-58-1	4262 H
22414-93-3	2089 H	22933-72-8	3542	23271-63-8	4999
22431-21-6	3882	22940-77-8	1247	23271-74-1	4429
22455-11-4	1772	22950-29-4	1752	23277-43-2	4676 H
22457-89-2	4010	22987-21-9	61	23277-50-1	549-13
22465-48-1	6142-01	22993-25-5	3578 H	23277-71-6	3097-04
22484-64-6	371-01	22994-85-0	1850	23280-04-8	1701
22487-42-9	4665	23015-40-9	1796	23284-23-3	4886
22494-27-5	2700	23023-91-8	535	23284-27-7	5895-03
22494-42-4	6290	23031-25-6	2053	23288-49-5	5859
22514-23-4	1665	23031-32-5	2053 H	23325-78-2	3053 H
22540-11-0	588-11	23047-25-8	5481	23327-57-3	3318 H
22561-27-9	5099	23068-56-6	1198	23327-65-3	5832-02
22572-04-9	6157	23076-35-9	1970 H	23360-92-1	6648
22572-37-8	1086 H	23089-26-1	2929	23363-64-6	3534
22573-93-9	5559	23092-17-3	3243	23374-45-0	3734

23384-69-2	362-01
23411-34-9	1429-02 H
23412-26-2	6058
23413-66-3	752
23444-86-2	3099 H
23454-33-3	3669 H
23465-76-1	4911
23469-05-8	5448 H
23476-83-7	3826 H
23486-22-8	2609 H
23492-69-5	4277
23519-26-8	3675 H
23537-16-8	5799 H
23541-50-6	5569 H
23564-06-9	2549
23567-67-1	542
23567-86-4	497-04
23573-50-4	1928 H
23573-66-2	2312
23579-12-6	293-04
23580-33-8	2755
23593-08-0	2441 H
23593-75-1	4800
23595-00-8	2379
23597-82-2	1998
23597-90-2	284 H
23602-78-0	3903
23607-71-8	5965 H
23618-66-8	6004 H
23623-36-1	3932
23635-43-0	2266-01
23642-66-2	3903 H
23664-66-6	5592 H
23668-11-3	6619
23668-90-8	2012
23674-86-4	5591
23694-81-7	6382
23696-28-8	1877
23707-33-7	3640
23712-05-2	1215 H
23724-96-1	3799
23733-09-7	171-05
23742-02-1	2259
23744-24-3	4860
23757-42-8	502
23758-80-7	5598
23775-92-0	5702
23779-99-9	4177
23780-36-1	1867 H
23784-10-3	4747 H
23790-08-1	5354
23829-65-4	5477 H
23843-90-5	4847-02
23845-79-6	5477
23869-24-1	5743
23873-85-0	5339
23875-59-4	3789 H
23887-41-4	4403
23887-46-9	5002
23887-47-0	4752
23891-60-3	5665
23903-11-9	4042 H
23910-07-8	1203-01
23915-73-3	6282
23915-74-4	6282 H
23915-80-2	1169-01
23918-98-1	1041
23930-19-0	4762
23930-37-2	5200
23943-03-5	1989
23964-57-0	2333 H
23964-58-1	2333
23983-19-9	6543
23983-43-9	5548
24047-16-3	2926
24047-25-4	722
24050-58-6	5665 H
24143-17-7	3555
24145-43-5	150
24159-07-7	3095
24166-13-0	3258
24169-02-6	3536 H
24175-05-1	2134-01
24209-02-7	2749
24209-51-6	2749 H
24217-08-1	2084
24219-97-4	3602
24233-80-5	5527 H
24237-54-5	3340
24237-55-6	3340 H
24243-89-8	3259
24243-97-8	2584
24279-91-2	2831
24280-93-1	3359
24292-47-5	5858
24305-27-9	3153
24320-27-2	4888
24327-42-2	405-01
24340-35-0	1336 H
24340-62-3	5063
24353-32-0	3966 H
24353-45-5	3471
24353-88-6	2086
24356-60-3	3295 H
24356-66-9	1347 H
24356-94-3	5746 H
24357-98-0	3817 H
24358-65-4	4712 H
24358-76-7	5655
24358-84-7	2877
24359-14-6	2712
24359-81-7	3330 H
24360-05-2	451-02
24360-55-2	5301
24360-58-5	5819-01
24360-85-8	4161 H
24360-92-7	1585-01
24360-97-2	3973 H
24381-49-5	314-17
24381-55-3	2328 H
24390-12-3	3605 H
24390-14-5	4848-01
24394-09-0	4371
24397-89-5	2335
24407-55-4	4380 H
24425-41-0	1978
24428-71-5	5078 H
24440-32-2	4523-01
24455-58-1	5078
24466-64-6	393-08
24495-62-3	4213
24526-64-5	3058
24527-27-3	4841
24533-01-5	5535 H
24535-67-9	2034
24538-58-7	2645
24579-08-6	4228
24590-86-1	2721 H
24598-73-0	227-01
24619-81-6	1770 H
24620-67-5	3320 H
24622-52-4	3472 H
24622-72-8	3472
24631-38-7	1872 H
24632-47-1	2015
24634-59-1	5725
24643-94-5	4828
24645-20-3	2846
24656-22-2	4054 H
24668-75-5	5690
24671-26-9	4111
24677-86-9	4832 H
24678-13-5	4832
24679-20-7	6610
24699-40-9	4054 H
24729-96-2	3813
24730-10-7	5949-01
24730-31-2	6121
24789-78-4	3493 H

24808-87-5	5400	25333-78-2	5599 H	25956-47-2	6280
24809-02-7	3717	25333-79-3	4836-01	25968-91-6	3628 H
24815-24-5	5950	25333-96-4	2604	25999-20-6	5939 H
24815-25-6	4897 H	25354-97-6	3228	25999-31-9	5939
24840-26-4	3097-06	25377-76-8	87	26000-16-8	5995
24840-59-3	5726 H	25377-92-8	3716	26009-03-0	29
24853-80-3	3102 H	25384-17-2	3729	26016-98-8	116 H
24868-20-0	2390-01	25387-67-1	4185 H	26020-55-3	4525
24870-04-0	6156	25387-70-6	2737 H	26047-03-0	1601
24886-52-0	3102	25389-94-0	3819 H	26048-05-5	6080
24891-21-2	3574	25392-50-1	2486	26049-76-3	4854
24894-50-6	5183	25394-78-9	2798	26058-50-4	4401 H
24911-59-9	451-03	25395-22-6	966	26070-23-5	4575
24911-88-4	451-04	25395-28-2	955	26070-52-0	6259
24916-50-5	6069	25422-75-7	1584	26070-68-8	4295 H
24932-91-0	1060	25429-40-7	658 H	26070-78-0	4295
24998-17-2	1180 H	25442-88-0	4430	26086-49-7	4789
25019-85-6	1944	25447-65-8	5854	26087-98-9	2658
25029-11-2	2039	25498-47-9	5052 H	26097-80-3	2470
25045-66-3	483-07	25507-04-4	5942 H	26112-50-5	496-01
25046-79-1	4395	25509-07-3	2957	26119-36-8	901 H
25047-48-7	5653	25523-97-1	3079	26124-68-5	29 H
25053-27-4	42 H	25546-65-0	3505	26127-08-2	1775
25053-81-0	425	25552-58-3	6539 H	26129-32-8	2726
25092-07-3	5161	25552-59-4	6539	26130-02-9	6360
25092-41-5	5186	25573-43-7	2870	26155-31-7	1969 H
25112-68-9	233-01	25584-82-1	488-01	26159-34-2	2477-01
25122-41-2	4920	25614-03-3	5877	26159-36-4	2514
25122-46-7	5411	25614-78-2	1103	26171-23-3	2770
25122-57-0	6606	25644-08-0	4370	26176-67-0	283 H
25126-32-3	6103	25655-41-8	400-01	26188-15-8	3609
25126-38-9	667-02	25662-95-7	4070	26225-59-2	5242
25127-31-5	3927 H	25672-33-7	214-01	26229-62-9	4468 H
25129-81-1	1944 H	25683-71-0	2472	26236-75-9	5744
25129-91-3	3782	25717-80-0	1107	26241-81-6	5786
25146-18-3	3907-01	25771-23-7	4198	26242-33-1	4581
25155-18-4	5712 H	25803-14-9	3849	26244-91-7	3307
25161-41-5	5321	25812-30-0	6386	26244-92-8	3307 H
25229-42-9	1435	25827-12-7	3710	26248-39-5	5712
25238-82-8	3831 H	25827-13-8	3710 H	26257-13-6	40 H
25267-22-5	658	25827-76-3	1864	26271-72-7	5355
25269-04-9	2366	25843-64-5	4547	26271-84-1	4116 H
25287-60-9	3901	25858-60-0	2923 H	26281-69-6	3197
25312-31-6	3581	25859-76-1	4731	26296-41-3	5366
25314-87-8	3991	25875-50-7	2727 H	26304-61-0	6272
25316-40-9	5570 H	25875-51-8	2727	26305-03-3	5943
25331-92-4	4088	25876-10-2	4791	26308-28-1	2789
25332-01-8	3144	25905-77-5	3404	26309-95-5	4969 H
25332-02-9	3144 H	25931-86-6	4159-01	26322-65-6	4468
25332-13-2	4355 H	25947-99-3	6424	26328-00-7	4752 H
25332-39-2	3950 H	25948-00-9	6424 H	26328-53-0	6292
25333-02-2	2598 H	25953-17-7	3404 H	26350-39-0	1885
25333-77-1	5599	25953-19-9	2474	26363-46-2	4653 H

26481-51-6	2349	27025-49-6	5067	27589-33-9	6262
26490-31-3	5837	27031-08-9	1946	27591-01-1	3456
26513-90-6	2541	27035-30-9	6475	27591-42-0	4194
26538-44-3	3749	27050-41-5	2531	27591-69-1	5432 H
26545-50-6	5820	27058-84-0	6316 H	27591-97-5	5432
26545-90-4	5313	27060-91-9	3870	27597-63-3	1565
26552-51-2	3067	27066-98-4	3129-03	27610-08-8	5878
26570-10-5	4958-01	27067-77-2	227-03	27621-74-5	3110 H
26578-67-6	2367 H	27076-46-6	6600	27689-69-6	3684
26590-31-8	601	27082-31-1	131	27689-70-9	3684 H
26598-44-7	4897 H	27107-79-5	3412 H	27736-80-7	5294
26605-69-6	5478 H	27112-37-4	5448	27737-38-8	2878
26615-21-4	6462	27115-86-2	5909 H	27762-78-3	459
26629-86-7	2533 H	27127-79-3	6052	27826-45-5	5179
26629-87-8	2533	27164-46-1	2474 H	27833-64-3	3566-01
26650-05-5	3497 H	27166-18-3	2570	27848-84-6	5230
26652-09-5	3374	27199-40-2	2120	27849-94-1	1713 H
26657-13-6	5586-01 H	27203-92-5	3200	27856-11-7	617
26658-42-4	904 H	27220-47-9	3536	27877-51-6	3594
26660-43-5	5888 H	27223-35-4	4174	27885-92-3	3911
26673-60-9	4138 H	27247-96-7	874	27890-59-1	1194
26675-46-7	70	27258-23-7	4679	27917-82-4	503-01
26687-88-7	5412	27276-25-1	3181-01	27922-80-1	1992-01
26717-47-5	3140	27279-43-2	108 H	27951-69-5	1790
26718-25-2	3860	27280-85-9	815-05	27959-26-8	5913
26750-81-2	2262	27292-46-2	1383	27963-65-1	4273 H
26774-90-3	3137	27293-82-9	2809	28002-18-8	3070-01
26785-16-0	4279	27297-42-3	5513	28003-86-3	481-03
26785-17-1	4528	27302-90-5	763	28014-46-2	3713-01
26786-32-3	5481 H	27303-92-0	5506	28022-11-9	6046
26786-84-5	2688	27312-93-2	4211 H	28038-04-2	314-09
26787-78-0	3098	27314-77-8	1230	28041-93-2	569-02
26788-57-8	5412 H	27315-91-9	5418	28044-46-4	5002 H
26791-18-4	3921 H	27318-86-1	1382	28053-08-9	2917 H
26807-65-8	3026	27325-36-6	2889	28058-62-0	5676 H
26839-75-8	2361	27367-90-4	4318	28069-65-0	5467
26844-12-2	4865	27401-86-1	451-01	28120-03-8	2584 H
26849-57-0	5249	27432-00-4	3648	28125-87-3	1269
26864-56-2	5647	27450-21-1	5066	28141-39-1	1085 H
26887-04-7	5221	27464-23-9	862 H	28168-10-7	2818
26907-37-9	249	27466-27-9	4513	28179-44-4	1829
26908-91-3	6546 H	27466-29-1	4513 H	28189-85-7	3175
26921-17-5	2361 H	27469-53-0	5488	28221-20-7	2934
26921-72-2	543	27470-51-5	5232	28223-69-0	1116
26944-48-9	3740	27471-60-9	5703 H	28227-96-5	2005
26958-05-4	6592 H	27507-45-5	3444	28240-18-8	5134
26973-24-0	6298	27511-99-5	3115	28243-76-7	6381 H
26976-72-7	427	27523-40-6	3523	28300-74-5	171-03
26995-91-5	6049	27574-24-9	4837	28384-81-8	588-07
27007-15-4	458 H	27574-25-0	4837 H	28395-03-1	3343
27007-85-8	4841 H	27581-00-6	3173	28453-33-0	418
27016-31-5	1442-04	27581-02-8	3174	28482-91-9	6274
27022-50-0	1493	27588-43-8	4979 H	28523-86-6	137

28532-90-3	5236
28546-58-9	3535
28598-08-5	4077
28599-37-3	3317 H
28610-84-6	2334
28614-19-9	4502
28657-80-9	1820
28721-46-2	754 H
28725-18-0	42
28754-68-9	703
28757-47-3	876
28757-48-4	876 H
28781-64-8	3051
28782-42-5	5651
28797-61-7	3946
28810-23-3	4878
28815-27-2	3817
28820-28-2	3839
28836-20-6	1999 H
28860-95-9	1366 H
28875-47-0	3780 H
28907-44-0	6440
28907-45-1	6440 H
28911-01-5	3246
28913-23-7	6579
28933-69-9	465-06
28947-50-4	4406
28971-58-6	5261
28978-07-6	1084
28981-97-7	3252
29025-14-7	5691 H
29049-65-8	945 H
29050-11-1	1175
29053-27-8	1523
29069-24-7	5952
29094-61-9	4684
29098-15-5	3285
29110-47-2	6209
29110-48-3	6209 H
29113-41-5	1096
29122-68-7	6349
29125-56-2	5022 H
29126-50-9	167-01
29171-77-5	849
29176-29-2	6358
29216-28-2	4242
29218-27-7	1613
29285-93-6	2912 H
29334-07-4	1191
29334-13-2	1133 H
29342-02-7	608
29342-05-0	2000
29396-70-1	3482 H
29427-51-8	2558
29442-58-8	3273
29457-07-6	2787 H
29462-18-8	6438
29465-51-8	5880-01
29474-12-2	1472
29520-22-7	1544
29535-27-1	134 H
29541-85-3	3929
29546-59-6	5031 H
29559-00-0	2341
29560-58-5	4869 H
29604-16-8	4927
29611-66-3	4492 H
29619-86-1	5904
29620-30-2	4022 H
29676-94-6	1353 H
29701-07-3	3825 H
29701-08-4	1390-01
29726-99-6	4880
29755-12-2	2813 H
29764-65-6	2342
29764-66-7	2342 H
29767-20-2	5870
29769-70-8	4202 H
29773-01-1	1159 H
29782-68-1	6597
29790-52-1	1357-01
29826-16-2	5852
29868-97-1	3946 H
29869-90-7	3618
29870-99-3	102-07
29883-15-6	4391
29899-95-4	5414
29908-03-0	6384
29936-79-6	6340
29952-13-4	3470
29952-87-2	1245-05
29953-55-7	3470 H
29958-58-5	6590 H
29975-16-4	2950
30003-49-7	6656 H
30011-11-1	3888
30015-57-7	1778 H
30033-10-4	5554 H
30073-40-6	3421 H
30097-06-4	6179
30099-00-4	4435
30103-44-7	3776
30116-80-4	3209 H
30117-45-4	5006 H
30187-90-7	6390
30190-86-4	2853
30190-87-5	2853 H
30194-63-9	3700
30223-48-4	4211
30266-58-1	1164
30272-08-3	6564 H
30279-49-3	6402
30286-75-0	6492 H
30297-71-3	4589
30299-08-2	5675
30300-93-7	1470
30300-94-8	1470 H
30387-39-4	6130
30387-51-0	1303
30392-40-6	6617
30418-38-3	4002
30484-77-6	5474 H
30529-16-9	2412
30531-86-3	2976
30533-89-2	3835
30544-47-9	3568
30544-61-7	3562
30578-37-1	6252 H
30605-60-8	601
30632-01-0	4448 H
30653-83-9	2539
30685-43-9	6051
30709-69-4	6192
30720-07-1	1703 H
30748-23-3	1703
30748-29-9	4203
30751-23-6	4915
30817-43-7	4766 H
30826-72-3	6308 H
30840-27-8	5500
30851-76-4	5897
30868-30-5	1092
30909-51-4	5901
30910-27-1	2959
30914-89-7	6248
30924-31-3	1758
30986-62-0	6179-01
30999-06-5	5792-01
31002-79-6	6633
31036-80-3	6247
31065-89-1	3727 H
31101-25-4	4140
31112-62-6	3646
31127-82-9	5475
31139-87-4	2797 H
31149-45-8	3317 H
31209-24-2	1977
31221-85-9	3747
31224-92-7	6373

31232-26-5 4216
31235-50-4 1643
31314-38-2 4321
31323-25-8 48-01
31329-57-4 5323
31335-60-1 48
31342-36-6 1568-01
31352-82-6 2766
31362-50-2 6660
31365-44-3 1280
31377-23-8 1443-01
31386-24-0 4107
31386-25-1 4876
31416-65-6 3651
31428-61-2 777
31428-62-3 777 H
31430-15-6 6397
31430-18-9 6325
31431-39-7 2982
31431-43-3 2186
31477-60-8 5810
31478-45-2 6193
31560-59-5 1490-01
31581-02-9 6027
31598-07-9 5922
31604-59-8 2367 H
31604-64-5 2367-01
31613-93-1 2367-02
31637-97-5 3563
31641-88-0 644 H
31661-12-8 4448
31677-93-7 2274 H
31698-14-3 1039
31698-46-1 2367-03
31721-17-2 4574
31722-61-9 1778
31729-24-5 3125
31751-89-0 2626-01
31770-74-8 3120
31770-79-3 5750
31774-33-1 1248
31785-60-1 3525
31793-07-4 2194
31828-50-9 3096 H
31828-71-4 1742
31842-01-0 3271
31842-61-2 2007 H
31847-13-9 4853
31848-01-8 4565
31848-02-9 4565 H
31852-19-4 4959-01
31879-05-7 2750
31883-05-3 4869
31884-77-2 5385 H
31932-09-9 2823
31959-88-3 3601 H
31969-05-8 3456 H
31980-29-7 3024
32019-26-4 499
32059-15-7 1156
32059-27-1 1860
32060-33-6 6352
32066-26-5 6452
32179-46-7 6226 H
32195-33-8 5652
32211-97-5 6339
32222-55-2 3873-01
32222-75-6 5230 H
32253-37-5 274-07
32267-37-1 1487
32295-18-4 6447
32303-89-2 3397
32307-90-7 3851
32359-34-5 3087
32361-10-7 5447
32367-75-2 4310
32385-11-8 4144
32386-39-3 3756
32388-21-9 1036
32421-46-8 4729
32434-24-5 5968 H
32447-90-8 3413
32451-42-6 1931
32527-55-2 2808
32564-58-2 6289
32601-57-3 2571-01
32619-42-4 5424
32663-88-0 2795
32665-36-4 4979
32672-69-8 4629 H
32696-18-7 4745
32710-91-1 6571
32768-20-0 738-01
32780-64-6 4029 H
32795-44-1 6388
32795-47-4 3058 H
32797-92-5 4916
32808-51-8 3083
32808-53-0 3083 H
32829-58-6 2314
32838-26-9 6288
32838-28-1 6430
32886-97-8 4769
32887-01-7 2902
32908-07-9 771 H
32909-92-5 994
32953-81-4 4200
32953-89-2 2007
32954-43-1 5212
32981-34-3 2051-02
32986-56-4 3824
32988-50-4 5460
33005-95-7 2433
33025-33-1 4553 H
33049-22-8 4847-10
33060-69-4 402
33069-62-4 6095
33089-61-1 6486
33103-22-9 5459
33122-60-0 4412
33124-50-4 4894
33125-97-2 2505
33145-88-9 4872
33162-17-3 2286 H
33189-65-0 4351
33237-74-0 4977 H
33246-03-6 4406 H
33286-22-5 4883 H
33318-48-8 1964-02
33335-58-9 6009 H
33337-34-7 324 H
33342-05-1 5585
33369-31-2 6362
33369-44-7 3023
33386-08-2 4753 H
33396-37-1 6625
33401-94-4 1650 H
33402-03-8 1076 H
33404-78-3 1157
33414-30-1 4530
33414-36-7 4843
33419-42-0 5733
33419-68-0 1713
33453-19-9 3531
33453-23-5 3875
33459-27-7 3266
33459-28-8 2968
33466-16-9 3517
33510-78-0 3196 H
33515-09-2 6126
33529-63-4 3389
33545-56-1 3603
33564-30-6 3054 H
33564-31-7 5502
33580-30-2 3206 H
33605-67-3 6640
33605-94-6 3196
33608-18-3 5068 H
33665-90-6 6175

33667-48-0	689
33671-46-4	3009
33743-96-3	4553
33755-46-3	5607
33765-80-9	5011
33776-88-4	5553
33779-37-2	5401
33813-84-2	4781
33817-20-8	4969
33855-47-9	3396 H
33889-69-9	6596
33966-58-4	429-02
33977-30-9	1141 H
33979-27-0	6631 H
33996-33-7	643
34031-32-8	6524
34039-01-5	3885
34042-85-8	2167
34044-11-6	6081
34061-33-1	4548
34061-34-2	4548 H
34089-81-1	465-10
34097-16-0	5600
34098-41-4	2082
34106-48-4	1798 H
34114-01-7	2939 H
34118-92-8	6388
34144-82-6	5371 H
34148-01-1	3082
34150-62-4	498 H
34154-59-1	2885 H
34161-23-4	4208 H
34161-24-5	4208
34183-22-7	4667 H
34195-34-1	3628 H
34205-43-1	3097-05
34214-49-8	3906-05
34220-70-7	950-10
34233-73-3	2838
34256-91-2	3624 H
34258-79-2	2996
34262-84-5	3576
34273-10-4	6050
34297-34-2	4681
34300-25-9	3786 H
34301-55-8	5648 H
34316-48-8	3910
34317-08-3	451-09
34317-37-8	4223-07
34319-16-9	3221 H
34320-72-4	3205 H
34333-95-4	1164 H
34349-88-7	4982
34368-04-2	3688
34381-68-5	3777 H
34398-83-9	836 H
34427-79-7	3906-04
34433-66-4	5165
34435-09-1	3577
34435-11-5	3577 H
34444-01-4	3580
34461-73-9	3969 H
34482-99-0	3251
34493-98-6	3823
34499-96-2	1848
34520-86-0	4789 H
34521-09-0	171-02
34522-46-8	4525 H
34524-20-4	6647
34535-83-6	4382 H
34552-78-8	2273 H
34552-83-5	5735 H
34552-84-6	2451
34580-13-7	6480
34608-77-0	6589
34616-39-2	4382
34633-34-6	6441
34645-84-6	2384
34661-75-1	4433
34662-67-4	4218
34675-84-8	6453
34682-15-0	6403
34703-49-6	1457
34705-39-0	118
34717-26-5	3607-01
34735-40-5	3137 H
34740-13-1	2241
34753-46-3	4263
34755-53-8	6217 H
34758-83-3	5177
34758-84-4	5177 H
34760-49-1	3575
34775-83-2	4927 H
34779-28-7	3070
34786-70-4	6098
34787-01-4	2787 H
34816-55-2	4638
34820-53-6	5908
34839-70-8	1130
34866-46-1	2353 H
34866-47-2	2353
34879-34-0	159-01
34887-52-0	3028
34892-17-6	2121 H
34911-55-2	2274
34914-25-5	1920
34914-39-1	632
34915-68-9	2586
34938-99-3	3773 H
34957-04-5	4941 H
34959-30-3	4864 H
34966-41-1	6383
34970-69-9	1129
34976-39-1	6327
34985-87-0	2970-01
34987-38-7	4012 H
35035-05-3	3414 H
35050-55-6	3113
35055-78-8	5723 H
35059-06-4	1733
35067-47-1	6328
35100-41-5	2588 H
35100-44-8	4984
35108-88-4	3793 H
35115-60-7	6654
35135-67-2	5262
35135-68-3	4895
35142-68-8	5298
35189-28-7	5170
35206-03-2	2656 H
35212-22-7	3551
25265-50-0	5123
35273-88-2	5391
35319-70-1	3257
35322-07-7	3565
35322-29-3	1774-03
35340-64-8	2303 H
35386-24-4	1709
35413-70-8	3980
35423-09-7	3014
35423-51-9	4115
35449-36-6	6351
35452-73-4	6534
35454-94-5	5637
35457-80-8	6035
35502-75-1	3524 H
35507-03-0	4102
35515-77-6	5999 H
35523-45-6	6173
35531-88-5	5478
35543-24-9	6455 H
35556-06-0	4240 H
35576-08-0	6224 H
35597-44-5	6182
35604-67-2	2316 H
35607-13-7	4402
35607-20-6	6071
35607-36-4	5651 H
35607-66-0	3054

35620-67-8	4997 H	36504-64-0	3278	37350-58-6	2925
35663-85-5	621	36504-94-6	5404 H	37398-31-5	6406
35700-23-3	6552	36505-82-5	3088	37414-45-2	1540 H
35703-32-3	1919	36505-83-6	3820 H	37452-43-0	3714-01
35710-57-7	3020	36505-84-7	4753	37470-13-6	3842
35711-34-3	2770 H	36508-71-1	5917 H	37497-00-0	6191
35727-72-1	2171	36518-02-2	1898	37517-26-3	6015
35764-73-9	6533	36531-26-7	2234	37517-28-5	5053
35775-82-7	6036	36592-77-5	3480 H	37517-30-9	3777
35775-84-9	6076	36616-52-1	2501	37517-33-2	2609
35795-16-5	4434	36637-18-0	3483	37526-80-0	2183
35834-26-5	5863	36637-19-1	3483 H	37529-08-1	6420
35838-58-5	6345 H	36637-22-6	5343	37554-40-8	6393
35838-63-2	4522	36688-78-5	5942	37561-27-6	5473
35843-07-3	4682	36702-83-7	4220	37571-84-9	1428
35843-09-5	4682 H	36703-88-5	1290-01	37585-38-9	6404
35846-53-8	5927	36735-22-5	6431	37598-92-8	3906-07
35891-93-1	6256 H	36740-73-5	3537	37598-94-0	6276
35898-76-1	2835	36791-04-5	832	37612-13-8	4928
35898-78-3	2905 H	36798-16-0	3850-02	37634-50-7	3129-02
35898-87-4	5855	36798-79-5	6336	37640-71-4	4977
35941-65-2	4649	36804-75-8	3756 H	37646-31-4	4510
35941-71-0	2808 H	36815-43-7	4557	37647-52-2	6435 H
35941-97-0	465-02	36822-11-4	1177	37661-08-8	4683 H
35944-74-2	2198 H	36835-59-3	196-01	37664-95-2	6268
35947-07-0	49-01	36889-15-3	4145	37681-00-8	2504
35981-68-1	6267	36894-69-6	4029	37686-84-3	4404
35991-93-6	2507 H	36913-04-9	1738 H	37686-85-4	4404 H
36002-19-4	2487 H	36920-48-6	4512	37693-01-9	6537
36093-47-7	4158	36921-54-7	2355-01	37721-39-4	4163-01
36104-80-0	3872	36924-82-0	1889	37723-78-7	2810
36115-07-8	5496 H	36945-03-6	3300	37750-83-7	712
36115-11-4	5496	36950-85-3	5040	37751-39-6	6435
36119-03-6	5724	36950-96-6	2999	37753-10-9	878
36121-13-8	4104	36980-34-4	5822	37762-06-4	6301
36141-82-9	4308	36981-93-8	1993 H	37770-79-9	6241
36148-38-6	3657	36983-69-4	5779	37795-69-0	1178
36175-05-0	6461 H	37069-07-1	4497 H	37800-79-6	5869 H
36175-06-1	6461	37087-94-8	2529	37816-49-2	4055 H
36177-00-1	2905	37091-65-9	6507 H	37855-92-8	3570
36179-23-4	3943	37091-66-0	6507	37863-70-0	6304
36192-10-6	2779-03	37106-99-3	5667	37883-00-4	5460 H
36199-78-7	3221	37107-06-5	2975	37891-88-6	1238 H
36218-19-6	3850-01	37132-72-2	6350	37895-35-5	5562
36292-69-0	6471	37134-80-8	1135	37933-66-7	6048
36296-31-8	338-01	37139-68-7	3178 H	37998-27-9	6156 H
36309-01-0	3722	37148-27-9	2019	38029-10-6	2070 H
36322-90-4	2735	37171-97-4	5326 H	38070-41-6	6222 H
36330-85-5	3001	37270-89-6	5353-01	38081-67-3	2610
36342-92-4	4303 H	37281-41-7	6661	38097-15-3	269
36441-41-5	5796	37296-80-3	904 H	38103-61-6	4030
36445-21-3	1190	37321-09-8	4787	38114-83-9	1626 H
36471-39-3	6529	37341-70-1	2325-08	38129-37-2	2037

38146-43-9	5293-01
38194-50-2	4176
38198-35-5	6568 H
38241-39-3	1128 H
38274-54-3	956
38304-91-5	1122
38337-95-0	39-03
38349-38-1	6450
38363-40-5	3788
38373-83-0	2260
38450-46-3	6236
38452-29-8	6235
38455-90-2	1740 H
38462-04-3	6575
38474-15-6	5381-01
38562-01-5	4473-01
38571-19-6	6392
38647-79-9	2707
38668-01-8	121
38677-81-5	2070
38677-85-9	2407
38738-59-9	4669 H
38821-49-7	1366 H
38821-53-3	3096
38821-80-6	3718
38869-91-9	480
38873-55-1	2965
38886-21-4	572
38916-34-6	6662
38964-88-4	4226
38978-12-0	2866 H
38989-38-7	6559 H
39012-86-7	3553-01
39024-96-9	4223-08
39038-32-9	4206
39044-39-8	5586-03
39051-50-8	3881
39055-69-1	4848-02
39080-40-5	2655 H
39087-48-4	1245-02
39113-89-8	6470
39133-31-8	4968
39133-32-9	4968 H
39178-37-5	3270
39186-49-7	5142
39197-05-2	2822 H
39197-06-3	2822
39219-28-8	5010
39295-60-8	2548-02
39295-97-1	6166 H
39315-52-1	3716-01
39366-34-2	1482-01
39377-38-3	150 H
39472-29-2	5475 H
39472-31-6	5482-01
39474-58-3	2548-04
39492-01-8	6423
39516-21-7	6588
39543-79-8	6416 H
39544-74-6	3532
39552-01-7	6416
39563-28-5	6310
39617-08-8	1297 H
39624-65-2	3570 H
39624-66-3	3990 H
39632-88-7	4561
39633-62-0	2736
39664-27-2	3816-02
39683-82-4	617 H
39698-78-7	6050 H
39741-49-6	5497
39743-67-4	5497 H
39754-64-8	6250
39787-47-8	3930
39791-20-3	5420
39825-23-5	6220
39831-55-5	5053 H
39832-43-4	2349 H
39832-48-9	1128
39841-98-0	4680 H
39860-99-6	5328
39868-96-7	5947
39878-70-1	5224 H
39907-68-1	4049
39923-41-6	3837
39951-65-0	2273
39978-42-2	6261
40016-42-0	6185
40016-88-4	6476
40034-42-2	6434
40036-10-0	3523 H
40043-69-4	1454-01
40077-13-2	3931
40158-24-5	4538
40173-75-9	6376
40180-04-9	2122
40190-75-8	6599
40242-27-1	5899
40256-99-3	4212
40265-98-3	2774
40296-98-8	3499 H
40532-27-2	3360
40542-65-2	6535
40550-32-1	4342
40580-59-4	1461
40583-13-9	3738 H
40659-00-5	6208 H
40665-92-7	4943
40666-16-8	5130
40678-33-9	3722 H
40679-32-1	3334-01
40680-87-3	5515
40691-50-7	6353
40692-37-3	3294
40709-23-7	3633 H
40759-33-9	6357 H
40796-85-8	4385
40819-93-0	4889 H
40828-44-2	1214
40828-45-3	1252
40828-46-4	2432
40893-04-7	3313
40910-00-7	4847-12
40912-73-0	720
40914-99-6	3426
40915-50-2	1746 H
40915-84-2	3895
40966-79-8	6542
41018-28-4	3738
41020-68-2	5342
41038-34-0	4809
41109-80-2	2627 H
41113-86-4	3869
41135-83-5	1264
41136-10-1	5072 H
41136-14-5	2227 H
41138-54-9	6111
41144-17-6	3786
41147-04-0	3266-01
41152-17-4	2908
41183-64-6	396-12
41191-04-2	4590 H
41331-77-5	6538 H
41340-25-4	6449
41340-39-0	6622
41340-42-5	6622 H
41342-53-4	6070
41354-30-7	5180 H
41354-45-4	5994 H
41372-02-5	3066-05 H
41372-08-1	1333 H
41400-85-5	6443
41444-62-6	3627-03 H
41459-10-3	1123
41473-08-9	2810 H
41473-09-0	1215
41510-33-2	2648
41537-67-1	5306
41542-51-2	6309

41544-24-5	3224 H	42794-76-3	2033	49753-18-6	211-04
41562-69-0	3389 H	42834-66-2	2676	49755-67-1	6295
41567-78-6	5519-01	42835-25-6	6326	49763-96-4	6341
41570-61-0	6283	42839-36-1	1156 H	49780-10-1	4840 H
41596-24-1	1725	42863-81-0	6320	49785-74-2	6266
41621-49-2	2000-01	42864-78-8	6517 H	49842-07-1	3824 H
41653-21-8	3145	42879-47-0	3763 H	49847-97-4	5185 H
41663-80-3	2104 H	42883-77-2	3226 H	49848-01-3	5185
41689-64-9	4819	42971-09-5	6562	49858-38-0	3970
41708-72-9	6256	43090-68-2	809 H	49864-70-2	4840
41717-30-0	6500	43169-50-2	4145 H	50291-21-9	4149 H
41761-40-4	5503 H	43169-54-6	5342 H	50295-40-4	6258 H
41767-29-7	5521	43210-67-9	2733	50321-35-2	5110 H
41859-67-0	6481	43210-72-6	1508 H	50335-55-2	6258
41871-93-6	2627	45086-03-1	6204	50366-32-0	2767
41891-94-5	6607	46283-35-8	1865	50370-12-2	6410
41927-89-3	4280-01 H	46803-81-0	2328	50432-78-5	2939
41931-83-3	5816	46817-91-8	2316	50435-25-1	6205
41931-86-6	5882	47029-84-5	2737	50465-39-9	6006
42011-54-1	4557	47082-97-3	6422	50528-97-7	6344
42013-48-9	1993	47128-12-1	3589	50567-35-6	2270
42024-98-6	4669	47135-88-6	3615	50583-06-7	2763
42028-09-1	4161	47166-67-6	4214	50588-47-1	6495
42048-72-6	4844	47206-15-5	4293	50602-44-3	6191 H
42057-22-7	4619 H	47254-05-7	3933	50602-48-7	5818 H
42083-41-0	250-02	47419-52-3	4899	50608-63-4	6244 H
42110-58-7	4914	47420-28-0	3771	50648-51-6	3970 H
42116-76-7	831	47439-36-1	6465	50656-93-4	4374 H
42190-91-0	4969-01	47487-22-9	5225	50656-94-5	4114
42200-33-9	6456	47562-08-3	4889	50656-95-6	2227
42281-59-4	4383	47662-15-7	5371	50679-07-7	4403 H
42293-72-1	2828	47682-41-7	6573	50679-08-8	5879
42352-53-4	4149	47739-98-0	5676	50689-81-1	1168
42399-41-7	4883	47747-56-8	5224	50746-17-3	63-03
42408-78-6	3407 H	47806-92-8	5869	50796-49-1	2723
42408-79-7	3407	47917-41-9	6656	50801-44-0	5982
42408-80-0	3741	47931-80-6	6163	50819-34-6	5642
42408-82-2	4720	47931-85-1	6663	50838-36-3	4219
42408-84-4	2234 H	48203-83-4	6538	50846-45-2	6521
42422-68-4	3750	48223-06-9	4590	50855-43-1	602
42438-73-3	4204	49558-34-1	4302-06	50892-23-4	6331
42461-78-9	2647 H	49561-54-8	3941 H	50894-67-2	5072
42461-79-0	2647	49561-92-4	6240	50924-49-7	6216
42461-84-7	2407-01	49562-28-9	6501	50925-79-6	904 H
42465-20-3	2484	49564-56-9	5646 H	50933-50-1	3834-01
42471-28-3	6215	49571-04-2	5331	50935-04-1	5482
42534-91-8	689 H	49638-23-5	3168 H	50935-71-2	6643
42540-40-9	6479 H	49638-24-6	3167 H	50972-17-3	4683
42581-41-9	588-15	49646-12-0	5150	51012-32-9	2916
42583-55-1	1268	49673-77-0	1817	51012-33-0	2916 H
42583-92-6	3612 H	49720-05-2	2040-02	51018-08-7	5096
42779-82-8	2456	49746-00-1	3081 H	51022-69-6	5670
42792-26-7	6389	49746-10-3	4151 H	51022-70-9	2351 H

51022-71-0	6593	51773-92-3	6437 H	52658-53-4	1108 H
51022-74-3	4804	51781-06-7	6426	52663-81-7	3688 H
51022-75-4	2402	51781-21-6	6426 H	52663-86-2	6315 H
51022-76-5	6218	51783-76-7	409-01	52699-48-6	6126-01
51022-77-6	6345	51803-78-2	6296	52705-43-8	616
51024-94-3	950-10 H	51865-95-3	5083 H	52718-49-7	5544
51028-89-8	2725	51876-97-2	6322 H	52736-17-1	371-02
51037-30-0	6184	51876-98-3	5193	52814-39-8	1822
51089-21-5	6365	51876-99-4	6367	52829-30-8	3544
51124-29-9	6324	51934-76-0	6446	52842-59-8	6315
51152-91-1	5404	51940-44-4	2526	52921-08-1	293-01
51154-48-4	5486	51952-41-1	6126-02	52942-31-1	6493
51202-77-8	375	51953-95-8	6551	52964-42-8	2872
51222-36-7	6378 H	51994-23-1	5499	52993-93-8	3021
51222-37-8	6474 H	51996-59-9	2270-01	52993-98-3	4944
51230-28-5	6224	52042-01-0	6477	52995-24-1	3884
51234-28-7	6396	52042-24-7	6271	52995-37-6	4540
51241-99-7	6023	52048-39-2	5997 H	53003-10-4	6641
51264-24-5	2645 H	52080-78-1	950-09	53034-85-8	4457
51333-22-3	6601	52093-21-7	6527	53039-87-5	4617 H
51346-20-4	490-03	52094-70-9	1840	53046-96-1	4276 H
51354-31-5	6611	52109-93-0	4098	53112-35-9	4507
51367-77-2	2676 H	52123-49-6	6300 H	53112-36-0	790-02
51384-98-6	3104	52156-73-7	3840	53131-74-1	6189
51394-30-0	1309-01	52157-91-2	2739	53152-21-9	5765 H
51410-30-1	2943 H	52175-10-7	238-01	53164-05-9	4511
51411-04-2	6322	52214-84-3	6303	56166-67-9	1390-02
51414-99-4	1431-01	52230-62-3	5349	53177-88-1	5886
51415-04-4	6348 H	52231-20-6	6504	53179-07-0	6448
51460-26-5	1291 H	52239-63-1	4970 H	53179-09-2	4144 H
51460-78-7	3415-01	52247-86-6	5997	53179-10-5	5805
51473-23-5	3300 H	52279-57-9	5903	53179-11-6	5735
51481-61-9	6237	52279-58-0	4444	53179-12-7	5649
51481-62-0	6550	52279-59-1	6308	53179-13-8	6263
51481-63-1	6550 H	52293-23-9	3073 H	53188-82-2	1930
51481-64-2	5941	52304-85-5	3789	53198-86-0	5926
51481-65-3	4619	52310-12-0	3256-02	53198-87-1	4085 H
51481-67-5	4214 H	52340-25-7	5263	53228-00-5	4818
51481-68-6	6646 H	52365-63-6	4105	53230-07-2	3453
51489-69-1	6487 H	52370-94-2	2858	53230-08-3	4319
51493-19-7	6624	52389-27-2	5263 H	53230-10-7	6437
51527-19-6	1511	52395-99-0	6586	53251-94-8	5551 H
51547-64-9	5863-01	52403-19-7	6474	53260-55-2	3186
51553-24-3	5744 H	52406-01-6	6491	53274-41-2	4818 H
51599-37-2	4030 H	52443-21-7	5386	53274-53-6	2038
51627-14-6	6463	52443-67-1	1046	53285-61-3	1822 H
51627-20-4	3898	52463-83-9	3516	53352-75-3	4129
51636-14-7	4527	52468-60-7	5474	53368-43-7	2598
51703-64-1	5823	52485-79-7	5765	53370-43-7	4505-01
51706-40-2	6349 H	52486-78-9	336 H	53370-44-8	3979
51732-60-6	4854 H	52486-80-3	4799	53370-46-0	468
51740-76-2	6495 H	52549-17-4	6359	53370-48-2	1914
51762-95-9	6319	52646-91-0	6454	53370-90-4	6311

53394-92-6	6223
53400-67-2	6254
53400-68-3	6254 H
53403-97-7	815-03
53416-52-7	6566
53421-38-8	4666 H
53449-58-4	6377
53459-38-4	274-05
53542-42-0	5090 H
53555-73-0	3865
53567-00-3	184-05
53583-79-2	3468
53586-99-5	3806
53597-26-5	6204 H
53597-27-6	6595
53597-28-7	5469 H
53597-29-8	2370 H
53602-61-2	6522
53643-48-4	6642
53648-05-8	6312
53648-55-8	6421
53658-90-5	4874 H
53658-96-1	6632
53684-49-4	3793
53684-61-0	396-07
53716-43-1	6637
53716-44-2	4485
53716-45-3	6514 H
53716-46-4	6514
53716-47-5	6494 H
53716-48-6	6494
53716-49-7	6356
53716-50-0	6361
53731-36-5	3209
53746-45-5	2750-01
53746-46-6	4434 H
53762-91-7	277-04
53778-51-1	4227 H
53783-83-8	3224
53797-35-6	3505 H
53808-86-9	4101 H
53808-87-0	6419
53808-88-1	6432
53859-10-2	5157-01
53861-02-2	4009
53862-80-9	5988 H
53862-81-0	6614 H
53885-35-1	6330 H
53906-69-7	2545
53966-34-0	6496
53973-98-1	2045 H
53983-00-9	6181
53993-67-2	6278
53994-73-3	6363
54063-23-9	3712
54063-24-0	3220
54063-25-1	2062
54063-26-2	5073
54063-27-3	4210
54063-28-4	4112
54063-29-5	4374
54063-30-8	5125
54063-32-0	4871
54063-34-2	6150
54063-35-3	5463 H
54063-36-4	2018
54063-37-5	2863
54063-38-6	4710
54063-39-7	5036
54063-40-0	5703
54063-41-1	5153
54063-44-4	585
54063-45-5	5965
54063-46-6	5433
54063-47-7	4423
54063-48-8	3720
54063-49-9	1558
54063-50-2	3182
54063-51-3	2507
54063-52-4	4861
54063-53-5	4667
54063-54-6	3703
54063-55-7	3011
54063-56-8	4476
54063-57-9	3236 H
54063-58-0	4055
54083-22-6	5917
54110-25-7	5568
54118-66-0	4217 H
54120-61-5	6570
54141-87-6	5387
54143-54-3	6604 H
54143-55-4	6445
54143-56-5	6445 H
54143-57-6	2626 H
54182-58-0	2091-02
54188-45-3	6369
54188-46-4	6369 H
54242-77-2	2548-07
54242-78-3	2548-03
54242-79-4	2548-08
54244-71-2	4720 H
54247-25-5	6310 H
54267-10-6	5987
54278-85-2	6608 H
54283-64-6	1916 H
54283-65-7	1916-01
54336-41-3	6452 H
54340-58-8	2885
54340-59-9	3299
54340-60-2	5245 H
54340-61-3	5245
54340-62-4	3172
54340-63-5	3025
54340-64-6	4709
54340-65-7	4032
54340-66-8	1166
54341-01-4	4632-01
54341-02-5	6585
54400-59-8	6372
54400-62-3	6372 H
54460-46-7	6526
54472-45-6	1047
54479-70-8	5353-02
54504-70-0	6484
54527-84-3	5493 H
54531-52-1	556
54545-84-5	6460 H
54570-98-8	590
54605-45-7	5218 H
54644-15-4	6277-01
54657-96-4	6329
54657-98-6	6414
54663-47-7	5666 H
54675-76-2	4440 H
54692-74-9	4302-07
54707-83-4	2284 H
54708-51-9	6302
54739-18-3	6375
54739-19-4	6347
54749-86-9	3906-06
54749-90-5	6219
54765-26-3	2284
54785-02-3	6513
54826-84-5	1331
54856-23-4	826-01
54857-86-2	6437
54863-42-2	1459
54867-56-0	6460
54870-27-8	6172 H
54870-28-9	6436
54881-33-3	6202
54888-49-2	1675 H
54910-89-3	6442
54927-63-8	6652
54935-03-4	6528
54935-04-5	6528 H
54940-95-3	6343
54965-21-8	6275

54965-22-9 6572
54965-24-1 5489 H
55019-64-2 4050 H
55028-70-1 6548
55028-71-2 5130 H
55028-72-3 4943 H
55103-30-5 6634
55126-17-5 6428
55134-11-7 3646 H
55134-13-9 6644
55142-85-3 6330
55150-67-9 3511
55162-26-0 6587 H
55236-13-0 4914 H
55247-89-7 2903-01
55248-23-2 6206
55268-74-1 6489
55268-75-2 6407
55285-35-3 3061
55294-15-0 6243
55299-10-0 6498
55299-11-1 6387
55300-29-3 6623
55327-22-5 3556 H
55373-24-5 194-01
55432-15-0 1229
55453-87-7 6398
55461-42-2 6153
55477-19-5 6317
55485-20-6 6374
55530-41-1 6618
55557-30-7 4959 H
55566-22-8 6636
55661-66-0 2418
55668-48-9 4324-01
55689-65-1 6399
55694-83-2 6201
55694-98-9 6378
55719-97-6 6380
55745-35-2 6413
55806-16-1 3480 H
55812-46-9 6333
55837-13-3 4350
55837-14-4 3753
55837-15-5 4099
55837-16-6 4474
55837-17-7 3588
55837-18-8 2600
55837-19-9 3787
55837-20-2 3043
55837-21-3 6590
55837-22-4 3178
55837-23-5 5090
55837-24-6 5397
55837-25-7 6455
55837-26-8 5407
55837-27-9 6444
55837-28-0 5929
55837-29-1 5701
55840-97-6 5806-01
55902-02-8 4839
55902-93-7 5659
55902-94-8 6005
55905-53-8 4285
55926-23-3 6212
55937-99-0 6505
55975-92-3 6587
55985-32-5 5493
56030-50-3 3990
56030-54-7 6567
56046-38-9 3779
56050-10-3 2673 H
56119-96-1 6355
56142-71-3 6621
56153-30-1 6293
56187-47-4 6458
56187-89-4 6371
56193-13-6 6621 H
56208-01-6 6613
56211-40-6 6415
56211-43-9 6582
56222-04-9 6511 H
56258-04-9 555 H
56281-36-8 6580
56343-96-5 1845-09
56348-18-6 3951 H
56365-38-9 6401
56368-59-3 6176
56377-79-8 6655
56391-55-0 6305
56391-56-1 6553
56391-57-2 6553 H
56392-17-7 2925 H
56433-46-6 4818 H
56444-82-7 2492
56470-64-5 6620
56481-43-7 6366
56488-58-5 6253
56488-59-6 6510
56488-60-9 6198
56488-61-0 6508
56524-75-5 6207
56595-83-6 4523-03
56645-58-0 6659
56689-41-9 6174
56689-42-0 6627
56689-43-1 6594
56689-44-2 6245 H
56689-45-3 6055
56775-88-3 6408
56776-01-3 6283 H
56776-24-0 6468
56776-25-1 6468 H
56784-39-5 6257
56934-03-3 6020-01
56973-73-0 1442-05
56973-74-1 168-01
56973-75-2 168 H
56974-61-9 6423 H
56980-93-9 6523
56995-20-1 6368
57021-61-1 6332
57067-46-6 6286
57089-38-0 168-02
57102-95-1 2419
57109-90-7 2973-01 H
57122-98-2 4849-01
57132-53-3 6649
57165-39-6 3840 H
57197-43-0 2548-06
57213-61-3 167-06
57236-36-9 6421 H
57237-97-5 6294
57244-95-8 6195 H
57268-80-1 6479
57359-17-8 6413 H
57363-13-0 6328 H
57363-14-1 6533 H
57441-90-4 6240 H
57474-29-0 6318
57460-41-0 4469
57469-77-9 2296-01
57529-83-6 6605 H
57548-79-5 6464
57549-48-1 4788 H
57559-72-5 1675
57567-93-8 6439
57574-09-1 6564
57645-05-3 6557
57653-26-6 6242
57653-27-7 6591
57653-28-8 6518
57653-29-9 6545
57687-92-0 6265
57694-27-6 6578
57726-65-5 6598
57773-81-6 6497
57775-25-4 6186-01
57775-26-5 6299

57775-27-6 6299-01
57775-28-7 6478
57775-29-8 6469
57781-14-3 6536 H
57781-15-4 6536
57808-63-6 2249
57808-64-7 1093
57808-65-8 6554
57808-66-9 6561
57863-88-4 5998
57916-70-8 6530
57982-77-1 6658
57982-78-2 6541
58001-89-1 1828-01
58166-83-9 3702
58166-96-4 1442-02
58167-78-5 3741 H
58263-01-7 5226 H
58298-92-3 6158
58313-74-9 6515
58327-57-4 1677
58379-21-8 3687-01
58409-59-9 3421
58464-47-4 203-03
58473-73-7 6490
58473-74-8 6246
58489-32-0 6314
58503-80-3 6355 H
58503-82-5 6605
58503-83-6 6381
58505-81-0 267-01
58551-69-2 6552-01
58581-89-8 6560
58594-48-2 3506-01
58602-66-7 3912 H
58665-96-6 6300
58678-43-6 2622
58703-77-8 6228
58713-23-8 451-11
58774-82-6 6592
58779-43-4 4729 H
58785-63-0 6645
58829-32-6 4302-05
58832-68-1 6342
58861-30-6 940
58889-16-0 3564 H
58934-46-6 6563 H
58994-55-1 6384 H
59002-07-2 1148
59005-68-4 1720-01
59017-64-0 6583
59070-06-3 6558 H
59070-07-4 6558
59079-49-1 3829 H
59084-03-6 6260 H
59110-35-9 6429
59128-97-1 6433
59170-23-9 6517
59173-25-0 6279
59182-63-7 6591 H
59184-78-0 6520
59198-70-8 6612
59256-45-0 1934
59333-90-3 3787 H
59413-33-1 3066-14
59549-62-1 4969-02
59619-88-4 746-01
59643-91-3 6177
59652-29-8 3172 H
59707-26-5 828-06
59729-31-6 6563
59729-33-8 6502
59729-37-2 6270
59745-27-6 3727
59828-07-8 6418 H
59831-62-8 6201 H
59831-63-9 6603
59831-65-1 6531
59840-71-0 6457
59859-58-4 6511
59989-20-7 891-01
59954-01-7 6429 H
60019-19-4 6584
60019-20-7 6577
60019-21-8 6577 H
60104-29-2 2605-01 H
60104-30-5 159 H
60113-78-2 3046 H
60135-06-0 2459-01 H
60154-17-8 (566-03)
60252-39-3 3674
60252-40-6 6542 H
60282-87-3 6540
60325-46-4 6581
60364-28-5 (868-03)
60388-02-5 227-04
60413-59-4 234-02
60443-17-6 6418
60544-81-2 2626-02
60561-17-3 6567 H
60569-19-9 6576
60594-69-6 3823 H
60607-68-3 6379 H
60640-79-1 3687-03
60662-14-8 (2649-02)
60696-15-3 5588-01
60719-86-0 6251
60719-87-1 1619
60743-30-8 675
60763-49-7 5487-01
61129-30-4 6408 H
61435-51-6 4457 H
61477-95-0 6188 H
61477-96-1 6574
61557-12-8 6547
61670-09-5 4015 H
61792-05-0 (336)
61914-43-0 437 H
61951-99-3 6544
61954-97-0 5295-01
61990-92-9 6664 H
62003-27-4 252-02
62211-03-4 6040 H

SYNONYMA-REGISTER

Die Zahlen hinter den Synonyma geben die laufenden Nummern an, unter denen sie bei den organisch-chemischen Arzneistoffen zu finden sind. Nicht wortgeschützte Bezeichnungen (Freinamen) sind auch hier durch Wiedergabe in kursiver Schrift gekennzeichnet (vgl. Einführung unter Nr. 7).

106-7 96
508 2898
580 4999
606 1836
864 6203
914 2192
1183 676
6063 161
02-115 4469
43-715 3571
65-318 5476
66-269 5726
III-1216 3781
III-2318 3973
0205 A 2632
593 A 2627
288 A 3643
6601-A 3315
A IX 4536
A 3 2403
A 16 3486
A 18 2496
A 21 1745
A 21 Lundbeck 2859
A 29 Lundbeck 3618
A 50 790-02
4 A 65 3911
A 66 1679
A^{82} 921
A 101 2695
A 118 4431
A-124 2604
A-139 3148
A 145 3348
A-272 6602
A 301 4248
„A 313" 4439
A-446 3992
A-1981-12 2855
A 2205 2607
A-2371 6119
A-2655 2936
A 3823 A 5978
A-4180 5648
A 4624 4650
A-4942 669
A-7283 1161
A-8103 1417
A 8999 6639
A-16612 5699
A-17624 2348
A-19120 1608
A-19757 2258
A-20968 2087
A-27053 4389
A 28695 A 6652
A-32686 5824
A-37536 3577
A-40228 2645
A-41-304 4948
A 46745 6535
A_2 897
A_3 3285
A-Acido 4411
Aacifemine 3714
AAP 3272
Aarane 5058-01
AAS 950
AB 01 839
AB 100 664
AB 103 1971
AB 132 1781
AB 803 4470
AB 1400 3896
AB 2288 2787
AB 3561 2973-01
Abacil 4972
Abacin 2548-01
Abactrim 2548-01
Abadol 80
Abadox 4848
Abalgin 4958
Abalgine 2270
Abapressine 1484
Abarel 4411
A-Basedock 1825
Abasin 1111
Abate 3123
Abbo-C 393
Abbocillin-DC 3066-04
Abbocillin-V 3069-01
Abbocillin-V-Suspension 3069-05
Abbocin 4849
Abbocort 5189
Abbofilina 588-07
Abboject 6070
Abbolexin 2197
Abbomycin-V 4847-04
Abboticine 5990
Abboticine-Amp. 6070
Abboticine-Compr. 5990-01
Abbott-16900 25
Abbott-19957 2086
Abbott-22370 2568
Abbott-24091 5989
Abbott-25794 3385
Abbott-29590 539
Abbott-31699 542
Abbott-35616 2973-01
Abbott-36581 3790
Abbott-36683 3577
Abbott-37624 5744
Abbott-38579 3153

Abbott-38642 6172
Abbott-40060 1493
Abbott 40728 4818
Abbott-41070 6126-01
Abbott-43326 6426
ABC 8/3 6475
Abcid 1910
ABC-Spray „Minato“ 2233
Abdocain 2325
Abdoman 1457
Abedine 673-01
Abeformin T 2032
Abehol 3336
A.B. Elixir 588
Abemide 1309
Abequito 6205
Aberel(a) 4411
Aberil 2040
Abery B_1 2040
Abesanil 761
Abesta 5895-03
Abetal 1410
Abetathen 3097
Abheparin 5353
Abiadin (alte Form) 1331
Abicillin 3069-01
Abietal 4440
Abifluorene 4949
Abikoviromycin 1248
Abilax 4491
Abilene „Abic“ 716
Abilene „Farmagen“ 4704
Abilit 2903
Abimasten 6318
Abiocine 4790
Abiosan 4847
Abiotetra 5756
Abirol 4415
Abirol-Inj. 5542
Abitilguanide 476
Abitrene 919
Abizathine 1902
Abminthic 5074
ABOB (Abob) 476
Abolon 5711
Abomacetin 5990
Aboryl 476
Abra 524
Abrastol 1189
Abricyclin 5586
Abriscor 393
Abrodan 13
Abrodil 13
Abrogen 523
Abronquil 2839
Abroval 432
Absentol 404
Absinthin 5815
Absonal 5210
Abstem 9-01
Abstenil 1467
Abstensil 1467
Abstin 5139-01
Abstinyl 1467
Absynthin 5815
Abufène 112
Abulemin 2304
Abuphenine 3204
Aburamycin B 6129
5-AC 833
AC 17 1291
AC-223 5550
AC-485 5904
AC-528 2108
AC-601 1332
AC-695 1578
AC 1050 1579
AC-1075 1091
AC 1198 253
AC 1802 4977
AC 2770 6090
AC 3579 4206
AC 3810 4394
AC 5230 950
Acabel 4967
Acacetin 2966
Acalmid 1669
Acalo 1669
Acalor 2266-12
Acamol 761
Acamylophenin 4127
*Acaprazin** 6374
Acaprin 4537
Acapron 4537
A-Caps 4439
Acaril 2426
Acarilbial 2426
Acarobenzyl 2426
Acavyl 3838
Accenon 1578
Accent 274-02
Accent „Toyama“ 1825
Accroibile 1435
Accucol 3527
Accutane 4411
Accu-Tap 761
Accuzole 1625
ACDC 5362
Acdrile 197-01
Ace 3732
*Acebrochol*** 5788
*Aceburic acid*** 427
*Acebutololhydrochlorid*** 3777
*Acecarbromal*** 1111
Acecholin 683
*Aceclidin*** 1114
Acecolex 683
Acecolina 683
Acécoline 683
*Acedapson*** 3033
*Acediasulfon-Natrium*** 2465
Acedicon 4270
Acedigal 6064
Acedist 1796
Acedoxin 6064
*Acefurtiamin*** 4582
Acéfyllinate d'heptaminol 891-01
Acéfyllinate de piperazine 995-03
Acefyllin-Cyproheptadin 4523-03
Acefyllin-Natrium 995
Acefyllin-Pimethixen 3892-01
*Acefyllinum piperazinum*** 995-03
Acegit 6117
*Aceglaton*** 1239
*Aceglutamid*** 649
Acelax 5216
Acelifen 761
Ace-Line 1572
Acelino 950-04
Aceloid 950
*Acemetacin*** 4511
Acemethadone 5164
Acemin 3315
Acemol 761
Acemoquinazone 4225
Acemydrite 4926
Acenikozon 2745
*Acenocoumarol*** 3848
Acenocumarin 3848
Acenol 761
Acenterine 950
*Aceperon*** 5259
Acephen 1951
Acephenazini maleas 5145
Acepifylline 995-03

Acepolcort H 5189
Acepramin 469
Aceprolinum 643
*Acepromazin*** 3962
*Aceprometazin*** 3963
Aceprosol 5347
*Acequinolin*** 2484
Acerola-C 393
Acesal 950
Acesalum (sowjet. Präparat) 2967
Acesterol 1699
*Acesulfam*** 6175
Acésulfaméthoxypyridazine 2208
Acésulfamétopyrazine 2209
Aceta 950
Aceta „Century“ 761
Acetabuton 5259
Acetacin 3962
Acetacrin 2172
Acetagesic 761
Acetal 950
Acetalax 5216
Acetalgin 761
Acet-Am (Liquid) 588-01
Acet-Am (Suppos. + Tabl.) 588-02
Acetamide „Nessa“ 161
„*Acetamidoeugenol*“ 3176
Acetamidosalol 2731
Acetamin 761
Acetaminophen 761
Acetaminophenol 761
Acetaminosal 2731
*Acetaminosalol*** 2731
Acetamon 950-01
Acetamox 161
Acetanilidum 757
Acetaphos 877
Acetarine 589-01
Acetarsin 775-05
*Acetarsol*** 775
Acetarsone 775
Acetasal 950
Acetasol 1575-04
Acetatoxyl 772
Acetazin 3962
*Acetazolamid*** 161
Acetazoleamid(e) 161
Acetcarbromal 1111
Acetein 272
*Acetergamin*** 3697
Acetest 222
Acetexa 3924-01
Acetfenolisatin 5216
Acethydrocodone 4270
*Acetiamin*** 3152
Acetic acid 38
Aceticyl 950
Acetilarsano 775-05
Acetil „Cea“ 950
Acetilcolina 683
Acetil-Digitoxina 6064
Acetilin 950
Acetilmethion 655
Acetilmetionina 655
Acetilsalil 950
Acetil-Sulfalex 2208
Acetilum Acidulatum 950
Acetiodone 920-01
*Acetiromat*** 2682
Acetisal 950
Acetisone 5155
Acetnin 786-01
Acetochlorone 178
Acetocid 786
Aceto-Cort 5189
*Acetohexamid*** 2841
Acetol 950
Acetolyt 396-10
Acetomenadionum 2757
Acetomenafton 2757
Acetomenaphthon(e) 2757
Acetomeroctol 3187
Acetoformin 4555
Acetomorphin 4555
Aceton 99
Acetonbromoform 174
Acetonchloroform 178
Acetonine 786
*Acetophenazindimaleat*** 5145
Acetophenetidin 1323
Acetophen „Smith-Dorsey; Frosst“ 950
Acetophenonum (sowj. Präp.) 761
Acetopirine 950
Acetopt 786-01
Acetopromazine 3962
Acetopyrin 1575-04
Acetopyrrothin 730
Acetorfina cloridrato 5599
Acetorphin 3935
*Acetorphinhydrochlorid** 5599
Acetosal 950
Acetosalin 950
Acetospirin 950
Acéto-Stérandryl 4738
Acetosulfamin 786
Acetosulfone Sodium 2491
Acetosulfonum 2491
Acetosulphone 2491
Aceto-Testoviron 4738
Acetothiazide 978
Acetovaginal 775-01
Acetoxanon 5199
Acetoxatrine 5120
Acetoxycycloheximide 3461
Acetoxyl 772
Acetoxyline 2631
Acetoxy-Prenolon 5199
Acetoxyprogesteron 5188
Acétoxythymoxamine 3207
Acetoxyvalepotriat 5321
Acetozoleamid 161
Acetparaphenalide 1323
Acetphenarsine 775
Acetphenetidin 1323
Acetphenolisatin 5216
Acetphenolpicolin 4811
Acetpyrogall 1854
Acetrizoat-Natrium 920-01
*Acetryptin*** 1890
Acetsalicylamide 964
Acetsulfanilamidum 786
Acetyladalin 1111
Acetylandromedol 5038
Acetylarsan 775-05
Acetyl-Atoxyl 772
Acétylazide 2209
Acetylcarbromal 1111
*Acetylcholin*** 683
Acetylcholin-retard 683-04
Acetylcodon 4340
*Acetylcystein*** 272
*Acetyldigitoxin*** 6064
α-Acetyldigoxin 6065
β-Acetyldigoxin 6066
Acetyldihydrocodein 4340
Acetyldimepheptanol 5164
Acetyldiphemin 4268
Acetyldiphenasonum 3033
Acetyldisulfanilamid 2492
Acetyl-DON. 818
Acetylen 27
Acetylfuratrizine 1522
Acetylgantrisin 2223

16-Acetylgitoxin 6067
Acetylgitoxinum 6067
Acetylglycarsonobenzol 3561
Acetylhomocysteinthiolacton 403
Acetylhydrocortison 5189
Acetylin 950
Acetylkelfizina 2209
Acetylkolin 683
*Acetylmethadol*** 5164
Acetylmethionin 655
Acetylo 950
Acetyloleandomycin 6034
Acetylone 950
Acetyl „O.P.G." 950
Acetylosal 950
Acetyloxpheneridin 5265
Acetylparaminosalol 2731
Acetylpenicillamin 656
Acetylphenetidin 1323
Acetylpheneturide 2240
Acetylpromazine 3962
Acetylsal 950
Acetylsalic 950
Acetylsalol 2720
Acetylsulfafurazol 2223
Acetylsulfamethoxazol 1878
Acetylsulfamethoxypyrazin 2209
Acetylsulfamethoxypyridazin 2208
Acetylsulfisomezole 1878
Acetylsulfisoxazol(e) 2223
Acetyl-Sultirene 2208
Acetylthiasin 2223
Acetyltocopherolum 5864
Acetyl-Vitamin K_5 2185
Acetysal 950
*Acevaltrat*** 5321
*Acexamic acid*** 857
Acfol 3899
Achibromit 432
Achless 2387
Achro 500 4847
Achromothrichiefaktor 1134
Achromycin 4847
Achromycin A VIII 4521
Achromycin (alte Form) 4971
Achromycin P-Kapseln 4847-01
Achromycin P-Tropfen 4847-02
Achromycin V 4847-02
Achropac 4847
Achylin 293
Acibrium 2987
Acicycline 4847
Acicontral 396-06
Acidalka 396-04
A-Cidan 4439
Acid-A-Vit 4411
Acid Cloak 38-03
*Acide acéburique*** 427
Acide acétrizoique 920
*Acide acéxamique*** 857
Acide amidotrizoique 1513
*Acide aminoacétique*** 49
*Acide aminocaproique*** 469
*Acide ascorbique*** 393
*Acide bucloxique*** 3083
*Acide canrénoique*** 4987
*Acide cicrotoique*** 1435
*Acide cinamétique*** 1919
*Acide cinépazique*** 3712
*Acide clofibrique*** 1245
*Acide clorindanique*** 1195
*Acide cromoglicique*** 5058
*Acide cyclobutoique*** 1455
Acide diacétsalicylique 1541
Acide diatrizoique 1513
Acide dibunique 3716
*Acide dimécrotique*** 1916
*Acide diprogulique*** 6284
*Acide édétique*** 1429
*Acide ellagique*** 2372
*Acide étacrynique*** 2172
*Acide fénaftique*** 5294
*Acide fépentolique*** 1983
*Acide flavodique*** 3842
*Acide flufenamique*** 2387
*Acide folique*** 3899
*Acide fusidique*** 5861
*Acide gentisique*** 551
*Acide glutamique*** 274
Acide glycyrrhétinique 5832
*Acide iobenzamique*** 2977
*Acide iobutoique*** 2782
*Acide iocarmique*** 5218
*Acide iocetamique** 1863
*Acide iopanoique*** 1572
*Acide ioséfamique*** 5650
*Acide iotalamique*** 1514
*Acide ioxitalamique*** 1829
*Acide méclofénamique*** 2403
*Acide méfénamique*** 2769
Acidemel 337
*Acide métiazinique*** 2730
Acide métrizoique 1827
*Acide nalidixique*** 1846
*Acide nicotinique*** 337
*Acide niflumique*** 2134
*Acide nixylique*** 2463
Acide orotique 227
*Acide oxiniacique*** 338
Acide oxoglurique 250
*Acide oxolinique*** 2158
*Acide pidolique** 252
*Acide pipémidique*** 2526
*Acide protizinique*** 3292
Acide téprosilique 1375
Acide tétracémique 1429
*Acide tiaprofénique*** 2433
*Acide tiénilique*** 2122
*Acide tizoprolique*** 6192
Acide tofésilique 1060
*Acide tranexamique*** 853
Acide uracylique 1119
Acidin 293
Acid Mantle 38-03
Acido bendazolico 2994
Acidochinon 2951
Acidocort 5285
Acidocycline 3097
Acidogen 274-01
Acidogeno 293
Acido glutammico 274
Acidohexin 451-10
Acidol 293
Acidomycin 1116
Acidoride 274-01
Acido seniesenico 3583
Acidosima 2074
Acidotest 2512
Acidothyn 274-01
Acidulin 274-01
*Acidum aceburicum*** 427
Acidum aceticum 38
Acidum acetrizoicum 920
Acidum acetylsalicylicum 950
*Acidum acexamicum*** 857
Acidum adenosintriphosphoricum 1431
Acidum adipinicum 426
Acidum aethylisoamylbarbituricum 1767

Acidum agaricinicum 5046
Acidum agaricum 5046
Acidum ametriodicum 1828
Acidum amfonelicum** 3547
Acidum amibutyricum 196
Acidum amidotrizoicum 1513
Acidum aminoaceticum** 49
Acidum aminobenzoicum 566
Acidum aminocaproicum** 469
Acidum aminomethylbenzoicum 758
Acidum aminoxybutyricum 199
Acidum arsanilicum** 377
Acidum ascorbicum** 393
Acidum ascorbinicum 393
Acidum asparticum* 184
Acidum azolinicum 1820
Acidum benzamidosalicylicum 2409
Acidum benzoicum 547
Acidum benzyltetronicum 1538
Acidum bensuldazicum** 1896
Acidum bromebricum** 1509
Acidum bucloxicum** 3083
Acidum butyl-bromallylbarbituricum 1663
Acidum canrenoicum** 4987
Acidum capobenicum** 3181
Acidum chenodeoxicholicum 5362
Acidum chlorphibricum 1245
Acidum cholalicum 5365
Acidum cholicum 5365
Acidum cicloxilicum** 2249
Acidum cicrotoicum** 1435
Acidum cinameticum** 1919
Acidum cinepazicum** 3712
Acidum cinnamylicum 949
Acidum citricum 396
Acidum clamidoxicum** 2699
Acidum clodronicum** 6171
Acidum clofenamicum** 2130
Acidum clofibricum** 1245
Acidum clorindanicum** 1195
Acidum cromoglicicum** 5058
Acidum clupadonicum 5026
Acidum cyclobutoicum** 1455
Acidum dehydrocholicum** 5341
Acidum diaethylbarbituricum 828
Acidum diallylbarbituricum 1278
Acidum dibromogallicum 506
Acidum difenoxilicum 5651
Acidum dibunicum 3716
Acidum dimecroticum** 1916
Acidum dipheneseniсum 3583
Acidum diprogulicum** 6284
Acidum diprotrizoicum 2184
Acidum disalicylsuccinicum 3530
Acidum docetrizoicum 1501
Acidum E-amino-capronicum 469
Acidum edeticum** 1429
Acidum ellagicum** 2372
Acidum etacrynicum** 2172
Acidum etidronicum** 65
Acidum etodolicum** 6449
Acidum fenafticum** 5294
Acidum fenclozicum** 1499
Acidum fenofibricum** 2726
Acidum fepentolicum** 1983
Acidum flavodicum** 3842
Acidum flufenamicum** 2387
Acidum folicum** 3899
Acidum folinicum 4280
Acidum formicicum 11
Acidum formicum 11
Acidum foscolicum** 439
Acidum furacrinicum** 2755
Acidum fusidicum** 5861
Acidum fyticum** 497
Acidum gallicum 553
Acidum gamolenicum** 3800
Acidum gentisicum** 551
Acidum glucuronicum 429
Acidum glucuronicum anhydricum 395
Acidum glutaminicum 274
Acidum glycyrrhetinicum 5832
Acidum glycyrrhizinicum 6044
Acidum glutamicum** 274
Acidum gualenicum 2820
Acidum hexacyclonicum 1131
Acidum homonicotinicum 568
Acidum hopantenicum** 1460
Acidum hydroxitoluicum 738
Acidum hydroxytoluicum** 738
Acidum iobenzamicum** 2977
Acidum iobutoicum** 2782
Acidum iocarmicum** 5218
Acidum iocetamicum* 1863
Acidum iodoxamicum** 5475
Acidum ioglicicum** 6295
Acidum ioglycamicum** 3510
Acidum iolidonicum** 2780
Acidum iolixanicum** 2811
Acidum iomeglamicum** 1864
Acidum iomorinicum** 6446
Acidum iopanoicum** 1572
Acidum iophenoicum** 1553
Acidum iopodoicum 1862
Acidum iopronicum** 2810
Acidum iosefamicum** 5650
Acidum iosericum** 6367
Acidum iosumeticum** 6304
Acidum iotetricum** 6584
Acidum iotalamicum** 1514
Acidum iotranicum** 5221
Acidum iotrizoicum** 3706
Acidum iotroxicum** 4804
Acidum ioxaglicum** 6583
Acidum ioxitalamicum** 1829
Acidum ioxotrizoicum** 6239
Acidum iozomicum** 5922
Acidum isobutiacilicum 1050
Acidum isoftalolicum 706
Acidum isopropyl-brom-allyl-barbituricum 1304
Acidum jobenzamicum 2977
Acidum jobutoicum 2782
Acidum jocarmicum 5218
Acidum jocetamicum 1863
Acidum jod-oxychinolin-sulfonicum 919
Acidum joglycamicum 3510
Acidum jopanoicum 1572
Acidum jophenoicum 1553
Acidum jophenoxicum 1553
Acidum jopodicum 1862
Acidum josefamicum 5650
Acidum jotalamicum 1514
Acidum jotrizoicum 3706
Acidum joxitalamicum 1829
Acidum kainicum** 1404
Acidum lacticum 102
Acidum laricinicum 5046
Acidum malicum 170

*Acidum meclofenamicum*** 2403
*Acidum mefenamicum*** 2769
Acidum mersalylicum 2253
Acidum methenoxycinnamicum 1187
Acidum methyl-cyclohexenyl-methylbarbituricum 1965
Acidum methyl-phenyl-aethyl-barbituricum 2200
*Acidum metiazinicum*** 2730
Acidum metioburacilicum 1050
Acidum metrizoicum 1827
*Acidum mycophenolicum*** 3359
*Acidum nafcaproicum*** 3074
*Acidum nalidixicum*** 1846
*Acidum nicotinicum*** 337
*Acidum niflumicum*** 2134
*Acidum nixylicum*** 2463
Acidum oroticum 227
Acidum oxalicum 30
*Acidum oxiniacicum*** 338
*Acidum oxolinicum*** 2158
Acidum oxybromonaftoicum 1495
Acidum pangamicum 4498
Acidum pantothenicum 1134
Acidum para-amino-salicylicum 569
*Acidum persilicum*** 6186
Acidum phenylaethyl-barbituricum 1845
Acidum phenylcinchonicum 2951
Acidum phenylcinchoninicum 2951
Acidum picrinicum 323
Acidum picronitricum 323
*Acidum pidolicum** 252
*Acidum pipemidicum*** 2526
*Acidum piromidicum*** 2513
*Acidum polyglycolicum*** 29
*Acidum prodolicum*** 3088
*Acidum protizinicum*** 3292
Acidum pteroyl-glutaminicum 3899
Acidum salicylicum 549
Acidum salicylosalicylicum 2396
Acidum sarcolacticum 103
Acidum sozojodolicum 329
Acidum succinicum 167
*Acidum sulfaloxicum*** 3019
*Acidum sultosilicum*** 6299
Acidum tartaricum 171
Acidum thiocticum 847
Acidum thymolicum 1377
Acidum o-thymotinicum 1658
*Acidum thyropropicum*** 2702
*Acidum tiaprofenicum*** 2433
*Acidum tibricum*** 2529
*Acidum tienilicum*** 2122
*Acidum tizoprolicum*** 6192
*Acidum tolfenamicum*** 2413
*Acidum tranexamicum*** 853
*Acidum trethocanicum*** 2937
Acidum trioxocholanicum 5341
Acidum tyropanoicum 2809
Acidum undecylenicum 1774
Acidum ursodesoxycholicum 5363
*Acidum valproicum*** 868
*Acidum xanoxicum*** 3266
*Acidum xenazoicum*** 5065
*Acidum xenyhexenicum*** 3583
*Acidum yohimbicum*** 4307
Acidylina 393
Acifenochinolin 2951
Acifloctin 426
Acifolic 3899
Acifungin 1774
Acigena 2116
Aciglumin 274-01
Aciglusil 274
Aciglut 274
Acignost 5984
Acigoxin 6064
Acikapron 469
Aciletten 396
Acilin 3097
Acillin 3097
Acimefen 2769
Acimetion 195
Acimetten 950
Acimexan 6142-01
Acimycetin 1568
Acinal 1846
Acinetten 426
Acinicot 337
Acinitrazol 237
A-C Inj. 393-03
Acinol 5464
Acinorm 293
Aciotico 847
Acipam 2970
Acipangan 4498
Acipas 569
Acipen V 3069
Acipepsol „Spofa“ 293
Aciphen „Laves“ 2951
Aciphenochinolinum 2951
*Acipimox*** 6184
Aciport 49
Acipyrinum 2266
Aciquel 465-04
Acisal 950
Acisalin Eko 950
Aci-steril „Heyl“ 451-06
Acital 950
Acitetramin 451-06
Aci-Tham 212
Acitran 396-04
Acitrin 3538
Aciventral forte 293
Acket 567
ACL-59 68
ACL-60 68-01
ACL-85 67
*Aclantat*** 2736
Aclobrom 5172
Aclor 274-01
Aclu 6255
Acluracil 6255
Acluton 2689
Acnavit 4411
Acnestrol-Lotion 6045
Acnestrol „Scharper“ 4808
Acnelyse 4411
Acnormon 4313
Acnosan 1172
Acnosan „Una“ 511
Acoagine 2689
Acocantherin 5782
Acocillin 3069-01
Acodeen 3790
Acoin(e) 5085
Acolen 5341
Acolergic 4400
Acolestol 1923
*Aconiazid*** 2734
Acon 4439
Aconil 4465
Aconitin 5928
Acopyrin 1575-04
Acordin 1078

Acorol 3411-01
Acoryza Bp 7 696
Acosterina 5576
Acovil 3108-02
Acoviletas 3108-02
*Acoxatrin*** 5120
Acozid 2161
Acramidine 2141-01
Acramine 2141-01
Acranil 4622
Acrichin 5148
Acridinorange 3331
*Acridorex*** 5225
*Acriflavin(ium-chlorid**)* 2489
Acriflavon 2489
Acriflex 2141-01
Acrigauze 2772
Acrinaminum 5148
Acrinoli lactas 2772
Acrinol „Pasteur“ 2489
Acriquine 5148
Acrisina 4439
*Acrisorcin*** 2042-01
Acrizane 5490
Acrizeal 3906
Acro B_6 815
Acro B_{12} 6143
Acrocil 4847
Acrocilin 3097
*Acrocinonid*** 5261
Acrocitron 396-04
Acrocyclin 4847
Acrodermil 4847
Acro-Estrol 3610
Acroferon 465-09
Acrofollin 4700
Acro K Inyect. 1504-01
Acrolactine 2772
Acrolep 2489
Acromaxfenicol 1568
Acromaxiclina fosfato 4847-01
Acromaxiclina Inyect. 5586
Acromaxsulfa 1594
Acromicina 4847
Acromicina P bzw. V 4847-02
Acromona-Tabl. 411
Acronicol 1568
*Acronin*** 4195
Acronize(d) 4831
Acronycin 4195
Acropirina 761
Acrosmosol 485
Acroteben 2162
Acrotiazol 1945
Acrovigor 4847-08
Actaciclina 4521
Actamer 1793
Actamin 2040
Actamin B_2 3354
Actamin B_2 (painless) 3394
Actamin B_6 815
Actamin B_{12} 6143
Actamin „Buffington“ 761
Actamin C 393
Actamol 824
Actavix 6151
Actasal 314-08
Actasol 761
Actazine 5274
Actébral 2363
Actédron 1069-01
Actemil 2775
Actemin 1069-01
Acterol 5709
Acterol forte 1106
ACTH$^{1-39}$*-Peptid* 6167
Acthiol 197-01
Acthormon 6156
Actholain 6160
Acticamphre 1442
Acti-chlore 582
Acticon 2074
Acticort 5189
Actid 1—28 6163
Actiderm 4948
Actidil 3956
Actidilon 3956
Actidion 2897
Acti-dione 2897
Actifral A 4439
Actifral D_3 5630
Actigam 477-01
Actilin 5213
Actiliver 2917
Actimide 6151
Actimoxi 3098
Actimyotil 1712-02
Actinamin 893
Actinobolin 2335
Actinochinol-Natrium 1557
Actinogen 5779
Actinojodin 496-01
Actinomycin C 6148-01
Actinomycin C_1 6141
Actinomycin C_3 6148
Actinomycin D 6141
Actinomycin VII 6148
*Actinoquinol-Natrium*** 1557
Actinospectocin 2653
Actiol 197-01
Actiphyll 3956
Acti-Pilo 2 1712-02
Actisul 1594
Actithiazic acid 1116
Actithiol 197-01
Activus-tiazol 969
Activamina 1069
Activanat 6151
Activin 5596
Actobe 12 6142
Actocortin 6043
*Actodigin*** 5779
Actofuran 930
Actol 1260
Actol „Heyden“ 2134
Actomol 824
Actosin 3857
Actospar 2927-01
Actoxal 1968
Actozine 4335
Actuapen 3334
Actylamide 964
Actriol 3715
Acucar 2091
Acundex 1774-01
Acuo-Godabion B_{12} 6142-01
Acuostrepto 4790
Acupan 3318
Acusone 4746
Acustasin 281
Acutil 281
Acutil/S 649
Acutran 1569
Acyclin 3438
Acygoxine 6065
Acylanid 6064
Acylanil 6064
Acyline 950
Acylnidrazone 575
Acylosal 950
Acylpyrin 950
Acytosal 950
AD 6141

Ad 1	4751
AD 4	5477
AD 26	2032-01
AD 106	1435
AD-122	5455
AD 125	6065
AD-205	5545
Adabrom „Hosco"	653
Adacillin	3069-01
Adacor	5189
Adalat	3309
Adalin	653
Adamantoylcytarabin	4393
Adam CA	4393
*Adamexin***	6513
Adamon „Asta"	5031
Adamycin	4849
Adamycin „Lederle"	5990-01
Adanon	4650
Adantol	3101
Adaphol	5152
Adapin	3926
Adaprin	2757
Adaptic	872
Adaptinol	6152
Adaptol	4596
Adaquin	4301-03
Adarat	3309
Adasone	4639
Ada-Tabs	49-02
Adatone	4439
Adaxil	475-03
Adazine	3592
A.D.C.	5187
Adcal	1286
Adcco-Citral	396-04
Adchnon	1286
Adchrolin	1286
Adcortyl	4646
Adcortyl A	5289
Addex-Tham	212
Addicillin	2621
Addisomnol	653
Adebit	494
Adecarpine	1712
Adechol	314-11
Adecol	2682
Adecomide	6151
Adedolon	1286
Adeflavin	5589
Adekin	4523
Adelavin	5589
Adelcomycin	1568

Adelcopen	3097-01
Adelcort	4704
Adelfin-bismutico	1731-01
Adelmitex	203-09
Ademethioninum	6384
Ademide	6151
Ademil	700
Ademine	1431
Ademol	700
Adenaron	1291
Adenate	1431
Adenex	393
Adenil	1376
Adeninhydrochlorid	238
Adeninribosid	1346
Adeno P	1431
A-denopterin	4584
Adenorin S	1431
Adenosin	1346
Adenosindiphosphat	1414
*Adenosini phosphas***	1376
Adenosinphosphat	1376
Adenosintriphosphat	1431
Adenosylcobalamin	6151
Adenosylmethionin	6384
Adenotepe	1431
Adenotriphos	1431
Adenovite	1376
Adenyl	1376
Adenzima	1431
Adephos	1431
Adepin	203-07
Adepirin	782
Adepress	4256
Adepril	4596
Adepril „Lepetit"	4256
Aderan	1352
Aderan-Sostenido	2275
Aderman	349-01
Adermin	815
Adermykon	1013
Aderomine	815
Aderomine-P	782
Aderoxal	782
Aderoxin	815
Adesan	1431
Adesarin	1431
Adesinon P	1431
Adetide	1431
Adetol	1431
Adetphos	1431
Adetry	1431
Adetrysin	1431

Adevirus	476
Adiab	5113
Adiaben	1309
Adiabetin	1410
Adiabil	2590
Adiafor	1587
Adiazine	1227
*Adicillin***	2621
Adigal	6105
Adihelmin	203-09
Adilactetten	426
Adiloss Ty-Med	1388
Adinal	653
Adinsoral	1410
Adiol	4132
Adipalit	203-09
Adipan	1070-02
Adipan „Grossmann"	2304
Adiparthrol-Wirkstoff	1739
Adipazin	203-09
Adiperazina	203-09
Adipex	1388-01
Adipex-neu	1385-01
Adiphen	4330
*Adiphenin***	4330
*Adipiodon***	4160
Adipiran	203-09
Adiplon	1559
Adipo II	1992
Adipomin	1954
Adiposetten N	1073
Adiposid	1679
Adiposon	2304
Adiprazina	203-09
Adiproin	3066-04
Adipsin	1149
Adipyn	2304
Adiro	950
Adisentil	913
Adisné	588-05
Adityl	1111
Adiuretin SD	6089
Adiver	203-09
Adivermal	203-09
Adjudets	1070
Adnamin	1286
Adnephrine	1083
Ad-Nil	1071
Adnisolone	4704
Adobiol	3793
Adociron	238-01

Adocyl 524
Adoisine 3857-01
Adolan „Abic“ 4650
Adolan „Gerot“ 2857
Adolens 2857
Adolkin 2270-02
Adona 1286
Adona (AC 17) 1291
Adonal 1845
Adophyllin 588
Adopon 4127
Adopron 3666
Adorm 1964-01
Adormin 653
Adorzon 1286
Adosemizon 1286
Adostill-AC 1291
Adozon 1286
ADP 1414
Adphen 1992
A-D-R 295
Adracillin B 3066
Adramycin 4825
Adrasine 3365-03
Adrémad 1083
Adremycine 5102
Adrenal 1083
Adrenalex 4703
Adrenalin 1083
Adrenalindipivalat 4105
*Adrenalon** 1031
Adrenamine 1083
Adrenan 1083
Adrenapax 1083
Adrenasol 1083
Adrenate 1083
Adrenatrate 1083
Adrenefrine 1083
Adrenhormon 1083
Adrenine 1083
Adrenocromo-Zeltia 1286
Adrenocron-Climax 1286
Adrenodis 1083
Adrenohorma 1083
Adrenol 1083
Adreno-Mist 1083
Adrenon 1031
Adrenopil 1286-01
Adrenor 814-01
Adrenoritard 1083
Adrenosan 1083
Adrenosem 1286-01
Adrenostan 1286
Adrenostase 1286-01
Adrenostazin 1286
Adrenosun 1286-01
Adrenoxil 1286
Adrenoxyl 1286
Adrenutol 1083
Adreson 4703, 5155
Adrestat 1286-01
Adrevil 3780
Adrezon 1286
Adriacin 5570
Adriamicina 4825
Adriamycin 5570
Adrianol 1077
Adriblastin(a) 5570
Adricort 5155
Adrifane 790-02
Adrilyl 1455
Adrine 1083
Adrizine 1070
Adro 22
Adrocaine 2325
Adroidin 4764
Adrolate 1286
Adrover 2042
Adroxon 1286
Adroyd 4764
Adroyed 4764
Adsorbocarpine 1712
Adstringol 1190
ADT-„Zimaia“ 4256
Aducin 3716-01
Adumbran 2696
Adural 653
Adurix 2578
Adventan 3469
Adynol 1431
AE 9 5563
AE-705 5940
AEAH 857-01
AEC 1103
Aecachininum 5121
ÄDTA 1429
ÄDU 1723
Aedurid 1723
Aeknil 761
Äpfelsäure 170
Aephenal 1845
Aephycillinum 5001
Aerbron 3463
Aerofed 1392
Aerocid-Verdunstungssäure 11
Aerodrine 1748
Aerogastol 3989
Aerolate 588
Aerolin 2351
Aerophtalyl 713
Aeroseb-D 4949
Aeroseb-HC 4746
Aerosol OT 4491
Aerosporin 6128-01
Aerotrol 1745
Aersolin 4704
Äscin 6123
Aesculamin 2829
Äsculin 2794
Äsculosid 2794
Aescusan 6123
Äskulamin 2829
Aestocin 4337
AET 5842
A.E.T. 130-01
Äthacain 5329
Aethacridinlactat 2772
Äthacrynsäure 2172
Aethadion 641
Aethalkoni aethylsulfas 5056
Äthallymal 1051
Aethambutolum 1490
Äthamid 1695
Aethaminalum 1766
Aethaminolum 3816-03
Äthanol 55
Äthanolaminum citricum 2098
Aethaphen 1078
Aethaphyllinum 995-03
Aethaperazinum 4621
Aethaverin 5266
Aethazolum 1285
Äthefil 1104
Aethephil 1104
„Äther“ 206
Aether aethylicus 206
Aether bromatus 45
Aether chloratus 46
Aether glycerino-guajacolicus 1381
Aether nitrosus 50
Aether salicylicus 1001
Aether sulfuricus 206

Aether vinylicus 163
Aethiazidum 1044
Äthidiumbromid 4527
Aethimidinum 750
Äthimizol 1105
Aethinal 828
Aethinamatum 1081
Äthinazon 3279
Äthinylnortestosteron 4367
Aethinylöstradiol 4313
Äthinylöstradiolcyclopentyläther 5419
Äthinylöstradiol-3-isopropylsulfonat 6579
Äthinylöstrenol 4408
Äthinylöstriolcyclopentyläther 5420
Aethinyltestosteron 4693
Äthioniamid 789
Äthionin 472
Aethisteron 4693
Äthizin 3071
Äthmozin 4869
Aethocain 2325
Aethoform 1026
Aethoheptazin 3170
Aethoksid 3341
Aethomorphinum 3999
Aethomoxan 2896
Æthone 678
Aethonitazen 4932
Aethophyllin(um) 1055
Äthopropazin 4033
Äthopyrol 1097
Aethosuximid 639
Aethotoin 1578
Aethoxazenum 2512
Aethoxazorutosid 5897
Äthoxen 435
Äthoxybutamoxan 2896
Äthoxycain 5330
Äthoxyd 3341
Äthoxyhydroxyzin 5157
Aethoxydum 3341
Aethoxysklerol 5842
Äthylacetrizoat 1530
Äthyladrianol 1396
Äthyläther 206
Aethylam 900
Äthylamphetamin 1739
Aethylal 1051
Äthylarterenol 1400
Aethylbarbital 828
Äthylbenzhydraminhydrochlorid 4043
Äthylbutamidum 2085
Aethylbutylthiobarbitalum Natrium 1423
Aethylchlorvynol 606
Äthylcinepazat 4403
Aethylcinchophen 3538
Äthylcystein 297
Aethyldicumacinum 4798
Aethyldicumarolum 4798
Äthylen 34
Äthylenoxid 37
Aethylenum tetrachloratum 21
Aethylenum tetrajodatum 66
Aethylenum trichloratum 26
Äthylephedrin 2047
Äthylgrün 5592
Äthylhexabital 1964
Äthylhydrocuprein 4689
Äthylhyoscinbromid 6492
Aethyli biscumacetas 4798
Aethyli cartrizoas 2768
Äthylidenmilchsäure 102
Aethyli dibunas 4418
Äthylipodat 2516
Äthylium 55
Aethylium bromatum 45
Aethylium chloratum 46
Aethylium dihydroxycumarinylaceticum 4794
Aethylium nitrosum 50
Aethylium salicylicum 1001
Aethylis aminobenzoas 1026
Aethylis biscoumacetas 4798
Äthylisobutrazin 4361
Aethylis paraoxybenzoas 1002
Aethylmethylthiambutenum 2830
Äthylmorphinhydrochlorid 3999
Äthylmorphinmethyljodid 4388
Äthylnarcein 5409
Äthyl-nor-adrenalin 1400
Äthylnorantiffein 1105
Äthylnorgestrienon 6535
Äthylnormetaoxedrin 1396
Äthylnortestosteron 4445
Äthyloestrenol 4458
Äthyloestrenolon 4445
Äthylpapaverin 5266
Aethylparaben 1002
Äthylphenacemid 1644
7-Äthyltheophyllin-Amphetamin 3701
Äthyltrichloramat 258
Äthylurethan 113
Aethylvanillin 1003
Äthynodioldiacetat 5315
Äthyron 123
Aethyzinum 3071
Ätina 789
Ætoxisclerol 5842
*Ätryptaminacetat*** 1958
AF 2 1502
AF 53 6620
AF 242 3733
AF 438 2571
AF 594 2868
AF 634 3463
AF-864 4004
AF 983 2994
AF 1161 3950
AF 2071 6637
Afagil 1679
Afardin 3850
Afatin 1070-02
Afatyl 950
Afaxin 4439
Afebo 4439
Afelzine 823
Afesal 6353
Afettine 1070-02
Afdicyclin 4847
Afdigyl 6032
Afdimycin 1568
Afditrycin 6020
AFI-A 4439
AFI-B_1 2040
Afibrin 469
AFI-C 393
AFI-D_2 5709
AFI-Dion 2705
AFI-E 5864
AFI-Ftalyl 3256
Afigan 92
Afilan 2969
Afilina 4439
A-Fil-Wirkstoff 3447
Afimocil 1490
Afinal 1845-03

Afiperon 3952
AFI-Phyllin 588-03
AFI-phyllin 1373
AFI-Tiazin 1810
AFI-Vermin 203-09
Afko-Cillin 3069-01
Afko-Dibucaine 4432
Afko-Hist 3423
Afko-Lube 4491
Afko-Sal 567
Aflamina 3906-03
Aflamox 3907
Afloben 4004
Aflogan 5232
Aflucoson 4949
Aflukin „A.C.F.“ 4301-03
Afluteston 4421
Afrin 3190
AF/RP 6661
Afsacevita 393
Afsacilina 3097
Afsacryn 2172
Afsamid 1825
Afsapurin 228
Afsillin 3066-04
AFT 4582
Aftalizol 3256
Aftate 3864
Afungil 1172
Afungin 3311
16-AG 6067
AG-3 4389
AG-63 526
A.G. 33-107 1246
AG-34-55 1529
Ag 246 3391
Ag 307 264
AG 5895 1829
AGAC 33-02
Agacore 5361
Agaffin-Tabletten 2376
Agalacto-Quilea 5419
Agalaxiol 775
Agaldog 3582
Agaricin 5046
Agarizinsäure 5046
Agasten 4620
Agastril 5574
AGDMAE 644-01
Agedal 3960
Agel 1172
Agelix 1829
Agentit 2675
Agerite 2182
Ageroplas 3908
Agetran 1138
Agiell 3989-01
Agifutol S 1448
Agiolan 4439
Aglicem 2032
Aglicolo 1754
Agliral 2590
Aglumin 365
Aglunat 6105
Aglycid 2032
Ag M 5412
Agmabamate 1138
Agmacycline 4847
Agmapav 4223
Agmapen 3066
Agmaserp 5893
A.G.N. 20 1558
AGN 197 4902
AGN 511 3094
AGN 616 3605
AGN 1414 2212
Agnocyclin 6020
Agnolet 1567
Agnopen 3097
Agnophenol 1309
Agnotracin 5755-01
Agnozepin 2970
Agobilex 3585
Agofel(l) 4712
Agofollin (Dragees + Depot-inj.) 5390
Agofollin (inj.) 5312
Agojodile 1163
Agojodo 1163
Agojodo „Maggioni“ 95
Agolanid 6065
Agolene 2756-02
Agolene 3365-03
Agolutin 4734
Agoncal 4439
Agontan 961
Agophen 2951
Agoran 549-07
Agosterol 1295-01
Agostilben 3610
Agostilben-inj. 5252
Agotan 2951
Agotex 4523
Agovirin 5014
Agovirin-Depot 5198
Agovirin-Dragees 4442
Agozol 5237
Agr 449 194-01
Agr 620 3404
Agr 1240 3404
Agre-Antacide 49-02
Agrestin 3666
Agribon 1910
Agromicina 4847
Agropiren 1813
Agrumina 393
Agrustik 393
Agruvit 393
Agryban 1575-08
Agrypnal 1845
Ag-Sulfadiacina 1227-02
Agucarina 524
Aguipiran 1650-01
Agurin 589-01
Aguttan 2954
Agyrax 4046
AH_1 3708
AH 3 4044
AH. 42 2573-01
AH-289 HCl 3613
AH 853 3682
AH 2250 3775
AH 3232 2973-01
AH 3365 2351
AH 3923 4052
AH 5158 A 4029
AH 5183 3443
AH 7725 2968
AH 8165 5646
AH 8165 D 5646
Ahan 5007
Ahanon 3942
Ahbid 3078-01
A 17 HF 4813
A-H Injection 3399
Ahistamin 3136
Ahistan 3032
Ahiston 3078-01
Ahnamin 1355
AHP 643
AHR-85 1696
AHR -224 3600
AHR-233 1618
AHR-438 1932
AHR-483 4456
AHR-504 4100
AHR-619 5273
AHR-712 5299
AHR-857 1595

AHR-1680 3401
AHR-1900 4571
AHR-2277 4832
AHR-2666 6274
AHR-3000 5299
AHR-3002 1954
AHR-3015 4823
AHR-3018 3117
AHR-3053 275
AHR-3070 2626
AHR-3108 5904
A-H Tablets 3423
Ahypnon 839
AICA-hepat 159
Aicamin 159
AICA-Orotat 159
Aicorat 159
AID 2963
Aiglonyl 2903
Aigonyl 699
Ailopan 161
Aima 6151
AImax 666
Airbron 272
Airco 347 69
Airet 1373
Airoderm 4411
Airoform 553-03
Airogen 553-03
Airol 4411
Airol (alte Form) 553-03
AIS 48 6314
Aiselazine 731
Aisemide 1825
AIZ 4748
Ajan 3318
Ajatin 4782
Ajimaline 4360
Ajinomoto 274-02
Ajma 4360
Ajmalicin 4577
Ajmalin 4360
Ajmalulin 4360
Ajucin simplex 4026
Ajurac 4026
AK-123 5228
A-Kairon 4439
Akeocin 2548-01
Akimeton 1213
Akineton 4716
Akinophyl 4716
Akistin 966
Akitan 4598
Aklonin 2307
*Aklomid*** 515
Akne-Bestose 314-07
Aknebon 4411
Akotin 337
Akrichin 5148
Akrinol 2042-01
Akrinor-Substanz I 3702
Akrinor-Substanz II 3395
Akritoin 1182
Akrofollin 4700
Akrolutin 4734
Akron 2772
Akroteston 5014
Aktamin 814-01
Aktedrin 1069
Aktedron 1069-01
Aktibol 6151
Aktilin 2564
Aktivan 1283
Aktivin 582
Aktivin „Kobayashi“ 5334
Akuammigin 4578
Akuammin 4882
Akva-PAS 569
8 AL 5722
AL-70-35 5486
Al 132 1722
AL 304 1114
AL 307 3239
AL-0361 1693
AL-0559 576
AL 842 1744
AL-1021 4073
AL-1612 4088
AL-1965 6470
ALA-251 2838
Ala-Cort 4746
Alacortril 5287
Alademeclocyclinum (Chloramfenicoli succinato sodico) 2779-04
Aladion(e) 2961
Alalon 2835
Alamide 161
Alamidon 2266
Alamino 49-02
Alamon 4641
Alanine Mustard 6197
Alanine Nitrogen Mustard 2280
Alanosin 115
Alantan 160
Alanta-SF 160-01
Alantcampher 2847
Alantolacton 2847
Alapav 4223
Alaphen 2022
Alaprin 950-08
Alarant 160-01
Alarmine 825
Ala-Scalp 4746
Alasil 950-04
Alaspan 3078-01
Alasphin 2192
Ala-Tet 4847
Alaxa 4811
*Alazanini triclofenas*** 4531
Alazin 823
Alazopeptin 2845
Albacide 2426
Albacon 2461
Albacort 4646
Albacycline 5849
Albalon 2461
Albamicina 5849
Albamin 49-02
Albamycin 5849
Albasil 2522
Albasil C 1879
Albatran 4223-07
Albatriclina 5755-01
Albatrol 3736-02
Albatros 2919
Albazin 386
Albego 3872
Albemap 1070
Albemycin 5849
*Albendazol*** 6275
Alber 202
Albercilin 3097
Albesin 5849
Albestrol 3610
Albexan 386
Albicort 5289
Albiguanil 631
Albiocin 5849
Albiotic 3815-01
Albipen 3097-01
Albisal 549-07
Albistat 3522
Albisulfa 1594
Albocresil 2793
Albocyclin 3782

Albofungin 5562
Alboman 432
Albomycetin 5716
Albon 1910
Albonoursin 2785
Alboral 2970
Albosal 386
Albothyl 2793
Albox 161
Albroman 432
Albucid 786
Albuterol 2351
*Albutoin*** 1421
Albyl 950
ALCA 160-02
Alcabrol 270
Alcacitol 396-04
Alcacyl 950-04
Alcaine 3216
Alcanfor 1433
Alcap 49-02
Alcer 409
Alcetamide 786-01
Alchloquin 909
Alcidol 4004
Alcidon 3862
Alcikol 396-04
Alcinon 5304
Alcit 396-04
*Alclofenac*** 1547
*Alcloxa*** 160-02
Alcobon 141
Alcohol aethylicus 55
Alcohol methylicus 17
Alcohol trichloriso-butylicus 178
*Alcoholum benzylicum*** 593
Alcoid 5416
Alcojel 125
Alcon-Efrin 1077
Alcon-Mydril 3339
*Alcool benzylique*** 593
Alcopan 4751
Alco-Pan 1151
Alcopar(a) 3411-01
Alcophenicol 1568
Alcophobin 1467
Alcopon 3754-01
Alcotine 337-01
Alcovit A 4439
Alcovit-D_2 5709
Alcuprin 1550
*Alcuroniumchlorid*** 6072
Alcyclin 4847
Alcyclin-O 4849
ALDA 160-01
Aldactone 5317
Aldactone-A 5317
Aldactone pro inj. 4987-01
Aldadiene-Kalium 4987-01
Aldanil 627
Aldarsone 618
Aldecin(a) 5677
Aldefur 544
Alderlin 2825
*Aldesulfon Natrium*** 2510
Aldesulphone sodium 2510
Aldevit 5709
Aldicin 1207
Aldifen 330
Aldimate 49-02
Aldinamid 236
*Aldioxa*** 160-01
Aldixin 1846
Aldocorten 4705
Aldocumar 3857
Aldoeritrina 6020
Aldomet 1333
Aldomet-ester 2009
Aldometil 1333
Aldomet injection 2009
Aldomin 1333
Aldomycin 354
Aldonar 5317
Aldonina 13
Aldopander 1333
*Aldosteron*** 4705
Aldoxal 373
Aldrisone 4984
Aledron 2571
Aleffer 3076
Alentin 1754
Alentol 1069
Alepsin 2717
Aleral 2522
Alerco TD 3078-01
Alercur 3900
Alerfri 3078-01
Alerga 3727-02
Alergenol 277
Alergicap 3365
Alergicide 3613
Alergietas 3136
Alergival 3365
Alergon 3078-01
Alergon „Bengal" 3330
Alergosanil 3078-01
Alerid 3078-01
Alerin 3078-01
Alermine 3078-01
Alernyl 3078-01
Alerpan 3136
Alerson 3078-01
Alerstin 3078-01
Alertol 3619
Alertonic 3619
Alert-Pep 790
Aleryet 3066-09
Aleryl 3365
Alesten 786
Aletamine hydrochloride 1673
Aletmicina 3097
Aletobiose 2093
Aletodin 950
Aletor 2874
Aleudrin „Beckmann" 175
Aleudrin „Ingelheim" 1745
Aleukon 2483
Aleviatin 2717
Alexan 1091
*Alexidin*** 5559
Alfa 6 5284
Alfa B_1 2040
Alfabiocina 5849
Alfabios 5271
Alfabrocina 923
Alfa C 393
Alfacetilmetadolo 5166
Alfaciclina 4847-01
Alfacilina 4969
Alfacillin 3345
Alfacol 5864
Alfadelta A 4439
*Alfadolon*** 4765
*Alfadolonacetat*** 5200
Alfadopan 1333
Alfadryl „Cassenne" 3066-08
Alfadryl „Spofa" 3680
Alfa Enteral 631
Alfaergin 4439
Alfa-Fluorone 5163
Alfaland 4672
Alfameprodin 3449
Alfametadolo ,4714
Alfamicetina 1568

Alfamin 4439
Alfa-Monovit 4439
Alfamox 3098
Alfanonidrone 5163
Alfapen „Llano“ 3097-02
Alfapen „Orion“ 3345
Alfaprodin 3167
Alfaredisol 6142
Alfa-Sir 4439
Alfasole 4439
Alfasol 1626
Alfason 4743
Alfasonacetonid 5338
Alfasterolo 4439
Alfastrol 5390
Alfatar 4439
Alfatesin 4762-01
Alfatésine 4762-01
Alfathesin 4762-01
Alfatiazol 969
Alfaton 3190
Alfatone 4762-01
Alfa-Trofodermin 4708
Alfavena 4439
Alfavitina 4439
*Alfaxalon*** 4762
Alfenamin 2387-01
Alfene 4439
Alfeprol 2888
Alfetadrinum 1673
*Alfetamin** 1673
Alfibrat 1245-01
Alficetyn 1568
Alfida 3098
Alfide 5232
Alfimid 2217
Alflorone 4711
Alflorone Acetate 5163
Alfocillin 3345
Alfone 4516
Alfosom 131
Alfucin 354
Alfycelin 1568
Algafan 4958
Algamon 567
Algamon solubile 966
Algantine 2857
Algaphan 4958
Algeril 3210
Algésal 549-08
*Algeston*** 4743
Algestonacetonid 5338
Algestone actophenide 5746
Algiamida 567
Algicortis 4746
Algiderma 549-08
Algidon 4650
Algiflog 4004
Algiflogue 4004
Algil 2857
Alginodia 2270
Algiospray 384
Algiton 4650
Alglyn 49-02
Algobaz 6147
Algocalmin 2270
Algocor 3247
Algoderm 2554
Algodin 4958
Algolysin 4650
Algometacin 3850
Algoneurina 5334
Algophenyl 2951-01
Algopriv 1898
Algopyrin 2270
Algospray 384
Algotrex 3281
Algotropyl 761
Algovant 2270-02
Algoverine 3906
Algovetan 4650
Algovit 2919
Algoxale 4650
Algylen 26
Alham 49-02
Alhydex 265
Alialon D 5334
*Alibendol*** 2262
Alicut 1427
Alidine 4929
Alidril 1745
*Alifluran*** 6174
Alilac 49-02
Alimax 6020
*Alimemazin*** 3662
Alimezine 3662
Alin 3626
Alinamin-F 3469
Alinamin-Odorless 3469
Alinamin 2919
Alinaxin 5334
Alin „Chinoin“ 950-07
Alindol 3129
Alindor 3906
Alin „Dr. Lazar“ 5325
Alin-Tabl. „Chinoin-Mexico“ 4949
*Alipamid*** 1043
Alipid 2304
Alipina 3214
Aliporina 3867
Aliseum 2970
Alisobumalum 1718
Alitia S 5334
Alitilase 2074
Alitinal 1767-01
Aliton 2919
Alitran 400-01
Alius 4057
Alival 3058
Alival (alte Form) 110
Alivialgina simple 567
Alivin 5001
Alivin „Großmann“ 3336
Aljodan 179
Alk-Abus 1467
Alkabutazona 3906
Alkacit 396-04
Alkacitol 396-04
Alkacitron 396-04
Alkacyt 396-04
Alka-Dicitrate 396-04
Alkafanone 4516
Alkagin 396-04
Alkalex 396-04
Alkaloid F 4577, 4611
Alkalovert 497
Alkam 49-02
Alkamix 396-04
Alkanat 396-04
Alkaphyllin 588-05
Alkaran 5895
Alkarsodyl 58
Alkaserp 5895
Alkasol 396-04
Alkatal 396-04
Alkatone 396-04
Alkatrocit 396-04
Alkeran 2280
Alkfuran 705
Alkiron 245
Alkocit 396-04
„Alkohol“ 55
Alkoniumbromid 4793
Alkorcin „Silbe“ 2042
Alkorina 396-04
Alkyrom 1925
Allacilum 1089

Allacyl 1089
Allamycin 4849
Allantan 4353
Allantoin 160
Allantol 160
Allanyl 950
Alledryl 3365
Allegan 776
Allegron 3924-01
Allenestrol 3357
Allenfillina 588-03
Allenoestrol 3357
Alleosid A 5771
Allerbid 3078-01
Allerclor 3078-01
Allercorb 393
Allercur 3900
Allercurol 3900
Allerdryl 3365
Allerfin 3078-01
Allerga 3727-02
Allergan 3349
Allergan 211 1017
Allergan A 3330
Allergan B 3365
Allergan „Bouty“ 3365
Allergan P 3136
Allergan S 3106
Allergan „Wiedemann“ 3423
Allergefon 3080
Allergen 3989
Allergex 3078-01
Allergicid 3613
Allergie 3078-01
Allergie S 3989
Allergin(a) 3365
Allergin „Myers“ 2573-01
Allergin „Sankyo“ 3078-01
Allergisan 3078-01
Allergitol 3078-01
Allergosan 3106
Allergyl 2538
Allergysin 3078-01
Allerhist 3078-01
Allerpant 3900
Allerpen 3066-09
Allerphen 3078-01
Allersan „Asa“ 3078-01
Allersan „Teva“ 3423
Allertab 3078-01
Allerton 3078-01
Allertreton 3078-01
Allervu 500 3069-04
Allerzine 3989
Allethorphin** 5598
Allevin 567
Allicin 423
Allilprodina 3729
Allipropan 1304-01
Allisan 328
Allithagen F 5 5334
Allithiamin 2882
Allobarbital** 1278
Allobarbitone 1278
Allobital 1278
Allodene 1069
Allocain(e) 2325
Allochrysine 108
Alloclamidhydrochlorid** 3158
Allocor 6107
Allocor (alte Form) 808
Allocort 5189
a-Allocryptopin 4556
Allocupreide sodique** 1550
Allocupreidum natricum** 1550
Allofenyl 2175
Alloferin 6072
Allofèrine 6072
Allomethadion** 609
Allomycin 5767
Allomycin „Proel“ 3097
Allophenylum 2175
Allopin 228
Allopropylbarbital 1364
Allopur 228
Allopurinol* 228
Allopydin 1547
Allopyrabital 1278-01
Allorphine 3935
Allotropal 422
Allotropin 451-06
Alloxanthin 229
Alloxazinmononucleotid 3394
Allprim 228
Allural 228
Allurit 228
Alluval 432
Allydione 609
Allylbarbital 1718
Allylbarbitural 1278
Allylcarbamidum 1364
Allylcinchophen 3846
Allylestrenol** 4756
Allylguajacol 1293
Allylnormorphin 3935
Allyloestrenol 4756
Allylprodin** 3729
Allylsenföl 153
Allylsevenolum 153
Allynate-F 5334
Allypropymal 1364
Allyrgal 2253-01
Almecillin* 2292
Almediol 3713
Almefrin 1077
Almefrol 5792
Almeret 6143
Almescon 3668
Almestron** 4037
Almestrone 3713
Al-Migren 5395
Alminate 49-02
Almitrin** 5488
Almocarpine 1712
Almocetamide 786-01
Almocilline 3066-04
Almopen 3097-01
Almora 465-08
Almycetine 1568
Alnagon 1189-01
Alnasid 980
Alneobarbital 2031
Alnortoxiferin 6072
Alnox 1278
Alnoxin 5492-01
Alobrom 653
Alocaine 2631
Alodan 2857
Alodan vet. „Hoechst“ 918
Alofen 3348
Aloferin 6072
Alofran 1245-01
Aloglutamolum 465-11
Aloid 3522
Aloin 4542
Alondra 5284
Alondra-F 5322
Alongafenicol 1568
Alongapén 5486
Alonimid** 2445
Aloperidin 4544
Alophyrin 5921
Alopidin 1547
Aloquin 2182
Aloratin 495-01

Alotabs-C 393
Alotano 24
Alotec 1747
Aloxidone 609
Aloxin 928-04
*Aloxiprin*** 950-08
Aloxyne 928-04
Alpaba 160-03
Al-Pas 569-02
Alpen 3345
Alpen „Lederle" 3097
Alpen-N 3097-02
Alperidine 3729
Alperin 950-07
*Alpertin*** 6600
Alphabrocine 923
Alphabroom 432
Alphacain 4079
Alphacaine 2631
Alphacemethadone 5166
*Alphacetylmethadol*** 5166
Alphacilina 4969
Alphacillin „Biomedis" 3069-01
Alphacillin „MSD" 4969
Alpha-Cobione 6142
Alphadolone 4765
Alphadolone acetate 5200
Alphadrol 4643
Alphalin 4439
*Alphamethadol*** 4714
alpha-Methyl-Dopa 1333
*Alphameprodin*** 3449
Alphamin 6142
*Alphaprodin*** 3167
alpha-Redisol 6142
Alpha-Ruvite 6142
Alphasem 2175
Alphasol OT 4491
Alphasonacetophenid 5746
Alphasone 4743
Alphasone acetonide 5338
Alphasterol 4439
Alphatal 1425
Alpha-Tocopherol-(acetat) 5864
Alpha Vee-12 6142
Alphavisan 5007
Alphavit 4439
Alphaxalone 4762
Alphazole 1625
Alphazurine 2 G 5577
Alpheba 2175
Alphenal 2175
Alphenate 2175
Alpheprol 2888
Alphogen 798
Alphol 3249
Alphon 798
Alphosyl-Wirkstoff 160
Alphozon 798
Alpodix 2987
*Alprazolam*** 3252
*Alprenololhydrochlorid*** 2888
Alpurin 228
Alpyron 950-07
AL-R 3078-01
*Alrestatin-Natrium*** 6322
Alreumun 3000
Alrheumat 3000
Alrheumun 3000
Alrhumat 3000
Alsain 4723
Alserin 5895
Alsol „Also" 6014
Alsylax 4811
Altabactine 2245
Altafur 2245
Altan 2376
Alteciclina 4847-04
Altecor 5237
Altecortian 5187
Altergian 3108-01
Alternyl 5127
Alterostrin 5390
Alterton 1669
Altesona 4703
Altezol 1594
Althesin 4762
Althiazide 1636
Althiomycin 6411
Althocin 1490
Althose 4650
Althrocin 6020
Alticina 3345
Altilev 3924-01
Altim 5874
Altimina 4406
Altinil 3964
*Altizid*** 1636
Altociclina 4847-04
Altocillin 3345
Altocor 891
Altodol 3907
Altodor 365
Altolat 5492-01
Altomicina 6034
Altop 1431
Alto-Pred 4639
Altoush 1990
Altracycline 4847
Altrad 3713
Altsalvarsan 1836
Alu-3 1030-01
Alubarb 1364
Alubasine 49-02
Alucetil 950-07
Aluctyl 102-05
Aludrasma 1745
Aludrin 1745
Alufenamine 2387-01
Alufibrat 1245-01
Alugan 694
Alugastin 411
Aluglycine 49-02
Alumate-HC 4746
Aluminii glycinas 49-02
Aluminii glycyrrhetas 5832-01
Aluminii tyrosinas 1030-01
*Aluminiumclofibrat*** 1245-01
Aluminiumflufenamat 2387-01
Alumino-Apassal-Calcico 569-02
Aluminon 6555
Alumino-Nippas-Calcium 569-02
Aluminorgan 102-05
Alumnol 1190
Alunic 337-01
Alunitine 337-01
Alunozal 549-06
Alupent 1747
Alupir 950-07
Alupirim 950-07
Aluprin 950
Alural 432
Alurat(e) 1364
Alurene 533
Aluric 228
Aluron 228
Alusine 49-92
Alusprim 950-07
Aluted 950
Alutyl 2951
Aluzime 4776

Alvedon 761
Alven 5742
Alvenol 828
*Alverincitrat** 4377
Alvidral 411
Alvinine-Wirkstoff 3998
Alvinol 606
Alvodine 5149
Alvonal MR 5830
Alypin 3214
Alypropol 3214
Alysine 549-02
Alzaten 3426
Alzatone 3426
Alzide 373
Alzinox 49-02
Am 73 3098
AM 109 2066
AM 684 β 6084
Amabagyl 913
Amabevan 604
Amacee 393
Amacran 6142
Amadil 761
*Amadinonacetat*** 4890
Amadol 1923
Amal 1767
Amalcaine 2634
Amalmare 3365-03
Am-an 3097
Amandacide 737-03
Amandin 1443
Amanitine 314
Amanol 3365-03
*Amanozin*** 975
*Amantadinhydrochlorid** 1443
Amantan 1443
*Amantocillin*** 4081
Amapol 4223
Amaromycin 5716
Amarsan 775
Amaryllin 3048
Amasust 1767
Amatane 1767
Amatin 1234
AmB 6096
Ambamid 624
Ambamida 6070
Ambar 1388
Ambarlone 1767-01
Ambathizonum 1283
*Ambazon*** 820
Amben 566
*Ambenoniumchlorid*** 5708
*Ambenoxan*** 2616
Amben(um) 758
Ambequinol 909
Amber acid 167
Ambesid 386
Ambesid solubile 1281
Ambestigminumchlorid 5708
Ambetosi 1490
Ambilhar 353
Ambiopen 4007
Ambistamin 3149
Ambistryn(-S) 4785-01
Amblosin 3097
Ambocain 2325
Amboclorin 2557
Ambodryl 3335
Ambofen 1568
Ambofilin 1373
Ambolin-Wirkstoff 1754
Ambomitina 5268
Ambonestyl 2056
Ambramicetina 4847
Ambramicina 4847
Ambramycin 4847
Ambravein 5755
Ambravena 5755
Ambritan 6151
Ambrostasin 3799
*Ambroxol*** 2272
Ambrunate 2730
*Ambucain*** 3489
*Ambucetamid*** 3486
Ambunol 4137
Ambuphylline 588-10
*Ambusid*** 2230
Ambutol 1490
Ambutoniumbromid 4399
Ambutoxate 3489
Ambutyrosin 4788
Ambuzetamid 3486
Ambylan 4787
AMC 889-01
A.M.C. 2041
Amcacid 853
Amcap 3097
Amchafibrin 853
Amcill 3097
Amcill-S 3097-02
*Amcinafal*** 5522
*Amcinafid*** 5737
*Amcinonid*** 5670
Amcodex 1070
Amdelate 737
Am-Dex 1070
Amdil 761
Amdram 1388
Amebal 913
Amebamida 958
Ameban 604
Amebacilin 5519
Amebarsene 604
Amebarsin 2527
Amebarsone 604
Amebex 5519
Amebiazol 2405
Amebifan 776-01
Amebil 909
Amebosan 916
Ame-Boots 958
Amechol 892
Ameciclin 3097
Ameciclina 4521
*Amedalinhydrochlorid*** 3958
Amedel 1417
Amedin 3760
Amedrine 1388
Ameisensäure 11
Amelion 1926
Amelizol 5994
Amen 5337
Amenozine 975
Amepromat 1138
Americaine 1026
Amer-Tet 4847
Ametaz-D 4949
Ametazole hydrochloride 276
Amesin 3592
Amethobenzepin 3622
Amethocaine hydrochloride 2909
Amethone 4259
A-methopterin 4245
Ametik 4691
Ametil 4142
Ametin 843
Ametionol 295
Ametohepasone 1939
Ametoterina 237
Ametoxin 126
Ametriodinsäure 1828
Ametycine 2816

*Ameziniummetil-sulfat*** 6252
*Amfebutamonhydro-chlorid*** 2274
*Amfecloral*** 1569
Amfe-Dyn 1070-01
*Amfepentorexmaleat*** 2923
*Amfepramon** 2304
Amfeta 3423
Amfetamine 1069
Amfetammina 1069
Amfetasul 1069
d-Amfetasul 1070
Amfetylinhydro-chlorid 3701
Amfipen 3097-01
Amfogram 4007
*Amfonelic acid*** 3547
Amformin 686
Amfostat 6096
Ami-Anelun 4256
Amibiarson 604
Amicar 469
*Amicarbalidisetionat*** 2790
Amicardine 2436
Amicetin 5767
Amichlophen 2605
*Amicibon*** 4999
Amicil 4335
Amicin 74
Amicloral 836
*Amicylin*** 4560
Amidacil 1316
Amidacilina 5486
Amidalgon 4905
Amidan 386-04
*Amidapson*** 2187
Amidazin 789
Amidazophen 2266
*Amidefrini mesilas*** 1428
Amidephrinmesylat 1428
Amide PP 351
Amidex 3097
Amidinomycin 1140
Amidocalcer 969
Amidoclor 909
Amidofebrin(e) 2266
Amido-Intracutan 2266
Amidol 4713
Amidolacetat 5164
Amidoline 5143
Amidonal 4977
Amidon(e) 4650
Amidophen 2266
Amidophenazon 2266
Amidophos 2046
Amidopirina 2266
Amidoprocain 2352
Amidopyrazoline 2266
Amidopyrin 2266
Amidopyrinum 2266
Amidosal-Tabletten 2266-16
Amidosan 4650
Amido-Septine 386
Amido-sulfol 386
Amidotiazol 969
Amidoxal 1625
Amidozol 1255
Amidozon 2266
Amidrina 891
Amidryl 3365
Amid-Sal 567
Amifenazol 974
Amifenozin 1225
Amifer 49-05
*Amifloverin*** 3220
Amifur 354
Amigdalin „Athenpharm" 451-17
Amigdasoy 1731-01
A-Migdobis 868-03
Amigrin 950-06
*Amikacinsulfat*** 5053
Amikapron 853
Amikazol 2901
Amikhelline 3633
Amikin 5053
Amikon 4335
Amilax 588-03
Amilent 4256
Amilin 4847
Amilit 4256
Amilone 4650
*Amiloridhydrochlorid*** 381
Amilyt 5935
Amimethylinhydrochlorid 3925
Amimycin 5962
Aminacrin 2141
Aminacrine hexylresorcinate 2042-01
Aminacyl 569
Aminafton 3540
Aminaler 588-03
Aminalgésine 2266
Aminalon 196
Aminaphthone 3540
Aminarson(um) 604
Aminazin(um) 3315
*Amindocat*** 4107
*Amineptinhydro-chlorid*** 6564
Amin-Glaukosan 277
Aminicotin 351
*Aminitrozol*** 237
Aminoacrichin 5158
*Aminoacridin*** 2141
Aminoacriquine 5158
Aminoadipylpenicillin 2622
Aminoäthylnitrat 52
Aminoalanfol 3312
Amino-Anfol 3581
Aminoantipyrin 1620
Aminoazathioprin 948
Aminobenz 766
Aminobenzamido-phenazon 3574
Aminobutene 2521
Aminocaine 2325
*Aminocaproic acid*** 469
Amino-caproico „Mein" 469
Aminocarbofluorene 4264
Aminocardina 1360
Aminocardiol 1076
Aminocardol 588-03
Aminochincarbamid 4519
Aminochinol 5498
Aminochinuridum 4519
Aminochlorambucil 2579
Aminochlorthenoxazin 1244
Aminochlorthenoxy-cycline 4847-12
Aminocholine „Aminon" 316
Aminociclina 4847-04
Aminocilin 3066-05
Aminoclortenoxi-ciclina 4847-12
Aminocor 5237
Aminocordin 1360
Aminodal 995
Aminodeoxykana-mycin 3825
Aminodur 588-03
Aminodyne-Elixir 761
p-Aminoephedrin 1420
*Aminoethylisnitras*** 52
Aminofan 2951-07
Aminofenofos 821

Aminofilina 588-03
Aminofillina 588-03
4-Aminofolsäure 3912
Aminoform 451
Aminoformaldehyd 451
Aminoformio 451
Aminofosfon 220
Aminofyllin 588-03
*Aminoglutethimid*** 2236
Aminohexan 3755
Aminohippuric acid 989
Aminoisometradine 1090
Aminoline 588-03
Aminomal 588-03
Aminomed 588-01
6-Aminomethaqualon 3017
Aminomethiazolbitartrat 158
Aminomethylpenicillin G 3393
*Aminometradin*** 1089
Aminometramide 1089
Aminonitrothiazolum 75
Aminon-Strong 828-05
Aminoulcus 409
Aminopar 569
Aminopenil 3066-05
Aminopentamidsulfat 4022
4-Amino-PGA 3912
Aminophan 2951
Aminophen 761
*Aminophenazon*** 2266
4-Aminophenazon 1620
*Aminophenazoni cyclamas** 2266-04
Aminophenurobutane 1754
Aminophenylpyridone 1531
Aminophos 63
Aminophyl 588-03
Aminophyllin(e) 588-03
Aminopicoline 383
Aminopirina 2266
Aminopirina solfonato 2270
*Aminopromazinfumarat*** 4058
Aminopropanolpyrocatechol 1082
Aminopropylon 3150
Aminopropyron 3151
Aminopt 2141-01
*Aminopterin*** 3912
4-Aminopteroylglutaminsäure 3912
Aminopyrin 2266
Aminopyrol 2266
Aminoquin 4106
*Aminoquinol*** 5498
Aminoquinuride 4519
*Aminorex*** 985
p-Aminosalol 2155
Aminosalyl(um) 569
Aminosan 569
Aminosept 5628
Aminosidin 5211
Aminosin 190
Aminosin „Toa Eiyo-Yamanouchi“ 1290
Aminoteina 588-01
Aminoteropterin 5741
*Aminothiazol*** 80
Aminothiazolincamphorat 97
Aminotrate phosphate 453-01
Aminotreofol 3609
Aminoxan 199
Aminoxaphen 985
Aminox „Hoechst“ 569
Aminôxidin 5211
Aminoxyconessin 5359
*Aminoxytriphen*** 5491
Aminoxytropine tropate 3419
Aminoyodo 1163
*Amiodaron*** 5392
Amiodoxyl benzoate 522
Amiotal S.P. 1767-01
Amiotren 4910
Amipan T 4489
Amipaque 3646
Amipenix 3097
*Amiperon** 5246
*Amiphenazol*** 974
Amiphenosine 1225
Amipolen 1951
Amipramidine 381
Amipramizidhydrochlorid 381
Amiprin 4256
Amiprol 2970
Amiptan 2436
Amiptanol 4256
*Amiquinsinhydrochlorid*** 1583
Amirale 5007
Amisalin 2352
Amisepan 4751
Amisept 5628
*Amisometradin*** 1090
Amisyl 4335
Amitacon 4335
Amital 1767
*Amiterol*** 2062
Amithiozon(e) 1283
Amithizon 1654
Amitolen 453-01
Amitraz 6486
Amitrene 1069, 1070
Amitriptilina (cloridrato di) 4256
*Amitriptylinhydrochlorid*** 4256
*Amitriptylinoxid*** 6506
Amivadine 776-01
*Amixetrinhydrochlorid*** 3472
Amixyl 5176
Amizepin 2714
Amizil 4335
Amizol 1943
Amizopten 1675
Amizylum 4335
Amjodaronum 5392
Ammicardine 2436
Ammidin 3005
Ammi-Khellin 2436
Ammipuran 2436
Ammisan 2436
Ammispasmin 2436
Ammivin 2436
Ammivisnagen 2436
Ammoform 451
Ammoidin 1806
Ammoket 737
Ammonii camphocarbonas 1731
Ammoniumaurintricarboxylat 6555
Am(m)onium „Wassermann“ 900
Ammophyllin 588-03
Ammorid 5712
Ammoxin 199
A.M.N. 3394
Amniotin 3668
Amnosed 1964-01
Amo 6425

Amobarb 1767-01
*Amobarbital*** 1767
Amobarbitone 1767
Amocainum 4259
Amocillin 3066
Amodiachinhydrochlorid 4234
*Amodiaquinhydrochlorid*** 4234
Amodril 1071-02
Amodryl 3335
Amoebacid 913
Amoebal 1630
Amoeban 919
Amoebicon 776-01
Amoebin „Hillel" 919
Amöbin „Starke" 2772
Amoebindon 913
Amoebi-Quinol 909
Amoebosan 919
Amoechin 909
Amoenol 909
*Amogastrin*** 5953
Amoglandin 4473-01
Amokin 3736
Amoksilin 3098
Amol 1730
*Amolanon** 4259
Amolin „Takeda" 3098
Amolisin 4738
Amolyn 3796
Amonal 4102
Amonal A 2566
Amonal B 2263
Amopax 1767-03
*Amoproxanhydrochlorid*** 5033
Amopyrochinum 4201
*Amopyroquin*** 4201
Amorphin 5923
*Amoscanat*** 6292
Amosed 1767
Amosedil 1767-02
Amosene 1138
Amosept 5712
Amoseptic 5048
Amosette 1767
Amospan 1767
Amosyt 3365-03
Amotril 1923
Amotriphene 5491
Amox 3098
Amoxal 3098
Amoxamil 3098
*Amoxapin*** 3275
Amoxaren 3098
*Amoxecainhydrochlorid** 3498
*Amoxicillin*** 3098
Amoxidal 3098
Amoxil 3098
Amoxilin 3098
Amoxipen 3098
Amoxi-Tabs. 3098
Amoxivet 3098
Amoxoral 5211
Amoxycillin 3098
*Amoxydramincamsilat*** 3369
Amoxypen 3098
AMP 1376
AM-P 3097
AMP-3 1638
A 5 MP 1376
Ampazine 3348
AMPC 3098
Ampen 3097
Amperil 3097
Ampesid 3097-02
Ampesid-anhidro 3097-01
Ampexin 3097
Amphcaps 1070
Amphaetamin 1069
Amphaetex 1070
Amphamed 1069
Amphamine 1069
Amphasub 1992
Amphate 1069-01
Amphecloral 1569
Amphedex 1070
Amphedrine 1069, 1070
Amphedrine-M 1071
Amphedroxyn 1388
Amphemycin 1568
Amphenicol 1568
*Amphenidon*** 1531
Amphenil 3097
Amphenol 761
Amphenon(e) B 3060
Ampherex 1070
*Amphetamin*** 1069
D-*Amphetamin* 1070
Amphetaminil 3305
d-Amphetasul 1070
Amphex 1070
Amphezamin 1069
Amphicol 1568
Amphisol 974
Amphobese „Douglas" 1992
Amphoids-S 1069
Ampho-Moronal 6096
Amphos 1069-01
Amphosedal 2857
*Amphotalid*** 3909
*Amphotericin B*** 6096
Amphotropin 451-12
Amphozone 6096
Ampibel 3097
Ampibeta 3097
Ampibex 3097
Ampibiopharma 3097-02
Ampibiotic 3097
Ampicer 3097
Ampichel 3097
Ampicicol 3097-05
Ampicil 3097
Ampicilina 3097
*Ampicillin*** 3097
Ampiciman 3097
Ampicin(a) 3097
Ampicipen 3097
Ampi-Co 3097
Ampidel 3097
Ampidroxyl 3098
Ampifarm 3097
Ampifen 3097
Ampigar 3097
Ampi-K 3097-04
Ampikaler 3097
Ampikas 3097
Ampikel 3097
Ampikyle 3097
Ampilan 3097
Ampiland 3097
Ampilean 3097
Ampilin 3097
Ampilisa 3097
Ampilprats 3334
Apilum 3097
Ampilux 3097
Ampimed 3097
Ampimetacil 3334
Ampinova 3097
Ampinoxi 3097
Ampin-Penicillin 3066-04
Ampiopenil 3097
Ampiorus 3097

Ampipenin 3097
Ampi-Reder 3097
Ampiretard 3097-03
Ampiscel 3097
Ampiselder 3097
Ampisigma 3097-03
Ampisint 3097
Ampistam 3097
Ampistrep 4785-01
Ampisuspen 3097
Ampisyn 3097
Ampi-Tab 3097
Ampi-Tablinen 3097
Ampitex 3097
Ampivant 3097
Ampivax 3097
Ampizan 3097-03
Amplacilina 3097
Amplamox 3098
Amplecon 3097
Amplenil 3097
Amplex-A 5007
Amplex-C 393
Ampliacor 3247
Ampliactil 3315
Ampliasul 2208
Amplibin 3097
Amplibios 3097
Amplibiot 3819-01
Amplicain 2630
Amplicid 3097
Amplictil 3315
Amplidione 4194
Amplidox 4848-01
Ampliespectrum 2548-01
Amplifar 3097
Ampligram 3867
Ampligram-oral 3053
Amplimykol 923
Amplin(a) 3097
Ampliobac 3097
Ampliociclina 4847
Ampliomax 3334
Ampliopenil 3334
Amplipen „Beta“ 4007
Amplipen „Labif“ 3097
Amplipenyl 3097
Ampliphylline 588-09
Ampliscocil 3097
Amplisom 3097
Amplisulfa 1910
Amplital 3097
Amplium „Farmasa“ 843
Ampliuril 3247
Amplivit 3247
Amplivix 3247
Amplixal 6151
Amplizer 3097
Amplomycin 6069-01
Ampolin 3097-02
Amprazin 3348
Amprexyn 3097
Amprocidum 2596
Amprol(io) 2596
*Amproliumchlorid*** 2596
Amprolsol 2596
Amprolvet 2596
Amprotropin-phosphat 3791
Amprovine 2596
Ampsalos 2192
Ampyl 3097
*Ampyrimin*** 1833
Ampyrone 1620
Ampyrox 3732
*Ampyzinsulfat** 407
*Amquinat*** 3711
Amquinolate 3711
AMR-69 6263
Amractin 3315
Amradexone 4949
Amrahist 3078-01
Amraquin 3736
Amravit 4439
Amrazoladin 3906
AMS 3 1442-05
Amsaciclina 4847
Amsaciclina D.M. 4521
Amsadyn 1594
Amsafenil 3907
Amsal 1767
Amsalidixin 1846
Amsamicetin 1568
Amsebarb 1767-01
Amseclor 1568
Amstat 853
Amsustain 1070
Amteren 1834
Amtet 4847
Am-Thav 5266
Amtrip 4256
Amudane 3284
A-Mulsal 4439
A-Mulsin 4439
Amulvit 4439
Amunine 4439
Amuno 3850
Amurex 295
Amybal 1767
Amybdine 919
Amycal 1767
Amycazolum 2901
Amycen 1002
Amycil 567
Amycin 4847
Amydorm 1767
Amydricaine 3214
Amygdal 737
Amygdalin 4391
Amygdal-OM 1731-01
Amygdalosid 4391
Amygdobis 868-03
Amykton 496-01
Amylac 127
Amylarin 901
Amylbarb 1767
Amylcain 2634
Amyléine 2613
Amylenhydrat 306
Amylenol 1982
Amylgin 2266
Amylharnstoff 480
Amylium nitrosum 294
Amylium salicylicum 1982
Amylmetacresol 2041
Amylnitrit 294
Amylobarbital 1767
Amylobarbites 1767
Amylobarbitone 1767
Amylobeta 1767-01
Amylocain 2613
Amylong 1767
Amyloniazide 3579
Amylosal 1767-01
tert.-Amyloxy-carbonyltetra-gastrin 5953
Amylsine 2634
Amyron 6040
Amytal 1767
Amytalily 1767
Amzole 993
1022 A.N. 3002
1031-A.N. 3634
1166 A.N. 1094
1317 A.N. 4930
1324 A.N. 1941
AN-1 3305
AN 148 4650

AN 162 4351
AN 448 2969
Anabactyl 3310
Anabasi 6151
Anabasin 1358
Anabial 2124
Anabiol 5351
Anabloc 2196
Anabo 5539
Anabol 4755
Anabol „Keene" 5549
Anabol „Piam" 4415
Anabol-4-19 3719
Anaboleen 4120
Anaboleen Depot-Amp. 5553
Anabolex „CIPLA" 4415
Anabolex „Lloyd-Hamol" 4120
Anabolico „Master" 4989
Anabolicum „Sanabo" 5617
Anabolicum Vister 5310
Anabolicus 4740
Anabolin 5549
Anabolin Depot 5349
Anabolin „Gea; Medica" 4415
Anabolin „Sig" 4460
Anaboline „Adelco" 5596
Anabolit 4708
Anabolizante Hermes 6151
Anabol-Tablinen 4120
Anabolvis 5310
Anaboral 4415
Anabosan 5596
Anabosan-Depot 5711
Anabozima 6151
Anabron 3103
Anabutol 3907-01
Anacardiol 2313
Anacardone 1360
Anacel 2909
Anacitron 396-04
Anacobin 6143
Anacolin 4964
Anadin 6151
Anadinibi 6151
Anadiol 4460
Anadol 3167
Anador 5903
Anadrol 4764
Anadroyd 4764
Anadurin 5674
Anadurine „Chropi" 5903
Anadur 5903
Anaesthalgin 1026
Anaesthaminol 1032
Anaesthan-Syngale 1026
Anaestheform 1026-01
Anaestherit 1026
Anaesthesie-Spray „VEB Jenapharm" 3445
Anaesthesin 1026
Anaestheticum Bayer AE 2325
Anaesthicin 1026
Anaesthin 1026
Anästhocain 2325
Anaesthol-Wirkstoff 2631
Anaesthosal 178
Anaethaine 2325
Anafebrina 2266
Anafilin 3106
Anaflex 189
Anaflogistico „Esti" 4949
Anaflon 761
Anafongine 1793
Anafranil 3982
Anagal 553-02
*Anageston*** 5027
*Anagestonacetat*** 5350
Anagiardil 411
Anahist 3149
Analate 2270
Analcordis 3192
Analepticon 2003
Analeptin „Fragner" 1442
Analeptin „Rivopharm" 1360
Analeptin „Spofa" 1078
Analergin 3330
Analet 810
Analetil 3192
Analexin 2197
Analga 950
Analgen 3546
Analgesin 1575
Analgetin 2270
Analgin 2270
Analgina 1575
Analgipex-Syr. 671
Analgispan 3730
Analgizer 77
Analgocaina 2325
Analock 1652
Analon 274-05
Analucin 419
Analutos 950-04
Analux 1951
Anamebil 914
Anamenth 26
Anamidol 4447
Anan 4811
Ananda 2626
Anansiol 637
Anapap 761
Anapenil 3066-09
Anapetol 1679
Anaphylline 588-15
Anaplon 761
Anapolon 4764
Anapregnone 5350
Anaprel 5950
Anaprilin 3129
Anaprime 4922
Anaprotin 4120
Anara 3541
Anara (alte Form) 1069
Anarcon 3935
Anarel 1461
Anarexol 4523
Anarkotin 4836
Anarol 761
Anaroxyl 1286
Anartril 475-03
Anaryl 2573-01
Anascaril 203-01
Anasclerol 4632
Anaseptil 386
Anaseptil-Colirio 1281
Anaspamin 731
Anaspast 3438
Anaspaz 3416
Anaspir 393-08
Anastaf 1593
Anasteron 4764
Anasteronal 4764
Anasteron „Therapeutic" 5596
Anastil 597
Anastreptan 386
Anastress 1138
Anastrongil 1173
Anasyth 4755
Anatensil 4875
Anatensol 4875
Anatensol Enanthate 5753

Anatensol decanoat 5881
Anathion 164
Anathrombase 3838-01
Anathymon 1138
Anatirin 245
Anatiroidol 16
Anatola 4439
Anatox 2573-01
Anatox „Aristochimica" 2917
Anatran 3962
Anatrofin 5016
Anatropin 5350
Anatruxonium 5999
Anaus „Beta" 3000
Anaus „Farnar" 4691
Anausin 3365-03
Anautin 3365-03
Anavar 4121
Anavascular 3438
Anavenol 1852
Anavit 4439
Anavormol 4463
Anayodin 919
Anazid 373-01
*Anazocincitrat*** 3163
*Anazolenum natricum** 5468
Anazym 6151
Ancasal 950
Ancazine 203-07
Ancef 2474
Ancholysin 3315
Anchonat 2696
Anchostam 4572
Ancillin 4518
*Ancitabin*** 1039
Anclizin 5663
Ancobon 141
Ancobon (alte Form) 4690
Ancol 1467
Ancolan 5385
Ancoma 274-02
Ancoracit 263
Ancortone 4639
Ancosal 549-02
Ancosul 1910
Ancotil 141
Ancylol 322
Ancyte 2087
Andanol 5526
Andantol 3101
Andanton 3101
Andaxin 1138
Andere 494
Anderone 5014
Andiamine 5826
Andil 1699
Andion 2963
Andoin „Improfarm" 5632
Andol 5617
Andopan 1065
Andoprim 2548-01
Andoron 4463
Andradurin 5931
Andramine 3365-03
Andrazide 373
Andrest-Inj. 5014
Andrest-Tabl. 4442
Andrhormone-Inj. 5014
Andrhormone-Tabl. 4442
Andrifar-Compr. 4442
Andriol 5549
Andris 4460
Andro-B 12 6143
Androcur 5255
Andro-Cyp. 5616
Androdiol 4460
Androdurin 5860
Androfluorene 4421
Androfort 5014
Androfurazanol 4437
Androgan 5549
Androgen 4089
Androgen-860 5616
Androgénol 5552
Androgonyl 4460
Andro-Hart 5014
Android-5 (-10, -25) 4442
Androisoxazol 4748
Androkinine 4119
Androlan aqueous 4089
Androlan in oil 5014
Androlin 4089
Androlin Oil 5014
Androlon 5014
Androlone „Orma" 5028
Andromar 5705
Andromedotoxin 5038
Andrometazina 1902
Andrometh 4442
Andrometon 5038
Andronaq 4089
Andronate 5616
Androne 4463
Andronex-Amp. 5014
Andronex-Tabl. 4442
Androphyllin 588-03
Androral 4442
Andro „Richter" 5014
Adrosan-Amp. 5014
Androsan-Tabl. 4442
Androstalone 4463
Androstanazol 4755
Androstandiol 4132
*Androstanolon*** 4120
Androstanolonbenzoat 5517
Androstanolonönanthat 5553
Androstanolonpropionat 5028
Androstanolonvalerianat 5355
Androsten 4442
Androstendioldipropionat 5452
Androsterolo 4421
Androsteron 4119
Androtardyl 5547
Androtest 4089
Androtest A 4738
Androtest P. 5014
Androteston 5014
Androteston „M" 4460
Androteston P.P. 5674
Androteston-Tabl. 4442
Androtine 4119
Androviron 4461
Androxan 4748
Androxid 5014
Androxil-intramusc. 5014
Androxil-oral 4442
Andrumin 3365-03
Andrusol 4089
Andrusol P 5014
Andryl 5547
Anebox 4764
Anebrina 2270
Anecotan 77
Anectine 2668
Aneiron 347
Anelix 761
Anelmid 5074
Anelun 3925
Anemiol-B_{12} 6143
Anemisol H 6142-01
Anemixin-OP 3490

Anemonenkampfer 1188
Anemonin 1188
Anemotrón 149-01
Aneper B_{12} 6143
Anephyllin 588-03
Anephyllin M 1373
Anergan 3071
Anergen 3071
Anergomycil 5586
Aneroxina 1385
Anertan 5014
Anertan perlingual 4442
Anesital 2029
Aneson 178
Anespas 4751
Anespas F 4952
Anestacon 2631
Anestalgon 3216
Anestan 24
Anestecain 2631
Anestecidan 2631
Anesterit 1026
Anestesia topica „Miro“ 2909
Anestesina 1026
Anestetico Vis 2325
Anesthésine 1026
Anesthesol 2325
Anesthetic ether 206
Anesthocaine 2325
Anesthone 1026
Anestil 2325
Anetamin 194
Anethain(e) 2909
Anethocurarium 5634
Anethol 1292
Anetholtrithion 1184
Anetil 483-03
Aneufos simple 373
Aneural 1138
Aneurex 2040
Aneurimec 2919
Aneurin 2040
Aneurindisulfid 5334
Aneurol 1138
Aneuroton 2040
Aneurovit 2040
Aneuxol 2266
Anevit 2040
Anévryl 2040
Anexate 2017
Anexol 582
Anfadoc 6143
Anfalin 4007
Anfenicol 1568
Anfetamina 1070
Anfetol 761
Anflagen 2296
Anfol-A 3560
Anfol-R 3559
Anform 942
Anfosentin-Amp. 4450
Anfosentin-Grageas 4330
Anfostat 6096
Anfoteina 3149
Anfotericina B 6096
Anframaido 1825
ANFT 930
ANG-66 4070
Angerin 91
Angiazol 419
Angibid 91
Angicap 263
Angicid 386
Angicilline 3066
Angiclan 3687-03
Angicones 868-03
Angiflan 2489
Angijen 263
Angils 5821
Angimade 1731-01
Angimuth 1731-01
Anginal „Eupharma“ 386
Anginal „Yamanouchi“ 5361
Anginaluy 1731-01
Anginar 263
Anginin 1699
Anginine 91
Angino-Bismutho 4301-04
Anginon 820
Anginostop 1731-01
Angioamin 2355
Angiobis 1731-01
Angiocardol 1078-01
Angiociclan 4123
Angiocolina 683-01
Angio-Conray 1514-01
Angio-Contrix „48“ 1514-01
Angiofiline B 1373
Angiofiline endovenoso 588-03
Angiofen 1737
Angiografin 1513-01
Angiographin 1513-01
Angiokellina 2436
Angiolast 2051-02
Angiolingual 91
Angiombrine 920-03
Angioneurosin 91
Angiopac 4488
Angiophtal 1169-01
Angio „Reder“ 1699
Angiorutina 5573
Angiospasmyl 391
Angiospray 91
Angiotensin 6104
*Angiotensinamid*** 6104
Angioton „Chropi“ 1078
Angioton „Leo“ 419
Angiotonin 419
Angioverin 4223
Angiovigor 5237
Angiovital 1699
Angioxil 1699
Angioxine 1699
Angioyodina 1163
Angised 91
Angi-Supan 1731-01
Angitet 263
Angitol 263
Angitrate 263
Angitrit 453-01
Anglopen 3097
Anglopirine 950
Angolon 2595
Angor 453-01
Angoril 2595
Angorin 91
Angorlisin 3858
Angormin 5237
Angoron 5392
Angorsan „Charro Arias“ 461
Angorsan „Isola-Ibi“ 5237
Angorvid 2023
Ang-O-Span 91
Anguidin 4070
Anguifugan 5074
Angustmycin C 1704
Angustibalin 3358
Angustil 4335
Anhalin 1394
Anhidropen 3097-01
Anhydroglucochloral 802
Anhydron 2498
Anhydrohydroxyprogesteron 4693
Anicain 4600
Anicar 161

*Anidoxim*** 4681
Anidropen 3097
Anibin 1517
*Anilamat*** 2744
*Anileridin*** 4929
Anilingrün 5091
*Anilopamhydrochlorid*** 6514
Animox 840-02
A-ninopterin 4246
Aniprime 4922
Anirrit-Wirkstoff 1837
*Anisacril*** 4805
Anisene 5064
Anisilbutamide 2034
*Anisindion*** 2963
Aniskampfer 1292
Anisocinnamol 4906
Anisodamine 6454
Anisohydrocinnamol 4963
Anisomycin 2567
Anisoperidone 4856
*Anisopirol*** 4642
Anisotropinmethylbromid 3504
Anisylbutamid 2034
Anisylcinnamat 4906
Anizon 3281
Anjodin 919
Anjoris-Plain 263
Ankerbin „Ankerfarm“ 3873
Ankerbin „Isafarm“ 3097
Ankerciclina 4847-01
Ankilostin 21
Annidalin 4290
Annolytin 4256
Anobesina 1901
Anodina 1575
Anodyne 33
Anodynin 1575
Anodynon 46
Anofelin 5148
Anogon 329-02
Anohist 3149
Anoixol 2266
Anonaid T 4491
Anopridine 5149
Anordrin 6620
Anora 2304
Anorex 1679
Anorex „Atral“ 1352
Anorex „Dunhall“ 1992
Anorexil 1679
Anorexine 1069
Anorex „Ormo“ 2304
Anorexyl 1679
A-Norman 5007
Anormon 4460
Anotal 3853
Anovule 4367
Anoxine-T 1992
ANP 215 755
ANP 235 1951
ANP 246 2605
ANP 297 2915
ANP 3260 2605-01
ANP 3548 5703
ANP 3624 2122
ANP 4364 6468
Anparton 1923
Anprolene 37
Anprox 4849
Anquil 4842
Anquil „Mallinckrodt“ 5895
Anratal 5574
Anrus 476
ANS 1767
Ansadol 2152
Ansal 1575-03
Ansar 2426
Ansatin 2387
Anseprон 1325
Ansiacal 2987
Ansielix 3843
Ansiepax 2696
Ansietan 1138
Ansiex 2987
Ansil 1138
Ansilan 3008
Ansilor 2687
Ansiolin 2970
Ansiolisina 2970
Ansiopax 3638
Ansiopaz 2973-01
Ansiowas 1138
Ansioxacepam 2696
Ansium 2696
Ansius 3008
Ansiv 2911
Ansolysen 2940
Ansopal 33-02
Anspor 3096
An-T 2270
Antabus(e) 1467
Antacidin 430
Antacin 1568
Antacin-Syr. 5624
Antadine 1443
Antadix 1467
Antadol 3906
Antadril 3306
Antaethan 1467
Antäthyl 1467
*Antafenit*** 1534
Antagonate 3078-01
Antagosan 6169
Antagothyroil 144
Antalate 49-02
Antalcol 1467
Antalgin 3408
Antalka 274-01
Antallergan 3423
Antallin 1492-02
Antalmyn 203-01
Antalon 4463
Antalvic 4958
Antamin 2573-01
Antamine „Assia“ 3136
Antamine „Chropi“ 3423
Antamin „Hormona“ 3365-01
Antan 2461
Antansil 3592
Antapentan 1992
Antarsin 1383
Antascarin 2042
Antasol 4875
Antastan 3330
Antasten 3330
Antasthmin „Kwizda“ 1745
Antazin 203-07
*Antazolinhydrochlorid*** 3330
Antazol 3330
*Antazonit** 1584
Anteben 373
Antebor 786-01
Antechlor 3078-01
Antees 4453
Antegan 4523
Antelmina 203-01
Antelmint 5074
*Antelmycin*** 5462
Antemesin 3365-02
Antemin 3365-03
Antemovis-Wirkstoff 1274

Antepar 203-04
Antepsin 2091-02
Antergan 3398
Antergyl 566-02
Anterobius 203-07, 203-09
Antethyl 1467
Anthadril 3306
Anthalazine 203-01
Anthallan 3460
Anthatest 5547
Anthecole 203-07
Anthelin 840-03
Anthelmintic „Bayer“ 203-01
Anthelmycin 5462
Anthelvet 1585
Anthemovister 1274
Antheridiol 5769
*Anthiolimin*** 1950
Anthiomaline 1950
Anthiphen 2138
Anthisan 3423
Anthra-Derm 2392
Anthradion 6629
Anthralin 2392
Anthramycin 3052
Anthrarobin 2393
Antiacido „Galli“ 49-02
Antiaethan 1467
Antial 3076
Antialerge „Midy“ 3423
Antialergico „Reunidos“ 2530
Antiallergicum „Spirig“ 3365
Antiallersin 3349
Antiangine 1731-01
Antiangor 4389
Antiasmatico „Serpero“ 1745
Antib 1283
Anti-B 1077
Antibarbi 839
Antibason 245
Antibetis 1754
Antibetis 860 2032
Antibiocin 3069-01
Antibiopti 1568
Antibioticum A 1116
Antibioticum 899 5672-01
Antibioticum 1600 5211
Antibioticum 1719 3427
Antibioticum 4761 5302
Antibioticum 6613 6073
Antibioticum 6640 4144
Antibortin 5924
Antibrucellin 1506
Anticandine 6098-01
Anticapsin 1084
Anticariol 4783
Anticatabolin 5596
Anticen 3438
Anticholinergic 14045 4465
Anti-chlor 3078-01
Anticide 203-07
Anticoagulans 63 4190
Anticoccid 2596
Anticoccine 629
Anticol 1467
Anticolesterol 5791-01
Anticoman 2111
Anticon 349
Anticude 1444
Anticurasyn 1787
Anticyl 3097
Antideprin 4019
Antiderm 815
Antidiar 2772
Antidipsin 2898
Antidis 3256-02
Antidol 2857
Antidol „C.F.“ 950
Antidol „Püschel“ 950
Antidot Cyani 3093
Antidrasi 347
Antiduol 2857
Antielio 1249
Antietanol 1467
Anti-Ethyl 1467
Antietil 1467
Antielmintico „Dima“ 203-09
Antiemor K 1504-01
*Antienit*** 944
Antifalgine 2270
Antifebrin 757
Antiffein 830
Antifolsäure 3912
Antigal „Interpharm“ 424
Antigal „Streuli“ 2080
Antigas „Fuso“-Wirkstoff 3093
Antigastrin 2180
Antigermin 2266-12
Antigeron 5487
Antigestil 3610
Antigihda 451-19
cf-Antigram 1846
Anti-H 10 3989
Antihaler 3367
Antihemorragico „101“ 1206
Antihist 3330
Anti-Hist 3423
Antihistal 3330
Antihistamin „Linz“ 3989
Antihistamin „Orion“ 3423
Antihistamin-Penicillin G 3066-09
Antihistamin Spofa 4327
Antihistamine „Maney“ 3423
Antihistaminique Clin 3367
Antihistone 3108-01
Antihist Retard 3989
Antihydral 451
Anti-inflammatory hormone 4746
Anti-Influenzol 950
Antikrein 6169
Antileprol 4481
Antilepsin 2717
Antilergal 3423
Antilicon 2076
Antilipid 1923
Antilirium 2869-01
Antilon 3115
Antilusin 1787
Antilysin 6169
Antimalarina 5148
Antimalarine 3462
Antimarin 1026
Antime 263
Antimeran 942
Antimicina 373
Antimicopsorina 1774
Antiminth 1650-01
Antimit 290
Antimony Sodium Thioglycollate 156
Antimosan 1812-01
Antimycin A_1 5697
Antimycin A_3 5528
Antimycin-forte 4541
Antimycoin 5697
Antin 3367
Anti-Naus 4286
Antinem 6143
Antinonnin 541
Antinosine 4157

Antiobes 1957
Antios 2548-01
Antiox 2982
Antioxine 348
Antioxiur 5492-01
Antioxiurico „Farun“ 203-05
Antipar 3661
Antiparkin 4043
Antipen 3066-09
Antipernicin 6143
Anti-perniciosa 6143
Antiperten 1333
Antiphein 830
Antiphemin 3365
Antiphen 3365
Antiphlogin 1575
Anti-Pica 4594
Antipin 203-07
Antipir 1213
Antipirina 1575
antiPlaque 4972
Antipressan 91
Antiprotrombin A.L. 3838
Anti-Psoriaticum „Koronis“ 6187
„Antipyreticum“ 2266
Antipyrin 1575
Antipyrinaldehyd 1839
Antipyrinjodid 1552
Antipyrinum 1575
Antiradon 130-01
Antiramin 3078-01
Antirex 1444
Antirhin 3626-01
Anti-Rhinitis 3626-01
Antiroid 157
Antiroide „G.W.“ 157
Antiroideo „David“ 157
Antisacer 2717
Antiscabbia Gamma 348
Antisclerol 391
Antisep 3724
Antisepton 2116
„*Antiserotonin*“ 2285
Antisma 3423
Antisol 4901
Antisolon 4704
Antison 4639
Anti-Spas 4449
Antispasmin 4377
Antispasmin „Green Cross“ 4751
Antispasmin „Pharmachim-Sofia“ 4774
Antistenokardin 5361
Antisterol 1316
Anti-stiffness factor 5790
Antistin(a) 3330
Antistominum 3365
Antistrept 386
Antistreptin 386
Antistreptin solubile 3779
Anti-Stress 422
Antistress „Pefanic“ 3315
Antisukrin 1754
Antitanil 5715
Antitantal 2951
Antitens 1273
Antitetanin 5715
Antitoxicum „Ion“ 2917
Antitrem 4449
Antitriol 4121
Antitrombosin 3838
Antituberkulosum „Trogalen“ 373
Anti-Tuss 1381
Antitus(s)in 3336
Antiulcera DPH 5574
Antiulcera Master 5574
Antiulcus 409
Antivariz 3816-03
Antiver 203-07
Antiverm 1810
Antivermina 203-09
Antivert 5385
Antiviral „Usar“ 5065
Antivitium 1467
Antivom 3989
Antivomit 3365-03
Antoban 203-07
Antode 1396
Antofin 5197
Antol 4004
Antopic 3423
Antora 263
Antorfin 3935
Antorphin 3935
Antoxol 126
*Antrafenin*** 6623
*Antramycin** 3052
Antrapurol 2376
Antrenil 4774
Antrenyl 4774
Antrepar 2841
Antridoniumchlorid 5648
Antrin 950
Antrycid(e) 3436
Antrypol 6116
Antulcus 4400
Antupex 2797
Antur 705
Anturanil 5062
Anturan(o) 5062
Anturen 5062
Anturidin 5062
Antusel 4466
Anulergia 3078-01
Anuphen 761
Anuran 2040
Anuspiramin 3906
Anuspulmin 588-03
Anuvex 2430
Anvene 4417
Anvital 1490
Anvitoff 853
Anxietil 1138
Anxine 1380
Anxioletas-Emar 1138
Anxiolit 2696
Anxitol 3008
Anxium 2970
Anxol 2970
Anzepam 2970
Anzol 5628
Anzolan 4367
AO-12 1914
Aolan 3279
Aolept 4558
A-Om 4439
A.O.P. 5199
Aoracillin-B 3066
Aoral 4439
Aorine 6034
AP 3838
Ap 2 1692
AP 2 5685
AP-14 4243
AP-43 4259
Ap 67 1213
AP 237 3432
AP 407 3791
Ap-752 2261
AP 1288 4665
APA-Aparacet 761
APAB 566
Apacergil 3348

Apacil „Farmitalia“ 569
Apacil „Sanitas“ 1138
Apacizin(a) 611
Apadon 761
Apafinum 3290
Apaisyl „Pharminter“ 3101
Apaisyl „S.M.B.“ 1570
Apallagin 4157-01
Apamide 761
Apamin 4558
Apamine 1388
Apanol 761
APAP 761
Apara 1286
Aparacet 761
Aparkan(e) 4449
Aparkazin 3661
Aparasin 348
Apas 569
Apascil 1138
Apassal 569
Apassal-benzoil 2409-02
Apatate 2040
Apaurin 2970
Apavit B_{12} 6143
Apazone 3117
Apcol 1071-02
A-Peest 1344
Apegmone 4796
Apellagrin 337
Apepamine 1431
Apercide 49-02
Aperflavon 3889
Apesan 2100
Apesporine 6139
Apetain 1070
Apetigen 4523
Apetinil-Wirkstoff 1739
Apeton 4120
Apeton depot 5355
Apexol 4439
APGA 3912
A-Pharma 4439
Aphendion 3269
Aphenylbarbit 1845
Aphenylcinchon 2951
Aphenyletten 1845
Aphesal 6352
Aphilan 3685
Aphilan R 5663
Aphilan-retard 5663
Aphosal 802
Aphoxide 449
Aphrodine 4631-01
Aphtasolon 4949
Aphtiria 348
*Apicyclin** 5813
Apifor 3207
Apihepar 5378
Apiol 1917
Apioline 1917
Apiracohl 1588
Apirazin 1213
Apirazol 2266-01
Apirelina 1575
Apirex „Best“ 2266-12
Apirex „Lafar“ 567
Apiretina 1568
Apirogen 1213
Apirol „Helos“ 91
Apirol „Ronti“ 761
Apisate-Wirkstoff 2304
Apitin 5216
Apiquel 985
Aplacasse 2687
Aplacol 4466
Aplactan 5487
Aplakil „Aristegui“ 2696
Aplakil „Vitoria“ 3843
Apllobal 2888
Aplodan 218
A-Plus 3817
APM 2545
APMO 6224
APO 449
Apoatropin 3370
Apocampher „Mitaka“ 1379
Apocerpin 5824
Apochin 5727
Apochlorin 3320
Apocillin 3069-01
Apocretin 1396
Apodol 4929
Apodorm 2706
Apogamma 196
Apolan 1923
Apolar 5320
Apollonset 2970
Apolon 5950
Apolon B_2 5589
Apolon B_6 782
Apomiterl 5487
Apomorphin 3290
Apomorphinmethylbromid 3630
Aponal 3926
Aponal (alte Form) 471
Aponeuron 3305
Aponiere 367
Aponit 663
Aponol 2355
Apopant 5172
Apopen 3069
Apophedrin 804
Apoplon 5895
Aporecin 5950
Aporphin 3288
Aposelebin 3438
Apostavit 5977
Apoterin 5950
Apoterin-A 1923
Apotesine 3166
Apothesin 3166
Apothyrin 961
Apozepam 2970
APPA 1220
Appercol 1585
Apperisatin 5216
Appetitzügler „Sagitta“ 1957
Appervit 6151
App-Z 761
Apralan 4787
*Apramycin** 4787
Aprecon 3188
Aprednislon 4704
Aprelazine 731
Apren-S 5334
Apresolin 731
Apressin(um) 731
Apressoline 731
Aprezine 731
Aprical-Dopamina 811
Apriclina 4825
Apricor 5361
Apridol 422
*Aprindinhydrochlorid*** 4977
Aprinox 2740
Aprirren 2740
Aprobal 2888
*Aprobarbital*** 1364
Aprobit 4061
Aprocain 5755-01
*Aprofen*** 4658
Aprolidin 4857
Apronal 1127
Apronalide 1127
Aprophen 4658

A-Prot 5977
Aprotal 1364
*Aprotinin** 6169
Aprozal 1364
Apsedon 1352
Apsical 5895
Apsin VK 3069-01
A.P.-Sul 1594
Aptal 560
Aptin(e) 2888
Aptinol 6152
*Aptocainhydrochlorid*** 2582
Aptol 2888
Aptrol 1387
Apulcin 4723
Apulcor 1731-03
Apurin 228
Apurina 2317
APX 6256
Apxin 1910
APY-606 4841
Apyron 950-06
Aquabarb 1766-01
Aquacaine G 3066-04
Aquacaps 4439
Aquacare 14
Aquachel 4849
Aquachloral 33
Aquacillin 3066-04
Aqua-Colchin 4863
Aquacrine 3668
Aquadiol 3713
Aquadrate 14
Aqua-Est 3668
Aqua-Flave 3354
Aquagen 3713
Aquakay 1504
Aqual 2992
Aqua-Lax 4491
Aqualin 588
Aqualon 2992
Aqua-Mephyton 5857
Aquamox 1267
Aquamul 588
Aquamycetin 1568
Aqua-Péni-Quinyl 3066-03
Aquaphor 2765
Aquaphoril 2765
Aquapres 2738
Aquaprin 950
Aquarius 583
Aquasec 2738
Aquasol A 4439
Aquasol E 5792
Aquasuspen 3066-04
Aquasynth A 5977
Aquatag 2738
Aquatensen 1014
Aqua-Ton 1562
Aqua-Testerone 4089
Aquaviron 4089
Aquazid 2778
Aquazone 3343
Aqucilina 3066-04
Aquedux 367
Aquex 287
Aquex „Lannett“ 724
Aquex „Sandoz“ 2578
Aquil „Mowatt & Moore“ 533
Aquil „RKG“ 4572
Aquinone 1504
Aquiol 3713
Aquirel 2498
AQL 208 4002
Aquo B 6142-01
Aquocamphol 1442
Aquocobalamin 6142
Aquo-Cytobion 6142-01
Aquodavur 6142
AR_{13} 3738
AR-2526 5663
AR 12008 1412
Ara-A 1347
Arabitin 1091
Ara-C 1091
Arachinol 3438
Arachitol 5709
Aracytidine 1091
Aracytin(e) 1091
Araff 2461
Aralen 3736
Aramidol 2197
Aramin(e) 1076
Araminon 1076
Araminum 1076
Aramon 18
Aran C 393
*Aranotin*** 4186
Aranthol 1160
Arapal 184-02
Arasemide 1825
*Arbaprostil*** 6548
Arbatal 1364
ARB-Solution 272
Arbutin 1984
ARC 1-K-1 4283
Arcacil 3069-01
Arcadin 4335
Arcalion 5884
Arcanax 4641
Arcasin 3069-01
Arcaterol 3041
Arcavit A 5007
Arcavit B_1 2040
Arcavit B_2 3394
Arcavit B_6 815
Arcavit B_{12} 6143
Arcavit C 393
Arcavit E 5907
Arcavit K_1 2757
Arcényl 18
Archiciclina 4847
Archicyclin 4847
Archidyn 6060
Archimicina 3819
Archiphenicol 2779
Archisulfa 1593
Arcoban 1138
Arcobil 3585
Arcobutine 2237
Arco-Cee 393
Arcocillin 3066
Arcocort 5437
Arcodexan 4949
Arcomicetina 1568
Arcomicetina jarabe 5624
Arcomonol 2237
Arconovina 4005-01
Arcopen 3066-04
Arcor 891
Arcored 6143
Arcort 5187
Arcosal 2032
Arcosolone 4704
Arco-Spectron 4849
Arcosterone 4442
Arcotrate 263
Arcotrol 1992
Arctigenin-mustard 5412
Arcton 33 19
Arcton 63 20
Arcum fungicidal ointm. 2138
Arcum R-S 5895
Arcylate 548
Ardésyl 493
AR-DF 26 5585
Ardine 3098

Ardinon 2596
Ardomon 5483
Arecaidin 636
Arecain 636
Arecaline 840
Arecan 2325
Arechin 3736
Arecolin 840
Arecolin-acetarsol 840-02
Aremcyclin 4847
Aremyxine 6139
Arenorm 5014
Arenzil 316
Aresin 603
Aret-A 5977
Areumal 2266-05
Arficin 6060
Arfonad 4877
Argamin 483-01
Argatoxyl 377-02
Argazol 969
Argecor 3464
Argent-arsphenamin 1836-02
Argiceto-50 483-03
Argiglutaratum 483-04
Argimate 483-02
Arginil 483-05
*Arginin*** 483
Argininoxoglurat 483-03
Arginintidiacicat 6179-01
Argiodin 4586
*Argipressin** 6093
*Argiprestocin*** 6068
Argivene 483-01
Arglecin 2082
Argobyl 1008
Argocillina 3097
Argolamide-Wirkstoff 4244
Argolaval 451-28
Argun 1547
Arg-Vasopressin 6093
Arheol 2921
Arhom-Tiazol 969
Arichin 5148
Aricyl 43
Arifen 18
Arilid 2132
Arina 950
Arinol 3626
Ariovit 5007
Ariovit-Ampuller 5977
Aripronal 1127
Aristamid 1903
Aristebon 1595
Aristel 203-07
Aristin „B.G.“ 1910
Aristochin 6022
Aristociclina 5756
Aristocort 4646
Aristocort Acetonide 5289
Aristocort-Diacetat 5402
Aristocort Parenterals 5402
Aristoderm 5289
Aristofen 3592
Aristoform 1903
Aristogel 5289
Aristogyn 1903
Aristokain 2325
Aristol 4290
Aristolochiasäure 3241
Aristolochin 3241
Aristophyllin 1373
Aristoplomb 4583
Aristo-Pak 4646
Aristopone 3850
Aristosedol 1669
Aristoserina 96
Aristosol 5305
Aristospan 5817
Aristoquin 6022
Arisvo 950
Arithmin 3330-01
Aritmina 4360
Arizonal 1910
Arkacillin 3097
Arkalax 4163
Arkamycetin 1568
Arkaril 3907
Arka-T-Mycin 4847
Arkazolidine 3906
Arkitropin 3459
Arkotine 2378
Arlanto 160-01
Arlef 2387
Arlibide 4046
Arlidin 4046
Arlytene 3207
Armadan 388
Armasid 857-01
Armazal 88
Armazide 373
Armicina-100 4849
Armil 5464
Armin(um) 1355
Armitazid rapido 1766-01
Armopyrine 950-07
Armyl 5756
Arnifolin 4370
Arnosulfan 1910
Arocan 451-12
Arocin 4831
Arodoc-C 1309
Aromarone 3410
Aros-X 1052
Arovit 5007
Arovit-Ampullen 5977
Aroxine 139
Arpenal 4656
Arpezine 203-01
ARPF 2270
Arpon 1138
Arquel 2403
Arrestol 3724
Arret 314-08
Arrhenal 18
Arricardil 3129
Arsacetin 772
Arsanthran 772
Arsabenzosol 1836
Arsaglin 776-01
Arsallyl 107
Arsalyt 2576
Arsambide 604
Arsamin 377-01
Arsaminol 775-07, 1836
*Arsanilic acid*** 377
*Arsanilsäure*** 377
Arsant 2805
Arsanthran 377-01
Arsaphen 775
Arsaphen-inj. 775-05
Arsaphenan 775-05
Arsazetin 772
Arsébényl 2192
Arseclor 341
Arsecodile 58
Arsémétine 775-09
Arsenamide 1564
Arsenin 18
Arseno 39 343
Arsenobenzene 1836
Arsenobenzol 1836
Arsenobenzol „Pieroni“ 2192
Arsenobillon 1836
Arsenomyl 2192

Arsenophenolamin-hydrochlorid 1836
Arsenophenylglycin 3021
Arsenosan 343
Arsenossido Farmitalia 343
Arsevan 2192
Arsfenamina 1836
Arsfen „Nyco" 341
Arsinol 43
Arsinosolvin 377-01
Arsinyl 18
Arsion 659
Arsobal 1921
Arsolithol 775-02
Arsona 775-01
Arsonine 775
Arsoral 775
Arsotonin 18-01
Arsozon 18
Arsphenamide 1564
Arsphenamin 1836
Arsphenamindiglucosid 5303
Arsphendichlorid 341
Arsphenolamine 1836
Arsphenoxidum 343
Arsphenoxyd 343
Arsthinénol 1630
*Arsthinol** 1630
Arsuran 604
Arsutyl 3735
Arsycodile 58
Arsylen 107
Arsynal 18
Artalan 5112
Artalen 549-02
Artamin 296
Artamin (alte Form) 2951
Artan 2951
Artane' 4449
Artehard 1923
Artelide 5835
Artensen 4632
Arterenol 814
Arteri-Choline 683
Arteriodin 1163
Arteriodone 523
Arterioflexin 1923
Arteriohorm 1245
Arteriolasa 5945
Arteriopront 1245-01
Arteriosterol 3984
Arterio-Temon 1699
Arteriovinca 4632
Arterium (V) 3024
Arterocoline 683
Arterocyn 6-01
Arterodyl 1273
Arterollano 1699
Arterolo 3984
Arteryl 263
Artes „Medipolar" 1923
Artes „Sumitomo" 5550
Artexin 2951
Arthenolone 5197
Arthilate 548
Arthit 228
Arthridin 522
Arthril 3906
Arthripur 1552
Arthrisin 964
Arthriticin 203
Arthrizon 3906
Arthrochin 3736
Arthrocine 4176
Arthrolate 548
Arthropan 314-08
Arthrosal 548
Arthrydin 522
Arthrytin 522
Articin 3850
Articortal 5187
Artifar 2100
Artirium 3024
Artiskin 349
Artisone 5199
Artivis 5199
Artlacer 221
Arto-Espasmol 3438
Artoglicurol 395
Artolon 1138
Artomey 2623
Artomycin 4847
Artonil 1273
Artosin(a) 2032
Artosklerol 1295
Artrene 2951-09
Artrex 475-03
Artribid 4176
Artrichin 3736
Artricid 2134
Artrinovo 3850
Artriona 5155
Artrisone 5187
Artritin 522
Artrivia 3850
Artrizin 3906
Artrizinal 3850
Artrizone 3906
Artrjodo 451-15
Artrobase 3850
Artrobid 4176
Artrobione 314-08
Artrocid 3850
Artrogota 549-08
Artroflog 3907
Artrofano 2951
Artrofenil 2951-01
Artrolattone-compresse 429-02
Artrolattone-fiale 395
Artromialgina 1541
Artronal 395
Artropan 3906
Artroplegina 1380
Artume 167-03
Arubendol 2053
Arulón 653
Arumil 381
Arusal 2100
Arvynol 606
Arylam 1830
Arytmal 4360
As XVII 5408
AS-05 5855
AS-11 1629
AS 34 6538
AS-101 377
AS 716 3403
AS-4137 2674
AS-17665 704
AS-18908 1597
A.S.A 950
ASA 158/5 4655
ASA-226 935
A.S.A. Dulcets 950-07
Asabine 4675
Asabromin 5050
Asafan 5508
Asahydrin 287
Asalei 5201
Asaletten 3626
Asaley 5201
Asalin 5018
Asalphen 2731
Asamet 5019
Asamid 639
Asaphan 5508

Asaphen 3102
Asaprol 1189
Asarin 2042
Asatard 950
Asatylon 4675
Asawin 950
Asazol 3644
Ascabin 2426
Ascabiol 2426
Ascadex 203-01
Ascal 950-04
Ascalan 393-03
As-Cal „Biologici Italia“ 393-03
Ascal D 184-02
Ascapiperazin 203-07
Ascapurin 1438
Ascarex 203-07
Ascaricum 1438
Ascarical 203-01
Ascaricid 2042
Ascaricida-Bayer 1438
Ascaricide C.S.I. 203-07
Ascarid 203-07
Ascaridil 1587
Ascaridin 2042
Ascaridol 1438
Ascaril 203-07
Ascarinex 203-07
Ascarinol „Medix“ 2042
Ascarisin 1438
Ascarobel 203-07
Ascarotrat 1585
Ascarsan 203-07
Ascaryl 2042
Ascaryl „Abic“ 1587
Ascasid 393
Ascate 184-01
Ascazol 2426
Ascelat 393
Ascensil-Wirkstoff 383
Ascetil 950
Asciatine 2266-20
Ascillin 3069
Asclerobione 316
Ascofar 393
Ascofer 393-06
Ascofuranone 6575
Ascoltin 393
Ascomed 393
Ascomp 160-01
Ascopirone 2266-01
Ascor 393
A. S. Cor 808
Ascorac 393
Ascorb 393
Ascorbajen 393
Ascorbicap 393
Ascorbicin 393-02
Ascorbico 393
Ascor-B.I.D. 393
Ascorbin(a) 393
Ascorbineed 393
*Ascorbinsäure*** 393
Ascorbisol 393
Ascorbistal 409-02
Ascorbit 393
Ascorbitol 393
Ascorbitron 393
Ascorbivit 393
Ascorbone 393
Ascorboglutamate sodocalcique 1697
Ascorbutina 393
Ascorbyl 393
Ascorbylpalmitat 5041
Ascorbyn 393
Ascorgard 393
Ascorgil 393
Ascoril 393
Ascorin 393
Ascormin 393-02
Ascor-Mur 393
Ascorphylline 1055
Ascorteal 393
Ascortin 393
Ascorvel 393
Ascorvit 393
Ascorvit CA 393-03
Ascorvitina 393
Ascoserp 5895-01
Ascoserpina 5895-01
Ascovit 393
Ascoyl 393
Ascron 1113
Ascryst 950-04
Ascumar 3848
Ascuron 2668
Asdofan 5510
Asdophan 5510
Asdrin 1745
Asebotoxin 5038
Asecryl 4100
Asenlix 3056
Aseptamide 517-01
Aseptichrome 4152
Aseptil 788
Aseptil 2 1254
Aseptilex 1594
Aseptil guanidina 631
Aseptil-Pirimidina 1902
Aseptil-Tiazolico 969
Aseptogenol 5628
Aseptol 363
Aseptorid 624-03
Aseptosil 969
Aserpon 5895
A-„Serve“ 5007
Asey-Sulfa 1594
Asiaticosid 6101
Asimil B_{12} 6147
Asiphyl 377-03
Asipol 1410
Asipol-Wirkstoff 4320
Asistar 5658
Asitin 5216
ASK 2152
Askaridol 1438
Askorbinsyra 393
ASL 279 811
ASL-601 6388
Aslipipen 3099
Aslos 4453
Aslos-C 197-01
As-Lys 950-10
Asmacoril 2690
Asmadren 1745
Asmafil 588
Asma-Jet 1745
Asmalar 1745
Asmalidrina 1745
Asmaluy simple 588-03
Asmanor 1745
Asmarest 588
Asmatane-Mist 1083
Asmaten 2007
Asmatol 2351
Asmetil 3634
Asmi 1743
Asmidonair 2351
Asmolin 1083
Asol 4439
Asopax 950-07
Asozart 731
Aspalon 950
Aspamin 4335
Aspamin A 3651
Aspamin M 3626
Aspaminol 4654

Aspap 761
Aspara 184-02
Aspara CA 184-04
Aspara K 184-01
Aspardoxine 815-01
Asparetten 950
Aspargin 184-02
Aspariginsäure 184
Asparigin „Sanko" 184-02
*Aspartam*** 2545
Aspartat „Debat" 184-02
Asparten 483-06
*Aspartic acid** 184
*Aspartocin** 6639
Aspartofort 184
Aspas 2436
Aspasan-Wirkstoff 4320
Aspasol 950-04
Aspégic 950-10
Aspegir 950-10
Aspen-Wirkstoff 4320
Asperbuf 950
Aspercreme 549-10
Aspergel 549-10
Aspergum 950
Asperlin 1303
Aspersinal 3315
Asphocalcium 393-04
Asphyte 950
Aspicin 950
Aspicorte 4949
Aspicucar 950
Aspidospermin 4980
Aspifarm 950
Aspilets 950
Aspiral 294
Aspirazol 2266-01
Aspirdrops 950
Aspirgran 950
Aspirin 950
Aspirin Dulcet 950-07
Aspirinetas 950
Aspirin solubile 950-04
Aspirisucre 950
Aspirgen 950
Aspirochyl 377-03
Aspirolina 950
Aspiron 184-02
Aspisal 950
Aspisol 950
Aspisol „Bayer" 950-10
Aspochin 5727
Aspo-Cid 950
Aspogen 49-02
Aspolat 1368
Aspopar 184-02
Asposal 950
Aspriodine 927
Aspro 950
Aspron 4555
Aspros 950
Aspryl 567
ASS 950
Assepium 2548-01
Assicodid 3628
Assiflavine 2489
Assilaudid 3325
Assimil 4463
Assiprenol 1745
Assival 2970
A-Ssomose 475
Assucar 2091
Assugrin 474-01
Asta 3746 5031
Asta 5122 878
Asta 5531 6622
Asta C 4898 5855
Asta P 4241 5413
Asta Z 4828 1136
Asta Z 4942 669
Astaril 382
Astedin 1069
Astenile 4090
Aster C 393
Asterfenazina 4572-01
Asteric 950
Asteril 4439
Asterol 2901
Asthmalitan 2350
Asthma-Keton 11 3994
Asthma-Meter-Mist 1083
Asthmapax 1390-03
Asthma-Nefrin 1083
Asthmarette 2521
Asthmarette „Toyo" 3416
Asthmatermine 1745
Asthma-Tropon 3994
Asthmolysin-Suppos. 1373
Asthmophylline 588
Asthone 1705
Asthoxin 1910
Astiban 1855
Astiron 5509
Astmahalin 1083
Astmedrin 1391
Astminhal 1083
Astmo 1745
Astmopent 1747
Astomin 3722
Astomol 824
Astonin 4523
Astonin-H 4711
Astop 1747
Astquinon 2570
Astra 1410 2953
Astra 1470 3654
Astra 1512 2322
Astra 2166 2548-04
Astra W 36095 6256
Astracaine 2631
Astracilina 3055
Astracillin 3345
Astramine 451-08
Astratiazol 969
Astrazolo 1625
Astreptine 386
A-Streptomycin 4785
Astress 2696
Astridine 388
Astrin 950
Astrinol 950
Astriphine 386
Astrobain 5782
Astrocar 1360
Astroderm 5115
Astrolin 1575-01
Astromix 6020
Astrophyllin 1373
Astropine 950
Astropyrin 950
Astryl 776
Astryl „Astra" 549-12
Asturidon 1425
Astyn 648
Astyron 5509
Asuccin 167
Asucrol 1309
Asulin AL 950-07
Asuntol 2499
Asvelik 2797
Asverin 2797
AT 7 2116
A.T. 10 5715
AT-16 4254
AT-17 3722
AT-101 428
AT-308 3895
AT 327 2797
AT-346 2195

AT-1258 6343
Atabrin(e) 5148
Atadel 2987
Atadiol 1669
Atan 348
Atara 4641
Ataractan 3620
Ataractil 3348
Atarax 4641
Atarax P 4641-01
Atarin 1443
Atarochin 928-03
Atarsyl 58-01
Atarviton 2970
Atarzine 3348
Atasol 761
Atatrin 5148
Atav 4439
Atazina 4641
A.T.B.I. 1283
ATC 182
Atcocyclin 4847
Atcotibine 373
ATE-15 3953
Ateben 3924-01
Atebrin 5148
Atecen 5715
Ateculon 1923
Ateles 1923
Atelor(a) 2901
Atemarol 1923
Atemorin 422
Atemperator 868-02
Atempol 422
Aten 2121
Atenadon 583
Atenase 2121
Atenen 1431
*Atenolol** 6349
Atenorax 3765
Atenos 3765
Atensin 1380
Atensina 959
Atensine 2970
Atension 5950
Atensex 5895-02
Atepodin 1431
Ateral-M 5576
Aterapion 4439
Aterax 4641
Aterian 631
Ateriosan 1923
A-Termadol 4004
Aterofal 1699
Aterograso 1699
Aterokin 1699
Aterolip 1245-01
Ateronova 1699
Athérophylline 815-03
Aterosol 1923
ATF 1431
Athasline 6020
Athebrate 1923
Athepina 1396
Athéran-N 3984
Atherol 6005
Atherolate 1923
Athérolip 1245-01
Atherolipin 1245-01
Atheromide 1923
Atheroplex-Wirkstoff 4006
Atheropront 1923
Athimol 4572
Athinon 295
Athos 3724
Athranid-Wirkstoff 1923
Athrombin 3857
Athrombon 2689
Athyriodacil 138
Athyromazole 625
Atgard 176
A-Tiber 4439
Atigoa-Tabletten 2951
Atilen 2970
Atilon 3033
Atin 4439
Atinal 3989
Atipi 1431
Atireo-Bis 1050
Atirina 245
Atiroid 245
Atirozidina 625
Atirsan 157
Atisuril 228
Ativan 2687
Ativina 4439
Atlachlor 3078-01
Atladiol 5182
Atlansil 5392
Atlatest 5547
Atletol 914
atmasanol (Dosier-aerosol + Inhalationslösung) 3634
Atmol 1923
Atmonal 5410
Atmonil 5410
Atmulatin 4901
Atmurin 4489
Atochinol 3846
*Atolid*** 3696
Atomol 3190
Atomolan 1448
Atonalyt 2100
Atonyl 495
Atophan 2951
Atophan-Especial 3255
Atoquinol 3846
Atorel 1290
Atoreuma 2953
Atosaneal 5526
Atosanol 2951
Atosil 3349
Atosil „Teisan" 4275
Atossicaina 2325
Atossisclerol 5842
Atosterine 1923
Atover 1699
Atoxatrin 3459-01
Atox-Atropin 3459
Atoxicocain 2325
Atoxicort 5284
Atoxidone 2266-06
Atoxifil 376-01
Atoxyl 377-01
ATP 1431
Atra-Bond 3415-03
Atractyl 2297
Atrafon 2951
Atral 4537
Atralfenicol 1568
Atralfenicol-Susp. 5624
Atralose 2702
Atralphenicol 1568
Atranorin 3880
Atranorsäure 3880
Atrapar 3132
Atratan 3415-03
Atravet 3962
Atraxin 1138
Atremon 1169
Atrican(a) 698
Atrifos 1431
Atrilon 5 438
Atrinal 3422
Atripas 1431
Atriphos 1431
Atrivyl 411
Atroayerst 1923

Atrochin 3384
Atrol 211-01
Atrolactamide 1021
Atrolactyltropein 3417
Atrolen 1923
Atrom-Bogen 1699
Atromentin 3515
*Atromepin*** 3730
Atromida 1923
Atromidin 1923
Atromid S 1923
Atropamin 3370
Atropanal 3376
Atropen 3415-02
Atropette 3415-02
Atropigen 3419-01
Atropin 3415
*Atropine oxide*** 3419
*Atropini oxydum*** 3419
*Atropinmethonitrat*** 3766
Atropinmethylbromid 3766-01
Atropinoctylbromid 5455
Atropinsal 3415-02
Atropisol 3415-02
Atropocil 3415-02
Atropt 3415-02
Atroptol 3415
Atroscin 3384
Atrosun 3415-02
Atrovent 4455
Atrovetan 3415-02
Atsefen 1951
Atsulen 2804
Attackmin 3981
Attivina 1088
Atryptal 4256
Atumin 4142
Atumin (alte Form) 2951
Aturbal 3433
Aturban 3433
Aturgyl 2288
Aturgyl-Delta 4726-01
Atuss 3971
Atussil 4453
Atyroxyl 377-03
Atysmal 639
Audax 314-08
Audes 2657
Audinorm 4491
Audominen 3876
Augmentin 304
Aulin 424
Aulinoform 424
Aulinogen 424
Auramin 3388
Auranile 2717
*Auranofin*** 6524
Aurantiin 5578
Aurasa-tiazolica 969
Aurecil 4831
Aurenin 5908
Aureobiotil 4831
Auréocarmyl 4831
Aureociclin(a) 4831
Aureocina 4831
Aureodermil 4831
Aureoftalmina 4831-03
Aureolic acid 6119
Aureol-Intes 4831
Aureomicina 4831
Aureomycin 4831
Aureomykoin 4831
Aureoquindiamat 2570
Aureotan 431
Aureothricin 988
Aureum-Farmigea 4831
Aurigen 228
Auriquin 4302-01
Auro-Calcium 150-01
Aurociclina 4831
Aurofar 4831
Auroganum 530
Aurioacol 2192-01
Auro-Lecit 1729
Auromyose 431
Auropan 1766-01
Aurophalum 693
Aurothioglucose 431
*Aurothioglycanid*** 718
Aurothiol 693
Aurothiomalate Disodium 150
m-Aurothiosinamin-benzoat-Natrium 1545
Aurumine 431
AUS 2187
Ausovit B_1 2919
Austracol 1568
Austramycin 4847
Austrapen 3097
Austrapine 5895
Austrastaph 3873
Austrominal 1845
Austrophyllin 1373
Austrovit B_1 2040
Austrovit B_2 3354
Austrovit B_6 815
Austrovit C 393
Austrovit D_3 5630
Austrovit E 5864
Austrovit K 1504-01
Austrovit K-Depot 1504
Austrovit PP 351
Autan 1990
Authron 431
Autobuss 3365-03
Autokar 4688
Automin 3365
Autopyrin 1575-04
Auxibilina 3585
Auxiloson 5658
Auxin 5658
Auxina A 4439
Auxina D 5709
Auxina E 5864
Auxinutril 307
Auxison(a) 5658
Auxisone 5658
Auxobil 2154
Auxoperan 6009
Auzei 1291
Avacan 4127
Avadyl 4127
Avagal 4675
Avalon 2317
Avantin 125
Avantyl 3924-01
Avapena(l) 3106
Avatec 5939
Avax 4439
Avenaciolide 2883
Aventol 649
Aventyl 3924-01
Avermex(an) 203-01
Avermin 5410
Avermol 5492-01
Averon-1 3035
Aversan 1467
Avertin 32
Avetil 1696
Avex 2970
Avicalm 5308
Aviatrin 1568
Avibon 4439
Avicocid 2423
Avicol 1352
Avicol-la 2275
Avicol SL 2275
A-Vicotrat 5977
Avifen 1954

Avil 3108-02
Avil retard 3108-01
Avimin 4439
Avinar 664
Aviochina 2423
Aviomarin 3365-03
A-Vi-Pel 4439
Avipron 1352
Avipur 4439
Avisint 5977
A-Visol 4439
Avissul 1593
A-Vit 4439
Avita 4439
Avitabiol 4439
A-Vitadit 4439
Avitaminum-Kolin 4439
Avital 4439
Avitan 4439
Avitana 4439
Avitcit 4411
A-Vite 5007
Avitil 4439
Avitina 4439
Avitol 4439
Avitpal 4439
Avitra 203-01
Avitum Capsules 5977
Avlocardyl 3129
Avlochin 919
Avloclor 3736
Avlon 2489, 2865
Avloprocil 3066-04
Avlosulfon 1843
Avlothane 22
Avodopa 1034
Avogina 4439, 5977
Avoleum 4439
Avomin(e) 3349-02
Avomol 4653
Avosyl 1380
A.V.P.-Cillin 3066
AW-142333 3940
AW 142446 3601
Axedamine 5711
Axedil 2100
Axeen 1367
Axer Alfa 5977
Axerodina 4439
Axerofluid 5196
Axeroftolo 4439
Axerol 4439
Axerophthol 4439
Axerophtholpalmitat 5977
Axerophtholpropionat 5196
Axerophthylium 4439
Axerovit 4439
Axiquel 872
Axiten 1465
Axlon 6142
Axofor 6142
Axonvit 6142
AXPCl 4864
AY-5312 4972
AY-5810 4125
AY-5406 4335
Ay-6108 3097
AY-6204 2825
AY-6608 5984
AY-8682 3013
AY-11440 5426
AY-11483 5235
AY-15613 2979
AY-17605 5442
AY-20385 4835
AY-20694 3130
AY-21011 2637
AY-21367 2965
AY-21554 4323
AY-22124 4513
AY-22214 4548
AY-22241 5779
AY-22284 6322
AY-22469 4781
AY-23028 5404
AY-23289 3088
AY-23713 3407
AY-23946 3741
AY-24031 6126-02
AY-24169 5263
AY-24236 6449
AY-24269 4553
AY-24559 6551
AY-25329 4840
AY-56031 3100
AY-61122 666
AY-61123 1923
AY-62013 2090
AY-62014 4649
AY-62021 4852
AY-62022 5181
AY-64043 3129
Ayeramate 1138
Ayercillin 3066-04
Ayerlucil 993
Ayerluton 5181
Ayermicina 6019-01
Ayfivin 6149
Ayphylline 1373
Ayurveda sin Adrenalina 2325
AZ 8 2804
AZ-55 1470
Azabicyclane 3163
Azabon 2589
*Azabuperon*** 6451
Azabutyrone 6451
*Azaclorzindihydrochlorid*** 4840
Azacon 3100
Azacortid 5398
*Azacosterolhydrochlorid*** 5461
Azacrin 4941
*Azacyclonolhydrochlorid*** 3620
5-Azacytidin 833
Azafen 3102
*Azaftozin*** 5073
8-Azaguanin 148
Azalomycin F 5838
Azalone 3330-01
Azamethone 2371
*Azamethoniumbromid*** 2371
Azameton 2371
Azamun 934
Azan 148
*Azanatormaleat*** 3570
Azapen 3347
*Azaperon*** 3952
Azapetinphosphat 3286
Azaphen 3102
Azapicyl 769
*Azaprocin*** 3707
*Azapropazon*** 3117
*Azaquinzol*** 1960
*Azaribin*** 2525
Azaron 3136
*Azaserin*** 256
*Azaspiriumchlorid** 4864
Azasterol 5461
*Azatadindimaleat*** 4236
*Azatep*** 846
*Azathioprin*** 934
Azauracil 73
6-Azauridin 819
*Azelastin*** 6560
Azephine 3286

Azepinamid 2277
*Azepindol*** 6272
Azepoxin 2987
Azeptane phosphate 3286
Azepyl 2987
Azetepa 846
Azetidin 1484
*Azidamfenicol*** 1628
Azidin 2494-02
Azidoamphenicol 1628
*Azidocillin*** 3055
*Azintamid*** 1354
Azinthiamide 1354
Azionolin 3097
Azionyl 1923
*Aziprаminhydro-chlorid*** 6605
Aziprol 1772
Azlene 2820-01
*Azlocillin-Natrium*** 6507
Azo-100 1562
Azoangin 1849-01
Azobutil 3906
Azocetamide 1562
Azochloramid 35
Azodermin 3049
Azodine 1562
Azodium 1562
Azodrine 1083
Azodyne 1562
Azogen 3906-02
Azogesic 1562
Azohel 1849-01
Azoiodina 1163
Azoique 4 2191
Azojod 1849-02
Azol 386
Azolid 3906
*Azolimin*** 1252
Azolinic acid 1820
Azolmetazin 1902
Azoman 1446
Azomine 1562
Azomonas 237
Azomycin 74
Azophen 1575
Azopiridina MK 1562
Azo-Pro 1849-01
Azo-Pyridon 1562
Azopyrine 3527
Azoquimiol 969
Azorhodan 1849-03
Azorin 950
*Azosemid*** 6262
Azoseptale 969
Azoseptyl-K 2989
Azoseptyl-T 3296
Azo-Standard 1562
Azo-Stat 1562
Azosulfamid 1883
Azosulfamid Nr. 33 2169
Azosulfanilamid 3549
Azosulfin 1594
Azothioprin 934
*Azotomycin*** 3427
Azotoyperit 290
Azoule 781-01
Azo-Urine 1562
Azoxodon 942
Azovan Blue 5912
Azovannatrium 5912
Azovanum coeruleum 5912
Azoven 386
Azozol 1446
Azucaps 1410
Azucaretas 524-01
Azucar de hulla 524
Azucrona 474-01
Azudimidine 3868
Azuleen liquidum 2804
Azulenal 2804
Azulen-Beris 2804
Azulene soluble 2820-01
Azulen SN 2820-01
Azulenol 2803
Azulfidine 3527
Azulol 2496
Azulon 2804
Azulon comp. (spasmolyt. Komponente) 4217
Azulon-wasserlöslich 2820-01
Azul Patente V 5577
Azunol 2804
Azunol-Tabl. 2820-01
Azunoren 2804
Azuphonate 2820-01
Azupromin 2820-01
Azur 819
Azure A Carbacrylic Resin 2452
Azuren 373
Azuresin 2452
Azurin 589-01
Azutan 4004
194-B 2867
B-17-V 5608
B-23 4329
B-37 923
B_{85} 3114
B-100 2905
B 100-Tropon 2992
B 158 3155
B 208-Tropon 2694
B-436 5237
B 518-ASTA 668
B 577 3568
B 612-Asta 1154
B 663 5561
B 673 4643
B. 862 3467
B. 907 234
B 1500 2302
B 2311 1370
B 2360 2472
B-4130 1828
B 6518 3562
B 8560 2781
B 8890 2811
B 10190 5225
B 10610 5470
B 11420 2810
B 62169 A 5716
B 64114-Ca 3969
B 66256 4433
B_1-Arrans 2040
B_{12} „Ankermann" 6143
BA 1 6176
BA 9-UTH 31 5035
BA 17 1699
Ba 253-BR 6492
BA 4164-8 2406
BA 4197 535
BA 4223 3259
Ba-5473 4774
Ba-5968 731
BA 7205 3056
Ba-10370 1192
Ba-11391 3189
Ba-13155 1784
Ba-14607 768
Ba-16038 2236
Ba-18189 4325
Ba-18605 3038
Ba-20227 4634
Ba-20684 4932
Ba 21381 6180
Ba-21401 5742
Ba-27913 5602

Ba-29038	5827
Ba-30803	3593
Ba-32644	353
Ba-32968	2643
Ba-36278 A	2190
Ba-33112	5465
Ba-34276	4257
Ba-34647	1263
Ba-38372	4037
Ba-39089	2891
Ba-40088	4898
Ba-41166	6060
Ba-41795	6157
Ba-43853	5414
Ba-47210	2404
BA-180265 A	5562
Babesan	4537
Babesin	2494-01
Babidiumbromid	4527
Baburan	4537
Babylax	127
Babynormo	4811
Babypasmil	4142
*Bacampicillin***	4683
Bacarate	1992
Bacdip	3277
Bachol	495
Bacidrin	6149
Baciguent	6149
Baci-Jel	6149
Bacikoch	373
Bacillin	373
Bacillopyrin	1559
Bacillosporin	6128-01
Bacilone	6149
Baci-Max	6149
Bacitek	6149
*Bacitracin***	6149
Bacitracin A	6149
Bacitrin	6149
Baci-Troches	6149
*Baclofen***	1263
Baclyn	3347
*Bacmecillinam**	6521
Bacnin	3315
Bactacine	3745
Bacteminal	1594
Bactemycin „Leo"	4790
Bactéramide	386
Bactercycline	4847
Bacterial	2548-01
Bacterostat CS-1	1793
Bactesulf	1625
Bacticel	2548-01
Bactifor	2548-01
Bactine	5712
Bactipen	3097
Bactocidyn	6086
Bactocill	3896
Bactoderm	4794
Bactofuril	930
Bactol	909
Bactolin	1192
Bactopen	3873
Bactopen D	3863
Bacto-tiazol	969
Bactramin	2548-01
Bactricycline	4849
Bactrim	2548-01
Bactrimel	2548-01
Bactrin	2548-01
Bactrisol	2548-01
Bactrovet	1910
Bactylan	569
Bacur(in)	1846
Badil	5410
Badional	612
Badrin	1069
Badyl a la Mercures-ceine	4152
BAEA	4907
BAF	4590
Bagó B_1	2040-03
Bagó B_6	815-04
Bagocain	2325
Bagodryl	3365
Bagomisol	1585
L-Bagomisol	1587
Bagorit A	4439
Bagorit B_{12}	6143
Bagrosin	3526
Bajkain	2879
Baker's antifol	4590
Baktar	2548-01
Bakteriostat	569
Baktogram	1846
Baktolan	560
Baktonium	5464
Bakuchiol	6473
BAL	126
Balamin	6143
Balance	2987
Balancil	2987
Balarsen	1630
Balborin	5266
Balclodin	3053
Balcloridina	3867
Balcrin	2779-02
Baldacilina	3334
Baldrianol	444
BAL Intrav	1142
Balipramine	3955
Balistab	126
Balkamycin	1568
Balkatrin	2548-01
Balmadren	1083
Balminil-Expect.	1381
Balminil-Syr.	3724
Balnimax	4447
Balnoclorina	582
Balphenyl	1845-01
Baltix	3336
Baltovit	6143
Baludon	3116
Balusil	1707
Bama	1138
Bamate	1138
Bambicort	5189
*Bamethansulfat***	2051
Bametinas	1138
*Bamifyllinhydro-chlorid***	4394
Bamilen	6142
B-amin	2040
Bamiphyllinhydro-chlorid	4394
*Bamipin***	4015
*Bamnidazol***	6193
Bamo 400	1138
Bamoxine	4681
Bamyl	950-04
Banabin	1567
Banasil	5895
Bancain	2325
Bancaris	2860
Bandol (Ban-dol)	5668
Bangina	84
Banico	4901
Banicol	5464
Banigesic	761
Banikol	221
Banisterin	2174
Banistyl	4057
Banlin	5172
Banmint II	1969
Banminth	1650
Banocide	1481
Bantex	4491
Banthin(e)	4675

Banthionine 295
Bantinova 5172
Bantinyl-duplex 5172
Bantionol 612
Bantogen-V-Penicillin 3069-01
Bantol 5668
Bantosal 4675
Bantron 4901
Bapresan 959
Baptitoxin 1642
BAQD 10 5821
Baqual 2030
Bar 1845
Barachlor 3078-01
Baracoumin 3838
Baramine 3365
Barastonin 347
Baratol 3506
Barbaethyl 828
Barbaloin 4542
Barballyl 1278
Barbamil 1767
Barbamon 828-05
Barbamyl 1767-01
Barbamylum 1767-01
Barbapil 1845
Barbellen 1845
Barbenyl 1845
Barberine 4223-03
Barbetonii iodidum 4108
*Barbexaclon*** 1845-10
Barbibrom 432
Barbidal 1278
Barbidorm 1965
Barbiflar 1845
Barbikote 1845
Barbilettae 1845
Barbimetten 828-01
Barbimon 828-05
Barbiphen 1845
Barbiphenal 2200
Barbiphenyl 1845
Barbipil 1845
Barbipyrine 828-05
Barbinal 1845
Barbinarcol 1763
Barbisec 2030-01
Barbismetylii iodidum 3827
Barbita 1845
*Barbital*** 828
Barbitap 1425
Barbiteina 1845-11
Barbiton(e) 828
Barbitural 828
Barbituran 1845
Barbituretas 1845
Barbiturin 828
Barbivis 1845
Barbityl 828
Barbityral 1766
Barbonal(ett) 1845
Barbonin 5266
Barbopent 1766-01
Barbophen 1845
Barbosec 2030
Barbulen 1425
Barcetin 828-06
Barcecanfol 1731-01
Barclophen 3078-01
Bar-Dex 1070-01
Bardiol 3713
Bardon T. 2521
Bardorm 1845
Bar-Dox 815
Barespan 4136
Baretaval 4136
Barhist 2573-01
Baridium 1562
Barital 1364
Baritrate 263
Barnetil 3468
Barokaton 2933
Barone 2270
Barosmin 5661
Barotalum 1363
Barpental 1766-01
Barquinol 909
Barsec 2030-01
Bar-Time 1070
Bartol 1845
Barverinum citricum 5775
Barvincan 6482
BAS 3957
Bascurat 2051
Basdène 1532
Basecil 245
Basedock 367
Basedock D 731
Basedol 80-01
Basedonale 622
Basergin 4005-02
Basethyriń 245
Basi-B_1 2040
Basibrol 32
Basidracida 373
Basionic 212
Basofortina 4347-01
Basol 1731-01
Basolan 157
Basolest 625
Bason 399
Basoprocin 2711
Basporidina 3867
Basporin 3053
Bassado 4848
Basta 4074
Basthioryl 303
Basudin 2080
Batel 1405
Bathyran 146
Batidrol 2392
*Batilol** 4792
Batisal 549
Batrafen 2000-01
Batrogyn 6149
Batroral 6149
Batylalkohol 4792
Batylol 4792
Baukal 2266-12
Bavilon 3850
BAX 3365
BAX 422 Z 1421
BAX 1400 Z 253
BAX 2739 Z 4394
BAX 3084 137
Baxacor 4661
Baxaquil 2387
Baxarytmon 4667
Bay 3517 853
Bay 4059 2683
Bay a 1040 3309
Bay a 5850 4853
Bay a 6781 2084
Bay B 1815 5569
Bay b 4231 4395
Bay b 5097 4800
Bay c 8990 4144
Bay e 6905 6507
Bay f 1123 2648
Bay f 1353 4619
Bay f 4975 4511
Bay g 2821 6243
Bay Va 1470 1970
Bay Va 4059 2683
Bay Va 9387 992
Bay-Va 9391 1877
Bayaspirina 950

Baycain 2879
Baycaron 2302
Baycilina 3658
Baycillin 3658
Bayer 21/199 2499
Bayer 73 2121-01
Bayer 205 6116
Bayer 693 382
Bayer 1213 4024
Bayer 1219 3662
Bayer 1355 4023
Bayer 1362 5299
Bayer 1409 4558
Bayer 1420 3768
Bayer 1440 L 1333
Bayer 1462 2738
Bayer 1464 1139
Bayer 1470 1970
Bayer 1483 4057
Bayer 1500 2302
Bayer 1521 3960
Bayer 2353 2121
Bayer 2502 1342
Bayer 3231 1874
Bayer 4503 3210
Bayer 4512 2730
Bayer 5312 789
Bayer 5360 411
Bayer 5371 3066-05
Bayer 5395 3658
Bayer 5400 1595
Bayer 5427 3097
Bayer 5488 3863
Bayer 7602 5729
Bayer 9002 3029
Bayer 9015 1791
Bayer 9037 3277
Bayer 9053 1938
Bayer 41831 6214
Bayer 52910 1628
Bayer A 124 4058
Bayer A-128 6169
Bayer A 168 1368
Bayer A 173 4286
Bayer B 186 3336
Bayer b 5097 4800
Bayer E 39 3147
Bayer E 39 solubile 3148
Bayer L 13/59 187
Bayercilina 3658
Bayercillin 3658
Bayer-Süßstoff 524
Baygnostil 1200
Bayinal 1714
Baylucit 2121-01
Bayluscid(e) 2121-01
Baymix 2499
Baypen 4619
Baypresol 1333
Bayren(a) 1595
Baytenal 1714
Baytex 1415
Baytinal 1714
Bazyl 751
BBH-Tabletten
B. A. V. 432
BB-K 8 5053
B-B-S 2426
BBS „Reid-Provident“ 1425
BC 16 3832
BC-17 5475
BC 40 5714
BC 48 5887
BC 51 5025
BC 105 3939
BC-347 1866
„B. 114“-Camuset 779
B-Carbossilasi 2074
B_1-Cidan 2040
B_6-Cidan 815
B_1-Crivit 2040
BCM 1482
BCNU 271
BCP 2638
BCP-HCl 3432
BCTA 2250
BDDA-ME 3977
B_1-Delagrange 2040
B_6-Delagrange 815
B_{12}-Delagrange 6143
B 12-Depot „Hormosan“ 6142-01
B_{12}-Depot-Siegfried 6142
B_{12}-Depot-Vicotrat 6142
B_{12}-Depot „Wander“ 6142
B-Deugyl 3354
BDH 312 1380
BDH 1298 5314
BDH 1921 5422
B-Diuralter 2740
B-docin 6143
B.D.P.E. 4808
BDPU 6520
BE 50 4552
BE 419 3510
BE 426 4160
BE 2254 3931
Be. 724-A 2740
Beabal-Gotas 1163
Beacillin 3066-05
Beaden 3129
Beadox 815
Beamscum 2409-02
BEAMSK 2409-02
Beamthion 1448
Béaprine 697
Beatilina 4335
Beatine 2040
Beatol 828
Beatryl 4925
Beauvericin 6080
Bebate 5736
Bebeerin 5966
l-Bebeerin 5967
Beben 5736
Bebetine 950
Bebiodina 2040
Bebirin 5966
Bebyderm 5736
Bebysulfa 2208
Becafurazona 354
Becalax 4163
Becanta 1333
Becantal 3716-01
Becantex 3716-01
Becanthone 4931
*Becanton** 4931
Becantyl 3716-01
Becaps 2040
Becaptan 60
Becazida 373
Bechilene 5357
Bechisan 3716-01
Bechistop 3727-03
Bechitus 3613-01
Becilan 815
*Beclamid** 1262
Beclo-Asma 5677
*Beclobrat*** 6505
*Beclometasondipropionat*** 5677
Beclomethasondipropionat 5677
Beclometasoni propionas 5677
Beclosol 5677
Beclosona 5677
Beclotaide 5677

*Beclotiamin*** 1986
Beclovent 5677
Beconase 5677
Beconol 3336
Becorel 4764
Becort 4950
Becotide 5677
Becrinol 2040
Becrisina 2040
Becromil 6020
Becumaron 3247
Bedoc B 12 6143
Bedocatines B_{12} 6143
Bedoce 6143
Bedodec 6143
Bedodeka 6143
Bedome 2040
Bedomican 6143
Bedotin 6142
Bedoxin 815
Bedoxyl 6143
Bedoxyl-AP 6142
Bedoz 6143
Bedozane 6143
Bedoze 6143
Bedozil 6142
Bedozin 6143
Bedumil 6143
Bédumil-Depo 6142
Beduona 3354
Beecham-Broxil 3345
Beecham-Celbenin 3347
Bee-12-Gel 6143
Beesix 815
Beet sugar 2091
Befen 3411-01
Befeniol 3411-01
Befenium 3411-01
Befix 2040
Beflavin 3354
Beflavit 3354
Beforce$_{15}$ 4498
Befortin 2040
*Befuralin*** 6500
Begiolan 2040
Beglan-12 6143
Beglucin 2032
Begoncal 2040
Begoncal-B_{12} 6143
Beguina 1207
Behepan 6143
Behepan novum 6142
Behitiazid 2457
Behyd 2457
BEI-1293 2765
Beibigesic 761
Bejectol 2040
Bekacycline 4847
Bekadid 3628
Bekanacyn 3825
*Bekanamycin*** 3825
Bekathion 1283
Belactin 3354
Belagol 4712
Belamarin 3048
*Belarizin*** 6586
Belasphin 2497
Belcomycine 6122-01
Belcomycine-Amp. 6130
Belemina 1465
Belfacillin 3347
Belfene 3989
Belganyl 6116
Belidrin 4046
Belindox 4523
Belivron 4712
Belixir-12 6143
Bellacristin 5925-01
Belladonnin 5925
Bellahormon 5390
Bellapront 1385-01
Bellaradin 2358
Bellasthman-Medihaler 1745
Bellavita 5977
Bellocilline 3066-09
Belmycetine 1568
Beloc 2925
Belosin 4127
*Beloxamid*** 3623
Belpax 4256
Belseren(e) 2973-01
Belustine 1124
Belvedrox 6142
Belvetin 6143
Belzine 203-07
Bemaphate 3736
Bemarr 2040
Bemarsal 2527
Bemarside 398
Bemasulph 3736
*Bemegrid*** 839
*Bemetizid*** 2777
Bemicina 3097, 3097-06
Bemidon 2861
Bemine 2040
Bemosat 6487
Bemulton 6142
Bemunine 2040
Bemural 1815
BEN 4221
Benacap 3365
Benaciclin 4521
Benacil 3066-05
Benactina 4335
Benactizan 4335
Benactizin 4335
Benactone 4335
*Benactyzinhydro-chlorid*** 4335
Benactyzinmetho-bromid 4723
Benaderma 3365
Benadine 3365-07
Benadol 3365-08
Benadon 815
Benadozol-Amp. 3365
Benadozol-Powd. 3365-09
Benadozol-S 3365-07
Benadrin 3365
Benadryl 3365
Ben-a-Hist 3330
Benal-500 2040
Benalgen-Inj. 3365
Benalgen-Powd. 3365-09
Benalgin „Belur" 2270
Benalgin „Polfa" 4004
Benali 386
Ben-Allergin 3365
Benamocaine 3930
Benanserinhydro-chlorid 3957
Benapen 3066-07
Benapon-Inj. 3365
Benapon-Powd. 3365-09
Benaphyllin 1012
*Benaprizinhydrochlorid*** 4665
Benapryzine hydrochloride 4665
Benaquin 3736
Benaspir 950
Benavit 2040
Benavitan 2040
Bénazol 1189
Benazol „Kyorin" 3365
Benazolin 2205
Ben-Ben 2426
Bencain 2306
Ben-Caine 1682

Bencelin 3066-05
Benciclina 4825
Benciflam 4004
Bencil-Fluazida 2740
Bencilhidrin 3066-12
Bencilin 3066-05
Bencilin „Medicamenta“ 4969
Bencillin 3069-01
Benciltiazida 2740
*Bencistein*** 2828
Bencorton 5155
*Benclycanfumarat*** 4123
Bendacort 6637
Bendaminol 4004
Bendamint 1173
Bendamizole 1851
Bendamustinhydrochlorid 3127
Bendarin 1273
*Bendazac*** 2994
*Bendazol*** 2417
Bendazol „Biosintetica“ 1173
Bendazol „Pediatrica; Elmor“ 2994
Bendicor 5826
Bendioxin 3097
Bendistrep 4790
Bendralan 3345
Bendogen 6143
Bendopa 1034
Bendor 2992
Bendrofluazide 2740
*Bendroflumethiazid*** 2740
Bendroflux 2740
Bendylate 3365
Benecardin 2436
Benecid 2317
Benedo 2040
Benedorm 1080
Benemid 2317
Beneprizinhydrochlorid 4665
Benerva 2040
Benervit 2040
Benesal „Benger“ 567
Benesal „VEB-AWD“ 2278
Benesap 2317
Benetacil 3066-07
Benetazon 4846
*Benethamin-Penicillin*** 3066-07
Benetolin 3066-07
Benetrank 4335
Beneuran 2040
Beneuril 2040
Beneurin 2040
Beneuron 2919
Benflogin 4004
*Benfluorex** 3903
*Benfosformin*** 1108
*Benfotiamin*** 4010
Benfuran 6416
*Benfurodilhemisuccinat*** 3877
Benfurodili succinas 3877
Bengalrosa-^{131}J 4149
Benhaler 1478
*Benhepazon*** 2715
Ben-Hex 348
Benhexachlor 348
Benhydramil 3365
Benhydril 3365
Benicot 351
Beniform 6143
Benil 2461
Benim 1273
Benin 2575
Benirid 1273
Benisolon 4704
Benisolon-Injection 5156
Benison 4639
Benisone 5736
Benizol 1273
Benlipoid 3469
Benlotex 2426
Benmicina 6034
Benmidina 3900
*Benmoxin*** 2784
Benocain 3490
Benocten 3365
Benodain(e) 2562
Benodine 3365
Benol 2040
Benol „Knoll-Australia“ 6143
Benoquin 2182
Benoral „Galepharma-Iberia“ 3069-03
Benoral „Winthrop“ 3272
Benoril 3272
*Benorilat*** 3272
Benortan 3272
*Benorteron*** 4092
Benorylate 3272
Benotamol 3272
Benovocylin 5390
*Benoxafos*** 1887
*Benoxaprofen*** 6396
Benoxil 3490
Benoxinat(e) 3490
Benoxyl 2395
Benozil 4545
Ben-P 3066-05
*Benpenolisin*** 6664
*Benperidol*** 4842
Benprofibratum 6501
*Benproperin*** 4655
*Benrixat*** 4111
*Bensalan*** 2382
Bensamin 4969
*Benserazid*** 1409
Bensokain 1026
Benson 3008
Bensto 49-02
*Bensuldazic acid*** 1896
Bensulfa 1910
Bensulfamidum 624
Bensulfenum 2391
Bensulytym 3643
Bent 2987
Bentavit A 4439
Bentavit B_1 2040
Bentavit B_{12} 6143
Bentavit C 393
Bentavit D 5709
Bentavit K 1504-01
*Bentazepam*** 6438
Bentelan 4975
Benthiolan 2391
Benthiozon 1283
*Bentiamin*** 5479
Bentiolan 2391
*Bentipimin*** 5575
Bentomina 2270
Bentomine 4142
Bentonyl 453-01
Bentride 2740
Bentrin 2351
Bentrofene 2465-01
Bentsopas 2409-02
Bentyl 4142
Bentylol 4142
Ben-Vee 3069-03
Benvil 2365
Benucid 1774
*Benurestat*** 956
Benuride 1644
Benuril 2740
Benuron 2740

Ben-u-ron 761
Benuryl 2317
Benusel 3097
Benydiol 6151
Benylate 2426
Benzacillin 3066-05
Benzacinum 3626
„Benzacridine“ 4178
Benzacyl 2409-02
Benzaethacil 3066-05
Benzafinyl 1069
Benzalamidum 1609
Benzalcan 5628
Benzaletas 5464
Benzalide 2160
Benzalin 2706
Benzamelid 1683
Benzamin 2856
Benzamine Blue 5911
Benzammon 856-01
Benzamon 856-01
Benzamsulfonamid-hydrochlorid 624
Benzamsulfonium-jodid 3686
Benzamyl 3656
Benzanalgen 3546
Benzanidin 1405
Benzanil simple 3066-05
Benzantine 3365
Benzapyrin 3574
Benzaran 3265
*Benzaron*** 3265
Benzarsol 556
*Benzathin-Benzyl-penicillin*** 3066-05
Benzathin-Cloxa-cillin 3873-01
Benzathine Penicillin G 3066-05
Benzathin-Metampi-cillin 3334-01
Benzathin-Penicillin 3066-05
Benzathin-Penicillin V 3069-03
*Benzatropin-mesilat*** 4598
Benzazetin 1615
Benzazin 3626
Benzazone-VII 352
*Benzbromaron*** 3242
Benzcaine 2429
Benzcarbimine 1971
Benzchinamidum 5005
Benzchlorpropamide 1262
Benzcurine jodide 5843
Benzebar 1069
Benzedrex 1478
Benzedrin(e) 1069
Benzehist 3365
Benzelia 2426
Benzenchloramin 346
Benzeptane 680
Benzestrin 5390
*Benzestrol*** 4366
Benzetacil 3066-05
Benzétamophylline 4394
Benzethacil 3066-05
Benzéthanol 547-02
*Benzethidin*** 5137
Benzethol 547-02
*Benzethonium-chlorid*** 5628
Benzetidina 5137
*Benzetimidhydro-chlorid** 5092
Benzevan 2426
Benzfetaminhydro-chlorid 3363
Benzhexolhydrochlorid 4449
Benzhormovarine 5390
Benzhydramin 3365
Benzhydroflumethiazid 2740
„Benzhydryl“ 3365
Benzibel 5712
Benzidammina (cloridrato di) 4004
Benzidan 4004
Benzidazol 1273
Benzidol 6443
Benzido-Pas 2409-02
Benzidril 3365
Benzidroflumetiazide 2740
Benziken 3066-05
Benzil-Diurometon 2740
*Benziloniumbromid*** 4965
Benzilylcholinbromid 4050
Benzimarr 6151
Benzimidon 1273
Benzimin 2256
Benzindamina 4004
*Benzindopyrinhydro-chlorid*** 4812
Benzinoform 1
*Benziodaron*** 3247
Benzkurin 5843
Benzmalacene 4193
*Benzmalecen*** 4193
Benzmethoxazone 1213
*Benznidazol*** 1850
Benzoarsäure 2372
Benzobamil 3656
*Benzobarbital*** 3854
Benzobencil 2426
Benzoblau 3B 5911
Benzobutamin 4332
Benzocalcol 547-01
Benzocain 1026
Benzocal 556
Benzochinoniumchlorid 5935
Benzochlorophene 2151
Benzochloryl 2378
Benzocillina 3066-05
*Benzoclidinhydro-chlorid** 2517
*Benzoctaminhydro-chlorid*** 3593
Benzo-Davur 4782
*Benzododecinium*** 4782
*Benzodepa*** 1971
Benzoderm 1774
Benzodermina 2426
Benzodet 2493
Benzodiapin 2987
„Benzodiazepin“ 2987
Benzodionole 3390
Benzodioxan-Nordmark 2562
Benzo-Diuretico 2740
Benzodisufene 5039-01
Benzodisuphen 5039-01
Benzoesäure 547
Benzoesan estradiolu 5390
Benzoestrofol 5390
Benzöstrol 4366
Benzoflex 509
Benzofoline 5390
Benzoformine 451-11
Benzogal 2426
Benzo-Ginoestril 5390
Benzo-Ginoestril A.P. 5435
Benzo-Gynestryl 5390
Benzo-Gynoestryl 5390
Benzo-Gynoestryl retard 5435
Benzohexonium 2113-02
Benzoil-PAS 2409-02

Benzolamide 735
Benzolin 4432
Benzolin „Breon" 1026
Benzolin „Nissin" 1273
Benzolone 1069
Benzolox 1020
Benzometan 4866
Benzomethamin (bromid) 5004-01
Benzomethoxazonum 1213
Benzonal(um) 3854
Benzonaftol 3248
Benzonaphtol 3248
*Benzonatat*** 5840
Benzone 3906
Benzonidazol 1850
Benzononatine 5840
Benzooripas 2409-02
Benzopenil 3066-05
Benzoperoxidum 2395
Benzophenoneidum 3388
Benzopiperilone 4866
Benzoplix 547-02
Benzoposan 1070
3-Benzopropilamidri-caline 3214
„Benzopropyl" 3214
Benzopuran 2266
Benzopyrazon 5219
Benzopyrine 1575-02
Benzopyrinium-bromid 2814
*Benzopyrroniumbromid*** 4339
Benzoquate 4835
Benzoquin 2182
Benzoquinamide 5005
Benzoquinonium Chloride 5935
Benzoral 556
Benzoral „Biosin-tetica" 3098
Benzorphanol 5239
Benzosalin 2722
Benzosol 2429
Benzostigmine 2814
Benzosulfa 3527
Benzosulfimidum 524
Benzosulphinidum 524
Benzotal 3097-03
Benzotef 1651
Benzotephum 1651
Benzotest 5638
Benzothiazide 2738
„Benzothiazol" 2962
Benzothiozon 1283
*Benzotript** 3532
Benzotropin 4598
Benzoxale 3136
*Benzoxiquin*** 2952
*Benzoxoniumchlorid*** 5210
Benzoxyline 2952
Benzoyläthylecgonin 3693
Benzoylallylecgonin 4001
Benzoylbarbamyl 3656
Benzoylluminal 3854
Benzoylmethylecgonin 3381
Benzoylmetronidazol 2188
Benzoylpas „Spofa" 2409-02
Benzoyl peroxide 2395
Benzoylsulfanilamid 2176
Benzoylthiamindisulfid 5993
Benzoylthiaminmono-phosphat 4010
Benzozolinhydrochlorid 1273
Benzperidinhydrochlorid 4327
Benzperidol 4842
*Benzphetaminhydro-chlorid*** 3363
*Benzpiperylon*** 4866
Benzpropamid 1262
Benzpropamin 1069
*Benzpyriniumbromid*** 2814
Benzquercinum 6109
*Benzquinamid*** 5005
Benzstigminumbromid 2814
*Benzthiazid*** 2738
Benzthiozone 1283
Benztrone 5390
Benztropinmethan-sulfonat 4598
Benzyanyl 1980
*Benzydaminhydro-chlorid*** 4004
Benzydroflumethiazide 2740
*Benzylalkohol*** 593
Benzylamide 1262
Benzylantiserotonin 3957
Benzylephedrin 3364
Benzylets 2426
Benzylharmin 4183
Benzylhydrochloro-thiazid 2457
Benzylhydroflumethiazid 2740
Benzylin 2752
Benzylis benzoas 2426
Benzylium benzoicum 2426
Benzylium nicotinicum 2153
Benzylmorphinhydro-chlorid 5227
Benzylmorphinmyristat 5996
Benzyloid 2426
Benzylpenicillin 3066
Benzylpenicillina benzatinica 3066-05
Benzylpenicillin-Aminomethomidine 3066-14
Benzylparaben 2428
Benzyl-Parasept 2428
Benzylphthalazonhydro-chlorid 3942
Benzyl-Rodiuran-Wirkstoff 2740
Benzylsenföl 715
*Benzylsulfamid*** 2199
Benzylsulfanilamidum 2199
Benzyl Tegosept 2428
Benzyltetronsäure 1538
Benzyrin 4004
Benzyta 4004
Benzytol 751
Beocid 786
Bepanthen 1151
Bepantol 1151
Beparon 900
Bepas 2409-02
Bepascum 2409-02
Bepella 351
Bephedon 5471
Bephedrin 3364
Bephenate 3411-01
Bepheniumembonat 3411
*Bepheniumhydroxy-naphthoat*** 3411-01
*Bepiastin*** 3050
Bepilene 1134-01
*Bepridil** 5331
Bepriman 2040
Beprochin 4106
Beprocin 5993
Bequin 2040
Bequisedan 2571
Bequissal 3336
Beracilline 296
Béradia 3155
Berazide 2738
Berazolene 2266
Berberal 4196-02
Berberin 4196
Berbetin 2040

Berbinal 3287-01
Berbin(e) 3287
Berculon A 1283
Berculon B 1341
Bercuzom 1283
Berdi 4010
Berenil 2494-02
Bereon 2040
Beres 3634
Beriberol 2040
Beridormin 653
Berin 2040
Berisol 4196-02
Beritin 2040
Berivit 2040
Berkamycen 4849
Berkazon 1283
Berkdopa 1034
Berkendyl 582
Berkfurin 705
Berkmycen 4849
Berkobiogastrone 5933
Berkoduogastrone 5933
Berkomine 4019
Berkozide 2740
Berlacillin V 3069
Berlicetin 1568
Berlicetin-Augentropfen 1628
Berlicetin-Saft 5624
Berlicetin-Trockenampullen 2779
Berlicid 1595
Berlisolon 4704
Berlison 5155
Berlison F 5189
Berlocid 786
Berlocombin 2548-07
Berlophen 1285
Berna-Caine 2325
Bernaminum 167-06
Bernarenin 1083
Bernsteinsäure 167
Berocilina 4949
Berocillin 4969
Beroksan 1806-01
Berol 3250
Berolase 2074
Beromycin 3069-01
Beronal 2494-02
Beronald 1825
Berotec 3379
Beroxan 1806-01
Bersen 3486
Berubi 6143
Berubigen 6143
Berubi long 6142
Berubin 6143
Beruhgen 4136
Berusol 6143
Berusol-L.A. 6142
*Berythromycin** 5989
Besacolin 688
Besacron 688
Besan 1392
Besatin 815
Besch 950
Beseis 815
Besextan 815
Besix „Cooper" 815
Besix „Shiki" 782
Besomin 919
Besônia 4988
Besser 2987
Bester 2074
Bestflex 3053
Bestfull 4453
Bestloid 2255
Beston 5993
Beston-Inj. 5883
B.-Estrin 2040
Besubdoce 6142
*Besunid** 3657
Besyn 2040
Beta 21 5759
Beta-Acetyldigoxin 6066
Beta-Anoxin 490
Betabenzon 3248
Betabion 2040
Betabloc 3199
Beta C 393-09
Betacain 2856
Betacard 2888
Beta-Cardone 2072
*Betacaroten** 6012
Betacemethadone 5167
Betacetilmetadolo 5167
*Betacetylmethadol*** 5167
Beta-chlor 33-01
Betacholyl 892
Betaciclina 4847-04
Betacin 962
Betacin „Lepetit" 3393
Beta-Clor 33-01
Betacorlan 4950
Beta-corlan 4975
Betacort 4950
Betacortril 4950
Betacycline 4849
Betadexamethason 4950
Betadid 2004
Betadine 400-01
Bétadran 2625
Betadren 3129
Betadrenol 2625
Betaergin 2040
Betafar 2040
Betafedrina 1070
Betafen 1069
Betaflavina 3354
Betafluorene-Compr. 5513
Betafluorene-Gocce 4975
Betafosforil 204
*Betahistinhydrochlorid*** 826
*Betahistinmesilat*** 826-01
Betaina Manzoni 293-02
Betainchloralum 33-01
Betainhydrochlorid 293
Betaino-Strychnin 4579-01
Betaisodona 400-01
Betajodina 2040-01
Betaland-1 2040
Betalgil 5700-01
Betalin-12 6143
Betalin-S 2040
Betalily-12 6143
Betalily-S 2040
Betallorens 4975
Betaloc 2925
Betalona 4937
Betalone „Firma" 4950
Bétalone „Lepetit" 4937
Betamac 2040
*Betameprodin*** 3450
Betameson 4975
Betametadolo 4715
Betametasone 4950
*Betamethadol*** 4715
*Betamethason*** 4950
Betamethasonacetat 5286
*Betamethasonacibutat*** 5678
Betamethasonadamantoat 5899
Betamethasonbenzoat 5736
Betamethasondipropionat 5679
Betamethasondisodiumphosphat 4975

Betamethasonsuccinat	5513
Betamethasonvalerat	5608
Betamethasonvalerianat-acetat	5759
Betamezid	2023
Betamican	2040
Betamican „F"	2074
Betamicetin	1568
Betamicetin inj.	2779
Betamicetin liquido	5624
*Betamicinsulfat**	4145
Betamid	2040
Betamin	983
Betamine	2040
Betamine B_{12}	6143
Beta-Monovit	2040
Betan	2040
Betanaphthol	1183
Betanase	5113
Beta-Neg	3129
Betaneurin	2040
Betaneurol	2040
*Betanidinsulfat**	1405
Betanidol	1405
Betanison(a)	4937
Betapar	4937
Betapen	3066-07
Betapen-VK	3069-01
Betaphedrine	1070
Betapirin	2197
Betapred „Glaxo"	4975
Betapred „Schering-USA"	4937
Betapredol	4950
Betapredsol	4950
*Betaprodin***	3168
Betaprone	82
Betaptin	2888
Betapyrimidum	1360
Betaquil	1326
Betar	2040
Betarectal	2040
Betares	3129
Betarevit	2040
Betarin	6151
Bétaryl	3129-03
Betasalus	2040
Betaserc	826
Betasid	2040
Betasinum	962
Beta-sitosterinum	5791
Beta-Sol	2040
Betasolon	4950
Betasteril	2040
Betastip	2040
Betasulf	1593
Beta-Tabs	2040
Betatron	2919
Betauno	2040
Betaurina	2040
Betavel	2040
Betavigor	2040
Betavitam	3354
Betavitan	2040
Betavitina	2040
Betaxan	2040
Betaxin	2040
Betaxina	1846
Betazed	3906
Betazid	2040
Betazine	962
*Betazolhydrochlorid**	276
Betazolo	2040
BETE	4859
Beterapion	2040
Beterapion-12	6143
Bethachorol	688
Bethacol	688
Béthadone	4650
Bethanechol Chloride	688
Bethanecol	688
Bethanid	1405
Bethanidine sulfate	1405
Bethiamin	2040
Bethiazine	2040
Betilon „Tecnifar"	4950
Betistin	3900
Betivina	4010
Betix	1213
Betnasol	4975
Betnelan	4950
Betnesol	4975
Betnesol „Glaxo-Düsseldorf"	4950
Betnesol-V	5608
Betnesol WL	4975
Betneval	5608
Betnevate	5608
Betnovat(e)	5608
Betoral	1410
Betoxicaini chloridum	4131
Betoxin	211-02
*Betoxycainhydrochlorid***	4131
Betol	3250
Betolvex	6143
Betona	2040
Betosan	2951
Betramin	3365
Betsolan	4950
Betsovet	5899
B-Etrax	2040
Betula oil	739
Betuna	2040
Betunvit	2040
Betwelve	6143
Beunizan	2040
Beuno	2040
*Bevantololhydrochlorid***	6517
Bevarol	2040
Bevatine	6143
Beveno	4829
Bevex	2040
Bevi-C	393
Bevidoral	6143
Bevidox	6143
Bevimin	2040
Beviol	2040
Bevisan	2040
Bevit	2040
Bevital	2040
Bevital „Key"	2030-01
Bevitaminum-Kolin	2040
Bevite	6143
Bevitex	2040
Bevitex „Vilco"	815
Bevitine	2040
Bevitol	2040
Bevitol-lipophil	3469
Bevitorgan	2040
*Bevoniummetilsulfat***	4967
Bewon	2040
Bexedan	3613-01
Bexerpine	5895
Bexid	348
Bexii	6143
Bexil	6143
Bexin	203-04
Bexin A	282
Bexinal	815
Bexinsun	203-07
Bexitab	6143
Bexivit	815
Bexluolo	3336
Bexon-Tabl.	411
Bextasol	5608
*Bezafibrat***	6481

*Bezitramid*** 5846
B-F 5589
BFE-60 6416
B_{12}-Flavin 6143
B-Framan 2040
B 12-Framan 6143
B_{12}-Galter 6143
B_1-Geve 2040
B.G.M. 274-05
B.H.C. 348
B_1-Hemosan 238
B_{12}-Horfervit 6143
B12 „Hormosan“ 6143
BHT 1371, 2920
BL-3459 6244
BL-3912 A 6315
Biadenina 238
*Bialamicoldihydro-chlorid*** 5695
Bialatan 4825
Bi-Albi 1731-01
Bialflavina 2489
Biallylamicol 5695
Bialminal 1845
Bialoxin 5700-01
Bialpirina 950
Bialtropina 451
Bialzepam 2970
Biamigdal 1731-01
Biamine 2040
Biampen 3097
Biarison 3571
Biarsamide 799-01
Bi-As Aguettant 58-03
*Bibenzoniumbromid*** 4075
Biberon-Glucosado 461
Bibesol 176
Bibirin 5966
Bibrocathin 319
*Bibrocathol*** 319
Bibrophen 320-01
Bical 4188
Bicanfol 1731-01
Bica-penicillin 3066-05
Bicarnésine 673-01
Bicarnitine 2669
Bicetonium 5464
Bichol 2154
Bicilina 3097-03
Bicillin 3066-05
Bicillin V 3069-03
Biciron 2265
*Biclofibrat*** 4120
Biclomicil 1568
Biclomicil Jarabe 4181
Biclomicil succinato 2779
*Biclotymol*** 4623
BiCNU 271
Bicodein „Uquifa“ 3691
Bicol 1454
Bicol „Wampole“ 4811
Bicolax 4811
Bicolorin 2794
Biconax 950-04
Bicor 4376
Bicordin 1872
Bicortone 4639
Bi-Co-Tussin 3628
*Bicozamycin** 2037
Bicözide 373
Bicyclophenamin 4384
Bicyclomycin 2037
Bidalgine 2270
Bideks 4811
Bi-Delta 4639
Bidex 4972
*Bidimaziumjodid*** 5476
Bidizole 1255
Bi-Domus 337-03
Bidramine 3365
Bi-Drol 2040
Bidtinic 149-01
Biebricher Scharlach 5220
Bi-Epinephrin 1083
Biestrol 3714
Bietamine 4010
*Bietamiverin*** 4110
Biétanautine 3365-05
*Bietaserpinbitartrat** 6004
Bifenicillin 4518
Bifilina 2040
Bifiteral 2094
Bi-Flogan 2718
*Bifluranol*** 6441
B_1-Ifmy 2040
B_{12}-Ifmy 6143
Biforon 494
Bifos 316
Bifurol 705
Bufuron-Powd. 3354
Bigall 553-02
Biglumid 6335
Bigmin 476
Bigrivin 3284
Biguamor 476
Biguan 476
„Biguanid“ 1707
Biguanida retardada „Hoechst“ 1410
Bigumal 1707
Bigunal 494
Bihexin 6143
Bihexall 782
Bihexane 782
Bihistin 3078-01
Bihypnal 1575-08
Bijochinol 4301-04
Bi-Jod-Amin 492-03
Bijodtyrosin 961
Bijogadol 4301-04
Bijogal 553-03
Bijosal 510
Bikarol 1165
Bi-Kellina 2436
Biklin 5053
Bikolisal 314-08
Bilagen 1063, 4068
Bilagnost 4157
Bilagol 4712
Bilalpin 5341
Bilamid 586
Bilarcil 187
Bilcilag 2708
Bilcolic 1186
Bilcolina 1454
Bilcrine 3002
Bil-dig 1296
Bildux 1933
Bilecoll 2154
Biledrol 5341
Bilene 2154
Bileretico Brichetti 1454
Bilergon 1062
Biletan 847
Bilevon 2116
Bilevon M 1791
Bilevon R 1791
Bilgrafin 4160
Bilharcid 203-18
Bilicanta 1186
Bilicante 1186
Bilichol 5365-01
Bilicoline 3002
Bilicontrast 4157
Bilidia 1472
Bilidren 5341

Biliflux 4712
Biligen 3156
Bilignost(um) 4160
Biligrafin 4160
Biligram 3510-02
Biligran 4160
Bilijodon 1572
Bilimiro(n) 2810
Bilimix 1454
Bilineurine 314-01
Biliodyl 1200
Biliognost 2708
Biliopaco 1572
Biliopsyl 2708
Bili-oral 2781
Bilipac 1572
Biliphorin 4068
Bilipolinum 4160
Biliposol 2362
Bilipurum 1354
Bilirium 2987
Biliron 5341
Bilirubin 5891
Biliscopin 4804
Biliselectan 2708
Bilispect 4160
Bilistram 2708
Bili-Tenebryl 1529
Bilitherap 1184
Bilitest 2708
Biliton 5341
Bilitrast 4157
Bilitrast(um) 2708
Biliv 5341
Biliver 1599
Bilivigor 2756-02
Bilivistan 3510-01
Bili-Umbradil 2708
Bilizorin 586
Bilkinase 1858
Bilocid 586
Bilocol 2154
Biloide 586
Billum 2987
Bilombrine 2708
Bilopac 1572
Bilopaque 2809-01
Bilopsyl 2708
Biloptin 1862-01
Biloptinon 1862-01
Biloral 1354
Bilospekt 2708
Bilostat 5341
Bilox 815
Bilumbral 1572
Bilup 1008
Bilusol 1731-01
Bilyn 4162
Bimanol 211-02
Bimethadolum 4713
Bimethoxycainlactat 4380
Bimetopyrol 3888
Bimil 6143
Bimolin 476
BIN-7 3553-01
Binan 3553-01
Bina-Skin 4757
Binasol 171-05
Binazin 1588
Binazyna 1588
Bindan 2689
Bindazac 2994
Bi-Neurene 2040
Bi-Neurin 2040
Bi-Nevril 6142
Binicap-Caps. 4847-01
Binicap-Ovuli 4847
Binodrenal 814-01
Binograc 1923
Binomil 2987
Binopen 3097-02
Binoside-Wirkstoff 3739
Binotal 3097
Binova 2919
Binoxin 1910
Binoxol 928-05
Bio-15 4498
Bio. 66 4699
Bioacridin 2489
Bioaljin 2270
Bio-Ampi 3097
Biobamat 1138
Biobarc-A 4439
Biobarc-B 2040
Biobarc-C 393
Biobilan 586
Biobin 6143
Biobiuno 2040
Biocaine 2325
Biocal-Amp. 465
Biocalciosterina 5709
Biocalcium „Mastro-nardi“ 465
Biocalcose 316
Biocatines B_1 2040
Biocatines C 393
Biocatines D_2 5709
Biocefalin 3114
Biocellina 3097
Biocetab 4148
Biocetamol 761
Biocetin 1568
Biocetin-Susp. 5624
Bio-Cholin 5341
Biocholine 314-01
Bio-Ci 393
Biociclina 4848
Biocid 203-04
Biocidan 5374
Biocilin 3097
Biocilina P 3066-04
Biocin „Sam“ 4847
Biocina 4848
Bioclorina 582
Biocloxil 3873
Biocloxin 3863
Biocobalamine 6143
Biocobal 6142
Biocodone 3628
Biocolemin 5576
Biocolina „Bouty“ 314-01
Biocolina „Ovejero“ 495
Biocor 5237
Bio-cort 4746
Biocortar 5189
Bio-Corten 5187
Bio-Cortex 4746
Biocortin 5156
Biocoryl 2352
Biocres 6143
Biocrom 4152
Biocycline 4847
Biocycline „Upjohn“ 4849
Biodermatin 1427
Bio-des 3610
Biodexone 4949
Biodibetic 1309
Biodopa 1034
Biodoxi 4848
Biodoxin 815
Biodramina 3365-03
Biodylon 2482
Bioepiderm 4127
Bioestrepto 4790
Biofanal 6098-01
Biofen 1568
Biofenazina 4621
Biofen-Susp. 5624
Biofergate 465-09

Bio-Flex	3681-01
Bio-fren	997
Biofuracina	354
Biofural	717
Biofurea	354
Biofurin	2245
Biofusal	5794
Bio-Galup	5755
Biogan	2461
Biogastrone	5933
Biogen	5334
Biogén-Cusi	4791-02
Biogen „Sanitas“	5483
Biogenol	2040
Bioglumin	1309
Bioglutacid	274-02
Biogoan D	5709
Biogrisin FP	3284
Bio-Heprin	5353
Biolamin	6143
Biolent	495
Biolmon-Cap.	4442
Bio-Luton	4734
Biomesan	2121
Biomestrone	5014
Biomicin „Tosi“	1568
Biomicron	6020
Biominol „A“	4439
Biominol „A“-Inyect.	5977
Biomioran	509
Biomitsin	4831
Biomoidin	1806
Biomona	411
Biomorphyl	3325
Biomux	673
Biomycin	4831
Bio-Mycin	4849
Biomycetine	1568
Biomycetine-Vial	2779
Bionabee	4439
Bionabol	4415
Bionaesth purum	2325
Bionic	337
Bionine	3631
Bionone	3631
Bionzolato	4966
Bio-Östron	5390
Biopalina	3505
bio-pangamina	4498
Biopar	6143
Biopas	569
Biopen	3069-01
Biophedrin	1391
Biophenicol	1568
Biophermin	3078-01
Biophylline	588-03
Bio-phylline	1055
Biopicil	3097
Bioplan	5750
Bioporphin	5921
Bioprednon	4988
Bioprim	2548-01
Bioprocain 300	3066-04
Biopropazepanbis-(3,4,5-trimethoxybenzoat)	5855
Bioquin	928
Bioral	5933
Biorenine	1083
Biormicin	4521
Biorvisal	5821
Bios I	460
Bios II	1427
Biosain	1448
Bioscardiol simple	1442
Bioscaricidina	203-07
Bioscleran	1923
Biosechs	782
Biosedan	1766-01
Biosept	4783
Bioserpine	5895
Biosone „Berk“	5832
Biosone „Kay“	5189
Biospal	4026
Biostar	4848
Biostat	4849
Biosterol	4439
Biosterone „Biochem“	4734
Biosterone „Biopharm“	5616
Biosulfa	3256
Biosulfanil	386
Biosulten	2548-01
Biosupressin	15
Biosyth	2074
Bio-Tal	2029
Biotamin	4010
Biotamin S	4582
Bio-Tan	4439
Biotard	3066-05
Biotazol	411
Biotecline	4847
Biotensid	4972
Bioterciclin	4521
Biotertussin	2624
Bio-Testiculina	5014
Bio-Teston	5014
Biotet	4849
Bio-Tetra	4847
Biotexin	5849
Biothalidin	3256
Biotiazina	1902
Biotiazol	969
Bioticaps	1568
Biotic-V	3069-01
*Biotin**	1427
Biotinin	5348
Biotiren	953
Biotirmone	2703
Biotosse	2689
Biotra	4847-01
Biotricina	4847
Biotril	6020
Biotrin	2548-01
Biotussal	4999
Biouren	1754
Biovit	5792
Biovit-40	4831
Bioxidona	3097, 3098
Bioxilasi	2074
Bioxine	476
Bioxiquin	913
Bioxurin	203
Biozine	203-07
Bipar	203-01
Bipargine	3078-01
Bipasmin	4552
*Biperiden***	4716
Biphecillin	3069-03
Biphenabid	5859
Biphenal	2857
Biphenamin-hydrochlorid	3998
Biphenicillin	4518
Biphetamine	1070-04
Biphyne	3365
Bipibi-6	815
Bipibi-12	6143
Bipicetamol	761
Bipicyclin	4847
Bipifol	3899
Bipimycetin	1568
Bipinal	2030
Bipiquin	3736
Bipizolidin	3906
Bi-Prin	950
Bipromazine	3315
BIQ 16	5930

Bi-Quin	4301-03
Biradon	1398
Birectal	868-03
Birlane	1888
Birocin	4791-02
Birodan	2702
Birokutavin	782
Birutan	5573
(−)-α-*Bisabolol*	2929
*Bisacodyl***	4811
Bisacodyl tannex	4811-01
Bisacolax	4811
Bisacon	4811
Bisal	549-07
Bisalax	4811
Bisalevan	549-07
Bisalgan	868-03
Bisantol	549-07
Bisatin	5216
Bisazina	1731-01
*Bisbendazol***	5652
*Bisbentiamin***	5993
Bis-Bil	1454
Bisbutiamine	5883
Bisbutythiamin	5883
Biscasil	3315
Biscolan	5341-01
Biscolax	4811
Biscomate	692
Biscouron	4798
Bisco-Zitron-Dragees	5216
Biscumarol	3838
Bis-DEAE-fluorenone	5432
Bisdequaliumdiacetat	6014
Biseptol	2548-01
Bisexovis-fiale	5452
Bisexovis-orale	4745
Bisexovister	5452
*Bisfenazon***	5397
Bisflavin	5589
Bisguadine	5559
Bishydroxycoumarin	3838
Bisiacol	549-07
Bisibutiamine	5884
Bisina	1567
Bisir	2040
Bis-lip-sol	1731-01
Bismangina	1731-01
Bismecol	2075
Bismethin	5237
Bismidril	1442-02
Bismilla	3078-01
Bismiochinina	4301-04
Bismarsene „Ifir“	18-02
Bismocalcin	553-02
Bismocanfor	1731-01
Bismo-cymol	1731-01
Bismodin	553-03
Bismogenol	549-07
Bismogenol-Suppos.	1731-01
Bismol	549-07
Bismo-Lecit	1731-01
Bismolipol	549-07
Bismonyl	549-07
Bismophanol	2951-06
Bismorectal	1731-01
Bismos	4301-04
Bismosal	549-07
Bismosalil	549-07
Bismosalin	549-07
Bismosalus	1731-01
Bismosalvan	4301-04
Bismosan	549-07
Bismoverol	171-04
Bismu-Ageiron	1731-01
Bismu-Angin	1731-01
Bismu-Bilbo	1731-01
Bismucatebrol	319
Bismu-Cônes	167-05
Bismu-Coni	167-05
Bismucorb	393-08
Bismucyn	171-05
Bismudol	549-07
Bismufarin	1731-01
Bismugal	553-02
Bismugalol	4301-04
Bismulgin	549-07
Bismuluy simple	1731-01
Bismurax	650
Bismuret	868-03
Bismusitorios	1731-01
Bismutadona	1731-01
Bismuthi butylthiolauras	3229
Bismuthi camphocarbonas	1731-01
Bismuth Cevitamate	393-08
Bismuth glycollylarsanilate	776-01
Bismuth Sodium Tartrate	171-05
Bismuth-sodium-triglycollamate	406
Bismuthum oxybenzoicum	549-07
Bismuti camphoras	1440-01
Bismuti camsilas	1442-02
Bismuti dipropylacetas	868-03
Bismuti heptadiencarbonas	835
Bismutil	868-03
Bismuti subfluoresceinas	4159-02
Bismuti succinas	167-05
Bismutobaifon simple	1731-01
Bismuto „Hohr“	1731-01
Bismutonsil	1731-01
Bismutoral	127-02
Bismuto-rectal „Rovi“	1731-01
Bismuto Sicla	549-07
Bismutum camphacarbonicum	1731-01
Bismutum oxyjodogallicum	553-03
Bismutum subgallicum	553-02
Bismutum subsalicylicum	549-07
Bismutum tribromphenolicum	320-01
Bismuxel	4301-04
Bismuxyl	171-05
*Bisobrindilactat***	5527
Bisolbon	2577
Bisolvit	2040
Bisolvon	2577
Bis-Oralin	4159-02
*Bisorcic***	6220
*Bisoxatindiacetat***	5217
Bisoxyphen	1793
Bispécia	3229
Bi-Stabilin	3066-04
Bistcaine	5700-01
Bi-Steclin	4847
Bisteril	1562
Bi-Steril „Bouty“	4159-02
Bistin	6142-01
Biston	2714
Bistonsil	868-03
Bistovol	775-04
Bistrimate	406
Bistrimin	3367
Bistrium	2113
Bis-tropamide	3339
Bisuderm	553-02
Bisulase	3394

Bisulfa 2189-01
Bisulprim 2548-01
Bisuo-Cream 4704
Bisuo-DS 4949
Bisupan 167-05
Bisuxine 167-05
Bisvene 553-02
Bitabamate 1138
Bitacillin 3097
Bitacycline 4847
Bitafurantin 705
Bitafurazine 4572
Bital 2040
Bitalax 4163
Bitalgin 2270
Bitapan 2074
Bitaphenicol 1568
Bita-Quine 3736
Bita-Quinol 913
Bitaryl 1763
Bitazyl 411
Bitevan 6143
Bith 2040
*Bithional** 1793
Bithionolate Sodium 1793-01
Bithionol-S-Oxid 1794
Biti 673
Bitin 1793
Bitin-S 1794
Bitiodin 2797
Bitiovit 2040
*Bitipazon*** 4490
*Bitolterol*** 6617
Bitonal 211-02
*Bitoscanat*** 692
Bitrazan 1481
Bitrex 4730
Bitri 453-01
Bitriben 691
Bittermandelölgrün 5091
Bituel 6142
Biturita 386-06
Biungal 2919
Biuno 2040
Biuntiber 2040
Bi-Valeas 1731-01
Bivatin 2040
Bivatol 2362
Bivebi 2040
Biverm 1810
Bivicortene 4950
Bivigen 2040
Bivimed 2040
Bivimicina 4825
Bi-Vit 2040
Bivit-6 815
Bivita 2040
Bivitabiol 2040
Bivitasi 2074
Bivitin 2040
Bivitinal 2040
Bizalaks 4811
Bizol 549-07
Bizolin 3906
B_{12}-Kairon 6143
B_{12}-Kattwiga 6143
BL-5 4190
BL 139 4022
BL 191 2294
BL 700 B 4399
BL-2365 3120
BL-2640 6463
BL-3459 6244
BL-3912 A 6315
Blaincain 2631
Blaintrate 263
Blanoxan 6111-01
B_{12}-Lasa 6143
Blascorid 4655
Blastoestimulina 6101
Blastmycin 5528
Blaupuder „Kwizda" 3093
Blaxezan 2548-01
Blefcon 786-01
Bledocaina 3789
Bleian 1429-02
Blekin 1110
Bleminol 228
Blend-a-med-Fluid-Wirkstoff 2117
Blenoxane 6111-01
Bleo 6111-01
Bleocin 6111-01
*Bleomycin** 6111-01
Bleomycinamid 6111
Bleph 786-01
Bleu de méthylène 3093
Bleu de Toluidine 2799
Bleu Patente V 5577
B_{12}-Level 6143
Blevidon 251
Blexcal 3069-02
Blexcon 786-01
Blexon 2548-01
Blicocarpine 1712-02
B_1-Lisa 2040
B_6-Lisa 815
B-Lixir 2040
Bliz 3857
BL-J 433 709
BL-KR 140 2049
BL-M 188 3655
Blocadren „Benzon" 3643
Blocadren „MSD" 2361
Blocamicina 6111-01
Blocan 3732
Blocanol 2361
Blocardyl 3129-02
Bloc-Beta 3199
Blockain 3215
Blockel 1291
Blockout 2611
Bloodbin 2051
Blootamin 6143
Blostop 1286
Blo-trol 4475
Bloxanth 228
BL-P 804 4007
BL-P 1322 3295
BL-P 1410 3098
BL-P 1462 3099
BL-P 1761 6542
BL-R 743 3245
BL-S 339 4538
BL-S 578 6410
BL-S 640 6463
Blucianina 5074
Bluecain 2879
Bluensin 4784
*Bluensomycin*** 4784
Blue VRS 5577
Blupav 4223
Blu-phen 1845
Blutene chloride 2799
Bluton 2296
Bluton (alte Form) 2927-01
Bluzedrin 1069
BM 3055 4768
BM 51052 6469
B_1-Meseguer 2040
BMIH 1875
B_{12}-Mille 6143
B_6-Monovit 815
B_{12}-Monovit 6143
B-Neuran 2074
B-Neurox 2074
Bo 174 403
BO 725 6003
Boa 1995

Bo-Ana 1418
Bob Martins Roundworm Tabl. 203-07
Bob Martins Tape-worm Tabl. 2138
B.O.E.A. 4798
Bogil 199
BOL 148 4281
*Bolandioldipropionat*** 5351
*Bolasteron*** 4759
*Bolazin** 6016
*Bolazincapronat** 6120
Boldane 5827
*Boldenon*** 4065
Boldenonundecylenat 5827
Boldicina 3937
Boldin(e) 3937
*Bolenol** 4459
Bolfortan 5406
Bolinan 400
*Bolmantalat*** 5762
Bolvidon 3602
Bombesin 6660
BON 1999
Bon-A 393
Bonabon B_2 5900
Bonadettes 5385
Bonadorm „Allen & Hanburgs" 1575-08
Bonadorm „Ferrosan" 33-02
Bonafer 49-05
Bonafton 6221
Bonaid 4390
Bonamine 5385
Bonapar 2197
Bonaphthon 6221
Bonare 2696
Bonastrept 4785-01
Bonasyl 3097, 3097-03
Bonatol 3850
Bonavit 2040
Boncardiol 588-01
Bon-Cevi 393
Boncocillin VK 3069-01
Boncodal 3631
Bondrim 2992
Bonibal 1467
Boniciclina 5755
Bonicor 1372
Boniderma 5271
Bonifen 3114
Bonine 5385
Boniton 1346
Bonjela 5464
Bonodrin 1965
Bonofur 1180
Bonogastrin 3256-02
Bonol 3114
Bonomint 4163
Bonomycin 4535
Bonopen 3334
Bonpyrin 2270
Bon-Sonnil 2992
Bontid 1070-05
Bontil 3114
Bontoram 3281
Bontourist 3365-03
Bonumin 2304
Bonyl 3365
BOP 4640
Boragin 775-01
Borcolin 4783
Bordamin 775
Bordon 2696
Borgal 2548-02
Bornamid 4134
*Bornaprinhydrochlorid*** 6546
Bornate 2311
Bornex 2311
Bornyval 2930
Borocain(e) 2325-02
Borocarpin 1712-01
Borochol 314-03
Borohexamin(e) 451-01
Boromycin 6647
Boropilocarpine 1712-01
Boro-Scopol 3383-02
Borotropin 451-01
Borotropin „Dr. Winzer" 3415-01
Borovertin 451-01
Bort simple 3731
B_6-Orzan 815
Bosan supra 2378
Boscillina 4825
Bosmin 1083
Bosporon 1623
Boththiamine 5334
*Botiacrin*** 4296
Botiran 1283
Botran 328
Bourbonal 1003
Boutybil 883
Boutycin 3850
Bovicam 2470
Bovidermol 2378
Bovisynchron 5127
Bovitrol 5746
Bovizole 1173
Bovoflavin 2489
Bovomicina 4849
Bowtussin 3181
*Boxidin** 3902
BP 2 5677
BP 12 4313
BP 14 4734
BP 81 1388
BP 84 1845
BP 400 3892
BP-1184 1161
B-Paracipan 2409-02
B-PAS 2409-01
B.P.C. 1572
B_{12}-Pharmabit 6142
B_{12}-Pierrel 6143
BPL 82
BPO-FLYS 5179
B $PP_{9\alpha}$ 6654
B-Pradel 2040
BR 18 4860
BR 700 3244
BR 750 721
Bracethyl 653
Bractos 4075
Bradilan 5802
Bradirubra 6142
Bradisulfa 1594
Bradonit 5049
Bradophen 5210
Bradoral 5049
Bradosol 5049
Bradykinin 6112
Bradyl 250 2507
Bradysulfa 1910
Brainal 211-02
Brain sugar 462
Brallobarbital 1241
Bramahist 3078-01
Bramcillin 3069
Bramcycline 4849
Brandine 648
Branntwein 55
Brantil 1396
Brasulfetil 1593
Braxarone 4640
*Brazergolinmesilat*** 6577
BRDU 1010

Brechweinstein 171-03
Breck-one 234-01
Bredemina 3097
Bredinin 6216
Bredon 2571
B Red S 6142
Breis 3907
Bremecetine 2779
Bremfol 4229
Bremil-50 583
Bremin 1846
Brenal 1951
Brencil 2787
Brendalit 2304
Brenol 431
Brentan 3522
Brentubine 5994
Brenzcaine 2476
Brenzgallussäure 360
Breoprin 950
Bresanil 3850
Bresis 1405
Bresit 1923
Brethine 2053
Bretylan 1760
Bretylate 1760
Bretylin 1760
*Bretyliumtosilat*** 1760
Brevane 2542
Brevatonal 3238
Brevazin 386
Brevedrin 1391
Brevenal 1423
Brevicid 3513
Brevicilina 3066-05
Brevicillina 4825
Brevicollin 3332
Brévicurarine 5209
Brevidil E 3236
Brevidil M 2668
Brevimytal-Natrium 2542
Brevinarcon 1423
Brevirenin 1083
Brevisomnol 653
Brevital 2542
Brexol 2577
Brianil 2100
Brican 2053
Bricanyl 2053
Bricar 2053
Bricaril 2053
Briclin 5053
Bricolan 5756
Bricyn 2053
Bridal 3398
Bridanol 2266-12
Bridine 400-01
Brietal 2542
Brillantgrün 5592
Brinaldix 2578
*Brindoxim*** 3588
Brintobal 5035
Bripadon 755
Brisai-TX 4847-01
Brisfirina 3295
Brisoral 3053
Brispen 3863
Brisporin 3295
Bristab 726
Bristaciclina 4847
Bristaciclina A 4847-01
Bristaciclina-Tetrex 4847-01
Bristacin 5586
Bristacin-A 5586-01
Bristacyclin 4847
Bristaline „Bristol-Australia" 3608
Bristamin 3367
Bristamox 3098
Bristamycin 5990-01
Bristapen 3873
Bristazoo 4847
Bristol C 5581 H 3367
Bristocef 3295
Bristocycline 4847
Bristopen 3896
Bristurbin 726
Bristuric 2740
Bristurin 726
Bisturin „Bristol-Japan" 2053
Bristuron 2740
Britacil 3097
Britacrinina 2172
Britadenil 1376
Britadenos 1431
Britafor 6142
Britaltone 5317
Britamylon 1846
Britapen 3097
Britazepam 2970
Brite 790
Britimidazol 411
British Anti Lewisite 126
British Anti Lewisite-Glucosid 1142
Britoxol 2571
Briumalfer 2987
B_1-Rivitin 2040
B_2-Rivitin 3354
B_6-Rivitin 815
Brixilon 3097
Brizide 2283
Brizin 4665
Brizolina 2474
BRL 152 3345
BRL 284 3658
BRL 804 4007
BRL 1241 3347
BRL 1288 4665
BRL 1341 3097
BRL 1400 3896
BRL 1621 3873
BRL 1702 3863
BRL 2039 3859
BRL 2064 3310
BRL 2288 2787
BRL 2333 3098
BRL 2534 3055
BRL 3000 3066-02
BRL 3475 5067
BRL 8988 5224
BRL 10833 6240
BRL 11870 4681
BRL 12594 6558
BRL 13856 2456
BRL 50216 1928
BRL 51308 1123
Broadicilin 3097
Brobenzoxaldinum 3239
Brocadisipal 3681
Brocadopa 1034
Brocalax 4811
Brocalcin 2095
Brocasept 4152
Brocasipal 3681
Brocatine 5216
Brocillin(e) 3658
*Brocresin*** 581
Brocsil 3345
Brodiar 908
Brodisol 2577
Brodpen 3097
Brodspec 4847
*Brofezil-Natrium*** 1814
*Brofoxin*** 1212
Brolene 3297-01
Brolitène 1610
Brolon 4640

Bromacetocarbamidum 653
*Bromacrylid*** 633
Bromadal 653
Bromadryl 3641
Bromadyl 653
Bromäthyl 45
Bromalate 274-05
*Bromamid*** 1662
Bromamin 900
Bromamphenicol 1565
Bromantina 4675
Bromanautine 3365-02
Bromanylpromide 1662
Bromat 4148
*Bromazepam*** 2381
*Bromazin*** 3335
Brombenzonium 2577
Bromcamphora 1384
*Bromchlorenon*** 501
Bromchlorofenum 2117
Bromchlorophen 2117
Bromchlortrifluor-aethanum 24
Bromcholin 311
Bromcilate 2874-01
p-Bromdione 2679
Bromdiphenhydra-minum 3335
p-Bromdylaminmaleat 3076
*Bromebric acid*** 1509
Bromebrinsäure 1509
Bromeine 3627-01
Bromeosin 4150
*Brometenamin*** 2-01
Bromethol 32
Bromethyl 900
Brometina 5244
Brometon 174
Brometum formylicum 2
Bromeval 432
Bromex 6229
Bromfeniramina maleato 3076
Bromfenofos 1796
Bromherbal 432
*Bromhexinchlorid*** 2577
*Bromindion*** 2679
Bromisan 432
*Bromisoval*** 432
Bromistidina 378
Bromistine 378
Bromitonio 2113
Bromivalum 432
2-Brom-LSD 4281
Bromnitrofenidol 1242
Bromoantipyrin 1546
Bromoaprobarbital 1304
Bromoaspirin 924
Bromo-Benadryl 3335
Bromobutanol 174
Bromocet 4783-01
Bromochrom(e) 4152
*Bromociclen*** 694
Bromocyclen 694
*Bromocriptinmesilat*** 5877
Bromocyl 531
Bromodiphen-hydramine 3335
Bromodorm 432
Bromoform 2
*Bromofos*** 719
Bromol 320
Bromomycetin 1565
Bromoperidol 4543
Bromophenazon 1546
Bromophenindione 2679
Bromophenophos 1796
Bromophin 3630
Bromophos 719
Bromophthalein-Natrium 4153
*Bromoprid*** 2623
Bromopyramin 3105
Bromopyrilen-hydrochlorid 2528
Bromopyrin 1546
Bromosaligenin 558
Bromosnol 2095
Bromotaleina 4154
Bromotheaminum 557
Bromothen 2528
Bromothiazid 532
Bromothiozone 976
Bromotiren 953
Bromotyrin 953
Bromouridin 1010
Bromoval 432
Bromovalcarbamid 432
Bromovalharnstoff 432
Bromovalurée 432
*Bromoxanid*** 3869
Bromoxil 432
Bromoxoprogesteron 4640
*Bromperidol*** 4543
*Brompheniramin-maleat*** 3076
Bromphenobis 320-01
Bromprophenpyrid-amine 3076
Bromrun 3076
Bromsalicylanilidum 2127
Bromsalizol 558
Bromsulfalein 4154
Bromsulfan 4154
Bromsulfophthalein 4154
Bromsulphalein 4154
Bromsulphthalein 4154
Bromtetracyclin 4830
Brom-Tetragnost 4153
Bromth 3423-01
Bromthalein 4154
Bromthymol 1305
m-Bromtripelennamin 3104
p-Bromtripelennamin 3105
Bromural 432
Bromuran 432
Bromurea 432
Bromuresan 432
Bromurol 432
Bromuth 320-01
Bromuvan 432
Bromvalerocabamidum 432
Bromvaleryl 432
Bromvalerylurea 432
Bromvaleton 432
Bromyl 432
Bromylène 4165
Broncatar „EGIC“ 97
Broncatar „Pulitzer“ 2571
Bronchell-retard 4466
Bronchicide 1381
Bronchiocain 3491
Bronchiol 1530
Broncho-Abrodil-Amp. 523-01
Broncho-Abrodil-Flasche 1247
Bronchobid-Elixir 588-01
Bronchocain 3491
Bronchocillin 5001
Bronchodiagnostin 1246
Bronchodilator 1313 2005
Bronchodine 3627-03
Bronchol 1381
Broncholin 588-01
Broncholysin „Leciva“ 272
Broncholysin „Linz“ 5006
Broncholyticum Klinger 1453

Bronchomister 1745
Bronchopen 5001
Bronchopront 3463
Bronchoselectan 920-01
Bronchospasmin 3703
Bronco-Blandin 3953
Broncociline 5001
Broncodeterge 275
Broncodid 3628
Broncokin 2577
Broncopen 5001
Broncopenil 5001
Broncordil 588
Broncovaleas 2351
Broncovermin 88
Bronco-Was 5757
Broncozeta 3097
Brondaxin 314-12
Bronerg 4675
Brongenit 2548-01
Bronhodilatin 1745
Bronitin-Mist 1083
Bronkaid 1083
Bronkephrine 1400
Bronopol** 94
Bronquial 88 88
Bronsecur 2353
Brontil-Compr. 4966
Brontin(a) 5104
Brontine 5104
Brontyl 1371
Brooklax 4163
Bropantil 5172
Broparestrol** 4808
Broparoestrolum 4808
Bropen-Tabl. 4966
Brophébarbital 1824
Brophenadion 2679
Brophylline 588
Brophylline-Inj. 1373
Bropidol 4966
Broquinaldol** 1171
Brosalamid 531
Broscomide 3732
Broserpine 5895
Brosombra 1246
Brosorb 56
Brosotamid** 720
Brospamin 3790
Brot 1585-01
Brotacolina 314-01
Brotazona 4203
Brotianid** 2683
Brotocol 1495
Brotopon 4544
Broval 432
Brovalol 2922
Brovalurea 432
Brovanexinhydro-chlorid** 5245
Brovarin 432
_Broxaldin_* 3239
Broxichinolinum 908
Broxil 3345
Broxolin 776-01
Broxoron 4640
Broxuridin** 1010
Broxychinolinum 908
Broxyquinolin** 908
Brozime 2874
Br-PID 2679
BRS 640 6112
Brucebang 1504-01
Brucin 5095
Brufacain 3221
Brufaneuxol 2266
Brufanic 2296
Brufen 2296
Bruklan 171-05
Brulidine 3297-01
Bruneomycin 5377
Brunocillin 3069-01, 3069-03
Brunyl 2426
Bruzin 5095
BS 100-141 6209
BS-356 5742
BS 479 760
B.S. 556 3682
B.S. 572 3438
BS 717 2222
BS 1051 5078
BS 4231 4395
B.S. 5930 3681
B.S. 6321 3747
B.S. 6534 4718
B.S. 6748 5192
B.S. 6987 5104
B.S. 7020 5293-01
B.S. 7020-a 5293
B.S. 7029 3013
B.S. 7039 5082
B.S. 7042 5238
B.S. 7051 4599
B.S. 7161-D 4398
B.S. 7173-D 3264
B.S. 7284 4564
B.S. 7331 3366
B.S. 7385 2088
B.S. 7561 5229
B.S. 7573-a 5225
B.S. 7617-D 2944
B.S. 7679 3929
B.S. 7723 4845
B.S. 7977-D 5191
B.S. F. Simes 4154
BSH 531
B-Sharp 790
B_{12}-Siegfried 6143
B-Six 815
B.S. M. 906 M 4580
BSP 4154
B_{12}-Steigerwald 6143
BST-Solution 171-05
3 BT 2457
621-BT 1588
BT 325 1593
BT 132 Merck 334
BT 234 Merck 2123
BT 436 Merck 5754
B-Tamin 2040
BTC 5628
BTDS 5993
BTE 4859
BTF 5326
BTMP 4010
BTS 13622 2846
BTS 17345 2729
BTS 18322 2728
BTTB 5811
B-Twel 6143
B-Twelv 6143
B-Twelvora 6143
B.T.Z. 3906
Bu 232 4295
Bu 1014 6358
Bubal 1424
Buban 5450-01
Bubarbital 1425
Bubartal 1425
Bubitol 4751
Bubulin 187
Bubusco-S 4751
Bucacillin 3069-01
Bucainidmaleat** 6550
Bucainol 3796
Bucalsone 4646
Bucarban 1754
Buccalsone 5437

Buccocilline 3066-01
*Bucetin*** 2004
Buchinolatum 4390
Buclidan 5802
Buclifen 5663
Buclina 5663
*Buclizinhydro-chlorid*** 5663
*Buclosamid*** 1634
*Bucloxic acid*** 3083
Buco-Hidracid 373
Bucohydral 287
*Bucolom*** 2638
Bucomicina 4790
Buco-Pental 386
Bucosept 4794
*Bucrilat*** 807
Bucrol 1754
Bucrylate 807
*Bucumololhydro-chlorid*** 3421
*Budesonid*** 6601
*Budipin*** 6541
Budirol 2266-12
Budoform 909
Budorm 1424
*Budralazin*** 6336
Bufacyl 950
Bufalin 5336
Bufedon 4046
Bufemid 3001
Bufenadinum 4718
*Bufenadrin*** 4718
Bufenil 3906
*Bufeniod*** 3986
*Bufetololhydro-chlorid*** 3793
*Bufexamac*** 2002
Buffacort 4639
Buffazone-Wirkstoff 3906
Buffer-Pages 212
*Buflomedilhydro-chlorid*** 6455
*Bufogenin*** 5316
Bufon 5722
Bufonamin 494
Bufor 5722
*Buforminhydrochlorid** 494
Bufosal 549-02
Bufotenin 1962
*Bufrolin-Natrium** 6460
*Bufuralolhydro-chlorid*** 3172
Bufuronolhydro-chlorid 3793
Bufylline 588-10
Bulamin 4751
Bu-Lax 4491
Bulbocapnin 3891
Bulbonin 494
Bulentan 3906
*Bumadizon-Calcium*** 3969
*Bumecainhydro-chlorid** 3776
Bumedyl 3343
Bumel 494
*Bumetanid*** 3343
Bumitol 2032
Bunaftil 3716-01
*Bunaftin*** 4729
Bunaiod 2781
Bunamide 4729
*Bunamidinhydro-chlorid*** 5450
Bunamijodylum 2781
*Bunamiodyl*** 2781
Bunaphtide 4729
Buniodyl-Sodium 2781
*Bunitrololhydro-chlorid*** 2586
*Bunolol*** 3456
Bunosquin 5824
Bupatol 2051
Buphedrin 4046
*Bupheninhydro-chlorid*** 4046
*Bupicomid*** 1359
*Bupivacainhydro-chlorid*** 3775
*Bupranololhydro-chlorid*** 2625
*Buprenorphin*** 5765
Bupropionhydro-chlorid 2274
*Buquinolat*** 4390
*Buramat** 1332
Burcillin-G 3066
Burdilor 909
Burgodin 5846
Burimamide 1129
Burinax 3343
Burinex 3343
Burmazone 354
Burnol 2489
*Burodilin** 4104
Buronil 3143
Buro-Sol 38-03
Burotor 38-03
Burowets 38-03
Burseran 4886
Bursin 314
Bursul 993
Busatin 3742
Buscapin(a) 4751
Busciamine bromide 5691
Buscol 4751
Buscolamin 4751
Buscolysin 4751
Buscom 4751
Buscopan 4751
Buscopin 4751
Buscoridin 4751
Buscote 4751
*Buserelin*** 6658
Buskolizin 4751
Busodium 1425
Busone 3906
Busotran 1425
*Buspironhydro-chlorid*** 4753
Buspon 4751
*Busulfan*** 486
Busulphan 486
Butabar 1425
Buta-barb 1425
Butabarbital 1425
Butabarbitone 1425
Butabarpal 1425
Butabon 1425
Butacal 3906
*Butacain** 3796
Butacaps 1425
Butacetin 1996
Butacetoluide 2300
Butacid 2898
Butacide 4122
*Butaclamolhydro-chlorid*** 5404
Butacompren 3906
Butacote 3906
*Butadiazamid*** 1886
Butadilon 3906
Butadiona 3906
Butadion(um) 3906
Butadyne 3906
Butäthamin 2327
Butaflogin 3907
*Butafosfan** 687
Butagesic 3906

Butak 1425
Buta-Kay 1425
Butal 1425
*Butalaminhydro-chlorid** 3780
Butalan „Lancet" 3906
Butalan „Lannett" 1425
*Butalbital*** 1718
Butalgin 3906
Butalgin „Gea" 4650
Butalgina „Esteve" 3906
Butalix 1425
Butallylonal 1663
Butaluy 3906
Butamben 1682
Butamed 1425
Butamid(um) 2032
Butamid „Zenith" 1425
Butamide „SKF" 420
Butamide „Toyama" 2032
Butaminhydrochlorid 2633
*Butamiratcitrat** 3790
*Butamisolhydro-chlorid*** 6372
Butamivérine 3753
Butamone 2237
*Butamoxan*** 2310
Butampicillin 4279
Butamyratcitrat 3790
Butanefrine 1400
Butanephrin 1400
*Butanilicain*** 2300
*Butanixin*** 3061
Butanotic 1425
Butanova 3907
*Butaperazin** 5299
Buta-Phen 3906
Butaphen „Marois; Prosana" 3906
Butaphen „Wiedenmann" 2237
Butaphen „Wiedenmann"-Salbe 3906
Butaphyllamine 588-10
Butapirazol 3906
Butapirone 3907
Butapro 1425
Butaprobenz 3796
Butaran 3906
Butarecbon 3906
Butarex 3906
Butaril 828-05
Butarsen 1240
Butartril 3906
Butartrina 3906
Butasaron 1425
Butased 1425
Butatab 1425
Butatal 1425
Butatensin 1465
Butatran 1425
*Butaverin*** 3753
*Butaxaminhydro-chlorid*** 2924
Butazem 1425
Butazidamina 3906-07
Butazina 3906
Butazolamidum 420
Butazolidin(e) 3906
Butazona 3906
Butazona Cálcica 3906-01
Butazone 3906
Butazophen 2237
Butazopyridin 2552
Butedrin 2051
Butelline 3796
Butenemalum 1715
Butenil 1424
Buter-Bis 1731-01
Buteryl 1424
Butesamid(e) 1779
Butesin(e) 1682
*Butetamatcitrat*** 3204
Butethal 1424
Butethamate citrate 3204
Butethamine 2327
Butethanol 2909
Butex 1425
Buthalitone Sodium 1714
*Buthalital-Natrium*** 1714
Buthiazide 1706
Buthiopurin 1284
Buthoid 588-10
Butial 3906-07
Butibatol 2051
*Butibufen*** 2600
Buticaps 1425
Butidiona 3906
*Butidrin*** 3199
Butilaramin 494
Butilcaina 3796
Butilene 3907
Butimerina 400
Butina 3906
Butinat 3343
Butine 3796
*Butinolinphosphat*** 4217
Butipyrinum 2266-20
Butirasan 1490
*Butirosin*** 4788
Butisol 1425
Butisulfina 1754
Butiwas-simple 3906
*Butixirat*** 3041-02
*Butizid** 1706
Butler Red-Cote 4151
Buto-Asma 2351
Butobarbital 1424
Butobarbitone 1424
Butobarbitural 1424
Butoben 1659
Butocaina 3796
Butocid 1595
Butocin 2575
*Butoctamid*** 6288
*Butoctamidsuccinat*** 6430
Butodicin 3154
Butofar 3906
Butofen 3907-01
Butoform 1682
Butolan 2443
Butolen 2443
Butolfen 3907-01
Butoloid 1424
Butomelid 4982
*Butonat*** 844
Butone 3906
*Butopiprinhydro-bromid*** 4099
*Butopyrammonium-jodid*** 3481
Butoril 4390
Butoroid 3906
*Butorphanol*** 4720
Butosal 3906
Butoscapin 4751
Butosin 2051
Butotricin 3734
Butoxaminhydro-chlorid 2924
p-Butoxybenzylhyos-cyaminiumbromid 5691
*Butoxylat*** 5872
Butoxymethylen-furosemid 3360
2-Butoxyprocain 3489
3-Butoxyprocain 3490
Butoz 3906
Butozone 3906

Butrate 1425
Butrex 3906
*Butriptylinhydrochlorid*** 4649
Butropipazone 4255
*Butropiumbromid*** 5691
Butydrine 3199
Butte 1425
Butyl Aminobenzoate 1682
Butylated Hydroxy-toluene 2920
Butylbiguanid-hydrochlorid 494
Butyl Butex 1659
Butylcain „Tanabe" 2909
Butylcaine 4432
Butylcaine 1682
Butylcarbamid 1754
Butyl Chemosept 1659
Butyl-Chloralen 195
Butylchloralhydrat-Aminophenazon 2260-20
Butyletharinhydro-chlorid 2645
Butylis aminobenzoas 1682
Butylis paraoxybenzoas 1659
Butylmaido 4751
Butylmin 4751
Butylnite 494
Butylnorsympatol 2051
Butylnorsynephrin 2051
Butyloctopamin 2051
Butylone 1766-01
Butylpan 4751
Butylparabenum 1659
Butyl Parasept 1659
Butylphenamide 3319
Butylpyrin 3906
Butylscopolamini bromidum 4751
Butylscopolammo-niumbromid 4751
Butylspan 4751
Butylspasmin 4751
Butylsulfina 1754
Butylsympaton 1999
Butyl Tegosept 1659
Butymide 4751
Butymidin 2638
Butyn „Abbott" 3796
*Butynamin*** 1456
Butynoct 1424
Butynorate 2103
Butyrylperazin 5299
Butyrylpromazin 4627
Butysal 2068
Butysco 4751
Butysedal 2068
Butystat 1096
Butyvinal 1716
Buvetzone 3906
Buxamin 199
Buxaminum 199
*Buzepidi metiodidum*** 5174
Buzepidum 4926
Buzon 3906
B-Valet B_{12} 6142
B_6-Vicotrat 815
B_{12}-Vicotrat 6143
B-Vimin 2040
B-Viplex 2040
B-Vipurum 2040
B-Vit 2040
B_{12}-Vitadurin 6142
B-Vital 2040
B-Vitam 2040
B_1-Vitamin 2040
B_{12}-Vitamin 6143
B_{12}-vitamin retard 6142
B-Vite 2040
B.V.U. 432
B.W. 49-210 2242
B.W. 33-T-57 1226
B.W. 50-63 1858
B.W. 55-5 229
B.W. 56-72 2548
B.W. 57-233 4298
B.W. 57-322 934
B.W. 57-323 948
B.W. 58-158 228
B.W. 58-271 2468
B.W. 61-32 5851
B.W. 61-43 2646
B.W. 63-90 1996
B.W. 64-9 2924
B.W. 356-C-61 867
B.W. 467-C-60 1405
B.W. 545-C-64 4027
B.W. 50197 1525
B_{12}-Weber 6143
BX 311 6027
BX 341 6441
BX 363 A 5997
BY 108 588-03
Bydolax 5216
Byk 1512 5006
Byk-M. 1 1380
Bykahepar 3562
Bykomycin 5213
Bykonox 1716
Byladoce 6143
Byladoce L. D. 6142
Bymid 567
Bynamid 3319
Byothmin 2071
Byrel 203-07
B-Z 842
BZ-55 1754
B-Z Inj. 782
BZQ 5005

C „USV" 4223
1-C 50 2830
29-C-48 5291
53-11 C 2027
53-32 C 6330
57 C 65 936
75-25 C 177
139 C 55 5623
191-C-49 3135
238 C 4326
291 C 51 139
295 C 51 3956
349 C 59 5354
373 C 57 1760
378-C-48 5292
442-C-47 4652
489-C 49 2521
611 C 65 2860
11925 C 1795
C-3 3181-01
C_3 100
C 5 1787
C_5 Al 4615
C 6 2113
C 10 3237
C/19 793
C 29 2248
C-49 3135
C 61 455
C-78 6283
C 162 D 1114
C. 247 1748
C 283 6467
C-500 T. D. 393
C 637 6019-01
C 1065 4182
C 1094 586
C 1428 4580
C 1656 3849

C 1755 2889
C 2124 2739
C 2924 1545
C 4311 2564
C 4675 3752
C 4898 5855
C 5473 4774
C 5581 3367
C 5581-H 3367
C-5720 6356
C 5968 731
C 6257 1207
C 6866 290
C 7337 3333
C 7441 794
C 9154 6265
C 9295 2371
C 9333-Go/CGP 4540 6292
C 11511 2217
C. 20410 4932
C 41795 6157
C-193901 4252
CA 1091
Ca 1022 1754
Caa 40 3687
Cabadon-M 6143
Cabagin-U 493
Caberdelta 4704
Caberdelta-endovena 4726
Caberdelta-M 4988
Cabimicina 6138-01
Cabis bromatum 319
Cabral 2197
Cabrium 2987
Cabronal 1845
CAC 1497
Ca-Chel 330 2649-01
Cacholitin 495
Cacodil 58
Cacodilato Sodico 58
Cacodiol 58
Cacodylate 58
Cacodyle 58
*Cactinomycin*** 6148-01
Cadichrome 1286
Cadicycline 4847
Cadimycetin 1568
Cadiphylate 995-03
Cadiquin 3736
Cadistin 3078-01
Cadizide 373
Caducid 755
Caerulein 6131
Caeruleum methylenum 3093
Caestrone 3668
CAF 1568
Cafalgina simple 950
Cafamil 790
*Cafaminol*** 1758
Cafciclina „Valderrama" 2779-02
Cafcyclinum 2779-01
Cafecon 790
*Cafedrin** 3702
Cafeina 790
Caféine 790
Caffeine 790
Cafilon 5139-01
Cafrolicyclinum 2779-02
Cafron 4335
Caftetra 2779-02
CAH 88
Cainasurfa 5021
Cainopan 2909
Cajeputen 1416
Cajeputol 1452
Calabron 2095
Calacidol 4494
Calactin 102-03
Calanden 203-09
Calarina 3129
Calbogen 3832
Calbroben 5050
Calcacetosal 950-04
Calcamin(e) 5715
Calcascorbin 393-03
Calcetol 950-04
Calcibar 267
Calcibatron 2095
Calcibion 2095
Calcibromin 2095
Calcibronat 2095
Calciclin 6020
Calcicol 602-01
Calcicol „Dainippon" 465
Calcicon 465
Calcidorm 1964-01
Calciédétate de sodium 1429-02
*Calcifediol*** 5631
Calciferol 5709
Calciferovit 5709
Calcifibrato 1245-02
Calcificans 465
Calcifor 602-01
Calcihept 667-01
*Calcii benzamidosalicylas*** 2409-02
Calcii camsilas 1442-01
*Calcii carbimidum*** 9
*Calcii glubionas*** 2095-01
Calcii jopodas 1862-02
*Calcii natrii ferriclas*** 498
Calcii pangamas 4498-01
*Calcii pantothenas** 1134-01
*Calcii saccharas*** 430
Calcii sulfesanoas 2089
*Calcii trinatrii penetetas*** 2649-01
Calcilevin 267
Calcilin 267
Calcimar 6165
Calcimusc 465
Calcinaphthol 1189
Calcinatum 465
Calcinol 465
Calcinosefaktor 5715
Calcio 20 393-03
Calcio-Amin 274-03
Calciobrom 2095
Calciocanfoton 1442-01
Calcio-Caton 267
Calcio-Ci 393-03
Calciodoxyl benzoate 522-01
Calciofarma(c) 465
Calciofon 465
Calcio „Giuliani" 465
Calciolevul 267
Calciometionina 655-01
Calcio-Ortiz 1442-01
Calciopen 3069-02
Calciopen-K 3069-01
Calcio „Sidus" 465
Calciosol 465
Calciovenoso 362
Calcio „Vis" 1442-01
Calcipan 1134-01
Calciparine 5353-01
Calcipas 569
Calcipen V 3069-02
Calciphos 497-03
Calcipirin 950-04
Calciplex 1429-02
Calcipur 465
Calciretard 184-04
Calcirol D2 5709
Calcisan 465
Calcisan-Ampullen 1429-02

Calcisocal	465
Calcitar(e)	6165
Calcitétracémate disodique	1429-02
Calcitol	465
*Calcitonin***	6165
Calcitonine naturelle de porc	6165
Calcitonine synthétique de saumon	6663
Calcitonin (Salmon)	6663
Calcitophin	2951-02
Calcium „AC“	1429-02
Calcium-Bayer	1429-02
Calcium Benzoylpas	2409-02
Calcium B-Pas	2409-02
Calciumbromolactobionat	2095
Calcium Bruneau	1442-01
Calcium carbaspirin	950-05
Calciumcarbimidum	9
Calcium „Chefaro“	465
*Calciumclofibrat***	1245-02
Calcium „Corbière“	465
Calcium cresolsulfonicum	601
Calciumcyclamat	474-02
Calcium-Desal	589-03
Calcium-Diasporal	267
Calcium „Diesing“	950-04
Calcium disodium edetate	1429-02
Calcium Disodium Versenate	1429-02
Calcium-Diuretin	589-03
*Calciumdobesilat***	365-01
Calciumdoxybensylat	365-01
Calcium „Dr. Heisler“	102-03
Calcium „Dobrena“	465
Calcium-EAP	63-01
Calcium „Eczacibasi“	667-01
Calciumedetat-Heyl	1429-02
Calcium „Eifelfango“	465
Calcium-Eudiural	589-03
*Calciumfolinat***	4280-01
Calcium „Fournier“	667-01
*Calciumglubionat***	2095-01
Calciumglucaldrat	465-06
Calcium gluceptate	667-01
Calcium-Glucohepton	667-01
*Calciumglucoheptonat**	667-01
Calciumgluconolactobionat	2095-01
Calciumglycerophosphat	131-01
Calcium „Goda“	667-01
Calcium „Grossmann“	465
Calcium-H	566-03
Calcium-Hausmann	1429-02
Calcium „Hillel“	465
Calciumhomopantothenat	1460-01
Calcium „Horm“	465
Calcium-Injecta	465
Calcium iodbehenicum	5052
Calcium ipodate	1862-02
Calcium lacticum	102-03
Calcium-Lek	1429-02
Calcium-Leucovorin	4280-01
Calcium monojodbehenicum	5052
Calcium-Montavit	1429-02
Calcium-Noury	1429-02
Calciumpentacemintrinatrium	2649-01
Calcium „Pharmacon“	267
Calcium „Pharmus“	465
Calcium „Picken“	465
Calcium „Rath“	274-03
Calcium „Rieswerke“	465
Calcium „Rougier“	667-01
Calcium „Sanapha“	465
Calcium „Sandoz“	465
Calcium „Sandoz“-Amp.	2095-01
Calcium „Schiwa“	465
Calcium Seclo	102-03
*Calcium Sodium ferriclate***	498
Calcium „Spofa“	465
Calcium „Starke“	465
Calcium „Tempelhof“	465
Calciumtetracemindinatrium	1429-02
Calcium „Teva“	267
Calcium-Theobromsal	589-03
Calcium „Thilo“	465
Calcium-Titriplex	1429-02
*Calcium Trisodium pentetate***	2649-01
Calcium „Vinces“	465
Calcium „Vitis“	1429-02
Calcium-Weiss	1429-02
Calcium-Zurich	667-01
Calcocamphor	1440
Calcoform	11-04
Calcol „Klawe“	102-03
Calcotheobromin	589-03
Caldan	4453
Caldesene	1774-02
Caldesina	5630
Calenfa	2100
Calgam	4498-01
Calglucol	465
Calglucon	465
Cal-Hepin	5353-01
Calheptose	667-01
Calibène	5232
Calioben	5052
Calisina canfosulfonato	1442-01
Calisina gluconato	465
Calmabel	4377
Calmacid	4926
Calmadin	1138
Calmadon	2266-18
Calmalone	4580
Calmandil	737-03
Calmansial	4875
Calmansial inyect.	5753
Calmate	1138
Calmavine	4524
Calmax	1138
Calmazin	3348
Calmazina	4621
Calmazine	4572
Cal-Med	83
Calmeran	3620
Calmetten	1845
Calminal	1845
Calmine	828-01
Calminol	637
Calmipan	1381
Calmiren	1138
Calmixen	3892
Calmociteno	2970
Calmoden	2987
Calmodid	3628
Calmogen	2992
Calmonal	5385
Calmopyrin	950-04
Calmoquintil	4466
Calmorex	2144

Calmotal	3348
Calmotin	432
Calmotusin	3336
Calmpax	2970
Calmpose	2970
Calm-U	2970
Calmurid	14
Calmuril	14
Calnathal	4453
Calnave inyect.	1442-01
Calocain	3797
Calociclina	4847
Calomide	6151
Calomide-ME	6147
Calonat	4949
Calonat-liofilizado	4974
Calophyll	588
Calpanate	1134-01
Calpas	569
Calpirinsan	950-05
Calpol	761
Calquinal	651-01
Calscorbat	393-04
Calscorbate	393-03
Calsiod	522-01
Calsmin	2706
Calsol	1429-01
Calspirin	950-04
Calsprate	950-04
Caltheocor	589-03
Caltheon	589-03
Calthocin	589-03
Calton-becien	6143
Calton-C	393
Caltoson	5152
Caltusine	275
Calurin	950-05
*Calusteron***	4760
Calvepen	3069-02
Calypnone	1363
Calystigin	4554
CAM	621
CAM-807	5695
Camalon	4580
Camandeline	737-03
CAM-AQI	4234
Camatropin	3459
*Camazepam***	3872
*Cambendazol***	2470
Cambiex	3343
Cambiopen	3107
Cambrised	1425
Camcolit	12
Camcor	3129
Camdelate	737-03
Camfazolinum	97
Camformine	451-25
Camilan	3033
*Camiverin***	4112
Camochin	4234
Camoform	5695
Camolar	1637
Camoquinal	4234
Camoquin(e)	4234
Campain	761
Camphamédrine	4430
Camphamyl-Natrium	4741
Camphenal	1379
Campher	1433
Camphétamide	1762-01
Camphidonium	3506
Camphilen	1433
Camphinjectol	1442
Camphobismol	1731-01
Camphodausse	1442
Camphohexin	451-12
Camphonium	3506-01
Camphora	1433
Camphoral	1442-04
Camphora monobromata	1384
Camphophyline	2354
Camphoscapine	4836-01
Camphosol	1442
Campho-Spartéine	2927-04
Camphostène	1439
Camphostyl	1442
*Camphotamid***	1762-01
Camphotone	4430
Camphozone	1360
Camphramine	1762-01
Camphrolyse	1442
Camphryl	1442
Camphuryl	451-12
Camphydryl	1731-02
Campicilin	3097-01
Campiol 500	1568
Campoviton 6	815
Camptothecin	4172
Camptothecin-Natrium	4185
Camsules	1070
Camvet	2470
*Camylofinhydrochlorid***	4127
Camyna	511
Canadrast	1614
Canazepam	2970
*Canbisol**	6594
Cancycline	4847
Candamide	12
Candaseptic	560
Candiocaina	2325
Candio-Hermal	6098-01
Candiolin	488-01
Candistatin	6098-01
Canescin	5875
Canesten	4800
Cane sugar	2091
Canfammonio	1442-03
Canfazol	1731
Canfer	909
Canfidril	1731
Canfo Bi	1731-01
Canfobis	1731-01
Canfo-Blahi	1442
Canfo-Cal	1442-01
Canfocalcium	1442-01
Canfocardiol	1442
Canfochinid	4302-02
Canfo-Corina	1731
Canfodiamina	1360
Canfofillina	2354
Canfol	1442
Canfo-Navarro	1442-01
Canfoprex	1160-01
Canfo-Quimpe	1442
Canforal	1433
Canforamina	1731
Canforemetina	5760-02
Canforetil	1433
Canforidrina	1442
Canfo-tre	1731
Canfoxil	1731
Caniramin	5095
Caniramin „Hokuriku“	5950
*Cannabinol***	4635
Canocyl	950-06
Canofenicol	1568
Canogard	176
Canol	409
Canopar	2860
Canquil	1138
Canrenoate Potassium	4987-01
*Canrenoic acid***	4987
*Canrenone**	4936
Cansoin	2717-01

Canstat 6098-01
Cantabilin(e) 1186
Cantan 393
Cantaxin 393
Cantharidenkampfer 1300
Cantharidin 1300
Cantharone 1300
Cantil 4673
Cantilake 4673
Cantilaque 4673
Cantil „Faes“ 393
Cantilon 4673
Cantilyn 4673
Cantobel 3716-01
Cantrex 3819
Cantril 4673
Cantrodifene 6291
CAP 5159
Capacin 711
Caparside 1564
Caparsolate 1564
Ca-PAS 569
Capastat 5372
Capathyn 2573-01
Capazine 4286
Capben 3181
Capcycline 4847-01
Capellin 1575-03
Capent 5735
Capi A 4439
Capichrome 1286
Capicillin 3066
Capi D_2 5709
Capilan 3438
Capillarema 3540
Capillarisin 6401
Capillen 1813
Capillin 1805
Capiren 5898
Capiscil 2027
Capistan 2250
Capistar 3438
Capital 761
Capitus 639
Capla 1465
Caplamin 469
Capobenate Sodium 3181-01
*Capobenic acid*** 3181
Cap-O-Chlor 3078-01
Cap-O-Mycin 4847
Caposten 5618
Cap-O-Tran 1138
Cappicaine 2631
Capracid 469
Capramol 469
Capreomicina 5372
*Capreomycin*** 5372
Capresin 959
Caprilon 853
Caprin 950
Caproamin 469
Caprochlorone 3883
Caprocid 469
Caprocin(a) 5372
Caprocin „Mitsui“ 5353-01
Caprodat 2100
Caprogen-Depot 5618
Caprokol 2042
Caprolest 469
Caprolisin 469
Caprolisin-due 853
Capromycin 5372
Caprosem 5160
Caprosteron 5618
Caprox 5618
*Caproxaminsulfat*** 2926
Caprysin 959
Capsaicin 3762
Capspen 3069-01
Caps-Pen V 3069-02
Captax 525
Captagon 3701
*Captaminhydrochlorid** 213
Captan 937
Captocillin 2292-01
*Captodiam** 4724
Captodiamin 4724
Captodraminhydrochlorid 4724
Capton 5618
Captona 667-01
Captostibone 771
*Capurid*** 1137
Capusumine 469
Capval-Dragees 4836-02
Capval-Tropfen 4836
Carachol 5341
Caradrin 5824
Caramiphen 3754
*Caramiphenedisilat*** 3754-01
*Caramiphenium-chlorid*** 3754
Caramiphenmethylsulfomethylat 4124
Carampicillin 4683
Caratol 5824
*Carazolol** 6469
Carbacain 3965
Carbacel 495
*Carbachol*** 495
Carbacholin 495
Carbacol 495
Carbacolina 495
Carbacolo cloruro 495
Carbadal 653
Carbaderm 14
Carbadipimidin-dihydrochlorid 5686
*Carbadox** 1535
Carbaethopendecinium bromatum 4793
Carbäthoxydicoumarol 4798
Carbager 1696
Carbagretil 2714
Carbaine 2325-03
*Carbamazepin*** 2714
Carbamazine 1481
Carbamed 495
Carb-amed 1138
Carbametin 1696
„Carbamid“ 1754
Carbamidal 1360
Carbamide Peroxide 14-01
Carbamid(um) 14
Carbamina 79
Carbamiotin 495
Carbamisin 604
*Carbantel** 6277
Carbantel Lauryl Sulfate 6277-01
Carbantren 909-01
Carbapen 3310
Carbapentancitrat 4453
Carbaphen 610
*Carbaril** 1830
*Carbarson** 604
Carbaryl 1830
Carbarzone 604
*Carbasalat Calcium*** 950-05
Carbased 1111
Carbatona 1699
Carbaurine 2443
Carbavin 402
Carbaxin 1138
Carbazep 2714
Carbazilquinone 2831
*Carbazochrom*** 1286
Carbazochromacetinat 1286-02

*Carbazochrom-natriumsulfonat*** 1291
*Carbazochromsali-cylat*** 1286-01
*Carbazocin*** 4924
Carbazocromo 1286
Carbecin 3310
Carbecin-oral 5478
Carbendazim 6210
Carbenicilina 3310
*Carbenicillin Diso-dium*** 3310
Carbenicillin indanyl sodium 5478
*Carbenicillin-Kalium*** 3310-01
*Carbenicillin-Natrium*** 3310
Carbenicillin phenyl sodium 5067
*Carbenicillin Potassium*** 3310-01
*Carbenoxolon*** 5933
*Carbenzid*** 1711
Carberon 2411
Carbetan(e) 4453
Carbetapentane Citrate 4453
Carbeten 4453
Carbethyl Salicylate 3878
Carbetidine 3765
Carbetol 1696
Carbetopentancitrat 4453
Carbex 4453
Carbicol 1062
Carbidine 2286
Carbidium(-ethan-sulfonat) 5071
*Carbidopa*** 1366
*Carbifenhydrochlorid*** 5668
Carbilazine 1481
Carbilcolina 5362
*Carbimazol*** 625
Carbinol 17
*Carbinoxamin-maleat*** 3080
Carbipen 3310
Carbiphenhydro-chlorid 5668
Carbocain(e) 2876
Carbocholin 495
Carbochromen 4389
Carbocillin 2293
Carbocilline 3066-04
*Carbocistein*** 275
*Carbocloral*** 258
*Carbocromen*** 4389
Carbocysteine 275
Carbodimidcalcium 9
*Carbofenotion*** 1708
Carbol 357
„Carbolin" 495
Carbolith 12
Carbolitium 12
Carboloniumbromid 3832
*Carbomycin** 6053
Carbona 1
Carboneum sesquichlo-ratum 22
Carboneum tetra-chloratum 1
Carbonololhydro-chlorid 6426
Carbon tetrachloride 1
Carbopax 12
Carbophenothion 1708
Carbophos 1462
*Carboprost*** 6552
Carboprost-Tro-methamin 6552-01
*Carboquon*** 2831
Carb-O-Sep 604
Carbostesin 3775
Carbothiamine 2243
Carbothiazol 2170
Carbotiazolo 2170
Carbotiroid 625
Carboxin 6269
Carboxin „Toa Eiyo" 2074
Carboxyphen 1070-05
Carboxymethyl-cystein 275
Carboxyverazid 3018
Carbralin 653
Carbrital 1766-01
*Carbromal*** 653
Carbromide 440
*Carbubarb*** 1756
Carbubarbital 1756
*Carbutamid*** 1754
Carbuten 1465
*Carbuterolhydro-chlorid*** 2353
Carbutil 1754
Carbyl 495
*Carcainiumchlorid*** 6472
Carcholin 495
Cardabid 91
Cardamin 1360
Cardamist 91
Cardanon 3631
Cardelmycin 5849
Cardenal 1845
Cardenosin 1431
Cardenyl 4430
Cardiac 4489
Cardiacap 263
Cardiagen 1360
Cardiamid 1360
Cardiamide „Chropi" 419
Cardiamin(e) 1360
Cardia-Noxi 419
Cardiarinol 419
Cardiaser 1442
Cardiasmil-Amp. 588-03
Cardia-Tab. 4360
Cardiazol 419
Cardibaine 5782
Cardibiom 419
Cardidigin 6032
Cardigin 6032
Cardigox 6033
Cardietil 3192
Cardifortan 419
Cardilac 4875
Cardilan 5802
Cardilan „Ferrosan; Philips-Duphar" 3687
Cardilan „Spofa" 184-02
Cardilate 162
Cardiloid 162
Cardimarin 5824
Cardimon 1360
Cardine 4586
Cardio 10 388
Cardio-Alpin 419
Cardio-Asey 419
Cardiobiol 3181
Cardiobiomar 3181
Cardiocanfene 1442
Cardiocap 4389
Cardiodinamin 1078
Cardiodynamin 1078
Cardio-Farun 1373
Cardiofillina 588-03
Cardioflux 5361
Cardiofor 419
Cardiofyllin 1373
Cardiogoxin 6033

Cardiografin 1513-01
Cardio-Green 6057
Cardiokalan 419
Cardiokellina 2436
Cardiol 419
Cardiol „Orion“ 2637
Cardioladbi 419
Cardiolidin 5824
Cardiolifasa 419
Cardiolipol 5722
Cardiolyt 2637
Cardiomin 588-03
Cardiomone 1376
Cardion 5824
Cardionox 91
Cardiopangamina 4498-02
Cardiophyllin 588-03
Cardiopiridina 1360
Cardioquin 4302-05
Cardiorapide 419
Cardiorevina 3192
Cardiorythmine 4360
Cardiorytmin 2352
Cardiosan 419
Cardioserpin 5895
Cardiosimpa-Bis 1077
Cardiosinergol 2927-04
Cardiospan 4223
Cardiospasmon 388
Cardiosteril 811
Cardiostron 5266
Cardiotest 3464
Cardiotetrazol 419
Cardioton 419
Cardiotonico „C. F.“ 419
Cardiotonicum „Blomberg“ 419
Cardiotrast(um) 523
Cardiotrava 419
Cardiovanil 2002
Cardiovisa 419
Cardiovital 3192
Cardiovite 5824
Cardiovitol 5974
Cardiox 6033
Cardioxin 6033
Cardirene P. 419
Cardis 388
Cardisan 52-01
Cardison 2254
Carditalin 6032
Carditin 5237
Carditivo „L“ 5895
Carditoxin 6032
Cardivix 3247
Cardiwell 162
Cardoleic 1360
Cardomarin 5378
Cardon 5824
Cardophylin 588-03
Cardoquin 4302-01
Cardosal 419
Cardosan 419
Cardoverina 4223
Cardoxin 6032
Cardoxin „Rafa“ 5361
Cardoxin „Remek; Vita Elixir“ 6033
Cardrase 991
Carduben 4586
Carena 588-03
Carebroom 653
Carecyclin 4847
Caremycetin 1568
Carénacaine 2325-06
*Carfecillin-Natrium** 5067
*Carfenazin*** 5300
*Carfimat*** 1205
Carfonal 3209
*Cargutocin*** 6640
Cariamyl 891-01
Caricef 2474
Caricide 1481
Caridan 4400
Carifolmin 5835
Carinamid(e) 2446
*Carindacillin-Natrium** 5478
Carindapen 5478
Carine 588-03
Cariogrin-S 4572
Cariolinas 3626
Carisol 2100
Carisoma 2100
Carison 6097
Carisoprodatum 2100
*Carisoprodol*** 2100
Carisoprol 2100
Carisprin 2100
Carli 184-02
Carlytène 3207
*Carmantadin*** 2610
Carmazon 5824
Carmerin 653
*Carmetizid*** 1268
Carmicina 3819
Carmifal 2182
Carminomycin 5482-01
Carminomycin 1 5482
Carminum coeruleum 2946
Carmol „Ingram“ 14
Carmurit 2512
*Carmustin*** 271
Carn 673
Carnacid-Cor 6117
Carnamid 1291
Carnetina 673
*Carnidazol** 831
Carnigot 673
Carnitan 673-01
*Carnitin*** 673
Carnitolo 673-01
Carnostrol 3610
Carofral 4439
Carofur 1180
Caronamid(e) 2446
Caropan 3619
β-*Carotene* 6012
β-*Carotin* 6012
*Caroverin** 4911
*Caroxazon*** 1221
Caroxin 14-01
Carpemet 3097
Carpen 3310
*Carperidin*** 3434
*Carperon*** 4073
Carphenamine 3365
Carphenazine 5300
Carphenex 3365
Carpheol 2443
Carpinol 1712-02
Carpinplast 1712
Carpiperone 4727
*Carpipramindihydrochlorid*** 5686
*Carprofen*** 6356
*Carproniumchlorid*** 893
C-Arrans 393
Carrbutabarb 1425
Carrserp 5895
Carrtime 1070
Carrtinic-Tabl. 149-01
*Carsalam*** 697
Carsodol 2100
Cartabes 1286
Cartagine 4360
*Cartazolat*** 6383
*Carteololhydrochlorid** 6426

Carticainhydrochlorid* 2333
Cartoma 2639
Cartose 461
Cartpenta 4453
Cartric 5950
Carudol 3906-03
Carudolin 3906-03
Carulon 4949
Carulon-Inj. 5738
Carvanil 388
Carvasept 1310
Carvasin 388
Carvisken 2587
Carxin 1696
Caryolysine 290
Carzenid** 573
Carzinophilin 6135
Carzolamid 154
C. A. S. A. 950
Casantin 3661
Casate 551-01
Casfen 2694
Casmalon 4580
Casprium 950
Cassaidin 5366
Cassain 5356
Cassella 532 794
Cassella 4489 4389
Cassella 7657 5744
Castan 997
Castivlax 4163
Castoline 4163
Castroline Laxative 4163
Castron 1094
Castrosid 6047
Casydorm 1964-01
Casydrol 1587
Catabex 2324
Catalgine 950-03
Catalgix 950-03
Catalin 2943
Catanil 1309
Catapres 959
Catapresan 959
Catapressan 959
Catapyrin 1089
Catavin 6143
Catavin A 4439
Catavin B_1 2040
Catavin C 393
Catechin 2761
Catechinsäure 2761
Catechol 2761
Catechusäure 2761
Catenulin 5211
Cateudyl 2992
Catergen 2761
Cathartin 6040
Cathejell 3365
Cathin 1073
Cathocin 5849
Cathomycin 5849
Catilan 1568
Cationil 4783
Catomicina 5849
Catos 410
Catosal 687
Catovit-Wirkstoff 2884
Catovitan-Wirkstoff 2884
Catran 1094
Catrol 1094
Catron 1094
Catroniazid 1094
Caubren 2530
Causalon 2266-12
Causalon-Pac 2270-01
Causerin 964
Causerin injectabile 966
Causyth 2266-12
Cautemine S 3716-01
Cavain 2480
Cavecol 5792
Cavinton 6562
Cavodil 1094
Cavohexon 1965
Cavolax 2376
Cavonyl 1964
Cavosept 517-01
Cavumbren 4160
Caytine 3634
309 C.B. 1913
804 C.B. 3083
1048 C.B. 2483
1314 C.B. 3585
1348 C.B. 2557
1352 C.B. 1251
1385 C.B. 2579
1497 C.B. 4299-01
1522 C.B. 3962
1613 C.B. 4627
1664 C.B. 3963
1678 C.B. 4300-02
1700 C.B. 2863
1729 C.B. 2279
1954 C.B. 946
2041 C.B. 486
2087 C.B. 2958
2136 C.B. 4602
2201 C.B. 2923
2511 C.B. 888
3007 C.B. 2282
3020 C.B. 3040
3025 C.B. 2280
3026 C.B. 2281
3697 C.B. 3678
4091 C.B. 3877
4260 C.B. 2764
4261 C.B. 3044
4306 C.B. 2973-01
4335 C.B. 2955-01
4857 C.B. 3051
4985 C.B. 2484
8002 C.B. 2269
8022 C.B. 4445
8023 C.B. 4368
8027 C.B. 4636
8073 C.B. 2405
8075 C.B. 4121
8080 C.B. 5315
8083 C.B. 1926
8089 C.B. 4842
8092 C.B. 2696
8093 C.B. 1636
8102 C.B. 4394
8109 C.B. 4987-01
8133 C.B. 2687
10615 C.B. 1536
11380 C.B. 1885
12592 C.B. 1166
28020 C.B. 3334
C.B. 11 5135
CB 154 5877
CB 302 416
CB 304 2525
CB 313 2386
CB 28046 5659
CB 54106 2539
CBA 93626 2150
CC 914 1603
C-Calcer 393
CCB 1872
CCC 9-01
C.C.C. 495
C-Cidan 393
C-Cillin 3066
CCK-8 6103
CCNU 1124
C-Crivit 393
CD 9 266

CD 37 B 3960
Cd. 412 5829
CDCA 5362
C-Dinvos 393
7-CDL 3812
CDP 2987
CDP-Cholin 2657
CDTA 2642
264-CE 3158
Ceaclan 3438
Cealysin 455
Ce-Arom 393
Cebedex 4974-01
Cebetan 6151
Cébé-Viran 6213
Cebiascor 393
Cebicure 393
Cebid 393
Cebin 4847
Cebin V 5672-01
Cebion 393
Cebiosten 393
Cebitate 393-02
Cebral 5266
Cebrodin 211-02
Cebrogen 281
Cebrotex 281
Cebrum 2987
Cecil 705
Cecon 393
Cecorbin 393
Cécorbyl 393
Cecostrate 5187
Cecrisina 393
Cedad 4335
Cedigal 393
Cedigalan 6107
Cedigocin(a) 6065
Cedigossina 6065
Cedilanid 6107
Cedilanid-Ampullen 6097
Cedilanid-D 6097
Cedilanid-des-acetyl 6097
Cedin 373
Cedisanol 6107
Cedistabil 6107
Cedocard 388
Cedon 393
Cedopurin 451-17
Cedoxan 393-02
Cedoxin 6033
Cedoxon 393
Cedrarin 2418
Cedrox 393
Cedulamin 451-17
Ceduran-Wirkstoff 705
Cee-Caps TD 393
Ceefeez 393
CeeNU 1124
Ceepryn 4783
Ceetamol 761
Ceeten 3237
Cee-Vite 393
Cefabiot 3053
Cefabiot-Inyect. 3867
*Cefacetril-Natrium** 2190
Cefacidal 2474
Cefaclomezine 5099
*Cefaclor** 6363
Cefadina 3053
Cefadol 4653
*Cefadroxil** 6410
Cefadyl 3295
Cefa-Iskia 3053
Cefa-Lak 3295
Cefalescord 3053
Cefalescord-Susp. 3867
*Cefalexin** 3053
Cefalisan 3867
Cefalival 3053
Cefalobiotic 3867
Cefalogen 3114
*Cefaloglycin** 3599
Cefalogobens 3053
Cefalogobens-Inyect. 3867
Cefaloject 3295
*Cefalonium** 4187
Cefalonum 4187
*Cefaloram** 3573
*Cefaloridin** 3867
Cefaloticum 3053
*Cefalotin** 3035
Cefaloto 3053
*Cefamandol*** 3580
Cefamandole nafate 6479
Cefamezin 2474
*Cefaparol** 3898
*Cefapirin-Natrium** 3295
Céfaprin sodique 3295
Cefa-Reder 3053
Cefasan 2461
Cefartex 3295
Cefatrexil 3295
Cefatrexyl 3295
*Cefatrizin** 6463
Cefax 3053
Cefaxin 3053
*Cefazaflur-Natrium** 6300
*Cefazedon-Natrium** 6458
*Cefazolin** 2474
Cefeluz 393
Cefer 393-06
Cefibacter 3053
Ceflax 3053
Ceflon 3053
Ceflorin 3867
Cefortal 393
CeFortin 393
*Cefoxazol*** 4512
*Cefoxitin-Natrium*** 3054
Cefracycline 4847
Cefradal 3096
*Cefradin*** 3096
Cefril 3096
*Cefrotil*** 6504
*Ceftezol*** 6298
*Cefuroxim*** 6407
Cégélule 393
Cegiolan 393
Ceglunat 6107
Ceglunat-Ampullen 6097
Céglurate d'arginine 483-03
Ceglution 300 12
Cegramine 2304
Cegrovit 393
Ce-Ibi 393
Celactal 1970
Celadigal 6107
Celanat 6107
Celanata 6107
Celanata-inject. 6097
Celanidum 6107
Celaskon 393
Celbar 1877
Celbenin 3347
Ce-Lent 393
Celepat 182
Celermicin 4791-02
Celestan 4950
Celestan solubile 4975
Celestan-V 5608
Celeste 4646
Célestène 4950
Célestène injectable 4978
Celestoderm 5605

Celestoderm-V 5608
Celestona 4975
Celestona-valerat 5608
Celeston(e) 4950
Celestone Relpestab 4975
Celestone-V 5608
Celifen 761
Ce-limo 393
Celin 393
Celiomycin 5460
*Celiprolol*** 6523
Cellative 1951
Cellidrin 228
Cellotropin 3916
Cellucarpine 1712
Celluvita 490
Celmetin 2474
Celnovocain 2325-08
Celocaine 2668
Celocurine 2668
Celontin 1868
Celospor 2190
Celpath-P 1396
Celpillina 3347
Celtacillin 3658
Celtiacina 5990-01
Celum 3667
Celuton 857-01
Celvim 5792
Cemagyl 393
Cemajor 393
Cemalonal 1845
Cemetrimoni bromidum 4148
Cemhistine 409
Cemide 786-01
Cemidón 373
Ce-Mi-Lin 393
Cemill 393
Cemin 393
Cemiod 961
Cemirit 950
Cenabolic 4460
Cenaldon 3467
Cenalene-M 419
Cenalgen 1333
Cen-Apap 761
Cenapin 761
Cenazol 419
Cendex 1070
Cenestil 845
Cenetone 393
Cenilene 4875
Cenobal 2031
Cenocort 5402
Cenol 393
Cenolate 393-02
Cenoton 393
Censedal 2031
Censtim 4019
Centachlor 1568
Centaclin 4847
Centalex 419
Centalun 1598
Centapect 3716-01
Centaurin 4371
Centauro 6143
Centazoline 3189
Centedrin 2564
Centenal 1245-04
Centet 4847
Centchromane 5810
Centonuron 2740
Centpiperalone 6273
Centpyraquin 4854
Centrac 3412
Centractil 3348
Centractyl 3348
Centracycline 4847
Centralgil 1367
Centralgin 2857
Centralgol 1367
Centralgyl 1367
Centraline 1138
Centramin „Bastian“ 49-04
Centramin „Yoshitomi“ 942
Centramine 1069
Centrazene 2511
Centrazole 419
Centrin 950
Centrin(e) 4022
Centrolyse 4649
Centrophène 3974
Centrophenoxine 1951
Centroton 3161
Centroton (alte Form) 3192
Centurina 4969
Centxylazine 5150
Centyl 2740
Ceor 393
Ceosumin 6131
Cepacilina 3066-05
Cepacol 4783
Cepalonium 4187
Cepaloramum 3573
Cepaloridin 3867
Cepalorin 3867
Cepan 393
Cepentil 4615
Cepentyl 4615
Cepexin 3053
CEPH 1588
Ceph 87/4 3867
Cephacetrile Sodium 2190
Cephachlomezine 5099
Cephadol 4653
Cephaelin 5684
Cephalexin 3053
Cephalmin 4989
Cephaloglycin 3593
Cephalomycine 3867
Cephalonium 4187
Cephaloram 3573
Cephaloridine 3867
Cephalosporin C 3138
Cephalosporin N 2621
Cephalothin 3035
Cephalotin 3035
Cephamandole 3580
Cephanone 2749
Cephapirin sodium 3295
Cepharanthin 5981
Cephatac-Hauptwirkstoff 6233
Cephazolin 2474
Cephoxazole 4512
Cephradine 3096
Cephulac 2094
Cepidan 3438
Ceplac 4151
Cepol 3053
Ceporacin 3035
Ceporan 3867
Ceporex 3053
Ceporexin 3053
Céporexine 3053
Ceporin 3867
Céporine 3867
Cepovenin 3035
Cepravin 4187
Ceprim 4783
Ceprochin 3183
Ce-Pur 393
Ce-quin 393
Cer 3867
Ceranil 371-03
Cerazole 969

Cerberosid 6052
Cerbon-6 3114
Cercin 2970
Cercobin 2549
Cereb 2657
Cerebid 4223
Cérébrol 491-01
Cerebropirina 3114
Cerebrose 462
Cerebrotrofina 3114
Cerebroxine 4632
Ceregulart 2970
Ceregut 2657
Ceremin 30-02
Cereon 393
Cerepar 5487
Cerepar (alte Form) 1034
Cerepax 2971
Cerespan 4223
Ceretran 417
Cerevin 4849
Cerevon 167-04, 465-09
CERFA 114 3731
Cergon 211-02
Cergona 393
Cerium oxalicum 30-02
CERM 730 5033
CERM 746 5307
CERM 898 3472
CERM 1290 3732-02
CERM 1709 4318
CERM 1766 2533
CERM 1841 6248
CERM 1875 5153
CERM 3024 5177
CERM 3209 4223-08
CERM 10137 1266
Cero 5127
Cerocain 2325
Cer-O-cillin 2292
Cerocol 30-02
Cerolose 461
Cerson 2706
Cerson 5602
Certadyn 4046
Certodorm 827
Certonin 5341
Certuna 817
Certuna „alte Form" 2864
Cerubidin 5569
Cérubidine 5569
Cerucal 2626
*Ceruletid*** 6131
Ceruleum Methylenum 3093
Cerutil 1951
Cervaspan 4223
Cerveton 1094
Cervicarcin 3917
Cervitalin 3114
Cervoxan 211-02
Cesatin 1777
Cescorbat 393
Cesedon 4722
Ceselmint 5074
Cesol 816
Cespire 950
Cestarsol 840-02
Cestocida Bayer 2121
Cestocid Bayer 2353 2121
C-Estrin 393
CET 3035
Cetab 4148
Cetablet 393
Cetabrom 4148
Cetacillin 3658
Cetacort 4746
Cetadiol 4118
Cetadol 761
Cetain 2325
Cetal 4632
Cetal „Cartwrigth" 761
*Cetalkoniumchlorid*** 5464
Cetalsone 393
Cetamican 393
Cetamid 393
Cetamide 567
Cetamide „Alcon" 786-01
Cetamin 3365-01
Cetamin „Knoll-Australia" 393
Cetamine 393
Cetamiphen 1295-02
Cetamium 4148
Cetane 393
Cetarin 3408
Cetasal 950
Cetasan 393
Cetavlex 4148
Cetavlon 4148
Cetazin 786
Cetazol 4783
Cetazolin 4783-01
Ceterapion 393
Céthéxonium 5374
Cethilo 393
*Cetiedilcitrat*** 4452
Cetimel 4491
Cetimil 393
Cetimil B_1 2040
Cetimil B_{12} 6143
Cetin 393
Cetina 1568
Cetinjectol 393
Cetiprin 4422
Cetisone 393
Cetiva 393
*Cetobemidon*** 2859
*Cetocyclinhydrochlorid** 4818
*Cetofenicol*** 2214
Cétoglutaran 250-01
Cetoglutarato Made 250-01
*Cetohexazin*** 385
Cetol 5464
Cetol „Duphar" 950
Cetolona 5289
Cetonid 5271
Cetophenicol 2214
Cetoprofeno 3000
Cetosal 2731
Cetosalol 2731
Ceto-sanol 6107
Cetotetrinhydrochlorid 4818
*Cetotiaminhydrochlorid*** 3743
Cetovex 2039
Cetovinca 4632-01
Cetovister 4090
*Cetoximhydrochlorid*** 2798
Cetozone 393
Cetran 4722
C-Etrax 393
*Cetraxat*** 6453
Cetrenel 3181
Cetrexin 1951
Cetril 4148
Cetrimex 4148
Cetrimide 4148
Cetriminium 4148
*Cetrimonii tosilas*** 4148-01
*Cetrimoniumbromid*** 4148
Cetrin 393
Cetyl 950
„Cetylamin" 4500
Cetylamine 4148
*Cetylpyridiniumchlorid*** 4783
Cetylureum 986

Ceuno 393
Cevalin 393
Cevanol 4335
Cevarol 393
Cevatine 393
Cevatol 393
Cevex 393
Cevi-Bid 393
Cevibram 393
Cevidrops 393
Cevigal 393
Cevigen 393
Cevigol 393
Cevilat 393
Ce-vi-lene 393
Cevimin 393
Cevisol 393
Cevit 393
CE-Vita (Cevita) 393
Cevitamic acid 393
Cevitaminum-Kolin 393
Ce-vitan 393
Cevitasi 393
Cevitex 393
Cevitil 393
Cevitmarr 393
Cevitol 393
Cewin 393
Cex 3053
CEZ 2474
CF 4280
CFC 1205
CFX 3054
C.G. 1 625
CG-31 E 3200
CG 201 4967
CG 603 6466
CG 635 3556
CG 3117 2477
CG 37059 1931
CGA-1 2652
CGA-23654 6291
CG-B 3 Q 6298
CG-B 6 K 5307
C-Geve 393
CGP 2175 2925
21678-CH 134
CH 6 2105
CH 100 490-03
CH 3565 1797
CH 13437 4249
Chalepensin 6405
Chamazulen 2495
Championyl 2903
Chanamyn 3819
Chandoniumjodid 6608
Chardyl 919
Chas-Olorin 348
Chaulfone 6100
Chaulmestrol 4481
Chaulmoogrina 3810
Chaulmoogrol 4481
*Chaulmosulfon*** 6100
Chavicin 3321
CH BS 3498 2696
Chebutan 3876
Chee-O-Gen 4313
Cheladrate 1429-01
Chelafer 314-05
Chelafrin 1083
Chelante-Ipit 1429-02
Chelaplex II 1429
Chelaplex III 1429-01
Chelaton II 1429
Chelaton III 1429-01
Chelaton IV 2642
Chelaton-EDTA 1429-02
Chelen 46
Chelidonin 4197
Chel-Iron 314-05
Chellina 2436
Chembutamide 2032
Chembutazone 3906
Chemcetaphen 761
Chemcycline 4847
Chemdipoxide 2987
Chemestrogen 4366
Chemetrazine 1679
Chemflurazine 4572
Chemgoxin 6033
Chemhydrazide 583
Chemiartrol 2237
Chemiazid 373
Chemicetina 1568
Chemicetina succinato 2779
Chemicol 3585
Chemicolina 5362
Chemidin 2746
Chemidon 373
Chemilin R 1575-07
Chemiobiotic 2779-02
Chemiochin 5148
Chemiofuran 705
Chemiofurin 705
Chemiopen 1593
Chemiosalfa 1910
Chemipen 3345
Chemipramine 4019
Chemitiazone 1567
Chemitrin 2548-01
Chemiural 583
Chemiurin 1846
Chemocain(e) 2325
Chemocalcium 667-01
Chemochin 3736
Chemocide PK 1298
Chemococcid 2727
Chemocose 461
Chemodiazine 2696
Chemodyn 386
Chemofuran 354
Chemosan 1031
Chemosept 969
Chemosil 1883
Chemosporal 3053
Chemotherapeuticum 5269 1625
Chemotherapy Centre cpd. Nr. 715 5492
Chemovag 1625
Chemovit D 5709
Chemovonal 828
Chemsal 567
Chemthromycin 6020
Chemyparin 5353
Chemysone 5189
Chemyzin 1568
Chendol 5362
Chenic acid 5362
Chenodecil 5362
Chenodeoxycholic acid 5362
Chenodesoxycholsäure 5362
Chenodex 5362
Chenofalk 5362
Chenolith 5362
Chenosäure-Falk 5362
Chenossil 5362
Chenta 2642
Chenovermol 203-07
Chephacardin 184-02
Chepirol 3876
Cheratil 1017
Chestamine 3078-01
Chestox 1388
Chetazol 3876
Chetazolidin 3876
Chetil 3876
Chetobemidone 2859

Chetocaina 3785
Chetocolina 5341
Chetofenilbutazone 3876
Chetopir 3876
Chetosol 3876
17-Chetovis 4090
Chew-Cee 393
CHIA 1195
Chibivit C 393
Chibivit E 5792
Chibro B12 6143
Chibro-Benzo 4782
Chibromercurobrome 4152
Chibro-Rifamycin 5983
Chibro-Uvelin(a) 1249
Chichina 1291
Chiclida 5385
Childron 149-01
Chillifolinum 4564
Chillos-N 3281
Chillos-P 3906
Chilvinit 6038
Chinacetyl 4301-05
Chinacillina 3548
Chinacrin 5148
Chinadone 928-03
Chinaethazon 1267
Chinagrün 5091
Chinalbitalum 1767-02
*Chinaldinblau*** 5382
Chinalgen 3546
Chinapyramin 3436
Chinaseptol 2266-12
Chinasprin 4301-05
Chinazil 2266-12
Chindecamini acetas 5812
Chindoniumbromid 3131
Chineonal 4301-08
Chinese seasoning 274-02
Chinetalatum 2570
Chinethazonum 1267
Chingamin(um) 3736
Chinidin 4302
Chinin 4301
β-Chinin 4302
Chinin „Byk“ 4301-14
Chininethylcarbonat 5121
Chininett 4301-14
Chinin (geschmackloses) 5121
Chinin „Lüdi“ 4301-14
Chinin-Penicillin G 3066-03
Chinin „Weil“ 4301-14
Chinimetten 4301-01
*Chiniofon*** 919
Chiniphen 4301-14
Chinisocainum 3431
Chinocid 2866
Chinoestradiol 5184
Chinofene 2951
Chinofenol 928-03
Chinoform(um) 909
Chinoiodinum 919
Chinoksyzol 928-02
Chinol 928-03
Chinomint 928-03
Chinoparin 3890
Chinophenum 2951
Chinophen(yl) 2951
Chinoral 928
Chinorto 1356
Chinosol 928-03
Chinosulfan 919
Chinosyth 2266-12
Chinotin 4302
Chinoxidin 2467
Chinoxone 2953
Chinoxydin 2467
Chinoxyzol 928-02
Chinsedal 4666
Chinteina 4302-06
Chinuridi methylsulfas 4537
Chin-Vis 373
Chin Z-F 4666
Chisindamon 2628
Chistait 197-01
Chitosaminhydrochlorid 475
Chixin 354
Chiyorhizin AN 6044-01
Chiyorhizin K 6044-02
Chlemazin 3315
Chlo-Amine 3078-01
Chlochinat 3736-02
Chlocyclamid 2251
Chlodanin 3078-01
Chlodophen 1798
Chlokale 160-01
Chlomazin 3315-02
Chlomethocillin-Potassium 3302
Chlometon 3078-01
Chlomic-S 1926
Chlomin 1568
Chlomizol 140
Chlomycol 1568
Chlonarin 1008
Chloor-Hexaviet 2113
Chlophazolin 959
Chlophedianolhydrochlorid 3336
Chlophenadione 2680
Chloquin 3737
Chloquinan 1172
Chloquinate 3736-02
Chlorabicine 1568
Chlorabicine-Syr. 5624
Chlorabicine-Vials 2779
Chloracap 3078-01
Chloracetophos 415
Chloracetylajmalinhydrochlorid 4889
Chlorachel-50 4831-02
Chloracizin 3920
Chloracol 1568
Chloracon 1262
Chloractil 3315
*Chloracyzin*** 3920
Chloradorm 33
Chloraethazin 290
Chloräther 46
Chloräthiazol 379
Chloräthyl 46
Chloräthylthiamin 2303
Chlorafarm 1568
Chlorahist 3078-01
Chloralate 33
Chloral-Betaine 33-01
Chloraldurat 33
Chloralex 33
Chloralhydrat 33
Chloralix 33
Chloralixir 33
*Chloralodol*** 850
Chloralol 1575-08
Chloralone 582
Chloralosane 802
*Chloralose** 802
Chloral-PABA 938
Chloral-Ped 1575-08
Chloralpyrin 1575-08
Chloralsalicylamid 1570
Chloralum hydratum 33
Chloralurethane 258
Chloralvan 33
Chloraman 3078-01
Chloramanozinum 935
Chloramate 3078-01

*Chlorambucil*** 2557
Chloramex 1568
Chloramfenicol 1568
Chloramidobenzol 367
Chloramin B 346
Chloramin „Langley“ 3078-01
Chloraminophenamidum 380
Chloraminophène 2557
Chloramin (T) 582
Cloramin „Unimed“ 1568
Chloramiphene 5483
Chloramol 1568
Chloramphen 1568
*Chloramphenicol*** 1568
Chloramphenicol-glycinat 2215
Chloramphenicolmono-cinnamat 4181
Chloramphenicol-palmitat 5624
Chloramphenicol Panto-thenate Complex 1568-01
Chloramphenicol sodium succinate 2779
Chloramphenicolstearat 5784
Chloramphenicol-stearoylglycolat 5858
Chloramphenicol-succinat-Natrium 2779
Chloramphenicone 1524
Chloramphenicup 1568
Chloramphycin 1568
Chloramsaar 1568
Chloramsaar pro inj. 2779
Chloran 1568
Chloranautine 3365-03
Chlorangin 1311
Chloranic 1568
Chloranil 317
Chlorantine 3078-01
Chloraphen 1568
Chlorarsen 341
Chlorarsenol 659
Chlorarsol 341
Chloraseptine 582
Chlorasol 1568
Chlorasquin 4192
Chlora-Tabs 1568
Chloratet 50 4831
Chlorathrombon 2680
Chloratol 33
Chlorazan 582
*Chlorazanilhydro-chlorid*** 935
Chlorazen(e) 582
Chlorazepam 2970-01
Chlorazin (sowjet. Präp.) 1637
Chlorazinil 935
Chlorazin „Pharmachim; Streuli“ 3315
Chlorazisin 3920
*Chlorazodin*** 35
Chlorazol Sky Blue FF 5912
Chlorazone 582
*Chlorbenzoxamin*** 5574
Chlorbenzoxyethamine 5574
*Chlorbetamid*** 1549
Chlor b. s. 1264
Chlorbutanol 178
Chlorbutinpenicillin 4944
Chlorbutin(um) 2557
Chlorbutol(um) 178
Chlorcap-Nyssaps 3080
Chlorcarvacrol 1310
Chlorchinaldin-Polfa 1172
Chlorchinaldol 1172
Chlorcinnazine 5480
Chlorcyclin 4831
*Chlorcyclizin*** 3613
Chlordantoin 1734
Chlorderazin 3315
Chlordiazachel 2987
*Chlordiazepoxid*** 2987
*Chlordimorin*** 3948
Chlordinezin 3616
Chlordithane 2386
Chlordrolone 4072
Chloren 3078-01
Chloresene 348
Chlorène 46
Chlorethaminacil 801
Chlorethamine 64-01
Chlorethamine 290
Chlorethazine 290
Chloréthiazol 379
Chlorethyl 46
Chlorethylthiamine 2303
Chloreton(e) 178
Chloretum formylicum 3
Chloretylaminouracil 1067
Chlorfenethazinhydro-chlorid 3046
Chlorfenvinphos 1888
Chlorfibrinsäure 1245
Chlorflavonin 3534
Chlorfluoranum 19
Chlorguanid 1707
Chlor-Hab 3078-01
Chlorhetramine 2821
Chlorhexadol 850
Chlorhexamide 2251
*Chlorhexidin*** 4972
Chlorhist 3078-01
Chlorhistapyridamine 3078
Chlorhydrosulfide 1801
Chloricol 1568
Chloridin 1858
Chlorigen 582
Chloriguane 1707
Chlorimpiphenindi-hydrochlorid 5413
Chlorimipraminhydro-chlorid 3982
Chlorindanol(um) 957
Chlorinese 1309
Chloriodoquinol 909
Chlorisept 914
*Chlorisondamini chloridum*** 2628
Chlorisondamonum 2628
Chlorjodhydroxy-chinolinum 909
Chlorkresolum 560
*Chlormadinonacetat*** 5127
Chlormene 3078-01
Chlormeprazine 4286
*Chlormerodrin*** 287
*Chlormerodrin (^{197}Hg)*** 288
Chlormerodrin Hg 197 288
Chlormerodrin Hg 203 289
Chlormeroprinum 287
Chlor-Metabs 3078-01
Chlormethazanone 1567
Chlormethiazole 379
*Chlormethin*** 290
Chlormethinoxid 291
Chlormethylencyclin 5077
*Chlormezanon*** 1567
*Chlormidazol*** 2724
*Chlornaphazin*** 2483
Chlorneoantergan 3106
Chlornicol 5624
Chlornidinum hydro-chloricum 959
Chlornitromicin 1568
Chlornitromycin 1568

Chloroazodin 35
Chlorobenztropinhydro-chlorid 4563
Chlorobiocin 5947
Chlorobulin-Wirkstoff 1568
*Chlorobutanol*** 178
Chlorocaine 2325
Chlorocamphamide 3704
Chlorocaps 1568
Chlorocetin 1568
Chlorochinphosphat 3736
Chlorocid 1568
Chlorocid S 2779
Chlorocin 1568
Chlorocol 1568
Chlorocol-Tropfen 5624
*Chlorocresol*** 560
Chlorocycline 4831
Chlorocyclizin(e) 3613
Chlorocyklina 4831
Chlorodeoxylinco-mycin 3812
Chloroderm 348
Chloröstronmethyl-äther 3984
Chlorofenanum 2378
Chloroform 3
Chlorogen 346
Chlorogenium 346
Chloroguanide hydro-chloride 1707
Chloroguanide Triazine Pamoate 1637
Chlorohex 4972
Chlorohist 3078-01
Chlorohydrindinitrat 84
Chloroiodoquine 909
Chlorojekt 1568
Chlorojodochin 909
Chlorokem 1568
Chlorokin 3736
Chlorol 1575-08
Chloromax 1568
Chloromethapyrilene 2530
Chloromide 1309
Chloromine 3078-01
Chloromycetin 1568
Chloromyceton 1524
Chloromyk 1568
Chloromyl 3999
Chloronaphtina 2483
Chloronase 1309
Chloronax 533
Chloronitrin 1568
Chloropernazinum 4286
Chlorophenetanum 2378
Chlorophenisate 1923
Chlorophenotane 2378
Chlorophenotanum (technicum) 2378
Chlorophenothiazinyl-scopin 4191
Chlorophenoxamide 3276
Chlorophetanol 753
Chlorophicol 1568
Chlorophos 187
Chlorophthalein-Natrium 4155
Chlorophthalm 187
*Chloroprednison-acetat*** 5102
*Chloroprocain*** 2301
Chloroprocainamid 2319
Chloropromazin 3315
Chloroptic 1568
*Chloropyramin*** 3106
Chloropyribenz-amin 3106
*Chloropyrilenium-citrat*** 2530
*Chloroquinphosphat*** 3736
Chlorosal 533
Chlorosan 1172
Chloroseptyl 1802
*Chloroserpidin*** 5873
Chlorosulthiadil 583
Chlorosun 1568
Chlorosyp 5624
Chlorothen 2530
*Chlorothiazid*** 533
Chlorotiazide 533
Chlorotine 1568
*Chlorotrianisen*** 5064
Chlorotrimeton 3078-01
Chlorotron 3078-01
Chloroxazone 509
Chloroxine 911
Chloroxychinolinum 914
Chloroxydienon 4373
*Chloroxylenol** 751
Chloroxymesteron 4420
Chloroxyn 910
Chloro-25 Vetag 1568
Chlorovules-Mepha 1568
Chloro-Z-Mycin 1568
Chlorozotocin 6219
Chlorpentazid 1952
Chlorpenthixoldi-hydrochlorid 4852
Chlorperazin 4286
Chlorperphenthixendi-hydrochlorid 4852
Chlorphen 3078-01
Chlorphenacemid 955
Chlorphenacil 1924
Chlorphenacyl 1924
Chlorphenaethazin-hydrochlorid 3046
Chlorphenamidum 367
*Chlorphenamin*** 3078
Chlorphenarsinum 341
Chlorphencyclan-hydrochlorid 3774
*Chlorphenesin** 1013
Chlorphenesincarbamat 1265
Chlorphenindione 2680
Chlorpheniramine 3078
*Chlorphenoctiumam-sonat*** 3496
Chlorphenoctoni amsonas 3496
Chlorphenol „Small-wood" 5624
Chlorphenotanum 2378
Chlorphenotoxum 2378
*Chlorphenoxamin-hydrochlorid*** 3642
*Chlorphenterminhydro-chlorid*** 1352
Chlorphentermincarbon-säureethylester 2275
Chlorphenylindan-dion 2680
Chlorpiprazin 4621
Chlorpiprozine 4621
Chlorphthalidolone 2401
Chlorplon 1568
Chlorprednisoni acetas 5102
Chlorprocain 2301
Chlorprocain-Peni-cillin O 2292-02
*Chlorproethazin*** 3983
*Chlorproguanilhydro-chlorid*** 1672
Chlorprom 3315
Chlorpril 3315
Chlorpromados 3315
Chlor-Promanyl 3315
*Chlorpromazinhydro-chlorid*** 3315

Chlorpromazinsulfoxyd 3314
*Chlorpropamid*** 1309
Chlorprophenpyridamin 3078
Chlorpropylamphetaminhydrochlorid 2017
Chlorprothiazole edisilate 619
*Chlorprothixenhydrochlorid*** 3564
Chlorpyraminum 3106
Chlorpyrifos 6211
Chlorpyrileni citras 2530
Chlor-PZ 3315
Chlorquin 3736
*Chlorquinaldol*** 1172
Chlorquinol 911
Chlorsig 1568
Chlorseptol 582
Chlorseptol (neue Form) 346
Chlorserpidinum 5873
Chlor-Span 3078-01
Chlorsuccillin 2668
Chlorsulfamin 582
Chlorsuperlutin 5256
*Chlortalidon*** 2401
Chlor-Tel 3078-01
Chlortestosteron 4071
Chlortestosteronacetat 4708
Chlortestosteroncapronat 5447
Chlortet 4831
*Chlortetracyclin*** 4831
Chlor-Tetragnost 4155
Chlortetraseam 4831
Chlorthalidone 2401
*Chlorthenoxazin*** 1213
Chlorthenylpyramine 2530
Chlorthiazidex 533
Chlorthiazidum 533
Chlorthymol 1311
Chlortrianisenum 5064
Chlortrianisoestrolum 5064
Chlortrimeton 3078-01
Chlortripelennaminhydrochlorid 3106
Chlor-Tripolon 3078-01
Chlortritylimidazol 4800
Chlortrone 3078-01
Chlorurit 533
Chlorxylenolum 751
Chloryl Anesthetic 46
Chlorylen 26
Chlorzine 3315
*Chlorzoxazon*** 509
Chlosudimeprimylum 2578
Chlothixen 3564
Chlotomin 5915-01
Chlotride 533
Chloxyl 691
Chlozoxine 509
Chocola B_{12} 6143
Chocola D 5709
Chocolaxine 4163
Chofane 5881-01
Choisine 282
Choladine 1572
Cholagnost 4157
Cholagit 5365
Cholagol 4712
Cholagon 5341
Cholamid 586
Cholamin 5341
Cholan-DH 5341
Cholatin 2154
Cholaxine 484
Cholebrin(e) 1863
Cholecalciferol 5630
Chole-Contrast 1572
Cholectrina 5341
Cholecystokininoctapeptid 6103
Choleda 1062
Choledyl 314-12
Cholegnostyl 4155
Cholégyl 314-12
Cholenal 1923
Cholentyl 892
Cholepatin 5341
Cholephanin 2708
Cholepulvis 4157
Choleretieum-Holzinger 2756-01
Choleretin 5341
Cholergol 314-17
Choleselectan 3509
Cholesolvin 5087
Cholesrun 1923
Cholestan F 4480
Cholesteril 3585
Cholesterolyt 1295-01
Cholestol 1923
Cholestyramine (Resin) 4953
Choletab 2708
Cholestrat 2708
Choleubil 5341
Cholevid 1572
Cholexamine 5913
Choliflavin 2489
Choligen 586
Choligen „Ital Suisse" 3585
Cholimed 5341
Cholimil 1863
*Cholin*** 314
Cholinacetat 683
Cholinate 314-04
*Cholinchlorid*** 314-01
Cholinergol 495
*Choline salicylate*** 314-08
Cholinfall 4275
Cholini dehydrocholas 5341-01
Cholini fytas 314-15
*Cholini salicylas*** 314-08
Cholini theophyllinacetas 314-14
*Cholini theophyllinas*** 314-12
Cholinophylline 314-12
Cholinsuccinat 2668
Cholinvel 314-04
Cholinyl 892
Cholipin (choleret. Komponente) 1728
Cholipin (spasmolyt. Komponente) 5545
Cholisate 314-08
Cholistol 5341
Chologen 5341
Cholognost 1200
Chologon 5341
Cholografin 4160
Cholomagnol 3816
Cholorebic 5364
Cholospekt 4160
Cholotrast 4157
Choloview 5475
Choloxin 2703
Cholsäure 5365
Cholumbral 4157
Cholumbrin 4157
Chomelan(um) 314-06
Chondrodendrin 5966
Chonex 5341
Chophyllin 314-12

Chothyn 314-04
CHP 1478
CHP-Phenobarbitalat 1845-10
C.H.P.T. 5705
Chrobutazon 3906
Chrocaine 2325
Chrocort 4639
Chrocyclin 4847
Chrofer 149-01
Chromadren 1286
Chromagyre 4152
Chromine 4152
*Chromocarb*** 1169
Chromocor 2690
Chromocyclin 4847
Chromoflavine 2489
Chromomycin A_3 6129
Chromonar 4389
Chromosmon 3093
Chronicin 1568
Chronulac 2094
Chropas 569
Chroxin 509
Chrysanol 108-01
Chrysazin 2376
Chrysenex 3518
Chrysethan 44
Chrysodermol 2392
Chrysoidin (Y) 1849
Chrysomycin 4831
Chrysomykine 4831
Chrysothios 150
Chrysovaléryl 268
Chrytemin 4019
Chryzacin 2376
Chu-Pax 950
Chur-Hist 3078-01
Chymodin-A 5317
CI-100 2491
CI-301 5695
CI 336 258
CI-337 256
CI-366 639
CI-379 4965
CI-395 3442
CI-400 2606
CI-403 A 3894
CI-406 4764
CI-419 2216
CI-427 2855
CI-433 3428
CI-440 2387
CI-456 1011
CI-473 2769
CI-501 1637
CI-505 894
CI-515 1407
CI-546 1043
CI-556 3033
CI-572 2607
CI-581 2229
CI-583 2403
CI-608 6635
CI-628 5565
CI-633 2685
CI-634 1994
CI-636 1907
CI-642 4788
CI-661 5431
CI-662 5592
CI-673 1347
CI-683 2789
CI-686 HCl 6282
CI-705 2992
CI-716 2766
CI-718 6438
CI-719 6386
CI-720 6351
CI-775 6517
CI-4116 203-17
C.I. 13390 5468
C.I. 22850 5866
C.I. 23850 5911
C.I. 36746 1936
C.I. 42045 5577
C.I. 42095 5980
C.I. 45350 4159
C.I. 45380 4150
C.I. 52000 1831
C.I. Acid Blue 1 5577
C.I. Acid Blue 92 5468
C.I. Acid Green 5 5980
C.I. Acid Red 87 4150
C.I. Acid Yellow 73 4159
Ci-Agro 393
Cialit 1198
Ciamid 9-01
Ciamina-Ormo 393
Cianatil 3944
Cianazide 88
Cianazil 88
Cianocobalamina 6143
Cianosel 1585-01
Cianovit R 6143
Cianpas 88-01
*Ciapilom*** 6189
Ciatyl 4852
Ciba 1906 4056
Ciba 2020 2290
Ciba 3714 969
Ciba 3753 1254
Ciba 7057-Su 724
Ciba 7115 2859
Ciba 7272-Su 1014
Ciba 8341-Su 2278
Ciba 9295 2371
Ciba 10611 3202
Ciba 10870 3433
Ciba 11925 1795
Ciba 12669 A 4611
Ciba 17309-Ba 4415
Ciba 21851-Ba 5747
Ciba 30920-Ba 6160
Ciba 32644-Ba 353
Ciba 37059-Ba 1931
Ciba Go.4350 5653
C.I. Basic Blue 9 3093
C.I. Basic Blue 17 2799
C.I. Basic Blue 20 5525
C.I. Basic Green 1 5592
C.I. Basic Green 4 5091
C.I. Basic Violet 3 5410
C.I. Basic Yellow 2 3388
Cibazol 969
Cibene 2317
Ciberon 3080
Ci-Biagini 393
*Cicarperonhydrochlorid*** 4374
Cicero 393
*Ciclacillin*** 2904
*Ciclactat*** 2088
*Ciclafrinhydrochlorid*** 6378
Ciclamato sodico 474-01
Ciclamid 567
*Ciclazindolhydrochlorid*** 6435
Ciclazone 2266-04
Ciclibion 4847
Ciclicina 4847
Ciclifen 5076
Ciclincaf 2779-02
Ciclindif 4847
*Ciclindol*** 6339
Ciclinova 2779-02
*Cicliomenol*** 2560
Ciclisin 5756
Ciclobarbital 1964
*Ciclobendazol*** 2186

Ciclobiotic „Beta“ 4825
Ciclobiotic(o) „Atral“ 4847
Ciclocarine 96
Cicloden 96
Cicloestradiolo 5529
Cicloestrina 3610
Ciclofalina 417
*Ciclofenazin*** 5089
Cicloforme 1683
Ciclofosfamida 668
Cicloglucina 4847-04
Cicloheptamida 2620
*Cicloheximid*** 2897
Ciclol 3438
Ciclolen 668
Ciclolux 3454
Ciclolysal 5756
Ciclolysine 5756
Ciclomax 4847-04
Ciclomesol 3122
Ciclomidrin 3132
Ciclomir 1964
*Ciclonicat*** 6377
*Cicloniumbromid*** 5031
Ciclopal 1897
Ciclopegic 3454
*Ciclopirox*** 2000
Ciclopirox olamine 2000-01
Cicloplegicedol 3454
Cicloplegico „Oculum“ 3454
Cicloplegil 3454
*Ciclopramin*** 3603
*Cicloprofen*** 2999
Ciclopropano 93
Cicloral 2590
Cicloserina 96
Ciclositina 96
Ciclospasmol 3438
Ciclossal 96
Ciclosterone 5616
Ciclotiazid 2498
Ciclovalidin 96
Cicloven 1699
*Cicloxilic acid*** 2249
*Cicloxolon-Dinatrium*** 5997
*Cicloxolone-Disodium*** 5997
Ciclozim 6151
Ciclum 4825
Cicobis 1731-01
*Cicortonid*** 5748
Cicovina 6162
Cicrimin 4094
*Cicrotoic acid*** 1435
Cicutin 870
Cidal 2116
Cidal forte 567
Cidalgon 3850
Ci-Dalma 393
Cidalon 2311
Cidamex 161
Cidanbutol 1490
Cidanchin 3736
Cidan-Cilina 200 3066
Cidan-Cilina 300 (-900) 3066-04
Cidandopa 1034
Cidan-Est 4785-01
Cidanfillina 314-12
Cidan-Formol 1207
Cidex 265
C.I. Direct Blue 14 5911
C.I. Direct Blue 53 5912
C.I. Direct Red 28 5865
Cidocetine 1568
Cidomycin 4791-02
Cidophylline 588-03
Cidoten 4950
Cidoten-V 5608
*Cidoxepinhydrochlorid*** 3927
Cidrex 583
Ci-Drol 393
Cidron 393
Cidur 5487
Cieffe 393
Cien Bedoce Depot 6142
Ciergin 393
Cierreral 1207
Cifegan 775-01
Cifilina 393
C-Ifmy 393
Cifoform 909
C.I. Food Blue 3 5577
Cigerol 3801
Cignolin 2392
Cigthranol 2392
*Ciheptolan*** 4263
Ciklodol 4449
Cikloserin 96
Cilachrome 1286
Cilag 61 455
Cilagrast 523-02
Cilatrast 523-02
Cilcycline-500 4847
Cilecefe 3053
Cilestoderme 5608
Cilfomide 6038
Cilicaine 3066-04
Cilicaine-V-K 3069-01
Cilicaine-V-Susp. 3069-03
Cilifor 3867
Cilinex 3658
Cilional 2864
Cilipen 3066
Cilipencaina 3066-04
Cilipenuve 5755-01
Cillapen 3069-01
Cillaphen 3069
Cillaridin 5824
Cillenta 3066-05
Cilleral 3097, 3097-02
Cillimicina 3815-01
Cillimycin 3815-01
Cillin 3066
Cilloral 3066
Cilotropin 2465
*Ciltoprazin*** 5125
Cimadon 5149
Cimedon(e) 5807
*Cimemoxin*** 674
*Cimepanol*** 1472
*Cimetidin*** 6237
Cimetrin 6020
Cimexillin 3097
Ciminal 915
C.I. Mordant Blue 13 2949
Cinabase 6143
*Cinametic acid*** 1919
Cinamin 3117
Cinamine 5950
Cinamiodil 1529
*Cinanserinhydrochlorid*** 4297
Cinaphyl 588-01
Cinarcaf 5381
Cinarina 5381
Cinatabs 5950
Cinazyn 5487
Cincaini chloridum 4432
*Cinchocainiumchlorid*** 4432
Cinchol 5791
Cinchonin 3961
Cinchophan(yl) 2951
*Cinchophen*** 2951

Cinchophenäthylester 3538
Cinchophenallylester 3846
Cinchophenmethylester 3255
Cinchotin 4302
Cincofene 2951
Cincofeno 2951
Cinconal 2951
Cincopenil 3066-03
C-INE 393
Cinecolex 484
Cinen 1416
Cineol 1452
*Cinepazet** 4403
*Cinepazic acid*** 3712
*Cinepazidmaleat*** 5002
Cinfacromin 4152
*Cinfenin** 5387
*Cingestol*** 4409
Cinkain 4432
Cinkofen 2951
*Cinmetacin*** 4517
Cinnabene „Hillel" 5803
Cinnabene „Merckle" 5487
Cinnacaine 3166
Cinnaloid 5950
*Cinnamaverin*** 4602
*Cinnamedrin*** 3988
Cinnamin 3117
Cinnamonin 1116
Cinnamylephedrin 3988
Cinnamylsulfanilamid 2743
Cinnapyrinum 2995
*Cinnarizin*** 5487
*Cinnarizinclofibrat** 5487-01
Cinnasil 5950
Cinnax 5487
Cinnipirine 5487
*Cinnofuradion*** 4184
Cinnofuronum 4184
*Cinnopentazon*** 4823
Cinnopropazon 3117
Cinnovo 3255
Cino-40 5402
Cinobac 1820
*Cinoctramid*** 4077
Cinodio 3247
Cinodocin 3850
Cinolone 4646
Cinolone-pomata 5289
Cinopal 3001
Cinopenil 3347
Cinophan-N 3907
Cinorin 3867
*Cinoxacin*** 1820
*Cinoxat*** 2553
*Cinoxolon*** 6027
*Cinperen** 5388
*Cinprazol*** 6624
*Cinpropazidmaleat*** 4752
Cin-Quin 4302-01
*Cinromid*** 5246
Cintaverin 4647
Cintazone 4823
Cintilan 417
*Cintramid*** 1936
Cintriamide 1936
Cintrisul 3066
Ciocolax 4163
Ciodrin 6346
Cipalmin 6143
Cipamox 3098
Cipca 393
Cipenam 4096
Ciplamin H 6142
Ciplamycetin 1568
Ciplazan 1481
Cipractin 4523
*Ciprafamid*** 6534
Ciprazepam 3871
Ciprial 1425
Cipro 4523
*Ciprofibrat*** 6303
Ciproquazone 3875
*Ciproquinat*** 4274
*Ciproximid*** 1498
Ciracen 5216
Ciramine 3078-01
Circair 1373
Circladin 2679
Circle-one 3438
Circolene 4577
Circovenil 4046
Circubid 5266
Circulan 1396
Circulat 3438
Circulen 1431
Circuline „Bernabo" 2595
Circuline „Velka" 2355
Circupon RR 1396
Circuvit 790-03
Circyvit 790-03
Cirene B 5252
Cirenyl 4848
Cirotex 5216
Cirotyl 5216
Cirpon 1138
Cirponyl 1138
Cirrasol-OD 4148
Cirrocolina 314-04
Cisclomifen 5484
Cisclomiphene 5484
Ciscolex 5378
Cisir 393
*Cismadinonacetat*** 5126
C.I. Solvent Red 24 5220
Cistamina 451
Cistaphos 62
Cistidix 1846
Cistina 447
Cistizell 447
Cistobil 1572
Cistocolin 5341
Cistofuran 705
Cistone 4693
Cistopac 4157
Cistoplex 4162
Cistosulfa 1192
Cistotel 1572
Cital 393
Cital „Indoco" 396-04
*Citalopram*** 6502
Citamino 393
Citanest 2322
Citarabina 1091
Citarin (ad us. vet.) 1585
Citarin (alte Form) 603
Citarin-L 1587
Citarin (neue Form) 3408
Citavit 393
*Citenamid*** 2979
*Citenazon*** 545
Citexal 2992
Citex forte 393
Cith 393
Citicil 3097
*Citicolin** 2657
Citidoline 2657
Citiflus 1923
Citiolase 403
*Citiolon** 403
Citizin 1642
Citnatin 396-05
Citoascorbina 393
Citobion 6142-01
Citocain 2325
Citocholine 683

Citocilina	2904
Citocillin	2904
Citocor	1360
Citocyllina	3066-05
Citodan „Leo“	1645
Citodon	1965
Citodorm „Amsterdamsche Chininefabriek“	1965
Citodorm „Haury“	422
Citomorfina	3323-04
Citoneurina	2040
Cito-Optadren	2631
Citopan	1082
Citopan „Nyco“	1965
Citoproc	3066-04
Citopyrine	950
Citosol	2029
Citostal	4273
Citostasina	3717
Citosulfan	486
Citotal-Wirkstoff	4901
Citoxil	393
Citracholin	314-04
Citrajen	396-04
Citral	396-05
Citralka	396-04
Citralon	396-04
Citramin	451-10
Citramin „Fuso“	396-05
Citran	393
Citrapen	3069-01
Citrasol	396-04
Citrazan	1481
Citrazolin	2266-03
Citrelmina	203-07
Citresia	396-08
Citrets	393
Citretten	396
Citrex	396-04
Citrical	396-05
Citrinin	2211
Citrion	393
Citriphos	1431-01
Citriscorb	393
Citritabs	393
Citro	396
Citrocholine	314-04
Citrocil	4790
Citrocol	314-04
Citrodisalyl	4507
Citro-etil	46
Citroflavina	5573
Citrofluyl	396-03
Citroformene	451-09
Citroformin	451-10
Citrohexal	451-10
Citrohexamine	451-10
Citro-Mag	396-08
Citromycetin	2397
Citronéma	396-08
Citronensäure	396
Citrosan	396-04
Citrosar	396-04
Citrosodina	396-05
Citrourol B_1	2040
Citrovit	393
Citrovitamina	393
Citrovorin	4280
Citrovorumfaktor	4280
Citroyodo	1163
Citrullamon	2717
Citrullamon V	4226
Cituridina	3053
Civifor	393
Civigor	393
Civinal	393
Civitin	393
Civitron	393
CL 68	5600
CL 369	2229
CL 399	1994
CL-639 C	4260
CL-911 C	4261
CL-912 C	4262
CL 1388 R	1461
CL 1848 C	3175
CL-2422	665
CL 10304	469
CL 11366	735
CL 12625	5905
CL 13494	1594
CL 14377	4245
CL 16536	4971
CL 19823	4646
CL 22415	4536
CL-24877	6223
CL 25477	846
CL 26193	2511
CL 27071	5283
CL 34433	5817
CL 34699	5670
CL 36010	1267
CL 36467	4024
CL 38023	1418
CL 39808	1582
CL 40881	1490
CL 48156	2276
CL 48401	2424
CL 53415	1498
CL 54131	3494
CL 54998	581
CL 59112	3090
CL 61965	5305
CL 62362	3566
CL 64976	5536
CL 65205	3902
CL 65336	853
CL 65562	2135
CL 67772	3275
CL 71366	3222
CL 71563	3566-01
CL 75805	355
CL 78116	2727
CL 82204	3001
CL 84633	6205
CL 88893	1214
CL 90748	1252
CL 112302	5765
CL 206214	6372
Cladene	277-01
Clafanone	4516
Clafanone „Roche“	5990
Clafen	668
Clamid	5113
*Clamidoxic acid***	2699
Clamin	3647
Clamiren	3704
Clamoxychindihydrochlorid	3428
Clamoxyl „Beecham“	3098
Clamoxyl „Parke, Davis“	3428
*Clamoxyquindihydrochlorid***	3428
Clandilon	3907-01
Clandilon (alte Form)	3438
*Clanobutin**	3562
*Clantifen**	1496
Claodical	388
Claradin	950
Claragine	950
Claraphos	5819-01
Claresan	1245-05
Claretil	1951
Claretin-12	6143
Claripex	1923
Claripex AL	1245-01
Clariprin	950

Clarmil	2602
Clarol	1923
Clarphoril	2602
Claruset	2355
Clarvisan	2943
Clasol	2461
Classen	231
Clavacin	552
Clavatin	552
Clavatol	3201
Clavezona	3906-03
Clavidene	5809
Claviformin	552
Clavitol	3201
Claviton	4780
Clazolam**	3554
Clazolimin**	1214
CLB 499	4672
Clearane	5353
Clebopride**	4285
Cleer	2233
Clefamid**	3276
Cleistanthin	5653
C-Lem	393
Clemastinfumarat**	4620
Clemipen	3066-09
Clemizolhydro-chlorid**	3900
Clemizol-Penicillin**	3066-09
Clemizol-Penicillin V	3069-04
Clenbuterolhydro-chlorid**	2019
Cleniderm	5677
Clenil-Spray	5677
Clenpirin*	2531
Clenpyrin	2531
Cleocin	3812
Cleocin Palmitate	5942
Cleocin Phosphate	3813
Cléofil	4325
Clérégil	644-01
Cletoquin**	3141
Clevamin	6038
C-Level	393
Cliacil	3069-01
Clibucain**	2834
Clidanac*	3082
Clidiniumbromid**	4908
Clift	6625
Climatol	3714
Climiqualin**	3511
Clin	549-02
Clinadol	159
Clinadol (alte Form)	4302-01
Clinazine	4572
Clindamicina	3812
Clindamycin**	3812
Clindamycinpalmitat	5942
Clindamycinphosphat	3813
Clinestrol-Inj.	5252
Clinestrol-Tabl.	3610
Clinfenicol	1926
Clinibolin	5837
Clinimycin	3812
Clinimycin „Glaxo"	4849
Clinitetrin	4847
Clinium	5809
Clinocaine	2325
Clinodilat	3877
Clinoestrol	3610
Clinofibrate	5675
Clinolamid*	5369
Clinoril	4176
Clinoxan	3044
Cliochinolum	909
Clioquinol*	909
Clioxanid**	2685
Cliprofen**	2402
Cliquinol	909
Cliradin	2859
Cliradon	2859
C-Lisa	393
Clisemina	4848-01
Clistin maleate	3080
Cliston	3080
Clitizina	1832
Clizepina	2696
Cliziclor	5385
Cl_2MDP	6171
Clo 5	1923
Clobazam**	2972
Clobedolum	4252
Clobenfurole	2698
Clobenosid**	5414
Clobenzepamhydro-chlorid**	3301
Clobenzorexhydro-chlorid**	3056
Clobenztropinhydro-chlorid**	4563
Cloberat	1923
Clobetasol**	4920
Clobetasolpropionat**	5411
Clobetason**	4871
Clobetasonbutyrat	6606
Clobrat(e)	1923
Clobren	1923
Clobutinolhydro-chlorid**	2624
Clobutol	1490
Clocanfamid**	3704
Clocapramindi-hydrochlorid**	5676
Clocete	1951
Clochinatum	3736-02
Clociguanilhydro-chlorid**	1928
Clocil	3863
Clocillin	3873
Clocinizin**	5480
Clocortolon**	4919
Clocortolonacetat	5269
Clocortoloncapronat	5681
Clocortolonpivalat	5600
Clocortolontrimethyl-acetat	5600
Clocoumarol**	4522
Clodacain**	3211
Clodanolen**	6321
Clodantocidum	1734
Clodantoin**	1734
Clodazonhydro-chlorid*	3601
Clodil-Ion	2626
Clodronic acid**	6171
Clofazimin**	5561
Clofbate	1923
Clofedanolhydro-chlorid**	3336
Cloféditambutanol	2624
Clofekton	5676
Clofenal	1568
Clofenamic acid**	2130
Clofenamid**	367
Clofenapate	3283
Clofenapsäure	3012
Clofenciclanhydro-chlorid**	3774
Clofenetaminhydro-chlorid**	4349
Clofenotan**	2378
Cloféotane technique	2378
Clofenoxine	1951
Clofenoxyd*	2958
Cloféoxyde	2958
Clofenpyridhydro-chlorid	3024
Clofenvinfos**	1888
Cloferol	6006

Clofeverin** 3025
Clofexamid** 2605
Clofezon** 2605-01
Clofibran 1923
Clofibral 1923
Clofibrat** 1923
Clofibrate free acid 1245
Clofibric acid** 1245
Clofibrid** 3140
Clofibril 1923
Clofibrin 1923
Clofical 1245-02
Clofi-ICN 1923
Clofinilhydrochlorid 3024
Clofinit 1923
Clofipront 1923
Cloflucarbon 2377
Clofluperol** 4820
Clofoctol** 6537
Cloforex** 2275
Clogeston** 4707
Clogestonacetat** 5426
Cloguanamil** 936
Clomacranphosphat** 3614
Clomag 1245-03
Clomegeston** 4942
Clomegestonacetat** 5282
Clomestronum 3984
Clometacin** 3849
Clometeron** 4993
Clometherone 4993
Clomethiazol** 379
Clométiazole 379
Clometocillin-Kalium** 3302
Clomid 5483
Clomidazolum 2724
Clomifen 5483
Clomifencitrat** 5483
Clomifeno 5483
Clomin 4142
Clomina 1352
Clominon 1923
Clominorex** 954
Clomiphene citrate 5483
Clomipraminhydrochlorid** 3982
Clomivid 5483
Clomociclina 5077
Clomocyclin** 5077
Clomphid 5483
Clonadipaz 203-09
Clonaferg 465-09
Clonamol 761
Clonazepam** 2686
Clonazine 3315
Clonazolinhydrochlorid** 2441
Clonazone 582
Clonbural 1424
Clonbute 3906
Clon-C 393
Cloncycline 4849
Clondigox 6033
Clondimid 1902
Clonequil 3348
Clonergal 3349
Clonfolic 3899
Clonfurex 705
C-Long 393
Clonhist 3078-01
Cloniacol 3024
Clonidinhydrochlorid** 959
Clonilou 959
Clonimip 4019
Clonisin 959
Clonisolone 4704
Clonisone 4639
Clonitazen** 4252
Clonitazinum 4252
Clonitrat** 84
Clonixeril** 3045
Clonixin** 2150
Clonizol 993
Clonobarb 1845
Clonopin 2686
Clont 411
Clontheline 5172
Clopamid** 2578
Clopan 2626
Clopane 1144
Clopenthixoldihydrochlorid** 4852
Cloperastin* 4282
Cloperidonhydrochlorid** 4546
Clopiben 3921
Clopidol** 561
Clopimozid** 5649
Clopirac** 2456
Clopiran 2456
Cloponon** 1512
Clopoxidii chloridum 2987
Cloprednol** 4592
Cloprostenol-Sodium** 4943
Cloprothiazoledisilat* 619
Clopyroxinum 3600
Cloquinat** 3736-02
Cloquinozintartrat** 3139
Cloracetadol** 1216
Cloracetine 4521
Cloracin 3315
Cloractil 3315
Cloralum betainum** 33-01
Clorambucile 2557
Cloramciclin 2779-03
Cloramdax 1568
Cloramdax-Susp. 5624
Cloramet 5624
Cloramfen 1568
Cloramfenicol 1568
Cloramfenicoli pantotenas compositum** 1568-01
Cloramfenicol pantotenate complex** 1568-01
Cloramfetina 1568
Cloramficin 1568
Cloramicol 1568
Cloramidina 1568
Cloramidina-Susp. 5624
Cloramidol 1309
Cloramin 290
Cloramina 346
Cloramlife-Susp. 5624
Clorana 583
Clorancol 1568
Cloranficin(a) 1568
Cloranfenicol 1568
Cloranfetina 1568
Cloran-Wolf 1568
Clorarsen 341
Clorased 634
Clorawal 1568
Clorazépate dipotassique** 2973-01
Clorazepate Dipotassium 2973-01
Clorazepic acid 2973
Clorazide 533
Clorazolam 3246
Clorbiotina 1568
Clorbiotina glicinica 2215
Clorciclina 4831
Clorciclizina 3613
Clordelazin 3315
Clordiabet 1309
Clordiazepossido 2987
Clordima 582
Clordion 5127
Clordrolone 4072

Cloredema 533
Cloredema-H 583
Clorestrolo 5064
*Cloretat*** 224
Clorethate 224
Cloretilo 46
Cloretona 178
Clorevan 3642
*Clorexolon** 2515
Clorfen 1568
Clorfenicol 1568
Clorfenossamina cloridrato 3642
Clorfluvin 533
*Clorgilin*** 2213
Clorgin 533
Clorgyline 2213
Clorhexa 348
Clorhistan 3078-01
*Cloridarol*** 2698
Cloriderm 5115
Cloridral 33
Clorilax 1567
Clorina 582
*Clorindanic acid*** 1195
*Clorindanol*** 957
*Clorindion*** 2680
Cloristin 409
Cloritines 517
Clorixin 4641
Clormadinone acetato 5157
*Clormecainhydrochlorid*** 1666
Clormetaminodiazepoxido 2987
Clormezanone 1567
Clormicrol-AM 4847
Cloro-Alergan 3078-01
Cloroantibion 1568
Clorobiocin 5947
Clorobiotico 1568
Clorobiotina 1568
Clorocanfamide 3704
Clorocap 1568
Clorochina bifosfato 3736
Clorociclin 2779-02
Clorocil 1568
Clorocilina 1568
Clorocipan 4831
Clorocyn 1568
Clorodiabina 1309
Clorodermil 1568
Clorodin 3315-01
Clorodiuril 583
Clorofar 1568
*Clorofen** 2151
Clorofenicina 1568
Clorofenicina inyect. 2779
Clorofenotiazinylscopina 4191
Cloroftalidona 2401
Clorofung 2116
Cloro-Hipoglucina 1309
Clorolifarina 1568
Clorolifarina 5624
Clorometazon 1567
Cloromicetina 1568
Cloromilen 4181
Cloromisan 1568
Cloromisol 5624
Cloromoin 1568
Cloromoin-liofilizado 2779
Cloromyfar 533
Cloronaftina 2483
Cloro-Nona 4650
Clorophene 2151
Cloropiril 3078-01
Cloropromazina 3315
„Cloropropionamida" 1262
*Cloroqualon*** 2957
Cloroquina 3736
Clorosan 582
Cloroscel 4831
Clorosintex 1568
Clorosulfil 1192
*Clorotepinmaleat** 3921
Clorotiazide 533
Clorotifina 1568
Clorotifina succinato 2779
Clorotifina-Susp. 5624
Clorotiuril 533
Cloro-Trimeton 3078-01
Cloro-Tripolon 3078-01
Clorotrisin 5064
Clorpense 1568
Clorpense-Susp. 5624
Clorphen 3078-01
*Clorprenalinhydrochlorid*** 1705
Clorprimeton 3078-01
Clorpromazina 3315
Clorpropamide 1309
„Clorpropandiol" 279
Clorprotisene cloridrato 3564
Clorpyramine 3106
Clorstom 582
Clortalidone 2401
Clorten 3078-01
*Clorterminhydrochlorid*** 1351
Clortetra 4831-02
Clortetraciclina 4831
Clortetrin 4521
Clortran 178
Cloruril 533
Clorzom 509
*Closantel*** 6554
Closete 1951
Closina 96
Closin(e) 96
*Closiraminaceturat*** 3615
Clospirazinhydrochlorid 4841
*Clostebol*** 4071
*Clostebolacetat*** 4708
*Clostebolcapronat*** 5447
*Clostebolpropionat*** 4994
Clostilbegyt 5483
Clotam(e) 2413
Clotepin 3921
Clothepin 3921
Clothiapine 3567
Clothixamidmaleat 5247
Clotiamina 2040
*Clotiapin*** 3567
*Clotiazepam*** 3009
*Clotioxon*** 912
*Clotixamidmaleat*** 5247
Clotride 533
*Clotrimazol*** 4800
Clotrox 5576
*Clovoxamin*** 6347
*Cloxacillin-Natrium*** 3873
*Cloxacillin-Sodium*** 3873
cf.-Cloxamin 3873
Cloxapen 3873
*Cloxazolam*** 3258
Cloxazolazepam 3258
*Cloxestradiolacetat*** 5258
Cloxi-Cortem 3863
Cloxifenol 1797
*Cloximathydrochlorid*** 6342
Cloxipen 3873
Cloxipenil 3873
*Cloxiquin*** 914
Cloxoestradioli acetas 5258
*Cloxotestosteronacetat*** 5160

Cloxypen	3873
*Cloxypendyl**	4317
Cloxyquin	914
*Clozapin***	3591
Clozin	5385
Clupadene	5026
Clupanina	5026
Clupocalcium	5026-01
Cluricol	1192
CLY-115	5656
CLY-503	5087
Clymocol	1311
Clysmathane	588-04
Clysodrast	4811-01
Clysodrast novum	4811
CMA-37	1524
C-Meseguer	393
C-Meton	3078-01
C-Monovit	393
CMPU	287
CMS	2779
CMT	3580
CN	5565
CN-1883	3033
CN 3005	1568
CN 3123	2548-06
CN 5518	5565
CN-5834-5931 B	203-17
CN 8676	472
CN-10395	639
CN 10443	5778
CN-14329-23 A	1637
CN-15573-23 A	3894
CN-15757	256
CN-16146	258
CN-17900-2 B	3428
CN-20172-3	4965
CN-25253-2	3442
CN-27554	2387
CN-34799-5 A	1407
CN-35355	2769
CN-36337	1011
CN-38474	1043
CN-38703	2992
CN-53372-2	2229
CN-54521-2	1994
CN 55945	5565
CN-59567	2685
Cnicin	4371
CN-Cobalamin	6143
CO 61	643
CO 405	3199
Co. A	4776
Coalip	4776
Coamid	351-02
Co-B_1	2074
Coaxin	3035
Coba	6143
Cobadex	4746
Cobadoce	6143
Cobafor	6151
Cobaforte	6151
Cobagen	6151
Cobal 12	6143
Cobala	6142-01
Cobalamed	6143
Cobalamin	6143
Cobalamin-12	6142-01
Cobalan	6151
Cobaldocemetil	6147
Cobalex	6142
Cobalidrina	6142
Cobalin	6143
Cobalin „San Carlo"	6151
Cobalion	6151
Coballamine	6143
Cobaloral	6143
Cobalparen	6143
Cobalparen-Depot	6142-01
Cobalphamead	6142
Cobaltamin S	6151
Cobalti besilas	362-01
Cobaltinex B_{12}	6142
Cobaltin forte	1429-06
Cobaltoxane	929
Cobaltron	6143
Cobaltron-retard	6142
Cobaltyl-Buriat	362-01
Cobaltyl „Weiß"	1429-06
Cobalvit	6142
Cobamac	6143
Cobamain	6147
*Cobamamid**	6151
Cobametin	6147
Cobamide	6142
Cobamine	6143
Cobamyde	6151
Coban	5978
Cobantril	1650-01
Cobanzyme	6151
Cobarol	6151
Cobastab	6143
Cobastan	6143
Cobavite	6143
Cobavite L.A.	6142
Cobaxid	6151
Cobazina	6151
Cobazymase	6151
Cobefrin	1082
Cobegel	6143
Cobeminum	6143
Coben	4054
Coben B_{12}	6151
Cobenzim	6151
Cobephrin	1082
Cobexan	6142
Cobidrossi	6142
Cobilasi	2074
Cobilid	6142
Cobione	6143
Co-Bismuz	1731-01
Cobrentin	4598
Cobrumin	6143
Cocabiotico-Dihidro	4790
Cocabiotico-Estrepto	4785-01
Cocabiotico-Potasico (-Sodio)	3066
Cocäthylin	3693
Cocafurin	354
Cocain	3381
d-ψ-Cocain	3382
Cocainol	1026
Cocainum novum	2325
Cocalbose	2074
Co-Caps	3069-01
Cocarbasi	2074
Cocarbil	2074
Cocarbina	2074
Cocarbose	2074
Cocarbossilasi	2074
Cocarbosyl	2074
Co-Carbox	2074
Cocarboxil	2074
*Cocarboxylase***	2074
Co-Carten	2074
Cocartrit	3736
Cocarvit	2074
Cocaspan	950-07
Cocavitan B_1	2040
Cocavitan B_{12}	6143
Cocaxiurin	203-07
Coccisept	386
Cocciden	2303
Coccoclase	1559
Cocculin	5808
Co-Cillin	3066
Cocillin „Centrafarm"	3066-04
Cocladene	277-01
Cocladin	2522

Coco-Diazine 1227
Cocolax 4163
Cocolitico 969
Coco-Quinine 4301-03
Coco-Thiazole 969
Coculin 4000
*Codactid** 6157
Codalgina 950
Codecarboxylase 782
Codehydrase I 4685
Codehydrogenase I 4685
Codéigène 3632
Codein 3627
Codeinaminoxyd 3632
Codeinfos 3627-03
Codeinjuste 3627-03
Codeinnicotinat 5226
Codeinona „Higiene“ 3631
Codeisan 3627-03
Codelcortone 4704
Codelcortone TBA 5613
Codelsol 4726
Co-Deltra 4639
Codenon 3631
Coderma 5271
Codesin 3790
Codéthyline 3999
Codéthyline iodomethylate 4388
Codetilina 3999
Codexine 3716-01
Codhydrine 3691
Codiazine 1227
Codibarbital 1845
Codinan 3628
Codinon 3628
Codinovo 3628
Codipect 4836
Codisol 5152
Codlin 3627-03
Codoforme-Haupt-wirkstoff 2-01
Codoment 386
Codone 3628
Codossima 4309
*Codoxim*** 4309
Codroxomin 6142
Coducept 3627
Codylin 5152
Coenbi 6151
Coenbione 2074
Coenzima B_{12} 6151
Coenzyl 6151
Coenzym I 4685
Coenzym A 4776
Coenzym B_{12} 6151
Coenzyme-B 2074
Coenzym Q 6134
Coenzym R 1427
Coeur-Maline 4360
Coeurophylline 1373
Coeruleum methyleni 3093
Coezim-B_{12} 6151
Cof 3716-01
Cofacodal 3631
Cofacodide 3628
Cofadicon 4270
Cofalaudide 3325
Cofanil 4836
Cofasol 1585-01
Cofebrine 1082
Coffan 790
Coffein 790
*Cofisatin*** 6150
Coflavinasi 3394
Cofluil 1454
Coforta 687
Coftalil 3256
Cogalactoisomerase 2917
*Cogazocin*** 6545
Cogentin 4598
Cogentinol 4598
Cogesic 2855
Cogitan 3114
Cogitum 405
Cogomycin 5961
Cogoxin 6033
Cohemin 6143
Cohemin depot 6142-01
Cohidrate 33
Cohistine 2573-01
Co-Hydeltra 4704
CO-I 4685
Colac 4811
Colace 4491
Colalin 5365
Colascor 393
Colax 4811
Colazid 3585
Colbutan 3906
Colcamyl 5583
Colcemid 4611
Colcerin 1381
Colchalon 4863-01
Colchamin 4611
Colchicin 4863
Colchicosid 5584
Colchinéos 4863
Colchiquim 4863
Colchisol 4863
Colcin 4863
Coldal 568
Coldan 2461
Colderina 761
Coldip 349-02
Colebenz 2426
Colebrin(a) 1863
*Colecalciferol*** 5630
Colectril 381
Cole-Dex 461
Coledrin-Compresse 5544
Coledrin-fiale 5341
Colefenil 2708
Colefilin 314-12
Colegraf 1572
Colenormol 883
Colepan 1454
Colepax 1572
Colepur 908
Colequin 1495
Coleretico-Isnardi 1454
Colerex 3585
Colerex „Beta“ 4741
Colergil 5341
Colergon 314-15
Colerin 1354
Colerol 1062
Coles Normal 1245-01
Colesterel 3984
Colesterinex 1699
Colestid 904
*Colestipol*** 904
*Colestyramin*** 4953
Coletin 568
Coletrast 2708
Coletyl 495
Colfarit 950
*Colfenamat*** 2976
Colferanclo 3097
Colgout 4863
Coli-Asla 930
Colibacter 993
Colibantil 4673
Colibiotic 6130
Colicid 909
Colicitina 3256
Colicitrin 314-04
Colicon 1143-02
Colidon 400
Colidonio 312

Colidrenina 3585
Colifoam 5189
Coliformio 909
Colifos 316
Colifuran 705
Coliguanina 631
*Colimecyclin*** 6158
Colimicina 6130
Colimicina-oral 6122-01
Colimycine 6122-01
Colina 314
Colincalcium 316
Colinef 316
Colinfillina 314-12
Colinobiol 314-01
Coliopan 5691
Colipar 908
Colircusi ciclo-plejico 3454
Colirisina 3190
Colisan 314-01
Coliseptale 613
Colisone 4639
Colisper S 509
Colistatin 2189
Colisticina 6122-01
Colistimethate sodium 6130
*Colistin** 6122-01
Colistin A 6122
Colistinat 6130
Colistin mesilate sodium 6130
Colistinmethansulfonat-Natrium 6130
Colistin Sulphomethate 6130
Colite 2657
Colithen 3078-01
Colithiazolo 3256-02
Colitistop-S 3256
Colivan 717
Colixantina 314-12
Collogène d'Argent fort 4159-01
Collogène de Bismuth 4159-02
Collubiazol 2191
Colluchromine 4152
Collu-Hextril 4794
Collunosol 321
Collunovar 2192
Colluspray 982
Collusulfar 2497
Collyre „V" P.O.S. 1017
Collyrol 100
Colme „Laquifa" 4836
Colme „Lasa" 9-01
Colmenthol 2660
Coloctyl 4491
Colofac 5438
Colomycin 6122-01
Colonorm 6040
Colopiril 4673
Colo-Pleon 3527
Coloplex 4142
Colopyrin 3527
Coloton 586
Coloxyd-Wirkstoff 3093
Coloxyl 4491
Colpix-Wirkstoff 411
Colpocin T 411
Colpoginon 4885
Colpogynon 4885
Colpormon 4885
Colposeptol 411
Colpostatin 411
Colpotrophine 5010
Colpovis 5184
Colpovister 5184
Colpro 5181
Colprone 5181
Colprosterone 4734
Colsaloid 4863
Colsamine 6142-01
Colsolvin 1923
Colstamin 5950
Colsulamyl 386
Colsulanyde 386
Coltericin 3825
*Colterolmesilat*** 6285
Colton 3989-01
Coltramyl 5583
Coltrax 5583
Coltromyl 5583
Colubiazol 2191
Colum 4673
Columbin 4250
Coluric 4863
Colusamide 6151
Colutoid 4693
Colvason 5576
Colvasone 4974-01
Colviten 1184
Coly-Mycin M 6130
Coly-Mycin S 6122-01
Colyne 314-01
Combantrin 1650-01
Combatin 4301-06
Combelen 4299-01
Combicilana 3097
Combicline 4847
Combilen 4299-01
Combithyrex 2704-01
ComboPen 623-02
Comesa 637
Comestrol 3610
Cometamin 2243
Comfolax 4491
Comitiadon 955
Comonal 913
Comparison 3842-01
Compascul 1008
Compaver 3732
Compazine 4286
Compeller 1990
Compenamine 3066-10
Com-Pen Aquous 3066-04
Compensan 400
Competor 3097
Complamex 2355
Complamin(a) 2355
Complecal 1429-02
Compleciclin 4521
Complefer 393-06
Complefor 184-02
Complemix 4491
Complessomicina 2779-01
Complexic acid 1429
Compocillin 3066-11
Compocillina 3069-01
Compocillin-V 3069-05
Compocillin-VK 3069-01
Compofergal 49-05
Comportan 2626
Compound 3-120 2423
Compound 3 K 1358 4022
Compound 20 6118
Compound 42 3857
Compound 48-268 2668
Compound 69-183 4854
Compound 97 1670
Compound 347 69
Compound 469 70
Compound 673-082 6494
Compound 904 5559
Compund 921 C 4780
Compound 1003 1339
Compound 1029 1045
Compound 1575 4135
Compound 01748 5074
Compound UK 2500 1650

Compound 20025 1705
Compound 42339 4195
Compound A 4737
Compound E von Kendall 4703
Coumpound F von Kendall 4746
Coumpound F von Wintersteiner 4703
Comprarilin 3097
Comprifebrin 2266
Comprilumin 1845
Compuesto 5826
Comycetin 1568
Comycin 4847-01
Comycin-S 4785-01
Conacetol 761
Conadil 1368
Conagin 2270
Concemin 393
Conceptrol 5910
Conchinin 4302
Conciclina 4847-01
Concilium 4842
Conclyte-L 102-02
Concordin 3925
Concurat 1585
Condelphin 5453
Condibe 524
Condition 2970
Condol 5709
Conducil 388
Conductasa 815-05
Condylon-Wirkstoff 4863
*Conessinhydrobromid*** 5358
Conessin-N-oxid 5359
Conestoral 3673
Conestron 3668
Coneurina 2074
Conformin 6142
Confortid 3850
Congasin 5068
Congazonnatrium 5865
Congocidine 3744
Congo Blue 5911
Congo Red 5865
Coniin 870
Conjucain 3490
Conludag 4367
Conmel 2270
Conobis 167-05
Conofite 3522
Conotrane 4505
Conovid 4368
Conquinine 4302
Conraxin 1828-02
Conray (30 + 60) 1514-02
Conray 80 1514-01
Conray FL 1514-02
Conray J 131 1516
Consdrin 1077
Consenil 5266
Consolets 4836
Consolin 33-02
Conspen 3066
Constane 211-02
Constaphyl 3863
Constiban 4491
Constimol 942
Consto-caps. 4491
Constonate 4491
Consulid 1192
Contacid 49-02
Contactolax 4811
Contalax 4811
Contamex 2355
Contaren 6151
Contaverm 1810
Contax 5216
Conteben 1283
Contenton 1443-01
Contergan 2144
Contibiol 1283
Continal 1766-01
Continuin 5315
Contol 2987
Contomin 3315
Contopheron 5864
Contracept 349
Contractin 1082
Contradol 2857
Contraflu 3529
Contrafungin 4783-04
Contralergial 3071
Contralgin 2909
Contralin 1467
Contralux Foam Spray 1238
Contramareo 3365-03
Contramine 581
Contramine „B.D.H." 300
Contranemin 393-06
Contrangina 1731-01
Contrapar 867
Contrapot 1467
Contrasma-Compr. 1745
Contraste biliar „I.F.E." 1572
Contraste Radiologico 523
Contraste Urologico 695
Contra-stigmin 623-01
Constrastil 2708
Contrathion 623-01
Contratuss 4959
Contratuss „Eri" 3724
Contrauto 4691
Contravul 1368
Contraxine 920-01
Contrazole 514
Contredem 726
Contrispasmin 5266
Contristamine 3642
Contrix „28" 1514-02
Control 2687
Controlgras 1679
Control-OM 1618
Contrykal 6169
Contumax 3541
Conturex 13
Convallaton 5773
Convallatoxin 5773
Convallopan 5773
Convalpur 5773
Convenal 3204
Convenil 3204
Convertal 3555
Convexina 404
Convul 2717
Convulex 868-01
Convulsan 1882
Conzibi 12 6151
Coomassie Blue 5468
Coopane 203-09
Coopaphene 2116
Co-ord 1421
COP 218, 2359
Cop „Nectarine" 2987
Copalgine 2270
Copalon 2909
Copalon (Eye Drops) 3216
Copercaine 2325
Copharcilin 3097
Copharlan 4847
Copharoxy 4849
Copharprin 567
Copharten 2121
Copharvit 5000 6143
Cophaxol B_1 2040

Cophedrine 1391
Cophylac 4322-01
Cophylate 588-01
Copirene 3876
Copormin 3315
COPP 5916
Coppermyxin 5467
Copren 1448
Coprobate 1138
Coprol(a) 4491
Copropanol 3129-01
Copsamine 3423
Coptin 4030
Coracanfor 1360
Coracid 1360
Coracon 1360
Coradon 3423
Coraethamidum 1360
Corafasa 1360
Corafen 1923
Corafil 2354
Corafilina 588-03
Coraforsan 1360
Corafurone 2436
Coragoxine 6033
Coral 1360
Co-ral 2499
Cora-Lefa 1360
Coralept 1360
Coralets 5187
Coralgil 5835
Coralgina 5835
Coralgyl 5835
Coralox 2500
Coralynchlorid 6559
Coramide 1360
Coramin 1360
Coranormal 419
Coraphene 1078
Cora-Rapide 1360
Corasid 419
Corasol 419
Corathiem 5487
Coratol 5824
Coratol-INE 419
Coratone 1442-04
Coraverk 1360
Cora-Vinco 1731
Coravita 1360
Corax 2987
Corazol „Biofarmacoterapico“ 1078
Corazol(um) 419
Corazon(e) 1360
Corazone-Aerosol 5738
*Corbadrin** 1082
Corbasil 1082
Corbella 3415-02
Corbetan 2888
Corbicin 393
Corchorosid A 5772
Corchorozidum 5772
Corcillin-V 3069-01
Corcine 4849
Cordabromin 1372
Cordalen 6032
Cordalin 1055
Cordanum 4469
Cordarone 5392
Cordelta 4704
Cordex 4704
Cordialina 2637
Cordia-Med 1360
Cordiamin(um) 1360
Cordianine 160
Cordichin 4302-01
Cordil 3192
Cordilanat A 6105
Cordilanat C 6107
Cordilate 263
Cordilox 5611
Cordin 1360
Cordina 1360
Cordinil 5392
Cordioxil 6033
Cordipurat-Amp. 6032
Cordisan 5782
Corditon 1360
Cordobel 393
Cordocel 2138
Cordonin 4704
Cordoval 6117
Cordoxène 4382
Cordran 5322
Cordrol 4704
Cordycepin 1345
Cordynil 1360
C-Ore 393
Corebulon 1923
Coredamin 5237
Corediol 1360
Corelborin 5971
Corenalin 2657
Corendocrin 5187
Coreptil 891
Corertan 419
Coresan 1442
Corespin 1360
Coretal 2891
Corethamidum 1360
Coreton „Taisho“ 5189
Coretone 1360
Coretonin 3192
Corfavit B_2 3354
Corfavit E 5792
Corfavit PP 351
Corfilamin 588-03
Corfilin 588-03
Corflazine 5809
Corgard 6456
Corglykon 5773
Coriban 4308
Coribon 5361
Corid 2596
Coridina 383
Coridine 3867
Coril 3858
Corilan 5826
Corileno F 1360
Corimon 5826
Corinal 915
Corinfar 3309
Corintol 1262
Coriowin 6032
Corisan 419
Corisilone 4704
Corisol 1083
Corisone 4639
Corivanil 2003
Corivin 588-01
Corivo 1360
Corkonium 3830
Corlan 5437
Corlanata 6107
Corlin 5155
Corlodrin 4703
Corlutina 4734
Corlutone 4734
Corluvite 4734
Cormalone 5156
Cormed „Reiss“ 1360
Cormed „Roemmers“ 5826
Cormelian 5855
*Cormetason** 4895
*Cormetasonacetat** 5262
Cormethasone acetate 5262
Cormiton 3315
Cormorphin 3325
Cormotyl 1360

Cornecain 2912
Cornil 263
Cornocentin 4005-01
Corobid 91
Corocillin 3069-01
Corocycline 4849
Corodenin 1557
Corodil 1372
Corodilan 4661
Corodyl 263
Corofam 3247
Corofundol 891
Coroliq 1360
Coronal 1373
Coronal-Crinos 3247
Coronaletta 1845
Coronamide 2446
Coronaril 3683
Coronarin 1373
Coronastin 5835
Coronex 388
Coronin 2436
Coronplat 5477
Corontin 5237
Corophen 1568
Corphos 4754
Corophyllin 588-03
Corophylline 891-01
Corophyllin-N 1055
Coropropil 5237
Corosan 5361
Corosanin 3858
Corosec 2030-01
Corosorbide 388
Corotonin 1360
Corovasol 1078
Corovit 1360
Corovliss 388
Coroxin 5361
Coroxon 2500
Corpagen 3713
Corpax 5237
Corphyllamin 588-03
Corphyllamin-Neutral 1373
Corphyllin 588-03
Corphyllin „Nippon Shinyaku“ 1373
Corpolutin 4734
Corpomone 4734
Corporin 4734
Corps 62 1818
Corps R. 261 4272
Corpuluton 4734
Corpus luteum-Hormon 4734
Corrinozide 6151
Corsanil 1160
Corsedrol 419
Cor-Semar 419
Corsodyl 4972
Corson 4949, 4974-01
Corsympal 1078
Cortab 5361
Cortacet 5187
Cortacream 5189
Cortadeltona 4704
Cortadex 4949
Cortadren 4703, 5155
Cortal 5155
Cortalar 5271
Cortalfa 4988
Cortalit 1077
Cortalone 4704
Cortalugel 5 5660
Cortamed 5189
Cortan 4639
Cortanal 4746
Cortancyl 4639
Cortarmour 5187
Cortasson 5155
Cortate „Protea“ 5155
Cortate „Schering Corp.“ 5187
Cort-dome 4746
Cortef 4746
Cortef fluid 5770
Cortelan 5155
Cortelin 4703
Cortelinter 4704
Cortell 5189
Cortenema 4746
Cortenil-Depot 5768
Cortenil(etten) 5187
Cortensor 891
Cortesan 5187
Cortexilar 4922
Cortexolon 4744
Cortexon 4737
Cortexon-Depot 5707
Cor-Theophyllin 1373
Corthormon 4737
Corti-9 4711
Cortialer 4639
Corti-Basileos 5189
Cortibel 5189
Corti-bi 4937
Cortic 5155
Cortical 5187
Corticar 4704
Corticil 5155
Corticinil 5271
Corticlin 5155
Corti-Clyss 5660
Corticoderm 5260
Corticoici 5187
Cortico LG 5608
Corticona 5187
Corticor 4639
Corticorinol 4746
Corticormon 4737
Corticosir 5187
Cortico-Sol 5660
Corticosterole 5187
Corticosteron 4742
Corticosteron „Vitis“ 5187
Corticosterone „Eupharma“ 5187
Corticosterone „Taricco“ 5187
β^{1-24}Corticotropin 6160
β-Corticotropin (vom Schwein) 6167
h-Corticotropin 1-28 6163
Corticotropin-tetracosapeptid 6160
Corticreme 4746
Cortidelt 4639
Cortidene 5284
Cortidene soluble 4973
Cortiderm 5189
Cortiderma 5271
Cortidro 5189
Cortidrona 4949
Cortifan 4746
Cortifar 5187
Cortifoam 5189
Cortifor 4703
Cortigan 5187
Cortigen 5187
Cortilen 5155
Cortilet 4945
Cortilona 4639
Cortilona-B 4704
Cortilus 316
Cortiment 4746

Cortin „Galenika“ 5187
Cortina 5187
Cortinaq 5187
Cortineff 5163
Cortinovus 4646
Cortinter 4639
Cortiol 4639
Cortiphate 4754
Cortipon 5155
Cortipred 5156
Cortiprel 5189
Cortiral 6031
Cortiron 5187
Cortiron-Depot 5707
Cortiron-Glukosid 5621
Cortisaf 5187
Cortisal 5187
Cortisartrone 4703
Cortisat(e) 4703, 5155
Cortisid „Boehringer-Mannheim“ 4639
Cortisid „Galenika“ 5621
Cortisol 4746
Cortisol „Vis“ 5155
Cortisolone 4704
Cortison** 4703
Δ^1-_Cortison_ 4639
Cortison „Ciba“ 5155
Cortison „Jenapharm“ 5155
Cortisonacetat 5155
Cortisone „Lepetit“ 5155
Cortisone „Roussel“ 5155
Cortispray 4746
Cortistab 5155
Cortisteril 5187
Cortisteron 5187
Cortisumman 4949
Cortisuzol** 5982
Cortisyl 4703
_Cortivazol_* 5874
Cortivis 5187
Cortivister 5187
Cortivite 4703
Cortixyl 5187
Cortizon 4703
Cort-Nib 4746
Cortocin F 5752
Cortocin Ointm. 5189
Cortoderm 5189
_Cortodoxon_* 4744
Cortodrin 4703
Cortogen 4703

Cortogen Acetate 5155
Cortolipex 5187
Cortolotion 4746
Cortomas 5987
Cortomister 5189
Corton 1360
Cortone (Acetate) 5155
Cortormon 5187
Cortormon depositum 5540
Cortosal 5155
Cortosterone F 4746, 5189
Cortran 1138
Cortrazol 419
Cortrifos 1431
Cortril 4746
Cortrophin-S 6160
Cortrosina 6160
Cortrosinta 6160
Cortrosyn 6160
Cortussin 1381
Corubeen 6143
Corubin 6143
Corubrin 6143
Corubrin „Ellea“ 6151
Corutol DH 3628
Corvantin 5237
Corvasol 419
Corvasymton 1078
Corvel-Tylocine 6083
Corverum-Wirkstoff 4813
Corvin 1360
Corvis 419
Corvitan 1360
Corvitin 1388
Corvitol 1360
Corvotone 1360
Coryfax 4790
Coryfin 2660
Corymbin 4631
Corynine 4631
Corynitrat 263
Corystibin 1812
Coryvet 419
Corywas 1360
Coryzin 3189
Coryzol 2573-01
Corzepin 4141
Cosamin 475
Cosa-Tetracyn 4847-04
Cosatetril 4847-04
Coscopin 4836
Coscotabs 4836

Cosdex 4949
Cosea 3078-01
Coserine 2917
Cosex PG 50 4734
Cosex TP 50 5014
Coslan 2769
Cosmegen 6141
Cosmocalm 3850
Cosmocillin 3066
Cosmogen 6141
Cosmopen 3066
Cosmo-Rey 6143
Cosoxazole 1625
Cospanon 1008
Cossym 4453
Costrex 5187
Cosulfa 1192
Cosylan 3724
Cosylan (alte Form) 3999
Cosyntropin 6160
Cotalmon 828-05
Cotarnin 1937
Cotel 6143
Cotendol 908
Cotesor 891
Cothera 3971
Cothiamine 2074
Cothroid 2704
Cotinazin 373
Cotininfumarat** 1275
Cotinizin 373
Cotinorm 909
Co-Tioctán 2074-02
Cotogesic 4704
Cotoin 2435
Cotolone 4704
Cotopherol 5864
Cotrane 3971
Cotranul 5004
Cotrefon 6151
Cotrimol 2548-01
Co-trimoxazole 2548-01
Co-trim-Tablinen 2548-01
Cotriptylin** 4218
Cotussate 3628
Coughcon 3724
Coumachlore 3844
Coumadin(e) 3857
Coumafos** 2499
_Coumamycin_* 6125
Coumaphos 2499
Coumarin 922
Coumazolin** 2504

Coumephedrine 1390-02
Coumermycin (A_1) 6125
Coumestrol 2677
*Coumetarol*** 4506
Coumingin 5786
Courophylline 1373
Covalan 2487
Covallatoxol 5781
Covatin 4724
Covatix 4724
Co-Vibedoze 6151
Covit 6143
Co-Vitamin B_1 2040
Co-Vitamin B_{12} 6143
Co-Vitamin C 393
Co-Vitamin D 5630
Co-Vitamin K 1504
Covitine 1388
Covitol 5792
Coxidilina 1846
Coxine 1902
Coxistat 354
Coxylase 2074
Coxytrol 4274
Coyden 25 561
Coypanon 2154
Cozymase 4685
Cozyme 1151
8088 C.P. 4010
CP 172 AP 2456
CP 240 S 2342
CP 556 S 4476
CP 919 5176
CP 1044 2002
CP-10188 977
CP-10303-8 2540
CP-10423-16 1650-01
CP-10423-18 1650
CP-11332-1 3425
CP-12009-18 1969
CP 12252-1 5146
CP-12299-1 3947
CP 12521-1 4063
CP-12574 843
CP 13608 2948
CP 14185-1 4064
CP-14368-1 2273
CP-14445-16 2234
CP-15464-2 5478
CP-15467-61 12
CP 15639-2 3310
CP-15973 2167
CP-16171 2735
CP-16533-1 5611
CP-18524 2529
CP-19106-1 4434
CP-20961 6071
CP-22341 1848
CP-22665 3537
CP-24314-1 2070
CP-24877 6223
CP-25415 6392
CP-25673 3257
CP-27634 5193
CP-28720 4684
CP-33994-2 6587
CP-34089 6581
CPBU-7 1635
CPD 1699
CPIB 1245
CPIB 1923
C-Piridoxina 393-11
Cpiron 149-01
CPK 4783
CPP 5686
C-Prana 393
CPSI 6207
C.P.T. 5616
C-Quin 393
CR 121 644-01
CR 242 3739
CR/662 2797
Cracillin 3066
Cradex 1070
Crampol 2240
Cranfupan 4136
Crants 367
Cranvital 393
Crapinon 4601
Cratecil 1845
CRD-401 4883
Creatergyl 191
*Creatinolfosfat*** 218
Crebon (alte Form) 1975
Crebon „Dainippon" 494
Crein 4415
Crematalil 3256
Cremefenergan 3349
Cremesone 4746
Cremisona 5271
Cremocort 5189
Cremodiazine 1227
Cremomethazine 1902
Cremomerazine 1592
Cremonet 386
Cremo-Quin 909
Cremosuxidine 2189
Cremotalidina 3256
Cremothalidine 3256
Creoform 2792
Crepasin 5237
Cresatin (-Sulzberger) 998
Cresentyl 2427
Cresiro(l) 6143
Cresivale 601
Crésodiol 1380
Cresolum 594
Crésopirine 1233
Cresopyrin 1233
Cresossidiolo 1380
*Cresotamid** 759
o-Cresotsäure 738
Crésoxydiol 1380
Crestabolic 5549
Crestamycin 4847
Crestanil 1138
Crestar 5507
Crestomicina 5211
Crexvit D_2 5709
Crilin 4125
Crinocalcium 49-01
Crinodora 5148
Crinorén 533
Crinovaryl 3668
Crinozim 6151
Crinuryl 2172
Criogenina 610
Criptocal C 393
Criptocal D 5709
Crisan 234-02
Criseociclina 4847
Criseocil 5755-01
Criseosil 5755-01
Crisina B_6 815
Crisocilin-300 3066-04
Crisocilin G 3066
Crisonar 2971
Crisopen-Wirkstoff 5755-01
Cristalanat C 6107
Cristalanid 6107
Cristallovar 3668
Cristalomicina 3819
Critalosetas Heyden 524-01
Cristaloxine 6046
Cristapurat 6032
Cristaviron 4089
Cristerona-MB 4120
Critex 4169

C-Rivitin 393
Crobiazina 1902
Crocin 761
Crodimon 1186
Crodimyl 1185
Cromadren 1286
Cromadrenal 1286
Cromanidin 3482
Cromaril(e) 2690
Cromazim 6151
Cromedazine 3315
Cromene 4389
Cromipranol 4468
Cromo-Asma 5058-01
Cromodil 1853
Cromoglicato di Sodico 5058-01
*Cromoglicic acid*** 5058
Cromoglycic acid 5058
Cromolyn-Sodium 5058-01
Cromonaftin 1286-02
Cromonalgina 1185
Cromosil 1286
Cromostan 1286
Cromo-Sulfol 2169
Cromoxin 1286
Cronaxil 3521
Cronazol 1594
Cronetal 1467
Cronil 648
Cronodione 2689
Cronoformin 1410
Cronolone 5162
Cronosulf 1910
Crontin 263
*Cropropamid** 2360
Crossperin 4360
Crotalgin 2255
Crotamex 2255
*Crotamiton*** 2255
Crotarbital 1363
Crotepoxide 3587
*Crotetamid*** 2085
Crotethamide 2085
*Crotoniazid*** 1251
Crotonoylcarbutamid 2872
Crotoxyfos 6346
Crotoylidenisoniazid 1251
Crotulin 2872
Crotural 648
Crotylbarbitalum 1363
Crovaril 3907
Crovicina 2779-02
Croyazine 203-01
Croycort B 4704
Croycyclin 4847
Croysulfone 1843
Crozinal 1910
Crucium 3906-03
Cruex 1774-02
*Crufomat*** 2046
Cruvi B4 238
Cruvi B15 4498
Cruzon 5729
Crylène 4125
*Cryofluoran*** 19
Cryogénine 610
Cryptargol 105
Cryptocillin 3896
Cryptonol 928-02
Cryspen-400 3066
Crystacillin 3066, 3066-04
Crystal 4439
Crystallinic acid 5849
Crystallose(tten) 524-01
Crystal violet 5410
Crystamin 6143
Crystapen 3066
Crystapen V 3069
Crystar 950
Crystellin 3097
Crysticillin 3066-04
Crystimin 6143
Crystodigin 6032
Crysto-Gel 6143
Crystogen 3668
Crystoids Anthelmintic 2042
Crystoserpine 5895
Crystovibex 2040
Crysto-Vim 6143
Crystwel 6143
CS 11 4108
C.S. 23 3827
CS 61 1909
CS 300 3555
CS 307 3163
CS 310 2831
CS 350 4074
CS 359 3421
CS 370 3258
CS 380 3343
CS 1483 5284
CS/6712 4046
CSAG-144 5438
C-Sol 393
C-Span 393
CT 464 2824
CT 871 5695
CT 1341 4762-01
CTAB 4148
C-Tamin 393
C-Tard 393
C-Tonic 393
C-Total iniettabile 2518
CTR 6110 1181
C-Tran 2987
C-Tre 3181-01
C-Tron 393
Cu 101 1550
Cuantin 4950
Cubisol 490
Cuchol 348
Cuemid 4953
Culpen 3859
Culten 4453
Cuma 3838
Cumachlorum 3844
Cumafosum 2499
Cumamycinum 6125
Cumarene 3838
Cumaribys 3857
Cumarin 922
Cumefedrina 1390-02
Cumephedrine 1390-02
Cumertilin 2459-01
Cumetarolum 4506
Cumetharol 4506
Cumethoxaethanum 4506
Cumethoxan 4506
Cumid 3838
Cumopyran 4190
Cumopyrin 4190
Cumotocopherol 5717
Cupertin 3989
Cuphen 3030
Cupralene 1550
Cupralylnatrium 1550
Cuprelon 1550
Cuprenil 296
Cupriaseptol 363
Cuprimine 296
Cuprimyl 3512
*Cuprimyxin*** 5467
Cuprion 1550
Cupripen 296
Cuproxane 929-01
Cuproxane iode 919-01
Cuproxilinum 3512

Cuproxoline 3512
Curacin 6370
Curacit 2668
Curacholan 2668
Curacholin 2668
Curadetensin 5994
Curadol 3628
Curalax 5216
Curalest 2668
Curalgesina 5994
Curalysin 3237
Curam 3237
Curantyl 5361
Curare B 6009
Curaresin 1380
Curarexium methylsulfate 6118
Curaril 1380
Curarina-Miro 5994
Curarin „Asta" 5994
Curarine-Taro 5994
Curarin „HAF" 5994
Curarythan 1380
Curatin 3926
Curban 1070
Curcumin 4520
Curcumoid 4829
Curecillin 3097
Curichrome 4152
Curimon 1734
Curin(e) 5967
„*Curling*"-*Faktor* 3284
Cur-men 3671
Curocromo 4152
Curocyclin 4847
Curomycetin 1568
Curosajin 3981
Curox 203-09
Curozoladin 3906
Curral 1278
Curtacain 2909
Curvita D 15 5630
Curythan 1380
Cuscohygrine 2358
Cusipen 3097
Cusisporina 3867
Cusisporina oral 3053
Cusiter 2133
Cuskhygrin 2358
Cutarsin 775-06
Cuteazul 2804
Cutemol 160
Cuterpes 6213
Cuthéparine 5353-02
Cuthizon 1700
Cutil 2138
Cutilen 2439
Cutisan 2133
Cutisan „Lääke" 2255
Cutison 1700
Cutisterol 5752
Cutivitol 1134-01
Cutivitol forte 1151
Cutosolo 2439
C.V. 57533 3583
C.V. 58858 4171
C.V. 58903 5065
C.V. 58917 3006
Cvaterone 5042
C-Vescent 393
C-Vicotrat 393
C-vimin 393
C-Viplex 393
C-Vit 393
C-Vita 393
C-Vital 393
C-Vitam 393
C-Vite 393
C-Viton 393
C. V. K 3069-01
C. V. L. 3069-02
C-Will 393
CX 59 1961
Cy 39 2010
Cy 116 469
CY 153 A 857-01
Cy-1000 6143
*Cyacetacid*** 88
Cyacetazide 88
*Cyamemazin** 3944
Cyamepromazine 3944
Cyamid 9-01
Cyanabin 6143
Cyanamide Solution 9-01
Cyanazid(e) 88
Cyanidanol 2692
Cyanidelonon 1522 2692
Cyanidin-3-rutinosid 5579
Cyanidol 2761
Cyanizide 88
Cyanocobal 6143
*Cyanocobalamin*** 6143
*Cyanocobalamin (^{57}Co)*** 6144
*Cyanocobalamin (^{58}Co)*** 6145
*Cyanocobalamin (^{60}Co)*** 6146
Cyano-Gel 6143
Cyano-Hepavit 6143
Cyanomin 6143
Cyanothepin 4228
Cyanoton 6143
Cyanotubercidin 1884
Cyanovit 6143
Cyantin 705
Cyasorb UV 9 2430
Cyasorb UV 24 2434
Cyasorb UV 284 2437
Cyacid 88
Cybal 1964
Cybis 1846
Cycinchophène 4822
Cyclacillin 2904
Cycladiène 3582
Cyclain(e) 3164
Cyclamate calcium 474-02
*Cyclamate sodium*** 474-01
Cyclamic acid 474
Cyclamid „Oti" 567
Cyclamid (sowjet. Präp.) 2590
Cyclamide 1277
Cyclamidomycin 621
Cyclamin 2940
Cyclamycin 6034
Cyclan 474-02
Cyclandel 3438
*Cyclandelat*** 3438
Cyclan „Nichiiko; Ohta" 3438
Cyclansato 3438
*Cyclarbamat*** 4580
Cyclarin 474-01
Cyclate 2051
Cyclazeninsulfat 1139
*Cyclazocin*** 3726
*Cyclazodon*** 1841
Cycleat 3438
Cyclen forte 5252
*Cyclexanonhydrochlorid** 3202
Cyclexyrat 3041-02
Cyclibel 4847
Cyclindole 6339
Cycline-250 4847
Cyclinox 4849
Cyclipen 5755-01
*Cycliraminmaleat*** 3589
Cyclisun 4847

Cyclit 6038
Cycliton 1422
*Cyclizinhydrochlorid*** 3647
Cyclobar 3454
*Cyclobarbital*** 1964
Cyclobarbiton(e) 1964
Cyclobec 4142
Cyclobendazole 2186
*Cyclobenzaprin*** 4215
*Cyclobutoic acid*** 1455
Cyclobutonium 5937
*Cyclobutyrol**-Natrium* 1454
Cyclo-C 1039
Cyclocaine 1683, 5021
Cyclocarbamate 4580
Cyclocarbothiamine 2243
Cyclochinum 5425
Cyclocide 1091
Cyclocol 1273
Cyclocoumarol 4190
Cyclocumerol 4190
Cyclocytidin 1039
Cyclodol(um) 4449
Cyclodorm 1964
Cyclodrinum hydrochloricum 4098
Cycloestrol 3667
*Cyclofenil*** 5076
Cycloform 1683
Cyclofostan 668
Cyclogemine 4423
Cyclogen 474-01
Cyclogesin 1683
Cyclogest 4734
*Cycloguanil-embonat*** 1637
Cycloguanil pamoate 1637
Cyclogyl 3454
Cycloheptolamide 2880
Cycloheptyl-Orinase 2880
Cyclohexal 1964
Cyclohexamine 2606
Cyclohexemal 1964
Cycloheximide 2897
Cyclohexitol 460
Cyclohomoserine 188
Cycloleucin 436
Cyclolyt 3438
Cyclomandol 3438
Cyclomecain 4435
*Cyclomenol*** 2599
Cyclomethiazid 2278
*Cyclomethycain*** 5021
Cyclomycin 96
Cyclomycine 4847
Cyclonal „May & Baker“ 1965
Cyclonamine 365
Cyclonarol 1144
Cyclonium iodide 5032
Cyclopal 1897
Cyclopan 1965
Cyclopar 4847
Cyclopen „Irving“ 3454
Cyclopen „Massengill“ 1897
Cyclopent 4098
Cyclopentadrinum 1144
Cyclopental 1897
*Cyclopentamin*** 1144
Cyclopentaphène 4580
*Cyclopenthiazid*** 2278
Cyclopentobarbital 1897
Cyclopentol 3454
Cyclopentolat-hydrochlorid 3454
Cyclopentylate 3454
Cyclophenazin 5089
*Cyclophosphamid*** 668
Cyclophosphan(um) 668
Cycloplasin 1637
Cycloplex 3438
Cycloprate 6526
*Cyclopregnol*** 4758
*Cyclopropan*** 93
Cyclopyrabital 1964-02
*Cyclopyrronium-bromid*** 4454
Cycloquin 5764
Cyclorin 96
Cyclorphan 4379
Cyclosal 1434
Cyclosan 5797
Cyclosedal 1964
*Cycloserin*** 96
Cyclospasmol „Brocades“ 3438
Cyclosporin A 6659
Cycloterenol 1633
Cyclotestex 5616
*Cyclothiazid*** 2498
Cyclotolheptamide 2620
Cyclotylin 4496
*Cyclovalon*** 4829
Cyclovex 5529
Cyclovirex 5616
Cyclo-Werol 5797
Cyclo-Wolner 96
Cyclozine 3726
Cyclural 1965
Cycmin 4400
Cycnate 6038
Cycobal 6143
Cycobal-H 6142
Cycobemin 6143
Cycogel 6143
Cycolamin 6143
Cycomin 6143
Cycoplex 6143
Cycostat 2727
*Cycotiamin*** 2243
Cycotran 1138
Cycralate 3438
*Cycriminhydrochlorid*** 4094
Cycvalon 4829
Cydorm 1964
Cydril 1071-02
Cyflee 822
Cygerol 3801
*Cyheptamid*** 3013
*Cyheptropinhydrochlorid*** 5238
Cyklodorm 1964
Cyklokapron 853
Cyklonal „Leo“ 1964
Cyklonamina 365
Cyklosan 1144
Cykloserin 96
Cykobeminet 6143
Cylert 942-01
Cylotropina 451
Cylphenicol 1568
Cyl-Ré 549-03
Cyltrecin 4847
Cymarin 5830
Cymbi 3097
Cymémoxine 674
p-Cymene 1350
Cymidon 2859
Cymidon „Drogcentralen“ 567
p-Cymol 1350
CYN 5381
*Cynarin*** 5381
Cynarine-Choline 5381-02

Cynaron 295
Cynisin 4371
Cynobal 6143
Cynochrome 4152
Cynomel 2711
Cynoplon 6143
Cynoplus 2704-01
Cypabrium 2987
Cypenam 4096
*Cypenaminhydro-chlorid*** 1674
Cypentil 292
Cypernese 1309
Cypip 1481
Cyplegin 3454
Cypramycetin 1568
*Cyprazepam*** 3871
*Cyprenorphinhydro-chlorid*** 5514
Cyprodémanol 2363
*Cyprodenat*** 2363
Cyprodin 4523
Cyproeptadina 4523
*Cyproheptadin-hydrochlorid*** 4523
*Cyprolidolhydro-chlorid*** 4514
Cypromin 2506
Cyproquinate 4274
*Cyproteronacetat*** 5255
Cyproximide 1498
Cyproxyquine 4274
Cyqualon 4829
Cyral 1893
Cyredin 6143
Cyren A 3610
Cyren B 5252
Cyren S 5252
Cyrpon 1138
Cyscholin 2657
Cysmona 114-01
Cystamin 217
Cystamin 451
Cystamine „Mc Clung“ 1562
Cystanin 297
Cystaphos 62
Cysteamin 60
Cystein 114
Cysteinäthylester 297
Cysteinamin 60
Cysteinmethylester 197
Cysthion 114-01
Cystiamin 217
Cystidium 2512
Cystimeth 295
Cystin 447
Cystine „Tatsumi“ 197-01
Cystit 705
Cystoceva 2946
Cysto-Conray 1514-02
Cystogen 451
Cystogon 200
Cystografin 1513-01
Cystokon 920-01
Cystol 451-12
Cystopac 4157
Cystopyrin 1562
Cysto-SPAZ 3416
Cystural A 1562
Cystural B 2512
Cytacon 6143
Cytadren 2236
Cytamen 6143
*Cytarabin*** 1091
Cytarsan 58-03
Cytaton 6143
Cytellin 5791-01
Cytembena 1509
Cytenamide 2979
Cythioat 822
Cythion 1462
Cytidindiphospho-cholin 2657
Cytisin 1642
Cytiton 1642
Cytobex 6143
Cytobiase 4439
Cytobin 2711
Cytobion 6143
Cytochalasin B 5749
Cytocid 668
Cytoflav 3394
Cytofol 3899
Cytogran 1284
Cytolen 2704
Cytoleukon 486
Cytome 4847
Cytomel 2711
Cytomine 2711
Cytonal 3675
Cytophosphan 668
Cytosar 1091
Cytosinarabinosid 1091
Cytostasan 3127
Cytostasin 3717
Cytosteon 237
Cytoval 1509
Cytoxan 668
Cytrana 393
Cytriphos 1431-01
Cyverine 3503
Cyzine 237
CZ 74 2583

467 D_3 4331
11801 D 341
D 25 1801
D 25 Antimykoticum 1801
D 26 1793
D 32 6390
D-40 695
D-40 TA 2950
D 41 3224
D 47 3311
D-50 236
D-65 MT 3252
D 109 3164
D-138 5170
D-140 2857
D-145 6287
D 201 3101
D 206 3100
D 237-Tropon 2275
D 254 4616
D 301 5210
D 305 5819
D 348 4006
D 365 5611
D 563 3995
D 600 5696
D 706 E 4363
D. 721 3076
D 775 5116
D 860 2032
D 935 3786
D 970 2619
D 1262 4317
D 1593 1011
D 1721 1043
D 1959 3703
D 2083 5320
DA 369 6077
DA 398 1652
DA 641 3064
DA-688 5632
DA 708 25
DA 808 3074

DA 893 76
DA 914 5920
DA 992 4060
DA 1128 2299
DA 1627 3997
DA 1686 5175
DA 1773 3541
DA 2370 4203
DA 7591 77
DABI 3557
Dabical 1245-02
Dabicycline 4849
Dabromat 1138
Dabroson 4639
Dabylen 3365
*Dacarbazin*** 421
Dacartil 4322-01
Dacorène 3683
Dacorsol 5693
Dacortilen 4938
Dacortin(a) 4704
Dacortina fuerte 4949
Dacortin-H 4704
Dacortin-Kristall-suspension 5156
Dacortin (Merck-Brasilien) 4938
Dacortin (Merck-Spanien) 4639
Dacroser 2740
Dactil 4601
Dactilake 4601
*Dactinomycin*** 6141
Dactiran 4601
Dacuroni bromidum 5909
*Dacuroniumbromid*** 5909
Dacutox 2080
DADA 490
Dadds 3033
Dadex 1070
Dadibutol 1490
DADPS 1843
Daedalon 3365-03
Daefe 1992
DAES 3610
Dafalgan 6142
Daflon 5661
Daftazol 974
Dagenan 1559
Dagferol 2074
Dagrabromyl 432
Dagragynal 582
Dagralax 127, 2376
Dagrascorbin 393
Dagraseptyl 386
Dagravit A 4439
Dagravit B_1 2040
Dagravit B_2 3354
Dagravit B_6 815
Dagravit C 393
Dagravit E 5864
Dagravit-Pantotheen 1134-01
Dagutan 524-01
Daiace 297
Daibutin 494
Daicoline 2657
Daigaku super 1256
Daikell 860 2032
Daimeton 1596
Daiomin 5334
Daipin 3732-02
Dairin 1849-03
Daisaloid 5950
Daisazin 5334
Daisy powders 757
Daiterene-F 1825
Daithia 5334
DAK 63 203-07
Daktar 3522
Daktarin 3522
Daktin 242
Dalacin C 3812
Dalacin C Palmitate 5942
Dalacin C Phosphate 3813
Dalacin(e) 3812
Dal-E 5792
*Daledalintosilat*** 4016
Dalfan 330
Dalfatol 5792
Dalgol 422
Dalic 1846
Dalimycin 4849
Daljkan 3819
Dallapasmo 3459
Dalmador 4545
Dalmadorm 4545
Dalmane 4545
Dalmate 4545
Dalmicina 4521
Dalminette 761
Dalnate 3594
Daloxen 4958
Dalpan 4275
Dalpass 2987
D-Alpha-E 5907
Dal-Tocol 5907
Daltose 5907
Dalutrin 1034
Dalyde 505
Dalys 4967
Dalysep 1597
Dalzic 2637
DAM 181
Damascenin 1328
Damazor 1031
Dambose 460
Dametin 5754
Damilen 4256
Damira 1568
Damoral 1845
*Damotepin** 3293
Damoxicil 3098
D-Amp 3097
DAM-Rutin 5880
Dams 1070
Damul 56
Damycetin 2987
DAN-221 673-02
DAN-268 250-02
DAN-301 3334-01
DAN-352 6020-01
DAN-603 6528
DAN-991 4123
Danabol 4415
Danantizol 157
Danatrol 4900
*Danazol** 4900
Dancal 950
Dancavit B_1 2040
Dancavit B_6 815
Dancavit B_{12} 6143
Dancavit C 393
Dancavit D 5709
Dancon 234-01
Danedion 2689
Danephrine 1077
Daneral 3108-02
Danerol 3108-02
Danex 234-01
Danfenona 4203
Danical 5821
Danilan 5232
Danilon 5232
Danilon(e) 2689
Danipax 1333
*Danitracen*** 4216
Danium 2522
Danivac 2376
Danizol 411

Dankermicina	4521
Danocrine	4900
Danol	4900
DANT	6072
Dantafur	705
Dantamacrin	705
Danten	2717
Danthron	2376
Dantinal	2717
Dantoin(e)	2717
Dantrium	2390-01
*Dantrolen***	2390
Dantrolene Sodium	2390-01
Dantromin	942
*Dantron***	2376
Danuctène	2231
Danylen-Wirkstoff	2304
Daonil	5113
DAP	5001
Dapa	761
Dapanone	2005
Dapaz	1138
Dapirex	761
Dapocel	490
Dapoten	6143
Dapotum	5753
Dapotum D	5881
Dapotum (Tabl. + Tropfen)	4875
Daprimen	4256
D.A.P.S.	1843
*Dapson***	1843
DAPT	974
Dapta 12	974
Dapta C	393
Daptazile	974
Daptazole	974
Daquin	935
Daral	6060
Daranide	347
Darapram	1858
Daraprim	1858
Darbid	5194
Darcil	3345
Dardanin	644-01
Dardex	373
Daredan	4729
Dareets	4783
Darenthin	1760
Daricol	4400
Daricon	4400
Darifur	2245
Darilin	3583
Darkepen	3334
Darkeyfenac	1547
Darmol	4163
Darmoletten	5216
Daro	1070
Daro-Asthma-Tabl.	1390
Darocillin	3069-01
Darocillin (alte Form)	3066-04
Darodex	1070
Darolax	4163
Darolon	1111
Daropervamin	1388
Darophedrin	1390
Darosal	950
Darosec	2030
Darostrep	4785-01
Darotophan	2951
Darovermex	203-09
Darovitam B_1	2040
Darovitam B_{12}	6143
Darovitam C	393
Darovitam D_2	5709
Darstin(e)	4135
Dartal	5112
Dartalan	5112
Dartan	5112
D-arthrin	5709
Dartranol	3906-03
Darvon	4958
Darvon-N	4958-01
Darvyl	481-01
Darwiciclina	2779-02
D.A.S.	1070
Da-Sed	1425
Daserd	1380
Daserol	1380
Dasikon	2573-01
Daskil	337
Dassitox	2080
Dasvit	6143
Dasvit H	6142
D.A.T	3152
Datanil	5176
DATC	5176
D-Ate	1070
Dathroid	2704
Dat-Orion	5176
Datridin	5824
Datril „Bristol"	761
Datril „Cheminova"	724
Daturine	3416
Dat-Wander	5176
Daunoblastin(a)	5569
Daunomicina cloridrato	5569
Daunomycin-hydrochlorid	5569
*Daunorubicin-hydrochlorid**	5569
Dauran	5416
Davainex	2103
Davitamon A	4439
Davitamon B_1	2040
Davitamon B_{12}	6143
Davitamon C	393
Davitamon D	5709
Davitamon E	5864
Davitamon K	1544
Davitamon-K-oral	2757
Davitamon PP	337
Davitan	5709
Davitin	5709
Davosin	1594
Davosin-Susp.	2208
Davoxin	6033
Davrin	5266
Dav-Sigma-Lösung	6089
Davurcrom	4152
Davurin	161
Davurtrop	3415-02
Daxeron	4439
Daxid	5124
Daxipen	3098
Daxolin	3566-01
Day-Barb	1425
Dayfen	3989
Dayrena	1595
Daysed	432, 1845
*Dazadrolmaleat***	2737
Dazin	1594
Dazolin	2461
DB 32	1879
DB 87	2224
DB 96	2522
DB 136	2139
DB-2041	5218
DB-2182	5481
DB 2563	4914
DBA	3057
DBCC	6151
DB-Chrome	1286
DBD	442
DBED-Penicillin	3066-05
DBH	653

DBH-B-1 2040
DBH-B-6 815
DBH-B-12 6143
DBI 1410
DBM 441
DBMA 2796
DB-retard 1410
DBS 2374
DBSD 365
DBT 5479
DBV 494
DC 0572 820
DCA 5187
DCAI 959
D.C.(B).L. 306 4824
DCC 4142
D.C.C. 1481
DCET 3743
DCFT 778
DCh 21 3197
DCHFT 778
D-*Cicloserina* 96
D_2-Cidan 5709
D-Cillin 3097
D-Citramine 1070
DCMU 979
DCMX 723
DCNU 6219
DCPA 347
D-Crivit 5709
D-*Cycloserin* 96
DD-234 3732-02
DDAVP 6089
DDBAC 4782
o,p'-DDD 2386
DDEP 6264
D_2-Dinvos 5709
DDMP 1525
DDS 1843
DDSO 1838
d. d. s. sulphone 1843
DDT 2378
D.D.T. technique 2378
DDVP 176
DE 3936 6645
D.E.A. 4798
Deadopa 1034
Dealyd 375
Deamelin S 1635
Deamin 4650
Deandros 4090
Deaner 211-02
Deanol 211
*Deanoli aceglumas** 644-01
Deanoli acetabenzoas 211-02
Deanoli camphocarbonas 1731-03
Deanoli pantothenas 211-04
Deapasil 569
Deapon 211-02
Dea-Rutin 5573
Deason 4949
7-Deazaadenosin 1656
Deba 828
Debecylina 3066-05
Debefenium 3411-01
De BeJ 1410
Debeina 1410
Debenal 1227
Debenal M 1592
Debeone 1410
Debestran 5254
Debetrol 2703
Debicort 4949
Debinyl 1410
Debridat 4968
Debrisochinsulfat 1338
*Debrisoquinsulfat*** 1338
Debrox 14-01
Deca 4949
Decab 6151
Decabiotic 4847
Decabis 5821
Decacil 2987
Decacort 4949
Decacortin 4949
Decacuran 3237
Decadeltasona 4949
Decaderm „Frosst" 4974-01
Decaderm „Galenica-Bukarest" 5821
Decaderm „MSD" 4949
Decadin 4949
Decadonium 5944
Decadran 4949
Decadran-inyect. 4974
Decadron 4949
Decadronal 5285
Decadron-LA 5285
Decadronphosphat 4974
Decadron-TBA 5690
Decadue 6142
Deca-Durabol 5711
Deca-Durabolin 5711
Decaesadril 4949
Decalcinor 1429-01
Decalix 4949
Decalone 1774
Decalysin 5821
*Decamethonium*** 3237
Decameton 3237
Decamin(um) 5821
Decamium 3399
Decanandroline 5711
Deca-Nephrine 1077
Decanolona 5711
Decaprednil 4704
Decapryn 3399
Decaps 5709
Decardil 6065
Decaris 1587
Decaserpil 5896
Decaserpin 5896
Decaserpyl 5896
Decasone 4949
Decasone-Inj. 4974
Decaspiride 2839
Decaspray 4949
Decasterolone 4949
Decaten 950
Decazine 1481
Deccox 5344
Decentan 4621
Decentan-Depot 5682
Decerosol OT 4491
Decetazone 1283
Dechaliniumchlorid 5821
Dechocid 5341
Dechol 5341
Decholan 5341
Decholin 5341
De-Choque 5709
Decicain 2909
Decidal 3137
Decidin 2367-03
Decilderm 1774
Decilone 4949
*Decimemid*** 4126
Decimilista 277
Decitran 5630
Decitron 396-04
*Decitropinmaleat*** 5082
Declid 1774
Declinax 1338
*Decloxizindihydrochlorid*** 4688
Decme „Italmex" 5949-01
Decme „Poli" 2158
Decobilina 5341

Decoderm(e) 5260
Decofan 3724
Decofilina 2354-01
Decofillina 2354-01
Decofluor 4949
Decol 5341
Decolacid 5341
Decolene 5341-01
Decolina 5341
Decolisan 5341
Decolitono .5341
Décontractyl 1380
Decontrax 3237
Decopan 1184
*Decoquinat*** 5344
Decort 5187
Decortacete 5187
Decortancyl 4639
Decorten 5187
Decorterone 5187
Decortic 5187
Decortilen 4938
Decortilen solubile 5693
Decortin „E. Merck“ 4639
Decortin H 4704
Decortin-H-Kristall-suspension 5156
Decortin „Schieffelin“ 5187
DeCortisyl 4639
Decorton 4737
Decorton „Salfa“ 4639
Decortril 4704
Decrinor-Substanz I 3702
Decrinor-Substanz II 3395
Decrisina 5709
Decosan 5821
Decosone 5187
Decosteron 5187
Decostrate 5187
Decreten 1333
D.E.C.Sol 1481
*Dectaflur*** 3820
Dectan 4949
Dectan-Susp. 5285
Dectan-veter. 5825
Dectancil 5285
Dectancyl 5285
Dectril 1595
Decupryl 1774-03
Decyclin(e) 4847
Decyl 2970
Decylen 1774
Decylon 1774
*Deditonium-bromid*** 6002
Dedoran 4024
Dedrogyl 5631
Dédyl 490
Dee-10 1388
Dee-Co 5341
Dee Dex 10 1388
Deeosterol 5709
Deeplon 5709
Dee-ron 5709
Defatic 184-02
Defebo 5709
Defecton 5686
Defekton 5686
Defenale 4108
Defencin 3687-02
Deferamina 5709
*Deferoxaminmesilat** 5465
Defencin 3687
Defilin 4491
Defiltran 161
Definate 4491
Deflamene 5752
Deflamin 5752
Deflamon-Wirkstoff 411
Deflexol 514
Defonamid 386
*Defosfamid*** 1154
Degadil 1957
Degalol 5364-01
Deganol 4521
Degermon 2374
Degest 1077
Degmin 5466
De Graafina 5390
Degranol 1482
Degrasan 541
Degripol 2537
Dehacodin 3691
Dehidrobenzperidol 4821
Dehidrochol(in) 5341
Dehidrocolin 5341
Dehidroemetina 5754
Dehistin 3136
Dehydasal 491
Dehycin S 746-01
Dehychol 5341
Dehycon 5341
Dehydracetsäure 746
Dehydratin 161
Dehydratin-Neo 583
Dehydroacetic acid 746
Dehydroandrosteron 4090
Dehydrobenzperidol 4821
Dehydrochloramphenicol 1524
Dehydrochlormethyltestosteron 4372
Dehydrochol 5341
Dehydrocholesterolum activatum 5630
Dehydrocholin 5341
*Dehydrocholsäure*** 5341
Dehydroclothepin 3882
Dehydrocorticosteron 4702
Dehydrocortisol 4704
Dehydrocortison 4639
*Dehydroemetin*** 5754
Dehydroepiandrosteron 4090
Dehydroessigsäure 746
Dehydro-hydrocortison 4704
Dehydroimipramin 3955
Dehydroisoandrosteron 4090
Dehydromethyltestosteron 4415
Dehydromethyprylon 1397
Dehydron 2457
Dehydrorelomycin 6083
Dehydroretinol 4407
Dehydrosanol-Wirkstoff 2777
1-Dehydrotestosteron 4065
Dehystolin 5341
Deidran 583
Deidrase 991
Deidrobenzperidolo 4821
Deidrobil 5341
Deidrocolico 5341
Deidrocolina 5341
Deidrocolit 5341
Deidrocortisone 4639
Deidroepar 5341
Deidrosan 5544
Deinait 4641
Deiteron 479
Dejo 5074
Dekacort 4949
Dekacuran 3237
Dekadin 5821
Dekadonium 5944

Dekamesol 6014
Dekamethonium 3237
Dekameton 3237
Dekamin 5821
Dekanabol 5711
Dekasone 4949
Dekaton 950-04
Dekelmin 805
Deketon 100
Dekorton 5187
Dekristol 5709
Dekrysil 541
Dekstroz 461
Dekuarin 5821
Dekva 5821
Dekzofen 4958
Del 451-17
DEL 1267 2626
Delacort 4746
Delacurarine 5994
Deladiol 5182
Deladroxate 5440
Deladroxone 5746
Delagil 3736
Delagran 569
Delalutin 5618
Delamine 451-17
Delaminoph 588-03
Delanate 6097
Delanete 5612
Delapav 4223
Delatest 5547
Delatestryl 5547
Delavan 5712
Delazin 3348
Delbutan 3906
Delcaine 3382
Delcillin 3097
Delcilline 3066-04
Delclor 1568
Delco-Cortex 4639
Delco-Lax 4811
Delcort 4639
Delcort-E 4704
Delcortin 4639
Delcortol 4704
Delcus 409
Del-Drin 1070
Delegon 3336
Delestrec 5777
Delestrogen 5182
Delevil 4673
Delfacort 4646
*Delfantrin*** 2643
Delfen 5910
Delfetamine 1388
Delgacerol 1679
Delgamer 2304
Delhydro-Cortex 4704
Delica-Gel 5821
Delichol 314-04
Delilidin 3907
Delinal 4426
Delipid 1245-01
Delipoderm 5010
Delitex 348
Deliton 3567
Deliva 1923
Delix 1846
Delkacina 3819
Dellipsoids 1070
*Delmadinon-acetat*** 5101
Delmeron 4945
Delmeson 4945
Delmiton 891
Delmodone 2266-05
Delmofulvina 3284
Delmoneurina 3072
Delnav 2108
Delo-C 393
Delomycin 4521
Delpen 3069-01
Delphi 5289
Delphicort 4646
Delphicort-Kristallsuspension 5402
Delphicort (Salbe + Creme) 5289
Delprosyn 3658
Delsarosin 1490
Delsemin 5986
Delsolone 4646
Delspectine 2653
Delsterol 5630
Delta 15 5709
Deltabios 5709
Deltabutanyl 3906
Deltacillin „Deltakem“ 3097
Deltacillin „Dumex“ 3069-01
Delta-Complamine 2355
Delta-Corlin 4639
Delta-Cortef 4704
Delta-Cortelan 4639
Deltacortene 4639
Deltacortene-Beta 4937
Deltacortenolo 4704
Deltacortenolo i.m. 5156
Deltacortenolo i.v. 5423
Delta-Cortilen 5156
Delta-Cortisone 4639
Deltacortone 4639
Deltacortril 4704
Deltacortril D bzw. DA 5614
Deltacortril-Intravenös 5614
Deltacortril-Suspension 5156
Deltaderm 4704
Delta-Dome 4639
Deltadone 1291
delta E 4639
Delta-Efcorlin 5156
Delta-Ef-Cortelan 4704
delta F 4704
Deltafludrocortisone 4645
Deltafluoren(e) 4949
Deltaform 546-01
Delta-Genacort 4704
Deltaglycortril 4704
Delta-Hycortol 4704
Deltahydrocortison 4704
Delta-Larma 4704
Deltalin 5709
Deltalone 4639
Delta-Lucidril 1951
Delta-Medryson 4984
Deltamine 942
Delta-Monovit 5709
Deltan 56
Delta-ophticor 4704
Deltapen „Trimen“ 3066
Delta-Prenin 4704
Delta-Prenovis 4639
Deltar 5709
Delta-Scheroson 4639
Deltasol „Lepetit“ 5512
Deltasol „Lyka“ 5156
Deltasole 5709
Deltasolone 4704
Deltasone 4639
Deltasson 4639
Deltastab 4704
Deltastab-Injection 5156
Deltastendiolo 4639
Deltasterolo 5709
Deltathion 1448

Delta-Tiolidon 273
Deltatrione 4639
Deltavit 5709
Deltazina 1227
Deltelan 4726
Deltespamine 450
Deltidrosol 4704
Deltilen 5156
Deltin 1910
Deltisilone 4704
Deltisolon 4704
Deltison 4639
Deltisona B 4937
Deltoin 1891
Deltolasson 4704
Deltolio 5987
Deltonin 282
Deltoside 2436
Deltosona 4704
Deltra 4639
Deltrate-20 263
Deltrax 1679
Deltrina 4847
Delvex 5074
Del-VI-A 4439
Delvinal 1715
Delvomycin 6643
Delysid 4346
Delzol-W 419
DEMA 290
Dema 4847
Demalit 396-01
Demalon 4772
Demanolacéglumate 644-01
Demanylphosphat 216
Demasorb 56
Demavet 56
Demax 3336
*Demecariumbromid*** 5887
Demecastigmini bromidum 5887
Demecidin 4521
*Demeclocyclin*** 4521
Demeclor 4521
*Demecolcin*** 4611
*Demecyclin*** 4536
Demefline 4222
*Demegeston*** 4694
Demelon 5421
*Demelverinhydrochlorid*** 3362
De-Menthasin 5821
Demeplus 4521
Deme-Proter 4521
Demergin 4347-01
Demeridine 2857
Demerol 2857
Demeso 56
Demetal-Wirkstoff 126
Demetetra 4521
Demetex 6612
Demethylcefazolin 6298
Demethylchlortetracyclin 4521
Demethyldiazepam 2695
Demethyldopan 801
Demethylorphenadrin 3366
Demethyltetracyclin 4536
Demethylthiolutin 540
Demetilciclina 4521
Demetilclortetraciclina 4521
Demetilina 4521
Demetraciclina 4521
Demetraclin 4521
Demetrin 3861
Demexin 4521
Demidone 2861
Demigran(a) 5290
Democaine-Wirkstoff 2612
Democracin 4847
Demoksil 3098
Demol 1990
Demolaxin 4811
Demorphan 3724
Demosulfan 1593
Demotil 4328
Demoris 5604
Demo-Vit C 393
*Demoxepam*** 2697
*Demoxytocin*** 6062
Demsodrox 56
Demycin 1634
Demycin „Defarm" 1568
Demykon 1013
Denamone 5792
*Denatoniumbenzoat*** 4730
Denausin 4691
*Denaverinhydrochlorid*** 5324
Dencyl 3336
Dendrepar 5811
Dendrid 1017
Denegyt 4126
Denestrolin 3582
Denetone 5709
Denopterin 4562
Denosine 1346
*Denpidazon*** 4204
Dentacycline 4847
Dentition-Syr. 2613
Dentosan 2325
Denurat 3097
Denyl 2717
Deobesan 1954
Deofed 1388
Deoxycortone 4737
Deoxycortone Acetate 5187
Deoxyfrenolicin 3586
DEP 677
D.E.P.-75 2304
Depafen 4286
Depaken 868-01
Dépakène 868-01
Depakin 868-01
Dépakine 868-01
Depalone 1070-01
Depamid(e) 871
Depamine 296
Dep-Androle 4089
Deparal 5630
Deparkin 3661
Depas 569
Depasan 2927-01
Depatin 40 2917
Depcorlutin 5337
Depen 3069-01
Depersolon 5535
Depestriol 5182
Depestro 5529
Depezime 2992
Dephadren 1070
Dephloxan 394
Depicillin 3097
Depigman 2182
Depila 39-03
Depinar 6143
Depiral C 2266-01
Depirin 950
Depix 1825
Depixol 5901
Dépléil 710
Deplet 710
Depletina 533
Depo-Cer-O-cillin 2292-02
Depocid 2746
Depocillin 3066-04
Depo-Clinovir 5337

Depocolin-S 5915-01
Depocural 3066-09
Depodillar 5284
Depodiol 5182
Depodoce 6142
Depoestra 5529
Depo-Estradiol 5529
Depo-Estro-Med 5182
Depoestron 4312
Depofemin 5529
Depofollan 4976
Depogamma 6142-01
Depogen 5295-01
Depogin 5777
Depo-Kinidin 4302-04
Depolipon 3485
Depolut 5618
Depo-Medrate 5319
Depo-Medrol 5319
Depo-Medrone 5319
Depomide 1623
Depo-Moderin 5319
Depon 761
Deponitrat 453-01
Depo-Nortestonate 5539
Depopen 3066-05
Depo-Prodasone 5337
Depo-Progevera 5337
Depo-Provera 5337
Deporone 5337
Deposal 549-12
Deposiston-Östrogen 6579
Depostat 5541
Deposteron 4738
Depostomead 5616
Depostradol 5182
Deposul 1910
Deposulf 1908
Deposulfa 1910
Depo-Sulfa 1594
Déposulfal 1594
Deposuspen 3066-04
Depot Andro-
teston PP 5674
Depot-Cyren 4312
Depot-Dienol forte 3913
Depotest „Hyrex" 4089
Depot-Estiol 5182
Depo-Testosterone 5616
Depo-Testro-Med 5547
Depotestrone 5547
Depot-Favi-zwölf 6142
Depot-Östromenin 4312
Depot-Östromon 4312
Depot-Opilon 3207
Depot-Progen 5618
Depotrone 5616
Depot-Salicyl
„Fischer" 549-12
Depot-Sulfamid-K 1594
Depot-Sulfamid-M 1910
Depot-Sulfonamida 2746
Depoverin 5586
Depovernil 1594
Depovirin 5616
Depoweryna 5586
Depoxin 1910
Depoxol 1595
Deprakine 868-01
Depramin* 3955
Depramine „Adelco" 4019
Depramine „Propan" 3649
Deprancol 4958
Depran „Fidelis" 2365
Depranil 4019
Deprelin 143
Deprenalin 2254
Deprenil „Polfa" 4019
Deprenon 3389
Deprenyl 2254
Depress 4019
Depressan „Apogepha" 794
Depressin 2113
Depressin „UPSA" 3352
Depreton 793
Deprex „M & M" 4256
Deprex „Novo" 3638
Depridol 4650
Deprimin 4019
Deprinol 4019
Deprodonpropionat* 5318
Deprolen 5295
Depromic 4958
Depronal 4958
Deprostil** 4781
Depryn 3158
Depscain 3382
Depsococaine 3382
Deptadol 4650
Dep-Test 5616
Deptran 2381
Deptropincitrat** 5104
_Deptropinmetho-
bromid_ 5293
Deptropinmethojodid 5293-01
Dequadin 5821
Dequafungan 5821
Dequaliniumchlorid** 5821
Dequalonum 5821
Dequaspon 5821
Dequavagyn 5821
Dequavet 5821
Dequinol 909
Deracil 144
Deradion 5709
Der-Albine 2182
Deralin 3129
Deratol 5709
Dercos-Bain 1086
Dercusan 582
Derfon-Wirkstoff 2304
Derganil 1281
Derganil Guanidina 631
Derganil Tiazolo 1254
Dergosten 5709
Dergosterin 5709
Dergramin 5285
Dericycline 4847
Derifillina 588-05
Deripen 5001
Deripen „Schering" 3097-01
Deriphyllin 588-05
Derivon-Depot 1396-01
Derizene 1077
Derma-Blanch 359
Dermacaine 4432
Derm-A-Caps 4439
Dermacid „Kaken" 3361
Dermacid „Spofa" 526
Dermacort „Ika-
pharm" 5752
Dermacort „Parke,
Davis" 5189
Dermacort „PSN" 5271
Dermacort „Rowell" 4746
Dermacortin F 5189
Dermacrin 6044
Dermadex „Alconox" 2116
Dermadex „Zambeletti" 5607
Dermadram 3354
Derma-Europuran 5821-01
Dermaform 909
Dermafur 972
Dermagan 3598
Dermairol 4411
Derma-Isom 5271
Dermalar 5271
Dermaline 2392
Dermalog simple 5304

Dermamide 386
Dermanatal 4148
Dermaplus 5271
Dermaquifa 5289
Dermaren 5115
Dermasorb 56
Dermatin 5271
Dermatol 553-02
Dermaton 1888
Dermax 1381
Dermax „Pharma-sint“ 4949
Dermazellon 63-02
Dermetrix 2431
Dermialgida-liquido 56
Dermil 5271
Dermisone-Beclo 5677
Dermistina 3365
Dermizol 5736
Dermo-6 815
Dermobeta 5271
Dermochinona 2182
Dermocid 5115
Dermo-Cortison 5189
Dermodrin 3365
Dermofongin „A“ 914
Dermofongin „B“ 4778
Dermoformo 5677
Dermofungine „A“ 914
Dermofungine „B“ 4778
Dermofural 354
Dermogallol 553-02
Dermohex 2116
Dermo-Hidrol 4948
Dermojuventus 4411
Dermolen 4746
Dermolin 5271
Dermomagis 5271
Dermonistat 3522
Dermo-Nydol 5156
Dermosan 4439
Dermoseptazine 1559
Dermosir 815
Dermorat(e) 5411
Dermoval 5608
Dermox 1806
Dermoxin 3864
Dermoxin „Glaxo“ 5411
Dermucid 786
Derobin 2392
Derol 5713
Deronil 4949
Derrin 5069
Dersone 4949
Dertil 1791
DES 3610
Desabam 1138
Désacé 6097
Desacetoxycephaloglycin 3053
Desacetyldigilanid C 6097
Desacetyllanatosid C 6097
Desaci 6097
Desacil 6097
Desacort 4949
Desacort-Beta 4950
Desacortone 4949
Desadrene 4949
Désaglybuzole 1941
Desa-Hist 3078-01
Desalark 4949
Desalark (collirio + pomata) 4974-01
Desametasone 4949
Desameton 4949, 5285
Desamide 605
Desamine 1388
Desamine „Douglas“ 1070
Desamin-Kreidl 582
Desaminooxytocin 6062
Desamon 5628
Desamycin 4847
Desanca 1388
Desapressinum 6089
Desarex 1070
*Desaspidin*** 5280
Desatrate 263
Desaval 5607
Deschlorbiomycin 4847
Deschloroaureomycin 4847
Descillin 3066
*Descinolon*** 4644
Descinolonacetonid 5283
Desclidium 4303
Descocin 1926
Descongestionante nasal „Fortuny“ 2461
Descornaq 5187
Descorterone 5187
Descotone 5187
Descresept (Dragées, Lösung) 3241-01
Desdanin(e) 621
Desdemin 1825
Desderman 507
Deselazine 731
Déselmine 5074
Desene 1774-02
Desenex 1774
Desenovis 3583
Desenovister 3583
Desensibil 3900
Desentol 3365
Desephrine 1388
Desepin 1388
Desept 5049
Deseptyl 386
Deseril 4678
Deserila 4678
Désernil 4678
Deserol 3335
Deseronil 5285
De-Serpa 5895
*Deserpidin*** 5875
Deserpine 5895
Deserril 4678
Desfamin 891
Desfax 1443
Desferal 5465
Desferan 5465
Desferex 5465
Desferin 5465
Desferrioxaminmethansulfonat 5465
Desfluorotriamcinolonacetonid 5320
Desglucolanatosid C 6065
Desglucotransvaalin 5824
Desinflam 1547
Desintan 348
Desintoxicante „19“ 351
*Desipramindibudinat*** 3649-01
*Desipraminhydrochlorid*** 3649
Desitriptyline 3924
Deslanocide 6097
*Deslanosid*** 6097
Deslanoside (C) 6097
Deslanosin 6097
Desma 3610
Desmaclor 1172
Desmethoxyreserpin 5875
Desmethylamitriptylin 3924
Desmethylcodein 3324
Desmethylemetin 5684
Desmethylimipraminhydrochlorid 3649

Desmethylloxapin 3275
Desmethylmethadon 4322
Desmethylmethallibure 454
*Desmethylmoramid*** 5272
Desmethylmorphin 3047
Desmofosfamide 1154
Desmoidpillen „Pohl" 3093
Desmophosphamidum 1154
*Desmopressin*** 6089
Desobesi 1957
Desoblit 4123
Desocin 5463
Desocort 5187
Desodex 1388
Des-O-E 1388
Desogene 5048
Desogen-fest 5463
Desogen-flüssig 5048
Desoine 5533
Desolonpropionat 5318
Désomédine 4364-01
Desomorfina 3371
*Desomorphin*** 3371
Desone 4974-01
*Desonid*** 5320
Desopimon 1352
Desossicortico-sterone 4737
Des-oxa-D 1388
Desoxedrine 1388
Desoxicortoni acetas 5187
Desoxicortonum 4737
*Desoximetason*** 4948
Desoximicina 4789
Desoxin 1388
Desoxo-5 1388
Desoxyadrenalin 1079
Desoxyalizarin 2393
Desoxycholsäure 5364
11-Desoxycorticosteron 4737
Desoxycorticosteron-acetat 5187
Desoxycorticosteronpivalat 5540
Desoxycorticosteron(um) 4737
*Desoxycorton*** 4737
Desoxycortonacetat 5187
Desoxyacorton-glucosid 5621
Desoxycortonönanthat 5707
Desoxycortontrimethyl-acetat 5540
Desocycortonum-Polfa 5187
Desoxydihydrostrepto-mycin 4789
Desoxyephedrin 1388
Desoxyepinephrin 1079
12-Desoxyerythromycin 5989
Desoxyestrone 3666
Desoxyfed 1388
Desoxymethason 4948
Desoxymycin 4789
Desoxyn(e) 1388
Desoxynorephedrin 1069
Desoxyöstron 3666
2-Desoxyphenobarbital 1893
Desoxyphenobarbi-tone 1893
Desoxytriamcinolon-acetonid 5283
DESP 2839
Despacilina 3066-04
Despasmin 4670
Despasmol 1138
Despasulf 1594
Despasulf-Susp. 2208
Despavir 5547
Desphen 1568
Desquam-X 2395
Dessicain 2909
Desson 751
Destafrina 1077
Destamin 277
Destendo 4335
Destens 1333
Destérol 5709
Destim 1388
Destomycin A 4487
Destonate 20 4487
Destral 3079-01
Destriol 3714
Destrol 3610
Destrometorfano 3724
Destromoramide 5416
Destrone 3668
Destrorphanolum 3409
Destruverm 2042
Destrydon 5609
Desulfon 1594
Desuric 3242
Desurin 6089
Desyn 5709
d-Desyne 1388
Desynon 5630
Desyphed 1388
DETA 1990
*Detajmiumbitartrat*** 6614
Detal 541
Detalup 5709
Detamid 4679
Detamide 1990
Detamidione 5429
Detamine 5709
*Detanosal** 2312
Detaril 3619
Detason 4974-01
DETF 187
Deterapion 5709
*Deterenolhydro-chlorid*** 1744
De-Tetralonga 4521
Dethamedin 4949
Dethamid 4679
Dethylandiamine 2574
Dethyron 2703
Dethyrona 2703
Deticene 421
Detigon 3336
Detin 5709
Detin D_3 5630
Detiroxil 2703
DETMS 5893
Detonal 2030
De-Tone 6032
Detonyl 496
Detoxan 1448
Detoxargin 483-01
Detoxasi 2917
Detracetten 5709
Detracin 4521
Detraine 4331
Detra-Vis 4521
Detreomycyna 1568
Detreomycine 1568
Detreopal 5624
Detrex 1388
Detricin 4521
Detrimoniumbromid 3507-01
Detrivan 775
*Detrothyronin*** 2710
Detrovel 3176
Detrulisin 4422
Dettol 751
Deturgylone 4726-01
Deturid 1644
Detusan 2571
Detusso 4836
Detyroxin 2703
Deumacard 419

Deuslon-A 3714
Devaginol 775-01
Devaleksin 3053
Devaricin 3228
Devegan 775-01
Develar 3614
Develin retard 4958
Devermin 2121
Devian 214
Devicoran 428
Devidon 5709
Devilan 386-05
Devincan 4632
Devirin 5616
Devisterine 5709
Devit 1000 6143
Devitan 5709
De-Vite 5709
Deviteno 5709
Devitil 5709
Devitmarr 5709
Devitol 5709
Devitol „Orion" 5630
Devocin 4636
Devomit 30-02
Devonea 322
Devoran 348
Devrom 553-02
Devryl 3614
Dexa-Aldon 4949
Dexa-Amisolone 5738
Dexabine 4675
Dexacaine 2877
Dexacaps 1070
Dexacilina 3137
Dexacillin(e) 3137
Dexacon 4949
Dexacort 5285
Dexacort „Adelco" 4949
Dexacort „Ikapharm" (Tabl.) 4949
Dexacort „Ikapharm" (inj. + ointm.) 4974-01
Dexacortal 4949
Dexa-Cortancyl 5285
Dexacorten 4949
Dexa-Cortidelt 5285
Dexacortin 4949
Dexacortin-Injektionslösung 5738
Dexa-Cortisyl 5285
Dexa-Dabrosan 4949
Dexadeltona 5285
Dexadreson 4974-01
Dexadrol 4949
Dexafar 4974
Dexafarma 4949
Dexagro 4974-01
Dexa-Korti 4949
Dexalavis 4974-01
Dexa-Life 4949
Dexaline 1070
Dexalme 1070
Dexalocal 4949
Dexalona 4949
Dexalone 1070
Dexa-Mamellet 4949
Dexambutol 1490
Dexamecortin 4949
Dexamed „Medice" 4949
Dexamed „Medo" 1070
Dexamed-Monoampulle 4974-01
Dexameson 4949
Dexametaluy 4949
Dexametan 4949
Dexametason 4949
Dexameth 4949
Dexamethadrone 4949
*Dexamethason*** 4949
Dexamethasonacetat 5285
Dexamethasondiethylaminoacetat 5694
Dexamethasonisonicotinat 5658
Dexamethason-m-sulfobenzoat-Natrium 5738
Dexamethasonnatriumsulfat 4951
Dexamethasonphosphat 4974
Dexamethasonpivalat 5606
Dexamethasonsuccinat 5512
Dexamethason-tert.-butylacetat 5690
Dexamethasontrimethylacetat 5606
Dexamethason-21-(3,6,9-trioxaundecanoat) 5825
Dexamethasonvalerat 5607
Dexamethazon 4949
Dexametona 5285
Dexametriol 4949
Dexamin(e) 1070
*Dexamisolhydrochlorid*** 1586
Dexa-Morgens 4949
Dexamphate 1070
*Dexamphetamin** 1070
Dexamphoid 1070
Dexamyl 1070
Dexan 4949
Dexanfetan 1070
Dexanil 4949
Dexanteric 4949
Dexantil 4949
Dexaphamine 1070
Dexaphet 1070
Dexaplon 4949
Dexapolcort 4949
Dexapot 4949
Dexapred 4949
Dexaquart 5658
Dexa-Rhinosan 4949
Dexasan 4949
Dexa-Scheroson 4949
Dexa-Scheroson-Ampullen 4951
Dexa-Sequels 1070
Dexasine 4949
Dexasol 4949
Dexasolut 5738-01
Dexason(e) 4949
Dexaspan 1070
Dexaval 5607
Dexawin 1927
Dexa-Wolner 4949
Dexazone 4949
Dexbenzetimid 5093
*Dexbrompheniraminmaleat*** 3077
*Dexchlorpheniramin*** 3079
Dex-Cillin 3137
*Dexclamolhydrochlorid*** 5263
Dexcyanidol 2761
Dexedrin(e) 1070
Dexellets 1070
*Dexetimid*** 5093
Dexfenmetrazin 1679
Dexfetamine 1070
Dexilin 1846
*Deximafen*** 1619
Dexime 1070
Dexinolon-Salbe 4949
Dexinoral 4949

Dexipas 373-01
Dexium 365-01
*Dexivacain*** 2877
Dexject 4974-01
Dex-M 1070
Dexmethsone 4949
Dexnorgestrel 4697
Dexnorgestrel acetime 5170
Dex-OB 1070
Dexoclin 5738
Dexon 29
Dexona 4974
Dexone 4949
Dexone-C 1070
Dexophrine 1388
Dexostan 1070
Dexosyn 1388
Dexotropin 5106
Dexoval 1388
*Dexoxadrol*** 4261
*Dexpanthenol*** 1151
Dexpro 1070
*Dexpropranololhydro-chlorid*** 3130
*Dexproxibuten*** 4899
Dexsone 4974-01
Dexstim 1388
Dex-Sule 1070
Dextahist 3423
Dextamina A 4439
Dextamina B_1 2040
Dextamina B_6 815
Dextamina C 393
Dextelan 4949
Dexten 1070-04
Dextenal 1070
Dexteramine 1070
Dextero 1070
*Dextilidin*** 3413
Dextocoferyl 5907
Dextrabbott 461
Dextranil-D 461
Dextro-10(-15) 1070
Dextroamphet-amin(e) 1070
Dextrocaine 3382
Dextrocaps 1070
Dextrochlorpheni-ramine 3079
Dextrodiphenopyrine 5416
Dextro-Dromoran 3409
Dextro-Energen 461
*Dextrofemin** 3679
Dextroid 2703
Dextrolen 1070
Dextro-med 461
*Dextromethorphan** 3724
Dextromine 1070
*Dextromoramid** 5416
Dextromycetin 1568
Dextro-Obicaps 1070
Dextro-Profetamine 1070-01
Dextropropoxipheni chloridum 4958
*Dextropropoxyphenhydro-chlorid** 4958
*Dextropropoxyphen-napsilat** 4958-01
Dextropur 461
*Dextrorphan** 3409
Dextrose 461
Dextrosets 461
Dextrosi-1-phosphas 477
Dextrosol 461
Dextrosport 461
Dextrosule 1070
Dextrosulfendiol 1926
Dextrosulphenidol 1926
Dextrothyronine 2710
*Dextrothyroxin-Natrium*** 2703
Dextroton 461
Dextro-Unicelles 1070
Dextroxin 2703
Dexules 1070
Dezibarbitur 1845
*Dezocinhydrobromid*** 6421
Dezone 4974-01
DF 118 3691
DF-307 56
DFA 6173
DFD 2422
DFDDS 2422
D-Feda 1392
DFF 478
DFOM 5465
D-forte 5709
DFP 478
DFV 6612
D_2-Galup 5709
D_2-Geve 5709
D_1H 1367
DH 245 4437
DH-524 1215
DH-581 5859
DH 990 6522
DHA 746, 4090
DHA-245 974
DHAS 2548-01
DH-codeine 3691
DHDS 1904
DHE 5754
DHE 45 5893
DHEA 4090
D.H.O. 180 5854
DHPP 229
DHT-Aerosol 1371
Diabamide 1309
Diabaryl 1309
Diabechlor 1309
Diabecid-I 1754
Diabecid-R 2032
Diabecron 214
Diabefagos 214
Diabeluy 1309
Diaben 2032
Diabenal 1309
Diabenex 1410
Diabenide 1410
Diabenyl 3365
Diaberit 214
Diabesan 2032
Diabesulf 1754
Diabesulin 2032
Diabeta 5113
Diabetal „A · L" 1309
Diabetal „Ison" 1410
Diabetamid 2032
Diabetaps 1309
Diabetasi 1309
Diabetes-Wiedemann 1754
Diabetex 1309
Diabetin 463
Diabetin „Diasan" 1754
Diabetin „Hokuriku; Star" 1410
Diabetin T 2032
Diabetol 2032
Diabeton 1754
Diabeton metilato 2032
Diabeton(-S)-Wirkstoff 570
Diabetoplex 1754
Diabetoral 1754
Diabetoral „Boehringer-Mannheim" 1309
Diabetosan 214
Diabetose 2032
Diabetose B 214

Diabet-Pagés 1309
Diabewas 2620
Diabex „Dambergis" 1754
Diabex „Difrex" 214
Diabex „Hofmann; Mepha" 1410
Diabexan 1309
Diabex-T 2032
Diabexyl 214
Diabezid I 1754
Diabezid R 2032
Diabikyn 1309
Diabil 2590
Diabines 1309
Diabinese 1309
Diabis 1410
Diabitone 1309
Diabogen 1410
Diaboral 1754
Diaboral „Erba bzw. Ucepha" 2590
Diab-Oral „Hofmann" 1410
Diabrin 494
Diabutan 1745
Diabuton 2032
Diabutos 2620
Diac 2389
Diacalm 1262
Diacalmin 2032
Diacarb 161
Diacepan 2970
Diacephin 4555
Diacesal 2396
Diacesalyl 1542
*Diacetamat*** 1250
Diacetazol 161
Diacetazotol 3598
Diacéthiamine 3152
Diacetol 1541
Diacetophthalein 5214
Diacetotoluide 3598
Diacetoxyscirpenol 4070
Diacétural 926
Diacetylamino-azotoluol 3598
Diacetylcholin 2668
Diacetylcorynanthin 5399
Diacetyldapsone 3033
Diacetyldiaphenyl-sulphone 3033
Diacetyldihydro-morphin 4613
Diacetyldiphenolisatin 5216
Diacetylmorphin 4555
Diacetylnalorphin 5084
Diacetylthiamin 3152
Diaciclin 3097
Diacid 653
Di-Acipen V 3069
Diacipen-VK 3069-01
Diacodon 4270
Dia-Colon 2094
Diacort 4746
Diacrid 2489
Diacromone 1185
Diacta 631
Di-actol 5709
Diacycline 4847
Diad 5709
Di-Ademil 726
Diadilan 2689
Diadol 1278
Diadone 4650
Diadonium 5888
Di-Adreson 4639
Di-Adreson-F 4704
Di-Adreson-F aquosum 5423
Diadril 5385
Diäthazin 3661
Diaethiphenum 5835
Diäthoxin 2894
Diaethylaminoaethoxy-diphenylmethanum hydrochloricum 4044
Diäthylbarbital 828
Diäthylcarbamazin 1481
Diäthylglycylphenothia-zinhydrochlorid 3606
Diaethylnicotinamidum 1360
Diaethylpropionum 2304
Diäthylstilböstrol 3610
Diäthylstilböstrol-dibenzoat 5867
Diäthylstilböstrol-dilaurat 6045
Diäthylstilböstrol-dimethyläther 4312
Diäthylstilböstroldi-palmitat 6114
Diäthylstilböstroldi-propionat 5252
Diäthylstilböstroldi-sulfat 3612
Dieathylstilboestroli phosphas 3675
Diäthylstilböstrolmono-methyläther 3976
Diäthylsulfonal 1158
Diaethylthiambutenum 3135
Diaethyltoluamidum 1990
Diafanal 1278
Diafen 3989
Diafon 2987-01
Diafor 950-09
Diaforil 950
Diaformin 1410
Diafurone 717
Diagbigon 1309
Diagen 1278
Diaginol 920-01
Diagnex Blue 2452
Diagnogreen 6057
Diagnorénol 13
Diakarmon 484
Dial 1278
Dial-a-gesic 761
Dialane 1309
Dialentin 1309
Dialferin 6072
Dialgin 1085
Dialicor 4661
Dialidene 717
Dialloferin 6072
Diallylbarbital 1278
Diallymal 1278
Diallynal 1278
Dialoxin 6033
Dialum 1278
Diamantgrün B 5091
Diamantgrün G 5592
Diamarin 3365-03
Diamax 386
Diamazo 3598
Diamazol 2512
Diambutol 1490
Diamel-Ex 1309
Diameth 295
Diamethine 6009
*Diamfenetid*** 4308
Diamicron 2871
Diamide 1309
Diamide 452
„Diamidin" 2510
Diamidine 4036-01
Diamidryl 3423
Diamifan 4020
Diamifen 4284
Diaminblau 3 B 5911

Diamind 4107
Diamine Sky Blue FF 5912
Diamin „Grossmann“ 2266
Diaminide 3423
Diaminoazobenzol-sulfonamidum 1883
Diaminocillina 3066-05
Diaminon 4650
Diaminopyritamin 1858
Diaminpenicillin 3066-05
Diamiphene 4284
*Diamocaindicyclamat*** 5448
Diameobin 913
Diamonal 2673
Diamorphin(e) 4555
Diamox 161
Diamphenethide 4308
*Diampromid*** 4687
Diampron 2790
Diamthazol 2901
Diamycéline 2724
Diamyl 1309
Dian 5334
Dianabol 4415
Diancina 4969
Diandrin 4460
Diandron 4090
Dianicotyl 373
Dianilblau 5911
Dianisylhexen 4312
Dianoguanil 214
Dianol 211-02
Dianone 4650
Dianor 4367
Dianthonum 2376
Diantil 1549
Diapam 2970
Diapamide 1011
Diaparenchlorid 5712
Diapax 2987
Diapen 3066-05
Diapentil 3334
Diaperidol 4821
Diaperos 1722
Diaphen 4284
Diaphen „Inga“ 3365
Diaphene 2119
Diaphenyl 2512
Diaphenylsulfon 1843
Diaphorm 4555
Diaphyllin 588-03
Diapid 6092
Diapromin 5044
Di-Ap-Trol 1992
Diaquone 2376
*Diarbaron*** 3112
Diarétyl 1203-01
Di-Argiceto 483-04
Diarlidan 1811
Diarol 3256
Diarrochin 3256-02
Diarroform 909
Diarrol 1834
Diarsed 5806-01
Diarsen 18
Diarsenol 1836
Diasajin 5334
Diasan 1283
Diasatin 5216
Diascleril 2475
Diaseptol 6002
Diasolin 3905
Diason(e) 2510
Diaspasmyl 4306
Diaspirin 3530
Diastatin 6098-01
Diaste-M 4751
Diaster 5874
Diastyl 3610
Diasulfa 1910
Diasulfon 2032
Diasulfozyl 1227
Diasulfyl 1910
Diasulin 2032
Dia-Tablinen 1754
Diathesin 595
*Diathymosulfon*** 5871
Diatox 5871
Di-Atox Argentique 5871-01
Diatracin 6162
Diatrast 523
Diatrex 2266
Diatrinate 3365-03
Diatrin(e) 2842
Diatrizoate 1513-01
Diatrizoic acid 1513
Diatron „Kobayashi“ 367
Diatron „Omikron-Gagliardi“ 1309
Diatussil 3336
Diavenese 1309
*Diaveridin*** 2242
Diaxogal 161
Diazasterolhydrochlorid 5461
Diazebrum 2987-01
Diazefonato 2987-01
Diazelong 2970
Diazep 2987
*Diazepam*** 2970
Diazephonate 2987-01
Diazepina 2987
Diazept 717
Diazetard 2970
Diazid 373
Diazil „Cilag“ 1902
Diazil (sowj. Präp.) 4335
Diazinamid 236
Diazinamida 1903
„Diazine“ 1227
Diazinol 1902
Diazinol „Washington“ 1910
Diazinon 2080
Di-Azo 1562
Diazobleu 5912
Diazol 1902
Diazolina 1370
Diazolin(um) 3905
Diazolone 1227
Di-azo-mul 1227
Diazomycin A 818
Diazon(e) 2510
*Diazoxid*** 707
Diazyl 1902
Diazyl „Abbott“ 1227
Di-Bal-Rone 2270
Dibasin 3333
DIBASK 2127
Dibatod 3572
Dibazol(um) 2417
Dibefanil 1754
Dibein 1410
*Dibekacin*** 3823
*Dibemethin*** 2796
Dibenamide 3057
Dibenamin(e) 3057
Dibencil 3066-05
Dibencilina 3643
Dibencillin 3066-05
Dibencozan 6151
Dibencozide 6151
Dibendrin 3365
Dibenthiamine 5479
Dibenyline 3643
Dibenzcozamide 6151
*Dibenzepinhydro-chlorid*** 3638
Dibenzheptropincitrat 5104
Dibenzoxin 3960
Dibenzoylthiamin 5479

Dibenzthion 3311
Dibenzylin(e) 3643
Dibenzyran 3643
Diberal 2069
Dibestil Caplets 5252
Dibestranol 5252
Dibeton 1410
Dibeton S 494
Dibetos 2032
Dibilan 3969
Dibiomycin 4831-01
Dibiovit 5709
Dibiosal-Wirkstoff 6020
Dibiquin 908
Dibiraf 1410
Dibistin 3330
Dibondrin 3365
Dibophen 1410
Dibotin 1410
Dibovin 2378
Dibozan 4881
Dibredemina 3097-01
Dibrolax 3541
Dibroluur 432
Dibromcholesterin 5633
Dibromin 133
Dibromodulcitol 442
Dibromol 325
Dibromopropamidine 3297
Dibromoquin 908
Dibromotirina 953
Di-Bromo-Tyrosine 953
*Dibrompropamidin*** 3297
*Dibromsalan** 2127
Dibromsalicil 2374
Dibromsalicylamid 512
Dibromtyrosin 953
Dibroquin 908
Dibrosal 2374
Dibrosil 2374
Dibucain(e) 4432
Dibulinesulfat 2941
Dibunate Sodium 3716-01
*Dibuprol*** 1785
*Dibupyron** 3185
*Dibudasolcitrat*** 3467
Dibutadiamin 894
Dibutamide 3486
Dibutil 4033
Dibutolinsulfat 2941
Dibutone 3906
Dibutylimolaminhydrochlorid 3780
DIC 421
Dicain(um) 2909
Dicaptol 126
Dicarbamin 1481
*Dicarbindihydrochlorid*** 2286
Dicarbul 1754
*Dicarfenhydrochlorid*** 4025
Dicarnitin 2669
Dicarvocrotonide 4851
Dicarzen 1481
Dicel 1957
Dicellon 2032
Diceplon 4841
Dicertan 4223-08
Dicestal 2138
Dicetamin 3743
Dicetel 5551
Dicethiaminhydrochlorid 3743
Dichascum 2131
Dichask 2131
Dichinalex 3736
Dichlofenthion 6229
Dichloralantipyrin 1575-08
Dichloralfenazon 1575-08
Dichloralphenazone 1575-08
Dichloramin T 562
Dichloran 4778
Dichlorbenzalkoniumchlorid 4778
Dichlordihydroxydiphenylsulfid 1801
Dichloren 290
Dichlorisonacetat 5115
Dichlorisoprenalin 1671
Dichlorisoproterenol 1671
*Dichlorison*** 4624
Dichlorman 176
Dichlormethazanon 1548
*Dichlormezanon*** 1548
Dichloroarsine 341
Dichlorobenzododeciniumchlorid 4778
Dichloromapharsen 341
*Dichlorophen*** 2138
*Dichlorophenarsinhydrochlorid*** 341
Dichlorosal 583
*Dichloroxylenol*** 723
Dichlorphenamid 347
Dichlorphenarsini chloridum 341
Dichlorpromazin 3303
Dichlor-Stapenor 3863
*Dichlorvos*** 176
Dichlorxylenolum 723
Dichlothiazid 583
Dichlotiazid 583
Dichlotride 583
Dichlozid 583
Dicholinsuberatdijodid 3830
Dichropas 373-01
Dichs S 782
Dichysterol 5715
Dichystrolum 5715
Dician 143
Dicical-D 465
Diciclomina 4142
Dicicyclin 4847
Dici-Gotas 4142
Dicilina 3066-05
Dicillin 3097
Dicinone 365
Dicitron 1481
Di-Citrone 396-04
Dickinin-Junior 1910
Diclasone 5115
Diclex 3863
Diclo' 3863
Diclocil(a) 3863
Diclocilina 3863
Diclocillin 3863
*Diclofenac-Natrium*** 2404
*Diclofenamid*** 347
Diclofurazol 2405
Diclomax 3863
*Diclometid*** 2580
Diclomin 4142
Diclonina 3757
Dicloniumbromid 6357
*Diclonixin*** 1800
Diclophen 3863
Dicloral 583
*Dicloralurea*** 243
Diclorfenamide 347
Diclorisona 5115
Dicloro-Stapenor 3863
Diclorpenol 279
Diclosil 3863
Diclotride 583
*Dicloxacillin-Natrium*** 3863
Dicloxapen 3863
Dicloxin 3863

Dicloxypen 3863
Dico 3691
Dicodal 3628
Dicodethal 3628
Dicodid 3628
Dicodinon 3628
Dicodrine 3628
Dicoferin 1811
Dicolan 5341
Dicolin 3235
Dicoline 2662
*Dicoliniumjodid*** 3235
Dicoliol 5341
Diconon 3628
Dicopal 4286
Dicophanum 2378
Dicorantil 4725
Dicorantyl 5399
Dicortol 4704
Dicorvin 3610
Dicoryllin 1373
Dicorynan 4725
Dicosed 3628
Dicoumal 3838
Dicoumarin 3838
*Dicoumarol*** 3838
Dicoumoxyl 4506
Dicroden 5472
Dicromycine 4790
Dictifug 88
Dictiocid 1481
Dictycide 88
Dicumacyl 4798
Dicumal 828
Dicuman 3838
Dicumarin 3838
Dicumarol 3838
Dicumaryl 4798
Dicumol 3838
Dicumoxan 4506
Dicuprene 3512
Dicurin-Procain 2824
Dicurone 395
Dicusat 3857
Dicyclominhydrochlorid 4142
*Dicycloverinhydro-chlorid*** 4142
Dicycol 4142
Dicynene 365
Dicynone 365
Dicystein 447
Didakène 21
Didakol 1
Didandin 5057
Didan-TDC-250 2717
Didesoxykanamycin B 3823
Didion 5057
Didione 641
Diditryl 2378
Didoc 161
Didoocol 5341
Didral 583
Didrate 3691
Didrex 3363
Didrocolo 5341
Didrofillina 1373
Di-Drol 5709
Didromicin 4790
Didromycin(e) 4790
Didromycine Pantothénique 4790-03
Didropantine 4790-03
Didropyridinum 1080
D_2-Idrosol 5709
Didrothenat 4790-03
*Didrovaltrat*** 5017
Didrowas 583
Didrox 913
Didroxan 2138
Didue 5709
Didymlävulinat 267-02
Diedi 490
Dieltamid 1990
Diemal 828
*Dienestrol*** 3582
Dienöstrol 3582
Dienöstroldiacetat 4827
Dienöstroldimethyläther 4247
Dienöstrolmono-methyläther 3913
Dienol 3582
Dienpax 2970
Diepin 3008
Diepropon 2304
Diergin 5709
Diergotan 5893
Diertina 5949-01
Diertine 5949-01
Diesse 1834
Diestren 2987
Diestreptopab 4790
Di-Estrone 3582
Diestryl 3610
Dietadiona 841
Dietamine 1069
Diétamiphylline 2354
Diétamiphylline iodomethylate 2656
Diétamiverine 4110
Dietec 2304
Dietelmin 203-09
*Diethadion*** 841
Diethamphenazole 3908
*Diethazinhydro-chlorid** 3661
Diethibutin 3135
Diethoxin 2894
Diethriton 4572
*Diethylcarbamazin*** 1481
Diethylex 3610
Diethylpropion 2304
Diethylsalicylamidum 1681
*Diethylstilbestrol*** 3610
Diethylstilbestrol dipropionate 5252
*Diethylthiambuten*** 3135
Diethyltoluamide 1990
Diethyphen 5835
Diethyxime 6309
*Dietifencitrat*** 4662
Dietiksim 6309
Dietil 474-02
Dietilan 6186-01
Dietil-retard 2304
Dietilstilbestrol(o) 3610
Dietiltiambutene 3135
Dietiltienbuteno 3135
Dietor 1991
Dietrol 1992
Dietroxin 841
Diettes 1026
Dieuremid 1825
Diexanthogène 424
Di-Exuril 583
Difacil 4330
Difamizol 4243
Difarsan 4798
Difasine 3606
Dif-Azidrin 373
*Difebarbamat*** 5704
Difedryl 3365
*Difemerinhydro-chlorid*** 4336
Difemin-Amp. 5390
Difenadion 5057
Difenamida 347
*Difenamizol*** 4243
Difenan 2443

*Difencloxazin*** 3949
Difencol 2475
Difenexil 2138
Difenhydramin 3365
*Difenidol** 4653
Difenin 2717
Difenossilato cloridrato 5806
Difenoxilic acid 5651
*Difenoximid-hydrochlorid*** 5869
*Difenoxin*** 5651
Difenpir 3989
Difentan 2138
Diferidin 4549
Diferol 5709
Dif-Estrepto Dh 4790
Dif-Estrepto-E 4785-01
*Difetarson*** 2527
*Difeterolhydro-chlorid*** 5393
Difetoin 2717
Difexan 5057
Difezil 4012
Difhydan „Leo" 2717
Difilina „Esti" 5709
Difilina „Liade" 1373
Difillina 1373
Diflor 3863
*Diflorason*** 4923
*Diflorason-diacetat*** 5502
*Difluanazin*** 5664
Difluanine 5664
*Diflucortolon*** 4921
Diflucortolonpivalat 5601
Diflucortolonvalerianat 6612
Diflumedil 726
*Diflumidone sodium*** 2406
*Diflumidon-Natrium*** 2406
*Diflunisal*** 6290
Difluocin 5271
Difluorophate 478
*Difluprednat*** 5591
Diflupyl 478
Diflurex 2122
Difmecil 2779-02
Difociclina 4847-01
Di-folliculine 5097
Difollisterol 5390
Diforène 211-02
Diforin 373
Diformin 214
Diformyldapsone 2422
Difosfin 1093
Difostilben 3675
Difril 5237
Difrin 3989
*Diftalon*** 2961
Difuran 2424
Difvitamin A 4439
Difvitamin B_1 2040
Difvitamin C 393
Difvitamin D 5709
Digaben 5113
Digacin 6033
Digacin (alte Form) 6032
Digaloid „Hadra" 6032
Digammacain 4626
Digazolan 6033
Digazon 6032
Dig-bil 1296
Digenic acid 1404
Digenin 1404
Digesept 908
Digetres 2626
Digibutina 3906
Digicardiol 6097
Digicetyl 6064
Digicoid 6032
Digicoryl 6032
Digicoside 5833
Digicrisan 6032
Digicristin 6032
Digidesit 6066
Digi-Flavin 6032
Digi-Flexiole 6032
Digilanid A 6105
Digilanid B 6106
Digilanid C 6107
Digilanid D 6108
Digilanid E 6113
Digilanogen C 6107
Digilanogen C-Inj. 6097
Digilisa 6032
Digilong 6032
Digimed 6032
Digimerck 6032
Diginol 920-01
Digi-Noxi 6032
Digipan 6032
Digipellets 6032
Digipolar 6032
Digipurin 6032
Digisidin 6032
Digisolan 6032
Digistrat 6032
Digitab 6033
Digitacor 6033
Digitalettes 6032
Digitaline cristallisée 6032
Digitaline Nativelle 6032
Digitaline Rougier 6032
Digitalin Lek 6032
Digitalin Spofa 6032
Digitasid 6032
Digitin 6032
Digitisol 6032
Digitoksin 6032
Digitossina 6032
Digitocin 6032
Digitox 6032
*Digitoxin*** 6032
Digitoxinol 6032
Digitoxosid 6032
Digitrin 6032
Digloxilline 3863
Diglumethoxan 2938
Diglycin 185
Diglykokoll 185
Digolan 6033
Digomal 6033
Digosin 6033
Digossina 6033
Digostip 6033
Di-Got 5893
Digotab 6066
Digotin 6032
*Digoxin*** 6033
β-Digoxin-Medice 6066
Digton 2903
Diguabet 1410
Diguanil 214
Diguanyl 1707
Digysid 6107
Digysid-Inj. 6097
Dihaloquin 913
Dihexazin 4523-02
Dihexiverine 4477
*Dihexyverin*** 4477
Dihidral 3365
Dihidroestrepto-micina 4790
Dihidroestrepto-micina-Alter-Hidrazida 4790-04
Dihidrofiline 1373
Dihidrofolina „Kével" 5312

Dihidromorfon 3325
DIHNE 1018
Dihomosulfamin 2523
Dihycon 2717
Di-Hydan 2717
Dihydantoin 2717
Dihydergot 5893
Dihydral 5715
*Dihydralazin*** 794
Dihydrallazin 794
Dihydran 583
Di-Hydranol 2337
Dihydrex „Astra" 2738
Dihydrex „Kay" 3365
Dihydrin 3691
Dihydrin „Zeria" 5638
Dihydroampicillin 3137
Dihydroandrosteron 4132
Dihydrobenzthiazid 2778
Dihydrochinidin 4358
Dihydrochinin 4357
Dihydrochlorothiazid 583
*Dihydrocodein*** 3691
Dihydrocodeinon(e) 3628
Dihydroconchinin 4358
Di-hydrocortison-natriumphosphat 6043
Dihydrodesoxymorphin 3371
Dihydrodesoxy-streptomycin 4789
Dihydrodiäthyl-stilböstrol 3667
Dihydrodiamorphin 4613
Dihydroergocon 5854
Dihydroergocristin 5949
Dihydroergotamin-Sandoz 5893
*Dihydroergotamin-mesilat*** 5893
Dihydroethaverine 5295
Dihydroflumethiazide 726
Dihydro-α-Follikel-hormon 3713
Dihydrofollikulin 3713
Dihydrofollikulin-benzoat 5390
Dihydroheroin 4613
Dihydrohydroxycodeinon-hydrochlorid 3631
Dihydrokon 3628
Dihydromenformon 3713
Dihydromorphin 3375
Dihydromorphindiacetat 4613
Dihydromorphinon(e) 3325
Dihydrone 3631
Dihydroneopine 3691
Dihydronovobiocin 5852
Dihydro-Östron 3713
Dihydropapaverin 4269
Dihydrophylline 1373
Dihydropsychotrin 5684
Dihydroquinidine 4358
Dihydroquinine 4357
Dihydrosol 4790
Dihydrostilböstrol 3667
Dihydrostrep 4790
Dihydro-Strepto-liquin 4790
*Dihydrostreptomycin*** 4790
Dihydrotachysterin 5715
*Dihydrotachysterol*** 5715
Dihydrotestosteron 4120
Dihydrotheelin 3713
Dihydrotylosin 6084
5,6-Dihydrovalepto-triat 5017
Dihydroxyaceton 101
Dihydroxyanthra-chinon 2376
Dihydroxybusulfan 487
Dihydroxydibutyläther 883
Dihydroxyestrin 3713
Dihydroxymethyl-furatrizin 1563
Dihydroxyphthalo-phenon 4163
Dihydroxyprogesteron-acetophenid 5746
Dihydroxypropyl-theobromin 1374
Dihydroxypropyltheo-phyllin 1373
Dihyergot 5893
Dihyprylon 1113
Dihytamin 5893
Dihyxal 101
Diidergot 5893
Diidro-Estreptomicina 4790
Diidro-Pantostrept 4790-03
Diidrostreptomicina 4790
Diidrotiazide 583
Diiodhydrinum 95
Di-Iodival 1163
Diiodohydroxyquin 913
Diiodohydroxyquino-léine 913
*Diiodohydroxy-quinolin*** 913
Diiodone 523
Di-Iodoquinol 913
Diiodothymol 4290
Di-Iodo-Tyrosine 961
Diiodrast 523
Di-Ioquin 913
*Diisopromin-hydrochlorid*** 4712
Dijodan 95
Dijod-Contrast 8
Dijodina 1163
Dijodos 1163
Dijodobuphenin 3986
Dijodoform 66
Dijodon 523
Dijodoquin 913
Dijodotirosina 961
Dijodoxichinolinum 913
Dijodtyrosin 961
β-Dijodtyrosin 962
Dijodyl 3806
Dijozol 329
Dikalii acesparaginas 405
*Dikalii clorazepas*** 2973-01
Dikaliumchlor-azepat 2973-01
Dikegulac 6284
Diketolut-Inyect. 4734
Diketolut-Tabl. 4693
Diklorofen 2138
Dikodid 3628
Dikol 2708
Dikolin 3235
Dikumarol 3838
Dikystrol 5715
Dilabid 2717
Dilabil 5341
Dilabron 2350
Dilafrin 1077
Dilafurane 3247
Dilac 80 263
Dilacol 369
Dilacor 6033
Dilacoran 5611
Dilacorine 1185
Dilacoron „Knoll" 5611
Dilacoron „Siero-chimica" 3247
Diladon 1273
Di-lan 2717
Dilanacin 6033

Dilanca 263
Dilancor 5826
Dilangil 391
Dilangio 4123
Dilanosid-C 6107
Dilantin 2717
Dilaphyllin 1055
Dilar 5284
Dilarmine 5284
Dilasmyl 314-12
Dilaspan 4223
Dilaster 5874
Dilatal 4046
Dilatan „Isis-Portugal“ 3438
Dilatan Kore 3858
Dilatene 369
Dilatol 4046
Dilatol „AFI“ 1273
Dilatol „Zambon“ 314-02
Dilator 3687
Dilatyl 4046
Dilatropin 4046
Dilatropon 4046
Dilavas 263
Dila-Vasal 3247
Dilavase 3687
Dilaverin 4223
Dilaves 4223
Dilavit 5709
Dilauden 3325
Dilaudid 3325
Dilaurazine 203-12
*Dilazepdihydrochlorid*** 5855
Dilazol 1273
Dilazolin 1273
Dilcit 6038
Dilcor 5361
Dilcoran 80 263
Dilcorom 5361
Dilectus 1923
Di-Len 2717
Diletan 3286
Dilexan 361-01
Dilexpal 6038
Dilin 1373
Dillar 5284
*Dilmefon*** 6406
Diloderm 5115
Dilombrin 5074
Dilon 1893
Dilor 1373
Dilospan 361-01
Dilosyn 3608
*Diloxanid*** 958
Diloxanidfuroat 2405
*Diltiazemhydrochlorid*** 4883
Diludine 6313
Diluen 605
Dilufrin 1077
Dilum 3687
Dilumin 950-04
Diluran 161
Dilurgen 1125
Dilurin 726
Diluvit 2253-01
Dilvasène 684
Dilvasine 684
Dilhydrin 4046
Dilyn 1381
D.I.M. 5074
*Dimabefyllin*** 3103
Dimacillin 3066-05
Dimacor 2888
Dimagrir 2969
Dimametten 2266
*Dimantinhydrochlorid*** 4499
Dim-Antos 2266
Dimaphenon 2266
Dimapp 3349
Dimapyrin 2266
Dimazenum 3598
Dimazin 6151
*Dimazol** 2901
Dimazon 3598
Dimazon „Hoechst“ 1825
Dimbutol 1490
Dimebamat 662
Dimébenzcozamide 6151
Dimebol 4614
Dimebolin 4614
*Dimecamin*** 2096
Dimecarbin 2220
Dimecolin 2667
*Dimecolonii iodidum*** 2667
*Dimecrotic acid*** 1916
Dimed 2253-01
Dimedazol 984
Dimedion 641
Dimedrol „Upjohn“ 4988
Dimedrol(um) 3365
Dimedryl 3365
*Dimefadan*** 3316
Dimefenopan 1738
Dimefeptanolo 4713
*Dimeflinhydrochlorid*** 4222
Dimegan 3076
Dimekamin 2096
Dimekarbin 2220
Dimekolin 2667
*Dimelazin*** 3974
Dimelin 2667
Dimelin „Shionogi“ 2841
Dimelor 2841
*Dimemorfanphosphat*** 3722
Dimenest 3365-03
Dimenformon 3713
Dimenformon-Amp. 5390
Dimenformon Dipropionate 5312
*Dimenhydrinat*** 3365-03
Dimenol 211-01
Dimenossadolo cloridrato 4337
*Dimenoxadolhydrochlorid*** 4337
Dimen „Robinson“ 3365-03
Dimen „Sintyal“ 1454
Dimentabs 3365-03
Diméphénopane 1738
Diméphéprimine 3452
*Dimepheptanol*** 4713
Dimepheptanolacetat 5164
Dimeplasmin 4486
*Dimepregnen*** 5203
Dimepropion 1678
Dimeprotanhydrochlorid 4957
*Dimeprozan*** 3928
Dimeprozinum 3928
Dimeral 4521
Dimerasol 2551
Dimeray 5218
*Dimercaprol*** 126
Dimercaprolglucosid 1143
Dimercaptol 126
Dimergan 3076
Dimerin 1445
Dimersol 126
Dimer-X 5218
*Dimeson** 5161
Dimestrol 4312
*Dimetacrintartrat*** 4354
*Dimetamfetamin** 1738

Dimetane 3076
Dimetazin 6054
Dimetazyl 1910
Dimetfol 4562
Dimetfolamid 4585
Dimethacrintartrat 4354
*Dimethadion*** 253
Dimethaen 211-01
Dimethamphetamin 1738
*Dimethazan*** 1757
Dimethazil 1902
Dimethazine 6054
Dimethialiumchlorid 1724
Dimethibutin 2521
Dimethindenmaleat 4291
*Dimethiodal-Natrium*** 8
Dimethisoquin 3431
*Dimethisteron*** 5180
Dimethocaine 3213
*Dimetholizin*** 2911
Dimethon 1910
Dimethone 2270
Dimethophrine hydrochloride 1752
Dimethothiazine 4057
*Dimethoxanathydrochlorid*** 3971
Dimethoxin „Sankyo" 1910
Dimethoxyphenecillin 3347
Dimethoxystrychnin 5095
Dimethpyridenmaleat 4291
Dimethulen 2495
Dimethylamino-antipyrin 2266
Dimethylamino-phenazon 2266
Dimethylamino-phenol-Amp. 6199
Dimethylamino-stovain 3214
Dimethylamphetamin 1738
Dimethylandrostanolon 4772
Dimethylan(e) 1477
Dimethylcaramiphen 4451
Dimethylcystein 296
Dimethyldebenal 1902
Dimethyldisulfanilamid 2522
Dimethyldithio-hydantoin 260
Dimethylene 2495
Dimethylergometrin 4678
Dimethylethisterone 5180
Dimethylglycyl-phenothiazin 3032
Dimethylguanil-guanidini chloridum 214
Dimethylhexöstrol 4365
Dimethylhomo-sulfamin 1099
Dimethyline 1477
Dimethylmiazyl-sulfonamid 1902
Dimethyl-Oestrogen 4312
Dimethyloxychinizin 1575
Dimethyloxyquinazine 1575
Dimethylpyrinden-maleat 4291
Dimethylsulfa-pyrimidin 1902
*Dimethylsulfoxid*** 56
Dimethylsulpha-diazine 1902
Dimethyl Sulphoxide 56
Dimethyltestosteron 4759
*Dimethylthiambuten*** 2521
Dimethylthionium-chlorid 3093
*Dimethyltubo-curarinium-chlorid*** 6009
Dimethyltyramin 1394
Dimethylurethimine 1781
Dimethylen 1477
Dimetiazid 724
Dimetilan 1430
Dimetitiambutene 2521
Dimetiltienbuteno 2521
Dimetina „Neofarma" 6054
Dimetina „Lepetit" 3398
*Dimetindenmaleat*** 4291
Dimetiodolum 8
Dimétiotazine 4057
*Dimetofrinhydro-chlorid*** 1752
Dimetossilina 1910
Dimetossin 1910
*Dimetotiazin*** 4057
Dimetoxan 1910
Dimetoxin(a) 1910
*Dimetridazol** 255
*Dimevamidsulfat*** 4022
Dimexid 56
Dimexin 1910
Dimezathine 1902
Dimezin 3621
Dimezol 984, 3430
Dimidin-R 1902
Dimidiumbromid 4199
Dimidril 3365
Diminal 1715
*Diminazen*** 2494
*Diminazenaceturat*** 2494-02
Dimindol 761
Diminex 1070-04
Dimiplex 2116
Dimipressin 4019
Dimiril 3365
Dimitan 290
Dimitronal 5487
Dimocillin 3347
Dimodan 4725
Dimoestrol 4312
Dimol 1064
Dimopyran 2266
Dimorlin 5416
Dimorphid 3325
Dimorphinon 3325
Dimorphisid 3325
Dimorpholaminum 4489
Dimorphone 3325
Dimotane 3076
Dimothyn 49-02
*Dimoxylinphosphat*** 4862
*Dimpylat*** 2080
Dimyril 3188
Dinacrin 373
Dinagen 417
Dinapen 3863
Dinaphthimine 2802
Dinarkon 3631
Dinasint 3867
Dinate 263
Dinatrium cromoglicicum 5058-01
Dinatriumedetat 1429-01
Dinatriumflavodat 3842-01
Dindevan 2689
Dineparil 1454
Diner 3873
Dinergil 942
Dinerfene 3114
Dinetal 211
Dineval 2689
Dinevan 2689
Dinevit B_{12} 6143
Dinezin 3661
Dinile 143

Dinintel 3056
*Diniprofyllin*** 4813
*Dinitolmid*** 716
Dinitra 1231
Dinitrate „Lafi" 388
Dinitrile 143
Dinitrokresol 541
Dinitrol 541
Dinitrophenol 330
Dinitrosorbid 388
Dinitrotoluamid 716
Dinium 5821
Dinocebril 211-02
Dinolan 211-02
Dinoleine 913
*Dinoprost*** 4473
*Dinoproston*** 4464
Dinoprost-Trom-ethamine 4473-01
Dinoquin 913
Dinoramidopyrinum 1620
Dinosol 1910
Dinotane 3076
Dinovex 3582
*Dinsed*** 2473
Dinsidon 5141
Dintoina 2717
Dinuclan 2396
Diobène 1571
Diobutil 1571
Diocain 4237
Diochin 3231
Diocil 3999
Diocoumine 3845
Dioctin 4491
Dioctlyn 4491
Diocto 4491
Dioctylal 4491
Dioctyl Calcium Sulfosuccinat 4491-01
Dioctyl-Medo 4491
Dioctyl-Polfa 4491
Dioctyl Sodium Sulphosuccinat 4491
Diocurb 1070
Diocyclin 4847
Diocyl 4142
Diocyl „Amco" 4491
Diocylin 5312
Diodacetyl 2173
Diodan 913
Dioderm 4746
*Diodon** 523
Diodonmegluminum 523-01
Diodonmorfolid 523-02
Diodoquin(e) 913
Diodoxine 913
Diodoxylin 913
Diodoxyquinoléine 913
Diodrast 523
Di-Oestrogyn 5390
Diofectyl 4491
Diogenal 2066
Diognost M 523-01
Diogyn-B 5390
Diogyn-E 4313
Diogyn(ets) 3713
Diokhin 3231
Diol 4777
Diolan 3999
Diolandrone 4460
Diolaxil 4491
Diolene 2100
Diolets 3713
Dioline 913
Diolostene 4460
Dioloxol 1380
Diolyn 4313
Diomax 161
Diomedicone 4491
Dionin 3999
Dionjuste 3999
Dionone 2376
Dionosil 1246
Diopal 3732
Diopal „Heyden" 5567
Diopenal 1034
Diophindane 2689
Diophyllin 588-03
Diopterin 5234
Dioquin 3231
Dioratrène 3069
Diorin 2032
Dioron 227-01
Diosan 3999
Dioscorin 2305
*Diosmin** 5661
Diosminil 5661
Diosmol 485
Diospyrol 6556
Diossafetile butirrato 4905
Diossidione 3906
Diostrept 4790
Diostril 1246
Diosuccin 4491
Diosux 4491
Diothan(e) 4913
Diothoid 4913
Diothyl 1773
Diotilan 4491
Diotroxin 2704-01
Diovac 4491
Diovascol 419
Diovocyclin 5312
Di-Ovocylin 5312
Diox 4491
*Dioxadrol*** 4260
Dioxahexadecanium-bromid 5720
*Dioxamat*** 2936
Dioxanin 6065
*Dioxaphetyl-butyrat*** 4905
Dioxathion 2108
*Dioxation*** 2108
Dioxatrine 5092
*Dioxethedrin*** 1748
Dioxibenzonum 2434
Dioxidine 1223
Dioxiquin 913
Dioxol 2158
Dioxolane 1477
Dioxone 841
Dioxonium 4497
Dioxopromethazin-hydrochlorid 3342
Dioxoprothazin-hydrochlorid 3342
Dioxyanthranol 2393
*Dioxybenzon*** 2434
Dioxydin 1223
Dioxyephedrin 1401
Dioxyfluran sodium 4159
Dioxyline 2952
Dioxylinphosphat 4862
Dioxynorephedrin 1082
Dioxyoestrin 3713
Dioxyphédrine 1401
Dioxyphenylisatin 4169
Diozol 3906
DIPA 490
Dipacycline 4847
Dipam 2970
Dipamycetin 1568
Dipanol 126
Dipantosol 4790-03
Dipanurit 583
Di-Paralen(e) 3613

Dipar 1410
Diparcol 3661
Diparkol 3661
Dipasic 373-01
Dipav 4223
Dipaxin 5057
Dip-Conray 1514-02
Dipect 4616
Dipegyl 351
Dipenicillin 3066-05
Dipenine bromide 4493
Dipenten 1416
Dipentenglykolhydrat 1485
Dipentrate 263
Diperitrine 263
Diperocainum 4913
*Diperodonhydrochlorid*** 4913
Dipezona 2970
Diphacil 4330
Diphacinone 5057
Diphamine 3365
Diphantoine 2717
Dipharsine 341
Diphasin 3606
Diphazin 3606
Diphebuzol 3906
Diphébyl 3914
Diphecol 3365
Diphedan 2717
Diphedran 1401
*Diphemanilmetilsulfat*** 4328
Diphemethoxidinhydrochlorid 4325
Diphemin 3626
Diphemin-Asaletten 3626
Di-phen 2717
Diphen „Knoll-Australia" 2689
Diphen (sowjet. Präp.) 4658
Diphen „Thio-Kof" 3365
Diphenacin 5057
*Diphenadion** 5057
Diphenal 330
Diphenamilate 5665
*Diphenan*** 2443
Diphenason 1843
Diphenate 2717
Diphenatil 4328
Diphenazin 4976
Diphenazolinhydrochlorid 3306
Diphencarbamid 4023
Diphenchloxazine 3949
Diphendionum 2705
Diphénétylnicotinamide 4182
Diphenhydraminaminoxidcamphersulfonat 3369
*Diphenhydraminhydrochlorid*** 3365
Diphenhydraminmethylbromid 3727
Diphenhydramintheoclat 3365-03
Diphenicillin-Natrium 4518
Diphenidol 4653
Diphenin 2717
Diphenine „Maney" 3989
Diphenizin 2165
Diphenmethanilmethylsulfat 4328
Diphenox 2716
*Diphenoxylathydrochlorid*** 5806
Diphenoxylic acid 5651
Diphentane 70 2138
Diphentoin 2717
Diphentrop 4859
Diphentyn 2717
Di-phenyl 2717
Diphenylan 2717
Diphenylbutazon 3906
Diphenylglyoxaline 2742
Diphenylhydantoin 2717
Diphenylhydramine 3365
Diphenylmethansulfonamidum 2203
„Diphenylpropenamin" 3317
*Diphenylpyralinhydrochlorid*** 3989
Diphenylpyrilenhydrochlorid 3989
Diphenyltropinhydrochlorid 4858
Diphépanol 4324
Diphergan 3349
Dipheridin 4549
Dihésatine 5216
Diphétarsone 2527
Di-Phétine 2717
Diphexamide iodomethylate 5174
Diphezyl 4012
Diphone 1843
„Diphosphonat" 65-01
Diphosphopyridinnucleotid 4685
Diphosphothiamin 2074
Diphostilben 3675
*Diphoxazid*** 3308
Diphryl 5237
Diphylets 1070
Diphyllin 588-03
Diphylline 1373
Dipi-Bar 2270
Dipicilin V 3069-01
Dipidolor 5593
Dipilur 2270
Dipin 2101
*Dipipanon*** 5292
Dipiperal 4727
Dipiperon 4727
*Dipiproverin*** 4436
Dipiracilina 3066-08
Dipiral 3281
Dipirartril-topico 56
Dipiridincarboxan 1817
Dipiridol 3114
Dipirin 2266
Dipirona 2270
Dipiroxim 2844
Diplacin 5555
Diplazin 5555
Diplin 2115
Diplochin 4301-14
Diploicin 2945
Diplomycin 2779-02
Diplosal 2396
Diplosalacetat 2967
Dipoconil 1138
Di-Podil 2270
*Diponiumbromid*** 4493
Dipo-Saft 3066-05
*Dipotassium clorazepate*** 2973-01
Dipral 2270
Dipralgin 2270
Dipramid 5194
Diprazine 4572
Diprazin(um) 3349

Diprednisolon-natriumphosphat 6042
*Diprenorphinhydrochlorid*** 5524
Diprin 1487
Diprobis 868-03
Diproderm 5679
Diprofarn 2270
*Diprofenhydrochlorid*** 4954
Diprofilin 1373
*Diprogulic acid*** 6284
*Diproleandomycin*** 6037
Dipromonium 490
Dipron 386, 2168
Diprone 2270
Dipropamine 4495
Diprophen 4954
*Diprophyllin*** 1373
Dipropimazine 4299
Dipropyline 4377
*Diproqualon-camsilat*** 1898
Diprosone 5679
Diprospan 5679
Diprostron 5312
Diprothazinum 3974
Diprotrizoat-Natrium 2184-01
Diprovex 5312
*Diproxadol*** 6271
Diprozin 3349
Dipsan 9-01
Dipterex 187
Dipterin 5234
Dipynil 2270-02
Dipyrandiumchlorid 5795
*Dipyridamol*** 5361
Dipyrin 2266
*Dipyrithion*** 1179
*Dipyrocetyl*** 1541
Dipyrone 2270
Dipyroxim 2844
Diquel 4361
Diquinol 5266
Di-Quinol 913
Diralgan 4177
Dirastan 2032
Diratyl 726
Directan 388
Direct red 5865
Direktan 337
Direma 583
Directic 2738
Direx 161
Direxiode 913
Dirian 2683
Diridone 1562
Dirin 4196-01
Dirinol 5361
Dirnate 573
Dirocide 1481
Dirol 2270-02
Diromo 908
Dironyl 4404
Dirox 761
Disacetine 5216
Disadine 400-01
Disalan 3834
Disalicid 2396
Disalicylsäure 2396
Disalide 605
Disalomin 367
Disalunil 583
Disalyl 2396
Disamid 2056
Disamide 605
Disarim 2987
Dis-Cinil 883
Disclar 5957
Disebrin 5353
Disecotamin 5893
Disefonin 4650
Disel 3008
Disepron 4841
Diseptal (A) 2522
Diseptal B 2224
Diseptal C 1879
Disereno 2992
Disergan 3989-02
Disetil 1467
Disipal 3681
Disipan 4650
Disir 5709
Disket 4650
Diskin 883
Diskinex 883
Dismalgina 3678
Dismaren 5487
Dismenol 2266-17
Disobel 388
Disocarban 5176
Disochina 913
Disoderm 5115
Disodium cromoglycate 5058-01
Disodium edetate 1429-01
Disodium flavodate 3842-01
Disodium Sulbenicillin 3070-01
Disodium Tetrine 1429-01
Disofen 322
Disolfamide 2522
Disolucilina 3066
Disomear 18
Disomer 3077
Disonate 4491
Disophenol 322
Disoprominii chloridum 4712
*Disopyramid*** 4725
Disoquin 913
Disorat 3480
Di-Sosul 4491
Disotat-Amp. 490-01
Disotat-Tabl. 490
Disotate 1429-01
Disoxyl 5176
Dispadol 2857
Dispam 2970
Dispamil 4223
Dispan 3730
Disparicida 775
Dispas 4477
Dispasmol 4087
Dispatabs 5977
Dispatate 5977
Dispercarpine 1712
Dispercit C 393
Dispermin 203
Dispersa-Baeschlin-Mydriaticum 3339
Dispersidu 1017
Dispersona 4639
Dispersona-inyect. 5423
Disphex 400-01
Dispnoesan 1745
Dispranol 279
Dispril 950-04
Disprin 950-04
Disron 4641
Dissilax-Zäpfchen 5470
Distacaps V-K 3069-01
Distacillin 3069
Distalene 5216
Distalene „Paylos“ 3681
Distamine 296
Distamycin A 4918

Distanfurine 379
Distanquaine 3066-04
Distaquaine V 3069
Distaval 2144
Disterina 5709
Distesol 648
Disthèmin 1170
*Distigminbromid*** 5025
Distilbène 3610
Distilbène retard 5645
Distivit 6143
Distobitin 1794
Distobram 3824
Distocid 2116
Distokal 22
Distol 8 1429-01
Distolon 1791
Distopan 22
Distopin 22
Distracaina 2322
Distraneurin 379
Distranorm 4415
Distrapax 379
Distrepcin 4790
Distyllin 2761
Disufene 5039
Disul 367
Disulans 4491
*Disulfamid** 605
Disulfamin 2522
Disulfan 1879
Disulfanilamid 1879
Disulfinblau 5577
*Disulfiram*** 1467
Disulformin 5564
Disulon 1879
Disulone „Spécia“ 1843
Disulphamide 605
Disulphin-Blau VNS 5577
Disulphine Blue 5577
Disuxyl 143
Disyncran 3608
Disynformon 5390
Di-Syntramine 4142
Ditamin 5893
Ditaven 6032
*Ditazol*** 3908
Diteftin 3469
Diteonicon 4813
Ditetracyclin 6140
Dith 5709
Dithan 887
Dithiaden 3329
*Dithiazanin-jodid*** 5074
Dithiazid 583
Dithio 896
Dithioglycerin 126
Dithiokresol 2482
Dithiophos 896
Dithiopropyl-thiamin(e) 2919
Dithioral 546
Dithizon 2181
*Dithranol** 2392
Dithylinum 2668
Dithymoldijodid 4290
Dithyral 4892
Dithyron 2704-01
Ditialmin 5074
Ditiamina 2919
Ditiazan 5074
Ditilin 2668
Ditin 5216
Ditiovit 2919
Ditisan 4020
Ditofen 3910
Ditoin 2717
*Ditolamid*** 2348
*Ditophal** 1915
Ditophen 3910
Ditrei 490
Ditran 4427
Ditrasin 1481
Ditrazin(um) 1481
Ditrimin 5826
Ditripentate-Heyl 2649-01
Ditrizin 4646
Ditrobutal 5728
Ditrone 5728
Ditropan 4998
Ditrymine 5826
Ditubin 373
Dituvit 5709
Dityl 653
Ditylin 683-02, 2668
Dityrin 961
Diu 25 5880-01
Diu 60 2777
Diucalcin 589-03
Diucardin „Ayerst“ 726
Diucardin „Hässle“ 588-03
Diucardyn-Sodium 3218
Diucelpin 1834
Diucen 2738
Diucholin 731
Diuchlor H 583
Diuciclin „Benvegna“ 4521
Diuciclin „Delta“ 2779-02
Diuclor 583
diu-fortan 724
Diugrandine 589-01
Diu-Hydrin 724
Diumbrin 523
Diumerin 2654-01
Diumide 367
Diumin 583
Diunamin 161
Diu-Perten 533
Diuractin 533
Diural 589-03
Diural „AL“ 1825
Diuralter 533
Diuramid 161
Diuramine 451-17
Diurase 991
Diurazida 724
Diurazide 583
Diurazil 583
Diurazina 203-14
Diurazyna 935
Dirazine 92
Diurca 975
Diuredemina 726
Diuregan 2253-01
Diuremid 161
Diuren 583
Diurene „Eutera-pica“ 1267
Diurene „Hokuriku“ 1834
Diuresal 533
Diurese „Nichiiko“ 367
Diurese „Zambeletti“ 2302
Diuretebil 583
Diuretex 161
Diurethide 367
Diuretiacin 533
Diuretico Roberts 726
Diuretico „Sol“ 935
Diureticum 2822 367
Diureticum-Holzinger 161
Diuretin 589-02
Diurette 2253-01
Diurex 533
Diurex „Bracco; Montpellier“ 583
Diurex „Eisai“ 605
Diurex H 583
Diurexin 161

Diurexol 451
Diurex „PCI“ 161
Diurex „Sinto-farma“ 2740
Diurgin 1761
Diuribene 935
Diuribeta 161
Diuride 533
Diuril 533
Diurilix 533
Diurite 533
Diuriwas „Wassermann-Barcelona“ 533
Diuriwas „Wassermann-Milano“ 161
Diurka 583
Diurnal 1138
Diurnal-Penicillin 3066-04
Diuroblitz 605
Diurobromine 589
Diurodin 2203
Diuroformina 451-10
Diurogen 583
Diurometon 726
Diuron 979
Diurone 287
Diurophan 451-18
Diurophylline 588-03
Diurophylline-Amp. 1373
Diuroral 724
Diuros 287
Diurosan 451-10
Diursal 2253-01
Diursana-H 583
Diusemide 1825
Diutac 1834
Diutazol 161
Diuteren 1834
Diuthein-Tabletten 589-03
Diutrid 533
Diuxanthine 588-03
Diuxin 533
Diuzol 1825
DIV 154 6500
Divalentyl 653
Divalvon 3114
Divanal 2003
Divanil 4829
Divanon 4829
Divarine 2270
Divascan 6281
Divascol 1273
Divaugan 583
Divercillin 3097
Diverine 4477
Divermex 203-09
Divermina 203-01
Diveron 1138
Diveronal 4537
Divepen 3069-01
Dividol 4747
Diviminol 4747
Divinyloxid 163
Divitina 5709
Divit Urto 5709
Divulsan 2717
Dix 4848
Dixagon 3336
Dixamonbromid 4675
Dixan 424
*Dixanthogen*** 424
Dixarit 959
Dixeran 4596
Dixiben 1846
Dixibon 2903
Dixidrasi 583
Dixilina 1846
Dixin „Knoll-Australia“ 6032
Dixin „Sato“ 1910
Dixina 6033
Dixinal 1846
Dixol 723
Dixurol 1846
Dixypazin 5327-01
Dixyrazin 5327
Diyodo 650 913
Diyodol 2708
Diyotab 913
Dizan 5074
Dizepin 2987
Dizidrin 583
Dizol 974
DJ-1461 6336
DJ-1550 1596
DJP 223
DKA-9 2725
DKB 3823
DL 150 IT 862
DL 152 6004
DL 164 6222
DL 990 6522
DMA 4772
DMAE 211
4-DMAP 6199
D_2-Mayer 5709
DMBG 214
DMCT 4521
DMDAI 849
D.M.E. 6009
D-Med 5319
D-Medrol 4949
D-Methorphan 3724
DMI 3649
DMP 126, 1381, 1752
DMMP 3115
DMO 253
D-Moramid 5416
DMPA 5337
DMPP 2063
DMS 169
DMS 70 56
DMS-90 56
DMSO 56
DMT 1958
D-Mulsin 5630
D-Mycin 6053
DNOC 541
DNP 330
DO-180 5144
Dobacen 3365
Dobendan 4783
Doberol 2345
Dobesifar 365-01
Dobesin 2304
Dobetin 6143
Do-Bil 4712
Dobo 1070
Dobracina 4825
Dobren 2903
Dobrizon 2992
Doburil 2498
*Dobutaminhydrochlorid*** 3688
Dobutrex 3688
DOC 4737
DOCA 5187
Docaquosum 5621
Dococol 6143
Docecrisina 6143
Docedep 6143
Docélan 6142
Docémine 6143
Doce-Oral 6143

Docergona 6143
Docetasan 6143
Docevit 6142
Docevita 6142
Docibin 6143
Docigado 15 6143
Docigram 6143
Dociton 3129
Docitrol 396-04
Docivit 6143
Docivit Depot 6142-01
Docle 913
Doclizid 583
Doclizid-T 935
*Doconazol*** 6603
Doctamicina 1568
Døctamicina 3334
Doctate 4491
Doctonil 2548-01
Doctoron 1008
Doctucid 3850
Doctyl 4491
Doctynol 4491
Doda 4499
Dodamine 6143
Dodat 2378
Dodec 6143
Dodecabee 6143
Dodecarbonium-chlorid 5208
Dodecavite 6143
Dodeclin 4847-11
*Dodeclonium-bromid*** 5045
Dodecozim B 12 6151
Dodemina 6142, 6143
Dodevitina 6143
Dodex 6143
Dodicin 3829
Dodilan 6142
D.O.E. 1388
DOET 2344
Dofami chloridum 5463
*Dofaminiumchlorid*** 5463
Dofedrin 1392
Dogmalid 2903
Dogmatil 2903
Dogmatyl 2903
Dohyfral-A 4439
Dohyfral-B_1 2040
Dohyfral-D 5709
Dohyfral-D_3 5630
Dohyfral-E 5792
Doimazin 3315
Doisynestrol 3977
Doisynoestrol 3977
Doknal 1846
Doksasil 4848
Doktacillin 3097
Doktonox 2992
Dol 2857
Dolabrine 1232
Doladene 4675
Dolafin 4650
Dolaján 2100
Dolal 761
Dolalgial 2150-01
Dolamid 4650
Dolamid „Hor-mona" 2270
Dolamin 761
Dolamina 4650
Dolan 4958
Dolanaest 2909
Dolanex 761
Dolanquifa 2857
Dolantin 2857
Dolapent 4074
Dolaren 2857
Dolarenil 2857
Dolargan 2857
Dolarin 2857
Dolartrox 3281
Dolatol 2857
Dolazon 2270
Dolce-A 4439
Dolce-D_3 5630
Dolcental 1365
Dolcontral 2857
Dolcymène 1350
Doldram 567
Dolean pH 8 950
Doledon 4552
Dolenal 2857
Dolene 65 4958
Dolental 2857
Dolesona 4650
Dolestine 2857
Doleval 2857
Doleven 6142-01
Dolfin 2857
Dolgin 2270
Dolicaine 2631
Dolical 549-12
Dolicur 56
Dolin 2857
Dolinal 2857
Dolipol 2032
Doliprane 761
Dolisan 2857
Dolisina 2857
Dolisina B 3169
Dolitrone 1869
Dolivern 6142
Dollax 4491
Dolmina 2774
Dolnovon 3862
Dolocap 4958
Dolocur 56
Doloderm 2554
Dolodorm 3631
Dolofin 4650
Dolofortin 4074
Doloheptan 4650
Dolomate 3862
Dolomega 950-10
Dolomide 567
Dolomit 1745
Doloneurin 2857
Dolongan 3281
Dolopas 3850
Dolopax 361-01
Dolopethin 2857
Dolopetin 2857
Dolophin(e) 4650
Dolor 2857
Doloren 2270
Dolorex 4650
Doloridine 2857
Dolormin 2857
Dolorno 761
Dolorphen 4958
Dolosal 2857
Dolosan 2857
Dolosil 2857
Dolotard 4958
Dolotine 673
Dolivin 3850
Doloxene 4958
Dolsin 2857
Dolvanal 2857
Dolvanol 2857
DOM 2052
Domafate 1070
Domakol 1283
Domalium 2970
Domar 3516
Domarax 2100

Domarax „Pfizer“ 4641-01
*Domazolinfumarat*** 2588
Domeboro 38-03
Domeform 909
Domesin 1333
Domestrol 3610
D.O.M.F. 4152
Domian 1903
Domical 4256
Domicillin 3097
Domigon 5178
Dominal 3100
Dominex 3100
Dominil 4400
Dominil „Astra“ 3100
Domipen 3097
*Domiphenbromid*** 5049
Domistan 4014
Domocilline 3658
Domolene-HC 4746
Domoso 56
*Domoxinhydrogen-tartrat** 3064
*Domperidon*** 6561
Domtisona 5289
Domucor 3858
Domucortone 4704
Domupirina 950
DON. 413
Dona 200 475-03
Dona 200-S 475-02
Donafur 2245
Donalgin 2134
Donapax 2987
Donasil 3423-01
Donisolone 4704
Donmox 161
Donnabarb-Elixir 1425
Donnan 411
Donopon 4751
Donopon-GP 2626
Donostyp 1082
DONS 4491
L-*Dopa* 1034
DOPAC 744
Dopacetamid 1689
Dopacin 1034
Dopaflex 1034
Dopaidan 1034
Dopal 1034
Dopalfher 1034
Dopalina 1034
Dopa-Livo 1034
*Dopamantin*** 4049
Dopamet 1333
*Dopamin** 811
Dopan 1067
Dopar 1034
Doparkin(e) 1034
Doparl 1034
Dopasol 1034
Dopastin 1135
Dopaston 1034
Dopastral 1034
Dopatec 1333
Dopatens 1333
Dopatensil 1333
Dopegyt 1333
Dopidrin 1388
Dopirol 2270-02
Doplan 1910
Doplan-Iso 1903
Dopmin 811
Dopom 1484
Dopram 5273
Doprin 1034
Doracil 2017
Dorahist 3989
Doral 5709
Doramicin 4790
Dorantamine 3423
Doraphyllin 588
Dorassin 1381
*Dorastinhydrochlorid** 4233
Doraxamin 49-02
Dorbane 2376
Dorbanex 2376
Dorcostrin 5187
Dorecain 2325
Dorela 4674
Dorevan 4300-02
Dorévane 4300-02
Dorexol 4650
Dorex retard 4466
Doriciclina 4521
Dorico 3803
Dorico (alte Form) 1965
Doricum semplice 5271
Doriden 2217
Dorinamin 4004
Doriol 3906-03
Dorison 422
Dorisul 1910
Dorixina 2150-01
Dorlen 495
Dorlotin 2175
Dorlotyn 1767
Dorm 1278
Dormabrol 1138
Dormacon 2573-01
Dormal 33
Dormalest 422
dormallyl 1278
Dormamed 1964
Dormanal 2030-01
Dormanol 828
Dormate 1465
Dormatyl 2030-01
Dorme 3349
Dormeez 2573-01
Dormel 33
Dormen 2603
Dormethan 3724
Dormex 850
Dormiben 33
Dormicum 2706
Dormid 1127
Dormidin 422
Dormidina 2992
Dormigen 422
Dormigen(e) 432
Dormigen „Sanitas“
Dormigoa 2992
Dormileno 828
Dormilone 2992
Dormin - 2573-01
Dormin „Dumex“ 1051
Dormina 1845
Dormina „Vita“ 2992
Dorminal „Boots“ 1767-01
Dorminal „Star“ 1964
Dorminon 432
Dormiphan 1964
Dormiphen „Darck“ 422
Dormiphen „Spofa“ 1964-01
Dormiplex 2992
Dormir 2992
Dormiral 1845
Dormiretten 1424
Dormirex 2573-01
Dormisan 1897
Dormised 2992
Dormison 422
Dormital 1767
Dormital „Athena“ 1766-01
Dormitiv 1051
Dormiturin 653
Dormobarbital 1964
Dormocit 422

Dormodor 4545
Dormoform-tabletten 432
Dormogen 2992
Dormona 2030-01
Dormonal 828
Dormonidal 1964-01
Dormosan 422
Dormovit 1900
Dormuphar 1575-08
Dormutil(etten) 2992
Dormwell 1575-08
Dormyl 2992
Dormytal 1767
Dornal 4952
Dornwal 1531
Dorogan 5378
Dorsacain(e) 3490
Dorsallin 3066-04
Dorsaphyllin 588-01
Dorsedine 2992
Dorsiflex 1618
Dorsital 1766
Dorsulfan 1625-01
Dortizon 5189
Dorval 1051
Dorvit 1279
Dorycil 3345
Doryl 495
Dosalupent 1747
Dosicodid 3628
Dosil 4848-01
Dosisbiotico 6020
Dosmin 1910
Dosoxy 1388
Doss 300 4491
Dossil 4848-01
Dostalon 6054
Dosuciclina 4847-11
Dosucyclin 4847-11
*Dosulepinhydrochlorid** 3938
Dosulfin „Labinca“ 2548-01
Dosyklin 4848
D.O.T. 716
Dotan 6266
*Dotefoniumbromid*** 4401
Dothiepinhydrochlorid 3938
Dotricin 4847
Douxan 785
Douzoral B_{12} 6143
Dovacyclin 6020
Dovagen 775-01
Dovenix 503-01
Dovical 465
Dovida 1752
Dovine 1163
Dovran 2270
Dowco 132 2046
Dowco 179 6211
Dowex 1-X2-Cl 4953
Dowin 1163
Dowmycin 5990-01
Dowpen VK 3069-01
Dowzene 203-02
Doxacin 4848
Doxaclen 4848
Doxal 3926
Doxantrazole 6319
*Doxapramhydrochlorid*** 5273
Doxapril 5273
*Doxaprost*** 6551
Doxate 4491
Doxazolinfumarat 2588
Doxedyn 3926
*Doxenitoin*** 2742
Doxephrin 1388
*Doxepinhydrochlorid*** 3926
Doxergan 3653
Doxi 4848
*Doxibetasol*** 4947
Doxical 4491-01
Doxicento 4848
Doxiciclinhydrochlorid 4848
Doxiclat 4848-01
Doxidima 4848-01
Doxifin 4848
Doxigalumicina 4848-01
Doxigram 4848
Doxilato 4491
Doxilen 4848
Doxilina 4848
Doxilizon 4848
Doximicina 4848
Doximycin 4848
Doxin(a) 4848
Doxinate 4491
Doxi-om 365-01
Doxipan 4848
Doxised 3399
Doxitrecina 4848
Doxium 365-01
Doxivis 4848
Dox-Life 4848
Doxo 5187
Doxol „Purdue Frederick“ 4491
Doxol „Ripari-Gero“ 5621
Doxolan 4491
*Doxorubicin*** 5570
Doxotone 5187
Doxy 4848
Doxy-II 4848-01
Doxybetasol 4947
Doxycamon 5187
Doxychel 4848-01
*Doxycyclinhydrochlorid*** 4848
Doxyfed 1388
*Doxylaminsuccinat*** 3399
Doxylin 4848
Doxytrex 4848
Dozar 2573-01
Dozelin 6143
Dozetrat 6143
Dozetrat depot 6142
Dozevitan 6143
Dozibel 6143
DP 150 5337
DP 181 5144
DPA 868-01
DPA „Hiss“ 1151
DPE 4105
DPEA 2442
D-penamine 296
D.P.H. 3365
DPN 4685
DPP 203-05
DPPP 5361
D-Pron 2270
DPT 782
DPTI 6622
DQV-K 3069-01
DR 66 91
DR 4003 384
Dracotil 373
Dragocal 465
Dragosil 218
dralyc acid 547
Dralzine 731
Dramaject 3365
Dramal 3367

Dramalen 3365-03
Dramamin(e) 3365-03
Dramarin 3365-03
Dramarr 3365-03
Dramavir 3365-03
Dramavol 3365-03
Dramaz 3365-03
Drambi 1846
Dramcillin 3066
Dramcillin-S 3345
Dramil 3365-03
Dramilin 3365-03
Draminol 3365
Dramyl 3365-03
Drapavel 4223
Drauxin 3076
*Drazidox** 1230
Drazin 2166
Drazine 1095
DRC 1201 1863
Dreem 2573-01
Dreimicina 6020
Drenacol 4811
Drenamide 2154
Drenamist 1083
Drenaren 5576
Drenian 2970
Drenison 5322
Drenobyl 5341
Drenol 583
Drenur 1957
Drenural 2740
Drenusil 1604
Dribazil 2154
Dricol 1428
Dridol 4821
Driliton 2573-01
Drimen 3365-03
Drimisol 3459
Drimuel 2696
Drimyl 5157-01
Drimyl „Relyo“ 3097
Drinalfa 1388
*Driniden*** 6223
Drinupalhydrochlorid 1707
Driol 2154
Drioquilen 913
Dripterin 5740
Drisdol 5709
Drive-Strong 5385
Drix „Riom“ 3732-02
Drixine 3190
Drize (8 + 12) 3078-01
Drobex 2324
*Drobulin*** 6490
Drocarbil 840-02
*Drocinonid*** 5343
Drocinonide phosphate potassium 5345
*Droclidinium-bromid*** 5022
Drocobal 6142
Drocode 3691
Drocolin 5341-01
Drocort 5322
Droctil 3197
Droestrol 5252
Drofen P 1173
*Drofeninhydrochlorid** 4450
Drogan 5449
Droindomet 3850
Drolban 5206
Droleptan 4821
Drometil 3549
Dromisol 56
Dromoran 3410
Dromostanolon-propionat 5206
Dromostat 4968
Dromyl 3365-03
Dronalix 1846
Droncit 6489
Dropcillin 3066
*Dropempinhydrochlorid*** 1457
Dropenzil 4966
*Droperidol*** 4821
Dropranolol 3173
*Droprenilamin-hydrochlorid*** 6591
*Dropropizin*** 2324
Dropsal 567
Dropsprin 567
Drosophilin B 6569
Drossadin 4794
*Drostanolon*** 4462
*Drostanolon-propionat*** 5206
Drostene 4460
Drosyn 1077
*Drotaverinhydrochlorid*** 5295
*Drotebanol*** 4078
Drowse 2573-01
Drox 2987
Droxocepam 2696
*Droxacin-Natrium** 6328
Droxaine 5700-01
Droxan 2002
Droxarol 2002
Droxaryl 2002
Droxipropinum 3764
Droxodoce 6142
Droxofor 6142
Droxol 2987-02
Droxolan 5364
Droxomin 6142
Droxone 5746
Droxovite 6142
Droxusvit 6142-01
*Droxypropin*** 3764
Drucoles 2475
Drusilate 548
Dru-Tosse 4836
Dry-Clox 3873-01
Drylin 2548-01
Drylistan 3365
Dryptal 1825
DS 367
DS-1 796
DS-6 1792
DS-30 752
DS-36 1596
DS-511 4561
DSF 549-12
DSO-16 1733
DSS 4491
DST 4790
Dst-3 4918
DST-A 4918
DT-3 2710
DT 4 2703
DT-327 2578
D-Tiber 5709
DTIC 421
DTPA 2649
DTPT 2919
D-Tracetten 5630
D-Tracetten (alte Form) 5709
D-Tran 2970
DTS 169
D.T.S. 1681
DU-5747 1268
DU-21220 3374

DU-21445 2349
DU 22550 2926
DU 22599 6342
DU 23000 6375
DU 23187 3299
DU 23811 6347
Dualar 1971
Dualex 1381
Duamin 5755-01
Duapen 3066-05
Duatok 969
Duaxol 1699
*Duazomycin*** 818
Duazomycin A 818
Duazomycin B 3427
Dubimax 5323
Dublaethyl 46
Dublofix 46
Duboisinum purum 3416
Dubronax 1843
Ducene 2970
Ducobee 6143
Ducobee-HY 6142
Ducodal 3631
Ducolax 4811
Ducun 373
Duecap 4825
Duecil 300 3066-04
Dufalone 3838
Dufaston 4698
Dufine 5483
Dugro 390
Duktal 465-05
Dulana 969, 1595
Dularin 761
Dulcepen-G 3066-05
Dulcetas 524-01
Dulcicaine 2631
Dulcidor 802
Dulcin 1048
Dulcin-Vellve 524-01
Dulcipan 653
Dulcipirine 950
Dulcolan 4811
Dulcolax 4811
Dulco-Laxo 4811
Duloctil 4476
Dulsacar 524-01
Dulsicarpine 1712-02
Dulsivac 4491
Dulzol 524-01
Dulzor-Etas 474-01
Dumenan 2343
Dumicyclin 4847
Dumin 4411
Du-Min 3078-01
Dumitone 1843
Dumocyclin(a) 4847
Dumolid 2706
Dumopen 3069-01
Dumovit A 5977
Dumovit B_1 2040
Dumovit B_{12} 6143
Dumovit C 393
Dumovit D 5709
Dumovit E 5864
Dumovit K 1504-01
Dumpikal 3859
Duna-caine 2325-04
Duna-phorine lente 3323-03
Duna-phorine rapide 3323-04
Duncaine 2631
Duo B_{12} 6143
Duo-C 393
Duo-Darth 761
Duodebex 6143
Duodecibin 6143
Duodegran 390
Duodenale 5026
Duodin 3628
Duodorm 1575-08
Duoesetil 4780
Duofal 3096
Duogastrone 5933
*Duometacin*** 4198
Duomycin 4831
Duoparas 411
Duopas 569
Duopax 4470
Duopept 396-11
Duoprim 2548-02
Duosol 4491
Duosustac 5832-01
Duotal 2759
Duotrate 263
Dupen-10 3066
Duperan 3849
Duphacide 582
Duphacid T 5930
Duphadin 1596
Duphafral A 4439
Duphafral D_3 5630
Duphafral E 5792
Duphalac-Hauptwirkstoff 2094
Duphalar 2094
Duphanox 33-02
Duphasol 5977
Duphaspasmin 5438
Duphaspasmin (vet.) 3687-01
Duphaston 4698
Duphylline 1373
Duplaciclina 4825
Duplerga 726
Duplocilina 3066-05
Duponil-Gotas 3365
Dura-12-M 6143
Durabiotic 3066-05
Durabol 5596
Durabolin 5596
Durabolin-O 4458
Durabolin-Oral 4458
Duraboral 4458
Dura-C 500 393
Duracaine 2325-01
Duracaine „Astra" 3775
Duracaps 3850
Duracef 6410
Duracholine 495
Duracillin 3066-04
DuraClofibrat 1923
Dura-Dee 5630
Duradepot 1595
Duradoce 6142
Dura-Estradiol 5182
Dura-Ex 1070
Duraflex 1528
Dura-Gram 6142
Durakinid 4302-04
Duralgin 4177
Duralgine 2270
Duralin 5596
Duralta-12 6142
Duraludrin 1745
Dura-Lutin 5618
Duramax 950
Duramen 4313
Duramicina 4825
Durandro 5616
Durandrogen 5538
Durandron 5538
Duranest 3483
Duranil 4794
Durapav 4223
DuraPenicillin 3069-01
Dura-Penita 3066-05

Durapil 1712
Duraplon 5596
Durapred 5156
Durasan 1593
Durasorb 56
Duraspan 3627-03
Durasul „Estedi"-Jarabe 2208
Durasul „Estedi; Usan" 1594
Durasul „Silbe" 1910
Durasulf 1594
Durasulf „Benzon" 1908
Durasulf „Dessy" 1192
Dura-Tab 4302-04
Dura-Testosterone 5547
Duratet 4847
Duratrad 5182
Duravit-12 6142
Durel-Cort 4746
Duremesin 5385
Durenat 1595
Duretic 1014
Durexil 583
Duricol 5378
Durisan 1593
Durolax 4811
Duroliopaque 4492
Duromine 1385-01
Duromorph 3323
Duromycin 6020
Duronitrin 453-01
Duropenin 3066-05
Durophet 1070-04
Duroprocin 1908
Duro-Tuss 5152
Durovex 5814
Durox 1594
Dursban 6211
Dusodril 5323
Dusotal 2030
Duspatal 5438
Duspatalin(e) 5438
Duvadilan 3687
Duvadilan Retard 3687-02
Duvaline 1699
Duvaron 4698
Duvit D_3 5630
Duxen 2970
Duxen „Gedeon Richter" 5074
Duximil 524-01
DV 3582
DV 1 1203-01
DV 714 5119
DV 1006 6453
D-vatine 5709
DVC 4829
D_3-Vicotrat 5630
D_3-Vigantol 5630
D-Vimin 5709
D_2-Vita 5709
D-Vita „Groß-mann" 5630
D-Vital 5709
D_3-Vital 5630
DW-61 5228
DW-62 4222
DW-75 6161
Dwuallyl 1278
Dya-Tron 2270
Dybenal 534
Dycholiol 5341
Dycholium 5341
Dycill 3863
Dycimina 4142
Dyclocainum 3757
Dyclone 3757
*Dycloninhydro-chlorid*** 3757
Dyclothane 3757
*Dydrogesteron*** 4698
Dyestrol 3610
Dyflex 1373
Dyflos 478
Dygerma 582
Dygratyl 5715
Dyl 6020
Dylamon 3727
Dylate 84
Dylate „Elder" 4223
Dylephrin 1083
Dylhista 2573-01
Dyloform 4313
Dymadon 761
Dymanthinhydrochlorid 4499
Dymelor 2841
Dymenol 3365-03
Dymocillin 3066
Dymoperazine 4572
Dymopoxide 2987
Dymopoxyphene 4958
Dynabolon 5785
Dynacaine 2581
Dynacoryl 1360
Dynactyl 274
Dynamicarde 1360
Dynamicin 4825
Dynamyxin 6139
Dynapen 3863
Dynaphenil 1069-01
Dynaphylline 995-03
Dynaprin 4019
Dynarsan 775
Dynasten 4764
Dynatra 811
Dynazide 1370
Dyna-Zina 4019
Dynazolo 900-03
Dynazone 354
Dyneric 5483
Dynocard 6090
Dynoctol 4491
Dynothel 2703
Dynovas 4223
Dyodin 913
Dypap 761
Dyphylline 1373
Dyphyllin „Flar" 588
Dyprin 295
Dyren 1834
Dyrenium 1834
Dysedon 3653
Dysenterol 909
Dysentren 919
Dysentrol 909
Dysentulin 919
Dyskinébyl 883
Dysmalgine 3678
Dysmalgine injectable 3679
Dysne-Inhal 1083
Dyspas 4142
Dyspenil 1373
Dyspnoesan 1745
Dytac 1834
Dytransin 1979
Dyvon 187

101-E 1206
141 E 365
205 E 365-01
1007-E 3383-03
E 1 1083
E_3 4387
E-34 3208
E 39 3147
E 50 1073
E 73 3461
E-103-E 1335

E-106-E 2826
E-142 4681
E-217 2144
E 250 2254
E-330 4086
E-344 5691
E 383 4509
E-525 5088
E 600 1356
E-607 4775
E. 861 228
E 9002 3029
EA-83 1160
EA 166 1407
Eaca 469
Eacina 469
EACS 469
EAP 63
Eastocitron 396-04
Eazaminum 3661
Ebacream 39-02
Ebalgin 2270-03
Ebalin 3076
Ebercina 1568
Ebercina succinato 2779
Ebelin 6038
Ebesal 1550
E-Bestomin 5907
Ebidene 373
Ebimar-Wirkstoff 2045
Ebrantan 6029-01
Ebrantil 4433
Ebserpine 5895
EBT 1341
Ebubamat 1780
Ebutol 1490
EC-50 6214
Ecain 2325
Eccain 4338
Ecals 465
Ecarazinhydrochlorid 1588
Ecapron „Hoechst" 469
Ecapron „SS" 1008
Ecasil 2237
Ecatril 3638
Echinopsin 1201
Echnatol 3647
Echothiophate iodide 1162
Ecinamin 3317
Eciphin 1390
Eclabron 1381-01
Eclern 2051
Ecloril 2557
Eclorion 4555
Eclotizidum 1044
ECM 950
Ecobutazone 3906
Ecocyclin 4847
Ecodox 4848
Ecoferol 5864
Ecofrol 5864
Ecolen 950
Ecolid 2628
Ecomil 1138
Econ 5864
*Econazolnitrat*** 3536
Econine 950
Econochlor 1568
Econocil V-K 3069-01
Economycin 4847
Econopen-V 3069-01
Econopred 5156
Ecosone 4746
Ecostigmini jodidum 1162
*Ecothiopate iodide*** 1162
Ecotrin 950
Ecoval 70 5608
ECP 5529
Ecrechol 2154
Ecrinex 2172
Ecrisina 5792
Ecristidine 409
Ecrythrin 6020
Ecsal 950
Ectaprim 2548-01
Ectasil 5487
Ectasule minus 1390
Ectazis 197-01
Ectil 648
Ectimar 992
Ecton 648
Ectoral 725
Ectovis 5636
Ectovister 5636
Ectylcarbamidum 648
*Ectylurea*** 648
Ectyn 648
Ecuanil 1138
Ecuril 4572
Ecylert 942-01
Eczecidin 909
Eczil 5289
Edalergan 3078-01
Edan 2862
Edatafer 1429-05
Edathamil 1429
Edathamil-Calcium-Disodium 1429-02
E.D.C. 4164
EDDI 64
Edecril 2172
Edecrin 2172
Edecrina 2172
Edefrusex 1825
Edehydrox 583
Edelel 4601
Edematrin 3304
Edemazil 533
Edemdal 2401
Edemex 2738
Edemil 605
Edemol 583
Edemox 161
Edemyl 583
Edenal 1138
Eden-psich 2987
Ederen 161
Ederphyt-Wirkstoff 3437
Edetamin 1429-02
Edetate Calcium Disodium 1429-02
Edétate disodique 1429-01
Edetate Disodium 1429-01
Edetate sodico calcio 1429-02
*Edetic acid*** 1429
Edetinsäure 1429
Edhanol 1845-04
Edicloqualone 2957
Edijodina 1163
Edikron 4200
Edion 404
*Edogestron*** 5543
Edoiacolo 775
Edoical 775
EDPA 3317
Edrabarbital 2175-01
Edrofuradene 1289
Edrol 4313
*Edrophonium-chlorid*** 1444
EDTA 1429
EDTA-med 1429-01
Edtacal Spofa 1429-02
Edumicina 5858
Edurid 1723
Edusan-Cloro 1568
Edusan Compr. 3631
Edusan-Tetramin-inyect. 5586

Edusan-Tetramin (Suppos.) 4847-01
Edylicin 3097
EE_3ME 4636
E.E.S. 400 6070
Efacin-Lesterol „Dram" 337
Efalexin 3053
Efanol 3687
Efapen 3066
Efastrep 4785-01
EFBK 4200
Efcorlin 4746
Efcorlin soluble 5437
Efcortelan 4746
Efcortelan soluble 5437
Efcortesol inj. 4754
Efcorticon 4746
Efedril 1391
Efedrin 1390
Efedrinetter 1391
Efemetin 5754
Efer 5864
E-Ferol 5864
E-Ferol succinate 5907
Eferon 986
Efetonina 1391
Effeciclina 5586
Effederm 4411
Effelin 653
Effercalcit 396
Efferkal 396-02
Effervit C 393
Effilone 1678
Effimyl 4782
Effiron 149-01
Effisax 2365
Efflumidex 4945
Effoless 1396
Effontil 1396
Effortil 1396
Effothyzon 1396
Effuril 705
Effusil 5271
Eficacina 4848-02
Efical 252-01
Eficycline 4847
Efiran-583 3828
Efisol-Wirkstoff 5821
Eflocor 3858
Efloran 411
*Efloxat*** 3858
Efnicol 1926
Efo-Dine 400-01
Efortil 1396
Efotinon 1396
Efricel 1077
Efrodal 2175-01
Efroxine 1388
Eftal 3256
Ef-Tiazin 969
Ef-tiazol 3256
Eftolon 2746
Eftoron 4673
Efudex 136
Efudix 136
Efuranol 4019
Egacen(e) 3416
Egal 465-09
Egalgic 950-10
Egavit A 4439
Egavit B_1 2040
Egavit B_2 3354
Egavit C 393
Egavit D 5709
Egavit E 5792
Egavit K 1504
Egavit PP 351
Egazil 3416
Egevit 5792
Eggobesin 1478
Eggophedrin 1390
Eggopurin 737-03
Eggosalil 567
Eggosalyl 567
Eggovagin 775-01
Egherit 1388
Egitol 22
Eglonyl 2903
Egmol 4188
Egmol (neue Form) 4163
Egmolax 4163
Egocin 4849
Egocort 5285
Egopsoryl 160
Egotux 3971
Egressin 3203
Egyt-58 1482-01
Egyt-201 4123
Egyt-341 4879
Egyt-402 2054
Egyt-739 1156
Egyt-1050 4126
Egyt-1299 2707
Egyt-1331 3943
E-Hart 5792
EHDP 65
Ehrlich 5 343
Ehrlich 594 775
Ehrlich 606 1836
Ehrlich 914 2192
Ehydrid 533
Ehydrid novum 583
Eidonciclina 5755-01
EIGD 885
Eightpen 3066
Ein B_1 5993
E-Ionate 5529
Eiplon 786-01
Eirenal 1325
Eisenaspartat 184-03
Eisen-Sajodin 5052-01
Eisessig 38
Ejcopyrin 2537
Ejibil 1062
Ejicalm 1138
Ejizolon 4704
Ejizon 4639
Ejor 3876
Ekachrome 4152
Ekaciclina 4848
Ekaprol 469
Ekapron 469
Ekaton 5271
Ekilan 1618
Ekilbran 1138
Ekilid 2903
Ekkain 4338
Ekko 2717
Ekocain 2325
Ekomine 3766
Eksulin 2032
Ektebin 1054
Ektophanol 2951-01
Ektyl 648
Ekvacillin 3873
EL-857/820 4787
EL-974 2823
Elaciclina 4849
Elagostasine 2372
Eladehydum 457
Elamidon 4347-01
Elamol 3366
Elan „Abbott" 2197
Elancoban 5978
Elanco-M 6083
Elanone-V 4832
*Elantrin** 4294
*Elanzepin** 6483
Elargyl 411

Elarson	5043
Elarzone	5418
Elastonon	1069
Elatin	5995
Elatrol	4256
Elavil	4256
Elawox	14-01
Elbon	2995
Elbrus	3008
Elcoman	5735
Elcosal	49-02
Elcosine	1903
ELD 950	6124
Eldadryl	3365
Eldecort	4746
Elderfield pyrimidine mustard	1040
Eldezol	354
Eldia	3867
Eldiatric-C	790
Eldodram	3365-03
Eldofe	149-01
Eldopal	1034
Eldopaque	359
Eldopar	1034
Eldopatec	1034
Eldoquin	359
Eldoral „Dumex"	5893-02
Eldoral „Heyden"	1753
Eldrin	5573
Elecamphane	2847
Elecor	5237
Electro-Calcion	1575-02
*Eledoisin**	6124
Eledopa	1034
Eleklin	367
Elektrocortin	4705
Elen	4691
Elenium	2987
Elentol	348
Elephantopin	3915
Elepsin	4020
Elepsindon	2717
Eletuss	3336
Eleudron	969
Eleurin	2668
Elevan	211-02
Elevaton	419
Eleven K	5857
E.L.F. 101	3924-01
*Elfazepam**	6477
Elfocit	396-04
Elfolin	3899
Elfosan	1093
Elfuradan	705
Eliblok	3129
Elidin	1757
Elidol-A	4552
Elieten	2626
Elim-Asca	203-06
Elimin	2983
Eliminoxy	2247
Elimix	88
Elinol	4875
Elinton	4849
Elipol	541
Elipten	2236
Eliranol	3348
Elisal	1368
Elist	4136
Elitone	1360
Elix	2208
Elixex	588
Elix-Nocte	33
Elixodyne	761
Elixofilina	588
Elixophylline	588
Elixomin	588
Elkamicina	4521
Elkapin	2332
Elkosil	1903
Elkosin	1903
*Ellagic acid***	2372
*Ellagsäure***	2372
Ellecid	3873
Ellecillina	3347
Ellipticin	3260
Elmarine	3315
Elmedal	3906
Elmetina	5074
Elmex-Hauptwirkstoff	5644
Elmidone	1893
Elmifarma	282
Elmintan	203-05
Elmintex	203-07
Elmitolo	451-10
Elmizin	5074
Elmocar	4453
Elobromol	442
Elodrine	726
Elogerme	5792
Elorine	4465
Elozell	184-02
El-Ped-Ron	149-01
El-PETN	263
Elphemet	1992
Elpi	1923
Elpip	203-07
Elprim	3500
Elrodorm	2217
Elronon	3960
Elroquil	3046
Elserpine	5895
Elsine	203-01
Elsix	4794
Elsyl	2205
Elthrin	2704
Eltor	1392
Eltrip	1577
Eltroxin	2704
Elucain	3991
Eluen	1699
Elutin	4734
Elutin „Biochemica"	1846
Elvetil	4996
Elveton	4996
Elviryn	2270-02
Elviton	393
Elycaine	3796
Elyzol	411
Elzogram	2474
Emaform	909
Emagrin II	1955
Emagrin A.P.	1954
Emamin	4691
Emandione	2689
Emanil	1017
Ematodyn	5921
Embacetin	1568
Embacide	1922
Embadol	5340
Embamida	5194
EMBAY 8440	6489
Embazin	2423
Embephen	2138
Embequin	913
EMB-Fatol	1490
Embichin	290
Embichin 7	661
Embichim 11	466
Embinal	828-01
Embiol	6143
Embitol	1988
*Embraminhydrochlorid***	3641
*Embraminteoclat***	3641-01
Embryostat	4849
Embural	840-02

Embutal 1766-01
*Embutramid*** 3479
Emcerol 4152
Emcinka 6020
Emcol 4775
Emcortina 5260
EMD 9806 4647
EMD 16923 3126
EMD 19698 3470
EMD 30087 6458
Emdabol 5340
Emdabolin 5340
Emdisterone 5206
Emecort 5260
Emectil 3315
Emedan 1754
Emedyl 3365-03
Emeldopa 1034
Emelent 4286
Emelin 4909
*Emepronium-bromid*** 4422
Emerazina 1910
Emercitron 396-04
Emerex 5299
Émergil 5079
Emericid 6645
Emerin 631
Emes 3365-03
Emeside 639
Emesinal 4621
Emesta 2626
Emetan 4691
Emete-Con 5005
Emethibutin 2830
Emeticon 5005
Emetil 3315
Emetin 5760
Emetinal 5760-01
Emetiral 4286
Emetisan 2626
Emeto-Na 171-02
Émétoplix 5760-02
Emex 1291
Emgizan 1481
Emicholin 2657
Emicina 4790
Emi-Corlin 5437
Emidox 4848-01
Emilan 4975
Emilene 624
Emilian 2657
Emimycin 145
Eminal 302
Eminapyrin 950-07
Emineurina 379
Emiquil 3592
Emisin 5990
Emison 1903
Emivan 2003
Emmetipi 5319
Emobione 6143
Emocalcium 465
Emocin 950
Emocitro 396-05
Emo-cort 4746
Emodin 2296
Emodinamin 2355
Emolin 5483
Emopan 3008
Emoren 5700
Emostane 3091
Emotil 2696
Emotival „Armstrong“ 2687
Emotival „Berenguer“ 1767-02
Empecid 4800
Emphysin 2570
Empiral 5755-01
Empirin 950
Empracil 3843
Emprime 4019
Emtebe-51 4675
Emtryl 255
Emtrylvet 255
Emtrymix 255
EMU 5990
Emulax simplex 4491
E-Mulsin 5864
E-Mycin 5990
Emyfarcilina 4007
*Emylcamat*** 671
Emyrenil 2158
EN-141 6055
EN 564 2459-01
EN-970 6393
EN-1010 2581
EN-1530 3936
EN-1620 A 4610
EN-1627 1951
EN-1639 A 4271
EN-1661 L 5527
EN-1733 A 3193
EN-2234 A 4676
EN-15304 3936
Enacar 1339
Enadel 3258
Enadine 2973-01
Enallachrome 2794
Enallynymalum 2542
Enallypropymal-natrium 1720-01
Enallypropymalum 1720
Enamine 3078-01
Enaphrin 1396
Enarax 228
Enarmon 4089
Enarmon-Depot 5547
Enarmon-Inj. 5014
Enarmon-Tabl. 4442
Enavid-Wirkstoff 4368
Enboestrol 3610
Enbol 3114
*Enbucrilat*** 806
Encapla 1465
Encebrovit 3114
Encefabol 3114
Encefalon 196
Encefort 3114
Encelad 2571
Encephabol 3114
Encerebron 3114
En-Chlor 33
*Enclomifen*** 5484
Enclomiphene 5484
Encol 5760-01
Encordin 5829
Encortolon 4704
Encorton 4639
Encrevar 2917
*Encyprat*** 2258
Endamin 1410
Endecril 2172
Endep 4256
Endequil 2987
Endiaron 911
Endiemalum 1101
Endifasept 797
Endiodine 1163
Endiol 1163
Endismin 1594
Endiyod 913
Endo A 4439
Endo B_{12} 6143
Endo D 5709
Endo E 5792
Endoartropathyl 131
Endobenzylinbromid 4428

Endobil 5475
Endobilex 5341-01
Endobion 351
Endocaina „Lafage" 2325
Endocaine „Endo" 2581
Endocalcio 465
Endochin 3728
Endociclina 5586-02
Endocistobil 4160
Endoctalina 2071
Endoeritrin 6020
Endofollicolina 3713
Endofollicolina D.P. 5312
Endofosfan 1093
Endofuson 4746
Endoglucosol 461
Endografin 4160
Endoiodina 1163
Endo-Iodo 1163
Endo-J-Bi 1163-01
Endojodin(a) 1163
Endokolat 4811
Endolat 2857
Endolin 942
Endomid 3487
Endomirabil 5475
Endopasin-Anti-diarreico 1207
Endophenolphthalein 5216
Endopirazolono-Suppos. 2266
Endopirina 2266-09
Endoprenovis 5423
Endopyrin 2266-09
Endosalicilato Ana 549-02
Endosporal 3867
Endosprin 950
Endotiocolene 602
Endoton 1163
Endovalpin 3504
Endoverine 4223-04
Endowin 1163
Endoxan 668
Endoxana 668
Endrate 1429-01
*Endrison*** 4984
Endrysone 4984
Enductol 6151
Endulcina 524-01
Endulzorina 524
Enduron(um) 1014
Enduxan 668
Endydol 950
Enebiotico 3867
Enelone 4757
Enerbol 3114
Energiser 1581
Energlut 281
Energoserina 119
Eneril 761
Enerzer 1875
*Enestebol*** 4416
Enexina 1846
Enfenemal 2200
*Enfluran*** 69
Enfrental 3207
Engemycin 4849
Engestol 2355
Englate 588-01
Enheptin 75
Enheptin A 237
Enheptin-P 147
Enheptin Premix 75
Enheptin T 75
Enhexymal 1965
Enibomal 1664
Enicol 1568
Enidran 2154
Enidrel „Syncro" 2696
Enidrel-Wirkstoff 4368
Enimalum 1965
Enipox 3850
Enjee 91
Enjomin 3365-03
Enkefal 2717
Enkemid 161
Enless 476
Ennagesic 761
Enobrin 3008
Enoctan 4545
Enol-Luteovis 5537
Enoltestovis 5552
Enoltestovister 5552
Enorden 1138
Enoulan forte 5864
Enovid-Wirkstoff 4368
*Enoxolon*** 5832
Enphenemal 2200
*Enpiprazoldihydrochlorid*** 3125
*Enprazepin*** 4293
*Enpromat*** 4834
Enrumay 3423
Ensacet 950
Ensalate 549-02
Enseals 569
Ensidon 5141
Ensign 2657
Ensoaktiv 2951
Ensobarb 1845
Ensodorm 1845
Ensogran 569
Ensomidon 2266
Ensorapid 549-02
Entstamine 2842
17-ENT 4445
ENT-20852 844
ENT-23969 1830
ENT-25567 3029
ENT-27163 1922
ENT 29106 6205
ENTA 4935
Entacyl 203-09
Entair 1381-01
Entamide 958
Entanil 1138
Entaprin 950
Entazin 203-09
Entefuge 203-04
Entelohl 1054
Entepas 569
Entepon 908
Enteramide 2997
Enteramin 1274
Enterar 717
Enteraspi 950
Entera-strept 4790
Enterazine 3256
Enteretas 950
Enterex 4400
Enterex „Mepha" 909
Enterfram 5213
Entericin 950
Enterin „Kyoto" 4196-03
Enterin „Leiras" 908
Enterinol 549-06
Enteritan 909
Enteritex 909
Enterocalme 3256-02
Enteroceta 2997
Entero-cetamide 2997
Enterocid 2997
Enterocloran 1568
Enterocol 909
Entérocol-Wirkstoff 921
Enterocura 1946
Enterodiamoebin 913
Entero-Diyod 913
Enterofurol 717

Enterogyl 411
Enterohepat 5378
Enterokab 1568
Enterokan 3819
Enterokanacin 3819
Enterokin 909
Enterol 631
Enterolein 909
Enterolur 913
Enterol „Vita“ 909
Enteromed 909
Enteromibe 913
Enteromide 3019-01
Enteromin 909
Enteromycetin 1568
Enteromycetin glicinato 2215
Enteromycetin-Syr. 5624
Enteropas 569
Enterophenicol 1568
Enterophtalyl 3256
Entero-Pork 6069-01
Enteropur-mite 908
Enteroquinol 909
Enterosal 549-02
Entérosalicyl 549-02
Enterosalil 549-02
Enterosan 909
Enterosarine 950
Entéroscorbine 393
Enterosept 913
Enteroseptol 909
Entéroseptyl 5798
Enterospirine 950
Enterosteril 3256-03
Enterosulfa 3256
Enterosulfamid 2997
Entero-Sulfina 3256
Enterosulfocina 2189-01
Enterosulfon 2997
Enterosulfphamid 2997
Enterotalidina 3256
Enterotonin 495
Entero-Toxan 3256-02
Entero-Valodon 909
Enterovermil 203-01
Entero-Vincozol 3256
Entero-Vioform 909
Enteroxon 717
Enterozol 909
Enterozol „Medica“ 3256
Entesil 3256
Entestil 5014
Entestil-M 4442
Entexidina 3256
Enticide 3533
Enticort 5155
Entizol 411
Entobex 1795
Entodon 1163
Ento-Fal 909
Entomin 673-01
Entoquel 3759
Entosept 908
Entra 3956
Entramin 75
Entrazin 203-01
Entremid 909
Entrodin 909
Entro-Jodochlor 909
Entrokin 909
Entrokinol 909
Entron 465-09
Entronon 1795
Entrophen 950
Entroquin 913
Entro-Quinol 909
Entrosalyl 549-02
Entro-Septic 909
*Entsufon-Natrium*** 4474
*Entsufon Sodium*** 4474
Entumin(e) 3567
Enturan 5062
Enturen 5062
Entusul 1625
Envacar 1339
*Enviomycin*** 5459
Enzacetin 1110
Enzactin 1110
Enzalon 476
Enzaprost-E 4464
Enzaprost-F 4473
Enzicoba 6151
Enzicycline-Wirkstoff 4847
Enzim B 12 6151
Enzitrozim 6020
Enzopride 4685
Enzytol 314-03
Eocill 6143
Eoden-retard 891
Eofil 1481
E.O.R.T.C. 116 3518
Eosan 4491
Eosin (gelblich-yellowish) 4150
Eosinal 4150
Eosinopin 1481
EPAB 3145
Epa-Biocolina 314-01
Epa-Bon 1454
Epadren 3121
Epadyn-U 493
Epafosforil 316
Epaidrocol 5341-01
Epakon 847-01
E-Pam 2970
Epamin 2717
Epanaftol 2756
Epanal 1845
Epanutin 2717
Eparan 3438
Eparasi 2917
Eparidasi 847-01
Eparina 5353
Eparinoral 5353
Eparinovis 5353
Eparsénol 1836
Eparsolfo-Smit-Wirkstoff 632
Epasanol 5341
Epaspes 316
Epatopropan 1062
Epatoxfen 1062
Epatoxil 2917
EPE 5733
Epecoale 197-01
Epectan 197-01
Epelin 2717
E-Perle 5864
Epha 3365-03
Ephadren 1070
Ephalone 1390
Ephecardol 1390
Ephecor 590
Ephedra „Orion“ 1390
Ephedral 1391
Ephedrate 1390
Ephedremal 1390
Ephedrenan 1391
Ephedrin 1390
DL-*Ephedrin* 1391
Ψ-Ephedrinhydrochlorid 1392
Ephedrital 1390
Ephédroides 1391
Ephedrol 1390
Ephedron 1391
Ephedronal 1390
Ephédroprises 1391

Ephedrosan 1390
Ephedrosst 1390
Ephedrotal 1390
Ephedsol 1390
Ephelon 5864
Ephenamin-Penicillin 3066-10
Epherit 1391
Epheron 986
Ephetonal 1420
Ephetonin 1391
Ephicillinum 5001
Ephine 1391
Ephynal 5864
Epi 6 1083
Epi-Aberel 4411
Epiazin 1892
Epibenzalin 2706
Epicarin 3528
*Epicillin*** 3137
Epiclase 986
Epicort 4746
Epidani 2705
Epidermol(o) 3598
Epidihydrocholesterin 5638
Epidione 404
Epidon 3598
Epidon „Lundbeck" 2705
Epidorm 1845
Epidosan 4136
Epidosin 4136
Epidropal 228
*Epiestriol*** 3715
Epifen 1393
Epifenyl 2717
Epifrin 1083
Epiglaufrin 1083
Epigrolin 1893
Epihetacillin 4008
Epihydan 2717
Epikur 1138
Epilan 1892
Epilan-D 2717
Epilantin 2717
Epilemide 161
Epileo-Petitmal 639
Epilim 868-01
Epilin 4662
Epilol 1845
*Epimestrol*** 4067
Epimicil 3137
Epimid 1556
Epi-Monistat 3522
Epinal 641
Epinal „Alcon" 1042
Epinal „Mitsubishi" 1547
Epinaphtin 3528
Epinat 2717
Epinelbon 2706
Epinephran 1083
*Epinephrin*** 1083
Epinephrylborat 1042
Epinin(e) 1079
Epinoval 1132
Epinyl 641
Epioestriol 3715
Epi-Pevaryl 3536
Epiphenethicillin 3346
„Epipodophyllotoxin" 5870
Epipodophyllotoxin VP 16213 5733
*Epiprodipin*** 3225
Epirenamine 1083
Epirenan 1083
Epirenin 1083
Epirenor 810
*Epirizol** 1652
Epirotin 4004
Epiryl 3136
Episcorb 1083-02
Epised 2717
Episédal 1845
Episol 3919
Episton 3473
Epital 1892
Epitegin 2800
Epiteliol 4439
Epithanate 4605
Epithelone 3598
Epithiazide 1243
Epithioandrostanol 4117
*Epitiostanol*** 4117
*Epitizid*** 1243
Epitoin 942
Epitrate 1083
Epitromina „Roche" 3339
Epitronin 3339
Epixal 404
Epixine 5352
EPM 1040
Epobron 2296
Epocán 3114
Epocol 5237
Epodil 2090
Epodyl 2090
Epokuhl 3315
Epomon-Wirkstoff 5176
Eponate 3225
Epontol 3768
Eporal 1843
Epoulox 14-01
Epoxine 3732
Epoxymethamine bromide 3732
Epoxymid 3732
Epoxypropidine 3225
Eppy 1042
Eprazin 236
*Eprazinondihydrochlorid*** 5307
Eprinal 1083
Eprofil 1173
Eprolin S 5792
Eprolin „Vitória" 3732-02
*Eprozinoldihydrochlorid*** 4979
EPS-2043 3291
EPS-4032 1318
Epsamon 469
Epsicaprom 469
Epsicapron 469
Epsikapron 469
Epsilamin 469
Epsilan 5792
Epsilan-M 5864
Epsilcapramin 469
Epsilen-Caprinol 469
Epsilon 469
Epsilon-Aminocapronsäure 469
Epsolin 2717
Epsylone 1845
EPT 5870
Eptadone 4650
Eptal 2717-01
Eptamicin 5849
Eptamina 680
Eptáminal 1160
Eptavigor 891
Eptoin 2717
Equa 2545
Equacillin 3873
Equanate 1138
Equanil 1138
Equazide 2987
Equazine 4572
Equibaral-simple 583
Equibrain 2987

Equibral	2987
Equibrom	2987
Equi-Bute	3906
Equigard	176
Equigel	176
Equikab	2987
Equilenin	3584
Equilib	2987
Equilibrium	2987
Equilid	2903
Equilin	3611
Équilium	1205
Equimate	5130
Equimood	2970
Equipalazone	3906
Equipax „Parke Davis"	3861
Equipax „Sédaph"	1458
Equipece	2987
Equipertine	5144
Equiplon	2987
Equipoise	5827
Equipose	4641-01
Equisyke	2987
Equitar	1138
Equiten-20	2987
Equitensor	1338
Equitonil	1338
Equivurm Plus	2982
Equizine	4572
Equizole	1173
Equverin	197-01
ER 115	2971
ERA	5990
Eracin	761
Eralazin	731
Eraldin	2637
Éraldine	2637
Eralex	2637
Eralgin	2270
Eralon	373
Eramin	277
Erantin	4958
Erasin	290
Erasol	290
Eratrex	5990-01
Eraverm	203-01
Erbacetine	1568
Erbacort	6031
Erbaprelina	1858
Erbasona	6031
Erbastina	3136
Erbazid	615
Erbefan	2951
Erben-Powd.	4196-04
Erbetin	5760-01
Erbocain	4333
Erbrol	432
Ercal	5890-01
Ercedex	29
Ercefurol	1811
Ercéfuryl	1811
Ercémol	1005
Erco-Fer	149-01
Ercoferro	149-01
Ercoquin	3737
Ercolax	4811
Ercorax	5172
Ercoril	5172
Ercostrol	3671
Ercotina	5172
Ercylène	26
Erebile	5341
Er-Est	6020
Erestomicina	6020
Eretil	5341
Erevit	5864
Erftamin 12	6143
Erftamin C	393
Erftocillin 200	3069-01
Erftocor	6033
Erftopred	4639
Ergadenylic acid	1376
Ergam (alte Form)	5890-01
Ergamine	277
Ergane	5890-01
Ergarsan	58-04
Ergate	5890-01
Ergatosse	4466
Ergenyl	868-01
Ergobacin	4347-01
Ergobasin	4005
Ergobelline	3097
Ergobromin	432
*Ergocalciferol***	5709
Ergocalciferolphosphat	5713
Ergocito	5890-01
Ergocristin	5948
Ergocyclin	4847
Ergofeina	5890-01
Ergogene	5890-01
Ergogyn	5890-01
Ergoklin	3201
Ergoklinine	4005
Ergomal	4005-01
Ergomar „Cooper"	5890-01
Ergomar „Nordson"	4005-02
Ergomed	4005-01
Ergomet	4005-01
*Ergometrin***	4005
Ergomigrin	5890-01
Ergomine	4005-01
Ergomine S	5890-01
Ergomycin	4849
Ergon	461
Ergonovin	4005
Ergopartin	4347-01
Ergophen	1568
Ergorone	5709
Ergostabil	4005-01
Ergostat	5890
Ergosterid	5709
Ergosterin	5710
Ergosterin activatum	5709
Ergosterina Irradiata	5709
Ergosterol	5710
Ergosterol (activated or irradiated)	5709
Ergostetrin	4005
Ergostin	5890-01
Ergosumin	3201
Ergota „Kanto"	5890-01
*Ergotamin***	5890
Ergotan	5890-01
Ergotartrat	5890-01
Ergoteston	5547
Ergotex-Tabl.	5893-02
Ergotex-Nebulogenum	5893-01
Ergotidine	277
Ergotocin	4005
Ergoton-A	5890-02
Ergoton-B	4005-01
Ergotonin	5893
Ergotrat AWD	5890-01
Ergotrate Maleate	4005-01
Ergotyl	4347-01
Ergovit-Amp.	4347-01
Erholen	2657
Eriber	6020
Eributazone	3906
Ericain	2325
Ericalcium	2095-01
Ericap	6020
Ericin	1007
Ericodyl	18
Eridan	2970
Eridione	2689
Erikoissalisyyli	549-02

Erimag 465-08
Erimec 6020
Erimicina 6020
Erimyc 6020
Erimycin 6020
Erina 1138
Erinit 263
Eriochrome blue SE 2949
Erion 5148
Eriosept 5821
Eripharma 6020
Erirouge 6020
Erisan-TC 2377
Eriscel 6020
Erispan 6395
Erisuspen 6020
Erital 2970
Eritina 6020
Eritós 5177
Eritran 5990
Eritrax 5990
Eritrazon 6020
Eritrex 6020
Eritril 6020
*Eritrityltetranitrat** 162
Eritro-B 12 6143
Eritro-Susp. 6020
Eritrobiotic 6020
Eritrocin 6020
Eritrocina 5990
Eritrodel 6020
Eritrodem 5586-03
Eritrodex 6020
Eritrolat 6020
Eritrolonga 6020
Eritromicin(a) 5990
Eritromix 6020
Eritrone 6143
Eritropan-Wirkstoff 6020
Eritrosan 6020
Eritrosir 6143
Eritroveinte 6020
Eritrovit B_{12} 6143
Eritro-Wolf 5990
Erivit C 393-03
Ermalate 4005-01
Ermalone 4463
Ermalone-Ampullen 5517
Ermerol 4301-12
Ermetrin 4005-01
Ermycin 6020
Ermysin 6020
Ernedin 572
Erobutal 3906
Erocetamol 761
Erodiamide 1309
Erofurantin 705
Eroin 4555
Eromel 5990-01
Eromerzin-Granulat 6070
Eromycin 6020
Eroserpin 5895
Erostimin 3078-01
Erostin 5990, 5990-01
Erotensil 2987
Eroxyzone 3907
Erozepam 2970
Erozine 3647
Erozol 411
Erpasin 6107
Errecalma 5416
Errolon 1825
Ersalgesic 2270
Ertilen 1568
Ertonyl 4313
Ertron 5709, 5710
Ertuban 373
Ervasin 1235
Erybiocin 6020
Eryc 5990
Erycen 5990
Erycer 6020
Erycinum 5990
Erycon 1903
Erycytol 6143
Erycytol-Depot 6142
Ery-Dem 6020
Erydin 1745
Erygreco 6020
Erylan 6020
Erymycin 5990-01
Erymyk 6020
Erynit(um) 263
Erynova 6020
Erypar 5990-01
Erypark 6020
Erypetrine-Susp. 6070
Erypetrine-Tabl. 5990-01
Erypin 1902
Erysan 2483
Eryseam 6020
Erysimin 5771
Erysimosid 5955
Erysipan 386
Erysipan-soluble 1281
Erystamine 6020
Erysticin 6020
Erytetran 6020
Erythra 2266-08
Erythran 5990
Erythrarco 5990
Erythrityl tetranitrate 162
Erythrobiocina 6020
Erythrobiotic 5990
Erythrocalmine 6020
Erythrocin 5990
Erythrocin-Filmtabs. 5990-01
Erythrocin-I.M. 6070
Erythrofarm 6020
Erythroforte 6070
Erythrogran 5990
Erythroguent 5990
Erythrolate 6020
Erythrolaza 5990
Erythroltetranitrat 162
Erythromast 36 5990
Erythromid 5990
Erythromix V 5990-02
*Erythromycin*** 5990
Erythromycin A 5990
Erythromycin B 5989
Erythromycinestolat 6020
Erythromyctine 6020
Erythroped 6070
Erythropen 6020
Erythrophyll 5914
Erythrorem 5990-01
Erythrosin 4151
Erythrosporin 6020
Erythro-ST 5990-01
Erythrosuiss 6020
Erythrotin 6143
Erythroxylin 3381
Erytonyl 1608
Erytra 2266-08
Erytrameb 5990-01
Erytrarco 6020
Erytrodil 5990
Erytrodol 6020
Erytro-Prot 6020
Erytrotil V 5990
ES 132 4075
ES 304 5802
ES 771 2817
ES 902 2817-01
ES 914 2089
Esa-B 815
Esabeta 815

Esabiotic	4847-01
Esabromina	451-03
Esaciclina	4848-01
Esacinone	5271
Esaciprone-Calcio	3121
Esacitrina	451-10
Esacortene	4949
Esafosfan	488
Esafosfina	488
Esaiodina	451-04
Esajodil	451-04
Esametina	2113
Esametone	4988
Esametonium	2113
Esanbutol	1490
Esantene	6038
Esaplin	583
Esaron	2042
Esarondil	4825
Esasorb	484
Esb_3	1194
Esbaloid	1405
Esbatal	1405
Esbetre	1194
Esbevit	2040
Escabenzil	2426
Escain	2899
Escalol 506	2611
Escalol 507	3474
Escazine	4572
Eschatin	4703
Escin(a)	6123
Escladana	905
Esclerosina	3816-03
Escoflex	509
Escopantil	4751
Escophyllin	588-03
Escopolamina	3383
Escorpal	4023
Escosyl	2794
Escotrin	950
Escovermin	203-09
*Esculamin***	2829
Esculoside	2794
Escurocaine	2325
Eseblon	5864
Eselin	365
Esentil	4142
Eseridin(e)	2870
Eserin	2869
Eserinaminoxid	2870
Eserocil	2869-01
Eserpine	5895
Esestrolo	3667
Esfar	3083
Esiclene	4701
Esidolene	5156
Esidrex	583
Esidrix	583
Esidron	3304
Esilgan	2950
Esilon	5271
E-Sir	5792
Esjaydiol	4460
Eskabarb	1845
Eskacef	3096
Eskacillin	3066
Eskacillin 500	3066-04
Eskacillin V	3069
Eskadiazine	1227
Eskalin V	5672-01
Eskalith	12
Eskamicin	5672-01
Eskaphen	2040
Eskaserp	5895
Eskasporin	3096
Eskaycillin	3097
Eskayol	3989
Eskazine	4572
Eskazinyl	4572
Eskefrin	3096
Eskel	2436
Eskorol	950
Eskulamin	2829
Esmail	3008
Esmarin	724
Esmind	3315
Esmodil	682
Esmopal	5938
Esobarbitalo	1965
Esocalm	5327
Esofil	1481
Esoiodine	1163
Esoidrina	583
Esol	5864
Esomedina	4364-01
Esomid	2113
Esonium	2113-01
Esopin	3459
Esorb	5864
Esorben	464
Esotensyl	2113-01
Espacil	3383-03
Espalisal	4663
Espalisyl	4663
Esparin	3348
Espartocamphrol	2927-04
Espasmofibra	4911
Espasmo-Gemora	3753
Espasmopax	3753
Espasmox	2696
Espastik-Supos.	4377
Espaston	4493
Espazylen	4966
Espectinomicina	2653
Espectona-Gotas	1163
Espectrin	2548-01
Esperal	1467
Esperan	5032
Esperan-DS	282
Esperson	4948
Espertinal	790
Esphygmogenina	1083
Esphylline	1373
Espimina	6020
Espimin-cilina	3097
Espinomycin A_1	6035
Espiramicina	6069-01
Espiran	2839
Espirin	950-07
Espiro-Faes	775
Espironolactona	5317
Espirosal	1006
Esporin	3053
Espotabs	4163
Espril	3072
Espritin	103
Esprivex	4849
Espronate	5014
*Esproquinhydro-chlorid***	2609
Esprorone	3713
Esquilin	4825
Esquinon	2831
Esracain	2631
Esromiotin	2869-01
ESRT 101	5586-03
Essiggeist	99
Essigsäure	38
Essitol	38-03
Essogen	4439
Estafcilina	3347
Estafilol	969
Estasil	1138
Esta-Tabs	5907
Estate	5182
Estathion	1448
Estazol	4755

*Estazolam*** 2950
Esteed 4313
Ester 22 4335
Ester 25 1356
Ester B_1 2059
Esterloven 5001
Esterosol 5709
Estersina 2779-02
Esthizol 969
Estigyn 4313
Estil 3176
Estilben P 5252
Estilbestrol 3610
Estilbin 3610
Estilsona 6031
Estimon 3610
Estimulex 1388
Estimulo-Powel 942
Estinerval 823
Estinil 4313
Estinyl 4313
Estisol 3114
Estocin 4337
Estolacina 6020
Estolcina 6020
Estomicina 6020
Estomida 4022
Estomine 432
Estomycin 5211
Estón 5419
Eston-B 5390
Eston-E 4313
Estopalgin 2207-02
Estopen 5001
Estopenil 5001
Estoral 5841
Estoral „Orion“ 4313
Estorgie 211-02
Estovyn-T 843
Estrabenzon 5390
Estrace 3713
Estracyt 5173
Estradep 5529
Estradin B 5390
Estradin-Depot 5182
*Estradiol*** 3713
*Estradiol benzoate*** 5390
Estradiol cypionate 5529
Estradiol „Dexter“ 5390
Estradiol dipropionate 5312
Estradiol enanthate 5440
Estradiol „Sanwa“ 5390
*Estradiol undecylate*** 5777
*Estradiol valerate*** 5182
Estradiolo Depositum 5529
Estradurin 3713-01
Estraguard 3582
Estral 6020
Estraldine 3713
Estralutin 5618
*Estramustinphosphat*** 5173
Estra-Plex 3667
Estrapo 5529
*Estrapronicat*** 6609
Estrasal 4313
Estraval 5182
*Estrazinolhydro-bromid*** 4334
Estrazol Z 5390
Estremicton 3097
Estrene 3667
Estrenol 3668
Estreptocide 386
Estreptohidrazide 5629
Estrepto-Level 4785-01
Estreptoluy 4790
Estreptomade 4785-01
Estreptomaipe 4790
Estreptomicina 4785
Estreptoniazid 5629
Estreptonigrina 5377
Estrepto „P“ 4785-02
Estreptopanto 4785-02
Estrepto-Plasmin 4790-03
Estreptorgan 4785-01
Estreptosil 386
Estrex 5101
Estriadin-Grageas 1431
Estriadin-Inyect. 1376
Estricnina 4532
Estriel 3714
Estriel Depot 5605
Estrifar 3667
Estril 5252
Estrine-forte 4313
Estriol 3714
*Estrioli succinas*** 5507
Estrobene 3610
Estrobene DP 5252
Estrobev E 5390
Estro-Depo 5529
Estrodinam 5390
Estrofix 3610
Estrofosid 6047
*Estrofurat*** 5235
Estrogen „Chiesi“ 5390
Estrogen forte inj. 5390
Estrogen forte tabl. 3668
Estrogenina 5252
Estrogenolo 3667
Estrogil 3713
Estroglan 3713
Estrogyne 3713
Estroici 5312
Estroid 4313
Estroidral 5390
Estrol 3668
Estrol „Hartford“ 3713
Estrolan-B 5390
Estrolan-E 4313
Estrolan-Micropelets 3713
Estrolent 6017
Estromed 3668
Estromed-P.A. 5529
Estromenin 3610
Estromenin-Deposito 4312
Estromicin 6020
Estromon 3610
Estromone „Endo“ 3668
*Estron*** 3668
Estronal 3667
Estronal „Orion“ 3673
Estronex-Tabl. 4313
Estronex-Ampoules 5312
Estronol 3668
Estropin 3673-01
Estropon 3668
Estro-Quibi 5390
Estroral 3582
Estroral „Pabyrn“ 4313
Estrosan 3673
Estrosir 5252
Estrostilben 5252
Estrosyn 3610
Estrotate 5183
Estroval-10 5182
Estrovarin 3668
Estrovena 3610
Estrovis 5419
Estrovister 5419
Estrovite 3713
Estrugenone 3668
Estrumate 4943
Estrusol 3668
Estrychnina 4532
Estycide 203-07
Estycycline 4847
Esucos 5327
Esulan 813

Esuron 393
Esurvit 393
Esuverol 5864
Esuverol-C 5907
Esuvit C 393
Esyntin 4424
ET 394 2119
ET 495 3073
*Etabenzaron*** 5105
Etabus 1467
Etaciland 4007
Etacillina 4007
Eta-Col 1454
Etacort 5622
Eta-Cortilen 4974
Etacortin 5260
Etacortisone 5622
Etacridin 2772
*Etacrynic acid*** 2172
Etacrynsäure 2172
Etadrol 4643
Etafebo 5864
*Etafedrinhydro-chlorid*** 2047
*Etafenonhydrochlorid*** 4661
Etafilina 995-03
Etafillina 995-03
Etafurazone 791
Etakain 5329
Etakridin 2772
Etalate 3816-02
Eta-lent 5266
Etamfen 4661
Etambin 1490
Etambol 1490
Etambro 900
Etambutol 1490
Etambutyl 1490
Etamican 5792
Etamicycline 6110
Etamid 1695
Etamide „I-Effe-I" 1022
Etamin 3446
Etamin „Zeria" 453-01
Etaminal 1766
*Etaminil*** 2875
*Etamiphyllin*** 2354
Etamiphyllin-Methes-culetol 1822
Etamiphyllin-methojodid 2656
*Etamivan*** 2003
Etamivan „Bial" 2590
*Etamocyclin*** 6110
Etamolin 3816-03
Etamon 900
Etamonium 900
Eta-Monovit 5792
*Etamsylat*** 365
Etamycin 6073
Etamyl 1767
Etanamin 211
Etanarie 5915-01
Etanautine 3365-04
Etanor 1400
Etaperazin 4621
Etaphen 5835
Etaphydel 995-03
Etaphylline 995-03
Etapiam 1490
Etapromide 2635
*Etaqualon** 3279
Etascorbina 393-10
Etasepti 4007
*Etasulin*** 3010
Etaverina 5266
Eta-vit 5792
Etazol 1285
*Etazolathydrochlorid*** 6345
Etazole hydrochloride 6345
ETB 1490
Etbutol 1490
*Etebenecid*** 1695
Etenzamide 1022
Etephil 1104
Eterapion 5864
*Eterobarb*** 3115
Eterofen 4956
ETH 789
Ethabid 5266
Ethacaine 5329
*Ethacridine lactate*** 2772
Ethacrynic acid 2172
Ethadionum 641
Ethallobarbital 1051
Ethallymal 1051
Ethambin 1490
*Ethambutol*** 1490
Ethamicort 5622
Ethamide 991
Ethaminal 1766
Ethamine 3446
Ethaminol 3816-03
Ethamivan 2003
Ethamoxytriphetol 5582
Éthamphétamine 1739
Ethamsylate 365
Ethanion 456
Ethanol 55
Ethaperazin 4621
Ethaphene 1078
Ethaquin 5266
Étharutine 5734
Ethatab 5266
Ethavas 5266
*Ethaverin*** 5266
Ethavex 100 5266
Ethazole 1285
Ethchlorovynol 606
Ethchlorvinol 606
Ethebenecid 1695
Ethefil 1104
*Ethenzamid*** 1022
Ether 206
Ether de Kay 678
Ether muriatic 46
Etherone 4693
Ethiacin 767
*Ethiazid*** 1044
Ethiazone 1341
Ethicetazone 1341
Ethicholine 2668
Ethicon PTFE Paste for Injection 23
Ethidin 6313
Ethidiumbromid 4527
Ethidol 4313
Ethimide 789
*Ethinamat*** 1081
Ethinamin 789
Ethinazone 3279
Ethinestryl 4313
Ethin-Oestryl 4313
Ethinone 4693
Ethinoral 4313
Ethinyltestosterone 4693
*Ethinylestradiol*** 4313
Ethinylestrenol 4408
Ethinylnortesto-sterone 4367
Ethinyloestradiol 4313
Ethiodan 4093
*Ethionamid*** 789
Ethioniamide 789
Ethionine 472
Ethipyrol 1097
Ethiquiniumchlorid 3502
Ethiron 123
*Ethisteron*** 4693

Ethistradon 4313
Ethitamin 297
Ethizon(e) 1341
Ethmozine 4869
Ethnin(e) 5152
Ethobrome 32
Ethocain(e) 2325
Ethochlon 4466
Ethochlorvynol 606
Ethodin 2772
Ethodryl 1481
Ethoforme 1026
Ethofuridione 3247
Ethoglucid 2090
*Ethoheptazin*** 3170
Ethohexadiol 882
Etholate 3816-03
Ethomorphine 3999
*Ethomoxan*** 2896
Ethonamnitrat 3062
Ethonium 5844
Ethopabate 1935
Ethopropazine 4033
Ethorphinhydrochlorid 5427
Ethosalamide 1692
Ethosalicyl 1022
Ethosuccimide 639
*Ethosuximid*** 639
*Ethotoin*** 1578
Ethotrimeprazine 4361
Ethoxazene 2512
Ethoxazorutine 5897
*Ethoxazorutosid*** 5897
Ethoxene 435
Ethoxybutamoxane 2896
Ethoxyd 3341
„*Ethoxyhydrazone*" 1899
Ethoxysclérol 5842
Ethoxyzolamidum 991
Ethoxzolamide 991
Ethpenal 5169
Ethquinol 5266
Ethrane 69
Ethril 5990-01
Ethrisin 964
Ethryn 5990-01
Éthy 11 4313
Ethybenzatropinhydrobromid 4897
Ethybenztropinhydrobromid 4897
Ethychlordiphene 3901
Ethycholin 316
Ethyl acetrizoate 1530
Ethylamphetamine 1739
Ethylase 678
*Ethyl biscoumacetate*** 4798
Ethyl Butex 1002
Ethyl Chemosept 1002
Ethyl Chloride 46
Ethyl Cysteine 297
Ethyldicoumarol 4798
Ethyldiphacil 4956
Ethyldithiourame 1467
Ethylemin 3661
Ethylene 34
Ethylene Oxide 37
*Ethylestrenol*** 4458
Ethyl Ether 206
Ethylfenacemide 1644
Ethyl Green 5592
Ethylheptazine 3170
Ethylhydrocupreine 4689
Ethylhyoscine bromide 6492
Ethylidene Dicoumarin 4164
Ethylidenedicoumarol 4164
Ethyl ipodate 2516
*Ethylis biscoumacetas*** 4798
*Ethylis cartrizoas*** 2768
Ethylis dehydrocholas 5544
*Ethylis dibunas*** 4418
Ethylis glutamas 657
Ethylisobutrazine 4361
Ethylis orthoformias 678
*Ethylmethylthiambuten*** 2830
Ethylmorphine hydrochloride 3999
Ethylnarceine 5409
Ethylnoradrenaline 1400
Ethylnorantifein 1105
Ethylnorepinephrine 1400
Ethylnorgestrienone 6535
Ethylnorsuprarenin 1400
Ethyloestrenol(um) 4458
Ethylol 46
Ethylon 900
Ethyl pabate 1935
Ethylparaben 1002
Ethyl Parasept 1002
Éthylpémoline 1581
*Ethylphenacemid** 1644
Ethylpipethanate bromide 5171
Ethylstibamine 382
Ethylsulfonal 887
Ethyl-Thiurad 1467
ethyl triiodoalphionic acid 1553
Ethylurethane 113
Ethymal 639
Ethymidine 750
Ethymisole 1105
*Ethyneron*** 4253
Ethynodioldiacetat 5315
Ethyphyl 1396
Ethyphyline 1396
Ethyphyllin 1055
*Ethypicon*** 1397
Ethypropymalum 1100
Ethyserpine 5926
Ethysine 3071
Etibe 1490
Etíbi 1490
Eticiclina 4313
Eticol 1356
Eticlordifene 3901
Eticyclin 4313
Eticyclol 4313
Eticylol 4313
*Etidocain*** 3483
Etidronate 65
*Etidronic acid*** 65
*Etifelmin*** 3317
Etifollin 4313
*Etifoxin*** 3282
Etil-Canforamina 1731-03
*Etilefrin*** 1396
Etilen-Xantisan 588-03
Etilestrenolo 4458
Etilfarm 1490
Etilfen 1845
Etiliform 678
Etilmetiltiambutene 2830
Etilmetiltienbuteno 2830
Etimid „AFI" 839
Etimid „Lääke" 789
Etimidin 750
Etimizol 1105
Etin 5890-01
Etinestrol 4313
Etinestryl 4313
Etinilestradiolo 4313
Etinil-Ovigon 4313
Etinodiolo acetato 5315
Etinoestryl 4313
Etinylestradiol 4313
Etiocidan 789
Etionamid 789
Etionid 789

Etionizina 789
ETIP 1915
Etiphen 5471
*Etipirii iodidum*** 4671
Etipirol 1097
Etipyriumjodid 4671
Etiron 123
*Etiroxathydrochlorid*** 3556
*Etisazol*** 992
Etisteron(a) 4693
Etistradiol 4313
Etisul 1915
Etivex 4313
Etivina 5864
Etivolax 3850
Etizin 3071
Etmozin 4869
Etnabolate 4463
Etnapa 761
Etobedolum 4932
Etocaina 2325
*Etocarlid*** 3341
Etocil 1022
Etoclofene 3285
Etocumarol 4798
*Etodolic acid*** 6449
*Etodroxizin*** 5157
*Etofamid*** 3901
Etofein 1104
*Etofenamat*** 3568
*Etofibrat*** 3563
*Etoforminhydro-chlorid*** 6204
*Etofuradin*** 3636
*Etofyllin*** 1055
*Etofyllinclofibrat** 6484
Etofyllinnicotinat 2775
*Etoglucid*** 2090
Etogyn 5181
Etokain 2325
Etoksid 3341
Etoksikain 5330
Etolein 3816-03
*Etolorex*** 2018
*Etoloxaminhydro-chlorid*** 4044
Etomal 639
*Etomidat*** 2505
Etomidehydrochlorid 5668
*Etomidolin*** 5143
*Etonamnitrat*** 3062
Etonii 5844
*Etonitazen*** 4932
Etonitazinum 4932
Etopalin 3197
*Etoperidon*** 6493
Etophylate 995-03
Etophylline 588-03
E-Toplex 5864
*Etoposid*** 5733
*Etoprindol** 2863
Etoprine 6264
Etorfina clorridato 5427
*Etorphinhydrochlorid*** 5427
*Etosalamid*** 1692
Etosalicil 1022
Etoscol 5006
Etosseridina 3765
Etosuximida 639
Etoval(etta) 1424
*Etoxadrolhydro-chlorid*** 3175
*Etoxazen*** 2512
*Etoxeridin*** 3765
*Etozolin*** 2332
ETP 789
Etpenal 5169
Etradil 438
Etrane 69
Etrazide 583
Etrenol 4305
Etrium 900
Etroflex 1696
Etromycin 5990
Etropres 5951
Etrozolidina 3907
Etruscomicina 5972
Etruscomycin 5972
Etrynit 438
Etryol Trinitrate 438
*Etryptaminacetat*** 1958
ETTN 438
Ettrioltrinitrat 438
EtUdR 1723
Etumine 3567
*Etybenzatropin-hydrobromid*** 4897
Etybenztropini hydrobromidum 4897
Etydion 641
Etyfin 3999
Etylklorid 46
Etylon 900
*Etymemazin*** 4361
Etymidehydrochlorid 5668
*Etynodioli acetas** 5315
Etyprenalinum 2350
EU-1063 3386
EU-1085 4205
EU-1093 4390
EU-1806 5323
EU-2826 956
EU-2972 6357
EU-4200 3073
Euacid 293
Eubasinum 1559
Eubetin 1309
Eubine 3631
Eubispasme-Wirkstoff 4963
Eubolin 5711
Eubornyl 2922
Eucaf 5858
α-Eucain 4079
β-Eucain 2856
Eucain(A) 4079
Eucain B 2856
Eucalcium „Diana“ 465
Eucalcium „Kwizda“ 1429-02
Eucalyptol 1452
Eucanfol 1442
Eucapur 1452
Eucardion 5237
Eucarnitim 673-01
Eucast 2027
*Eucatropin*** 3455
Eucazulen 2804
Euchessina 4163
Euchinin 5121
Euchrisin 3331
Eucil „Farmasa“ 2626
Eucil „Sifi“ 3066
Eucilat 3877
Eucistin 1562
Eucistin „Piam“ 1846
Euclamin 5113
Euclidan 2027
Euclidin 2027
Euclorina 582
Eucodale 3631
Eucodamine 3631
Eucodin 4053
Eucol 1000
Eucol-500 483-03
Eucol „Lefranq“ 483-04
Eucolil 5544
Eucolina 5341-01
Eucopon-Wirkstoff 4322
Eucoran 1360

Eucosan 3631
Eucupin 5332
Eucystin 451-12
Eudan 1533
Eudatin 1608
Eudemine 707
Eudermol 1357-01
Eudiamin 588-03
Eudigox 6033
Eudilat 3877
Eudin 3631
Eudiural 589-02
Eudol 3631
Eudorm 33
Eudormat 1664
Eudormil 701
Eudoxin 4157-02
Eudrin 533
Eudyna 4411
Eufenor-Substancia I 3702
Eufenor-Substancia II 3395
Eufepar 1062
Eufibron 2266
Eufilina 588-03
Euflavin 2489
Eufodrin 1388
Eufodrinal 1388
Eufuran 930
Eugallol 745
Eugenol 1293
Eugerase 2325
Euglucan 5113
Euglucon 5113
Euglucon 5 5113
Euglyben 5113
Euglycin 2619
Euglykon 5113
Euguform 2792
Euhaemon 6143
Euhypnos 2971
Eukdin 3631
Eukodal 3631
Eukodan 3631
Eukraton 839
Eulaevomycetinum 5784
Eulantiluy 3078-01
Eulantina 3423
Eulantinon 3423
Eulaxan 4811
Eulaxin 5216
Eulicin 5375
Eulimen 1416
Eulion 1245-06
Eulipos 2703
Eulissin 3237
Eumangan 393-07
Eumicina 6020
Eumicton 161
Eumidrina 3766
Eumin 411
Eumol 2571
Eumorphal 3631
Eumostat 1286-02
Eumotol 3969
Eumydrin 3766
Eunal 3176
Eunalgin 2270
Eunarcon 1664
Eunasin 2205
Eunephran 1706
Eunerpan 3143
Euneryl 1845
Eunesine 3751
Eunoctal 1767
Eunoctin 2706
Euparotinacetat 4887
Eupasal 569
Eupatin II 5309
Eupatolid(e) 2848
Eupatorin 3552
Eupaverin(a) 4221
Eupaverin (alte Form) 3847
Eupavéryl 4223
Eupen 3098
Euperistal 2071
Euphan 2266-14
Euphodrin 1388
Euphodyn 1069
Euphorin 1027
Euphorin-A 2970
Euphoron 2436
Euphozid 1088
Euphthalmin 3455
Euphyllin 588-03
Eupigmin 1806-01
Eupirina 706
Eupirone 3558
Euplacid 648
Euplin 3097
Eupneron 4979
Eupnex 2839
Eupnine 790-01
Eupnophile 1012
Eupochlorinacetat 4891
Euporphin 3630
Eupractone 253
Eupramin 4019
Euprax 1421
Euprex 3506
*Euprocin*** 5332
Eupyron 3558
Euquinin 5121
Euradal 583
Euragen 5341
Eurax(il) 2255
Eurazyl 4085
Eurene 583
Euresol 741
Eurheumon 950
Eurhyton 4588
Eurifam 6060
Eurikem 230
Eurinol 724
Eurocillin 3097
Euro-Cir 808
Eurodin „Euromex" 1846
Eurodin „Takeda" 2950
Eurodopa 1034
Eurogale 1186
Europen 3766
Eurosprint 1679-02
Eusabact 2548-01
Eusal 1022
Eusaprim 2548-01
Euscopol 3384
Eusinex 316
Eusip-Wirkstoff 2740
Eusmanid 1405
Eusolex 2415
Euspart 2927-01
Euspiran 1745
Euspirol 1743
Eusterol 1316
Eustidil 2458
Eustigmin 2071
Eustin 6641
Eustral 1227
Eustrophinum 5974
Eusulbon 1910
Eusulfa 2208
Eusulfon 993
Eusulpid 2903
Eusynthomycin 5784
Eutagen 3631
Eutamicina 6020
Eutan 1902

Eutarpan 3301
Eutasin 1902
Eutensol 1484
Euthatal 1766-01
Euthermin 950
Euthroid 2704-01
Euthyrox 2704
Eutimin 12
Eutimox inyect. 5753
Eutisone 4988
Eutizon 373
Eutocol-200 3713
Eutonyl „Abbott“ 1608
Eutonyl „Cophabel“ 1442
Eutosal 950
Eutrit 309
Eutrophyl 5793
Eutus 3336
Euvasol 1078
Euvel 5864
Euvernil 614
Euvernil-Depot 1910
Euvestin 5252
Euvifor 417
Euvit A 4439
Euvit C 393
Euvitol „Allen & Hanbury“ 2851
Euvitol „Zambeletti“ 4439
Evablin 5912
Evacilin 3066-04
Evaclin 3089
Evactil 4491
Evac-U-8 4491
Evacuol 3541
Evadene 4649
Evadol 3089
Evadyne 4649
Eval 4163-01
Evalgin 3678
Evalon 373
Evanex 143
Evansblau 5912
Evans Blue 5912
Evarsan 2192
Évasprine 2197
E-vatine 5792
Evazol 5821
Eventin 1478
Everalgin 2270-02
Everfree 1181
Everninocin 6370
Everone 5547
Everton 1119-01
E-Veta-vit 5864
Evex 3673
Eviabit 5864
E-Vicotrat 5864
Evicyl 6038
Evident 2917
Evigril 373
Evilin 5864
E-vimin 5864
Eviol 5864
Eviolbial 5864
Evion 5864
Evipal 1965
Evipan 1965
Evipherol 5864
E-Vita 5864
E-Vital 5792
Evitaminum 5792
Evitan 5792
E-Viterbin 5864
Evitex A 4439
Evitil 5792
Evitina 5792
Evitol 5864
E-Vitum 5792
Eviunis 497-02
Evogal 4675
Evolubran 3114
Evourin 1846
Evramicina 6034
Evramycin 6034
Evrile E 5864
Evrodex 1070
Evronal 2030
Evultin 2601
Ewin 950
Eworauto 149-01
1347 Ex 287
EX 10-029 4294
EX 12-095 3115
EX 4355 3649
EX 4810 2230
EX 4883 2506
EX 10781 2205
EX 11582 A 3881
Exabe 815
Exacyl 853
Exadion 4949
Ex-Adipos 1385
Exadrin 1083
Exagien 739
Exal 6088
*Exalamid*** 6311
Exalcol 4491
Exalgin 1020
Examel 451
Examen 6143
Examin 2521
Exangit 5840
*Exaprololhydrochlorid*** 3787
Exastur 451
Exathrichin 411
Exazol 1594
Exazol-acetil 2208
Excolicin 3066-04
Excresodin 533
Exelmin 203-07
Exetidina 4794
Exhorran 1467
Exibral 1699
Exifarma 279
Exilon 2244
Exipid 2304
*Exiproben-Natrium*** 3197
Exirel 2529
Ex-Lax 4163
Exlibral 500 1699
Exlutena 4408
Exlution 4408
Exluton(a) 4408
Exmigra 5890-01
Exmigrex 5890-01
Exna „La-Medica“ 1825
Exna „Robins“ 2738
Exodol 5217
Exofalicain 3445
Exofène 2116
Exofructol 485
Exol 495
Exolan 4173
Exomicol 349-01
Exomycol 349-01
Exonic OT 4491
Exopan 3202
Exopin 203-07
Exoral 6143
Exosalt 2738
Exoseptoplix 386
Exostrept 4789
Exosulfonyl 3034-01
Exotancain 3445
EXP-105-1 1443
EXP-126 2077
EXP-338 502

EXP-999 4912
Expansatol 1425
Expansin 552
Expectran 1381
Expelmin 203-07
Exponcit 1073
Exprep 6040
Exsept 386
Exsulf 2271
Extacol 1325
Extencilline 3066-05
Exten Strone 5182
Exten Test 5547
External 6020
Extrabolin 6151
Extraciclina 4848
Extracort 5289
Extracort (4 + 8 mg) 4646
Extragal 6020
Extralax 4811
Extramycin 4144
Extraneurina 2059
Extrapen 3097
Extrapenil Antihistaminico 3066-09
Extraphan 2951
Extrasulfa 1593
Extren 950
extrinsic factor 6143
Extussin 4322-02
Exydrin 583
Eyecort 4746
Eyecula 786-01
Eyela 786-01
Eyelo 1077
Eye-Sul 786-01
Eyesule 3415-02
Ezerina 2869
E-Z-Ex 1173

25 F 3469
883 F 2309
914 F 1388
929 F 3219
933 F 2562
1162 F 386
1262 F 3683
1358 F 1843
1399 F 3033
1500 F 3034
2249 F 684
F-1 372
F 2 3672
F-6 354
F-8 352
F 19 3633
F-26 792
F-28 374
F-30 705
F-35 1182
F-60 717
F-74 1503
F-139 844
F-150 2245
F-151 2572
F 156 3733
F 190 775
F 200 4976
F 256 130
F 270 773
F 368 2390
F 394 1735
F-413 6321
F 440 2390-01
F-691 6355
F 1052 2310
F 1983 3161
F 2559 5843
F 6066 5076
F 6113 1210
F 30066 1280
FA 24 1594
Fa 402 5847
Fabacyclin 4847
Fabadorm 1964
Fabahistin 3905
Fabantol 3768
Fabedrine 1069
Fabofosfor 1093
Fabontal 3768
Facestir 1207
Facid 3899
Facort 4704
Factoclina 2779-02
Factol 4491
Factor B „Eros“ 2040
Factor C „Eros“ 393
Factor citrovorum 4280
Factor H_3 2325
Factor P-Zyma 5898-01
Facyclin 4847
FAD 5589
Fademin 5589
Fadicer 3114
Fadormir 2992
α-Fagarin 4556
Fagine 314
Fago-Biotico 200000 3066
Fago-Biotico 300000 (600000) 3066-04
Fahrox 1978
Fairdiquin 913
Fairmycin 4847
FAK III 2207
Faktor I 6137
Faktor III 6137
Falapen 3066
Falban 4949
Falban-Crema 5287
Falban-inyect. 5738
Falcopen V-K 3069-01
Falcopen-V-Susp. 3069-03
Falepsin 1845-09
Falicain (alte Form) 2325
Falicain (neue Form) 3445
Falicor 5237
Falignost 1864
Falimint 1648
Falirytmin 6592
Falithrom 3550
Falitrast 523
Falivegan 775-01
Falkitol 22
Falmonox 4397
Falorciclina 4848
Falor-Piren 2266-01
Falprim 2548-01
Famet 993
Fametokyn 1594
Famolin 2401
Famophos 1418
Famosept 349-01
*Famotinhydrochlorid*** 2986
Famphur 1418
*Famprofazon*** 5297
Famycin 6020
Fanaril 1911
Fanasil 1911
Fanasul 1911
Fanasulf 1911
Fanesil 1911
Fanlubrina 2270
Fanodormo 1964
Fanquinonum 1795
Fanrubina 6143

Fantan 3853
Fanterrin 4849
Fanthridonhydro-chlorid 3605
Fantorin 1812
*Fantridonhydro-chlorid*** 3605
Fantrine 4294
Fanzil 1911
Faragynol 4827
Farbioscal 465
Farbiotico 4849
Farciclina 4847
Fardoc 6143
Farevan 5864
Fargan 3349
Fargen 2987
Faril 1846
Faringil 1731-01
Faringosept 820
Farlutal 5337
Farma „939" 6116
Farmabutol 1490
Farmaciclina 5586
Farmacyrol 4827
Farmakozid 6107
Farmamid 786-01
Farmampil 3097-01
Farmaneurina 2074
Farmangina 1731-01
Farmapasmol 3438
Farmaproina 3066-04
Farmatest 4738
Farmatox 3336
Farmiblastina 5570
Farmicetina 1568
Farmicetina Sciroppo 4181
Farmicin 6122-01
Farmidril 4479
Farmiglucina 5211
Farminosidin 5211
Farmintic 805
Farmiserina 96
Farmizina 236
Farmobion A 4439
Farmobion B_1 2040
Farmobion B_6 815
Farmobion C 393
Farmobion D_2 5709
Farmobion E 5792
Farmobion PP 351
Farmocaina 3485
Farmodent 3485
Farmodoxi 4848
Farmolisina 2270
Farmolut 5337
Farmotal 1763
Farnesil 5632
Farnisol „Firma" 5632
Farnisol „Lauzier" 4704
Farnisol „Lauzier"-Sol. 5423
Farnochinon 6026
Farnoquinone 6026
Farpol-C 3857
Farutine 5573
Farvit B_1 2040
Farvit C 393
Fas-Cile 1138
Fasciolin 22
Fascol super 2116
Fasigyn 843
Fasigyn (alte Form) 3713
Fastin 1385
Fastinan 1957
Fastocaine 2631
Faston 3365-03
Fastum 3000
Fatoliamid 789
Faustan 2970
Favistan 157
*Fazadinium-bromid*** 5646
Fazadon 5646
FBA 1420 3768
FBA 1464 1139
FBA 1500 2302
FBa 4059 2683
FBA 4503 3210
FB b 4231 4395
FB b 5097 4800
FB b 6896 2531
FBF 6183
FC 1 4563
FC-379 2635
FC-612 4092
FC 3001 2433
F-Cortef 5163
FD-008 1264
FD & C Red No. 3 4151
FDH-3 72
Fealan 2951-05
Fealina 314-10
Fealysine 3097
Feamicycline 4849
*Febarbamat*** 4392
Febberit 761
Febbridol 761
Febichol 1728
Febramine 2798
Fébranine 1839
Febridol 761
Febrifugin 3095
Febrilix 761
Febrilzolon 2266-12
Febrimin 610
Febringun 757
Febrinil 761
Febrinine 2266
Febrinol 761
Febrolin 761
Febro-Gesic 761
Febron „Daiichi" 2266
Febron „Dr. Janka" 2270
Febrosanal 950-04
Febrosolvin 2266-11
Febrovir 2266
*Febuprol*** 2338
Febutol(o) 3907-01
*Febuverindihydro-chlorid*** 5683
Febuzina 3906
Fecalate 4491
Fe-Cap 49-05
*Feclobuzon*** 5563
Feco-T 149-01
Fedacilina 3334
Fedacin 354
Fedajodo 1163
Fedal-Ami 913
Fedal-Ditiazin 5074
Fedal-Hexil 2042
Fedal-Lamb 5148
Fedal-Nidazol 411
Fedal-Piperin 203-07
Fedal-Soltric 2982
Fedal-Telmin 2121
Fedal-Tri 774
Fedal-Tridon 237
Fedal-Un 21
Fedal-Uncin 3411-01
Fedezona 3907
Fedibaretta 2508
Fedion 2689
Fed-Mycin 4847
Fedolax 4163
*Fedrilatmaleat*** 4429

Fedrin 1390
Feen-A-Mint 4163
Feevone 2053
Fefuma 149-01
Feguanil 1410
Feguanide 1410
Feidmin 5 5334
Feinalmin 4019
Felacrinos 5341
Felben 3365
Fel-bis 2756
Feldene 5260
Felepatol 1062
Felesan 1062
Felicain 2909
Felicur 1062
Felidin 2857
Feliflux 5341
Feligénio 5341
*Felipyrin*** 2837
Felison 4545
Félitrope 1062
Felixyn 1669
Fello-Sulfa 2746
Fellozine 3349
Feloflux 5341
Felogen „Asta“ 2298
Felogen „Wassermann“ 1918
Felombrine 1572
Felosan 586
Felotrast 1200
Felsules 33
Felumin 4151
Felunamin 2387
Felurea 986
Felviten 1184
*Felypressin*** 6091
Femadol 4958
Femegan 3349
Femepen 3069
Femerazol 1218
Femergin 5890-01
Femeride 5628
Femestral 3713
Femestrone 3668
Femestrone-inj. 5390
Femicide 5628
Femidyn 3668
Femihormon 5390
Feminone 4313
Feminorm 5390
Femirogen 3667
FemIron 149-01
Femital 2200
Femiton 2200
Femogen Aqueous 3713
Femogen-CYP. 5529
Femogen-L.A. 5182
Femogen „Stickley“ 3668
Femogex 5182
Femolone 5705
Femovolin 3713
*Femoxetinhydrochlorid*** 6511
Femulen 5315
*Fenabuten*** 1913
Fenacaine 3652
Fenacemid 986
Fenacetina 1323
*Fenacetinol*** 1329
Fenacilin 3069
*Fenaclon** 1631
Fenactil 3315
Fenacyn 2769
*Fenadiazol*** 701
Fenadone 4650
Fenadossone 5135
Fenadoxon 5135
Fenafan 5114
*Fenaftic acid*** 5294
Fenakon 1631
*Fenalamid** 4113
Fenal-C 2266-01
*Fenalcominhydrochlorid*** 4382
Fenallymal 2175
Fenam 3687-02
Fenamet 4084
Fenamide 347
Fenamidofuril 2520
*Fenamifuril*** 2520
Fenamin 1069
Fenamin „Yurtoglu“ 2769
*Fenamisal*** 2155
Fenamizol 974
*Fenamol** 576
Fenampicin 6060
Fenampromide 3465
Fenamsulfoniumjodid 3372
Fenantoin 2717
*Fenaperon*** 4710
Fenara 1069
Fenarol 1567
Fenarsone 604
Fenartril 2237
Fenasal 2121
Fenascopen-Wirkstoff 3069
Fenason 1562
Fenasprate 3272
Fenastezin 4569
Fenatin 2783
Fenatol 1396
Fenatrop 4719
Fenatrop „Quesada“ 1845-05
Fenatsokin 4896
Fenazil 3349
Fenazolina 3330
Fenazolo 2746
Fenazone 1575
Fenazoxine 3318
*Fenbendazol*** 2733
*Fenbenicillin-Kalium*** 4824
Fenbensamin 3398
Fenbiotic 1568
Fenbital 1845
Fen-Bridal 3349
*Fenbufen*** 3001
Fenbutamide 1722
Fenbutamidolum 3907-01
*Fenbutrazat*** 5139
Fenbutyramidum 1316
Fencadium 6186-02
*Fencamfamin*** 2851
Fencaminahydrochlorid 4406
*Fencarbamid*** 4023
Fenchlorphos 725
Fenchon 1432
Fenchyval 2932
*Fencibutirol*** 3156
Fenciclina 4847-08
Fencinate 2779
*Fenclexoniummetilsulfat*** 4766
*Fenclofenac*** 2384
*Fenclofos*** 725
*Fenclonin*** 977
*Fenclorac*** 2501
Fenclorethate 1526
*Fenclozic acid*** 1499
Fencumar 3550
Fendel 2839
Fendibina 3069-03
*Fendilinhydrochlorid** 5080
Fendimetrazin(a) 1992
Fendio-Nessa 2689

Fendon 761
*Fendosal*** 6595
Fendril 3907
Fenedrin 1069
Feneketilium 5847
Fenelmin 1410
Fenelzin(a) 823
Fenemal 1845
Fenergan 3349
*Feneritrol*** 6078
Fenesina 3204
Fenesterin 6007
Fenestil 4291
*Fenestrel** 3119
Fenetamin(a) 5367
*Fenethazin*** 3071
Fenethicillin 3345
Fenethyllinhydrochlorid 3701
Feneticillin(a) 3345
*Fenetradil*** 5036
Fenetylini chloridum 3701
*Fenetyllinhydrochlorid*** 3701
*Fenfluramin*** 1954
Fenfoduron 1410
Fenformin(a) 1410
Fenfubène 3001
*Fenharman*** 3569
Fenhidroxibutol 3907-01
Fenhombreol 5674
Fenhydren 2689
Fenibut 1319
Fenibutasan 3906
Fenibutol 3906
Fenicol 1568
Fenicolirio 1568
Fenicort 5747
Fenidina 1323
Fenidox 2708
Fenidrone 2953
Fenigam 1319
Fenilarsen 604
Fenilaxan 4811
Fenilazone 1575
Fenilbichina 4301-14
Fenilbutazona 3906
Fenilbutina 3906
Fenilcal 1845-03
Fenilcaletas 1845-03
Fenilefrina 1077
Fenilfar 1077
Fenilidina 3906
Fenilin 2689
Fenil-Indandione 2689
Fenil-Insa 451-18
Fenilor 908
Fenil-PAS 2155
Fenilprenazona 4203
Fenimicrol-AM 1568
*Fenimid** 2216
Fenina 1323
Fenindione 2689
*Feniodiumchlorid*** 1798
Feniodol 2708
Fenipen 3345
*Fenipentol*** 1728
Feniramidolo cloridrato 2197
Feniramin 3108
Fenisan 5216
Fenisec 1957
Fenised 986
*Fenisorex** 3028
Fenistil 4291
Fenitoin(a) 2717
Feniton 2951-05
Fenitron 2840
Fenitrothion 6214
Fenizin 1094
Fenizina 2951-09
Fenlaxin 5216
*Fenmetozolhydrochlorid** 1215
Fenmetralin 1679
*Fenmetramid*** 1611
Fenmetrazin 1679
Fenmetrazina cloridrato 1679
*Fenobam** 6242
Fenobarbital 1845
Fenobiotic 5755-01
Fenobolin 5711
Fenocarbamida 4023
Fenociclina 3977
Fenocin 3069-01
*Fenocinol** 3075
Fenocyclin 3977
Fenocylin 3977
Fenodone 2266-13
*Fenofibrat** 6501
*Fenofibric acid*** 2726
Fenoform forte 348
Fenoharman 3569
Fėnolactine 1690
Fenolax 4163
Fenolax „Polfa“ 4811
Fenolftalein 4163
Fenolipuna 3841
Fenomag Mussini 2951-03
Fenomorfano 5264
Fenoperidine 5138
Fenoprainhydrochlorid 4667
*Fenoprofen** 2750
*Fenoprofen-Calcium** 2750-01
Fenopromin 1069
Fenopron 2750-01
Fenoquin 2951
Fenorex 1957
Fenormin 1410
Fenosed 1845
Fenosept 349-01
Fenoseptil 4847-11
Fenospen 3069
Fenossimetilpenicillina 3069
Fenossipenil 3069
Fenostenyl 986
Fenostil 4291
*Fenoterolhydrobromid*** 3379
Fenotetra 4847-08
Fenothiazin 1810
Fenotiazina 1810
Fenotone 3906
*Fenoverin*** 5473
Fenoverm 1810
Fenox 1077
Fenoxadrin 3367
*Fenoxazolin*** 2288
Fenoxazolum 942
Fenoxcillin 3069-01
*Fenoxedilhydrochlorid*** 5703
Fenoximetilpenicillin 3069
Fenoxin 3069
Fenoxipirazofenona 3906-04
Fenoxipropazinum 1095
Fenoxypen 3069
Fenoxypen-Novo 3069-01
*Fenoxypropazinhydrogenmaleat*** 1095
*Fenozolon*** 1581
*Fenpentadiol*** 1987
*Fenperat*** 5407
Fenpidon 5292
*Fenpipalon*** 3401

*Fenpipramid-hydrochlorid*** 4625
Fenpipramid-methylbromid 4978
*Fenpipranhydro-chlorid*** 4320
*Fenpiverinium-bromid*** 4978
Fenpropamin 4377
Fenpropazina 2324
*Fenproporexhydro-chlorid*** 1957
Fenpyraminhydro-chlorid 4202
*Fenquizon*** 2414
*Fenspirid*** 2839
Fensuximide 1556
Fentalax 4163
Fentanest 4925
Fentanil 4925
Fentanil citrato 4925
*Fentanylcitrat*** 4925
Fentazin 4621
Fenterminhydrochlorid 1385
Fentermin „Sanitas" 1737
Fentetramin(a) 3426
Fenthion 1415
*Fentiazac*** 3244
Fentiazin 1810
*Fenticlor*** 1801
Fentirin 3951
Fentolamine 3333
Fenton 465-09
*Fentoniumbromid*** 5847
Fentrate 1954
Fentrinol 1428
Fentropilium 5811
Fenucil 1177
Fenural 986
Fenurea 986
Fenuril 533
Fenurone 986
Fenylbutazon 3906
Fenylefrine 1077
Fenylepsin 2717
Fenylettae 1845
Fenylhist 3365
Fenyprin 1388
Fenyracilline 3066-08
*Fenyramidol-hydrochlorid*** 2197
*Fenyripolhydro-chlorid*** 1873
Fenytan 986
Fenytoine 2717
Fenzol 1575-08
Feostat 149-01
Feostim 149-01
Fepar 1062
Feparil 6123
*Fepentolic acid*** 1983
Fepirina 3907-01
Fepratset 3338
*Feprazon*** 4203
Fepromaron 4189
*Fepromid*** 5153
Feprona 2750-01
FER 1443 508
Feramid 351-01
Feraspartyl 184-03
Feravol 465-09
Feracyclin 4847
Fercaferol 5864
Fercamycin 1568
Fercasone 4949
Fercaspectron 4849
Fercasulf 1594
Fercasulf-Sciroppo 2208
Ferdomus 497-04
Férédetate de Sodium 1429-05
Ferglucone 465-09
Fergon 465-09
Fergon 500 3053
Fergutin 465-09
Ferinal 3716-01
Ferlixit 465-10
Ferlucon 465-09
Fermentmycin 4847
Fermin 6143
Fermycine 4847
Ferncaine 2325
Ferndex 1070
Fernide 448
Ferniron 149-01
Fernisolone 4704
Fernisone 5189
Fernisone-Tabl. 4639
Fernmersyl 2253-01
Ferofer 184-03
Ferona „Sidus" 4421
Ferona „Vita" 49-05
Feronia 6060
Fer-Os 184-03
Feroscorbat 393-06
Ferosyp 465-09
Feroton 149-01
Ferox 465-09
Feroxyl 5709
Ferranol 149-01
Ferrets-forte 149-01
*Ferric fructose*** 416
Ferricholinatum 314-05
Ferriclate Calcium Sodium 498
Ferricodile 58-01
Ferri fumaras 149-01
Ferrin 55 465-09
Ferripyrinum 1575-09
Ferrisar 149-01
Ferriscorbone magnésienne 397
Ferritetracemin-natrium 1429-05
Ferritose 416
Ferrivenin 465-09
Ferrivin 371
Ferrlecit-Amp. 465-10
Ferro-Agepha 465-09
Ferrocal 396-07
Ferroceron 3524
Ferrochel 314-05
Ferro-Chel 49-05
Ferrochelate 314-05
Ferro-Chews 149-01
Ferrochil 314-05
*Ferrocholinat*** 314-05
Ferrocholine 314-05
Ferrocodile 58-01
Ferro-Cytofol 149-01
Ferrodel 149-01
Ferro-dispers 149-01
Ferro-Drops 102-06
Ferrofumasan 149-01
Ferrofume 149-01
Ferro-G 465-09
Ferroglobine 184-03
Ferroglucon 465-09
Ferrogluconat 465-09
Ferroglycinsulfat 49-05
Ferroglyconicum 465-09
Ferroglykokollsulfat 49-05
Ferrohept 667-02
Ferroid 465-09
Ferrokapsul 149-01
Ferrol 1429-05
Ferrolina 149-01
Ferrolip 314-05
Ferrolyn 149-01

Ferromate 149-01
Ferromikron 149-01
Ferromyn 167-04
Ferron 919
Ferronascin 458
Ferronat 149-01
Ferrone 149-01
Ferronicum 465-09
Ferronord 49-05
*Ferropolimaler*** 585
Ferropyrine 1575-09
Ferroquelato 314-05
Ferrosanol 49-05
Ferrose 465-09
Ferro-Semar 393-06
Ferro-Sequels-Wirkstoff 149-01
Ferrosi aspartas 184-03
Ferrosi gluconas 465-09
Ferro-Spirig 465-09
Ferrostrane 1429-05
Ferrostrene 1429-05
Ferrotartrat 171-06
Ferrotemp 149-01
Ferrotrat 171-06
*Ferrotrenin*** 2099
Ferrotseron 3524
Ferro-Vinces-Wirkstoff 149-01
Ferrumate 149-01
Ferrum-Hausmann-Kapseln 149-01
Ferrum Polon 465-09
Ferrunicum 465-09
Ferryl 58-01
Fersaday 149-01
Fersamal 149-01
Fertaron 171-06
Fertibion 483-01
Fertilan 5864
Fertiligen 5792
Fertilin 5483
Fertilol 5792
Fertilvit 5864
Fertinic 465-09
Fertodur 5076
Ferumat 149-01
Fervens C 393
Fervenulin 577
FES 3672
Fesia-sin 2116
Fesotyme 149-01
Festamin 3365
Festivina 1138
Fetamin 1388
Fetidin 6008
*Fetoxilathydrochlorid*** 5965
Fetoxylathydrochlorid 5965
Fetron 149-01
Fettponceau R 5220
Feverall 2270
Fe-Vit 393-06
Fevonil 2270
Fevor 761
*Fexicain*** 5433
Feximac 2002
Fexin 3336
*Fexinidazol*** 6270
*Fezation*** 3262
FF 149 3523
FFBU 3360
FG 4963 6511
FG 5111 3143
FH 754
FH 3582 A 6018
Fherbolico 5617
F.I. 106 5570
F.I. 1163 5972
F.I. 5631 3650
F.I. 5852 5542
F.I. 5853 5211
F.I. 5967 4523
F.I. 5978 1597
F.I. 6120 4355
F.I. 6143 1834
F.I. 6146 5174
F.I. 6150 4643
F.I. 6229 3944
F.I. 6337 5395
F.I. 6339 5569
F.I. 6341 5752
F.I. 6426 4918
F.I. 6654 1221
F.I. 6714 5230
F.I. 6820 1212
F.I. 6934 6131
Fiasone 4639
Fiasone-Amp. 5423
Fibocil 4977
Fiboran 4977
*Fibracillin*** 5486
Fibramid 1923
Fibroderm 566-01
Fibrogenina 221-01
Fibroxin 6033
Ficortril 4746
Ficusin 1494
Fidemycin 4847
Fidemycin PM 5586
Fidepax 1138
Fidesbiotic 3097
Fidocin 4521
Fiel-Lax 5216
Fielton 1443
Filair 2053
Filamyl 1481
Filanthel 1481
Filarban 1481
Filarcidan 1481
Filarsen 341
Filazine 1481
Filicine 3899
Filimarisin 5960
*Filipin** 5960
Filipin III 5960
Fillincolina 314-12
Filocor 3987
Filocorten 4704
Filoderma 5289
Filoklin 3867
Filon 5139
Filopen 3066
Filoral 314-12
Filostan 1481
Filosulfa 1594
Filotonsil 1731-01
Filtrat-Faktor 1134
Fimalene 373
Fimazid 373
Fimbutol 1490
Fimediona 5857
Fimeil 4972
Fimomed 806
Finacillin 3055
Finaject 4315
Final 4723
Finalin 4723
Finaline 2270
Finambutol 1490
Finaplix 4315
Finaril 3907
Finarthrin 2951
Findolor 1380
Fine-Dol 4110
Finipect 4836
Finimal 761
Finistin 3076
Finlepsin 2714

Finnspirin	950
Finodramine	3365-03
Finquel	1025
Fintozid	373-01
Finuret	726
Fiobilin	5341
Fipexidhydrochlorid**	4208
Firmacort	4988
Firmalgil	2197
Firmalgilex	2197
Firmalone	4949
Firmazolo	2746
Firmed	149-01
Firon	149-01
Fisalemina	6132
Fiseptona	4650
Fisiocobal	6151
Fisio-Gamma	194
Fisioral-antitermico	2270
Fisioral C	393
Fisioral-laxante	4491
Fisioral-piperazina	203-09
Fisioral-sulfamidado	2208
Fisioral-tetraciclina	4847-01
Fisiozim	4127
Fisiuretik	605
FisoHex	2116
Fisostin	2869-01
Fisostina	856-02
Fissucain	2909
Fitex	500
Fitihispana	497-02
Fitina	497-02
Fitociclina	4825
Fitokellina	2436
Fitolo	497-02
Fitonadiona	5857
Fitosol	497-01
Fivepen	3066
Fiviton A	4439
Fiviton B_1	2040
Fiviton B_{12}	6143
Fiviton C	393
Fivition D	5709
Fixanol C	4783-01
Fixocal D_3	5630
F.J. 5508	1771
F-K-1	5857
FK 880	2903
FK 900	3859
FK 1160	2808
FK 1190	4855
FK 1270	2053
FL 1039	4769
FL 1060	2902
FLA-63	2658
FLA 136	6206
Flaba	157
Flabelline	3347
Flacar	293-02
Flacid	4326-01
Flacitran	2691
F.L.A.D.	5589
Flagecidin	2567
Flagemona	411
Flagenase	411
Flagentyl	646
Flagesol	411
Flagil	411
Flagil-Susp.	2188
Flagyl	411
Flaianina	961
Flamanil	6373
Flamaril	3907
Flamasone	4704
Flamazine	1227-02
Flamboral simple	1846
Flamenol*	599
Flamicina	3097
Flaminon	2134
Flamisul	1910
Flammazin(e)	1227-02
Flammryl	3907
Flamotide	3394
Flanax	2477
Flanin	3394
Flanithin	274-01
Flanthin	267
Flarpirina	567
Flartussin	1381
Flatax-Orange	4163
Flavacidin	2594
Flavacin	2594
Flavacridinum	2489
Flavacrin	2141-01
Flavacyn	4847
Flaval	2489
Flavaminhydrochlorid*	4551
Flavan „Gueyne“	2762
Flavan „Millot“	2762
Flavascorb	393
Flavaxin	3354
Flavazone	354
Flavene	3354
Flaveric	4655
Flavicid	3698
Flavicidin	2594
Flavicin	552
Flaviform	2489
Flavil	2489
Flavin	2692
Flavin BB	3354
Flavinadenindinucleotid	5589
Flavine	2489
Flavinetten	2489
Flavinin	5589
Flavinmononucleotid	3394
Flavipin	2489
Flavitan	5589
Flavisept	2489
Flavit	3354
Flavitina	3354
Flavitol	3354
Flavitol forte	3394
Flavitrol	2772
Flavocillin	3066
Flavoclor	2779-02
Flavodic acid**	3842
Flavogyre	519
Flavol	3394
Flavolutan	4734
Flavomicina	4847
Flavon	2690
Flavopen „G.P.“	3069-05
Flavopen-Wirkstoff	5755-01
Flavoquine	4234
Flavosan	2489
Flavosil	2466
Flavosir	3354
Flavossato cloridrato	5228
Flavoteben	2163
Flavoxathydrochlorid**	5228
Flavugal	4829
Flavurol	4152
Flaxedil	5843
Flazalonhydrochlorid*	3885
Flebex	5898
Flebiodina	1163
Flebocortid	5437
Flebocortid P 1000	4754
Flebosan	5742
Fleboxil	4981
Flecainidacetat**	6445
Flectadol	950-10

Flectar 3041-02
Fleet-Theophylline 588-04
Flegmostam 3907
Flegyl 411
Fleischmilchsäure 103
Flem 3850
Flemex 5437
Flemi 3066
Flemibiotico 3097
Flemicilina 300 3066-04
Fleminsal 200000 3066
Fleminsal 300000 3066-04
Flemonex 1381
Flenaken 4849
Fletase 4439
*Fletazepam*** 3251
Flevigan 2775
Flexal 2100
Flexal „Graham's" 2571
Flexamol 1696
Flexartal 2100
Flexazon 509
Flexazone 3906
Flexen 3000
Flex-Flax 461
Flexilux 1696
Flexin 514
Flindix 388
Flivazone 1283
Flobesin 1957
Flo-ciline 3066-04
Flocillin 3066-04
Flocinal 5501
Flocinon 361-01
*Floctafenin*** 4177
Flogal 3907
Flogar 6475
Flogaton 4004
Flogene 3244
Floghene 3907
Flogicort 4646
Flogicort „pomata e lozione" 5289
Floginax 2477
Flogistin 3907
Flogiterme 2134
Flogitolo 3907
Flogizona 2134
Flogobron 2571
Flogocid 2002
Flogodin 3907
Flogomen 5563
Flogoril 3907
Flogosol 555
Flogostop 3907
Flogovital 2134
Flonatril 2515
Flopirina 3907
*Flopropion*** 1008
Floralbina 1172
Floramicina 4847
Florantiron 4162
*Florantyron*** 4162
Floraquin 913
*Floredilhydrochlorid*** 3209
Floregin 1106
Florema 2987
Florenal 2676
Florequin 913
Flores Benzoes 547
Floretione 755
Floricina-Wirkstoff 4536
Florimycin 5460
Florinef 4711
Florispec 3137
Florocycline-Wirkstoff 4847
Florone 5502
Floropipamide 4727
Floropipeton 5190
Floropryl 478
Flosin(t) 3271
Flou 3463
*Floverin*** 1382
Floveton 1008
Floxacillin 3859
*Floxacrin*** 6496
Floxamine 3367
Floxapen 3859
*Floxuridin*** 1015
*Fluacizin*** 4211
*Flualamid*** 3406
*Fluanison*** 4594
Fluanxol 5079
Fluanxol-Depot 5901
Fluaton 4945
*Fluazacort*** 5398
Fluazacortenolacetat 5398
Fluazide 726
Fluazide „Vifel" 2740
Fluazine 4572
*Flubanilat*** 2559
Flu-Base 4945
Flubason 4948
*Flubendazol*** 6397
Flubenisolondinatriumphosphat 4975
Flubenisolonum 4950
Flubenisolonvalerat 5608
*Flubeprid*** 6508
Flubigen 4741
Flubilar 4741
Flubuperone 3143
*Flucarbril*** 1500
Flucarmit 739
*Flucetorex*** 4212
Flucin 5271
Flucinar 5271, 5501
*Fluciprazin*** 4709
*Fluclorolonacetonid*** 5257
Flucloronide 5257
*Flucloxacillin*** 3859
Flucort 4922
Flucort „Ikapharm" 4643
Flucort „Tanabe" 5271
Flucorticin 4922
*Flucrilat*** 535
Flucrylate 535
*Flucytosin*** 141
*Fludalanin** 6173
*Fludazoniumchlorid*** 5469
Fludemil 700
Fluderma 5752
Fludestrin 4039
Fludeten 476
Fludex 3026
Fludex „San Carlo" 5501
*Fludiazepam*** 6395
Fludilat 4123
*Fludorex** 1639
Fludrocortisat 5163
*Fludrocortison*** 4711
*Fludrocortisonacetat*** 5163
Fludrocortone 4711
Fludrocortone-(acetat) 5163
Fludrone 4711
Fludronef 4711
Fludronil 5163
Fludroxicortidum 5322
*Fludroxycortid*** 5322
Flue-Tab. 476
Flufacid 2387
Flufen 2387
Flufenal 2387-01
*Flufenamic acid*** 2387

Flufenaminsäure 2387
Flufenazindihydrochlorid 4875
*Flufenisal*** 2700
Flufénone 2836
Fluformilone 5752
*Flugestonacetat*** 5162
Fluibil 5362
Fluidane 2679
Fluidemin 2679
Fluidemol 2679
Fluilax 4491
Fluimucetin 272
Fluimucil 272
*Fluindarol*** 2944
Fluitran 724
Fluitting 2461
Flukanide 3834
Flukoids 1
Flu-Korti 5287
Flulon 4945
Flumadon 476
Flumamine 214
Flumazin 3592
Flumazine 4875
*Flumedroxonacetat*** 5290
Flumefenine 3885
Flumen 533
Flumen simple 5501
Flumeprednisolon 5285
*Flumequin*** 6326
Flumesil 2740
*Flumetason*** 4922
Flumetasonacetat 5270
Flumetasonum pivalicum 5602
Flumethasondimethylpropionat 5602
Flumethasone 4922
Flumethasone acetate 5270
Flumethasone Pivalate 5602
*Flumethiazid*** 700
Flumethone 5284
Flumetiazide RP 2740
*Flumetramid*** 1528
Flumex 4945
*Flumexadol*** 6248
Flumezin 4875
Flumidin 476
Flumiken 726
Flumil 4046
*Fluminorex*** 1197
*Flumizol*** 3537
Flumoperonum 4833
*Flunamin*** 2767
*Flunarizindihydrochlorid*** 5474
Flunemin 2387
*Flunidazol*** 1527
*Flunisolid*** 5288
Flunisolide acetate 5511
*Flunisolidi acetas*** 5511
*Flunitrazepam*** 2960
*Flunixin*** 2407
Flunixin meglumine 2407-01
Flunox 4545
Fluobenzoquinum 4795
Fluochol 4162
Fluocinil 5271
Fluocinolide 5501
*Fluocinolonacetonid*** 5271
Fluocinolonacetonidacetat 5501
Fluocinolona-Oculos 5271
Fluocinona 5271
Fluocinone 5271
*Fluocinonid*** 5501
Fluocit 5271
Fluo-Cort 5271
*Fluocortin*** 4894
Fluocortin-Butyl 5521
Fluocortiol 5271
*Fluocortolon*** 4946
Fluocortoloncapronat 5689
Fluocortolon-21-carbonsäure 4894
Fluodermol 5271
Fluoderm plain 4945
Fluodryl 3645
Fluogan 775
Fluogisol 5271
Fluohydrisone 4711
Fluolon 4945
Fluomazina 3592
Fluo-Mex 5271
Fluomix-Same 5271
Fluonid „Marion“ 5271
Fluonid „Orion“ 2129
Fluonide dermica 5271
Fluonilid 2129
Fluonolona 5271
Fluopromazine hydrochloride 3592
Fluopromil 3592
Fluopsin 48
Fluopsin C 48-01
Fluoracizin 4211
Fluorafur 1016
Fluorandrenolon 5322
Fluorasquin 6499
Fluorbenzotef 1607
Fluorcortisol 4711
Fluordexamethason 4922
Fluordexamethasonpivalat 5602
Fluordima 5271
Fluo-rectal 4159
Fluorembichin 286
Fluoren 4572
Fluorenal 2676
Fluoresceinnatrium 4159
Fluorescite 4159
Fluoreseptic 4159
*Fluoreson** 755
Fluorhexidin 6566
Fluorhydrocortisonum 4711
Fluorhydrocortisonum aceticum 5163
Fluoridril 726
Fluoridron 726
Fluorin 4159
Fluor-I-Strip 4159
Fluormetholonum 4945
Fluormethyldehydrocorticosteron 4946
Fluormethylprednisolon 4949
Fluormetilone 4949
Fluormone 4949
Fluorocort 4949
Fluorodelta 4949
Fluorodiuvis 726
Fluorodopan 1066
Fluorofen 3592
Fluoroform 4
Fluoroformylon 5752
Fluorofur 754
Fluoromar 151
*Fluorometholon*** 4945
Fluoromezin 2252
Fluorona 5271
Fluoro-Niagar 2740
Fluorophene 2373
Fluoropipamide 4727
Fluoroplex 136
Fluorosalan 2373

Fluorotyrosinum 981
*Fluorouracil*** 136
Fluorpan 1066
Fluorphenylalanin 980
6-Fluorprednisolon 4643
9-Fluorprednisolon 4645
9-Fluorprednisolon-acetat 5129
Fluorthyrin 981
Fluortriamcinolon-acetonid 5271
Fluortyrosin 981
Fluoruridindeoxy-ribose 1015
Fluoryl 4
Fluoryl „AFI" 775
Fluosintex 5271
Fluoskin 5271
Fluosmin 5270
Fluossimesterone 4421
Fluosterolone 4646
Fluostigmin 478
Fluotestin 4421
Fluothane 24
Fluothepin 6485
*Fluotracenhydro-chlorid*** 6533
Fluovitef 5271
*Fluoxetin*** 6442
Fluoxidin 135
Fluoximesteronum 4421
Fluoxiprednisolon-acetonid 5289
Fluoxiprednisolon-hexacetonid 5817
Fluoxiprednisoloni acetas 5402
Fluoxiprednisolonum 4646
Fluoxolonate 5511
Fluoxydin 135
*Fluoxymesteron*** 4421
Fluoxyphenonium-bromid 4770
Fluoxyprednisolon 4646
Flupac 920-03
Flupamesone 6153
Flupenthixol(um) 5079
*Flupentixol*** 5079
Flupentixoldecanoat 5901
*Fluperamid*** 5805
*Fluperolonacetat*** 5287
Fluphenazincapronat 5673
Fluphenazindecanoat 5881
*Fluphenazindi-hydrochlorid*** 4875
Fluphenazine enanthate 5753
Fluphenazinönanthat 5753
*Flupimazin*** 6573
*Flupirtin*** 6368
*Flupranon*** 4288
*Flupredniden** 4893
*Fluprednidenacetat** 5260
*Fluprednisolon*** 4643
Fluprednisolonacetat 5128
Fluprednisolonhemi-succinat-Natrium 5403
Fluprednisolonvalerat 5523
Fluprednyliden 4893
Fluprednyliden-21-acetat 5260
*Fluprofen*** 2729
*Fluprostenol-Sodium*** 5130
Flupyrazopon 2766
*Fluquazon** 6393
Fluracilum 136
Fluractin 726
Flurandrenolide 5322
Flurandrenolon-acetonid 5322
Flurandrenolone 5322
*Flurantel*** 3835
*Flurazepamdihydro-chlorid*** 4545
*Flurbiprofen*** 2728
Flurese 724
Flurèse 1243
Fluridan 726
Fluridrex 726
Fluril 136
Flurin 476
Flurobate 5736
Flurochrom 4152
Flurogestonacetat 5162
Flurothyl 142
*Flurotyl*** 142
*Fluroxen** 151
Fluroxyspiramine 4874
*Flusalan*** 2373
Flusone 584
*Fluspiperon*** 6572
*Fluspirilen*** 5730
Flussema 4123
Flussicor 5826
Flusteron 4421
*Flutamid*** 1551
Flutazida 726
*Flutazolam*** 3870
Flutenal 6153
Flutestos 4421
*Flutiazin*** 2375
Flutiorex 6279
Flutixan 5090
*Flutizenol*** 4289
Flutizide 726
Flutone 5289
*Flutonidinhydro-chlorid*** 1269
Flutra 724
Fluviatol 1443
Fluvin 583
*Fluvoxamin*** 6375
Fluxema 4123
Fluxil 3343
Fluxinar 1834
Fluxobil 5544
Flypel 1990
F.M.-200 (-400) 1138
FML 4945
FMN 3394
FMN-dinicotinat 5724
Fobex 4335
Focus 2296
Focusan 3864
Fodinyl 4313
Folacapon 4827
Folacid 3899
Folacin 3899
Folämin 3899
Folanyl 3713
Folasic 3899
Folbal 3899
Folcidin 3899
Folcodal 5487
Folcodan 5152
Folcodina 5152
Folcovin 5152
Foldan 1173
Foldine 3899
Foldox 4968
Folecina 3899
Foledrine 1393
*Folescutolhydro-chlorid*** 2487
Folettes 3899
Foliamin 3899
Foliandrin 5886

Folical 3899
Folicil 3899
Folicindon 3899
Folico-Cidan 3899
Folico „Taricco" 3899
Folicular 5390
Folicular-depot 5529
Foliculina 3668
Foliculina „Bunsen" 5390
Foliculina LEA 5390
Foliculina Quer (Amp. fuerte + Supositorios) 5390
Foliculin B 5390
Folicum 3899
Foli-Endo 5390
Foli-Endo retardado 5529
Foligan (neue Form) 228
Folijuste 3899
Folikrin 3668
Folillon 3899
Folimona 5390
Folimona-Ovulos 3668
Folimona-Pomada 3713
Folina 3899
Folinerin 5886
Folinor 3899
Folinsäure 4280
Folinsyra ACO 3899
Folipac 3899
Folipex 3668
Folisan 3668
Folivin 3899
Follestrine 3668
Follestrol 3668
Follhormon „Saper" 4700
Follicorina 3668
Follicolal 4313
Follicormon-Amp. 5390
Follicormon „Erba" 3713
Follicormone „Sodia" 3668
Folliculine 3668
Folliculine-Inj. 5390
Follicunodis 3668
Follicyclin 3713
Follicyclin mikro-krist. 5390
Follicyclin P 5312
Follidiene 3582
Follidimyl 5390
Follidrinbensoat 5390
Follidrin forte 3668
α-Follikelhormon 3668
α-Follikelhormon-hydrat 3714
Follikelmon 5390
Follikelmon-Depot 5312
Follikoral 4313
Follikosid-Ampullen 5313
Follikosid-Tabletten 4066
Follikulin 3668
Folliplex 3667
Follistrel 4697
Follormon 3582
Folmac 3899
Folöstrol T 4827
Fologenon 4734
*Folsäure*** 3899
Folsan 3899
Folsav 3899
Folvite 3899
Folysin 3255
Fomac 2116
FOM-Ca 116
*Fominobenhydro-chlorid*** 4567
*Fomocain** 4333
Fonafor 761
Fonasil 1911
Fonatol 3610
Fonazine mesylate 4057
Foncaine 2909
Fonderma 234
Fondonal 2266
Fonlipol 2665
Fontamide 612
Fontarsan 343
Fontarsol 341
Fontilix 1335
Fonurit 161
Fonzylane 6455
*Fopirtolin*** 1665
Foragynol 4827
Foralactol 4827
Foralamine 2572
Foran 950
Forane 70
Foratena 2121
Forbesycline 4847
Forbina „Ciba" 1207
Forbisen 4826
Forceval 5007
Fordex „Fellows" 1069
Fordex „Martin Santos" 2032
Fordiuren 3343
Fordonal 3906-06
Fordustin 5712
Forenol 2134
Forgenin(a) 221-01
Forginol 58-04
Forglesan 497-02
Forhistal 4291
Foriod 4157
Foristal 4291
Forit 5144
For-Jodina 1163
Formalin 10
Formamine 451
Forman 1775
Formanol 451-10
Formarin 637
Formatablin-anti-diarreico 1207
Formatablin-anti-histaminico 3136
*Formebolon*** 4701
Formetamide 1317
Formetilcisteina 197
*Formetorex*** 1317
Formicin 11
Formidium 11
Formigital 6046
Formiloxin(a) 6090
Formil-Quelu 1207
Formin „Martin Santos" 1410
Formin(e) 451
*Forminitrazol*** 139
Formison 422
Formisoton 11
Formitoxin-Holzinger 11
Formitrol 10
Formo-Cibazol 1207
*Formocortal*** 5752
Formocortol 5752
Formoftil 5752
Formo-Geltalil 1207
Formoguanamin 92
Formoiodine 451 05
Formojodin 451-04
Formol 10
Formoped 418
Formophenarsine 579
Formophenarson 579
Formosolfanil 1207
Formo-Sulfamerazin 5389
Formo-Sulfathiazol 1207
Formo-Sulfidesa 1207

Formotangel 1207
Formothiazol 1207
Formotiazolo 1207
Formotropin 451
Formula 476 Cap. 1070
Formula 500 131
Formycin 1348
4-Formylantipyrin 1839
Formyldienolon 4701
16-Formylgitoxin 6046
Formylsäure 11
Formylstrospesid 6626
Formylsulfamethin 2207
Formylsulfisomidin 2207
Formylterchlorid 3
Formyltetrahydrofolsäure 4280
Formylum tribromatum 2
Formylum trichloratum 3
Formylum trijodatum 5
Fornal 2970
Foromacidin 6069-01
Forpavin 4223
Forpen 3066
Forsenid 6040
Forsin 761
Forta B_{12} 6142-01
Fortabolin 5711
Fortacilina 4848-01
Fortal 4074
Fortalgesic 4074
Fortamine 3079-01
Fortapen 3097
Fortasec 5735
Fortasept 5783
Fortathrin 3850
Fortbeol-1 2040
Fortbeol-6 815
Fortbeol-12 6143
Fortcinolone 5289
Fort-Cyclin 4847
Fortecortin 4949
Fortecortin-Kristallsuspension 5285
Fortecortin-Mono-Amp. 4974-01
Fortedol 5709
Forterin 950-07
Fortesul 1595
Fortezim 6151
Forthan(e) 681
Forticalmin 4641
Forticiclina 4847-04
Fortificar 949-01
Fortigán 274-02
Fortigro 1535
Fortilut 4367
Fortisulfa 1594
Fortobrine 920-01
Fortodyl 5709
Fortombrine M 920-02
Forton 5014
Fortoshade M 920-02
Fortossan 497-01
Fortostilbeen 3582
Fortostilbene 4827
Fortracin 6149-01
Fortral 4074
Fortralin 4074
Fortran 4335
Fortravel 3647
Fortuss 3691
Fosarbin 897
*Fosazepam*** 3565
Fosbione 2059
*Foscolic acid*** 439
Foselite 616
Foserin 119
Fosfakol 1356
Fosfamin 821
Fosfanil 63
Fosfarginil 483-05
Fosfaton 658
Fosfazide 1088
Fosfemid 834
Fosfenzima 1376
*Fosfestrol*** 3675
Fosfobetina 2059-01
Fosfobion 1431
Fosfociclina 4847-01
Fosfocil 116
Fosfocina 116
Fosfocolina 316
Fosfocreatinin-Natrium 191
Fosfocreatin-Natrium 204
Fosfocrisolo 821-01
Fosfoline 1162
*Fosfomycin** 116
*Fosfonet-Natrium*** 6172
Fosfonifmy 1093
Fosforo De Angeli 497-02
Fosforudin 1119-01
*Fosfosal*** 6190
Fosfostilben 3675
Fosfostimol 1376
Fosfotiamina 2059
Fosfoton 1093
Fosfotonico 1093
Fosfotricina 116
Fosfo-Was 477
Fosgluna 477
*Fospirat*** 563
Fossyol 411
Fostet 4847-01
Fostimil 1093
Fostimol 1093
Foston 1093
Fostrolin 3675
Fotrin 6350
Fouadin 1812
Fouramin 681
Fourneau 190 775
Fourneau 309 6116
Fourneau 710 3462
Fovane 2738
Foxalin 6032
Fox green 6057
FOY 6423
FP-70 2728
FPA 5260
FPL 670 5058-01
FR 7 2155
FR 005759 1167
Frabel 3907
Frademicina 3815-01
Fragivil 3265
Fragivix 3265
Framenco 509
Framicetina 5213
Framidal 5213
Framil 2669
*Framycetin*** 5213
Framycin 5213
Framygen 5213
Francacilline 3066-04
Francain 2325-07
Francalcium „A“ 183
Francalcium „B“ 651-01
Francetin 5213
Franciclina 4825
Francocide 1481
Francomicina 4825
Frandistin 3080
Frantin 3411
Franyl 1825
Fraquinol 5213

Fratelin	3097
Frauvit B_1	2040
Fravit B_{12}	6142
Fravit E	5792
Fraxicillin	3097
Fraxipen	5990
Frazalon	4437
Frazim	6151
Frazobol	4437
Freetomin	1880
Freeuril	2738
Freez-o-derm	19
Frekain	2325
Frekaphyllin	1055
Frekentine	2304
Frénactil	4842
Frenactyl	4842
Frenal	5058-01
Frenantol	997
Frenapyl	2275
Frenasma	5058-01
Frenazole	6360
Frenhistamin	2573-01
Frenil	3348
Frenipofisi	997
Frenodosa	294
Frenogastrico	4675
Frenohypon	997
Frenolyse	853
Frenolon(a)	5848
Frenon	997
Freno-pen	3107
Frenormon	997
Frenoton	3620
Frenotos	4466
Frenquel	3620
Frentirox	157
*Frentizol***	6360
Freoderm	19
Freon 113	20
Freon 114	19
Frepion	997
Frequentic acid	2397
Fresan	2032
Fresmin	6143
Fresmin S	6142
Freudal	2970
Frezan	19
Fricol	1926
Frictan	367
Fridermol	351
Frideron	3749
Fridophen	3365-03
Friedheim 2065	952
Friedheim 4289	1009
Friesomycin	4847
Frigen 113	20
Frigen 114	19
Frigiderm	19
Fringanor	1992-01
Frisium	2972
Froben	2728
Frolon	2454
Fromin	149-01
Fruchol	6226
Fruchtzucker	463
Fructal	463
Fructines-Vichy	4163
Fructogen	463
Fructopiran	463
Fructose	463
Fructosediphosphat	488
Fructosine	463
Fructosteril	463
*Fructosum ferricum***	416
Fructoza	463
Fructusan	463
Frugal	2826
Frugalan	2826
Frugex	1825
Fruktos	463
Frumtosnil	5887
Frurex	1825
Frusemide	1825
Frusemin	1825
Frusid	1825
Frusix	1825
Frusolon	1825
Frutabs	463
Frutepar	1846
Frutisin	5923
Frutisol	463
Frutose	463
Fruxucre	463
FSR-3	373
F_3T	6227
F.T. 19	5596
FT 81	2740
FT-124	2283
FT-207	754
FT 9045	251
FTA	1551
Ftalamaquina	2570
Ftal-Aseptil	3256
Ftalazan	3256
Ftalazol	3256
Ftalazone	2266-13
Ftaliazol	3256
Ftalicetimida	2997
Ftalil-Esteve	3256
Ftalil-Maipe	3256
Ftalil-Medeyol	4168
Ftalil-Septol	3256
Ftalil-Sulamyd	2997
Ftalilsulfatiazol(o)	3256
Ftalil-Tiazol	3256
Ftalisan simple	3256
Ftaliuril	3256
*Ftalofyn***	2481
Ftalosulfa	3256
Ftaltiazol	3256
Ftalysept	3256
Ftamol	713
*Ftaxilid***	3015
*Ftivazid***	2449
Ftizon	1622
Ftoracizin	4211
Ftorafur	754
Ftorbenzotef	1607
Ftordopan	1066
Ftorfenazin	4875
Ftorin	4235
*Ftormetazin***	4530
Ftorocort	5289
Ftorotan	24
*Ftorpropazin***	4843
FTS	5596
5-FU	136
Fuadin	1812
Fua-Med	705
Fuamón	1812
*Fubrogoniumjodid***	2650
Fubromegan	2650
Fucidina	5861-01
Fucidin(e)	5861-01
FUDR	1015
Fuerpen	3097
Fugacillin	3310
Fugapar	203-09
Fugatox	3336
Fugillin	5519
Fugo-Tenil	2121
Fujipaverin	4377
Fuktoin	705
Fulaxan	149
Fulcin	3284
Fulgium	4004-01
Fulglisen	3284
Ful-Glo	4159

Fulgrisi 3284
Fulkain 3284
Fullsafe 2387
Fulneurina 3114
Fulsix 1825
Fultamid 1910
Fuluvamide 1825
Fulvicin 3284
Fulvina 3284
Fulvison 3284
Fulvistatin 3284
Fumadec 149-01
Fumadil B 5519
Fumafer 149-01
*Fumagillin*** 5519
Fumaral 149-01
Fumaramidmycin 6265
Fumar F 149-01
Fumarin 149-01
Fumaron 149-01
Fumarret 4901
Fumarsen 149-01
Fumerin 149-01
Fumfer 149-01
Fumidil 5519
Fumidil B 5519-01
Fumigacin 5902
Fumigatin 747
Fumiron 149-01
Funabiron 782
Funacomide 6151
Funacomin-F 6142
Funapan V 4136
Funasol 1396
Funaton 2521
Funduscein 4159
Funesil 891-01
Fungacet 1110
Fungacetin 1110
Fungaclor 906
Funganiline 6096
Fungex-Tabl. 3284
Fungichromin 5961
Fungicidin 6098-01
Fungicid UMA 2364
Fungifen 318
Fungifral 5930
Fungilin 6096
Fungimixin 1013
Fungiplex 3311
Fungisan 753
Fungisdin 3522
Fungit 1634
Fungivin 3284
Fungizone 6096
Fungol 100
Fungo-Polycid 2724
Fungotox 2374
Fungusan 100
Fungzona 6096
Funit 705
Funtumidine 4779
Furachel 705
Furacilin(um) 354
Furacin 354
Furacinetten 354
Furacoccid 354
Furacril 932
*Furacrinic acid*** 2755
Furacrylin 932
Furadantin 705
Furadantoin 705
Furadoin(e) 705
Furadonin(um) 705
Furadoxyl 705
Furadroxyl 792
Furaethidin 4749
Furagent 354
Furagin 1182
Furaguanidin 374
Furakrilin 932
Furalan 705
*Furalazin** 933
Furaldon 354
Furaloid 705
Furalone 354
*Furaltadon*** 2245
Furalton 2245
Furamazone 544
Furametral 354
Furamicid 372
Furamide 2405
Furamidone 2245
Furamizol 1804
Furamon 856
Furampicillin 4528
Furamterene 1210
Furan „Amer. Urol.“ 705
Furan „Bieffe“ 705
Furan „Chelsea“ 705
Furanace 1819
Furanestrenone 4735
Furanex 705
Furaniozid 1503
Furanite 705
Furan-Ofteno 354
Furanol 856
Furanomycin 640
Furanten 705
Furanthril 1825
Furantoin(e) 705
Furantral 1825
Furapromidium 1280
Furasept 705
Furaseptyl 354
Furaskin 354
Furasol 2245
Furaspor 372
Furatine 705
Furatone (-S) 1563
Furatrizine 933
Furavant 705
Furaxolon 792
Furaxon 717
*Furazabol** 4437
Furazidin 1182
Furazina 354
Furazo 717
Furazol 717
Furazol „INE“ 2245
Furazol W 354
Furazole „Chowgule“ 1625
Furazoli chloridum 972
*Furazolidon*** 717
Furazolin 2245
*Furazoliumchlorid*** 972
*Furazoliumtartrat*** 972-01
Furazolone „PCI“ 717
Furazon 354
Furazon „Daiko“ 717
Furazonal 529
Furazosinhydro-chlorid 3947
Furazyme 354
Furbenal 372
*Furbucillin*** 4032
Furdil 705
Furdox 4848-01
Furebitol 494
Furédème 1210
Furenapyridazin 1180
Furenazin 1180
Furentomin 2405
Furesis 1825
Furesol 354
*Furethidin*** 4749
Furetidina 4749
Furex 705
Furfan 1825

*Furfenorexcyclo-hexylsulfamat*** 2826
Furflucil 754
Furfural „Piper" 2245
Furfurin 354
Furfurydon 717
Furfuryldon 717
„Furfurylurea" 2201
*Furidaron*** 2139
Furidiazina 332
Furidin 733
Furidon 717
Furiginone 4313
Furil 930
Furil „Off" 705
Furilazone 1832
Furilden 1811
Furilin 705
Furina 705
Furinamine 705
Furitale 2245
Furiton 575
Furium 930
Furix 1825
Furizol 930
Furlate 2245
Furlidon 2245
Furmethide 856
Furmethonol 2245
*Furmethoxadon*** 973
Furmetox 2245
Furmethyl 856
Fur-Novo 2245
Furobactil 2226
Furobactina 705
*Furobufen*** 2965
*Furodazol*** 6355
Furodiarone 2139
Furolin 705
Furolpan 705
Fu-Ron 149-01
*Furomazin*** 5236
Furomex 1825
Fúron 705
Furonazidum 1832
Furonitran 705
Furopec 717
Furosan 1825
Furosedon 1825
Furosem 354
*Furosemid*** 1825
Furosemid-β-diethyl-aminoethylester 3705
Fúrosemin 1825
Furosenied 1825
Furoside 1825
Furostilben(e) 5645
*Furostilbestrol*** 5645
Furostilboestrolum 5645
Furosyl 705
Furotest 5278
Furothiazol 930
Furotrid 1825
Furovag 717
Furovul 354
Furox 717
Furoxacillin 3274
Furoxal 717
Furoxane 717
Furoxanobenzo-furoxan 6183
Furoxon(e) 717
Furozeit 1825
Furozin 893
Furozolidon 717
Furpirinol 1819
Furpyrinol 1819
Fur-ren 705
*Fursalan** 1857
Fursemait 1825
Fursemide 1825
*Fursultiamin*** 3469
*Furteren*** 1210
*Furtrethoniumjodid*** 856
Furtrimethonium-jodid 856
Furucton 463
Furusemate 1825
Furusemin 1825
Furylfuramide 1502
Fusaban 4057
*Fusafungin*** 5794
Fusalar 5271
Fusaloyos 5794
Fusaric acid 1320
Fusarine 5794
Fuscardin 4453
Fusid 1825
Fusidate Sodium 5861-01
*Fusidic acid*** 5861
Fusidinsäure 5861
Fusin 5861-01
Fustant 197-01
Fustermicina 4791-02
Fustpentane 4453
Futraful 754
Futrican 2724
Fuxal 1910
Fuzone 717
FWH 114 2269
FWH 399 3794
FWH 429 3804
FX-703 5079
Fydalex 653
Fyracyl 950-06
Fysepton 4650
Fysostigmin 2869
*Fytic acid*** 497

2/G 1381
22-G 2329
3012 G 4451
3978 G 4141
G-1 761
G-4 2138
G-11 2116
G-012 3606
G/18 2678
G-020 3920
G-33 2169
G 87 1381
G 130 1993
G 183-Asta 2298
G-200 1381
G 214 4869
G 469 591
G-472-b 4012
G 475 2289
G 526 6487
G 527 592
G-572 2128
G 605 2166
G-610 4167
G-665 6210
G 867 2786
G 1204 1172
G 2747 3754
G 5668 2085-01
G 7857 2255
G 11705 4798
G 12144 3106
G 13871 3906
G 14289 3065
G 22355 4019
G 23350 3848
G 24480 2080
G 25178 5720
G 25268 5463
G 25671 5061

G 25766	2680
G 26872	3906-05
G 27202	3907
G 28315	5062
G 29505	3176
G 30320	5561
G 32883	2714
G 33040	5141
G 33182	2401
G 34586	3982
G 35020	3649
G 35259	3959
GA 297	5644
GABA	196
Gabail	551-01
Gaballon	196
Gabbrocillina	3066
Gabbromicina	5211
Gabbromycin	5211
Gabbropas	569
Gabbroral	5211
*Gabexat***	6423
Gabilin	2799
Gabirol	1443
GABOB	199
Gabobe	199
Gabomade	199
Gaboril	199
Gabromicina	5211
Gabroral	5211
Gacilin	1957
Gadexyl	1138
Gadexyl (alte Form)	3619
Gadol	4439
Gärungsmilchsäure	102
Gaiacol	597
Gaiactamincitrat	2343
Gaiacyl	602-01
Gaïaglicol	1005
Gaiamar	1381
Gaiapect	1381
Gaiarsolo	597-01
Gaiatase	602
Gaiathiol	602
Gainex	2140
Galactinum	2093
Galactoflavin	3664
Galactoquin	4302-05
Galactose	462
Galactosulfonum	5309
Galaktos	462
Galaktose	462
Galamila SH	1134-01
*Galantamin***	3377
Galanthamin	3377
Galanthidin	3048
Galanthine	3377
Galaphenylsulfone	5309
Galasan	424
Galascorbin	393-12
Galatone	1882
Galatturil-Chinidina	4302-05
Galatur	4086
Galbil	4712
Galecain	2325
Galenmicina	3097
Galenmicin-An	3097-01
Galenopyrin	2266
Galentromicina	6020
Galenuspirin	950
Galenyl	2504
Galerite	2154
Galesan	2080
Galfer	149-01
Galgin	2270
Galhamina	5843
Galinid	1585
Galinopen	3097
Galiron	1309
Galisol	4157
Gallabis	553-02
Gallaflex	5843
Gallal	553-01
*Gallamintriethiodid**	5843
Gallamin(triethyljodid)	5843
Gallamoni jodidum	5843
Gallamonium iodide	5843
Gallekontrast A.L.	2708
Gallenperlen „Agepha“	1062
Gallimycin	5990-01
Gallimycin-Inject.	6070
Gallimycin W	5990-02
Galliodide	5843
Gallisal	549-08
*Gallium(^{67}Ga)citrat***	396-12
Gallobromolum	506
Gallochrome	4152
Gallocol	2154
Gallodesoxycholsäure	5362
Gallogen	4068
Gallomuth	553-02
*Gallopamil**	5696
Galloxon	2458
Gallussäure	553
Galophyt	497-01
*Galosemid***	2739
Galosfen	1789
Galoxone	2458
Galseptil	786-01
Galta F	5334
Galtox	2080
Galulen	2756-02
Gamadiabet	2841
Gamaliofil B_1	2040
Gamaliofil B_6	815
Gamanest	194
Gamaquil	1325
Gamaquin	909
Gamarex	196
Gamaserpin	5895
Gamasol 90	56
Gamatran	4377
Gamefar	4106
Gametocid	4106
*Gamfexin***	3471
Gamibetal	199
Gamietal	199
Gaminal	199
Gamirpas	569
Gamiso	348
Gamma 666	348
Gamma Benzene Hexachloride	348
Gammachetone	3876
Gammaciclina	4825
Gammacorten	4949
Gamma-Hidroxibutirato	194
Gammalon	196
Gammaneuron	196
Gamma-OH	194
Gamma-Oryzanol	6013
Gammar	196
Gammariza	6013
Gammasol	196
Gammene	348
Gammexan	348
Gammistin	3076
Gamofen	2321
Gam-OH	194
*Gamolenic acid***	3800
Gamonil	5481
Gamophen	2116
Gamophen „sowjet. Präp.“	2321
Ganal	1954

Ganaseg 2494-02
Ganda 1625
Gangesol 724
Ganglefenhydro-chlorid** 4467
Gangleron 4467
Ganglioplegina 4723
Gangliostat 2113
Ganidan 631
Ganlion 2371
Ganphen 3349
Gansil 582
Gantanol 1256
Gantaprim 2548-01
Gantrim 2548-01
Gantrisin 1625
Gantrisin diolamine 1625-01
Gantrisona 1625
Gantrol 1625
Gantrosan 1625
Gapicomincitrat** 1872
Gaplegin 2672
Garalone 4791-02
Garamicina 4791-02
Garamycin(a) 4791-02
Garantose 524
Garasol 4791-02
Garbisil 776-01
Garcycline 4849
Gardalaxan 5216
Gardenal 1845
Gardepanyl 1845
Gardol 2935
Gargacycline 4847
Gargamorphia 3323-02
Gargamycin 1568
Gargasin 3078-01
Gargilon 5821
Garg-Glucal 465
Garil 1213
Garmian 2051
Garmycetin 1568
Garrathion 1708
Garsenyl 2192
Garsone 4949
Gasexit 484
Gasparol 1699
Gastasterone 4442
Gasterax 5574
Gastol 4163
Gastomax 5574
Gastopsin 5953
Gastracid-Test 1562
Gastramine 276
Gastrausil 5933
Gastrectil 4286
Gastress 3463
Gastridine 3739
Gastrimade 4723
Gastrinerval 4552
Gastripon 5811
Gastrix 4400
Gastrixon 5106
Gastroamida 277
Gastro-Conray 1514-01
Gastrodiagnost 5984
Gastrodyn 4100
Gastroform 909
Gastrografin 1513-01
Gastroistidina 409
Gastrolena 5107
Gastrometonio 2113
Gastromidin 2420
Gastron 4675
Gastronilo 2420
Gastrophyl 4675
Gastropidil 4673
Gastropin 5811
Gastrosan 549-07
Gastrosedan 4675
Gastrotest 1562
Gastrotopic 3739
Gastrovitória 4400
Gastrozepin 3946
Gastuloric 274-01
Gatalone 1882
Gatinar 2094
Gaultheriaöl 739
Gavrol 4461
Gayenyl 2504
GB-94 3602
G.B.D. 2708
GD-121 2807
GEA 29 4853
GEA 968 6428
Geabol 4415
Gealgica 228
Geamin 6142
Geastimol 3192
Geatrast 2708
Gebaine 5782
Gebyl 3585
Geciclin 4847
Gecloran 1568
Gecobletten 569
Gecolate 1381
Gecophen 1013
Gedetax 4949
Gefanil 5632
Gefarnat** 5632
Gefarnil 5632
Gefarol 5632
Geigy-Blau 536 5912
Geklimon 3671
Gel-12 6143
Gelacillin 3066
Gelacnine 511
Gelastypt S 4519
Gelbil 2689
Gelbkörperhormon 4734
Gelidina 5271
Gelisyn 5501
Gelocatil 761
Gelopol 2951
Gelovermin 2042
Gelsemin 4239
Gelstaph 3873
Geltabs 5709
Gel-V-P.O.S.-Wirk-stoff 1017
Gemacetina 1568
Gemalgene 26
Gemazocin** 4423
Gemcadiol** 6351
Gemcitamol 761
Gemedin 1155
Gemfibrozil** 6386
Gemicina 4791-02
Gemonil 1101
Gemonit 1101
Gémora 3753
Gemphenicol 5624
Genabil 2756-03
Genabilin 2756-03
Genabol 4761
Genacort 4746
Genal 3907
Genapax 5410
Genasprine 950
Genatropin 3419
Gencefal 3867
Gencilen 5320
Gene-Bamate 1138
Genebil 1184
Gene-Cycline 4847
Genepar 182
Gene-Poxide 2987
Geneserine 2870
Genetina 221-02

Genetron 113 20
Genetron 316 19
Genevis D_2 5709
Genexol 5910
Gen-Gro 377-01
Genhyoscyamin 3420
Genistenal 1845-11
Genocain 2909
Genocaine 2325
Genocodein 3632
Genocortison 5189
Genodyl 58
Genoface 2133
Genofibrin 1206
Genoform 1237
Genogris 417
Genomorphin 3328
Genophyllin 588-03
Genoscopolamine 3387
Genosol 349
Genostrychnin 4533
Genovul 5258
Genoxal 668
Genozym 5483
Gensalate 551-01
Gensigen 551
Gensigon 551
Gentabac 4791-02
Gentabiotic 4791-02
Gentacilina 4791-02
Gentacin 4791-02
Gentaclin 4791-02
Genta-Cortem 4791-02
Genta-Gobens 4791-02
Genta-Grin 4791-02
Gentalius 4791-02
Gentalline 4791-02
Gentalpin 551-01
Gentalyn 4791-02
*Gentamicin** 4791-01
Gentamicin B-sulfat 4145
Gentamicin C 4791-01
Gentamicin C_1 4791
Gentamycin 4791-01
Gentamidon-Dragees 2266-05
Gentamin(a) 4791-02
Gentaplen 4791-02
Gentarin 4791-02
Gentasol 551-01
Gentasul 4791-02
Gentian Violet 5410
Gentiazina 203-15
Genticid 5410
Genticil 551-01
Genticin(a) 4791-02
Genticol 4791-02
Gentidol 551-01
Gentimon 279
Gentinatre 551-01
Gentioletten 5410
Gentiopicrin 3124
Gentiopicrosid 3124
Gentisan 551-01
Gentisat 551-01
Gentisato 551-01
Gentisicum 551-01
Gentisine 551-01
Gentisinsäure 551
Gentisod 551-01
Gentisone 551-01
Genti-urol 551-01
Gentochin 4301-10
Gentocin 4791-02
Gentoma 4791-02
Gen-tos 3336
Genurin semplice 5228
Genzial 582
Geobaina 5782
Geobiotico 4849
Geobiotico Depot 4848
Geocilina 5478
Geocillin „Bivifarma" 3097
Geocillin „Reorig" 5478
Geo-Cipan 4849
Geoform 2792
Geomicina 4849
Geomycin 4849
Geomycine 4791-02
Geopen 3310
Geopen-oral(e) 5478
Geosot 1981
Geotricyn 5755-01
Geoxin 4849
Gepesal 2266-03
Geraniol 1451
Gerdaxyl 3087
Gerbera A 5007
Gericaine H_3 2325
Geriocain 2325
Gerison 386
Geristerol 1316
Geristerol-Neu 227-03
Germamedico 2116
Germanin 6116
Germapect 4453
Germiciclin 4825
Germicid 2266-12
Germicidal 5628
Germicillina 3097
Germicina 4825
Germidin 4783
Germilene 6034
Germinol 5864
Germisulfan 1623
Gernebcin 3824
Gerobit 1388
Gerobit-Neu 1992
Gerobrek 1245-04
Gerodyl 3619
Gerofuran 705
Gero-H^3-Aslan 2325
Geromid 1923
*Geroquinol*** 3155
Gerot-Epilan 1892
Gerot-Epilan-D 2717
Gerotrast 920-01
Gerovital H_3 2325
Gertemin 3873
Gerulcin 409
Gerulkin 409
Gesarol 2378
Gesic 761
Gesinan 3108-02
Gesmuto 1731-01
*Gestaclon*** 5100
*Gestadienol*** 4369
Gestafortin 5127
Gestageno Gador 5188
Gestanin 4756
Gestanol 4756
Gestanon 4756
Gestanyn 4756
Gestapuran 5337
Gestapuron 5337
Gestatron 4698
Gesterol 4734
Gestest 4367
*Gestoden*** 6540
Gestogan 5127
Gestone 4734
Gestone-Oral 4693
*Gestonoroncaproat*** 5541
Gestoral 4693
Gestormone 4734
Gestovis 5698
Gestovister 5698
Gestronaq 4734
Gestronolhexanoat 5541

Gestrophan	5782
Gestrophin	5782
Getol	691
Getrihistan	3613
Getril	4392
Gevedoce	6143
Gevelina	3169
Gevex	5864
Gevilan	5723
Gevilo	1131-01
Gevin	3284
Gevramycin	4791-02
Gewacain	2909
Gewacor	6065
Gewaethyl	46
Gewagnost	2708
Gewalan	5723
Gewalgin	2270-02
Gewaphyllin	588
Gewazol	419
GEWO 393	373-01
Gexane	348
Geycillina	3097
Geymonil	1825
GF 21	3167
GG-Cen	1381
GGE	1381
„GGG"	1381
GG-tussin	1381
Ghentamidon	2266-05
Ghimadox	4848
GH-RIF	6662
Giacol	4673
Giacosil	5367
Gialtiazol	969
Giardalam	717
Giardil	717
Giareg	2261
Giarlam	717
Giatricol	411
Gibidox	4848-01
Gichtex	228
Gifaril	2270
Giganten	5487
Gigantic acid	2593
Gigantine	2314
Gigocina	3334
Gihitan	2970
Gilasi 40	2917
Gilemal	5113
Gill	2116
Gilor	3819
Gilucard-nitro	91
Gilucor nitro	91
Gilurytmal	4360
Gilutensin	3317
Gimalin	3418
Gina	438
Ginamate	483-02
Ginandrin	5452
Ginapect	438
Ginarsol	775
Gindarin	4607
Ginebatin	6149
Gineclorina	582
Ginecol	582
Gineflavir	411
Gine-Furazona	354
Ginestrene	4313
Ginestryl-15-Depot	5435
Ginezid	3668
Gingivit	2138
GINK	373
Ginolet	5252
Ginormon-Amp.	5390
Ginormon-Compr.	4313
Ginormon-Depositum	5529
Ginosedol	3713
Ginsoedol B	5390
Ginovormon	3714
Ginoxol	3610
Gioron	194
Gipicaine	2631
Gipimol	761
Gipotiazid	583
Giracid	1562
*Giractid***	6156
Girostan	450
Gisulfan	1910
*Gitaloxin***	6046
Gitan	4295
*Gitoformat***	6090
Giv-Tan	2553
GL 7	1006
Glacostat	1114
Glade	6151
Gladilon	6032
Gládius	3114
Gladoxin	815
Glafco	347
*Glafenin***	3862
Glairon	49-05
Glajust	347
Glandubolin	3668
Glandubolin-Monobenz	5390
Glanducorpin	4734
Glanestin	4734
Glanil	5487
Glaphénine	3862
Glaquil	3862
Glarubin	5446
Glaucarubin	5446
Glaucinhydrobromid	4609
Glaucol	347
Glaucomide	161
Glaucomil	495
Glaucon	1083
Glauconide	347
Glauconin	1083
Glauconox	161
Glaucoral	347
Glaucostat	1114
Glaucotensil	991
Glaudin	1114
Glaufrin	1083
Glaukosan	1083
Glaumarin	495
Glaumeba	5446
Glaumid	347
Glaunorm	1114
Glaupax	161
Glauvent	4609
Glaxofer	149-01
Glaxoridin	3867
Glaxose-D	461
Glazen	3595
*Glaziovin***	3595
Glease	494
Glevomicina	4791-02
*Gliamilid***	5193
Glianimon	4842
Gliban	5113
Gliben	5113
*Glibenclamid***	5113
Glibenese	4684
Glibeseis	815
Glibinese	4684
*Glibornurid***	3740
*Glibutimin***	4731
Glicafan	3862
Glicafe	2215
*Glicaramid***	5822
Glicemin	5113
Glicemin „Cosma"	2032
Glicemin „Fustery"	1309
Glicerutin-INE	131
*Glicetanil-Natrium**	5078
Gliciclamide	2590

Glicifilina 588-01
Glicima 3412
Glicinocaf 2215
Gliciotione 95
Glicirretina 5832
*Gliclazid*** 2871
Glicoamin „Padil“ 49
Glicobet 2040
Glicocol 49
Glico-Iodazol 95
Glicolamina 49
Glicol D_2 5709
Glicolise 1754
Glicormil 1754
Glicortene 4646
Glicose 461
Glicotron 2032
Glidanil-Natrium 5078
*Glidazamid*** 3184
Glidazine sodique 2222
Glidiabet 5113
Glifan 3862
Glifanan 3862
Glifanar 3862
*Gliflumid*** 5391
Gliformin 5113
Gliguanid 214
Glikolar 131
Glikosil 49
Glikotsiklin 5396
Glimetionil 295
Glimid 2217
Glin-Epin 1083
Gliocalcil 1442-01
Glior 2742
Gliotoxin 2202
Glipasol 1976
*Glipentid** 4916
Glipin 4859
*Glipizid** 4684
Glipon 1754
Gliporal 494
*Gliquidon*** 5585
Glisema 1309
*Glisoxepid*** 4395
Glistelone 6031
Glitisol 1926
Glitisol (aerosol + iniettabile) 2532
Glitisone 6031
Glitrim 3740
Glivenol 5742
G-Lixir 761
Globacilina 3055
Globacillin 3055
Globenicol 1568
Globenicol palmitaat 5624
Globenicol succinaat 2779
Globociclina 4825
Globocyl 567
Globucid 1285
Globularicitrin 5573
Glofil I-125 1515
Glofil I-131 1516
Glomax 314-12
Glomerulin 726
Glongyn 843
Glonoinum 91
Glorinox 1490
Glorium 3008
Glorous 1568
Glosso-Stérandryl 4442
Glosso-Syncortyl 5187
*Gloxazon*** 867
Glubelcromo 4152
Glubifer 274-06
Glubionate-Calcium 2095-01
Gluborid 3740
Gluca 465
Glucadal 214
Glucadiodone 523-01
Glucadon 461
*Glucagon** 6164
Glucal 465
Glucalbet 465
Glucalcio 1442-01
Glucalciolo 465
Glucaloids 465
*Glucalox*** 127-01
Glucalsol 465
*Glucametacin*** 5386
Glucamonix 465-01
Glucantime 685-01
Glucaron 1239
Glucazide 1882
Glucetyl 950
Glucid 524
Glucidoral 1754
Glucin 81
Glucin-Inj. 3778
Glucinan 214-01
Glucit 484
d-Glucitol 484
Glucobasin 1431
Glucobiogen 465
Gluco-Cal 465
Glucochaux 465
Glucochloral(ose) 802
Glucociclin 4847-04
Glucocort 4949
Glucodiamina 429-05
Glucodigin 6032
Glucodin 461
Glucodium 667-01
Glucoenergan 2851
Glucoepasi 2917
Glucofer 467
Glucoferal-Inyect. 3867
Glucoferal-oral 3053
Glucoferro 465-09
Glucoferron 465-09
Gluco-Ferrum 465-09
Glucofillina 588-07
Glucofos 488-01
Glucofren 1754
Glucofuran 5742
Glucohaem 465-09
Glucol 465
Glucolattone 395
Glucolin 461
Glucolon 5113
Glucomag 465-08
Glucomax 465-09
Glucometamina 429-04
Glucominus 1309
Glucomycin 4521
Glucon 465
Gluconiazid 1882
Gluconiazone 1882
Gluconyl 465
Glucoperiplocymarin 5975
Glucophage 214
Glucophosphate disodique 477
Glucophyllin 588-07
Glucopirina 2266-06
Glucopostin 1410
Glucopur 461
Glucortin-ampuller 6042
Glucortin-Tabl. 4704
Glucos 461
Glucosal 465
*Glucosaminhydrochlorid** 475
Glucosan 461
Glucose 461
Glucosine 461
Glucosium 465-08
Glucosmon 461

Glucosol 461
Glucosteril 461
Glucostibamine sodique 2021
Glucostimidine sodique 2021
Glucostrophantidin 5774
*Glucosulfamid*** 2356
Glucosulfaminol 2356
Glucosulfina 1309
*Glucosulfon**(-Natrium)* 5347
Glucosylsulfanilamid 2038
Glucoteben 2013
Glucoterracin 4847-04
Glucothrombin 461
Glucotrat 461
Glucoven 5113
Glucoven B 461
Glucovex 5878
Glucovit 1442-01
Glucoxy 395
Glucoza 461
Glucuril 2917
*Glucurolacton*** 395
Glucuron 395
Glucuronamid 437
Glucuronima 429
Glucuronolactone 395
Glucuronsäure 429
Glucuronsan 395
Gludantan 6427
Gludiase 1941
Gludorm 2217
Glufer 465-09
Gluferate 465-09
Gluferricon 465-09
Glukagon 6164
Glukofag 214
Glukofer 465-09
Glukopur 461
Glukose 461
Glukose-INH 2013
Glumetacin 5386
Glumida 524
Glumilon-A 281
Glumin 281
Glumipressin 6081
Glu-Mon 465
Glunon 461
Glu-Phos 477
Gluquinate 4302-04
Gluquine 4302-04
Gluratol 265
Glurenor 5585
Glurenorm 5585
Gluronazid 1882
Gluronsan 395
Glusain 281
Glusate 274
Gluside 524
Glusidin 5211
Glusidum 524
Glusimido 524
Gluta-Calcium 274-03
Glutacerebro 281
Glutacid 274-01
Glutacid-drag. 274
Glutacid-inj. 274-02
Glutacyl 274-02
Glutadenyl 1376
Glutadox 274-01
Glutäthimid 2217
Glutal 274
Glutamag 274-04
Glutametten 274
Glutamico 274
Glutamicol 274
Glutamicum 274
Glutamid 281
Glutamidex 274
Glutamidin 274-01
Glutamin 281
Glutaminacid 274
Glutaminan 274-01
Glutaminol 274
*Glutaminsäure*** 274
Glutamisol 839
Glutan H–C–L 274-01
*Glutaral*** 265
Glutarec 274
Glurtagin 483-02
Glutarienol-Calcium 394
Glutarom 274-01
Glutasin 274-01
Glutathin 1448
Glutathiol 1448
Glutathion 1448
Glutathioral 1448
Glutatiol 1448
Glutatoxin 1448
*Glutaurin** 6198
Glutavene 274-02
Glutaven „Falorni" 281
Glutepar 483-01
Glutepatox 657
Gluterone 2172
Glutestere 657
*Glutethimid*** 2217
Glutetimide 2217
Glutetrex 4847-04
Glutetrex-inyect. 5586
Glutide 1448
Glutinal 1448
Glutiron 274-02
Glutosalyl 549-02
Glutrex 4847-04
Glutrid 3740
Glutril 3740
Gluxidin 5211
Glybenzyclamide 5113
Glybigidhydrochlorid 494
Glybrom 3423-01
Glyburide 5113
Glyburon 5113
Glybutamide 1754
*Glybuthiazol*** 1976
Glybuthizolum 1976
Glybutide 494
*Glybuzol*** 1941
Glycalox 127-01
Glycamide 248
Glycanol 2222
Glycarbylamide 248
Glycarsamidum 776
Glycemex 2032
Glycerin 127
*Glycerol*** 127
Glycerophosphen 131-01
Glycerylaminophen-aquine 3862
Glycerylguaiacolat 1381
Glycerylguayacolum 1381
Glycerylguethol 1732
Glyceryltriacetat 1110
Glyceryltrinitrat 91
Glycifer 49-05
Glycin 49
Glycinal 49-02
Glycinmethyltetra-cyclin 5396
Glyciphage 214
Glycirenan 1083
*Glyclopyramid*** 1635
Glycoalcol 131-01
*Glycobiarsol** 776-01
Glycocaine 2592
Glycocoll 49
Glycocoll-p-phenetidin 1361
Glycocycline 5396
Glycodiazin 2222
Glycodine 5152

Glyco-Flavine 2489
Glycofurthiamine 4582
Glyco-HCL 185-01
Glycolixir 49
Glyconiazide 1882
Glyconiazonum 1882
Glyconitron 91
Glyconormal 2222
Glycopen 2032
Glycophenol 524
Glycophenylate bromide 4673
Glycopyrrolate 4100
*Glycopyrronium-bromid*** 4100
Glycor 5832
Glycoran 214
Glycosal 1302
Glycosid C aus Digitalis lanata 6107
Glycosine 524, 1048
Glycosthène 49
Glycosulphamide 2356
Glycosum 461
Glycotron 2032
Glycotuss 1381
Glycovarin 461
Glycovex 5878
Glycuril 40
Glycurone 395
*Glycyclamid*** 2590
Glycyl 3007
Glycylsulfanilamid 788
Glycyron-Inj. 6044
Glycyrrhetin(säure) 5832
Glycyrrhitin 6044
Glycyrrhizin(säure) 6044
Glydanile sodium 5078
Glydiazinamid 4684
Gly-Fe 49-05
Glyferro 49-05
Glyfyllin 1373
*Glyhexamid*** 3146
Glyhexylamide 2619
Glyketal 1476
Glykocyclin 5396
Glykokoll 49
Glykos 461
Glykresin 1380
Glylene 588-01
Glymate 461
Glymaxil 465-05
Glymidine 2222
*Glymidinum natricum*** 2222
Glynazan 588-01
Glynite 91
Glynpar 2040
Glyo-6 1336
*Glyoctamid*** 3194
Glyotol 1380
Glyoxamin 3330
Gly-Oxide 14-01
Glyparamide 2776
Glypasol 1976
Glyped 1110
Glypentide 4916
Glypesin 4794
Glyphen 1410
Glyphenarsine 799
Glyphyllin 1373
Glyphyllin „Ika-pharm" 588-01
Glypin 4859
*Glypinamid*** 2277
Glypressin 6653
*Glyprothiazol*** 1655
Glyprothizolum 1655
Glyrin 6044-02
Glyrol 127
Glysal 1006
Glysanin 127
Glysanol B 431
Glysennid 6040
Glyserin 127
*Glysobuzol*** 2269
Glysoletten 1845
Gly-Tetsu 49-05
Glytheonate 588-01
Glythol 1410
Gly-Trate 91
Glytril 3740
Glytrim 3740
Glyvenal 5742
Glyvenol 5742
Glyzerin 127
GM 60 3850
G-Mital 4791-02
G-Mycin 4791-02
G-Mycin „Coast" 4847
GN-3 5945
G.N.B. 2378
Gnoscopin 4836
Gnostol 411
Gnostorid 2696
Go-560 4392
Go 1046 1363
Go 1067 1051
Go 1507 4288
Go 2330 6465
Go 9333 6292
Goamidon 2266
GOBAB 198
Gobemicina 3097
Gocce Lassativo Aicardi 3541
Godabion B_1 2040
Godabion B_6 815
Godabion B_{12} 6143
Godabion C 393
Godabion E 5864
Godaferron 465-09
Godafilin 588-03
Godafilin-Soluc. 588
Godalax 4811
Gö 186 1131-01
Gö 919 2641
Gö 1213 3696
Gö 1261 C 3412
Gö 1261 P 3413
Gö 1733 3710
Gö 2782 6474
Gö 3026 A 6378
Golan 1825
Golarsal 775-05
Gold-Neoarsphen-amin 2192-01
Gold Sodium Thiomalate 150
Golo 5148
Gomaxine 4148
Gombardol 386
Gonacrine 2489
*Gonadorelin*** 6126
*Gonadorelin-acetat*** 6126-01
*Gonadorelinhydro-chlorid*** 6126-02
Gonadrone 5014
Gonadyl 4734
Gonavit 5792
Gondafon 2222
Goniciclina 4847
Gonigesic 2270-02
Goniodomin 6061
Gonocin 5111
Gonorol 2921
Gonosan 2480

Gontochin 3736
Gordox 6169
Gorgine 5821
Gori-Tabl. 5628
Gormel 14
Gortulina 2253-01
Gorutin 4962
Gossypin 314
Gotax 228
Goticur 228
Gotimycin 1568
Gotimycin pro inj. 2779
Gotinal 2461
Gouttin 603
Goyl 775
GP-121 3442
GP 31406 3955
GP 38026 1443
GP 41299 3293
GP 41353 1797
GP 45840 2404
GP 48674 2755
GP 48989 1977
GP 51084 4731
GPA-878 1580
GPA 2087 3444
G-Pron 1373
G.P.V. 3069-01
GR 2/234 4762
GR 2/541 5678
GR 2/925 5411
GR 2/1214 6606
GR 2/1574 4765
GR 412 5045
Graafina 5390
Gracidin 1679
Graciol simple 5624
Gradilin C 393
Gradilin Co B 12 6151
Gradociclina 2779-02
Gradociclina „SPA" 2779-01
Gradual 2970
Grafestrol 3610
Gramaxin 2474
Grambiotic 2779-04
Gramciclina 4825
Gramcillina 3097
Gramicidin C 6136
Gramicidin J_2 5959
*Gramicidin S*** 6136
Gramocton 1846
Grampenil 3097
Gramurin 2158
Granaticin 4815
Granazan 47
Grancillin V-K 3069-01
Grandal 2121
Grandaxin 4879
Grandemicina 4825
Granegan 1846
Granitil 4847
Granulax 5216
Granulin 3598
Granvita-D_2 5709
Grapon 2521, 3135
Grapon „Beppu" 461
Grasmin 1957-01
Gratibain 5782
Gratidine 2857
Gratusbaina 5782
Gratus-Strophanthin 5782
Gravidox 815
Gravitan 2040
Gravitol 3201
Gravocain „Bayer" 2907
Gravocaine 2325
Gravol 3365-03
Gravosan 5483
Grayanotoxin I 5038
Grazilan 1954
G-Recillin 3066
Grecort 4746
Greenhartin 2751
Greenpar 2040
Grelan 828-05
Greosin 3284
Greppo 2116
Gricevit 3423
Gricin(a) 3284
Grifolin 5088
Grifomin 588-03
Grifulin 3284
Grifulvin 3284
Grinoclor 1568
Gripenin 3310
Grippe „Nissin" 476
Gripper 1213
Griroxil 2590
Grisactin 3284
Grisedil 3284
Griséfuline 3284
Grisenova 3284
Griseo 3284
*Griseofulvin*** 3284
Griseovit 6143
Griserin 919
Grisetin „Andromaco" 4523
Grisetin „Kayaku" 3284
Grisevit 6143
Grisoderm 3284
Grisomicon 3284
Grisona 4203
Grisovin(a) 3284
Grisovit 6143
Grisowen 3284
Gris-PEG 3284
Grisvina 3284
Grocoril 2266
Grocreme 5821
Grocyclin 4847
Grofas 702
Grofurin 705
Grona 5895
Grosin 1902
Grosodexon 4949
Grosodexon-Amp. 4974-01
Grossagenus 5711
Grosul 1594
Grosulan 1593
Grothic 5596
Grotux 3716-01
Grunicyclin 4847
Gruvit C 393
Grysio 3284
GS 95 4970
GS-1339 4499
GS-2147 4535
GS-2876 4825
GS-2989 4816
GS-3065 4848
GS-3159 3310-01
GS-6244 1535
GS-6742 6139
GS-7443 1222
GS 23654 6291
GSH 1448
GSH-1043 5012
G-Sox 1625
GT 1 591
G.T. 41 486
G.T 75 3454
G.T. 92 4098
GT 1012 5195
GT „Horner" 4847
GT BA 3195
GTG 431
G-Tril 4392
G-Tussin 1381

*Guabenxan*** 1340
Guacamphol 5253
Guacetin 743
*Guafecainolhydrochlorid** 3221
Guaiacol Calcico 1005
Guaiacolina 597
*Guaiactamincitrat*** 2343
Guaiafenolo 2753
*Guaiapat*** 3792
Guaia-Rom 1381
Guaiastil 597
Guaiatussin 1381
Guaiazulene soluble 2820-01
*Guaifenesin*** 1381
*Guaifyllin** 1381-01
Guaiphenesin 1381
Guaiphenesincarbamat 1696
Guaithylline 1381-01
Guajacetin 743
Guajacol 597
Guajacolcinchophenat 5059
Guajacolglycerinäther 1381
Guajacuran 1381
Guajaform 2792
Guajamar 1381
Guajantin 602
Guajasyl 1381
Guajazulen 2804
Guajazyl 1381
Guajol 597
*Guamecyclindihydrochlorid*** 5757
Guamide 631
Guamidone 2266-07
*Guanabenz*** 721
*Guanaclinsulfat** 1138
*Guanadrelsulfat*** 1461
Guanamin 92
Guanamprazine 381
Guanar 1381
Guanatol (Hydrochloride) 1707
Guanatolily 1707
*Guanazodinsulfat*** 1156
Guanazole 51
Guanazol(o) 148
*Guancidin** 665
*Guanclofin*** 6212
Guancydine 665
Guanelin 1484
Guaneran 948
*Guanethidinsulfat*** 1484
Guanexil 1484
*Guanfacinhydrochlorid*** 6209
Guanicaine 5085
Guanicil 631
Guanicoli 631
Guanidex 631
Guanidin „Dif" 631
Guanidin „Lisapharma" 631
Guanidina-Quelu 631
Guanigeno 631
Guanisochinsulfat 1261
Guanisol 1484
Guanisoline 6260
*Guanisoquinsulfat*** 1261
Guanistol 631
*Guanoclorsulfat*** 1045
*Guanoctinhydrochlorid*** 1161
Guanofuracin 374
Guanothiazon 820
*Guanoxabenz*** 722
*Guanoxansulfat*** 1339
*Guanoxyfensulfat*** 1407
Guanutil 1339
Guaranin 790
Guardocin 4831
Guasept 631
Guasetin 631
Guasol 597
Guastil 2903
Guasulfozyl 631
Guaya-Cal 1005
Guayaciclina 4847-05
Guayacycline 4847-05
Guayanesin 1381
Guayanovag 4847-05
Guayatox Calcico 1005
Guayazolidona 1618
Gubernal „Geigy" 2888
Gucifor 5074
Guethine 1484
Guéthural (Amp. + Suppos.) 1732
Gu-Hiper 1484
Guicitrina 3097
Guidazide 1882
Gujaphenyl 2753
Gumbix 758
Guntrin 6013
Gu-nyl 2753
G.U.-Pen 5478
Guphen 5059
Gurgoletten 928-03
Gurjunazulen 2804
Guronamin 437
Guronsan „Chugai" 395
Guronsan-Fe 429-03
Guronsan „Lannacher" 429-01
Guronsan-Inj. „Chugai" 429-01
Guruconsan 465-03
Guservin 3284
Gutabex 3336
Gu-Tapex 2138
Guthimin 54
Gutimin 54
Gutron 2033
Guttalax 3541
Guttaletten 1078
Gu-Verban 203-09
GVS 5410
Gyazepina 2987
Gycoren 2085-01
GYKI 41099 6310
Gylate 1381
Gyn 465-08
Gynacthiol 1783
Gynaflex 120
Gynamide 517-01
Gynamousse 4849
Gynandol 5390
Gynan-Rub 4313
Gyndarin 4607
Gyneclorina 582
Gynecormone 5390
Gynecorn 5890-01
Gynediolo 4460
Gynefollin 3582
Gyne-Lotrimin 4800
Gynergen 5890-01
Gynergon 3713
Gyneton „Chemofux" 3201
Gyneuro 5076
Gynformone 5390
Gynimbine 4631-01
Gynlutin 4734
Gynochrome 4152
Gynocid 5390

Gynocilline 3066-01
Gynocyrol 4827
Gyno-Daktar(in) 3522
Gynodal 4129
Gynoestrol 3713
Gynoestryl 3713
Gynoestryl-Amp. 5390
Gynofon 237
Gynofort 5890-01
Gynogelin 1902
Gynokhellan 2436
Gynolett 4313
Gynolett (alte Form) 5252
Gynolutin 4734
Gynolutone 4734
Gyno-Monistat 3522
Gynonguent 5390
Gyno-Pevaryl 3536
Gynopharm 3610
Gynophen 349
Gynoplix 775
Gynoral 4313
Gynorest 4698
Gynosone 4166
Gynospamine 2266-17
Gyno-Sterosan 1172
Gyno-Steroxin 1172
Gynotabs 1168
Gynothérax 1172
Gynoval 2931
Gyokusoen 1910
Gytril 411

H_3 5519
H 3-HE 111 5658
H 22/55 1689
H 33 2338
H 56/28 2888
H 83/69 6294
H 84/49 2645
H 93/26 2925
H 102/09 6408
H 104/08 6429
H 113/75 6206
H 115 2724
H-115 antifungus 2724
H 224 494
H 365 997
H 520 5895
H 610 2851
H 814 3701
H 835,1 3702
H 835,2 3395
H. 940 639
H 990 3190
H. 3292 4725
H 3452 5076
H 3608 3125
H 3625 5874
H 3749 1699
H 3774 2262
H 4007 3136
H 4132 4401
H 4170 3435
H 4723 2972
HA 106 3506
Ha 242 2315
Habit-X 4901
Habulca 5900
Hachemina 566
Hachiglutan 281
Hachiisomidin 1903
Hachimetoxin 1910
*Hachimycin** 6138-01
Hachi-Sugar 474-01
Hacosan 3438
Hadacidin 86
Hadona 987
Haelan 5322
Haemaporin 5921
Haematoporphyrin 5921
Haemex-G 465-09
Haemiton 959
Hämocura-Salbe 5353
Haemodan 1031
Haemodes 400
Haemolin-Ferro 49-05
Haemomedical 5865
Haemonorm 5865
Haemopan 2689
Hämophirin 5921
Haemosept 341
Hämosporidin 4116
Haemostasin 1083
Hämostatin 320-01
Haemostop Injection 1518
Haemostypticum Revici-Wirkstoff 205
Hämostyptin Veco 1937-01
Haesandon 6082
Haffkinine 5148
Haflutan 367
Hagrocain 2631
Haimased 6
Haimedin 2113
Hain 373
Hairoxal 782
Halamid 582
Halan 24
Halarsol 341
*Halazepam*** 3243
Halazolin 3189
Halazon 517
Halazone sodique 517-01
Halciderm 5304
*Halcinonid*** 5304
Halcion 3246
Haldid 4925
Haldol 4544
Haldrate 5284
Haldrone 5284
Haldrone-F 5322
Halenol 2138
Halestyn 2301
*Haletazol*** 3919
Halethazole 3919
Halidol 4544
Halidor 4123
Halimide 5047
Halinone 2679
Halitrex 4847
Halivitan 4439
Haloanison 4594
*Halocarban*** 2377
*Halocortolon*** 4888
Halodren 5378
*Halofenat*** 3860
Halofenate free acid 2684
*Halofuginonhydrobromid*** 3043
Halog 5304
Haloisol 4642
Halomycetin 1568
*Halonamin*** 2763
*Halopemid** 6531
*Halopeniumchlorid*** 4992
Haloperidid 5495
*Haloperidol*** 4544
Haloperin 4544
Halophen 4544
Halopidol 4544
Haloponi chloridum 4992
*Halopredon*** 6536
*Haloprogesteron*** 4686
*Haloprogin*** 906
Halopropane 72
Halopyramine 3106
Haloquin 5764

Halortron 3078-01
Halotano 24
Halotestin 4421
Halotex 906
*Halothan*** 24
Halotri 2711
Halox 2458
*Haloxazolam** 6433
*Haloxon** 2458
Halpen 1184
Halquinol 911
Halquivet 911
Hanemaline 4360
Hansacor 1360
Hansadorm 432
Hansalbin 447
Hansamid 351
Hansolar 3033
Hapamine 277-04
Haperazine 203-07
Haplopan 1845
Haplopin 2157
Haplos 1845
Haptocil 1559-02
Harcilone 3066
Harden-Young-Ester 488
Harmar 4958
Harmin 2174
Harmogen 3673-01
Harmonin „Yoshitomi" 1138
Harmonyl 5875
Harnstoff 14
Harnstoffstibamin 2204
Harnway 993
Haronase 950
Harpagosid 5281
Harrical 388
Hartol 1138
Hartosol 125
Hartrate 263
Harv-Amine 3423
Harvatrate 3766
Harverine 5266
Harvogen 4089
Harzol 5791
Hasethrol 263
Hatorciclin 2779-02
Haurymellin 214
Hautosone 4746
Havapen 3972
Havidote 1429
Havita-Inj. 1427
Havitan 1427
Havitol 1427
Haynon 3078-01
Hazol 3190
4 HB 194
HB_6 782
HB 113 1952
HB 115 1180
HB 182 1627
HB 218 3017
HB 419 5113
HBF 386 6148-01
HBT 511
HC 4746
343 H. C. 5839
HC-3 5346
HC 20-511 6480
HC 1528 5344
HC-8057 6214
HCA 5189
HCA „Shoko Kasei" 923
H.C.H. 348
HCL-Caps 185-01
H-Clorazida 583
HCP 2116
6-HD 6200
H-Diuralter 583
HE 111 5658
H-E 192 6630
Hea-Cyl 950-04
Healax 4163
Healthohra S 388
Healthstyle 1923
Healthus 184-02
HEAT 3931
Hebanil 3315
Hebaral 2067
Heb-Cort 4746
Heberine 950
Hebucol 1454
Hebulina 1454
Heciline 4007
Hectalin 2772
Hectine 1835
Hecylamine 2663
Hedachinum 5930
Hedamycin 6025
*Hedaquinium-chlorid*** 5930
Hedex 761
Hedonal 470
Hedulin 2689
Hegemonal 950-04
Hekbilin 5362
Heksavit 815
Heksept 2116
Hektalin 1083
Helborsid 5971
Helbradoze 6143
Helbratropin 3459
Helenien 6152
Helenin(e) 2847
Helfergin 1951
Helfo-dopa 1034
Helfor 1585
Helfoserpin C 5895-01
Helgovit A 4439
Helicon 950
Heligal 6152
Heliofer-Sirop 667-02
Heliogen 582
*Heliomycin*** 5060
Helional 1845
Heliopar 3736
Heliophan 3157
Helioscin 549-03
Helkamon 4774
Hellebrin 5971
Helmacid 203-07
Helmacron 203-07
Helman 203-07
Helmatac 2267
Helmazina 203-01
Helmena 203-07
Helmetina 1810
Helmex 1650-01
Helmezine 203-07
Helmiantin 2121
Helmicid 203-01
Helmicin 1810
Helmidazol 1173
Helmifren 203-01
Helminfan 203-07
Helminol 203-07
Helminthex 203-09
Helmirazin 203-09
Helmirone 2458
Helmiscil 203-07
Helmisin 5074
Helmitin 203-01
Helmitol 451-10
Helmitoloids 451-10
Helmiveril 5074
Helmizin 203-07
Helmopar 203-07
Helmox 88

Helodidym	267-02
Helodym	267-02
Helomycetine	1568
Helthion-Wirkstoff	1831
Heltolan	203-09
Helveticosid	5771
Helvin	5492-01
Helvolinsäure	5902
Hema G	465-09
Hemaril	3108-01
Hematin	465-09
Hematodin	5921
Hematolamin	6143
Hematon	149-01
Hematoporphyrin	5921
Hemedin	1155
Hémédonine	5921
Hemetrope	3780
Hemicholinium-bromid	5346
Hémi-Daonil	5113
Hemidon	2992
Hemilagar	5423
Hémineurine	379
Heminevrin	379
Hemipose	2970
Hemisine	1083
Hemithiamin	379
Hemo 141	365
Hemo-B-Doze	6143
Hemobical-Amp.	1442-01
Hémocaprol	469
Hemo-Ce	393
Hemochrome	1286-01
Hemocyte	149-01
Hemodal (L)	1504-01
Hemodal (T)	3133
Hemodermosina	2689
Hemodyn	400
Hemoergene	6143
Hemofluid	3857
Hemofuran	354
Hemogen	4005-01
Hemogen „Geva“	6142
Hemogenin	4764
Hemolica	5857
Hemolidione	2689
Hemolin	6143
Hemometina	5760-01
Hemomin	6143
Hemopar	469
Hemorex	1077
Hemorrhagyl	5865
Hemosalus B_{12}	6143
Hemosin	1291
Hemosporidin	4116
Hemostat	1286
Hemostatico Revici	205
Hemostatin	1083
Hemostine	1286
Hemostyp	205
Hémostyptanon	5507
Hemotin	469
Hemoton	149-01
Hemquinol	913
Henina	3867
Henina-Caps.	3053
Hennoletten	1845
Henomint	1845
Henotal	1845
Hépa B 5	314-16
Hepabilin	1184
Hepabismol	4301-04
Hepabyl	4712
Hepacalin	5353-01
Hépacholine	314-01
Hepacol	4712
Hepacrine	5148
Hepadestal	5378
Hepadial	1916-01
Hepadist	2116-01
Hepadoddi	1916-01
Hepa-Durabolin	5596
Hepa-Galen inyect.	481-03
Hepagerina	5378
Hepagin	5135
Hepagon	6143
Hepagon novum	6142-01
Hepalande	2756-02
Hepalean	5353
Hepalen Na	5353
Hépalidine	182
Hepamerz-Amp.	302
Heparegen	182
Héparégène	182
Héparexine	316-01
*Heparin**	5353
Heparlipon	847
Hepartest „Cassella“	4154
Hepasil	3156
Hep-A-Stat	344
Hepasulfol	1184
Hepasynthyl	4068
Hepatagin	483-01
Hepatestabrome	4154
Hepatex-T	6143
Hepathion	295
Hepathionine	295
Hepathrom	5353
Hepathromb	5353
Hepatoflavin	3354
Hepatoframan	5378
Hépatolamine	314-16
Hepato-Radio	2708
Hepatosan	314-01
Hepatoselectan	4483
Hepato-Spartan	302
Hepatosulfalein	4154
Hepatotestbrom	4154
Hepatoxane	4068
Hepavis	6143
Hepavit	6143
Hepavit-Depot-fortissimum	6142-01
Hepax	1183
Hepcovite	6143
Hepin	469
Hepionin	295
Hepojel	5353
Heporal	1184
Heprisol	5353
*Hepronicat***	5656
Hepsan-Infusionslösung	655-02
*Heptabarb***	2289
Heptabarbital	2289
Heptabarbitone	2289
Heptacyclazin	3170
Heptadol	4650
Heptadon	4650
Heptadorm	2289
Heptadrine	680
Heptalgin	5135
Heptalin	5135
Heptamalum	2289
Heptamilen	891
Heptamin (sowjet. Präp.)	1159
Heptamine „Marsan“	680
*Heptaminol***	891
Heptaminolacefyllinat	891-01
Hept-A-Myl	891
Heptamyl Delalande	891
„Heptanal“	4650
„Heptanon“	4650
Heptastyl	293-01
*Heptaverin***	3720

Heptazon(e) 5135
Heptedrine 680
Heptenyl-12 6143
Heptin 680
Heptobarbital 1533
Heptocal 667-01
Heptocardio 891
*Heptolamid*** 2880
Heptonal 891
Heptone 5135
Heptylaminsulfat 680
Heptylon 891
Heptylpenicillin 3217
Heptylresorcin 2337
Hepzide 389
*Hepzidinmaleat*** 4599
Heracillin 3859
Héraclène 6151
Héraldium 177
Herbasal 950-04
Herbesser 4883
Herb Royal Tape Worm Treatment 2138
Heriodain 5921
Hermalone 5517
Hermalone-Glosset 4463
Hermeciclina 5755-01
Hermesetas 524
Hermesol 3816-01
Hermo M 5014
Hermophenyl 364
Herniocid 6098-01
Hérocaine 2325
Heroin 4555
Hérol 3900
Herolan 4555
Herothesin 1026
Herperal 4918
Herpesil 1017
Herpetil 1017
Herpid 1017
Herpidu 1017
Herplex 1017
Herzcon 5237
Herz-O 5824
Herzul 3129
H.E.S. 4650
Hesotanol 2775
Hesotin 2775
Hesperetin-7-rutinosid 5669
Hesperidin 5669
Hesperidosid 5669
Hesse-sulfon 1594
Hestrium chloride 2113
Hetabiotic 4007
*Hetacillin** 4007
Hetacillinmethoxymethylester 6542
Hetacin-K 4007
Hetacycline 4007
Hetadoce 4007
*Hetaflur*** 3232
Hetamcisina 4007
Hetamine 1070
Heteribat 451-01
Heterin 451
Heteroauxin 1204
*Heteroniumbromid*** 3694
Heterovitamin B_1 2597
Hethaclon 2113
Hetol 949-01
Hetol „Hoechst" 691
Hetolin 5472
Hetralin 451-23
Hetramine 2843
Hetrazan 1481
Hetrum bromide 3694
Hewoestrol 4313
Hewsol 723
Hexabalm 2116
Hexa-Belily 815
Hexabendin 5826
Hexabenzate 2113-02
Hexa-Betalily 815
Hexa-Betalin 815
Hexabione 815
Hexabiscarbacholine 3832
Hexabolan 3669
Hexabrix 6583
Hexabutyl 1659
Hexacaine 3758
Hexacal 2116
Hexacamphamine 451-12
Hexacamphin 451-12
Hexachloran 348
Hexachlorcyclohexan 348
Hexachlorone 2116
Hexachlorophane 2116
*Hexachlorophen*** 2116
Hexachlorxylol 691
Hexacit 451-10
Hexacitramine 451-10
Hexacol 3158
Hexacolin 451
Hexacrest 815
Hexacycline 4847-01
*Hexacyclonat-Natrium*** 1131-01
*Hexacypron-Calcium*** 3121
Hexadecadrol 4949
Hexadepa 6238
„Hexadien" 3582
Hexadifeniumbromid 4668
*Hexadilin*** 4133
*Hexadimethrinbromid*** 2369
Hexadiona 1893
Hexadiphane 4648
Hexadiphenium-bromid 4668
Hexadiphensulfonium-jodid 3781
Hexadistigmin 5714
Hexadol 4972
Hexadorm 1964
Hexadrol 4949
Hexadrol Phosphate Inj. 4974-01
Hexadylamin 4133
Hexafen 2116
Hexafluorenium-bromid 5969
*Hexafluronium-bromid*** 5969
Hexaform 451
Hexafosfamid 1468
Hexafosfat 497-02
Hexafum 348
Hexagalen 451
Hexahydroadiphenin 4450
Hexahydrothymol 1473
Hexainosineat 6038
Hexajodin 451-04
Hexajodin „Galenika" 1163
Hexakapron 853
Hexaklen 2116
Hexal 451-21
Hexalen 451-10
Hexalet 451-21
Hexalgon 5132
Hexalmin 6038
Hexaloids 451
Hexamandelate 451-17
Hexamariumbromid 5025
Hexamethamide 4926

*Hexamethonium*** 2113
Hexamethylenamine 451
Hexamethylen-tetramin 451
Hexameton 2113
Hexametten 451
Hexamic acid 474
Hexamid 2256
Hexamid „Nordmark“ 3733
*Hexamidin*** 4364
Hexamidin (sowjet. Präparat) 1893
Hexamin 451
Hexamine hippurate 451-27
Hexaminel 451
Hexamon 451
Hexanastab 1965-01
Hexanate 6038
Hexanestrol 3667
Hexanicit 6038
Hexanicon 6038
Hexanicotol 6038
Hexanin 6038
Hexaniton 6038
Hexanitrin 391
Hexanitrol 391
Hexanitromannitol 391
Hexanium 2113
Hexanium „Fides“ 4422
Hexanoestrol 5276
Hexanöstrol 3667
Hexaphenyl 2116
Hexaphorine 497-02
Hexaphos 451-06
Hexaphosphamide 1468
Hexapiperin 203-09
Hexaplin 5895
*Hexapradol*** 4041
Hexapren 1465
Hexapressin 2113
*Hexaprofen*** 2846
Hexapromin 853
*Hexapropymat*** 1398
Hexapurin 451-12
Hexapyral 815
Hexapyrin 451-08
Hexargin 451-28
Hexarol 2113
Hexasan 451
*Hexasoniumjodid*** 3781
Hexate 6038
Hexatétramine 451
Hexathide 2113
Hexatin 6038
Hexatolin 3831
Hexatonid 2113
Hexatramin 451
Hexatrione 5817
Hexatrol 451
Hexatropina 451
Hexaverine 5266
Hexaverm 348
Hexavibex 815
Hexaviet 2113
Hexayodina 1163
Hexazole 1446
Hexazorin 451-01
*Hexcarbacholinbromid*** 3832
Hexchloran 348
Hexcitrol 451-10
Hexederm 4794
*Hexedin*** 5054
Hexemal 1964
Hexenal(um) 1965-01
Hexermin 815
Hexermin-P 782
Hexestrofen 3667
*Hexestrol*** 3667
Hexetal 2067
Hexethal 2067
*Hexetidin*** 4794
Hexeton 1434
Hexetylamincitrat 3227
Hexicidum 348
Hexide 1788
Hexigoa-Tabletten 451
Heximed 451-12
Hexinol 2599
Hexiocaps 2042
Hexit „Toho“ 6038
Hexital 3667
*Hexobarbital*** 1965
*Hexobarbital-Natrium*** 1965-01
Hexobarbiton(e) 1965
Hexobarbitural 1965
Hexobarsol 1965
*Hexobendin*** 5826
Hexobion 815
Hexobutyramide 6288
*Hexocycliummetilsulfat*** 4470
Hexodorm 1964-01
Hexoestrol 3667
Hexöstroldiacetat 4884
Hexöstroldicaprylat 5932
Hexöstroldiphosphat 3717
Hexoestroldipropionat 5276
Hexofen 422
Hexogyn 5276
Hexol 4972
Hexoline 488-01
Hexomedine 4364-01
Hexonat 2113-03
Hexone chloride 2113
Hexonium 2113
Hexonium B 2113-02
Hexopal 6038
Hexophan 3240
*Hexoprenalin*** 5006
Hexopyrrolate 4456
*Hexopyrronium-bromid*** 4456
Hexoral 4794
Hexorcène 2042
Hex-O-San 2116
Hexosin 2113
Hexothiocaine 4128
Hexovon 5276
Hexoxymestrolum 5552
Hexron 3667
Hexsapar 203-01
Hexstit 451-17
Hextril 4794
Hextrol 3667
Hexurol 451-11
Hexuronsäure 393
Hexyclan 348
Hexydal 451-17
Hexydaline 451-17
*Hexylcain*** 3164
Hexylcarbonsulfidum 2659
Hexylresorcin 2042
Hexylresorcinolum 2042
Hexyltheobromin 2336
Hexynol 2042
Hexypheen 3667
Heyden 471 749
Heyden 661 1812-01
241-HF 3986
HF-41 T 5951
HF-1854 3591
HF-1927 3638
HF-2159 3567
HF-2333 3940
81723 hfu 6621
HFZ 5116
HG-factor 6164
Hg-Phyllin 2253-01

HH 105	3204	Hidramina	3365-03	Hidrovin	6142
HH-108	3313	Hidranic	373	Hidrovitamina A	5007
HH 184	1367	Hidranizil	373	Hidrovitamina B_{15}	4498
HH 197	3790	Hidra-Noxi	373	Hidrovitamina E	5864
HH 212	4326-01	Hidraquimia	373	Hidrox	1267
HI-63	3097	Hidrasegur	373	*Hidroxicobalamina*	6142
Hiace	5334	Hidrasix	373	Hidroxil-B_{12}	6142
Hiactose	2074	Hidrasonil	373	Hidroxiteofillina	1373
Hiaderon	782	Hidrassal	373	Hidroxo-Catavin	6142
Hializan	3555	Hidrastep	4790	Hidroxodoce	6142
Hi-A-Vita	4439	Hidrastol	373	Hidroxuber	6142
Hibanil	3315	Hidratorax	373	Hidro-Yadalan	583
Hiberna	3349	„Hidrazida"	373	Hidrulta	373
Hibernal	3315	Hidrazida-I.N.	373	Hidrun	373
Hibernol	3315	Hidrazida reforzada Rovi	373-01	Hi-Enterol	909
Hibernon	3104			Hierro Girard	30-01
Hibernyl	5152	Hidrazinol	373	Hierro „Laquifal"	465-09
Hi-Bestrol	3610	Hidrenox	583	Hierroluy B_{13}	227-02
Hibiclens	4972	Hidril	726	Hierroluy-Grageas	465-09
Hibicon	1262	Hidrina	373	Hiestrone	3668
Hi-Bilox	782	Hidrion-Wirkstoff	1825	Hi-Fresmin	6151
Hibiscrub	4972	Hidro-A	4439	Hifurujin	476
Hibital	2268	Hidroalogen	726	Higacol	1495
Hibitane	4972	Hidroaltesona	4746	High-Furan	2424
Hibol	4460	Hidro-Alurene	583	Highmeton P	2746
Hibon	5900	Hidro-B_{12}	6142	Hightibhi	5864
Hibrain	2657	Hidrocet	5189	Hightisone	4949
Hichillos	3876	*Hidroclorotiazida*	583	Hightsulin	1410
Hiclamicina	4848-01	Hidroclortiazil	583	Higlomin	197-01
Hiclotal	583	Hidro-Colisona	4746	Hi-glucon	465
Hicobalamin	6142	Hidrocorticil	5189	Higronii	2109
Hicobalan	6142	Hidrocorticlin	5189	Higroton(a)	2401
Hicomin	6142-01	Hidrocortisan	5189	Hihustan	4466
Hiconcil	3098	*Hidrocortisona*	4746	Hihustan-M	3724
Hi-Cor	4746	*Hidrocortizon*	4746	Hijuven	5957
Hi-Cort	4746	Hidrodce	6142	Hikarutin	5573
Hicortin	4704	Hidrodecortancyl	5156	Hillcain	2325
Hicorton	4639	Hidrode-Vir	5709	Hillcholin	5341
Hi-Cyclane	3438	Hidro-Diuriwas	583	Hillcolax	4811
Hidacian	88	Hidroestron	5390	Hi-long	2696
Hidantal	2717	Hidrogris	6142	*Himachalol*	6391
Hidantilo	2717	*Hidromorfon*	3325	Himalin	3418
Hidantina	2717	Hidronal	2401	Himecol	1186
Hidantoifmy	2717	Hidro-Niagarim	583	Hi-Mitan	782
Hi-deratol	5709	Hidronutin	2740	Hinagen	1803
Hidesol	2042	Hidropresse	724	*Hinderin*	5117
Hidiurese	1834	Hidrorgasona	5437	Hi-Nichicoba	6151
Hidraciber	373	Hidroronol	583	Hinokitiol	1294
„Hidracida"	373	Hidrosal	589-02	Hi-Normal	1396
Hidrafasa	373	Hidrosaluretil	583	Hiohex	2113
Hidral-Grey	373	Hidro-Scheralson	5189	Hioscian	4751
Hidralter	373	Hidrotate	5893	Hioscina „Zimaia"	4751
Hidramicin	5629	Hidrotiazida	583	Hi-Ozevita	5334

Hipadrin	373-01
Hi-para	184-02
Hipeksal	451-27
Hipen	3097
Hi-Pen	3069-01
Hiper D 3	5630
Hiperazida	373
Hiperbiotico	3097
Hiperbiotico retard	3097-03
Hiperdrazida	2745
Hipercalcio	465
Hipercilina	3066
Hiperglucol	461
Hiperpas	373-01
Hipertensina	6104
Hipervigoncal	5630
Hiphyllin	1373
Hipnax	2706
Hipnogal	33, 36-01
Hipnogeno	828
Hipocal	465
Hipoftalin	731
Hipoglicil	2841
Hipometonium	2113
Hipopresol	794
Hiposerpil	5895
Hiposterol	1316
Hipotensor Oftal-mico CeMeCe	347
Hipotensor-Zambe-letti-Alfa	5951
Hippocras	227-03
Hippodin	939
Hippophain	1274
Hippramin(e)	451-27
Hippuran	939
Hippuran(I)-125	940
Hippuran(I)-131	941
Hipputope	941
Hipputope I^{125}	940
Hiprasone	5658
Hiprex	451-27
Hipsal	2706
Hi-Pyridoxin	782
Hiramicin	4831
Hi-Ribo	3394
Hirix	15
Hirkan	3204
Hirnamin	4024
Hiropon	1388
Hiserpia	5895
Hisfen	4013
Hishipherin-S	1396
Hisindamon	2628
Hislosine	3080
Hispaderma	2439
Hispanofedrina	1390
Hispanoiodina-Amp.	1163
Hispanotiazol	969
Hisphen	4013
Hispril	3989
Hista „Beytout“	277
Histabel	3078-01
Histabort	3423
Histabromazin	3335
Histabutazine	5663
Histabutizine	5663
Histacap	3423
Hista-Carr	3078-01
Histachlor	3078-01
Histachlorazine	3613
Histachlorylène	2530
Histacin	3423
Histaclartyl	277
Histacur	3900
Histacuran	3900
Histaderme	3431
Histadoxylamin-succinat	3399
Histadril	3078-01
Histadur	3078-01
Histadyl	2573-01
Histafed	2573-01
Histafen	3078-01
Histaids	3078-01
Histal „Mod. Res.“	2573-01
Histal „Nippon Universal“	3078-01
Histalen	3078-01
Histalert	3989
Histalin	3078-01
Histalgine	277
Histalog	276
Histalon	3423
Histalon „Winley-Morris“	3078-01
Histamal	3423
Histamethine	5385
Histaméthizine	5385
Histametizyn	5385
Histamicin	2530
Histamifren	3365
Histamin-Azoprotein	277-04
Histamindihydro-chlorid	277
Histamyl	277
Histana	3423
Histantil	3349
Histantin „Bour-roughs Wellcome“	3613
Histantin „Richter“	3032
Histapen	3078-01
Histaphene	3685
Histapiperidinhydro-chlorid	4353
Histapon	277
Histapran	277
Histapyran	3423
Histapyridamine	3108
*Histapyrrodinhydro-chlorid***	4014
Hista-Rex	3423
Histargan	3989
Histaron	3078-01
Histasan	3423
Hista-Sed	3365
Histaspan	3078-01
Histatex	3423
Histaxin	3365
Histazine	3330
Histazylamine	3149
Hister	277
Histex „Medical Chem.“	2573-01
Histex „Sigma“	3080
Histidinhydrochlorid	409
Histifan	409
Histimin	276
Histine „Pharbil“	3080
Histine „United“	3423
Histionex	3367-01
Histitrin	3078-01
Histoacryl (N und L blau)	806
Histocarb	604
Histochrome	4152
Histocillin	3066-04
Histodil	277
Histol „Horner“	3642
Histol „Key“	3078-01
Histomibal	2405
Histomon	1799
Histopeptine	409
Histoquin	913
Histosol	3423
Histostab	3330
Histostat	344
Histotabs	2573-01
Histoyodina	1163

Histrey	3078-01
Histrol	3989
Histryl	3989
Histyn	3989
Hithia	5334
Hivernine	4301-13
Hiwell	2639
Hiyosin	4751
Hi-Z	6013
HK 26	3317
HK 137	5080
HK 256	5109
HL 255	2679
HL 267	4493
HL 523	304
HL 1050	1801
HL 2186	3942
HL 5746	3315
HL 8562	3237
HL 8583	5843
HL 8597	2673
HL 8731	2370
HL 8606	2668
HLS 831	2032
H.M-11	1419
HM 187	4405
HMD	1366, 4764
HMP	1313
HMS	5012
HN_2	290
Hn 931	1653
Hobat	1291
Hoca	1467
Hodostin	2071
Hoe s. Hoechst	
Hoechst 088	1229
Hoechst 105	545
Hoechst 118	6444
Hoechst 153	4490
Hoechst 193	1061
Hoechst 264	2259
Hoechst 296	2000-01
Hoechst 296 V	2137
Hoechst 304	4948
Hoechst 440	777
Hoechst 471	6126
Hoechst 473	2736
Hoechst 519	1496
Hoechst 757	4055
Hoechst 881	2733
Hoechst 893d	3788
Hoechst 984	3058
Hoechst 8452	3735
Hoechst 8909	2857
Hoechst 9980	4625
Hoechst 10116	4320
Hoechst 10446	2861
Hoechst 10495	5132
Hoechst 10577	4870
Hoechst 10582	4322
Hoechst 10600	5135
Hoechst 10682	4324
Hoechst 10720	2859
Hoechst 10805	5292
Hoechst 10819	5133
Hoechst 10820	4650
Hoechst 11513	3108-02
Hoechst 11801	341
Hoechst 12494	4978
Hoechst 12512	5237
Hoechst 12771	4861
Hoechst 15972	2619
Hoechst 16842	692
Hoechst 18810	1309
Hoechst 30036	4502
Hoechst 36801	3282
Hoechst 40045	2333
Hoeswin	4836
4029-9 Hoffmann-La Roche	386
Hogival	4314
Hokkalucus-Inj.	409
Hokkalucus-Tabl.	281
Hokkalugen	281
Hokkarutin	5573
Hokurabin	5589
Hokuramide	6151
Holacanthone	4940
Holaphyllin	5029
Holbamate	1138
Holevid	1572
Holin	3714
Holin-Depot	5732
Holocain(e)	3652
Holodorm	2992
Holomycin	540
Holopane	3732
Holopon	3732
Holoxan	669
Holzgeist	17
Holzzucker	285
Homactid	6163
Homadamon	3981
Homagenets-A	5007
Homan	4442
Homan-inj.	5014
Homandren-Amp.	5014
Homandren-Tabl.	4442
Homapin	3459
*Homarylamin***	1327
Homat	3132
Homatrisol	3132
Homatrocel	3132
Homatropil	3459
Homatromide	3459
Homatropin	3132
*Homatropinmethylbromid***	3459
Homatropinum methylbromatum	3459
Homatropinum methylonitricum	3459
Hombreol	4132
Homburg 811	4217
Homéostan	1103
Hometin	909
*Homidiumbromid***	4527
Homoarterenol	1082
Homocaine	3693
Homocamfin	1434
Homochlo	3981
Homochlogyl	3981
*Homochlorcyclizin***	3981
Homoclicin	3981
Homoclomin	3981
Homococain	3693
Homocodeine	5152
Homocolzine	3981
Homocoralyne	5083
Homocysteinthiolactonhydrochlorid	180
Homocysten	180
homöolan	761
*Homofenazindihydrochlorid***	5116
Homogene-P	5014
Homogene-S	4089
Homoginin	3981
Homolone	3459
Homomallermin	3981
Homomenthylsalicylat	3157
Homomycin	5140
Homonal	624
Homonicotinsäure	568
Homopantothenic acid	1460
Homo-PAS	764

*Homopipramol*** 5298
Homoradin 3981
Homorenon 1330
Homorestar 3981
*Homosalat*** 3157
Homosteron 4089
Homosteron „Teva" 5014
Homosul 624
Homosulfamidum 624
Homosulfamin 624
Homosulfanilamid 624
Homosulfapyridin 1876
Homotiroxina 2704
Homoton 731
Homotonin 2042
*Homprenorphin*** 5680
Honey-Diazine 1227
Hongocil 300 3066-04
Honvan 3675
Honvol 3675
Hoopar 3411-01
H.O.P. 5706
HOPA 1460
Hopalet 167-04
*Hopantenic acid*** 1460
Hoparon 167-04
Hopate 1460
Hopiton 2521
*Hoquizilhydra-chlorid*** 4064
Hordenin 1394
Hordetin 1394
Horfemine 5252
Horiken-Depot 5312
Horipinen 4605
Horizon 2970
Hormale 4442
Hormale-inj. 5014
Hormeva 4734
L-Horminin 281
Hormobagó 4090
Hormobolin 5596
Hormocervix 3670
Hormocline 314-01
Hormodyn 114
Hormoestrol 3667
Hormoestrol-Amp. 5276
Hormofemin 3582
Hormoflaveine 4734
Hormofollin 3668
17-Hormoforin 4090
Hormofort 5618
Hormogynon 5390
Hormogynon „Faran" 5618
Hormoluton 4734
Hormoluton „Vielfar" 4367
Hormomed 3714
Hormonabol 5596
Hormondrine-Inj. 5014
Hormondrine-Tabl. 4442
Hormoneta 4442
Hormonisene 5064
Hormo-retard 5711
Hormosedyl 5633
Hormostilboral 3610
Hormostilboral-stark 4850
Hormoteston 5014
Hormotonin 495
Hormovarine 3668
Hormozol 4639
Hornbest 2657
Horsarin 549
Hortelazol 1594
Hortfenicol 1568
Hortfenisol-Susp. 5624
Hosboral 3098
Hoscolax 4169
Hospex 265
Hospiran 282
Hosta 500 4847
Hostacain 2300
Hostacilline 3066-04
Hostacortin 4639
Hostacortin H 4704
Hostacortin-H-Kristallsuspension 5156
Hostacortin H solubile 5423
Hostacyclin 4847
Hostacyclin „P" 4847
Hostacyclin-PRM 5586
Hostaginan 5237
Hozofor 6142
HP-129 6595
HP 170 2409-01
HP 213 2161
HP 549 6398
HP 1598 1407
HPC 2953
17-HPC 5618
HPEK-1 333
HPP 228
HQ-275 4559
HQ-355 2975
HR 376 2972
HR 580 6504
HR 930 3565
HRF 6126
HS 33
HS-310 6608
HS-592 4620
HSB I 3042
H.S. Need 33
HSp 1229 4523
HSp 2986 4647
H-Stadur 3078-01
5-HT 1274
HT-11 4282
H.T. 1479 2911
5-HTP 6249
Hubadix 1846
Hubaquinolin 909
Huberbiotic 4849
Hubercrome 1291
Huberdasen 417
Huberdine 1480
Huberlexina 3053
Huberlexina-Inyect. 3867
Hubernol 4701
Huberplex 2987
Hubersil 2994
Hubersona 4704
Hubersona (neue Form) 5738
Hucyn 5211
Hud 3284
Hudorex 583
HUF 2446 3601
Hulin 2548-01
Humacthid 6163
Humatin 5211
Humectol 4491
Humedil 4866
Humevac 4491
Humidal 775-01
Humorsol 5887
Humusmycin 4849
Humycin 5211
Hungrex 1072
Hupnosal 828
Hurricaine 1026
Husmedin 3724
Hustazol 4282
Hustep 3724
Hustodil 1381
Hustopan-Ox 4466
Hustosil 1381
Huxol 4163

Hy-12 6142
Hy-185 258
Hyacide 5628
Hyadur 56
Hyamate 1332
Hyamine 10 5712
Hyamine (1622) 5628
Hyanilid 2152
Hyarom-Liquid 5628
Hyasorb 3066
Hybalamin 6142
Hybasedock 2401
Hybee 2040
Hybeto 3354
Hybolin 4460
Hybrin 393
*Hycanthon*** 4305
Hychlozide 583
Hycholin 4125
Hycin 5189
Hyclorate 1923
Hycobal 6151
Hy-Cobalagen 6142
Hycodan 3628
Hycomin 6142-01
Hycomine-Wirkstoff 3628
Hycor 4746
Hycorphan 3724
Hycort 4746
Hycortin 4746
Hycortol(e) 4746
Hycozid 373
Hydacian 88
Hydantin 2717
„Hydantoin" 2717
Hydantoinal 2717
Hydantol 2717
Hydeltra 4704
Hydeltra TBA 5613
Hydeltrasol 4726
Hydeltrone 4704
Hydex 1388
Hydnosulphone 6074
Hydocobamin 6142
Hydocomin 6142-01
Hydoin 2717
Hydol 726
Hydopan 2401
Hydoril 583
Hydotin 2993
Hydoxamin 6143
Hydoxin 815
Hydra 373
Hydrabamin-penicillin G 3066-11
Hydrabamin-penicillin V 3069-05
*Hydracarbazin*** 157
Hydracetin 783
Hydracillin 3066-04
Hydracycline 4847, 4847-01
Hydragycin 202
Hydral 33
*Hydralazin*** 731
Hydrallazin 731
Hydrametracin-tartrat 1784
Hydramil 294
Hydramitrazine 1784
Hydramon 5208
Hydramycin 4848
Hydran AB 2654
Hydraphen 4505
Hydrapress 731
Hydrargan 2253-01
*Hydrargaphen*** 4505
Hydrargatoxyl 377-03
Hydrargyrophenyl sodique 364
Hydrargyrum phenyloboricum 349-01
Hydrasson 4746
Hydrastin 4526
Hydrastininhydrochlorid 1614
Hydrate 3365-03
Hydrathion 1448
Hydrazid „Polfa" 373
Hydrazid C „Polfa" 88
Hydrazide 583
Hydrazide „Horus" 373
Hydrazide „Médial" 373
Hydrazide „Otsuka" 373
Hydrazinomethyldopa 1366
Hydrazinoxane 3064
Hydrazol 161
Hydrea 15
Hydreia 15
Hydrenol 726
Hydrenox 726
Hydrex 583
Hydrid 583
Hydril 583
Hydril B 2740
Hydril F 726
Hydrillin 3365
Hydrin-2 5189
Hydrinate 3365-03
Hy-Drine 2738
Hydrion 2230
Hydrionic 274-01
Hydrison 5189
Hydrite 583
Hydro-12 6142
Hydro-Adreson 5189
Hydro-Adreson-Salbe 4746
Hydro-Aquil 583
Hydrobedouze 6142
Hydro-Bencorton 5189
*Hydrobentizid*** 2778
Hydrobutamine 3199
Hydrocarbonsäure 11
Hydrochinidin 4358
Hydrochinin 4357
Hydrochinon 359
Hydrochlobuthiazide 1706
Hydrochlorbenzäthylamin 5157
Hydrochlorbenzethylamine 5157
Hydrochloretic 583
*Hydrochlorothiazid*** 583
Hydrochlorthiazidum 583
Hydrochol 5341
Hydro-Clonazone 582
Hydrocobamine 6142
Hydrocodal 3631
Hydrocodan 3628
Hydrocodein(a) 3691
Hydrocodeinonbitartrat 3628
Hydrocodin 3691
*Hydrocodon*** 3628
Hydrocon 3628
Hydrocort „Dunhall" 5189
Hydrocort „Ferring" 4746
Hydrocortal 4746
Hydrocortal aquosum 5437
*Hydrocortamat-hydrochlorid*** 5622
Hydrocortancyl 4704
Hydrocortancyl Suspension injectable 5156
Hydro-Cortex 4746
Hydrocortidelt 4704
Hydrocortidelt-I.V. 5423
Hydrocortifor 4746

Hydro-Cortilean 4746
Hydrocortisate 4746, 5189
*Hydrocortison*** 4746
Δ^1-*Hydrocortison* 4704
Hydrocortison „Ciba" 5189
Hydrocortisonacetat 5189
Hydrocortisonbutylacetat 5620
Hydrocortison-17-butyrat 5445
Hydrocortison-cipionat 5770
Hydrocortisoncyclopentylpropionat 5770
Hydrocortisondinatriumphosphat 4754
Hydrocortisone intraveineux 5437
Hydrocortisone Sodium Succinate 5437
Hydrocortisone TBA 5620
Hydrocortison-natriumsuccinat 5437
Hydrocortistab 5189
Hydrocortistab soluble 5437
Hydrocortisyl 4746
Hydrocortodrin 4746
Hydrocortone 5189
Hydrocortone-Tabl. 4746
Hydrocortone TBA 5620
Hydrocycline 5755-01
Hydrodeltalone 4704
Hydrodeltisone 4704
Hydrodiuretex 583
Hydrodiuretic 583
Hydro-Diuril 583
Hydroestryl 3612
*Hydroflumethiazid*** 726
Hydrofoam 4746
Hydrofungiu 5949-01
Hydrogrisevit 6142
Hydrokodin 3628
Hydrokon 3628
Hydrokortison 4746
Hydrolaudin 3631-01
Hydrolax Pediatric 4491
*Hydromadinon-acetat*** 5159
Hydrombrine 523-01
Hydromedin 2172
Hydro-Merfen 349-01
Hydromin 6142-01
*Hydromorphinol** 3380
*Hydromorphonhydrochlorid*** 3325
Hydromox 1267
Hydromycin 4790
Hydronevrine 6142
Hydronol 428
Hydronsan 1944
Hydrooxazin 1679
Hydrooxycodeinona 3631
Hydro P_2 1191
Hydroperit 14-01
Hydropethidine 2861
Hydrophyllin 1373
Hydropyrin 950-02
Hydroquine 4358
Hydroquinidine 4358
Hydroquinine 4357
Hydroquinone 359
Hydroretrocortin 4704
Hydroricortex 5189
Hydro-Salisan 583
Hydrosaluret 583
Hydro-Saluric 583
Hydrosarpan 4577
Hydrosept 582
Hydrosin 4790
Hydrosol A 5977
Hydrosol E 5864
Hydrosone 4746
Hydrossal 38-03
Hydrotest 4089
Hydrothide 583
Hydrothiaden 4003
Hydrothiobicin 1905
Hydrothroxin-Procain 2824
Hydro-tonuron 583
Hydrotrichlorothiazide 724
Hydrovit 6142
Hydroxamethocaine 2913
Hydroxicarbamidum 15
Hydroxidioni natrii succinas 5444
*Hydroxindasat*** 4576
*Hydroxindasol*** 3966
Hydroxipyridini tartras 967
Hydroxizinum 4641
Hydroxo 5000 6142
Hydroxo B-12 6142
Hydroxobase 6142
*Hydroxocobalamin*** 6142
Hydroxocobeminum 6142
Hydroxokobemin 6142
Hydroxomin 6142-01
Hydroxyäthylnitrofurazon 792
Hydroxyäthylpromethazin 4661
Hydroxyaethyltheophyllin 1055
*Hydroxyamphetamin*** 1075
p-Hydroxyampicillin 3098
Hydroxybenzethacil 3066-06
Hydroxybutyloxid 883
Hydroxycainhydrochlorid 2912
Hydroxycampher 1436
*Hydroxycarbamid*** 15
Hydroxychlorochin 3737
*Hydroxychloroquin*** 3737
Hydroxycinchophene 2953
Hydroxycobalamin 6142
Hydroxycolecalciferol 5631
Hydroxycortexon 4742
17-Hydroxycorticosteron 4746
Hydroxycycloheximide 2900
14-Hydroxydaunomycin 5570
Hydroxydiäthylphenamin 4688
Hydroxydigitoxin 6033
*Hydroxydionnatriumsuccinat*** 5444
Hydroxydopamin 6200
p-Hydroxyephedrin 1395
Hydroxyfumigatin 748
Hydroxy-Hepavit 6142-01
Hydroxyhexamide 2881
Hydroxymetholone 4764
Hydroxymethylnitrofurantoin 947
Hydroxymethylprogesteron 5012
Hydroxymethylpyridinum bitartaricum 369
Hydroxymethylrutosid 5662
Hydroxymethyltestosteron 4447
Hydroxymycin 5211
Hydroxynorprogesteroncapronat 5541

Hydroxynovocain 2330
Hydroxyöstron 3670
Hydroxyöstron-diacetat 4885
*Hydroxypethidin*** 2861
2-Hydroxyphenacetin 1329
Hydroxyphenamat 1693
Hydroxyphenylbutazon 3907
Hydroxypolyäthoxy-dodecan 5842
Hydroxyprednisolon-acetonid 5320
*Hydroxyprocain*** 2330
*Hydroxyprogesteron*** 4736
21-Hydroxyprogesteron 4737
*Hydroxyprogesteron-acetat*** 5188
*Hydroxyprogesteron-caproat*** 5618
Hydroxyprogesterone hexanoate 5618
Hydroxyprogesteron-heptanoat 5706
Hydroxypropyltheo-bromin 1372
Hydroxypropyltheo-phyllin 1371
*Hydroxypyridin-tartrat*** 967
Hydroxysinum 4641
*Hydroxystenozol*** 4728
Hydroxystreptomycin 4786
Hydroxystilbamide 3037
*Hydroxystilbamidin*** 3037
*Hydroxytetracain*** 2913
Hydroxytetracyclin 4849
*Hydroxytoluic acid*** 738
Hydroxytriäthonium-jodid 2942
Hydroxytrimethonium-jodid 1163
5-Hydroxytryptophan 6249
Hydroxytyramin 811
Hydroxyurea 15
*Hydroxyzin*** 4641
Hydroxyzin-trimethoxybenzoat 5850
Hydrozide 583
Hydrozin 373
Hydura 15
Hyflavin 3665
Hyflavin F 3394
Hygiox 928-02
Hygromix 5140
Hygromycin A 5140
Hygromycin B 6525
Hygronium 2109
Hygroton 2401
Hygrovetine 6525
Hyiode 913
Hykinone 1504-01
Hykolex 5341
Hylantin 2717
Hylenta 3066
Hylugel 6143
Hylutin 5618
Hyme 2992
*Hymecromon*** 1186
Hymeron 5857
Hyminal 2992
Hymorphan 3325
Hynax 4746
Hyndarin 4607
Hynos 33
Hyoper 3310
Hyosan 2138
Hyoscin 3383
Hyoscinaminoxid 3387
Hyoscinbutylbromid 4751
Hyoscinmethylbromid 3732
Hyoscomin 4751
Hyoscyamin 3416
DL-*Hyoscyamin* 3415
Hyoscyaminmethyl-bromid 3767
Hyosmide 3767
Hyosol 3383-01
Hypalène 1897
Hypantin 5384
Hypaque 1513-01
Hypatol 731
Hypatroval 311-01
Hypaventral 4050
Hypcol 2992
Hyperan 6311
Hyperazin 731
Hyperbutal 1424
Hypercil 311
Hypercillin 3066-04
Hyperglykämisch-glykogenolytischer Faktor 6164
Hypericin 5797
Hypericumrot 5797
Hyperine 5895
Hypernephrin 1083
Hyperol 14-01
Hyperpax(a) 1334
Hypersil 5895
Hyperysin 653
Hypersine 5895
Hyperstat 707
Hyperten 1333
Hypertencin 391
Hypertensin „Ciba“ 6104
Hypertol 2401
Hypertonalum 707
Hyperzine 203-01
Hypette B_1 2040
Hyphet 1388
Hyphylline 1373
Hypnal 33
Hypnaletten 1845
Hypnamil 1767
Hypnazol 701
Hypnette 1845
Hypnine 2325
Hypnobal 1767-01
Hypnobroom 653
Hypnodil 2198
Hypnodin(e) 3940
Hypnodol 828-01
Hypnofer 828
Hypnogen „Fragner“ 1845
Hypnogène 828
Hypnol 1766-01
Hypnolgin 1575-08
Hypnolone 1845
Hypnon 736
Hypnon „sowjet. Präp.“ 2694
Hypnon „Sumitomo“ 2983
Hypnoral(etten) 828
Hypnorex 12
Hypnostan 1763
Hypno-Tablinetten 1845
Hypnotal „M. + M.“ 1766-01
Hypnotal(on) 1845
Hypnotal „Pharma-cal“ 1767
Hypnoval 432
Hypnoval „Richter“ 1964
Hypnox 828
Hypocerol 1923
Hypocholate 5365
Hypocholin 274-01
Hypochylin 274-01
Hypodix 187
Hypofrenine 997

Hypoglycamid 1754
Hypoglycin A 635
Hypoglycin B 2036
Hypoglycone 2032
Hypoglymol 2032
Hypohistamine 5504
Hypoletten 461
Hypolephrine 1396
Hypolipur 1923
Hyponocine 1290
α-Hypophamine 6063
Hypophenon 997
Hypophosphine 131-01
Hypophthalin 731
Hyporenin 1083
Hypos 731
Hyposed 274-05
Hypostamine 5504
Hypostat 997
Hypostérol Compr. 1316
Hypostérol Inj. 1295
Hyposyn 959
Hypotan-Amp. 892
Hypoten 222
Hypotenamin 5950
Hypotensin 2371
Hypotensine 1860
Hypothiazid 583
Hypothurol 263
Hypotiazid 707
Hypotil 1396
Hypotonal 1333
Hypotonin 167-06
Hypotonin „Rappai" 808
Hypotrol 2030-01
Hypotyl 1760
Hypovase 3947
Hypoxanthosine 1290
Hyprex 451-27
Hyprone 2270
Hypropen 3066-04
Hyproval 5618
Hyptor 2992
Hyptrol 2030-01
Hypyrin 950-07
Hyrasedon 6151
Hyrazin 1926
Hyrexin 3365
Hyrganol 4481
Hyrye 3394
Hysco 3383-01
Hyseptine 5712
Hyserpine 5895
Hysix 782
Hysone-A 5189
Hysron 5337
Hystamin 3989
Hysteps 1845
Hysterograf 920-01
Hysterol 2930
Hystrecin 4790
Hystryl 3989
Hytakerol 5715
Hythiol 114
Hyton 942
Hytone 4746
Hytrid 583
Hytuss 1381
Hy-Urina 1396
Hy-Vidox 815
Hyxobamine 6142
Hyzyd 373
HXR 1290
HZ 21 3146
HZ 59 3184

I 092 6592
I.A. 307 2491
Ia-but 3906
Iacol 1836
Ia-loxine 4849
Iapen 3069.
Ia-pram 4019
Iasson 2694
IB 503 3635
Iba-Cide 751
Ibacillin 3066-04
Ibadex 1388
Ibaril 4948
Ibatal 1766-01
Ibatran 1111
*Ibazocin** 6518
IBc 807
Ibedox 6142
Ibelomin 3365-07
Ibenzmethyzinhydrochlorid 2057
Iberfolico 3899
IBH-194 6332
IBH 215 2874-01
Ibiamox 3098
Ibiclor 582
Ibicyn 4847
Ibidomide 4029
Ibidrol 2740
Ibifur 2245
Ibiocal 183
Ibiodorm 1575-08
Ibiodoxine 815
Ibiodral 3365
Ibiofural 354
Ibiophylline 1373
Ibiopopp 997
Ibiosuc 474-01
Ibiothelmint 2042
Ibiothyron 2711
Ibioton 3078-01
Ibiotyzil 4335
Ibioxyl 1286
Ibiozedrine 1069
Ibisterolon 4704
Ibition 827
Ibomalum 1304
Ibrotalum 660
*Ibrotamid*** 660
Ibudros 6312
Ibufen 2296
*Ibufenac*** 1979
Ibunac 1979
*Ibuprofen*** 2296
*Ibuproxam*** 6312
*Ibuterol*** 4457
*Ibuverin*** 3747
Ibylcainum 2327
I-C 26 4386
Icaiodina 451-04
Icar 1167
I-Care 1077
Icarfuren 705
Ichthynone 5063
ICI 350 1244
ICI 3024 5729
ICI 8173 702
ICI 9073 876
ICI 15688 1915
ICI 28257 1923
ICI 29661 1773
ICI 32525 1596
ICI 32865 2090
ICI 33828 666
ICI 38174 2825
ICI 45337 3031
ICI 45457 6305
ICI 45520 3129
ICI 45763 2345
ICI 46474 5489
ICI 46476 5485
ICI 46638 2115
ICI 47319 3130

ICI 48213 5076
ICI 50123 5984
ICI 50172 2637
ICI 50627 1585
ICI 51426 3013
ICI 53072 3978
ICI 54450 1499
ICI 54594 1814
ICI 55052 4835
ICI 58301 1701
ICI 58834 2316
ICI 59118 1726
ICI 66082 6349
ICI 74205 5040
ICI 74917 6460
ICI 80996 4943
ICI 81008 5130
Icidox 4848-01
Icifen 5847
Icipen V 3069-01
ICI-U.S. 457 6305
Iclados 4848-01
*Iclazepam*** 6530
ICN 1229 832
Icol 1062
Icoral A 2651
Icoral B 1076
Icovit B_{12} 6142
I.C.R.F. 159 1726
Icteril 2756-02
Ictéryl 2756-02
ID-480 4545
ID-530 2983
ID-540 6395
ID-955 4179
ID-1229 6589
ID-1619 4510
ID-4708 4844
IDA 185
Idaltim 5874
Idantoin 2717
Idantoinal 2717
Idarac 4177
Idasal 1748
I.D.C. 6213
Ideaxan 417
Identhesin 1026
Idexur 1017
IDO-A 4439
IDO-B_1 2040
IDO-B_2 3354
IDO-B_6 815
IDO-B_{12} 6143
Idobernol 1699
Idoburonil 3143
Idobutal 1717
IDO-C 393
Idocobin 373
Idocyklin 4848
Idocyl 549-02
IDO-E 5864
Idoéine 3627-02
Ido-Genabil 2756-03
IDO-K 1544
Ido-Mandelat 737-03
Idométine 451-15
Idorese 380
Idorutin 5573
Idoserp 5895
Idosil 2708
Ido-Tebin 373
Idotyl 950
Idoxo-B_{12} 6142-01
*Idoxuridin*** 1017
Idracemi 4746
Idracetisone 4746
Idragin 950
Idralazina 731
Idramina 199
Idranal III 1429-01
Idrastina 4526
Idratene 4439
Idrazil 373
Idrequin 913
Idrexin-Na 2740
Idrianol 1077
Idril 928-02
Idrisal 583
Idro-Apavit 6142
Idrobamina 6142
Idrobetina 6142
Idrobil 4162
Idrobutamine 3199
Idrobutazina 3907
Idro C 393
Idrocanfora 1442-01
Idrochinidina 4358
Idrociclin 5755-01
*Idrocilamid*** 1610
Idroclorazide 583
Idroclorotiazide 583
Idrocobalamin 6142
Idrocobina 6142
Idrocodone 3628
Idrocort 4746
Idrocortigamma 4746
Idrocortisone 4746
Idrocrine 5341
Idrodiuvis 583
Idroepar 4162
Idroestril 3612
Idrofarm B_{12} 6142
Idroflavina 3354
Idrofluin 583
Idroflumetiazide 726
Idrogestene 5618
Idrogrisevit 6142
Idrokappa 1504-01
Idrokin 1267
Idrolattone 5317
Idrolisin 583
Idrolone 2414
Idrometilen 284
Idromin 1372
Idromorfinolo 3380
Idromorfone cloridrato 3325
Idroniagar 583
Idro P_2 1191
Idropen 3066-05
*Idropranolol*** 3174
Idrorenil 583
Idrorubina 6142
Idrosol D_2 5709
Idrosone 4639
Idrospes B_{12} 6142
Idrossi B_{12} 6142
Idrossicobal 6142
Idrossimicina 4825
Idrossipetidina 2861
Idrossirubrin 6142
Idrossivit B_{12} 6142
Idrossizina 4641
Idro-Steral 5709
Idrotiazide 583
Idrotiobicina 1905
Idrozima 6142
Idrurto A 4439
Idrurto D_2 5709
IDU 1017
Iducher 1017
Idulamina 4236
Idulea 1017
Idulian 4236
IDU-Oculos 1017
Iduridin 1017
Iduviran 1017
IE-35 864
IEM-163 630
IEM-168 830

IEM-210 2631
IEM 249 1153
IEM-265 4657
IEM-275 4664
IEM-288 1104
IEM-366 3338
IEM-455 2605
IEM-506 4956
Ieroin 4555
IF-202 1605
Ifag 2144
IF-C-45 6440
Ifecin 3097
*Ifenprodiltartrat*** 4660
Ifenti-Tabletten 3626
Ifibrium 2987
Ificillin 3097
Ificort 4949
Ificort-Inj. 4974
Ificyclin 4847
Ificylin 4849
Ifikel 1594
Ifimol 761
Ifimycin 1568
Ifimethacin 3850
Ifiquin 3736
Ifitalgina 277
Ifithrocin 5990-01
Ifizine 4572
*Ifosfamid*** 669
IF ROM-203 4402
Igepal CA-630 6628
Igepal CO-430 5207
Igepal CO-630 5910
Igepal CO-730 6085
Igepal CO-880 6154
Ignazin 4360
Ignicut 762
Ignocut 762
Igralin 1926
Igrolina 2401
Igrosin 2253-01
Igroton 2401
Igsain 4723
Ikaclomin 5483
Ikacor 5611
Ikamycin 4849
Ikterosan 2951
Iktoril 2686
Iktorivil 2686
IL 5902 6069-01
IL-6001 4355
IL-6302 4057
IL-17803 A 3777
IL-19552 6015
Ilagan 5480
Ilbion 1283
Ilcocillin P 3066-04
Ildamen 3995
Ilentazol 3256-02
Ileoton 1151
Ilgonetten 474-01
Iliadin(e) 3190
Ilidar 3286
Iliso 497-01
Ilitia 5792
Ilixanthin 5573
Illudin S 2850
Ilmesol 928-02
Ilopan 1151
Ilosone 6020
Iloticina 5990
Ilotycin 5990
Ilozoft 4491
Iludrin(a) 1745
Ilvin 3076
I.M. 25 4004
I.M. 75 3850
IMA 2646
Imacillin 3098
Imadyl 277
*Imafen*** 6251
Imafer 149-01
Imagon 3736
Imagotan 4630
Imap 5730
Imavate 4019
Imazepan 3008
Imbaral 4176
Imbresulf 1287
Imbretil 3832
Imbrilon 3850
Imbun 3907
IMD 760 5461
Imebis 1731-01
Imechin 2104
Imecromone 1186
Imekhin 2104
Imequine 2104
Imesonal 2030-01
Imet 3850
IMET 3106 4547
IMET 3393 3127
IMET 3995 2822
*Imexon*** 6177
Imicillin 2227
*Imiclopazindihydrochlorid*** 5413
Imida-Lab 2144
Imidalin 1273
Imidaminhydrochlorid 3330
Imidan 2144
Imidan „Stauffer“ 1573
„Imidazolina“ 2461
Imidazone 409
Imidazyl 2461
Imidene 2144
Imidin 2461
Imido 277
Imidobenzyle 4019
*Imidocarbhydrochlorid*** 3911
*Imidolinhydrochlorid** 2276
Imilanyle 4019
Iminil 4019
Iminon 4605
*Iminophenimid*** 1894
Imiphos 864
*Imipramin*** 4019
Imipramin-N-oxid 4020
*Imipraminoxid*** 4020
Imipranil 4019
Imiprex 4020
Imiprin 4019
Imizin(um) 4019
Imizol 2461
Imakol 3653
Immenoctal 2030-01
Immenox 2030
Immetal 5557
Immetro 4768
Immétropan 4768
Immunocillin-Wirkstoff 3069-01
Imnudorm 422
Imoctetrazoline 3186
Imodium 5735
*Imolaminhydrochlorid*** 2595
Imosec 5735
Imotol 3969
Imotryl 4004
*Impacarzinhydrochlorid*** 6622
Impamin(e) 4019
Impavido 4115
I.M.P.E. 4671
Impeasel 1721

Impedil 365
Imperacin 4849
Imperan 2626
Imperatorin 3005
Imphabutazone 3906
Imphacitron 396-04
Imphacobin 6143
Imphacobin-H 6142
Imphalax 4163
Implanetten 3610
Implantin 3610
Impram 4019
Impranil 4019
Imprasine 4019
Impratab 4019
Impratone 4019
Impril 4019
Impronal 2200
*Improsulfanhydro-chlorid*** 6203
Improvin 3069-03
Impugan 1825
Impulsin 3821
IMPY 6180
Imuneprim 2548-01
Imuran 934
Imurek 934
Imurel 934
IN 117 5969
IN 29-5931 B 203-17
IN 292 3502
IN 379 3212
IN 391 5023
IN 461 4812
IN 511 2197
IN 836 1873
IN 1060 4514
INA 373
Inabiocin 5849
Inacid 3850
Inacilin 4969
Inactin 1423
Inagen 1490
INAH 373
INAH-Mycin 5629
Inaktin 1423
Inamil 2746
Inamycin 5849
Inapetyl 3363
Inapsin(e) 4821
Inazid 373
Inazin 50 5864
Inbuton 1754
Incafolic 3899
Incidal 3905
Incidan 3905
Incoran 5237
Incortin 5155
Incortin H 5189
Incron 4142
Indacin 3850
Indalitan 2680
Indaliton 2680
*Indanorex*** 1991
Indanylcarbeni-cillin-Natrium 5478
*Indapamid*** 3026
Indema 2689
Indenoestroldiacetat 4828
*Indenolol*** 6379
Inderal 3129
Inderalici 3129
Inderapollon 3850
Indexon 4949
Indiaquin 3736
Indicardin 3129
Indicarminum 2946
Indigatin 367
Indigo (löslicher) 2946
Indigocarmin 2946
Indigogelb 5572
Indigokarmin 2946
Indigotine 2946
Indion(e) 2689
Indium 3850
Indoarginina 3850-01
Indo-Arcana 3850
Indocap 3850
Indocarb 4876
*Indocat*** 4876
Indochem 3850
Indocid 3850
Indocin 3850
Indocyanine green 6057
Indocybin 2010
Indo-Cycline 4847
Indofar 3850
Indoform 1237
Indokarb 4876
Indoklon 142
Indolacin 4517
Indolene 3850
Indolin 4004
Indolmycin 2490
Indolodine 1163
Indolor 2631
Indoman 3850
Indomecol 3850
Indomed 3850
Indomee 3850
*Indometacin*** 3850
Indometacinglucos-amid 5368
Indometan 3850
Indomethacin 3850
Indomethine 3850
Indomethol 3850
Indometin 3850
Indomin 3850
Indomon 3850
Indon 2689
Indone 1138
Indopal 3850
Indopan 1640
*Indopin*** 5118
*Indoprofen*** 3271
*Indoramin*** 4865
Indo-Rectolmin 3850
Indorm 4300-02
Indosamide 5386
Indostine 3850
Indosule 3850
Indotur 3850
Indoxamic acid 6475
*Indoxol** 4810
Indozyaningrün 6057
Indren 3850
*Indrilinhydrochlorid*** 3923
Inductal 2992
Inductin 3308
Indumet 3850
Indunox „UCB“ 5157-01
Indusil 6151
Inestra 4313
Inetol 2825
INF 1832
INF-1837 2387
INF-3355 2769
INF-4668 2403
Infaciclina 5756
Infa-Digin 6032
Infadin 5709
Infantussin 5152
Infatabs 1227
Infectrin 2548-01
Infepan 386
Infermine 476
Infiltrina 56
Inflamase 4726

Inflamil 3907
Inflammil 3907
Inflanil 3907
Inflaril 2134
Inflaryl 2134
Inflatine 4901
Influenol 1443
Influina 965
Informin 1410
Infraren 3459
Infrocin 3850
Infron 5709
Ingacycline 4847
Ingagen 5890-01
Ingahist 3078-01
Ingaphenicol 1568
Ingatran 3315
Ingavit A 4439
Ingavit C 393
Ingavit K 2757
Ingaworm 203-07
Ingelan 1745
INH 373
INHA-17 2745
Inhalan 77
Inhalocort 4949
INHA-PAS 373-01
Inhasan 2598
Inhelthran 69
INH-G 1882
Inhibostamin 5504
Inhiston 3108-01
Inhizid 373
INHMS 615
INH-o-van 2448
Inibitol 2317
Ini-Cardio 1762
*Inicaron*** 3270
Inidrase 161
Inimur 1258
Iniprol 6169
Inizid 373
Injectopherol 5864
Inkasan 6369
Inlax 5216
Inmetal 1767-01
Inmetsin 3850
INO 495 1290
INO 502 4452
Inochinate 6038
Inocor 419
Inocortyl 4639
Inofal 4630
Inolin 4002
Inomaru 4605
Inomaru-S 4400
Inomax lento 6032
Inomax medio 6064
Inomax rapido 6107
Inomax rapido fiale 6097
Inophos 497-02
Inophosphan 497-02
Inophyline-Amp. 588-03
Inophyline-Compr. 588-04
Inophylline 588-03
Inopsin 4821
Inosie (-F) 1290
Inosimesol 460
Inosin 1290
Inosinit 6038
Inosiplex 1290-01
Inosipsina 1290
Inosiron-E 1290
„*Inosit*“ 460
Inosital 460
Inositene 460
Inositina 460
Inositocalcium 497-02
Inositol 460
Inositolhexa-nitrat 356
Inositol niacinate 6038
*Inositolnicotinat*** 6038
Inositosal inyectable 497-01
Inostral 5058-01
Inotest 5337
Inotin 1290
Inotrex 3688
Inovitan A 4439
Inovitan B_1 2040
Inovitan C 393
Inovitan D 5709
Inovitan PP 351
Inoxiurol 1173
Inpas 373-01
Inpea 1721
Inphysen 997
Inprochonum 3147
*Inproquon*** 3147
Insecticide No. 4049 1462
Insektizid C-1014 905
INSH 2161
Insibrin 5949-01
Insidal 3905
Insidon 5141
Insilange-D 2032
Insipidin „Spofa“ (neue Form) 6092
Insolat 1425
In-solone 4704
Insomin „Orion“ 2706
Insomin „Premo“ 2573-01
Insomnol 422
Insom-rapido 1766-02
Insone 4639
Insonium 4545
Insoral „Roger Bellon“ 1410
Insoral „U.S. Vitamin“ 1410
Insoral „Valeas“ 1754
Inspir 272
Inst 2266
Instantine 950
Instintersa 5568
Insulamin 494
Insulamina 1034
Insulin 6168
Insuloid 1410
Insuloid M 214
Insulton 1892
Intal 5058-01
Intasedol 1425
Intazin 2997
Intazol 969
Inteban 3850
Intefuran 717
Integrin 5144
Intensacrom 4389
Intensain 4389
Intensol 1172
Interazin 5892
Interbarb 1425
Intercain 2909
Intercalm 2970
Intercordin 4389
Intercycline 4847
Intercyton 3842-01
Interiodo 1163
Interkellin 2436
Intermetin 2621
Intermycetin 1568
Interomycetin glicinato 2215
Interol 1325
Interomycetin 1568
Interphan 2951-10
Interpina 5895
Intertocine-S 6063
Intertrom 184-02

Intes-Gar 1731-01
Intestiazol 3256
Intestichlor 909
Intestin-Euvernil 3019-01
Inthacin 3850
Intocostrin-T 5994
Intoguan 631
Intol 4148-01
Intolex-Wirkstoff 2740
Intomin 3850
Intrabilix 4160
Intrabutazone 3906
Intracain(e) 2894
Intracal 1442-01
Intraciclina 5586
Intracort 5437
Intradermo-C 5271
Intradine 1902
Intrafer 274-06
Intraformazol 1207
Intragen 3713
Intraiodina 1163
Intrajod 2942
Intrajodin 1163
Intrajodin „Spofa“ 492-02
Intramin 8
Intramycetin 1568
Intranarcon 2238
Intran-DMSO 56
Intranefrin 1083
Intra-Pan 1151
Intrased 1767-01
Intrasporin 3867
Intrastigmina 2071
Intraval 1763
Intraxium 6003
Intrayodo 492-02
Intrazine 3348
*Intrazol** 3245
Intrinase 6143
Intrinolon 6143
*Intriptylinhydro-chlorid*** 4513
Intron 8
Intropin 811
Inulacampher 2847
Inulevan 463
Inulon 463
Invenol 1754
Invercine 1777
Inversal 820
Inversine 1777
Invertol 3500
Invite-B 2040
Invite-C 393
Invite-E 5864
Inyesprin 950-10
IOB 82 1925
*Iobenzamic acid*** 2977
Iobenzaminsäure 2977
Iobistidina 409
Iobolin 2711
*Iobutoic acid*** 2782
Iocarmate meglumine 5218
*Iocarmic acid*** 5218
Iocartum 1138
*Iocetamic acid** 1863
Iodacil 138
Iodafilina 2656
Iodairal 939
*Iodamid*** 1828
Iodaphyline 2656
Iodarina 689
Iodaseptine 451-15
Iodatin 553-03
Iodatoxyl 342
Iodazine M 902
Iodazol 95
Iodazone 95
Iodeikon 4157
Iodeosin 4151
Iodesina 451-04
Iod-Ethamine 64
*Iodetryl*** 4488
Iodhéma 451-15
Iodinated Glycerol 434
Iodinsoy 1163
Iodipamide 4160
Iodisan 1163
Iodistol 4290
Iodoalphionic Sodium 2708
Iodoantipyrine 1552
Iodobehenate Calcium 5052
Iodobenzoylglycin-Sodium 939
Iodobil 2708
Iodobismuto „Pons“ 4301-04
Iodobrassid 5370
Iodochlorhydroxyquin 909
Iodochloroxychinoli-num 909
Iodocillina 5001
Iodocolina 312
Iododesoxycytidin 6213
Iodoenterol 909
Iodo-Fluothymina 1163
Iodoformal 451-04
Iodoformine 451-04
Iodofos 1126
Iodognost(um) 4157
Iodohexamidine 4319
Iodohippurate Sodium I 125 940
Iodohippurate Sodium I 131 941
Iodohippuratum 939
Iodohydromol 4290
Iodol 132
Iodometonio 2113
Iodonicot 816-01
Iodonucléol 520
Iodopact 920-01
Iodopanoic acid 1572
Iodopaque 920-01
Iodophene 4157
*Iodophthalein Natrium*** 4157
Iodopiraceti 523
Iodopirine 927
Iodopropylidenglycerol 434
Iodo-Pulmalon 1163
Iodopyracet 523
Iodopyrine 1552
Iodopyrrole 132
Iodoquinoléine 919
Iodo-Ray 4157
Iodoray-oral 4157
Iodorgon 451-15
Iodosol 4290
Iodospartéine 3226
Iodothiamine 2040-01
Iodothiazid 538
*Iodothiouracil*** 138
Iodothymol 4290
*Iodoxamic acid*** 5475
Iodoxil 1163
Iodoxine 913
Iodoxyl 695
Iodoxyquinoline 909
Iodozol 329
Iodunitas 1163
Ioduron B 523
*Iofendylat*** 4093
*Ioglicic acid*** 6295
*Ioglycamic acid*** 3510
Ioglycamid 3510
Iohimbina 4631
*Iolidonic acid*** 2780
*Iolixanic acid*** 2811

*Iomeglamic acid*** 1864
Iomeglamsäure 1864
Iometan 2121
Iomethin I 125 2534
Iomethin I 131 2535
*Iometin (^{125}J)** 2534
*Iometin (^{131}I)** 2535
*Iomorinic acid*** 6446
Ionakraft 1385
Ional 2030
Ionamin 1385-01
Ionaze 261
Ionol 2920
Ionopexan 5832
IOP 1083
Iopan 1572
*Iopanoic acid*** 1572
Iopax 537
Iophendylate 4093
*Iophenoic acid*** 1553
Iophenoxic acid 1553
Iopodic acid 1862
Iopracyl 523
*Iopronic acid*** 2810
Iopropane 95
*Iopydol** 756
*Iopydon*** 223
Iopyracyl 523
Io-Queryl 2656
Ioquin „Abbott" 913
Ioquin „Ramson" 909
Iorganisan 1163
*Iosefamic acid*** 5650
*Ioseric acid*** 6367
Iosol 4290
*Iosumetic acid*** 6304
*Iotalamic acid*** 1514
*Iotetric acid*** 6584
Iothalamate Sodium I 125 1515
Iothalamate Sodium I 131 1516
Iothalamic acid 1514
Iothion 95
Iothiouracil-Sodium 138
Iothymol 4290
*Iotranic acid*** 5221
*Iotrizoic acid*** 3706
*Iotroxic acid*** 4804
Iovit 2040-01
*Ioxaglic acid*** 6583
*Ioxitalamic acid*** 1829
*Ioxotrizoic acid*** 6239
Ioxyl 909
*Iozomic acid*** 5922
IP-82 2296
IPA 2873
I.P.A. 1745
IPC 109
Ipebutona 3907
Ipecine 5760
Ipecsal 4552-01
Ipenitol 476
Ipercolin 316
Ipercortis 4646
Iper D_3 5630
Iperdiuren 724
Iperdiurin 92
Iperdodici 6142
Iperfil 2355
Iperphos 281
Ipersed 2706
Ipersulfa 1910
Ipersulfidin 1593
Ipertensina 6104
Ipertesan 362-01
Iphosphamid 669
Iphyllin 1373
Ipnofil 2992
Ipnofisiol 2992
Ipnolan 2992
Ipnosed 2992
Ipnosol 1845
Ipocolina 683-01
Ipoctal 1484
Ipodaren 1760
Ipodate Calcium 1862-02
Ipodate Sodium 1862-01
Ipofamin 6063
Ipoflogin 5012
Ipofren 997
Ipoglicone 2032
Ipoglon 1722
Ipoglucos Scir 2032
Ipoguanin 1484
Ipolina 731
Ipolipid 1923
Ipometil 1480
Ipongin 3626
Iporal 1484
Ipores 5951
Iposalino 583
Iposclerone 3984
Iposin 1777
Ipotalaz 5895
Ipotea 900
Ipotensil 5793
Ipotensium 959
Ipotensivo Chinonico 5793
Ipotensivo Savoma 1777
Ipotensivo Vita 1465
Ipotiazide 533
Ipotidina 1484
Ipotonio 2113
Ipradol „Isis-Portugal" 1747
Ipradol „Linz" 5006
*Ipragratin*** 6519
Ipral 1100-01
Iprasan 2461
*Ipratropiumbromid*** 4455
Iprazid 1088
Iprenol 1745
*Ipriflavon*** 3551
*Iprindolhydrochlorid*** 4086
*Iproclozid*** 1667
Iprogen 4019
*Iproheptinhydrochlorid*** 1786
Ipronal 1367
*Iproniazid*** 1088
Ipronid 1088
*Ipronidazol*** 645
Ipronin 1088
Ipropethidine 3169
Iprópran 645
Iproveratril 5611
Iprox 3591
*Iproxaminhydrochlorid*** 6474
*Iprozilamin*** 6317
Ipsilon 469
Ipsodema 533
Ipsoflame 3906
Ipsomycin 1568
Ipsotran 1138
IPTD 1655
Ip-Toss 4836-02
Iqfacilina 3097
Iquil 4572
I-Quin 909
*Iquindamin*** 6387
I.R. 370 2668
Irabil 1382
Iramil 4019
Irasphan 2951-04
Irazu 1593
Ircon 149-01
Iremidon 1567
Iremofar 4641

Iremol 1138
Iremoxin 4641
Irenal 1100
Irene 3649
Iretin 1091
Irexan 5116
Irezin 1592
Irgacin 1903
Irgafen 2786
Irgamid 1647
Irganol 1429-01
Irgasan CF 3 2377
Irgasan DP 300 1797
Irgasan DP 504 1797
Iricoline 495
Iridil 3907
Iridocin 789
Iridus 5323
Iridux 5323
Irifan 1964
Irifan „Pharmaten“ 3097
Iriphan 2951-04
Irmin 4019
Irocaine 2325
Irocevit 393
Irochil 314-05
Irocovit C 393
Irodex 314-05
Irofume 149-01
Iroini 4555
Iromin 950-05
Iromin „Gador“ 465-09
Iromin-Saft 314-08
1-Iron 149-01
Ironate 465-09
Iron Cholin Citrate 314-05
Ironedetate Sodium 1429-05
Iron polymalethamer 585
Iron polymalether 585
Ironyl 1376-01
Iroquine 3736
Irostrene 1429-05
Irox 465-09
Irpelen 1290
Irradia 5630
Irrigor 2595
Irrorin 5237
Irsium 5964
Irtopan 2626
621 IS 3191
IS-225 481-02
I.S. 362 3236
I.S. 401 490
I.S. 499 4672
IS 813 2602
I.S. 1200 2675
IS 2596 3064
I.S.A. 950
Isaberizine 5487
Isacen 5216
Isactid 6167
Isadin 653
Isadren 1745
Isadrin 1745
Isalax 5216
Isalizina 3072
Isalmine 49-02
Isalon „Diwag“ 3223
Isalon „Grelan“ 160-01
*Isamfazon*** 4839
Isamid 5194
Isamin 3423
*Isamoxol*** 6286
Isaniryl 1251
Isaphen 5216
Isaphenin 5216
Isarol 2746
Isatex 5470
Isavitam B_1 2040
Isavitam C 393
Ischemol 2233
Ischialzid 3906-03
Iscopan 4751
Iscotin 373
ISD 388
ISDN 388
Isechol 2154
Iselpin 2091-02
Isendryl 5968
Isethion 1448
Isforal 354
Ishitomin 3315
Isicaina 2631
Isicetin 1568
Isiciclin 4847-01
Isicolin 314-12
Isidrina 373
Isimycoine 1568
Isindone 3271
Isinok 921
Iskemil 5949-01
Iskia-C 393-02
Islotin 214
Ismazide 373
Ismelin(a) 1484
Ismelise 1484
Ismicetina 1568
Ismicetina Cinnamato 4181
Ismipur 231
Ismiverm 203-09
Isnacort 4949
Isnamide 2903
Isoadanon 4652
Isoadrenalin 1082
Isoamidon 4652
Isoamin 1069
*Isoaminil*** 3188
Isoamitil-sedante 1767
Isoamylhydrocuprein 5332
Isoamylium nitrosum 294
Isoamyn 1069
Isoamytal 1766
Isoar 4577
Isoarteril 4577
Isoatosil 3350
Iso-Autohaler 1745
Isobamate 2100
Isobarb 1766-01
Isobebeerinsulfat 5968
Isobec 1767
Isobicina 373
Iso-Bid 388
Isobide 428
Isobromin 1374
Isobromindionum 2678
Isobromyl 432
Isobronchisan 1745
Isobroval 653
Iso-Brovon 1745
Isobucainhydrochlorid 2887
Isobutil 3907
Isobutoform 1683
Isobutrazine 3662
Isobutylcaine 1683
Isobutylhydrochlorothiazid 1706
Isobuzole 2269
Isocain „Bernburg“ 2325
Isocain „Schmitz“ 2910
Isocaine 3382
Isocaine „Columbus“ 1683
Isocaine „Iso-Sol“ 3165
Isocaine „Novocol“ 2876
Isocaine „Upjohn“ 4380
Isocalcio „Erba“ 193
Isocalsin 5950
Isocaramidinsulfat 1338

*Isocarboxazid*** 1875
Isocarpine 1712-02
Isochinol 3431
Isochol 586
Isochondrodendrinsulfat 5968
Isocid 373
Isocidene 373
Isocillin 3069-01
Isocillina 3066
Isocinnamazide 2732
Isococain 3382
Ioscolefanina 2708
Isocolin 316
*Isoconazolnitrat*** 3523
Isocotin 373
Isocrin 5216
Isoctaminum 889
Isocurine 5839
Iso-D 388
Isodemetil 4521
Isodendril 5968
Isoderma 5271
Iso-Dexter 373
Isodiane 2619
Isodihydroperpariniumchlorid 5295
Isodilan 1979
Isodin 2696
Isodine 400-01
Iso-diure 583
Isodormid 1127
Isodox 4848
Isodrazida 373
Isodrenal 1745
Isodrin 1393
Isoephedrinhydrochlorid 1392
Isoetam 1490-01
*Isoetarin*** 2350
Isoethadion 642
Isoetharin 2350
Isofedrin 1392
Isofedrol 1390
Isofetil 5176
Isoflav 2159
*Isoflupredon*** 4645
Isoflupredone acetate 5129
*Isofluran*** 70
Isofluorphate 478
Isoflurophate 478
Isoform 564
Isoforte-Medihaler 1745
Isofosfamida 669
Isoftal 2266-13
Isoglaucon 959
Isoglucal 465
Isoglycirenan 1745
Isoguvacin 636
Isohesperidin 5578
Isohydrazide 373
Isoida-17 2745
Iso-Intranefrin 1745
Iso-Iodeikon 4156
Iso-K 3000
isoket 388
Isokin 373
Isoklion 412
Isoladolhydrochlorid 3089
Isolanid 6107
Isolanid-Ampullen 6097
Isolax 4169
Isolevin 1746
Isolibr 2987
Isolidin 3876
Isolin 1745
Isolyn 373
Iso-Mack-Retard 388
Isomeprobamat 2100
Isomerina 373
Isomerine 3079-01
Isometa 4825
Isometadone 4652
*Isometamidiumchlorid*** 5648
Isometene 1143-01
Isometh 1143-01
*Isomethadon*** 4652
Isomethepdrinum 1143
*Isomethepten*** 1143
Isometronidazol 412
Isomidin(e) 1903
Isomilaminhydrochlorid 3817
Isomin 2144
Isomine 3078-01
Isomist 1745
Isomizin 1903
Isomycin „Werfft-Chemie; Protochemie" 232
Isomycin „Yamanouchi" 6034
Isomyl 1767
Isomylaminhydrochlorid 3817
Isomyn 1069
Isomytal 1767
Isonal „Dr. Roussell" 2200
Isonal „Leiras; Marsan" 1767
Isonal „Leo" 1364
Isonaphthol 1183
Isonate-Sodium 615
Isonazida 373
Isonefrine 1077
Isoneil 373
Isonerit 373
Isoneurin 432
Isonex 373
Isonhidrol 373
Isoniamyl 3579
*Isoniazid** 373
Isoniazid sodium glucuronate 1944
Isoniazone 373
Isonicazide 373
Isonicid 373
Isonico 373
Isonicofim 373
Isonicol 373
Isonicophen 2734
Isonicotan 373
Isonicotil 373
Isonicotinsäurehydrazid 373
Isonide 373
Isonidrin 373
Isonikazid 373
Isonilex 373
Isonilyd 373
Isonin 373
Isonindon 373
Isonipasil 373-01
Isonipecainhydrochlorid 2857
Isonirit 373
Isoniton 373
Isonitrosin 445
*Isonixin*** 6332
Isonizan 373
Isonizide 373
Isonorin 1745
Isonyl 1143-01
Isooctylhydrocuprein 5615
Isopacin 373-01
Isopamin 1941
Isopaque 1827-01
Isopar 373-01
Isopedine 3169
Isopelletierin 851
Isopenicillin N 2622
Iso-Pentabina 373

Isopentachin 3773
Isopentaquin 3773
Isopethidin 2858
Iso-Phedrizem 1390
Isophen 1388
Isophenergan 3350
Isophenethanol 1721
Isophénicol 1568
Isophenylephrin 1076
Isophosphamide 669
Isophrin 1077
Isophyllen 1373
Isophylline 1373
Isopine 5611
Isopirin 950
Isopirina 2569
Isoplasma 400
Isopolamidon 4652
Isopral 85, 1364
*Isopredniden** 4939
Isopredon 4643
Isopredon-Kristall-susp. 5128
Isopregnenone 4698
*Isoprenalin*** 1745
L-*Isoprenalin* 1746
Isoprid 109
Isoprin 1487
Isoprinosine 1290-01
Isopro 1745
Isoprofenamin 1705
Isopromethazin 3350
*Isopropamidjodid*** 5194
Isoprophenamin 1705
*Isopropicillin*** 3660
Isoproponi jodidum 5194
Isopropoxamin 2646
Isopropydrin(um) 1745
Isopropylamino-phenazon 2569
Isopropylantipyrin 2537
Isopropylarterenol 1745
Isopropylcain 3205
Isopropylium chloratum 109
Isopropylmeprobamat 2100
Isopropylmethoxamin 2646
Isopropylnoradrenalin 1745
Isopropylnore-pinephrin 1745
Isopropylphenazon 2537
Isopropyl-Systral 4011
β-Isopropyltropolon 1294
Isopropyrine 2537
Isoproterenol 1745
L-*Isoproteronol* 1746
Isoprothan 2100
Isopryl 208
Isopryn „Astra" 373
Isoptin(o) 5611
Isopto-Carbachol 495
Isopto-Carpine 1712
Isopto-Cetamide 786-01
Isopto-Dex 4949
Isoptoepinal 1083
Isopto-Frin 1077
Isopto-Maxidex 4949
Isopyratsin 236
Isopyrin 2569
Isoquinazepon 3554
Isoquininolium-chlorid 5930
Isoradin 1903
Isorbid 388
Isordil 388
Isoren 2401
Isorenin 1745
Isorhine 5791
Isorilone 2166
Isoritmon 2319
Isormon 4460
Isoscopil 3383-01
*Isosorbiddinitrat*** 388
Isosorbide 428
Isospasmex 4142
Isospirilene 5250
Isosulf 1903
Isosulfamerazin 1593
*Isosulprid*** 6389
Isotamine 373
Isotebe 373
Isoteben 2160
Isotebezid 373
Isoten 1777
Isotense 5951
Isotensen 5023
Isothan Q 4 3500
Isothan (Q 15) 4767
Isothazine 4033
Isothiazin 4033
Isothin 789
*Isothipendylhydro-chlorid*** 3101
Isothrodym 340
Isotiamida 789
Isotinyl 373
Isotiran 1050
Isotol 485
Isotrate 388
Isotriacin 6034
Isotrim 2548-01
Isotropina 1077
Isotubin 373
Isotyl 1914
Isoval 2478
Isoval „Mission" 432
Isovalerylindandion 2478
Isoverazide 2773
Isoverin 1488
Isovex 5266
Isovin 2449
Isovon 1745
Isoxamin 1625
*Isoxepac*** 6398
*Isoxicam*** 2451
Isoxine 373
*Isoxsuprinhydro-chlorid*** 3687
Isoxyl 5176
Isozid(e) 373
Isozin 373
Isozol 2029
Isozyd 373
Ispenoral 3069-01
Isphamycin 4831
Ispranil 1746
Isquespan 4223
Isravin 2489
Istabin 4523
Istafene 3685
Istal 277
Istamex 3078-01
Istam-Far 4523
Istaminol 3078-01
Isticilline 3097
Istidal C 409-02
Istidina 409
Istimil 2564
Istin 2376
Istivis 409
Istizin 2376
Isto 409
Istolax 2376
Istonil 4354
Istopirin 950
Is-ulcus 409
Isuprel 1745
Isupren 1745
Isurin 409

Isvitrol	4969
IT-78	4859
IT-79	4719
Itaciclin	2779-02
Itacortone	5987
Itaglucina	4847-04
Italchina	5148
Italcyclina	4847
Ital PAS	569
Italquina	2423
Itamidina	1575
Itamidon(e)	2266
ITF 611	2379
Itibi	1490
Iticiclina	4521
Itinerol	5385
Itiocide	789
Itir	961
Itobarbital	1718
Itotran	705
ITOX 3808	4096
Itramin	52
*Itramintosilat***	52-01
I-Trate	388
Itrol	396-09
Itrumil	138
Ituran	14
Ituran „Promonta"	705
Iturate	1766-01
I.U. 7	4494
5 IUDR	1017
Ivaugan (alte Form)	583
Ivaugan (neue Form)	5880-01
Ivax	4847-07
Ivazil	5821
Ivépirine	950
Iversal	820
Ivertol	820
Ivilax	4811
I-Vobiocin	5849
Ivoran	2378
Ixazolina	2548-01
IXC	3266-01
Ixoten	1136
Izaman	5216
Izoacridina	2141
Izobarin	1484
Izonitrozin	445
Izoprotan	2100
Izosinin	373
J 96	6579
Jacilin	3066

Jadit	1634
Jacuta	348
Jacutin	348
Jagcillin	3097
Jagfyl	411
Jaglax	4163
Jagozolidine	3906
Jagril	3907
Jagsal	1594
Jamaine	5448
Jane's R.W.	2042
Janeurin	2040
Janimine	4019
Jankacillin	3069
Janocilin	3053
Jansulfon	1843
Janupap	761
Japankampfer	1433
Jarexin	393
Jaritin	712
Jatan	2571
Jatcetin	1568
Jatcillin	3069-01
Jatroneural	4572
Jatropur	1834
Jatsulph	1910
JAV 852	1108
JB-251	3634
JB-305	4601
JB-323	4966
JB-329	4427
JB-340	4673
JB-516	1094
JB-840	4426
JB-8181	3649
177 J.D.	469
Jebasteron	5014
Jecocillin	3066-04
Jefron	2091-03
Jellin s. N.	5271
Jenacain	2325
Jenacillin O	3066-04
Jenamycin	4849
Jencillin	3069
Jenotone	4058
Jeorgen	197-01
Jephamethoxine	1749
Jerntabl. „NAF"	149-01
Jestryl	495
Jesulan	813
Jetirison	4572
Jetrium	5416
Jetsan	203-09

Jilkon	3377
Jintelon	2657
J.L. 374	4836-01
J.L. 512	701
J.L. 991	2068
J.L. 998	4142
J.L. 1074	2065-01
J.L. 1078	4477
J.L. 11698	1991
Jobenzamsäure	2977
Jobichin	4301-04
Jocetaminsäure	1863
Jochinol	919
Jodafen	4157
Jodairol	939
Jodamid(um)	1828
Jodantipyrin	1552
Jodantox	451-15
Jodarin	689
Jodatoxyl	342
Jodchinol	919
Jodcholin	312
Jod-Cholumbral	4157
Jodcontrast	2708
Joddeoxiuridin	1017
Jodeine	3627-02
Jodeosin	4151
Jodethamine	64
Jodetrylum	4488
Jodgorgon	961
Jodgorgosäure	961
Jodhexamidin	4319
Jodina Face	203-03
Jodipamid	4160
Jodisan	1163
Jodisol	433
Joditren	919
Jodival	433
Jodix	1163
Jodmethamat-Natrium	695
Jodobil	2708
Jodobilan	2708
Jodochin	919
Jodocondramina	475-01
Jodocur	400-01
Jodoform	5
Jodoglobin	961
Jodognost	4157
Jodol	132
Jodo-Metil-Fillina	2656
Jodometilsparteina	3226
Jodomiron	1828-01
Jodopan	1572

Jodopansäure 1572
Jodophen 4157
Jodophthalein 4157
Jodopiperazina 203-03
Jodopiridossina 1117
Jodoprol 1553
Jodopropano 1163
Jodopyracet 523
Jodopyrin 1552
Jodoquinoléine 919
Jodoren 920-01
Jodosil rosso 2169
Jodosil-Tabletten 368
Jodostarin 3805
Jodotiroxon 2711
Jodotropina 451-04
Jodoval 95
Jodoxyl 695
Jodoxysulfochinolinum 919
Jodozoat-Meglumin 920-02
Jodozoat-Natrium 920-01
Jodphenazon 1552
Jodphthalein 4157
Jodpolyvinylpyrrolidon 400-01
Jodramina 451-04
Jodtalaminnatrium 1514-01
Jodtalaminum 1514
Jod-Tetragnost 4157
Jodthion 95
Jodthiouracilum 138
Jodthymol 1314
Jodtriol 1572
Jodtyronin 2704
Jodumbran 523
Joduripos-Wirkstoff 1017
Joduroklein 433
Joduron 523-02
Joduron B 523
Jodylin 521
Jofendylatum 4093
Johimbin 4631
Joklokinol 909
Jomezol 280
Jomybel 6055
Jonctum 643
Jonit 692
Jonol 2920
JOP 712
Jopagnost 1572
Jopanoesäure 1572
Jopydolum 756
Jopydonum 223
Jopyracil 523
Joristen 3806
*Josamycin*** 6055
Josaxin 6055
Josciamina 3416
Joscina 3383
Josulco 919
Jotiron 2711
JP 428 2839
J-Tiron 2711
Jubalon 5668
Jubedel 2919
Jubilar 2987
Jucin 4825
Jucundal 2664
Judacain 2849
Judolor „ICN-Woelm" 3469
Judolor „Velka" 4641
Jugophenicol 1568
Julabin 4163
Juliapir 2266-01
Jully 39-02
Junmycin 4847
Junmycin V 4847-01
Jupal 2355
Juridin 950-06
Justamil 1623
Justealgina 3373
Justecaina 2906
Justelmin 1429-03
Justoverm 348
Justum 2973-01
Juvabe 12 6143
Juvabe 300 2040
Juva C 393
Juvacaine 2631
Juvacneine 511
Juvacor 1360
Juvadexon 4949
Juvadexon-Amp. 4974
Juva-K 1504-01
Juvamycetin 1568
Juvasolon 4704
Juvason 4639
Juvastigmin 2071
Juvela 5864
Juvela Nicotinate 5957
Juvela S 5907
Juvépirine 950
Juvevitan 5864
Juvocain 2325
Juvoxin 1595
7617 K 614
K 17 2144
K 31 5913
K-281 4976
K-315 3200
K 386 2590
K-430 3901
K-509 3487
K 1557 6031
K-1900 1106
K 1902 6568
K-2004 6335
K 2680 5143
K 2777 4910
K 3712 4565
K-3917 2971
K 4024 4684
K 4277 3271
K 4423 3756
K 4710 2859
K-7505 725
Kaameese 2970
Kab-12 6143
Kabacyclin 4847
Kabcetamide 786-01
Kab-H 6142
KABI-925 671
Kabipastin 569-03
Kabipenin 3069-01
Kabipenin (alte Form) 3066-04
Kabistrep 4790
Kadol 3906
Kadomethan 3850
Kaempferitrin 5572
Kaempferoldirhamnosid 5572
Kaergona 1504
Kaergona hidrosoluble 1504-01
Kafedrin 3702
Kaffein 790
Kafocin 3599
Kaibohl 4453
Kaichyl 4136
Kainamina 1404-01
*Kainic acid*** 1404
Kainsäure 1404
Kairin(e) 1677
Kairoline A 1676
Kairoline (M) 1315
Kaithon 4349
Kajos 396-02
Kakodylintran 58

Kalacet 2997
*Kalafungin** 6400
Kalamycin 6400
Kalciferol 5709
Kalcynate 6-01
Kaldil 4223-06
Kalex 1429-01
Kalfer 498
Kalgan 823
Kalicilin 3066
*Kalii canrenoas*** 4987-01
*Kalii glucaldras*** 465-04
Kalii gluconas 465-03
*Kalii nitrazepas*** 2955-01
Kaliksir 396-02
Kalipas 569-01
Kalium-Beta 465-03
Kalium-Magnesium-Aspartat 184-02
Kalium-Sedaph 100-01
Kalium sulfoguajacolicum 602
Kalium-Tabletten „Scharffenberg" 426-01
Kalizell 184-02
Kalkex 1429-01
Kalkstickstoff 9
Kalléone retard 400
Kallidin 6127
Kallidin I 6112
Kallidin II 6127
Kallocain „Schweizerhall" 2893
Kalm 2987
Kalmadol 4377
Kalmalin 2687
Kalmettum-somniferum 802
Kalmin 1323
Kalmo 3716-01
Kalmobex 2324
Kalmocaps 2987
Kalmoid 1575
Kalmopyrin 950-04
Kalodil 490
Kalpren 465
Kalsetal 950-04
Kalsolven 950-04
Kalzon 1504-01
Kalvitazon 1396
Kalymin 1102
Kalypnetten 1363
Kalypnon 1363
Kalziferol 5709
Kaluvinin 1504-01
Kalzopol 102-01
Kam 2970
Kamaver 1568
Kamaxin 3819
Kamerol 847
Kampfer 1433
Kamphonium 3506-01
Kamycine 3819
Kamynex 3819
Kanabiol 3819
Kanabiot 3819
Kanabiotic 3819
Kanabristol 3819
Kanacedin 3819
Kanacet 3819
Kanacetic 3819
Kanacidin 3819
Kanacillina 3819
Kanacin 3819
Kanacol 3819
Kanacyl 3819
Kanacyn 3819
Kanadesan 3819
Kanafil 3819
Kanafosal 3819
Kanahidro 3819
Kana-In 3819
Kanakion 5857
Kanalaif 3819
Kanalux 3819
Kanamicin(a) 3819
Kanamine 3819
Kanamorgens 3819
Kanamycin-A-sulfat 3819
Kanamycin B 3825
*Kanamycinsulfat*** 3819
Kanamytrex 3819
Kananova 3819
Kanapert 3819
Kanapiam 3819
Kanaqua 3819
Kanasene 3819
Kanasig 3819
Kanasirux 3819
Kanatol 3819
Kanavina 3819
Kanavit 5857
Kanchanomycin 5562
Kancin 3819
Kandiset 524-01
Kanecidin 3819
Kanendomicina 3825
Kanendomycin 3825
Kanescin 3819
Kanexin 3819
Kanfar 3819
Kanicin 3819
Kanicortem 3819
Kanmy 3819
Kannasyn 3819
Kannit 309
Kano 3819
Kanochol 2154
Kanone 1504
Kanoxin 3819
Kantem 4691
Kantrex 3819
Kantrim 3819
Kantrox 3819
Kanycin 3819
KAO-264 4669
Kaon 465-03
Kaon „Fairdeal" 396-04
Kaoplus 465-03
Kaoxidin 2189
Kapacin 711
Kapadiona 1504-01
Kapathrom 3879
Kapathrom-Ampullen 1554
Kapathrom-Tabletten 2757
Kapatone 1504
Kapavit 1504
Ka-Pen 3066
Kapilin 2757
Kapilin-Ampoules 2156
Kapillen 1813
Kapilon 2757
Kapilon soluble 2156
Kappadione 1602
Kappamina 1544
Kappavigor 1544
Kappaxan 1504, 3819
Kappaxan-oral 2757
Kappaxin 1504
Kaprogest 5618
Karan 3979
Karantonin 3377
Karanum 3979
Karayamin 1431
Karbakolin 495
Karbamazepin 2714
Karbamid 14
Karbavin 402
Karbenol 5933
Karbidin 2286
Karbinone 1518

Karbolsäure 357
Kardin 453-01
Kardonyl 1360
Kareon 1504
Kareon „Ima“ 3924-01
Karion „E. Merck“ 484
Karion „Richter“ 2078
Karmazine 4335
Karminomitsin 5482-01
Kartryl 432
Kasiletas 1504-01
Kasminol-T 761
Kasucol 602
Kasugamycin 2655
Kasyn 5857
KAT 256 2624
Katacol 1295
Kataglicina 1410
Katagrippe 1022
Kataline 1954
Kata-Lipid 1609
Katalysin-Wirkstoff 1831
Kataphos 316
Katapyrin 1089
Katareuma 2266-13
Katasamycin 6019-01
Katasterol 1295
Katasuccin 167
Katerapion 1504
Katerapion hidrosoluble 1504-01
Katevan 5806-01
Kathesin 311
Katin 1540
Katine 1073
Kation 396-02
Kativ-Injection 1602
Kativ-N 5857
Kativ-Tablets 1504-01
Katlex 1825
Katon 463
Katonil-Ampullen 1125
Katonil-Tabletten 287
Katorin 465-03
Katovit-Wirkstoff 2884
Katril 2324
Katrombin 1699
Katroniazid 1094
Kautschin 1416
Kavain 2480
Kavepenin 3069-01
Kaveryl 5990
Kavisin 1504-01
Kavitamin 1504-01
Kavitan 1504-01
Kavitin 1504-01
Kavitol 1504
Kavitol-Ampullen 1504-01
Kaviton aquosum 1504-01
Kavitrat 2185
Kavrin 4223
Kawain 2480
Kaybovite 6143
Kay-Cycline 4847
Kayhydrin 5862
Kayklot 1504
Kayquinone 1504
Kaytone 678
Kaytrate 263
Kaytwo 5853
Kayveroid 5266
Kayvisyn 1554
Kayvite 2757
Kaywan 5857
KB 95 4866
KB 227 2265
K-Barb 1845-01
KC 9147 4219
K-Carnot 1504-01
K-Cillin 3066
K.C.T. 3695
KDM 3825
KE 4703
Kee-B-12 6143
Kebal-II 1438
*Kebuzon** 3876
Kecyl 393
Kedacillin 3070-01
Kedanon 2568
Kee-B-Vit 2040
Keesy 2987
Kefazol 2474
Kefglicin 3599
Kefglycin 3599
Keflex 3053
Keflin 3035
Keflodin(a) 3867
Keflordin 3867
Kefloridina 3053
Kefol 2474
Keforal 3053
Kefspor 3867
Kefzol 2474
Keimicina 3819
K-Eine 5857
Keipole 5857
Keithon 4349
Keitol 4808
Kelacilline V 3069-03
Keladiazine 1227
Kelafer 274-06
Kelamerazine 1592
Kelametazine 1902
Kelamin 2436
Kelangin 2436
Kelaguanidine 631
Kelatox 2426
Kelene 46
Keletab 2708
Kelex 314-05
Kelfer 498
Kelferon 49-05
Kelfizina 1597
Kelfizina Sciroppo 2209
Kelfizin(e) 1597
Kelfizine infantile 2209
Kelicorin 2436
Kelin 46
Kelincor 2436
Kelinorzan 2436
Keli-Salia 2436
Kelladyn 2436
Kell-E 5864
Kellidrina 3633
Kellina 2436
Kellofyllin 3695
Kellosal 2436
Kelocaine 2631
Kélocyanor 1429-06
Keloid 2436
Kelox 333
Kemadren 4095
Kemadrin 4095
Kemi 3129
Kemia 373
Kemicetin 1568
Kemicetinsuccinat 2779
Kemipen 1568
Kemithal 2238
Kemodrin 1388
Kemoviran 1226
Kempi 2653
Kenacort 4646
Kenacort A 5289
Kenacort Diacetate 5402
Kenacort T 5289
Kenalog 5289
Kenalone 5289
Kenaquart 5289

Kenbi-Aderon 815
Kendalls Desoxy-verbindung B 4737
Kendiphen 3365
Kennegin 5857
Kentan-S 3876
Kenton 5864
Kentosanil 2571
Kenty 5596
Kepedion 1286
Kephrine 1031
Kephton 5857
Keptan 5408
Kéracaine 3216
Keracid 1017
*Keracyanin*** 5579
Kerakain 3216
Keramik 2304
Keramin 2304
Keraphen 4157
Kerasalicyl 549-02
Kerecid 1017
Keribon 1910
Kerlactine 102
Kerocain(e) 2325
Kerosal 549-02
Kertasin 1396
Keselan 4544
Kessazulen 2804
Kesso-Bamate 1138
Kessodanten 2717
Kessodrate 33
Kesso-Gesic 4958
Kesso-Mycin 5990
Kesso-Pen 3066
Kesso-Pen-VK 3069-01
Kesso-Tetra 4847
Kestil 2573-01
Kestoben 5993
Kestolate 548
Kestrone 3668
Ketaject 2229
Ketalar 2229
Ketalgin 4650
Ketaman 5172
*Ketaminhydrochlorid** 2229
Ketanest 2229
Ketanrift 228
Ketaset 2229
Ketavet 2229
*Ketazocin*** 6471
*Ketazolam*** 4174
Ketazon(e) 3876
Keteocort 4639
Keteocort H 4704
Kethamed 942
Kethoxal 459
Ketiak 2208
*Ketimipramin*** 3959
Ketipramine 3959
Keto 50 3000
*Ketobemidon*** 2859
Ketobutane 3876
Ketobutazon(e) 3876
*Ketocain*** 3785
*Ketocainol*** 3802
Ketocalcin 737-02
Ketochol AB 5341
Ketocholanic acid 5341
Ketocyclazocin 6471
Ketodestrin 3668
Ketofen 3876
Ketogaze 1031
Ketogestin 4699
Ketohexazinum 385
Ketohydroxyestrin 3668
Ketolar 2229
Keton 250 5637
Ketooxyoestrin 3668
Ketophenylbutazonum 3876
Ketophezon 3876
*Ketoprofen*** 3000
11-Ketoprogesteron 4699
Ketoscilium 5847
*Ketotifen*** 6480
17-Ketovis 4090
*Ketoxal*** 459
Ketrax 1587
Keuten 3716-01
Kevadon „Lemonier" 3000
Kevadon „Merrell" 2144
Keychlor 3078-01
Key-Dram 3365-03
Key-Pred 4704
Key-Pyrone 2270
Keyquin 4302-01
Key-Serpine 5895
Keysone 4639
Key-Tusscapine 4836
Kezolin 2474
KF-224 3839
K-Flebo 184-01
Kharophen 775
Kharsivan 1836
Kharsulphan 2497
Khelangin 2436
Khelfren 2436
Khelilande 2436
Khelisem 2436
Khell 2436
Kehllanals 2436
Khellanetten 2436
Khellavis 2436
Khelletten 2436
*Khellin*** 2436
Khelline-Upha 2436
Khellinin 3918
Khellinorm 2436
Khellolglucosid 3918
*Khellosid*** 3918
Khelloyd 2436
Khimkoktsid 2727
Khinoin 5519-01
Khizindamone 2628
Khlofazolin 959
Khloksil 691
Khlomizol 140
Khloreton 178
Khloroftalm 187
K-IÃO 465-03
Kiatrium 2970
Kibon S 3724
Kidnitone 451
Kidola 3736-03
Kidoline 1083
Kidon 150
Kidora 3736-03
Kiho 5492-01
Kihomato 203-09
Kilios 950
Killvermyl 1305
Kilor 950
Kinadion 5857
Kinaldina 361-01
Kinavosyl 1380
Kinciclina 4847-10
Kindercillin-V 3069-01
Kindersalbe DAP 2439
Kinecid 1595
Kinedryl-Wirkstoff 3680-01
Kinepar 883
Kinesul 1594
Kinetrast 2977
Kineurine 4301-11
Kinevac 6102
Kinex 1825
Kinoform-Ungt. 913
Kinozol 928-03
Kinurid-Avlon 4537

Kinzelin 490
Kingly 494
King-Pen 3066
Kinichron 4302-01
Kinidin 4302
Kiniduron 4302-01
Kinilentin 4302-01
Kinilong 4302-01
Kinin 4301
Kinisokain 3431
Kinitard 4302-01
Kinkaine 2887
Kipca (Oil soluble) 1504
Kipca (Water soluble) 1602
Kir 6169
Kirin B_1 2040
Kirkaine 2325
Kirkstigmine 2071
Kirocid 1595
Kiron 1595
α-Kirondrin 5446
Kirromycin 6643
Kisikonon 5857
Kitadol 3412
Kitaprim 2548-01
Kitamycin 6019-01
*Kitasamycin*** 6019-01
Kitax 950
Kitine 5895
Kitnos 3901
Kitnosil 3901
Kivatin 5172
K-ect 5857
KL 255 2625
KL 373 4716
Klamar 3792
Klari-B 2040
Klari-C 393
Klaricina 3066-04
Klaricora 419
Klaritiazol 969
Klarium 2970
Klavi-Cordal 91
Klavi-Kordal 91
Kleesäure 30
Klemidox 3900
Klev 549-02
Klevacillin 3097
Klevamycin 6020
Klevapon 3850
Klianyl 4827
Klimadurin 3714-01
Klimoral 3714
Klindamycin 3812
Klinit 309
Klinium 5809
Klinomycin 5111
Klinoril 4176
Klintab 5809
Klion 411
Klofibrat 1923
Klofibrinsäure 1245
Klofiran 1923
Klometil 4286
Klomifenzitrat 5483
Klonidinhydrochlorid 959
Kloralfenazon 1575-08
Kloramfenikol 1568
Kloramfex 1568
Kloramin 582
Kloramin „Astra" 346
Klorazin 3315
Klorex 2515
Klorita 1568
Kloritsid 533
Kloræthyl 46
Klorokin 3736
Kloropal 3078-01
Klorproman 3315
Klorpromazin 3315
Klorpromex 3315
Klort 1138
Klorzoxazon 509
Klotogen 1504-01
Klotsin 3315
Klot 2799
Klottone 1504
Klox 3873
Klyx 4491
KM 65 5840
KMA 184-02
K-Meseguer-Amp. 1504
K-Meseguer-Gageas 1554
K-Micina 3819
Knoll 533 1652
Knoll H 75 1393
Koagovit 1504
Koaxin 1504
Kobalong 6142
Kobaton 2521
Kochamid 1054
Kodein 3627
Kodein-N-oxyd 3632
Kö 339 1598
Kö 592 2345
Kö 1173 1742
Kö 1366 2586
Kö 1393 6381
Kö 1400 6422
Kofamin 2266
Kofanol 1759
Koffein 790
Kofka 790
Kofsin 4836
Kofyllin 314-12
Kohis 3078-01
Kohis L 3365-03
Kohiston 3078-01
Kohplamin 469
Kokain 3381
Kokarboxylasa 2074
Kokayeen 3381
Kokline 678
Kokozigal „S" 2423
Kol 1728
Kolantyl 4142
Kolikodal 3628
Kolin 314
Kolkamin 4611
Kolklot 1504
Kollaterol-150 4221
Kollerdormfix 1964-01
Kollidon 400
Kolpisone 4639
Kolpo 199
Kolpolyn 4313
Kolpon 3668
Kolpostrol 3582
Kolton 3989-01
Koltonal 3989-01
Kolton-Gelee 3989
Kombecrisan 5974
Kombetin 5974
Komplexon II 1429
Komplexon III 1429-01
Komplexon IV 2642
Komplezin 2642-01
Komplifer 314-05
Konakion 5857
Konar 3129
Kondrocurare 6009
Konessinhydrobromid 5358
Kongorot 5865
Konichol 2154
Koniin 870
Konlax „Buffington" 4491
Konlax „Nippon Shinyaku" 4326-01
Konogen 3668

Kon-Sul 1594
Kontakto-Hyperton 2113
Kontakto-Verm 203-01
Kontal 2121
Kontrastmittel Roche 727
Kontrastmittel Savac 523
Kontrastmittel SH 216 4160
Kontrastol G 4157
Kontrast U 13
Kontristin 3423
17-KOP 5618
Koprol 4163
Koptin 3819
Kor 12-CL 6519
Korazol 419
Korchorozid 5772
Kordiamin 1360
Koreschol 5341
Korglykon 5773
Korinal 915
Korisper S 509
Korkonium 3830
Korlan 725
Korostatin 6098-01
Korodilat 5237
Korstim 891
Kort „Serip" 4746
Korti 5189
Kortison 4703
Kortrate 263
Korum 761
Koryfort 2660
Kosate 4491
Kosmium 4952
Kosmo-C 393
Kosmovermil 21
Kostrophan 5974
Kotanisit 6038
Kotarnin 1937
Kotoin 2435
Kovitol 1544
Kowefin 950-06
Kozidrina 373
KPAB 566-01
K-Pava 4223
K-Pen 3066
K.P.G. 3066
K-Phen 3349
Kphy 5857
K-Pyrone 2270
Kr 104 925
Kr 132 2716
Kr 339 6546
Kratedyn 1390
Kratofin simplex 761
Krebon 494
Kresacet 999
Kresatin 998
Kresil 601
Kresival 601
Kresol 594
Kresosteril 3004
Kresulfin 2482
Kridan-simple 373
Krino B 15 490
Krinocorts 5187
Krino-Helmin 203-01
Kriptin 3423
Kristacyclin 4847
Kristallose 524-01
Kristall-Saccharin 524-01
Kristallviolett 5410
Kritel 5217
Krizanol 108-01
Krohekis 1951
Kronocin 4286
Kronosulfan 2746
Kryofin 1691
Kryogenin 610
Kryptopyrrol 838
Krysetan 44
Krysolgan 530
KS 33 4628
Ksameprol 1163
KSW 788 3774
KT 5 4349
K-Tamin 1504
K-Thrombin 1504-01
K-Thrombyl buccale 1504
K-Thrombyl injectable 5376
K-Trombina 1504-01
KU-55 4915
Kubarsol 775
Küken-Antidermatitis-Faktor 1134
Kukoline 4000
Kumarin 922
Kumoran 3838
Kunal-Sodium 2030-01
Kurimenol 1448
Kusnarin 1846
Kutan 604
Kutan „Travenol" 205
Kutison 1700
Kutka(sin) 1466
Kutrix 1825
Kvateleron 5042
K-vimin 1602
K-Vit „Dieto-pharma" 1544
K-vital 1504-01
K-Vitamin„Medica" 1504
K-vitan 1504
K-Viton 1504-01
K-Vitrat 2185
KW-3-060 811
KW-110 649-01
KWD 2019 2053
KWD 2058 4457
Kwell 348
Kwellada 348
Kwells 3383-01
Kwietal 1304
KXM 3739
Kyamepromazin 3944
Kyazon 4819
Kyclo-V 4847-01
Kylachol 5628
Kylascorbil 393
Kylicorton 4704
Kylicycline 4847
Kyliformon 5483
Kylit 309
Kynex 1594
Kynex-acetyl 2208
Kyofulavin 3394
Kyonate 6-01
Kyophyllin 588-03
Kyophyllin-M 1373
Kyorin-AP 2 5685
Kyormon 5188
Kyormon-Test 5337
Kysteron 4367
Kystoforin 705
Kyypakkaus 4746

84 L 1481
554 L 5504
1573 L 60
2123 L 4971
L-8 6092
L 30 1903
L-67 2322
L 102 1623
L 542-Labaz 1307
L 566 2796
L 1591 217
L 1633 3716-01
L 1718 2154

L-1777 410
L 1945 373
L 02040 1144
L 2103 1398
L 2197-Labaz 3265
L 2214-Labaz 3242
L 2329-Labaz 3247
L 2642-Labaz 5105
L. 2909 4047
L 3428-Labaz 5392
L 3763 5352
L 4269-Labaz 2136
L-5103 Lepetit 6060
L 5418 2961
L 5818 2504
L 6150 862
L 6257 4525
L-6400 5398
L 7035 3270
L 7810 4374
L 8027 3278
L 8040 5497
L 8109 1511
L 08146 4862
L 8412 5818
L 16298 4958
L 16726 5836
L 20025 1705
L 20522 1671
L 29275 5372
L 33379 5322
L 33876 5462
L 37231 6087
L 38000 4993
L-588357-0 6230
LA-III 2970
LA-012 2632
La 96a 4811
La 271a 5217
La 391 3541
LA 956 942
LA 1211 2595
LA 1221 3780
LA 6023 214
LAAM 5165
LABA 2079
Labamicol 1568
Labasol 991
Labazene 868-01
Labazyl (alte Form) 964
Labazyl (neue Form) 4047
Labdiazina 1227
*Labetalol*** 4029
Labican 2987
Labiton 2987
Labocystin 447
Laboestrin 3610
Labofarma 227 5386
Labopal 2717
Labophyllin 588
Labophylline 588-13
Laboprin 950-10
Laborcil 3345
Labordin 3546
Laborteine 2927-01
Labosept 5821
Labotropin 3626
Labroda 1008
Labrodax 1008
Labromycetin 5624
Laburnin 1642
Labycolchina 5584
Labypurol 228
Labyrin 5487
LAC-18 4130
LAC-43 3775
Lacajol 1299
Lacajolin 1299
Lacalut 102-05
Lachesin 4387
Lacivit 393
Laco 4811
Lacolin 102-02
Lacrimin 3490
Lacteocitrol 396-05
Lactacridine 2772
Lactamine 5237
Lactinium 102-05
Lactinium „Roland" 227
Lactobacillus casei-Faktor 3899
Lactobacillus lactis
Dorner factor 6143
Lactobene 3354
Lactobiose 2093
Lactochol 5341
Lactoflavin 3354
Lactoflavinphosphat 3394
Lactoglucose 462
Lactogyn 102
Lactolavol 102
Lactometten 102-03
Lactophenin 1690
Lactose 2093
Lactosec 200 815
Lactosteril 102-02
Lactosylsulfanilamid 3779
Lactotetracycline 4847-06
Lact-Sol 102-02
Lactucopicrin 5070
Lactulón 2094
*Lactulose*** 2094
Lactupikrin 5070
Lactylphenetidin 1690
Lacumin 3973
Lacycline-500 4847
Lademil C 582
Ladiomil 4257
Ladogal 2356
Ladracin 2548-01
Ladryl 3907
Ladyper 263
LAE 3639
Laemoranum 3410
Laetrile 2488
Lävallorphan 4045
Laevfructose 463
Laevil 483-06
Laevilac 2094
Laevojodin 1017
Laevolac 2094
Laevomepromazin 4024
Lävomycetin 1568
Laevomycetinum 1568
Laevoral 463
Lävorphan 3410
Laevosan 463
Laevo-Thyroxin 2704
Laevoxin 2704
Laevucalcin 267
Laevuflex 463
Lävulino-INH 1622
Laevulose 463
Lävunicid 1622
Laf 2992
Lafena 950
Lafer-401 5832-01
Lafircrom 4152
La-Furan 705
Lagalgin 2270
Lagarmin-A 4439
Lagarmin C 393
Lagen 5890-01
Lagistase 2372
Lagitim 2439
Lagohistidina 409
Lagosin 5961
Lagoyodina 1163
Laimosol 3097
LAK 3412

Laktulose 2094
Lambdaciclina 4847-04
Lamblil 717
Lamblit 2188
Lambotran 5709
Lambral 1273
Lambratene 60
Lamdiol 3713
Lamidon 2296
Lamidose 969
Lamisil 683
Lamoryl 3284
La-Mox 161
Lampit 1342
Lampocillina 3097
Lampodox 4848
Lampren(e) 5561
Lampterol 2850
Lamuran 4577
Lamycetin 1568
La-Mycine 1568
Lan-63 5988
Lanabolin 4415
Lanacard C 6107
Lanacard C-Amp. 6097
Lanacetyl 6064
Lanacillin 3066
Lanacordin 6033
Lanacrist 6033
Lanadicor 6033
Lanadigin 6065
Lanadix 6033
Lanasid 6097
Lanasid C 6107
Lanaside „Toyo S.-Ono“ 6107
Lanatigen C 6107
Lanatilin 6065
Lanatos 6107
Lanatosid A 6105
Lanatosid B 6106
*Lanatosid C*** 6107
Lanatosid D 6108
Lanatosid E 6113
Lanatosid-Hameln 6107
Lanatoxin 6032
Lanazine 1388
Lanceat 2387
Lanchloral 33
Lancilline 3334
Landerclox 3873
Landocaine 2909
Lan-Dol 1138
Landomycin 5962
Landrina 2355
Landromil 508
Landruma 2134
Lan-E 5792
Lanesta „Velka“ 2740
Langer-K 214
Laniazid 373
Lanicol 6033
Lanicor 6033
Lanimerck 6107
Lanimerck-Ampullen 6097
Lanirapid 6051
Lanitop 6051
Lano-C 6107
Lano-C-Ampullen 6097
Lanocide-C 6107
Lanodoxin 913
Lanomycin 6020
Lanophyllin 588
Lanorale 6033
Lanoxin 6033
Lanpen 3069-01
Lanprin 950
Lantron 4256
Lantuss 5152
Lanvis 240
Laoflavon 3889
Lapachol 2751
Lapav Graduals 4223
Lapenax 3591
Lapicromo 4152
Lapinon(e) 5778
*Lapiriumchlorid*** 4775
Lapudrine 1672
Lapyrium Chloride 4775
Lar 4432
Laragon 5378
Larcaphylline 3103
Larex 189
Largacaine 4128
Largacilina 3066-04
Largactil 3315
Largaktyl 3315
Largazin 3315
Largitor 5829
Largocyn 4847-08
Largomicina 4825
Largon 4300-01
Largopherin 2051-01
Largophren 3100
Laricic acid 5046
Laricinsäure 5046
Laril 2042
Laril „La-Medica“ 3108-01
Laringelan 1731-01
Laringobis 835
Lariquin 5821
Laristine 409
Larixin 3053
Larmavita A 4439
Larmavita B_1 2040
Larmavita B_6 815
Larmavita B_{12} 6143
Larmavita C 393
Larocain 3213
Larocin 3098
Larodon 2537
Larodopa 1034
Laroscorbine 393
Larostidin 409
Larotid 3098
Laroxal 4256
Laroxyl 4256
Larozyl 4256
Larten 1138
Larumen 840-02
Larusan 2447
Larylin-Wirkstoff 2324
Laryngobis 835
Laryton 1026
LAS 11871 3906-06
Lasacilina 3066
Lasain 2270-02
*Lasalocid*** 5939
Lasan 2392
Lasazepan-Wirkstoff 3008
Lasepton 5868
Laserdil 388
Lasilix 1825
Lasix 1825
Lasoberon 3541
Lasodex 1070
Lasotin 5217
Lastazine 1594
Lastin 1910
Lastrogen 5182
LAT 1950
Latal 588
Latépyrine 2266-19
La-Tetra 4847
Latiazem hydrochloride 4883
Latibon 3661
Latimicin succinàto 2779
Latomicina 4521

Latoral 3053
Latorex 3867
Latotryd 6020
Lattoflavina 3354
Latumcidin 1248
Latycin 4847
Latycin G 4847-04
Laucalon 4099
Laudacon 3325
Laudadin 3325
Laudakon 3325
Laudemed 3325
*Laudexiummetil-sulfat*** 6118
Laudexoni methyl-sulfas 6118
Laud-Iron 149-01
Laudissine 6118
Laudocaine 2909
Laudolissin 6118
Laurabiotico 4847-07
Laurabolin 5837
Lauraciclina 4847-07
Lauracycline-gélules 4847-07
Lauracycline-sirop 4847-11
*Lauralkonium-chlorid*** 5783
Laureal 1845-02
Lauricina 6020
Lauricuivre 2107
Lauridin 3867
Laurilmicina 6020
Laurin 5990
Laurineenkampfer 1433
Lauritran 6020
Laurobiotic 6020
Laurocin 6020
Laurodin 5034
*Lauroguadindihydro-chlorid*** 4479
*Lauroliniumacetat*** 5034
Lauromicina 6020
Lauromycin 6020
Lauron (-Endo) 718
Laurophenonium-chlorid 5783
Laurotiazol 969
Lauroyldiacetyl-pyridoxin 5352
Laurycuivre 2107
Laurylin 6020
Lauth's Violett 1831
Lavabo 1071
Lavacol 55
Lavasole 1587
Lavema 4169
Laverin 5266
Lavisin 1077
Laxacol 4811
Laxadin 4811
Laxagen 5470
Laxagetten 4811
Laxagetten (alte Form) 5470
Laxal 4163
Laxane 4163
Laxanin N 4811
Laxanin-Wirkstoff 5470
Laxanorm-Tabl. 2376
Laxans „Thomae" 4811
Laxante „Pyre" 4163
Laxanthreen 2376
Laxaseptol 5216
Laxa-Tabletten „Lingner" 5470
Laxa-Tabs 4163
Laxatan forte 5216
Laxativum 59 4491
Laxatol 4163-01
Laxbene 4811
Laxeine-N 4163
Laxematic 4811
Laxen 5216
Laxen-Busto 4163
Laxenna 6040
Laxesin 4387
Laxibon 4811
Laxicaps 4163
Laxidogol 3541
Laxigen 5216
Laxil 4163
Laxilal 3865
Laxiline 4163
Laxin 4163
Laxinate 4491
Laxine „Maney" 4811
Laxipur 2376
Laxipurin 2376
Laxmus 5969
Laxnormal 5216
Laxoberal 3541
Laxoberon 3541
Laxobilina 5216
Laxocol 5216
Laxogen 4163
Laxo-Isatin 5216
Laxol 4163
Laxoluy 4811
Laxonalin 5217
Laxoral 5214
Laxorex 4811
Laxotinal 5216
Laxur 1825
Laxyl 5216
Lazacelina 5755-01
Lazeta 5487
LB 46 2587
LB 125 2363
LB-502 1825
132 LBC 5839
LBC. 131 3832-01
LBC 319 4223-06
LC 2 3089
LC 44 5079
LC 115 3892
L-Caine 2631
LCB 29 1610
LD 335 4306
L.D. 935 4436
LD 1205 1401
LD 2351 4099
L.D. 2480 5209
L.D. 2630 3949
L.D. 2855 1643
L.D. 2988 2487
L.D. 3055 4768
L.D. 3300 393-11
L.D. 3394 1581
L.D. 3598 1469
L.D. 3612 2440
L.D. 4003 4726-01
L.D. 4610 4194
L.D. 4644 5418
L-Dopa 1034
LD-Par 1034
LE-29060 6088
Leabar 1572
Leacen 5216
Lealgin 5138
Leandin 88
Leanol 5006
Lebaycid 1415
Leberphon-P 5915-01
Leberschutzkapseln-Karner 182
Lebersdan 5915
Lebil 1957
Lebon 15 3829

Lecibis 3411-01
Lectopam 2381
Ledakrin 6467
Leder-C 393
Ledercillin 3066-04
Ledercillin VK 3069-01
Ledercort 4646
Ledercort A 5289
Ledercortdiacetat 5402
Ledercort-Retard 5402
Leder-E 5907
Lederfer 149-01
Lederfoline 4280-01
Lederkin 1594
Lederkyn 1594
Lederkyn A 2208
Lederlon 5817
Ledermicina 4521
Ledermycin 4521
Lederspan 5817
Ledertepa 450
Ledertrexate 4245
Ledervorin-Calcium 4280-01
Lediamox 161
Ledopa 1034
Ledosten 841
Ledovit A 4439
Ledovit B 2040
Ledovit C 393
Lefebar 1845
*Lefetaminhydrochlorid*** 3085
Lefos 373
Legalon 5378
Legential 551-01
Legir 2626
Lehydan 2717
Leikogen 2519
Leimsüß 49
Leimzucker 49
Leiopan 3438
Léioplégil 5119
*Leiopyrrolhydrochlorid*** 5119
Leiotonicum 682
Lekamin 443
Lekhelmint 1585-01
Lekosept 909
Lekozid 6107
Lekrica 3078-01
Lemal 2654-01
Lemandine 451-17
Lemascorb 393
Lemazide 2738
Lembrol 2970
Lemco 5910
Lemicillin 3066
Lemiserp 5895
Lemobid 4223
Lemon-C 393
Lemonol 1451
Lemon-Sept 1797
Lemonvit 393
Lemopen 3066
Lemoran 3410
Lemotetra 4847
Lempav 4223
Lemprometh 3349
Lemtrex 4847
Lenadiol 5182
Lenal 2971
Lenar 5271
Lenasma 1747
Lenavac 5216
Lenazine 3349
Lencobal 6142
Lender-Tiazol 969
Lenetran 1618
Lenicet 38-03
Lenidol „Locatelli“ 2857
Lenigallol 1854
Lenigastril 5172
*Leniquinsin*** 4205
Lenisarn 424
Lenisolone 4704
Lenison 3315
Lénitral 91
Lennacol 1568
Lenocycline 4849
Lenogan 513
Lenopect 4616
Lenperol 4832
*Lenperonhydrochlorid*** 4832
Lensen 3365
Lensulpha 1910
Lentabol 3719
Lentac 1594
Lentacetil 683-04
Lentadoce 6142
Lentadol 4958
Lentadren 1083
Lentamid 1593
Lentamida 1595
Lentazul 1594
Lenterap 1910
Lentia (Augensalbe u. Tropfen) 786-01
Lentichol 495
Lenticillin 3066-04
Lentigen 1594
Lentin 495
Lentinacin 1041
Lentivasan 495
Lentizol 4256
Lentoascorbic 393
Lento B_{12} 6142
Lentobedoze 6143
Lentobetic 1410
Lentocilin-S 3066-05
Lentocillin 3066-05
Lentoelve 6142
Lentomicina-Zimaia 4825
Lentonitrin(a) 91
Lentopen 3066-04
Lentopenil 3066-05
Lentoquine 4358
Lentoseptyl 1594
Lentosone 6031
Lentostamin 3078-01
Lentosulfa 1594
Lentosulfa-Sciroppo 2208
Lentosulfin(a) 1594
Lentotran 2987
Lentovit 6143
Lentrat 263
Lentyl 495
Lentysin 1041
Leo 114 3713-01
Leo 299 5173
Leo 640 5481
Leo 1031 5932
Leocentyl 2740
Leocillin 5001
Leocortex 5187
Leocortine-D 4639
Leocortol 4704
Leodrast 523
Leodrin 1069
Leodrine 726
Leofillina 588-03
Leofungine-Wirkstoff 3457
Leomicina 4521
Leomigran 5290
Leomypen 3066-05
Leonal „Leo“ 1845
Leonar 3114
Leopam 3066-04

Leopenicillin 3066
Leopenicillin Retard 3066-04
Leopental 1763
Leophan 2951
Leostesin 2631
Leostigmin 2071
Leostrin 3714
Leostriol 3714
Leotubrin-Wirkstoff 373
Lepadina 1707
Lepasene 569
Lepetown 1138
Lepexal 2089
Lephebar 1845
Lepicortin 4639
Lepicortin-Beta 4937
Lepicortin-Beta Injectavel 5506
Lepicortinolo 4704
Lepicortinolo-Gotas 5987
Lepicortinolo i.m. 5156
Lepicortinolo i.v. 5423
Lepifluorene 4949
Lepimidin 1893
Lepinal 1845
Lepitoin 2717
Leplegil 5119
Leponex 3591
Lepsin 2717
Lepsiral 1893
Lepsol 1556
*Leptaclin*** 2097
Leptamin 1360
Leptamine 1069-01
Leptanal 4925
Leptazol 419
Lepticur 4837
Leptidrol 3619
Leptodactyline 1770
Lep-ton 841
Leptosuccin 2668
Leptryl 4930
Lerbek 25 561
Lergefin 3080
Lergepenin 3066-09
Lergigan 3349
Lergine 4465
Lergitin 3398
Lergoban 3989
Lergobit 4061
Lergopenin 3066-09
*Lergotrilmesilat*** 3300
Lerinol 4929
Lerisum 3008
Leritine 4929
Leron 1139
Lerporina 3053
Lertigon 277-04
Lertus 3000
Lescopine Bromide 3732
Lescot 2548-01
Lesdol 761
Leselupin 5895
Lesidrin 3585
Lesotan 2381
Lespedin 5572
Lespenefril-Wirkstoff 5572
Lespenephryl-Wirkstoff 5572
Lessterol 568
Lestemp 761
Lesterol „Scharper" 3984
Lesviazida 373
Lesvipas 569
Letamate 4136
Lete 3348
Lethe 828
Lethelmin 1810
Lethidrone 3935
Lethobarb 1766-01
Lethopherol 5792
Letidion 641
*Letimidhydrochlorid*** 2541
Letitamin 1448
Letorin 3218
Letozepin 2987
Lett-1 (-2) 2704
Letter 2704
Letusin 4959
Letyl 1138
Leucaenin 787
Leucal 4280
Leucarsone 604
Leucenol 787
Leucéthane 113
Leuchlon 3069-01
Leuciclina 4521
*Leucinocainmesilat*** 3484
Leuco-4 238
Leucobasal 598
Leuco-Cal 465
*Leucocianidol** 2762
Leucocyanidin 2762
Leucocyanidol 2762
Leucodinine 2182, 5996
Leucodinine B 598
Leucogen 2519
Leucomycin 6019-01
Leucomycin A_1 6019
Leucon 238
Leuconostoc-citrovorum-Faktor 4280
Leucosan 775-01
Leucosulfan 486
Leucotropin 451-18
Leucovorin 4280-01
Leukase-Wirkstoff 5213
Leukeran 2557
Leukerin 231
Leukoalizarin 2393
Leukogen 2519
Leukomycin „Bayer" 1568
Leukomycin N 1628
Leukoran 2557
Leukotropin 451-18
Leunerval 432
Leupurin 231
Leurocristine 6087
Leurosidin 6650
Leurosin 6648
Leuvegan 775
*Levacetylmethadol*** 5165
Levadol 4958
Levadone 4651-01
*Levallorphan*** 4045
*Levamfetamin*** 1071
Levamfetamine Succinate 1071-02
Levamina 281
*Levamisolhydrochlorid*** 1587
Levamphetaminum 1071
Levanil 648
Levanxene 2971
Levanxol 2971
Levargin 483-01
*Levarterenol** 814
Levartrol 814-01
Levate 4256
Levatrom 1923
Levaxin 2704
Levedrine 1071
Leven 463
Leverlup 316
Leverse 5915-01
Levicor 1076
Levil 648
*Levisoprenalin*** 1746
Levisul 1910
Levitan 4958

Levium 2970
Levius 950
Levo „Husci" 463
Levoamphetamin 1071
levo-BC-2605 4383
levo-BC-2627 4720
Levocarbinoxamini tartras 3081
Levocetin 1568
Levociclina U.M. 2779-02
Levocon 1083
Levocyclin 2779-02
Levocystinum 447
*Levodopa*** 1034
Levo-Dromoran 3410
Levofacetoperanum 2565
Levofed(e) 814-01
Levofenacilmorfinano 5239
Levofenicol 1568
*Levofuraltadon*** 2246
*Levoglutamid** 281
Lévoglutamine 281
Levoid 2704
*Levomenol*** 2929
Levomepate 3730
Levomeprazine 4024
*Levomepromazin*** 4024
Levomethadonhydrochlorid 4651
Levomethadyl acetate 5165
Levomethiomeprazinum 4035
*Levomethorphan*** 3725
*Levometiomeprazin*** 4035
Levomezine 4024
Levomicetine 1568
*Levomoramid*** 5417
Levomycetin 1568
Levonor 1071-01
Levonordefrin 1082
*Levonorgestrel*** 4697
Levonor-Polfa 814
Levopa 1034
Levopar 1034
Levophacetoperane 2565
Levophed 814-01
*Levophenacylmorphan*** 5239
Levopromazin „Spofa" 4024
Levoprome 4024
*Levopropicillin-Kalium*** 3659
*Levopropoxiphendibudinat*** 4959-01
Levopropoxipheni napsylas 4959
*Levopropoxyphennapsilat*** 4959
Levopropylcillin Potassium 3659
*Levopropylhexedrin*** 1478
Levorene 1083
Levorenine 1083
Levoroxine 2704
Levorphan 3410
*Levorphanol*** 3410
Levosan 463
Levoscorbin 393
Levose 463
Levospan 4347-01
Lévospasme 4436
Levospasmol 4436
Levotomin 4024
Levothyl 4651
*Levothyroxin-Natrium*** 2704
*Levoxadrol*** 4262
Levoxan 4262
Levriscon 2431
Levsin 3416
Levsinex 3416
Levucal 267
Levugen 463
Levulin calcio 267
Lévulose 463
Levulosil 463
Levulosio 463
Levum 1385
Levupan 463
Levusol 463
Lewis 6151
Lewomycetin 1568
Lexacycline 4847
Lexatin 2381
Lexatol 1077
Lexclin 4847-04
Lexibiotico 3053
Lexoderm 4746
Lexocort 4746
Lexofedrin 1390
Lexomate 1845
Lexotan 2381
Lexotanil 2381
Lexxor 583
Leyk 2519
LF 178 6501
LF 17895 6382
L.G. 152 4120
LG 202 4367
LG 206 3100
LG-11457 4661
L-Gen 481-01
LH-90 4847-07
LH-150 5728
LH-RH 6126
Liadren 1083
Libe 60 2696
Libeciclina 5756
*Libecillid*** 5179
Liberan 6438
Liberans 2987
Liberen 4958
Liberetas 2970
Liberty 2987
Libesporina 3867
Libesporina-oral 3053
Libexin 5109
Libiolan 1138
Libotin 1138
Libragen 2987
Libratar 5574
Libritaps 2987
Librium 2987
Librom 2987
Licabile 5367
Licaran 5367
Licarb 12
Licarbin 4068
Licarpin 1712-02
Lichtschutzsubstanz 6653 2415
Licidril 1951
Licolen 3613-01
Licorex 5832-02
Licosin 4127
Licrafon 2638
Lictine 4400
Lida-Mantle 2631
Lidanar 4629
Lidanil 4629
Lidanor 4629
Lidaprim 2548-05
Lidazin 1594
Lidemol 5501
Liden 4652
Lidépran 2565
Lidercil 3334
Lidex 5501
Lidil 3190
*Lidimycin*** 6232

Lidix 1846
Lido 2631
*Lidocain*** 2631
Lidocainbenzylbenzoat 4730
Lidocard 2631
Lidocaton 2631
Lidociclina 5586
Lidocor 2631
Lidocord 2631
*Lidoflazin*** 5809
Lidogen 4791-02
Lidokain 2631
Lidol 2857
Lidone 3193
Lido-Pen 2631
Lidorex 2631
Lidothesin 2631
Liestriol 3714
Liexina 3867
Lifabion 3066-04
Lifabiotico 2779-02
Lifaton B_1 2040
Lifaton B_{12} 6143
Lifaton C 393
Life 3114
Lifeampil 3097
Lifecal „G" 465
Lifène 1556
Liferytrin 6020
Life-Tetra 4847
*Lifibrat*** 4209
Lificillin 3097
Lificycline 4847
Lificycline-Inj. 4849
Lifril 754
Ligerium 177
Light Green SF Yellowish 5980
Lignana 2631
Lignocain(e) 2631
Lignorin 2631
Lignostab 2631
Likuden 3284
Lilacillin 3070-01
Lilac-Wirkstoff 481-02
Lilizin 4004
Lilly 01013 2573-01
Lilly 01516 3349
Lilly 01526 3350
Lilly 14045 4465
Lilly 22113 2239
Lilly 31814 3694
Lilly 32391 2442
Lilly 33332 3660
Lilly 38253 3035
Lilly 38489 3924-01
Lilly 38851 5762
Lilly 39435 3599
Lilly 40602 3867
Lilly 42406 4917
Lilly 46083 2474
Lilly 46236 3688
Lilly 47599 1092
Lilly 47657 4787
Lilly 47663 3824
Lilly 49825 5420
Lilly 53616 6360
Lilly 53853 2750
Lilly 56063 543
Lilly 59156 4834
Lilly 60284 5089
Lilly 64716 1820
Lilly 66873 3053
Lilly 67314 5978
Lilly 68618 3359
Lilly 69323 2750-01
Lilly 79891 6644
Lilly 83405 3580
Lilly 83636 3300
Lilly 83846 4977
Lilly 85287 6181
Lilly 89218 6448
Lilly 90459 6396
Lilly 90606 6286
Lilly 99638 6363
Lilly 103472 6442
Lilly 106223 6479
Lilly 106990 6594
Lilly 109514 6593
Lilly 110264 3898
Lilly 112531 6642
Lilly 122587 6490
Lilo 4163
Lilutin 4734
Limarsol 775
Limbial 2696
Limboxid 2987
Limbron 4004
Limit 1992
Limitin 4367
Limo-Ce 393
Limonen 1416
Limosal 3405
LIN 1418 3468
Linadryl 3992
Linamin 3469
Linampheta 1069
Linasen 1845
Linatin 1447
Linaxar 1033
Lincaina 2631
Lincocin(e) 3815-01
Lincocyclin 5755-01
Lincolcina 3815-01
Lincolcipan 3815-01
Lincolnensin 3815
Lincomix 3815-01
*Lincomycin*** 3815
Linctussal 3716-01
Lindane 348
Linder 1594
Lineal 1957
Lineal-Rivo 2304
Linea-Valeas 2304
Linemett 4847
Linestrenol(o) 4408
Linfadol 5416
Linfolysin 2557
Linfosan 149-01
Lingel 3906
Lingrän 5890-01
Lingraine 5890-01
Lingrene 5890-01
Lingusorbs 4734
Liniderme 1542
Linix 1385-01
Linkomyzin 3815-01
Link's Compound No. 42 3857
Link's Compound No. 63 4190
Linobol 5406
Linocalcium 3808
Linocorts 367
Linodil 6038
Linolexamide 5369
Linoman 1180
Linomel 2711
Linoral 4313
Linosal 4975
Linostil 4354
Lintex 2121
Linugon 1139
Linyl 1385-01
Lio-Atropin 3415-02
Liobiocine 3097
Liocarpina 1712
Liocin 3815-01
Lio-Cort 5423

Liodozal 6142-01
Liofene 3041
Liofenicol 1568
Liofhem 6143
Liofil B_1 2040
Liofil B_6 815
Liofisan 1957
Liometacen 3850-02
Liometacina .3850-02
Liomycin 4848
Lioresal 1263
Liorubrina 6143
Liosol 3041
Liosterin 1316
Liostrofanto 6047
*Liothyronin*** 2711
Liothyronin-J^{125} 2712
Liothyronin-J^{131} 2713
Liotoxid 2917
Liotrix 2704-01
Liotropina 3415-02
Liowas 2203
Lioxone 568
Lipacetin 1568
Lipaina 293-02
Lipanthyl 6501
Liparon 211-01
Lipaton 2030-01
Lipavil 1923
Lipavlon 1923
Lipenan „Fournier Frères" 3140
Lipenan „Sarsa" 1957
Liperox 5900
Lipexal 2089
Lipidemol 1609
Lipidex 4121
Lipidicon 1923
Lipidium 3022
Lipidsenker-Dragees 1245
Lipilisol 1316
Lipoacholin 316
Lipoacin 852
Lipoamid 852
Lipoamin 847
Lipobeta 1609
Lipobismuto „Pons" 1731-01
Lipobismuto „Savoma" 1440-01
Lipocatt 1923
Lipocholin 314-04
Lipociden 2275
Lipoclin 5675
Lipoctan-Gran 852
Lipoctan-Inj. 847
Lipo-Diazine 1227
Lipodine 5370
Lipofem 1957
Lipofillina 314-12
Lipofos 314-16
Lipo-Gantrisin 2223
Lipo-Hepin 5353
Lipo-Hepinette 5353
Lipoicin 852
Lipoicin-Inj. 847
Lip-Oid 3713
Lipoiodine 5370
Lipojodin 5370
Lipolin 1957
Lipo-Lutin 4734
Lipolyt retard 337
Lipo „Merz" 3563
Lipometionina 295
Lipomid 1923
Lipomin „Biohorm" 2304
Lipomin „Wells" 1679
Lipomine 295
Liponeurina 2919
Liponil 2987
Liponitra 330
Liponorm 1923, 3556
α-Liponsäure 847
Lipo-Perdur 1070-04
Lipopill 1385-01
Liporest 1923
α-Liposäure 847
Liposan 847
Liposana 3041
Liposid 1923
Liposlim 2304
Lipostem 6284
Lipotam 212-01
Lipothiaminpyrophosphat 2074-02
Lipothion 847
Lipotiase 1957
Lipotiazol 969
Lipotrate 1923
Lipotril 314-01
Lipotrin-Inj. 1454
Lipotrin-Tabl. 1454-01
Lipotropin 314-04
Lipovitam D 5630
Liprinal 1923
Liprodène 1735
Liprotene 3984
Liquacillin 3066
Liquadiazine 1227
Liquaemin 5353
Liquagesic 761
Liquamar 3550
Liquamycin 4847
Liquapen 3066
Liquemin 5353
Liqui-Cee 393
Liquicillina 3066-05
Liquidrast 1614
Liquiprin 567
Liquital 1845
Liquophylline 588
Liranol 3348
Liron 1139
Lirotil 1082
Lisacarin 524
Lisacillina 3066-05
Lisacol 5544
Lisacort 4639
Lisagal 5216
Lisagen 551-01
Lisaglucon 5113
Lisalgil 2270-02
Lisater 1699
Liscillin 3097
Liserdol 5395
Lisergan 3071
Lisergide 4346
Lisergin 3071
Lisibac 4791-02
Lisibex 4075
Lisidonil 1784
Lisifan 2951
Lisini acetylsalicylas 950-10
Lisinbiotic 5756
Lisinciclina 5756
Lisiprofenum 2296-01
Lisisterol 1923
Lisium 4972
Liskantin 1893
Liso-BK 1832
Lisocillid 5179
Lisodexal 5738
Lisogern 451-27
Lisolipin 2703
Lisomicina 5755-01
Lisomucil 275
Lisomucin 2577
Lisonase 3072
Lisopiride 2903
Lisospasm 3438
Lisotepe 373-01

Lisotricin 1625
Lisovermin 203-09
Lispamina 4182
Lispamol 4058
Lisprin 567
Lissephen 1380
Lisseril 4215
Lissolamine 4148
Listerchrome 1286-01
Listica 1693
Listrocol 5381
Lisulfen 1594
Lisulfen-Jarabe 2208
*Lisurid*** 4362
Lisurina 203-08
Litalir 15
Litarex 396-01
Litarin 1965
Litec 3939
Lithane 12
Lithea 12
Litheum 300 12
Lithicarb 12
Lithidrone 3935
Lithii carbonas 12
Lithii citras 396-01
Lithii glutamas 274-07
Lithiumacetat 38-01
Lithiumadipat „Scharffenberg" 426-02
Lithium adipinicum 426-02
Lithiumaspartat 184-05
Lithiumcarbonat 12
Lithium Negroni 274-07
Lithium Phasal 12
Lithizine 12
Litho-Carb 12
Lithonate 12
Lithopan 4822
Lithotabs 12
Lithsyke 12
Litial 3907-01
Litican 2580
Liticar 12
Liticon 4074
Litin 12
Litiophan 2951-01
Litmopyrine 950-02
Lito 12
Litoduron 12
Litoralon 6198
*Litracen** 4258
Litraderm 5189
Litrex 4847-01
Liulan 101 549-07
Liuvan 1846
Livaline 500 5796
Livathiol 197-01
Livazone 1283
Livera 4862
Liverasi 2917
Liver-Chol 883
Liverdren 5341-01
Livergen 1297
Liverlon 5915-01
Liversanol 6147
Livesan 2740
Livetan 2706
Livia-Tabletten 582
Liviane 5583
Liviatin 4848
*Lividomycin*** 5796
Lividomycin A 5796
Livifollin 3668
Livifollin-Amp. 5390
Livina 411
Livipas 3860
Livisol 1746
Livobrom 2987
Livonal 2426
Livonal „Dr. Andreu" 1062
Livopredin 4704
Lixabeta 2040
Lixaminol 588-03
Lixin 2987
Lixophen 1845
Lizenil 4362
L.J. 48 197-01
L.J. 206 275
LK 267 168-01
LK 274 168
LL-1 2109
LL 21-945 6599
LL-705 W 5940
LL 1418 990
LL 1452 1382
LL 1530 2507
LL 1558 2665
LL 1656 6455
LL-AM 684β 6084
LLD-Factor 6143
Llon-Angin 1731-01
Llonasmil 588-03
Lloncefal 3867
Llonexina 3053
LM-94 1186
LM 123 2681
LM 176 6151
LM 192 4303
LM 204 5022
LM 208 4574
LM 209 4242
LM 2717 2972
LM 21005 6529
L.N. 107 4808
Lobak 1567
Lobamine 295
Lobamin forte 1118
Lobarthrose 493-02
Lobatox 4901
Lobelcon 4901
*Lobelin** 4901
*Lobendazol*** 1253
Lobeton 4901
Lobidan 4901
Lobidram 4901
Lobishan 4901
Locabiosol 5794
Locabiotal 5794
Locacorten 5602
Locaderm 5271
Localyn 5102
Localyn „Recordati-Syntex" 5271
Locarbate 2992
Locastine 3498
Locoid 5445
Locorten 5602
Locula 786-01
Locundiesid 5780
Lodal 2008
Lodinon 461
Lodosyn 1366
Lofenal 4568
*Lofendazam*** 6358
*Lofepraminhydrochlorid*** 5481
*Lofexidin*** 6247
Logical „Armstrong-Argentinien" 868-02
Logical „Armstrong-Mexico" 400
Loglutam-2 3397
Logthiamine 2040
Loibnal 2154
Loisol 187
Lokalan 2325
Lokarin 4337
Lokundjosid 5780

Lomades 5210
Lomapect-Husten-sirup (-Tropfen) 5109
Lomarin 3365-03
Lombrical-Piperacina 203-07
Lombricida „Tropico“ efervescente 203-07
Lombrifher 203-07
Lombrimade 203-09
Lombristop 1173
Lombrix 203-01
Lombrizanina 5074
Lomecitina 1568
Lomenin-2 3429
*Lometralinhydrochlorid*** 2273
Lomidine 4036-01
*Lomifyllin*** 6307
Lomisat 2624
Lomofungin 2688
Lomondomycin 2688
Lomotil 5806-01
LOM-tussis 4075
Lomudal 5058-01
Lomupren 5058-01
Lomupren (alte Form) 1745
Lomusol 5058-01
*Lomustin*** 1124
LON-798 6209
Lonactin-S 1594
Lonarid (spasmolyt. Komponente) 5545
Lonavar 4121
*Lonazolac*** 6432
Londocaina 2325
Londocardon 263
Londofurol 705
Londomycin 4825
Lonetil 3280
Lonethyl 3280
Longacid „alt“ 2898
Longacid „neu“ 1695
Longacilin(a) 3066-05
Longacor 4302-07
Longactin 4836-02
Longacycline 4849
Longamex 4836-02
Longamid 1594
Longanoct 1424
Longasulf 1595
Longatin 4836-02
Longatren 3055
Longbê 2040
Longeril 6005
Longestrol 4808
Longevan 3713
Longheparin 5353
Longicid 1481
Longicil 3066-05
Longicobal 6142
Longifène 5663
Longin 1594
Longirubrin 6142
Longisul 1594
Longisulf 1594
Longisulfa 1910
Longisulf-pediatric 2208
Longisulf „Rio Eth.“ 1910
Longoperidol 5647
Longum 1597
Lonin 4 5590
Lonomycin 6645
Lonovar 4121
Lonseren 6015
Lontanyl 5619
Looser 2625
Loparol 4577
Lopatol 6291
*Loperamidhydrochlorid*** 5735
Lopion 1545
*Lopirazepam*** 6320
Lopirin 1321
Lopitrex 3295
Lopraminhydrochlorid 5481
Lopremone 3153
Lopresor 2925
Lopress 731
Loqua 583
Lora 850
*Lorajminhydrochlorid*** 4889
Loranil 1408
Loranil „Winthrop“ 4931
Lorans 2687
Lorax 2687
Loraxyl 4256
*Lorazepam*** 2687
Lorazepampivalat 6497
*Lorbamat*** 2086
*Lorcainidhydrochlorid** 6563
Lorecyn 5990-01
Lorelco 5859
Loremid 2857
Lorenin 2687
Loretin 919
Lorexane 348
Lorexina 3053
Lorfan 4045-01
Loridine 3867
Lorinal 33
Lorinden 5602
Lorinon 2970
Lorisal 549-04
Lormin 5127
Loromisin 1568
Lorophyn 349
Lorothidol 1793
Lorphen 3078-01
Lorsban 6211
Lorsedal 2687
Lorsilan 2687
Lorusil 4058
Losan 285
Los-Jelly 349
Lospoven 3035
Lost 186
Lostinil 668
Lotagen 2793
Lotawin 5144
Lotense 1604
Lotoquis simple 2717-01
Lotrimin 4800
*Lotucainhydrochlorid*** 3789
Lotus 3097
Lotusate 1719
Loubarb 1425
Loucamycin 6020
Loucarbate 4453
Loucasmal 5483
Lovadil 809
Loverine 4949
Loviscol 275
Lowedex 1070
Loweserp 5895
Lowpstron 1825
Loxapac 3566-01
*Loxapin*** 3566
*Loxapinsuccinat*** 3566-01
Loxeen 4326-01
Loxitane 3566-01
Loxon 2458
Loxuran 1481
Loxyolan-Wirkstoff 2631
Lozilles 1324
LP-1 1169
LP 2 4116
L-PAM 2280
L.P.G. 3066-05
L.P.V. 3069-01
L.P.V.-Suspension 3069-03

LRCL 3794 6396
LRCL 3950 6286
110 L-R. P. 1950
LS 121 5323
L-S 519 3946
LSD 4346
LSD-25 4346
L.T. 1 2668
LT-3 2711
L-*Tryptophan* 1577
Lu 3-010 4323
Lu 3-083 3923
Lu 5-003 4343
Lu 6-062 4342
Lu 7-105 5901
Lu 10-022 5090
Lu 10-171 6502
Luan 2631
Luaxin 6033
Lubacida 373
Lubatren 4873
Lubec 1923
Lubedoce 6143
Lubergal 1845
Lubisan 2895
Lubomail 2639
Lubomycine 5990
Lubomycine B 6020
Lubricort 4746
Lucaine 2585
Lucadifin 3097
Lucamid 1022
*Lucanthonhydrochlorid*** 4298
Lucanthon-Metabolit 4305
Lucarin 2266-05
Lucensomicina 5972
Lucensomycin 5972
Lucer 2625
Lucidex 4335
Lucidil 4335
Lucidol 2395
Lucidril 1951
Lucillin 3066-04
*Lucimycin** 5972
Lucina 4776
Lucodan 3325
Lucodina-Gotas 3691-01
Lucofen 1352
Lucofène 1352
Lucomycin 4831
Lucopenin 3347
Lucorteum-Oral 4693
Lucorteum-Sol 4734
Lucosil 993
Ludilat 4123
Ludiomil 4257
Ludionil 4257
Ludobal 4537
Ludoctal 2368
Ludogen 2355
Ludonal 3631
Lü H6 2550
Lufacintyl 4572
Luf-Iso 1745
Lufyllin 1373
Luheparina 5353
Lulamin 2144
Lullamin 2573-01
Lulu-Gargle 5628
Lumbaxol 1567
Lumbocain 2325
Lumbrical 203
Lumbrioxyl 203-01
Lumasate 38-03
Lumcalcio 1845-03
Lumen 1845
Lumesettes 1845
Lumesyn 1845
Lumidrops 1845
Luminal 1845
Lumindon 1845
Lumirelax 1696
Lumofridetten 1845
Lumopaque 2809-01
Lumoxyd 695
Lum-Sedo 1845-01
Lunal 4721
Lunamin 1398
Lunamycin 2850
Luncidril 1951
Lunetoron 3343
Lunipax 4545
Luobismol 549-07
Luostyl 4336
Lupetazintartrat 479
Luphenil 1845
Lupibrium 2987
Lupicyclin 4847
Lupinidin 2927
Lupronex-Amp. 4734
Lupronex-Tablets 4693
Lupubleu 3093
Lupurol 4152
Luramin 1845
Lurdazol 411
Luridine 314
Luril 386
Luril „Weldon" 6020
Lusane 1812
Lusedan 3468
Lusil 386
Lusoral 3066-05
Lusotetra 4847
Lusoxi 4849
Lutal 6126
Lutalyse 4473-01
Lutate 5618
Lutate-Inj. 5188
Lutawin 1719
Lutazol 2169
Luteine 4734
Luteinica 4734
Luteinol 4734
Lutenin 4091
Lutenurin 5820-01
Luteocrin depot 5618
Luteocrin normale 4734
Luteocrin orale 5337
Luteocrinin 4734
Luteocryst 4734
Luteocyclin 4734
Luteodione 5337
Luteodyn 4734
Luteogan 4734
Luteogen 4734
Luteohormon 4734
Luteoici 4734
Luteo-Inex 4734
Luteol 4734
Luteol-Depot 5618
Luteolin 4734
Luteolin-Magnesium 2691
Luteolipex 4734
Luteomenin 4734
Luteomensin 4734
Luteonorm 5315
Luteopur 4734
Luteormon 4734
Luteos 5337
Luteosan 4734
Luteosid 4734
Luteoskyrin 5800
Luteostab 4734
Luteosterone-Compresse 4693
Luteosterone-fiale 4734
Luteototal 4734
Luteovis 4734
Luteovister 4734

Luteran	5127
Luteroid	4734
Lutex	4734
Lutiaron	1951
Lutidon(a)	4734
Lutidon-oral	4693
Lutin	4734
Lutionex	4694
Lutociclina	4734
Lutociclina-Linguetas	4693
Lutocor	4734
Lutocyclin-Linguetten	4693
Lutocyclin (M)	4734
Lutocylin (M)	4734
Lutocylol	4693
Lutodin	4734
Lutoform	4734
Lutogan	5180
Lutogil	4734
Lutogil A.P.	5706
Lutogyl	4734
Lutogyl A.P.	5706
Lutogyl retard	5706
Lutogyl-Tabletten	4693
Lutogynon	4734
Lutoidral	4734
Lutolin	4734
Luto-Metrodiol	5315
Lutopolar	5337
Lutopron	5618
Luto-Quibi	4734
Lutoral „Assia“	4693
Lutoral „Farmit“	5337
Lutoral „Syntex; Shionogi“	5127
Lutorm	4734
Lutormon	4734
Lutormon (Compr. + Suppos.)	4693
Lutral	4693
Lutrax	3514
Lutren	4734
Lutrexin	3873
Lutromone	4734
Lutron	4734
Lutyrexin	4734
Luvasyl	1845-06
Luvatren(a)	4873
Luvatren (alte Form)	2043
Luverin	5295
Luvicaina	2631
Luvion	6577

Luvisteol	400
Luvistin	4014
Luxazone	4949
Luxidin	3619
Luxomnin	2175
Luxon	2458
Luxoral	127
Luycardiol	419
Luycloromicina	5624
Luycoricin	3078-01
Luygripan	950
Luyodina	1163
Luzine	950
LVM	5796
LVP	6092
L.W. 1927	3638
LX 100-129	3591
Lyamine	481-01
Lyapolate Sodium	42
Lycanol	2222
Lycedan	1376
Lycetol	479
Lycine hydrochloride	293
Lycitrope	2668
Lycopersicin	6115
Lycoral	33
Lycoremin	3377
Lycorin	3048
Lycortin	5189
Lycortin-S	5437
Lydimycin	6232
Lydol	2857
Lykacetin	1568
Lykaclin	4847
Lykaclin-O	4849
Lykapen	3066
Lykorin	3048
Lykurim	1491
*Lymecyclin***	5756
Lymethol	4068
Lymphamin	1670
Lymphochin	1312
Lympholysin	2557
Lymphoquin	1312
Lynamine	2436
Lynestoral	4313
*Lynestrenol***	4408
Lynoestrenol	4408
Lynoral	4313
Lyobex	4836
Lyo-Carpine	1712-02
Lyocholine	314-01
Lyogen	4875

Lyogen-Depot	5881
Lyopect	5226
Lyophrin	1083
Lyorodin	4875
Lyovac-Cosmegan	6141
Lypoaran-Inj.	847
Lypoaran-Powd.	852
*Lypressin***	6092
Lypron S	5907
Lysalgo	2769
Lysamide	386-02
Lysantin	3681
Lysapyrine	1559-03
Lysateril	370
Lysbex	4075
Lyseen	4326-01
Lysenyl	4362
Lysepsin a	1463
Lysepsin b	1464
Lysergamid „Spofa“	4346
Lysergan	3071
*Lysergid***	4346
Lysfamida	1593
Lysibex	4075
Lysilan	3981
Lysin	481
Lysinclonixinat	2150-01
Lysin-Vasopressin	6092
Lysion	481-01
Lysivane	4033
Lysmidone	1767
Lysobex	4075
Lysocithin-Durant	5373
Lysococcin(e)	386
Lysodren	2386
Lysofon	6555
Lysolecithin	5373
Lysortine	481-03
Lysothiazol	969-02
Lyspafen	5651
Lyspafen (alte Form)	3752
Lyspamin	4182
Lyssipoll	3989
Lysthenon	2668
Lysurid	4362
Lysuron	228
Lyteca	761
Lytensin	2940
Lytensium	1787
Lytispasm	3504
Lytosin	4021
Lyvolysine	481-01
LZ 544	5472

2-M-4-P 3208
14 M 21 3557
4000 M 341
5512-M 3330
M-3 3280
M 6/42 1899
M-6-P 5520
M 6 T 2341
M/14 6059
M-18 2261
M 50 3280
M.99 5427
M 115 3236
M-141 2653
M-144 1021
M. 183 5599
M. 285 5514
M-451 2707
M 551 1644
M 640 969-02
M 811 4026
M 1020 6632
M-1028 906
M 1704 1889
M-2350 5778
M-4209 6053
M 4888 1707
M. 5050 5524
M 5943 1672
M 6029 5765
M 7555 3436
M 33536 4142
MA-56 5496
MA 593 2328
MA 1277 2295
MA 1291 2221
MA 1337 4546
MA-1443 2541
Mabertin 2971
Mablin 486
Macacy 367
Macasirool 1825
Mac-eight 5640
Macetocyl 950-06
Mackreazid 88
Maclicine 3863
Macmicina 4791-02
Macmiror 1258
Macoderm 3864
Macocyn 4849
Macphenicol 1926
Macrabin 6143
Macrabin-H 6142
Macrobin 4708
Macrobin-Depot 5447
Macrobin (Tabl. + Syrup) 4463
Macrocyclin 6143
Macrocyte 6143
Macrodantin(a) 705
Macrodial 5709
Macrodiol 3713
Macrofuron 705
Macrogestin 4734
Macromerine 2055
MAD 4460
Madar 2695
Made B_1 2040
Made B_{12} 6143
Madecassol-Wirkstoff 6101
Madeciclina 5756
Madecilina 3334
Madhurin 524
Madil 4400
Madinon-S 5127
Madiol 4460
Madlexin 3053
Madomicetina 5784
Madopan 1034
Madribon 1910
Madrifar 1910
Madrine 1388
Madriqid 1910
Madroxin 1910
*Mafenid** 624
Mafylon 624
MAG 2 252-02
Magactil 3592
Magadon 2706
Magan 549-04, 950-06
Magaspirin 950-06
Magdelate 737-01
Magemin 4723
Magenhist 3423
Magestin 5314
Magisal 950-06
Magis-Ciclina 4521
Magisprim 2548-01
Magisterol 1295-01
Magmilor 1258
Magna B_1 2040
Magna B 12 6143
Magnacillin 3066-05
Magnacort 5622
Magnacortril 5622
Magnacyl 950-06
Magnadelt 5614
Magnal 432
Magnalgin 2270
Magnalgina 2270-02
Magnamycin 6053
Magnecyl 950
Magnepurin 737-01
Magnesii ascorbas 393-05
Magnesii broglumas 274-05
Magnesii ceglutas 250-02
Magnesiocarbina 2074-01
Magnesium-„AC“ 1429-04
*Magnesiumclofibrat*** 1245-03
Magnesium-Diasporal 267-01
Magnesiumferulat 6226
Magnesium-Firma 465-08
Magnesium-Methonaphthone 2756-02
Magnesium nicotinicum 337-02
Magnesium-Omadine 234-02
Magnesium-Pemolin 942-01
Magnesium-Verla (Amp. + Suppos.) 274-04
Magnespasmil 102-04
Magnespasmyl 102-04
Magnespirin 950-06
Magnipen 3334
Magnolutin 274-04
Magnophenyl 2953
Magnopyrol 2270-02
Magnoral 828-02
Magnorbin 393-05
Magrene 2304
Magrex 2304
Magrilán 2969
Magronil 1957
Magsyn 950-06
Mahist 3078-01
Maind 3114
Maintasone 4746
Maintenan 6013
Maipece 393
Maipedopa 1034
Maipen 3334
Maitran 3315
Majeptil 4983
Majoliser 3649
Majorpen 3098
Májsolin 1893
Makarol 3610
Makeryl 474-01
Makethin 2304

Malaben 3261
Malachite Green 5091
Malachitgrün 5091
Malachitgrün G 5592
Malachlor 3078-01
Malagride 775
Malaminolum 491-01
Malaquin 3736
Malaren 3736
Malarex 3736
Malaricida 5148
Malarina 1707
Malarsan 775-08
Malathion 1462
Malazin 2747
Malazol 609
Malcotran 3459
Maleen 451-17
Maleinylsulfanil-amid 1224
Malerone 4089
Malestrone 4089
Malestrone-Tabl. 4442
*Maletamer*** 134
Malethamer 134
*Maleylsulfathiazol*** 2170
Malfamin 624
Malgesic 3906
Malgos 2270
Maliasin 1845-10
Maliazin 1845-10
Malic acid 170
Malidone 609
Malil(um) 1278
Malival 3850
Mallermin 3078-01
Mallofeen 1562
Mallophene 1562
Mallorol 4633
Malloryl 4633
Malocide 1858
Malogen 4442
Malogen aqueous inj. 4089
Malogen Cyp. 5616
Malogen inj. in oil 5014
Malogen L.A. 5547
Malogex 5547
Malonal 828
Malotrone 4089
Malotrone-P 5014
Malouetin 5643
Maltobiose 2092
Maltos 2092
Maltose 2092
Maltrate 391
Malt sugar 2092
Malyl 1278
Malysol 839
Malzzucker 2092
Mamallet-A 2266
Mamiesan 4142
Mamyzin-forte 5001
Manadrin 1390
Manalox AG 127-01
Manalox AS 2091-01
Manaron 4811
Manartin 4836
Manco 3030-01
Mandacon 451-17
Mandalay 451-17
Mandamina 737
Mandamine 451-17
Mandasmin 3423
Mandastat 451-17
Mandaverm 2297
Mandaze 451-17
Mandecal 737-03
Mandeheksan 451-17
„*Mandelamidine*“ 990
Mandelamine 451-17
Mandelen 451-17
Mandelets 451-17
Mandelic 3438
Mandelia 737
Mandelifmy 737-03
Mandelium 737
Mandelix 737
Mandeltropina 451-17
Mandelurine 451-17
Mandeluro 451-17
Mandenol 4480
Mandicid 737
Mandol 6479
Mandolo 737
Mandopan 451-17
Mandoz 451-17
Mandural 451-17
Mandurin 451-17
Mandurol 737-03
Manduryl 737
Manegan 3950
Manese 451-17
Manexin 391
Manganocholin 683-04
Manganol 4440
Manhexin 391
Manialith 12
Manicol 485
Manicole 391
Manidon 5611
Maninil 5113
Manilin(a) 6020
Manipal 5715
Manipal „Winthrop“ 1567
Maniprex 12
Manir 4400
Maniron 149-01
Manite 391
Manitol 485
Manitol „Feas“ 391
Maniton-S 485
Manitrex 391
Manitrit 391
Manlate 2027
Mannazucker 485
Mannex 391
Mannidex 485
Mannigen 485
Manninitrin 391
Mannistol 485
Mannit 485
Mannitate 391
Mannitlost 1482
Mannitol 485
D-*Mannitolbusulphan* 888
*Mannitolhexanitrat** 391
Mannitolmyleran 888
Mannitol nitrogen mustard 1482
Mannitraat 391
Mannitum hexanitricum 391
Mannityli nitras 391
Mannitylium hexa-nitricum 391
Mannogranol 888
*Mannomustindihydro-chlorid*** 1482
Mannosidostreptomycin 5639
*Mannosulfan*** 1486
Mannyl 485
Manoxol OT 4491
Mansil 2618
Mansonil 2121
Mantadan 1443
Mantadix 1443
Mantheline 4675
Manticor 4746
Mantidan 1443

Mantomide 1549
Mantropine 451-17
Manuril 583
Manvene 4417
Maoa 2992
Maocidin 5990
MAO-Inhib 1094
Maolate 1265
Mao-rem 823
MAP 1376
Maperidina 2857
Mapharsemin 343
Mapharsen 343
Mapharsid(e) 343
Mapharsol 343
Maphenid 624
Maphylline 588
Mapiprin 203-09
Mappine 1962
Maprodiol 1138
*Maprotilinhydro-chlorid*** 4257
Maranhist 3423
Maratan 5217
Maratrate 263
Marax 4641
Marazine 3315
Marbadal 624-03
Marbaletten 624-03
Mar-Bate 1138
Marboran 1226
Marcain(a) 3775
Marcaine 3775
Marcoeritrex 6020
Marcomycin 1568
Marcomycina 3334
Marcophan 864
Marcoumar 3550
Marcumar 3550
Mardon 4958
Marécaine 2325
Mareline 4256
Maremal 3647
Mareosan-Draminico 3365-03
Marespin 5075
Maretin 3029
Marevan 3857
Marevit 3365-03
Marex 5385
Marezine 3647
Marfanil 624
Margaspidin 5279
Margéryl 2998
Margocoat 1138
Margonovine 4005-01
Maribis 868-03
Maricain 2631
Maricolene 1454
Maridomycin III 6036
*Maridomycin*** 6036
Maridomycinpropionat 6076
Marineurina 2919
Marionchol 2154
Maripen 3972
Marisan 5487
Marizil 88
Markacillin 3069
Marmelosin 3005
Marmesinvalerianat 3980
Marmine 3365-03
Marnisonal 4639
Marnitension simple 5895
Marolin 3365-03
Marophen 3046
Maroselis 3850
Marplan 1875
Marplon 1875
Marprontil 624
Marsalid 1088
Marsilid 1088
Marsin 1679
Marsolone 4704
Marsone 4639
Marsyle 58-01
Marticarpine 1712-02
Marticassol 6101
Martimil 3924-02
Marucotol 1951
Marucyclan 3438
Marudin 3464
Marukofon-A 4466
Marvacaine 2612
Marvagin M 184-02
Marviciclina 4847
Marvidiene 4639
Marvidione 4949
Marvidrazida 373
Marvipas 569
Marvisona 4639
Marvisona D 4949
Marvizim 6151
Marvizol 969
Marygin-M 5194
Marzine 3647
Masatirin 1926
Masblou 6143
Masblou H 6142-01
Mascetin 1568
Mascillin 354
Mascoralen 1806
Masdiol 4460
Masekal 5890-01
Masenate 5014
Masenone 4442
Maskido 203-02
Maslutein 4734
Masmoran 4641-01
Masobarb 1845
Masoten 187
Maspaver inyectable 4223-05
Maspiron 6013
Maspress 1396
M-ASS 950
Massagim 549-08
Massive-A 4439
Massobron 3179
Mastan 56
Masterid 5206
Masteril 5206
Masteron 5206
Mastestona 4442
Mastinon 354
Mastisol 5206
Mastofuran 354
Masuharmin 1834
Matachron 5990-02
Matamycin 6411
Matanol 828-05
Match 666
Mateina 790
Mathagon 4922
Matinol 987
Mato 2121
Matosil 3158
Matox 203-01
Matrimycin 5962
Matrol 5127
Matromicina 6034
Matromycin 5962
Matromycin T 6034
Matronal 4091
Matulane 2057
Maviserpin 5895
Maxan 2779-02
Maxefed 1388
Maxeran 2626
Maxibiotic 3097
Maxibol „Roussel“ 6151

Maxibol „Silanes“ 411
Maxibolin 4458
Maxibrin 3097
Maxicain(e) 2894
Maxicardyl 263
Maxicilina 3097-01
Maxicilina inyect. 3097-03
Maxidex 4949
Maxifen 4969
Maximal 6151
Maximed 3925
Maximycin 4849
Maxipen 3345
l-Maxipen 3346
Maxipred 3097
Maxisporin 3096
Maxisulfa 1903
Maxitate 391
Maxiton 1070-02
Maxitracin 5755-01
Maxolon 2626
Max-Tranquil 1138
Maxukal 651-01
Maxulfa 1910
Maxulvet 1910
Maycor 388
Mayeptil 4983
Mayfung-Lösung 2364
Mayserpine 5895
Maytansin 5927
Maytrex 4847
*Mazaticolhydrochlorid*** 4669
*Mazindol*** 2969
Mazintil 3315
*Mazipredondihydro-chlorid*** 5535
Mazulenin 2820-01
M. & B. 125 2199
M. & B. 693 1559
M. & B. 744 3036
M. & B. 760 969
M. & B. 782 3353
M. & B. 800 4036-01
M. & B. 838 1254
M. & B. 1270 3297
M. & B. 1314 4319
M. & B. 1863 2672
M. & B. 1948 A 3909
M. & B. 1950 2661
M. & B. 2050 A 2940
M. & B. 2207 2668
M. & B. 2210 3236
M. & B. 4180 A 5648
M. & B. 4486 1480
M. & B. 5062 A 2790
M. & B. 5921 515
M. & B. 8430 2515
M. & B. 9105 A 5795
M. & B. 9302 2213
M. & B. 15497 5344
M. & B. 15944 4138
M. & B. 16573 6380
M. & B. 16905 645
M. & B. 17803 3777
M. & B. 20755 H 503-01
M. & B. 22948 6301
MBA 290
MBAO 291
M.B.B. 893
MBBA 1509
MBC 6210
MBR 4164-8 2406
MBR-4197 535
MBR 4223 3259
2-MBT 526
M-B Tabs 3093
MCE 5395
133 MC 1542
MC 2303 1694
MC 3199 5004-01
MC 3743 5004
MC 4112 2056
MC 4703 3592
MCA 235
M.C.D. 2626
M-Cillin „Gajjar's“ 3097
M-Cillin „Misemer“ 3066
McN-100 5856
McN-181 4881
McN-485 514
McN-742 985
McN-1075 1611
McN-1107 954
McN-1210 5560
McN-1231 1197
McN-1546 1528
McN-1589 2878
McN-2453 6272
McN-2559 2770
McN-2783 6362
McN-2891 3023
McN-3113 6344
McN-3377 6242
McN-A 343 2555
McN-JR 1625 4544
McN-JR-2498 4833
McN-JR 3345 4727
McN-JR 4263 4925
McN-JR 4584 4842
McN-JR 4749 4821
McN-JR 4929-11 5092
McN-JR 6218 5730
McN-JR 6238 5654
McN-JR 7242-11 5664
McN-JR 7904 5809
McN-JR 8299-11 1585
McN-JR 13558-11 5965
McN-JR 15403-11 5651
McN-JR 16341 5647
McN-R-73 Z 3081
McN-R-726-47 4672
McN-R-747-11 1992
McN-R-1162-22 465-04
McN-X-94 1137
McN-X-181 872
M.C.P. 875 5416
141 MD 365
516 MD 5487
2028 MD 4594
5101 M.D. 2756-02
5579 MD 5194
6134 MD 3857-01
6753 MD 4403
MD 2 4013
MD 67350 5002
MD 68111 4752
MD 69276 1613
MD 690276 1613
MDAP 4872, 5277
MDi 193 2498
ME-910 3593
MEA 60
Measurin 950
Meaverin 2876
Meaverin-ultra 3775
Mebacid 1592
Mebacide 913
Mebadin 5754
Meballymalum 2030
Mebamide 2405
*Mebanazin*** 824
Mebaral 2200
Mebedrol 3681
*Mebendazol*** 2982
Mebenformin 1411
*Mebenosid*** 5659
Mebensole 2982
Mebenvet 2982
Meberyt 5990-01

Mebetide 729
Mebetus 3179
*Mebeverinhydrochlorid** 5438
*Mebezoniumjodid*** 4147
*Mebhydrolin*** 3905
Mebichloramine 290
Mebinol 3276
*Mebiquin** 1203-01
*Mebolazin*** 6054
Mebophos 316
Mebron 1652
Mebrophenhydramin-hydrochlorid 3641
Mebrophenhydrinat 3641-01
Mebroxine 1174
Mebryl „SKF“ 3641
Mebryl „Spofa“ 1509
Mebubarbital 1766
Mebumal 1766
Mebunat 1766-01
Mebutal 1425
*Mebutamat*** 1465
Mebutan 5055-01
Mebutar 2982
Mebutina 1465
*Mebutizid*** 2320
Mecadox 1535
Mecafides 1777
Mecal 3311
Mecalmil 3613
Mecamilamina 1777
Mecamin(a) 1777
Mecamyl 2779-02
*Mecamylaminhydro-chlorid*** 1777
MECap 1141
Mecaptid 1383
*Mecarbinat*** 2220
Mecarol 637
Mecazine 5385
Mechinolum 598
Mechloral 850
Mechlorethamine Hydrochloride 290
Mechlorethamine Oxide Hydrochloride 291
Mechlorphenoxatum hydrochloricum 1951
Mechlozid 533
Mecholine 892
Mecholyl 892
Mechothane 688
Meciclin 4521
Mecilex 3053
*Mecillinam*** 2902
*Mecinaron*** 5242
Meclastinfumarat 4620
Meclicina 5385
Meclirol 1951
Meclisan 5385
Meclivit 6020
Meclizine 5385
*Meclocyclin*** 4816
Mecloderm 4816
*Meclofenamic acid*** 2403
Meclofenoxane 1951
*Meclofenoxathydro-chlorid*** 1951
Meclomen 2403
Meclomid 2626
Meclon 1951
Mecloprodinfumarat 4620
Mécloprop ythiazol 619
*Mecloqualon*** 2694
*Mecloralurea** 177
Meclosate 1951
Meclosert 1951
Meclosorb 4816
*Mecloxamincitrat*** 4011
Mecloxate 1951
*Meclozin** 5385
*Mecobalamin** 6147
Mecodin 4650
Mecodrin 1069
Mecoffaminum 1758
Meconium 3323
Mecoral 850
Mecortolon 5531
Mecostrin 6009
Mecothane 688
Mecrifuronhydrochlorid 5477
*Mecrilat*** 235
Mecroeat 1951
Mecrylate 235
*Mecystein*** 197
Mecytosin 254
MEDA 213
Medacide SDM 1910
Medagyl 411
Medalema 3008
Medamor 381
Medamycin 4847
Medapan 2289
Med-apap 761
Medaphyllin 588
Medapsol 1838
Medaron 717
Medarsed 1425
Medarsen 18-03
Medatinic 337
Medaurin 3008
*Medazepamhydro-chlorid*** 3008
Medazepol 3008
Medazol 411
*Medazomid*** 410
Medazonamide 410
Med-E 5792
Medebiotin 1427
Medecaina 2894
Medekellin 2436
Medemanol 391
Medemycin 6035
Medepantol 1134-01
Medeperin 2857
Medepropil 1745
Medeprozina 3348
Médérel 5033
Medeserpina 5895
Medesone 4988
Medetermo 761
Medex 1070
Medeyol 1826
Medeyoquin 913
Medfalan 2281
Medhel C 393
Mediacycline 4847
Medialan LL-99 2935
Medialmine 182
Médiamer 3607-01
Médiaméthasone 4949
Mediamid 1360
Médiamycetine 1568
Médianox 33
Médiasolone 4704
Médiasone 4639
Mediastman 1083
Mediatonal 5634
Mediator 3903
Mediaven 1518
*Medibazindihydro-chlorid** 5383
Medibrome 2987
Medicain „Grünau“ 2909
Medicain „Medica“ 2631
Medicel 1594
Medicetil 1568
Medichol „Copanos“ 1568
Medicitron 396-04

Medicodal 3631
Medicon 3724
Medicort „Alamed“ 4746
Medicort „Medici“ 4646
Medicoryn 2461
Medicosteron 5187
Medicumarin 3838
Medicyclin(e) 4847
Medicycline 4849
Medidopa 1034
Medidorm 1964
Medidryl 3365
Mediflavin 2489
*Medifoxaminfumarat*** 3087
Medifuran 2245
Medigoxin 6051
Medigoxin „Medica“ 6033
Medihaler-EPI 1083
Medihaler-ISO 1745
Medilium 2987
Medilla 1186
Medimycin 1568
Medinal 828-01
Medinil 6142
Medio-Contrix „38“ 1514-01
Médiopyrine 727
Medipan 1965
Medipax 2973-01
Medipectol 4075
Medi-Pets 1892
Mediphen 1845
Mediphyllin 1055
Medirex 1979
Mediron 167-04
Medisedan 1425
Medisul 1593
Medisulfa 1910
Medisyl 950
Meditalfa 4439
Meditran 1138
Meditrate 263
Meditrene 919
Medituss 3724
Medixin 2548-01
Med-Laxan-Suppos. 4169
Medlim 2987
Medmain 2285
Medobis 835
Medocycline 4847
Medodorm 850
Medomet 1333
Medomin 2289
Medomycin 4825
Medopaque 939
Medophen 3108-01
Medopren 1333
Medorbon 2992
Medosil 2982
Medosulfina 1593
Medoxyl 688
Medoxyl „Medoz“ 3907
Medozim 6151
Medphalan 2281
Medramin 3365-03
Medrate 4988
Medrelon 4988
Medribioptal 5012
Medrifar 5012
Medrin „Medichem“ 2270
Medrin „Spofa“ 3641-01
Medrisona 5012
Medritonic 5012
Medrixon 5012
Medrocort 5012
Médrocortisone 4988
Medroftal 5012
*Medrogeston*** 5181
Medrol 4988
Medrol Enpak 5319
Medrol Stabisol 5003
Medrone 4988
Medroptil 5012
Medrossiprogesterone 5013
Medrotestronpropionat 5206
Medroxiprogesteroni acetas 5337
Medroxiprogesteronum 5013
*Medroxyprogesteron*** 5013
*Medroxyprogesteron-acetat*** 5337
*Medrylamin*** 3685
*Medryson** 5012
Medufen 2266
Medullin 4464
Medulor 1678
Meenk 4836
Meethobalm 2909
Mefacit 2769
Mefal 997
Mefamide 624-01
Mefazine 4028
*Mefeclorazin*** 4316
Mefe-Cortem 2769
Mefedina 2857
Mefedolo 2769
Mefenal 1903
Mefenal(ettae) 2200
*Mefenamic acid*** 2769
Mefenamina 3681
Mefenaminsäure 2769
Mefenamsäure 2769
Mefenesina 1380
Mefenetoin 1892
Mefenhydraminhydrochlorid 3680
Mefenisin 1380
*Mefenorexhydrochlorid** 2017
Mefenoxalona 1618
Mefentermin 1737
Mefeprol 4046
*Mefeserpin*** 5876
Méféxadyne 2915
*Mefexamid*** 2915
Méfexamide 2915
Meflophenhydraminhydrochlorid 3645
*Mefloquin*** 6437
Meflorin 1801
Mefobarbital 2200
Mefolin 1679
Mefoxin 3054
*Mefrusid*** 2302
Mefur 717
Mefurina 2436
Mefuzole 717
Mega 1465
Megabion „Sigma“ 6143
Megabion „Teikoku Zoki“ 4460
Mégabyl 4712
Megace 5314
Megacef 3096
Megacilina 3066-09
Megaciclina 4521
Megacillin „Faulding“ 3066-04
Megacillin „Frosst“ 3066-05
Megacillin „Frosst“-Tabl. 3066
Megacillin „Grünenthal“ 3066-09
Megacillin-oral 3069-01
Megacin 3097
Megaclor 5077
Megaclor „Icar Leo“ 4831
Megacort 4974-01
Megacortin 4949
Megadiuril 583
Megafur 2245

Megalax 4811
Megalectil 5299
Megalip 3585
*Megalomicinphosphat** 6646
Megalomicin Potassium Phosphate 6646
Megalomycin-A-Kalium-dihydrogenphosphat 6646
Megalovel 6143
Megamid 3355
Mega-Milbedoce 6142-01
Megamin 2040
Mégamycine 4825
Megapantho 1134-01
Megapen 3066-04
Megapenil forte 3066-09
Megaphen 3315
Megascorb 393
Megasedan 3008, 4335
Megasilin 3098
Mega-Star 4988
Mega-Star „solubile" 5520
Megasthenyl 1333
Megasul 1803
Megazone 5728
Megeron 5314
Megestin 5314
*Megestrol** 4985
Megestrolacetat 5314
Meggeson 127
Megibal 839
Megimide 839
Meginalisk 826-01
Meginalon-S 826-01
*Meglitinid*** 6436
*Meglucyclin*** 5750
*Meglumin*** 685
Meglumine acetrizoate 920-02
Meglumine iothalamate 1514-02
Meglumine salicylate 549-13
Meglumini stibias 685-01
Megoestrolacetat 5314
Megrin 5656
Meguan 214
Megustan 909
Meibis 2657
Mejoral 950
Mekamine 1777
Mekkings B 1659
Mekkings E 1002
Mekkings M 740
Mekkings P 1298
Meklozin 5385
Mekodin 4650
Me-Korti 4639
Meksamin 1641
Mekvalon 2992
Meladinin 1806
*Meladrazintartrat*** 1784
Melamin 98
Melaminsulfon 1943
Melanex „Boehringer-Mannheim" 4577
Melanex „Lilly" 2619
Melantoin 2993
Melarsen 1009
Melarsenoxid-BAL 1921
Melarsenoxyd 952
*Melarsonyl potassium*** 2183
*Melarsonylum kalicum*** 2183
*Melarsoprol*** 1921
Melatonin 2235
Mel B 1921
Melbex 3359
Melbin 214
Melcough-Powd. 1741
Meldane 2499
Meldian 1309
Meldol 4873
*Melengestrol*** 5154
*Melengestrolacetat*** 5422
Meleril 4633
*Meletimid*** 5251
Meletin 2692
Melfa 1910
Melfalan 2280
Melhoral infantil 950
Meliamin 1754
Melin 5573
*Melinamid*** 5550
Melinax 100
Melipan 3202
Melipan (neue Form) 4249
Melipramin 4019
Melisar 1309
Melitase 1309
Melitex 3850
Melitoxin 3838
*Melitracen*** 4596
Melittin 6159
Melivec 1410
Melixeran 4596
*Melizam*** 543
Mellaril 4633
Mellerets 4633
Mellerette(n) 4633
Melleril 4633
Mellictin 5985
Mellila 1309
Mellinese 1309
Mellite 826-01
Mellitin 214
Mellitol 2032
Mellitoral 1754
Mellitos 1754
Mellitos C 1309
Mellitos D 2032
Melonex 2619
Melormin 1309
Melosan 432
Melox 952
Meloxine 1806
*Melperon*** 3143
*Melphalan*** 2280
Melphen 1410
Melpintol 422
Melsaphine 3998
Melsed 2992
Melsedin 2992
Melsomin 2992
Meltrol 1410
Melubrin 1943
Melugan 3144
Meluginan 3144
Mel W 2183
M.E.M. 5152
*Memantin*** 6287
Memcozine 1910
Memine 5152
Memogen 281
Memoril 281
*Memotinhydrochlorid** 3289
Menachinonum natrium bisulfurosum 1504-01
Menacor 2698
Menaderm simplex 5129
Menadiol 1537
Menadiol-bis-dinatrium-phosphat 1602
Menadiol-bis-sulfobenzoat 5376
Menadioldiacetat 2757
Menadioldibutyrat 3979
Menadioldisuccinat 3879
*Menadiolnatriumsulfat*** 1544

Menadiol sodium diphosphate 1602
*Menadiol sodium sulfate*** 1544
Menadiol „Spofa"-Inj. 1602
Menadiol „Spofa"-Tabl. 2757
Menadioltrimethylammonioacetatchlorid 3133
Menadiolum solubile 1602
Menadion 1504
*Menadionnatriumbisulfit*** 1504-01
*Menadion sodium bisulfite*** 1504-01
Menadoxime 2156
Menagen 3668
Menalgesia 761
Menaphthene 1504
Menaphthon(e) 1504
Menaphthone sodium bisulphite 1504-01
Menaquinone 1504
Menaquinone-4 5853
Menarex 1504
Menasul 2746
Menatensina 5951
*Menatetrenon*** 5853
Menazone 1832
*Menbuton*** 2756
Mendelgina 2857
Mendiaxon 1186
Mendon 6394
Mendovite 1504
Mendozal 3463
Menesia 465-08
Menesin 1380
Menetyl 2047
Menfacid 3668
Menformon 3713
Menformon-Dragees 3668
Menformon (Inj. + Emulsion) 5390
*Menglytat*** 2660
Menhydrinate 3365-03
Meniace 826-01
Menichlopholan 1791
Menidrabol 4989
Menier 337
Menietol 826-01
Menilon 6354
Menine 295
Menir 6190
*Menitrazepam*** 3051
Menixan 2355
Menocil 985
Menocrin 3582
*Menocton*** 5311
Menodiab 4684
Menodin 2799
Menodin „Synthesis" 5435
Menogyn 5276
Menolyn 4313
Menolysin 4631-01
Menomal 950-07
Ménomuth 2362
Menonasal 2909
Menopatol 3160
Menoril 4783
Menorol 2266-17
Menospasm 4142
Menosteroid 3610
Menostilbeen 3610
Menoxicor 2698
Mensal 274-05
Mensalin 3423-01
Mensicort 4746
Menstridyl 5127
Menstruole 5337
Menta-Bal 2200
Mentalormon 4090
Menthakampfer 1473
Menthol 1473
Menthospirin 4069
Menthoval 2934
Menthylanthranilat 3447
Mentil 4286
Mentovalol 2934
Mentowal 2934
Menutil 2304
Meonine 295
Meotels 826
Mep 1138
*Mepacrin*** 5148
Mepadin 2857
Mepanit 4124
Mepantin 1138
Meparfynol 422
Meparfynolcarbamat 637
Meparin 5353
Mepasin 3973
Mepatar 4849
Mepavlon 1138
Mepazine 3973
Mep-E 1138
Mepecton 4650
Mepedyl 3989-01
Mepenicycline 5755-01
Mepentamat 637
Mepentil 422
*Mepenzolatbromid*** 4673
Mepenzolonbromid 4673
Meperidide 5581
Meperidine hydrochloride 2857
Meperidinic acid 2257
Meperidol 2857
Mephabutazon 3906
Mephacevin 393
Mephacyclin 4847
Mephadecortyl 5187
Mephadexamin 1070
Mephadryl 3365
Mephalutren 4734
Mephameson 4949
Mephameson-Injektionslösung 5738
Mephamycin 1568
Mepharubin 6143
Mepharubin-Depot 6142
Mephaserpin 5895
Mephasine 4028
Mephate 1380
Mephathelin 5172
Mephatopherol 5792, 5864
Mephazin 4028
Mephazulen 2496
Mephebarbital 1533
Méphéchlorazine 4316
Mephedan 1380
Mephedine 2857
Mephelor 1380
Mephenamin(e) 3681
*Mephenesin*** 1380
Mephenesincarbamat 1694
Mephenetoinum 1882
Mephenhydramin 3680
Mephenhydramin-teoclat 3680-01
Mephenhydrinat 3680-01
Mephenicol 5624
Mephenon 4650
*Mephenoxalon*** 1618
Mephenterdrinsulfat 1737
*Mephentermin*** 1737
Mephentine 1737
*Mephenytoin*** 1892
Mepherol 1380

Mephesin 1380
Méphétedrinsulfat 1737
Mephin 1380
Mephine 1737
Mephobarbital 2200
Mepholin 1679
Mephson 1380
Mephyllin 1373
Mephytal 2200
Mephyton 5857
Mephyton-DK 5862
Mepiben 3989
Mepiciclina 5755
Mepicycline 5755
Mepidon 4322
*Mepindolol*** 6382
Mepinova 5755-01
Mepiperphenidol 4135
Mepiperphenidyl 4135
*Mepiprazolhydro-chlorid*** 3126
Mepiral 1652
Mepirammina maleato 3423
Mepireserpathydro-chlorid 5308
Mepirizol 1652
*Mepiroxol*** 370
Mepiserpato 5308
*Mepitiostan*** 5454
*Mepivacainhydro-chlorid*** 2876
Mepivastesin 2876
Mepixantonum 6503
Mepizin 2696
Meplion 5755
Mepradiol 1138
*Mepramidilhydro-chlorid*** 5665
Mepramin 4019
Mepramzine 3423
Meprane 4365
Mepranedipropionat 5518
*Meprednison*** 4937
Meprednisonhydrogen-succinat 5506
Meprepose 1138
Mepriam 1138
Meprin 50 1138
Meprindon 1138
Meprisolon 4704
Meprison 4639
Meprizina 3097
Meprobam 1138
*Meprobamat*** 1138
Meproban 1138
Meprobil 1138
Meprobin 1138
Meprocaine 2612
Meprochol 682
Meprocompren 1138
Meprocon CMC 1138
Meprodat 2100
Meprodil 1138
Meprodine 3450
Meprodiol 1138
Meprol 1138
Meproleaf 1138
Meprolonga 1138
Mepromate 1138
Mepromet 1138
Mepron „Choseido" 1138
Mepron „Hamilton" 1138
Mepron „Merit" 2270
Mepronal 1304
Mepronel 1138
Mepronil 1138
Meprophendiol 2299
Meproquil 1138
Meprosa 1138
*Meproscillarin** 6625
Meprosedan 1138
Meprosin 1138
Meprospan 1138
Meprotabs 1138
Meprotan(um) 1138
Meprothixol 3993
Meprotil 1138
*Meprotixol*** 3993
Meprox-400 1138
Meprozine 1138
*Meprylcain*** 2612
*Meptazinolhydro-chlorid*** 2885
Meptine 1143
Meptran 1138
*Mepyraminbrom-theophyllinat*** 3423-01
*Mepyraminmaleat*** 3423
Mepyramon 3423
Mepyran 3423
Mepyren 3423
Mepyrium 2596
Mepyrimal 3423
Mépyroxol 370
Mepyrrotazinum 3974
Mepysulf 1594
Mequal 2987
Mequalen 2992
Mequalon 2992
Mequelon 2992
*Mequidox*** 1222
*Mequinol*** 598
Mequinolate 3386
*Mequitazin** 4242
Mequiverine 4303
Mer-17 3620
Mer-25 5582
Mer-27 4503
Mer-29 5576
Mer-41 5483
Mer „Takeda" 4505
Merabitol 4360
Meracen 349
Meractinomycin 6141
Meradan 2077
Meradin 241
Meragidon-Theo-phyllin 1313
*Meraleinum natricum*** 3833
Meralgin 2270
*Merallurid*** 1125
Meranclorina 582
Meranol 2032
Merantoin 705
Merapiran 417
Merapiran (alte Form) 2992
Meraprina 3399
Merastom 493
Merasulfozyl 1592
Meratonic 3619
Meratran 3619
Meravital-V 349
Merazene 1592
Merbak 3187
Merbantal 4142
Merbaphen 828-03
Merbentul 5064
Merbentyl 4142
Merbiurelidin 468
*Merbromin*** 4152
Merbromine sodique 4152
Mercabolide 335
Mercadal 625
Mercaleukin 231
Mercamidum 273
Mercamin 60
Mercaprol 126
*Mercaptamin*** 60

Mercaptizol 157
Mercapto „Minophagen-Torii" 39
Mercaptoarsenical 1630
Mercaptoarsenol 1630
Mercaptol 157
*Mercaptomerin*** 3218
Mercaptophos 1415
*Mercaptopurin*** 231
Mercaptothiazoline 87
β-Mercaptovalin 296
Mercaptyl 296
Mercapurene 231
Mercapurin 231
Mercardac 1125
Mercardan 1125
Mercardox 287
Mercazole 157
Mercazolyl(um) 157
Mercilon 982
Mercloprin 287
Mercloran 287
Mercodinone 3628
Mercoral 287
Mercote B_1 2040
Mercote B_2 3354
Mercotin (Drop + Powd.) 4836
Mercromina 4152
Mercromsal 4152
Mercrotona 4152
Mercroverk 4152
Mercryl 1307
*Mercuderamid*** 1929
Mercuhydrin 1125
Merculest 287
Mercumallylnatrium 2459
Mercumallyl-theophyllin 2459-01
*Mercumatilin sodium*** 2459-01
*Mercumatilinum natricum*** 2459-01
Mercuprocyl 2253-01
Mercupurin 2654
Mercuramide 2253-01
Mercuranine 4152
Mercuranum DAK 4152
Mercurasept 4152
Mercurasol 2253-01
Mercurescéine 4152
Mercuretin 1125
Mercurex 3833
Mercurgan 2253-01
Mercuriaan 950
Mercurin „Campbell" 2654-01
Mercurin „Monik" 4152
Mercurio rojo „Ideal Tide" 4152
Mercurit 1861
Mercurit „Teva" 2654-01
Mercurobromfluorescein 4152
*Mercurobutol*** 1307
Mercurocéine 4152
Mercurochrom(e) 4152
Mercurocil 4152
Mercurocol 4152
Mercurocromo 4152
Mercuro-Fluoren 4152
Mercurome 4152
Mercuron 301
Mercurophage 4152
Mercurophen 336
*Mercurophyllin*** 2654-01
Mercurosalyl 2253-01
Mercurothiolate sodique 982
Mercuroxyl 287
Mercuryl 349-01
Mercurylurée 287
Mercusalum 2253-01
Mercuzal 2253-01
Mercuzan 2654-01
Mercuzanthin 2654-01
Merdroxon 1313
Meregon 4729
Mereprin(e) 3399
Merethoxyllin-Procain 2824
Meretran 3619
Merfalan 2282
Merfamin 982
Merfen 349-01
Mergadion 1313
Mergamate 1313
Merian 2746
Meribam 1138
Meri-C 393
Mericycline 4847
Meridexasone 4949
Meridil 2564
Merilax 4163
Merilid 287
Merinax „Labaz" 1398
Meriodine 329-02
Meripramin 4019
Meriprobate 1138
Meriquibrom 2987
Merislon 826-01
*Merisoprol (^{197}Hg)*** 117
Merisoprol Hg 197 117
Merisoprol (^{203}Hg) 118
Meristolone 4988
Merisyl 1425
Merital 3058
Meritin 3486
Merival 316
Merizone 3906
Merkamin 60
Merkaptopurin 231
Merkasept 349-01
Merkastan 157
Merlusan 1030
Mern 231
Merobalum 828-03
Merocait 2325
Merocet 4783
Meroclor 287
Meroctan 2992
Merodicein 3833
Meroditan 3069-03
Meronidal 411
Meropenin 3069
Merophan 2279
Meroquinolamide 3304
Merpanit 4124
Merpanol 5576
Merparan 287
Merpectogel 349-02
Merphalan 2282
Merphène 349-01
Merphenylnitrat 349-02
Merphillin 5918
Merphol 982
Merphtallyl 3886
Merphyllin 2253-01
Merphyrin 5918
Merprane 117
Merpurate 1313
Merrell 29 5576
Mersagel 349
Mersalile-teofillina 2253-01
Mersaline 2253-01
Mersalpin 2253-01
Mersalyl acid 2253
Mersalyl-Theophyllin* 2253-01
Mersalylum acidum 2253
Mersalyn 2253-01

Merseptone	518
Merseptyl-Wirkstoff	982
Mersoben	2938
Mersol	982
Mersone	982
Merstrep	4785
Mertestate	4089
Merthilate	982
Merthiolate	982
Merthiosal	982
Merthiphyl	2253-01
Merthylline	2654-01
Mertin	2355
Mertionin	295
Mertiran	625
Mertorgan	982
Mervacycline	4847-09
Mervaldin	1380
Mervamine	4491
Mervan	1547
Mervapas	569-02
Mervastrept	4789
Merzonin	982
*Mesabolon***	5546
Mesanolon	4463
Mesantoin	1892
Mesarin	203-04
Mesaton(um)	1077
Mescalin	1751
Mescomine	3732
Mesconit	3732-01
Mescopil	3732
Mesdicain	2906
Me. Se. Ce.	493
*Meseclazon***	1523
Mesegacida	373
Mesentol	639
Mesenyl	4692
Mésidicaine	2906
Mesin	509
Mesitalkohol	99
Mesitol	460
Mesmar	1138
Mesmerin	2687
*Mesna***	57
Mesocain	2906
*Mesocarb***	3576
Mesohexöstrol	3667
Mesoinosit	460
Mesokain	2906
Mesol	460
Mesonex	6038
Mesonitrol	356
Mesontoin	1892
Mesopin	3459
Mesopren	4988
Mesorgydin	4362
*Mesoridazinbesilat***	4629
Mesosit	6038
Mesosulin	1410
Mesotal	6038
Mesotan	1007
Mesotocin	6075
Mesotol	1001
Mesovit	460
Mesoxan	71
Mespenal	5000
Mesphenal	5000
Mestalone	4463
*Mestanolon***	4463
Mestenediol	4460
Mesteranum	4461
*Mesterolon***	4461
Mesteron	4442
Mestilbol	3976
Mestinon	1102
Mestoranum	4461
Mestralon	3610
*Mestranol***	4636
Mestronaq	3668
Mestrone	3668
Mesudin	624
Mesudrin	624
Mesulfa	1592
Mésulfamide sodique	629
*Mesulfen**	2439
Mesulphen	2439
Mesulphenol	2439
Mesulpridum	2916
*Mesuprinhydrochlorid**	4062
Mesural	2987
*Mesuximid***	1868
Mesyldegranol	2110
Mesylerithrol	1491
Mesylith	3736
Mesylphenacyrazine	3970
Metabacter	3334
Metabamate	1138
Metabarbital	1101
Metabarbitaletas	1845
Metabasal	87
Metab-Auxil	307
Metabiot	3334
Metabiotic	4825
Metabiotico(n)	4825
Metablon	2040
Metabol	5596
Metabolase	2074
Metabolin	2040
Metabolina	4415
Metabrium	2987
*Metabromsalan**	2126
Metabutethaminhydrochlorid	2326
Metabutoxycaine	3488
Metac	4825
Metacain	1025
Metacaraphen	4451
Metacardiol	808
Metace	5064
Metacen	3850
*Metacetamol***	760
Metachloridin(e)	1193
Metaciclin	4825
Metacidan	3334
Metacil „Ibirn"	4825
Metacil „Lundbeck"	245
Metacin	4050-01
Metacin „Themis"	761
Metaclin	4825
Metaclor	4825
Metacolinio cloruro	892
Metacort	4949
Metacortalon	4704
Metacortandracin	4639
Metacortandralon(e)	4704
Metacortin	4639
Metacualona	2992
Metacumaroli natrii sulfas	1191
*Metacyclin**	4825
Metacycline „Bombay Drug House"	4847
Metadee	5709
Meta-Delphene	1990
Metadin	3619
Metadone	4650
Metadorin	1396
Metadorm	2992
Metadrenalin	1403
Meta-Framan	3334
Metagin	740
Metagliz	2626-01
Metaglucina	2841
*Metaglycodol***	1668
Metagram	4825
Metagyl	411

*Metahexamid*** 2619
Metahexanamide 2619
Metahydrin 724
Metalar 4764
Meta-Las 1594
Metalax „Bombay Drug House“ 4163
Metalax „Star“ 4811
Metalcaptase 296
Metalene 5576
Metalex-P 419
Metalgin 2270
Metalid 761
*Metallibur*** 666
Metalolhydrochlorid 1769
Metalona propionato 5206
Metalutin 4091
Metambac 3334
Metambiotico 3334
*Metamfazon*** 1558
*Metamfepramon** 1678
Metamfepyramone 1678
Metamicina 4825
Metamide 6151
Metamidol 2970
Metamidor 2992
Metamin „Takeda“ 5079
Metamina 1388
Metamine „Eliot-Marion, Pfizer“ 453-01
Metamine „Zori“ 1388
Metamisyl 4664
Metamivanum 2313
Metamizol-Natrium 2270
Metamol 761
Metampen 3334
Metamphetamine 1388
*Metampicillin-Natrium*** 3334
Metampicina 3334
Metampilene 3334
Metamplimedix 3334
Metamsustac 1388
Metamycin 1568
Metanabol 4415
Metandelan 451-17
*Metandienon** 4415
Metandiol 4460
Metandiol-Amp. 5549
Metandren 4442
Metandrostenolon 4415
Metanephrine 1403
Metaniazid „Bombay Drug House“ 373
Metaniazide 615
Metanin 4095
Metanide 3766
Metanitra 453-01
*Metanixin*** 2464
Metanova 3334
Metansul 3334
Metantelina 4675
Metantyl 4675
Metaoxedrin 1077
Metaoxycycline 4849
Metapam 2970
Metapen 3334
Metapenyl 3334
Metaphen 518
Metaphet 1388
Metaphyllin 588-03
Metaphylline-Inj. 588
Metaphylline-Tabl. 1373
Metapirazone 1620
Metaplexan 4242
*Metapramin*** 6412
Metaprel 1747
Metaproterenolsulfat 1747
Metapyrin 2270
Métaquine 5148
Metaradrin 1076
*Metaraminol*** 1076
Metaril „Lafi“ 1076
Metaril „Wayne“ 3850
Metarsen 343
Metarsenobillon 2497
Metarsolo 58
Metartril 3850
Metarzan 1481
Metasclene 5576
Metasedin 4650
Metasep 751
Metasma 1743
Metasolon 4949
Metason(a) 4949
Metasone 4639
Metaspas 4477
Metastab 4988
Metastenol 4415
Metasteron 4460
Metastigmin 2071
Metasulfa 1593
Metasulfanilyl-butylcarbamid 1755
Me-Ta-Sweet 524-01
Meta-Synephrine 1077
Metatetril 4825
Metathion 6214
Metatolbid 2032
Metatone 4650
*Metaxalon*** 1932
Metaxan 4675
Metaxan „Faro“ 3971
Metaxine 1932
*Metazamid*** 1580
Métazépiumjodid 5174
*Metazid** 2210
Metazina 1594
Metazina capronato 6120
Metaziven 1902
*Metazocin** 2852
Metazol 1276
Metazolo 157
Metcaraphen 4451
Metebanyl 4078
Metenalato 451-17
Metenamin 451
Metenarin 4347-01
Metendiol 4460
Metenix 3027
*Metenolonacetat*** 5015
*Metenolonönanthat*** 5625
Meteph 1740
Meterdos-iso 1745
Meterazin 4286
*Metergolin*** 5395
*Metergotamin** 5919
Meterox 468
*Metescufyllin*** 1822-01
Metestine 4442
Metestone 4442
Met-estrin 3713
Metet 6234
*Metethoheptazin*** 3451
*Metetoin*** 1891
Meteverinhydrochlorid 4221
Metexterona 4442
Metfendrazine 1419
Metflorylthiadiazin 726
Metflorylthiazidine 726
Metfol-B 2748
*Metformin** 214
*Methabarbital*** 1101
Methabol 4764
Methacetin 1023
Methacholin 892
*Methacholiniumchlorid*** 892
Methacid 3850
Methacil 247
Methacin(um) 4050-01

Metha-Colimycin 6130
Methacon 2573-01
Methacycline 4825
Methadin 2858
Methadol 4713
α-Methadol 4714
β-Methadol 4715
*Methadon** 4650
Methadone intermediate 3954
Methadone-S 4386
Methadon-Zwischenprodukt 3954
Methadorm 2992
Methadren 1402
Methadyl acetate 5164
Methadyl „Century" 2573-01
Methaform 178
Methafrone 2436
Methafurilen 2572
Methagon 4922
Methajade 4650
Methalamic acid 1514
Methallatal 1362
*Methallenestril*** 3671
Methallenoestril 3671
Methallenoestrol 3671
Methallibure 666
Methalone 4462
Methalone „Adam" 2992
Methalthiazide 1953
Methalutin 4091
Methamicil 4664
Methamilane 672
Methamine 1388
Methaminodiazepoxide 2987
Methamoctol 1160
Methamphazone 1558
*Methamphetaminhydrochlorid*** 1388
Methamphidon 2980
Methamphin 1388
Methampyrone 2270
Methanabol 4460
Methandienone 4415
Methandine 451-17
Methandiol 4460
*Methandriol*** 4460
Methandriol-bisönanthoylacetat 6001
Methandrioldipropionat 5549
Methandriolpropionat 5205
Methandrol 4460
Methandrostenediolone 4447
Methandrostenolone 4415
*Methaniazid*** 615
Methanide 4675
Methanol 17
Methanopyranorin 4190
*Methantheliniumbromid** 4675
Methanthine Bromide 4675
Methantoinum 1892
*Methaphenilenhydrochlorid*** 2842
Méthaphénylène 2842
*Methapyrilen*** 2573
*Methaqualonhydrochlorid*** 2992
Metharbitone 1101
Methargen 4505-01
Metharide 892
Metharsan 18
Metharsinat 18
Methased 2992
Methasedil 2992
Methaseptyl 1902
β-Methasone 4950
Methasquin 4539
Methastenon 4415
*Methastyridon*** 2218
Methatropin 3459
Methavin 451-17
Methazid 2210
Methazine 3850
*Methazolamid*** 262
Methazole 917
Methazon 4950
Methazon-Ion 4949
Methbipyranone 2462
Methbolin 4415
*Methdilazinhydrochlorid*** 3608
Methebanyl 4078
Methedrinal 1388
Methedrine 1388
Méthédrone 1685
Methelina 4675
Methemin 2355
*Methenamin*** 451
Methenamine hippurate 451-27
Methendalate 451-17
Methendelate 451-17
Methenolonacetat 5015
Methenolone enanthate 5625
Methenolonönanthat 5625
Methergen 4347-01
Methergin 4347-01
Methergoline 5395
*Metheptazin*** 3171
Methepton 1143
Méthescufylline 1822-01
Methesculétol sodique 1822
*Methestrol*** 4365
*Methestroldipropionat*** 5518
Methetharimide 839
Methetoin 1891
Methexaminum 681
Methexenyl 1965
Methiacil 245
Methiaden 4276
Methicil 245
Methicillin-Sodium 3347
Methicotinii iodidum 816-01
Methidate 2564
Methidine 2857
Methidon 4650
Methilanin 295
Methimazol 157
Methimazolmethyljodid 280
Methindethyriumchlorid 5023
Methindione 1867
Methindizate 5405
Methinon 1504
Methiocil 245
Methiocon 295
*Methiodal-Natrium*** 13
Methioflurane 78
Methiol 295
Methiolon 295
*Methiomeprazin** 4034
Methion 295
Méthionamine 655
*Methionin*** 295
Methionin-Ampullen „Merck" 446
Methionin-Amp. „VEB Philopharm" 655
Methioninformylamid 446
Methioninyladenylat 6384
Methionyl 295
Methiopidin 5894
Méthioplégium 4877
Methiosulfonii chloridum 493
Methiothepin 4311

Methiotriazamine 2016
Methioturiate 2066
Methirit 157
Methisazone 1226
Methisoprinol 1290-01
Methisul 993
*Methitural*** 2066
Methiumchlorid 2113
Methiuracil 245
Methixart 4275
Methixenhydrochlorid 4275
Methmol 1696
Methobromin 2113
Methocabal 1696
Methocal 1696
Methocamphoni methylsulfas 3506
*Methocarbamol*** 1696
Methochlorpramid-hydrochlorid 2626
Methocillin 3347
Methocillin S 3873
Methocinnate 2553
Methoestroli propionas 5518
Methoestrolum 4365
Methofadin 1908
Methofazine 1908
Methofluranum 77
*Methohexital*** 2542
Methohexitone 2542
Methoin 1892
Metholes 1334
Methonal 308
Methonal ,,Toyo" 2992
Methonalide 3655
Methonamin 1743
Méthonaphthone-Natrium 2756-01
Methonini 295
Methonium 2113
Methophedrinum 1685
Methophenazin 5848
Methopholine 4283
Methoplain 1333
*Methopromazin*** 3650
Methopropazine 3650
Metopterine 4230
Methopyranorin 4190
Methopyrapone 2462
Methopyrimazole 1652
Methoquine 5148
Methorate 3724
Methorcon 3724
Methorin 4594
Methorphan 3723
Methorphinan 3408
Methosarb 4760
*Methoserpidin*** 5896
Methostan 4460
*Methotrexat*** 4245
Methotrimeprazine 4024
Methoxa-Dome 1806
Methoxadone 1618
Methoxamedrin-hydrochlorid 1749
*Methoxamin** 1749
Methoxifluranum 77
Methoximol 2198
Methoxin 4050-01
Methoxin ,,Hokuriku; Therapeutic' 1910
5-Methoxine 1202
6-Methoxine 1203
Methoxiphenadrinum 1743
Methoxital 2542
Methoxsalen 1806
4-Methoxybenadryl 3685
Methoxychloroestrone 3984
Methoxychlorprocainamid-hydrochlorid 2626
Methoxydone 1618
Methoxyethylpyridine 805
*Methoxyfluran*** 77
Methoxyhydrastin 4836
Methoxylene 2573-01
Methoxyn 1388
Methoxynal 1951
*Methoxyphedrin*** 1685
*Methoxyphenaminhydrochlorid*** 1743
Methoxyphenoserpin 5876
Methoxypromazine 3650
Methoxyprophylline 2060
Methoxypropriocin 2477
Methoxypsoralen 1806
Methoxypyrimal 1595
Methoxysalen 1806
m-Methoxythioacetazon 1654
Methozin 1575
Methozole 1594
Methozole-Syrup 1910
Methphenäthaminhydrochlorid 3362
Methphendrazin 1419
Methphenoxydiol 1381
Methral 5287
Methscopal 3732
Methscopolamine Bromide 3732
Methscopolamine Nitrate 3732-01
Methscopolamini metosulfas 3732-02
Methsuximide 1868
Methural 122
Methurazil 245
Methurine 295
Methyantalon 4463
Methybol 4463
Méthycilline sodique 3347
*Methyclòthiazid*** 1014
Methydromorphine 3690
Methy-F 1740
Methygenal 2066
Methyladrenalin 1402
Methylaminacrin 2416
Methylaminoantipyrin 1940
Methylaminonaphtholum 1554
Methylaminopterinum 4245
Methylamphetamin 1388
o-Methylamphetamin 1386
p-Methylamphetamin 1387
12-Methylandrostanolon 4461
17α-Methylandrostanolon 4463
Methylandrostendiol 4460
Methylandrostendiol-propionat 5205
Methylantifebrin 1020
Methylapogalanthamin-hydrochlorid 3320
Methylarecaidin 840
Methylarsinum 18
Methylartenerol 1083
Methyl-Aspriodine 1199
Methylatropinbromid 3766-01
Methylatropinnitrat 3766
Methylazol 1020
*Methylbenactyzii bromidum*** 4723
Methylbenactyzinhydrochlorid 4664
Methylbenzedrin 1388
*Methylbenzethonium-chlorid*** 5712
Methyl-Benzoquate 4835
Methybol-Depot 5349
N-Methylbutisol 1768
Methyl Butex 740

Methyl-Calminal 2200
Methylcatechol 597
Methyl-CCNU 1449
Methylcephaelin 5760
Methyl Chemosept 740
Methylchloroquin 4082
*Methylchromon*** 1185
Methylcinchophen 3255
Methylclofenapate 3283
Methycoba(l) 6147
Methylcobalamin 6147
Méthylcobaz 6147
Methylcoffanolamin 1758
6-Methylcrotsparine 3595
Methylcuprein 4301
Methyl-Curarin 6009
Methylcystein 197
Methyldebenal 1592
Methyldesomorphin 3625
*Methyldesorphin*** 3625
Methyldiazepinon 2970
Methyldiazil 4664
Methyldiazin 1592
β-Methyldigoxin 6051
*Methyldihydromorphin*** 3690
Methyldihydromorphinon 3629
Methyldinitrobenzamid 716
„Methyl Diol“ 4460
Methyldioxatrine 5251
Methyldiphacil 4657
α-Methyldiphenhydraminhydrochlorid 3680
o-Methyldiphenhydraminhydrochlorid 3681
p-Methyldiphenhydraminhydrochlorid 3682
Methyldisulfanilamid 2224
*Methyldopa*** 1333
DL-*Methyldopa* 1334
Methyldopathydrochlorid 2009
*Methyldopum*** 1333
d-3-Methyldromoran 3724
Methylen-bis-INH 2210
Methylenblau 3093
Methylenchlorid 7
Methylendehydroacetoxyprogesteron 5277
Methylene Blue 3093
Méthylènecycline 4825
Methylenprednisolon 4938
Methylen-Sulfamerazin 5389
Methylensulfathiazol 1207
Methylenum coeruleum 3093
Methylephedrin 1740
DL-*Methylephedrinhydrochlorid* 1741
Methylepinephrine 1402
Methylergobasin 4347
Methylergobrevin 4347
Methylergolcarbamid 4362
*Methylergometrin*** 4347
Methylergonovin 4347
Methylets 4442
Methylfenytoine 2993
Methyl-Finarthrin 3255
Methyl-G.A.G. 305
Methylglucamin 685
Methyl Green 5525
Methylgrün 5525
Methylheptaminolhydrochlorid 1160
Methylhexabitalum 1965
Methylhexamin(e) 681
Methylhexaneamine 681
Methylhomatropinbromid 3459
Methylhomatropinnitrat 3459
„*Methylhydantoinum*“ 1892
Methylhydrocuprein 4357
Methylhydroxyprogesteronacetat 5337
Methylhyoscin „Diabetylin“ 3732-02
Methyli butetisalicylas 2554
Methylisomyn 1388
Methylium aminooxybenzoicum 766
Methylium phenylcinchoninicum 3255
Methylium salicylicum 739
Methyllycaconitin 5985
Methylmelubrin 2270
Methylmeprobamat 1465
Methylmercadone 1258
Methylmethergin 4678
Methylmiazylsulfonamid 1592
Methylmitomycin C 3118
Methylmorphin 3627
Methylmydriatin 1391
Methylnaphthochinon(um) 1504
Methylnicethamid 1762
Methylniphenazine 3575
Methylnirvanol 1892
Methylnitrophos 6214
Methylnoradrenalin 1082
Methylnortestosteron 4091
Methylöstradiol 4066
Methyloestrenolon 4091
7α-Methylöstron 4037
Methylolriboflavin 3665
Methylon 3766
Methyloxamethoniumjodid 2370
Methyloxan 4275
Methyloxazepam 2971
Methyloxedrin 1395
Methyloxytocin „Spofa“ 6075
Methylparaben 740
Methylparafynol 422
Methyl Parasept 740
Methylparedrin 1393
*Methylpentynol*** 422
Methylpentynolcarbamat 637
Methylperidid 5581
Methylperidol 4873
Methylperone 3143
15-Methyl-$PGF_{2\alpha}$ 6552
Methylphenetoin 1892
*Methylphenidathydrochlorid*** 2564
Methylphenidylat 2564
*Methylphenobarbital*** 2200
Methylphenobarbitone 2200
Methyl-phenylaethylhydantoinum 1892
Methylphenytoin 2993
Methylprampini nitras 4750
*Methylprednisolon*** 4988
Methylprednisolonacetat 5319
Methylprednisolone sodium phosphate 5003
Methylprednisolonnatriumsuccinat 5520
Methylprednison 4937
Methylprednisonhemisuccinat 5506
Methylpromazine 3662
Methylpromethazinium methylsulfuricum 3709

Methylpropamine 1388
Methylproscillaridin 6625
15(S)-15-Methyl-prostaglandin $F_{2\alpha}$ 6552
Methylpyrimal 1592
*Methylrosanilinium-chlorid*** 5410
Methylscopolamin-bromid 3732
Methylscopolamin-nitrat 3732-01
Methylstanazolum 4755
4-Methylsulfadiazin 1592
5-Methylsulfadiazin 1593
Methylsulfathiazol 1254
Methylsulfazinum 1592
Methylsulfonal 887
Methylsulphadiazine 1592
Methylsulphapyrimi-dine 1592
Methyl Sulphoxide 56
Methylsympatol 1395
Methylsynephrin 1395
Methyltestediol 4460
*Methyltestosteron*** 4442
*Methylthioninium-chlorid*** 3093
Methyl-Thiorist 245
*Methylthiouracil*** 245
Methyltrienolone 4038
Methyltubocurarini chloridum 6009
Methyltyramin 1075
Methylumbelliferon 1186
Methylustin 4175
Methymazol 157
Methymycin 5457
Methyndamine 1121
Methynodiol 4733
Methynodioldiacetat 5436
Methyocil 245
Methyphemin 2341
Methypranol 3480
Methypregnone 5337
*Methyprylon*** 1445
Methyridine 805
Methyrit 3078-01
*Methysergid*** 4678
Meth-Zine 3349
*Metiamid*** 1130
Metian 2730
*Metiapin*** 3945
Metiazin 2730
*Metiazinic acid*** 2730
Metibasol 157
Meticaine 3165
Meti-Caps 295
*Meticillin-Natrium** 3347
Meticlorpindol 561
Meticortelone 4704
Meticortelone aquenous 5156
Meticortelone soluble 5423
Meticortem 4639
Meticorten(e) 4639
*Meticran*** 1335
Metid 4621
Meti-Derm 4704
Metidi 6051
Metidione 4460
Metifex 2772
Metigestrona 5337
Metiguanide 214
Metiken 5586
Metilalfa 3984
Metilandrostendiolo 4460
Metilar 5284
Metilbenzodiacepinona 2970
Metilbetasone 4988
Metilbiotico 5586
Metilbisexovis-Compr. 4460
Metilbisexovis-fiale 5205
Metil-Bisexovister 5205
Metilcaf 2779-02
Metilciclina 4521
Metilcort 4988
Metilcromone 1185
Metildesorfina 3625
*Metildigoxin*** 6051
Metildiidromorfina 3690
Metildiolo 4460
Metildiolo-fiale 5205
Metildopa 1333
Metilenbiotic 4825
Metilfenidato cloruro 2564
Metilgestene 5337
Metil-Glucosulfina 2032
Metilmercadone 1258
Metilnifenazina 3575
Metilon 2270
Metilosulfonal 887
Metilpen 3345
Metilprednilone 4988
Metilprednisolone 4988
Metilstendiolo 4988
Metiltestosterone 4442
Metiltiouracile 245
Metil-Vitelix 6147
Metimazol(o) 157
Metin 3347
Metina 673-01
Metindamide 3026
Metindion 1867
*Metindizat*** 5405
Metindol 3850
Metiodolum 13
Metiogran 295
Metiompirina 761
Metionalfa 295
Metione 295
Metionical 655-01
Metionina 295
Metiosil 295
Metiotrop 295
*Metioxathydro-chlorid*** 4914
*Metipirox*** 608
*Metipranolol** 3480
*Metiprenalinhydro-chlorid*** 2054
*Metirosin*** 6230
*Metisazon*** 1226
Metisergide 4678
Metiskia 3334
Metisone „Lafi“ 4949
Metisone „Luso“ 4639
*Metitepin** 4311
*Metixenhydrochlorid*** 4275
Metixopan 3892
Metizol „Orion“ 993
Metizol „Polfa“ 157
*Metizolin*** 2205
Metobamol 1696
Metobrome 2113
Metocarsin 1696
*Metochalcon*** 3585
Metochin 5148
*Metociniumjodid** 4050-01
Metoclol 2626
*Metoclopramidhydro-chlorid*** 2626
Metocrine 5148
Metocryst 4460
Métoctatropinium-bromid 3504
Metocurine iodide 6009

Metodiklorofen 1525
Metodin-B 3076
Metodin-Base 3078
Metofane 77
*Metofenazat*** 5848
Metofenina 1696
*Metofolin** 4283
Metofurone 327
*Metogest*** 4444
Metoin 1892
*Metolazon*** 3027
Metolmin 214
Metolquizolone 2992
*Metomidat*** 2198
Metomide 2548-01
Meton 2113
*Metopimazin*** 4912
Metopina 4523-03
Metopiron 2462
*Metopon** 3629
Metopram 2626
Metoprine 1525
*Metoprololtartrat*** 2925
Metopryl 207
Metopycide 2548
Metopyrone 2462
Metoquine 5148
*Metoquizin*** 4917
Metoran 4594
Métorène 5793
Metormon 5206
*Metoserpathydro-chlorid*** 5308
Metoso 518
Metossanil 1910
Metossiflurano 77
Metossil 1594
Metosuccimide 1868
Metosulfex 1910
Metosulfin 1594
Metosyn 5501
Metothyrin 157
Metoxadon 1618
Metoxal 1007
Metoxal „Medipolar" 1256
Metoxamide 2032
Metoxamina 1749
*Metoxepin*** 4238
Metoxidon 1910
Metoxin 1806
Metoxin „Locatelli" 1910
Metoxiprofilina 2060
Metoxiprofilinnicotinat 2355
Metoxisul 1594
Metoxyn 1594
Metozin 2568
Metractyl 1138
*Metrafazolin*** 6450
Metramib 411
Metramib-Jarabe 2188
Metramin 451
Metranil 263
Metranquil 1138
Metrasil 2179
Metraspray 2909
Metravigor 1089
Metraxil 4596
Metrazine 1679
Metrazol 419
Metreton 4726
*Metribolon*** 4038
Metricom 411
Metricur A 582
*Metrifonat*** 187
Metrifonatacetat 415
*Metrifudil*** 3640
Metriphonate 187
Metrisanol 4005-01
Metrisone 4988
*Metrizamid*** 3646
Metrizoate Sodium 1827-01
Metrizoic acid 1827
Metrizol 411
Metro-Ander 411
Metro-Ander-Susp. 2188
Metrociclina 4313
Metrodin 6049
Métrodiol 5315
Metrodon 2266
Metrogestone 5181
Metrogyl „Benzon" 2237
Metrogyl „Unique" 411
Metrokin 3610
Metrolax 5217
Metrole 411
Metron 3108-01
Metron „Alkem" 411
Metron „Kowa" 1786
Metronal 5327
Metrone 4442
*Metronidazol*** 411
Metronidazolbenzoat 2188
Metronil 411
Metronitron 388
Metropin 4424
Metropine 3766
Metroval 4313
Metroval-Amp. 5390
Metsapal. 1567
Metsulnitol 1486
Metubin(e) 6009
Metufan 13
Metural 122
*Meturedepa*** 1781
Metvin 6509
Metycain(e) 3165
Metychol 892
Metydan 1892
Metylan 4650
Metylfenemal 2200
Metylofenidan 2564
Metylperon 3143
Metyltiouracil 245
Metynal(etter) 2200
*Metynodiol*** 4733
*Metynodioldiacetat*** 5436
*Metyrapon*** 2462
*Metyridin** 805
Metyrin 245
Metyrosine 6230
Metysil 3610
Metyzolin 2205
Metzcycline 4847
Metz-Serp 5895
Meval 2970
Mevasine 1777
Mexacarbate 2026
Mexamin 1641
Mexan 1749
Mexazine 1951
*Mexenon** 2754
Mexephenamide 2915
*Mexiletinhydro-chlorid*** 1742
Mexitil 1742
Mexochol 5341
Mexocine 4521
Mexolamine 2868
*Mexoprofen*** 6420
Mexpenil 3097
*Mexrenoate potassium*** 5342
*Mexrenoatum kali-cum*** 5342
Mexyl 775
Méxyphaminhydro-chlorid 1743
Mezasulfamid 1902

Mezaton	1077
Mezcalin	1751
Mezenol	2548-01
Mezepan	3008
*Mezepin***	3648
Mezil	245
*Mezilaminhydrochlorid***	6258
Mezin	1902
*Mezlocillin-Natrium***	4619
Mezobols	1902
Mezolin	3850
Mezulon	2992
MF 10	3926
MF 272a	1180
MF 465a	4987-01
MG 46	3140
M.G. 137	3612
M.G. 143	1191
M.G. 322	3306
M.G. 345	5835
M.G. 346	4378
Mg 482	5378
M.G. 500	1905
M.G. 559	1678
M.G. 624	4996
M.G. 1039	2266-09
M.G. 1480	2161
M.G. 1559	3041
M.G. 2552	2680
M.G. 2555	2679
M.G. 3062	3521
M.G. 4833	3156
M.G. 5454	3792
M.G. 5771	3041-02
M.G. 5997	6636
M.G. 8001	2718
M.G. 8823	3787
M.G. 8926	6591
M.G. 13054	2414
MGA	5422
M-2 H	6430
MH 532	1325
MHIP	2345
MHP-203	118
217-Mi	1162
mI 35	1077
mI 36	1396
Mi 85	3117
MI-216	1514-01
Miacalcic	6663
Miadon(e)	4650
Miafesin	1380
Miagret	1071-02
Mialex	1499
Mialgin	2857
Miambutol	1490
Mianesin	1380
Mianin	582
*Mianserinhydrochlorid**	3602
Miaquin	4234
Miarsenol	2192
Miazol	514
Miazylsulfonamid	1227
Miba-Micina	4831
*Miboleron***	4443
MIBT	1226
Micatex	513
Micatin	3522
Miciclin	4847-01
Miciclorina	2779-01
Micinovo	3334
Micinovo-Inyect.	3334-01
Micipan	4847
Miclofen	347
Micloretin	1568
Mico-12	6143
Micochlorine	1568
Micociclina	4825
Micoclorina	1568
Micoclorina glicinato	2215
Micodri	5776
Micodry	5776
Micofene	1774
Micofur	226
Micoina	552
Micol	4148
*Miconazolnitrat***	3522
Miconefrin	1083
Miconen	2085-01
Micoren	2085-01
Micorton	891
Micosan	373
Micoserina	96
Micostatin	6098-01
Micotiazone	963
Micotil	6034
Micovina	3284
Micridium chloride	5490
Micro-30	4697
Micrest	3610
Micristin	950
Microbamat	1138
Microban	2141
Microcetim	2548-01
Microcetin	1568
Microciclina	4848-01
Microcid	1594
Microcillin	3310
Microcillin VK	3069-01
Microcort	4746
Microcyclin	4847
Microdantin	705
Microdiol	3713
Microest	3610
Microferron	149-01
Microfulvin	3284
Microlut	4697
Microluton	4697
Microlyse A	1203
Microlyse B	928-01
Micromega	1910
Micromicin	4848
Micromycin	4849
Micronase	5113
Micronett	4367
Micronor	4367
Micronovum	4367
Micropenin	3896
Microphyllin	588
Microser	826
Microsul	993
Microsulf(a)	2746
Microsulfon	1227
Microtan guanidina	631
Microtan pirazolo	2746
Microtan tiazolo	969
Microtiazol	969
Microtin	3035
Microtox	386
Microval	4697
Microzine	1227
Mictasol	451
Mictine	1089
Mictoben	3631
Mictone	688
Mictrol	688
Micturol simple	705
Micutrin	1167
Midacainum	3617
Midadone	4650
*Midaflur**	502
*Midamalin**	3617
Midamor	381
Midantan	1443
Midarine	2668
*Midecamycin***	6035

Midelid 3739
Mideton 3160
Midicel 1594
Midicel Acetyl 2208
Midikel 1594
Midikel liquido 2208
Midixin 1138
Midocalm 3160
Midocil 1754
*Midodrinhydrochlorid*** 2033
Midone 1893
Midosal 1754
Midoxin 4848
Midriaticum „L.O.A." 3339
Midriazin 3415-02
Midronal 5487
Midyciclina 5755-02
Mielogen 196
Mielomade 196
Mielucin 486
Miforon 2405
Migdasmut 1731-01
Migent 4791-02
Migestrone 4734
Miglucan 5113
Miglu-P 281
Migrètil 5893
Migrinil 1143
Migristène 4057
Migrol 2266-02
Migyl 3708
MIH 2057
Mikamycin B 6079
Mikarol 3610
Mikedimide 839
Mikol 3814
Mikostatin 6098-01
Mikro-30 4697
Mikrofollin 4313
Mikroplex-Magnesium 465-08
Milamil 1138
Milan(ol) 607-02
Milazide 373
Milbedoce 6143
Milbedoce anabolico 6151
Milbedoce-depot 6142
Milchsäure 102
Milchzucker 2093
Milcopen 3069-01
Mildmen 2987
Milestrol 3610
Mileval 5216
Milezin 4024
Milheparine 2354-02
Milibis 776-01
Milid(e) 3739
Milidex 1070
*Milipertin*** 5301
Milkinol 4491
Milk sugar 2093
Millafol 3899
Millaterol 2665
Miller-drine 1388
Millevit 6143
Millicaine 4131
Millicillin 3066-04
Millicorten 4949
Millicortenol 5606
Millicorten-TMA 5606
Millisulfa 1910
Millophylline 2354
Milnocaine 2631
Milnophylline 1373
Mi-Lonseren 5954
Milontin 1556
Milonton 1556
Milpenita 3069-01
Miltamato 1138
Miltaun 1138
Miltown 1138
Miltrate 1138
Mil-u-cal 267
Milurit 228
Miluyvit A 4439
Miluyvit B_1 2040
Miluyvit B_{12} 6143
Miluyvit B_{15} 4498
Miluyvit C 393
Milysted 4453
*Mimbanhydrochlorid*** 4356
Mimedran 6299-01
Mimetina 1069
Mimexina 1743
Mimosin 787
Mina D_2 5709
Minadit 1679
Minalgin 2270
Minaphil 588-03
*Minaprindihydrochlorid** 3404
Mincard 1089
Mincortid 5187
Mindiab 4684
Mindolic acid 3849
Minedil 568
Minelcin 4965
Minelco 4965
Minelsin 4965
*Minepentat*** 3761
Minervacil 3069-03
Minetoin 2717
Min-Evac 4491
Mingit 2172
Mingle U 493
Mingoral 991
Min-Hema 149-01
Minibetic 4684
Minibiotic 4825
Minicaps retard 1385
Minicort 4949
Minidiab 4684
Minidox 4848
Minifage 1954
Minihep 5353
Minihist 3423
Minikel 1594
Mini-Lix 588-03
Minimicina 4825
Minimid 1593
Minimycin 1036
Mini-Pe 4367
Minipen 3069-02
Miniphage 1954
Mini-Pill 4367
Minipill 5127
Minipres 3947
Minipress 3947
Miniquine 3736
Minirin 6089
Miniscap M.D. 1073
Minisone 4950
Minista 277
Minisul 1594
Mini-Tetra 4848
Minithixen 3564
Mino-Aleviatin 404
Minocain 2325
Minocil 985
Minocin 5111
Minocrin 2141-01
*Minocyclin*** 5111
Minodiab 4684
Minomax 5111
Minomycin 5111
Minophagen A 483-07
Minoral 2841
Minoran 5896

Minorin 4632
Minosulfa 1594
Minot 3365
Minoton 1163
Minoval 2270
*Minoxidil*** 1122
Minozinan 4024
Minprostin F_{2a} 4473-01
Minrin 6089
Mintacol 1356
Mintal 1766-01
Mintezol 1173
Mintic 805
Mintosyl 1381
Mintussin 3766-01
Minuric 3242
Minus 1992
Minusin 1073
Minzil 533
Minzolum 1173
Mioartrina 2100
Mioblock 5963
Miocaina 1381
Miocalma 2100
Miocardina 1360
Miocarpine 1712
Miochol 683
Miochrysin(e) 150
Miocrisina 150
Miocuril 1119-01
Miocurin 1381
Miodar 2197
Miodom 3160
Miofilin 588-03
Mioflex 2668
Miokon-Sodium 2184-01
Miolaxene 1696
Miolibran 4326-01
Miolisina 1380
Miolisodal 2100
Miopropan 4968
Mioran 509
Miorelax „Bouty" 1381
Mio-relax „Lefa" 3160
Mio-Relax „Sadef" 2100
Mioridol 2100
Mioril 2100
Miorilas 1696
Miorilax 1567
Mio-Sed 1567
Miosin 1712
Miospasm 4202
Miostat 495
Miostigmina 2071
Miostin 2071
Miotenlis 2668
Mioticol 2020
Miotico oculos „Frumtost" 1712
Mioticum „Bayer" 1356
Miotin 2025
Miotisal 1356
Miotolon 4437
Miotran 509
Miotranquil 2100
Miowas 1696
Miowas G 5843
Miox 1712-03
Mioyodo 1163
MIP/2204 4362
Mi-Pilo 1712
Miq-321 942-02
Miracil A 4304
Miracil B 4251
Miracil C 4359
Miracil D 4298
Miraclin 4848-01
Miracol 4298
Miracyl 5962
Miradon 2963
Miral 1094
Miral „Geneva" 4949
Miralact 3233
Miran 1209
Miramel-forte-Tropfen 422
Miramycin 4791-02
Miranon 21
Mirapront 1385-01
Mirapront N 1073-01
Mirasan 2340
Mirbanil 2903
Mirbedal 624-03
Mirciclina 4521
Mircol 4242
Mirenil 4875, 5673
Miret 5385
Mirfudorm 653
Miriacilina 3334
*Mirincamycinhydrochlorid*** 4140
Mirion 451-13
Miroclase 4453
Mirofina 5996
Miroistonil 4354
Miro-Lincaina 2631
Miromorfalil 3935
Mirontin 1556
Miroseryn 96
Mirvan 1547
Mirubal 1385-01
Mirulevatin 80 1008
Miscleron 1923
Mismon 184-02
Misolyne 1893
Missile 2548-01
Mistabron 57
Mistabronco 57
Mistaprel 1745
Mistral 6020
Mistura C 495
Mistura D 1077
Mistura E 1083
Mistura P 1712
Misulban 486
Misulfin 1910
Misulvan 2903
Misuran 5708
Mitabol 2439
Mitalon 3438
Mitanoline 4326-01
Mitaptyline 4256
Mitarson 1154
Mitasone 4949
Mit-Ciclina 4825
Mithracin 6119
*Mithramycin*** 6119
Miticoçan 2426
Mitidin 2706
Mitigal 2439
Mitin-Anästhesie 1026
Mition D 1910
Mitizan 2857
*Mitobronitol*** 441
Mitocillan-A 5824
Mitocin-C 2816
*Mitoclomin*** 3084
*Mitoguazon*** 305
*Mitolactol*** 442
Mitomen 291
*Mitomycin*** 2816
Mitomycin-C 2816
*Mitopodozid*** 5275
Mitostan 486
*Mitotan*** 2386
*Mitotenaminhydrochlorid*** 2212
Mitoxan 668
Mitoxine 290
Mitrabagin-C 4347-01

Mitracina 6119
Mitragynin 5151
Mitramicina 6119
Mitramycinum 6119
Mitredin 5824
Mitronal 5487
Mitrosystal 4347-01
Mitrotan 4347-01
Mit-Sul 2746
Miuril 533
*Mixidin** 2878
Mixiod 919
Mizodin 1893
MJ 505 2197
MJ 1986 3923
MJ 1987 4062
MJ 1988 1895
MJ 1992 2073
MJ 1998 1769
MJ 1999 2072
MJ 4309-1 4998
MJ 5022 3608
MJ 5190 1428
MJ 8592-1 4557
MJ 9022-1 4753
MJ 9067 4928
MJ 10061 3242
MJ 10459-2 6208
MK-02 4598
MK-53 5446
MK-56 236
MK-57 3625
MK-65 96
MK-71 1327
MK 75 2147
MK-89 4929
MK-125 4949
MK-130 4215
MK-135 4193, 4953
MK-185 3860
MK-188 3749
MK-191 4969
MK-202 2218
MK-230 4256
MK-231 4176
MK-240 3925
MK-250 671
MK-270 945
MK-351 1333
MK-356 4969-01
MK-360 1173
MK-486 1366
MK-595 2172
MK-615 3850
MK-641 6173
MK-642 6201
MK-647 6290
MK-665 4253
MK-745 2626
MK-781 6230
MK-835 2700
MK-870 381
MK-910 1176
MK-915 1527
MK-950 2361
MK-955 116
MK-990 3834
ML 1024 6484
MMI 157
MMR 5662
Mnemina 281
MO-482 1419
MO-911 1608
MO-1255 2258
Moban 3193
*Mobecarb*** 2518
Moben 2982
Mobenol 2032
Mobidin 549-04
Mobisyl 549-10
Mobutazon 2237
Mobuzon 2237
Mocaton 4128
*Moctamid*** 5904
*Mocimycin*** 6643
Moco 4949
Modacor „I.S.H." 3995
Modalina 4572
*Modalinsulfat*** 1406
Modamide 381
Modatrop 1735
Modecate 5881
Modelin 1957
Moderamin 1618
Moderan 1957
Moderane 2973-01
Modératan 2304
Moderil „Norma Hellas" 6020
Moderil „Pfizer" 5950
Moderil „Wander" 1779
Moderin 4988
Moderix 4949
Moderix-Amp. 5738
Moderlax 4811
Modicare 5049
Modirax 1398
Moditen 4875
Moditen depot 5881
Moditene 2626
Moditen Enanthate 5753
Modiur 2973-01
Modulan „Angeli" 2903
Modulan „Hormona" 214
Modulor 2304
Modumate 483-02
Moduretic (alte Form) 381
Moebinol 3276
Moebiquin 913
*Mofebutazon*** 2237
Mofedion 4194
Mofenar 2002
*Mofloverin*** 3182
*Mofoxim*** 6340
Mogadan 2706
Mogadon 2706
Mohaflan-S 5589
Mohathion 1448
Moheptan 4650
Mokapon-Inj. 4335
Molatoc 4491
Molcer 4491
Molciclina 4825
Molcidin B 5961
Molcin 761
Moldamin 3066-05
Molevac 5492-01
Molinal 1845
*Molinazon*** 1589
*Molindonhydrochlorid*** 3193
Molivate 6606
Molkensäure 227
Mollax 4491
Mollinox 2992
Molofac 4491
Moloid 391
Molpaque 1572
*Molsidomin*** 1107
Moltamine 197-01
Molycu 49-03
Momentol 2461
Monacrin 2141-01
Monadyl 3727
Monafuracin 354

Monagyl 411
*Monalazon-Dinatrium** 6188
Monaldol 1172
Monamin 5385
Monarch 228
Monargan 775
Monartril 2337
Monasalyl 950
Monase 1958
Monazan 2237
Monazone 2237
Monbutina 2237
Moncler 1151
Monelan 5978
*Monensin*** 5978
Monenssäure 5978
Monetamin 1069
Monethan 3816-03
Monicin 1734
Moniflagon 698
Monilac 2094
Monistat 3522
Monix-Wirkstoff 411
Monoäthanolamin-oleat 3816-03
Monoäthylglutamat 657
Monobeltin 2625
*Monobenzon*** 2182
Monobenzoquin 1138
Monobromkampfer 1384
Monobutazon(e) 2237
Monobutona 2237
Monobutyl 2237
Monocain(e) 2327
Monocamin 673-01
Monochloraminum B 346
Monochlorimipramin-hydrochlorid 3982
Monochlorphén-amide 367
Monocillin 3069-01
Monocillin-Sirup 3069-03
Monocort „Nortech" 4746
Monocort „Syntex" 5284
Monocortin 5284
Monocortin-S 4973
Monoderm 5271
Monodion 5857
Monodoks 4848
Monodorm 1424
Monodoxin 4848-01
Monodral 3803
*Monoethanolamine oleate*** 3816-03
Monofen „AL" 823
Monofen „Star" 2237
Monofillina 314-12
Mono-Kay 5857
Monolate 3816-03
Monomestrol 3976
*Monometacrin*** 4017
Monomethylolrutin 5662
Monomex 2237
Monomil 2237
Monomycin A 5211
Monomycin „Isafarm" 6020
Monomycin „Lääke" 4848
Monopar 5851
Monopen 3066
Monophen 2503
Monophenylbutazon 2237
Monophos 1069-01
Monophosaden 1376
Monophosadenine 1376
*Monophosphothiamin-chlorid*** 2059
Monophyllin „Afi; Yoshitomi" 1371
Monophyllina 314-12
Monorheumetten 2237
Monoserina 119
Monospan 4751
Monosulfiram 1466
Monotheamin 588-04
Monovar 4696
Monoxantil 588-04
Monoxantil-sedativo 557
*Monoxerutin** 5743
Monozol 5384
Monozolidinum 2237
Monozon 2237
Monteazol 969
Montrel 2046
Monzal 4381
Monzaldon 4381
Moogrol 4481
8-MOP 1806
Mopatil 1333
Mopazine 3650
*Moperonhydrochlorid*** 4873
Mophebutazonum 2237
Mopipérone hydrochloride 4873
*Moprololhydrochlorid*** 6316
*Moquizon** 4225
*Moracizinhydrochlorid*** 4869
Moramide intermediate 4604
Moramid-Zwischenprodukt 4604
Moramin 3816-03
*Moranteltartrat** 1969
Moranyl 6116
*Morazon*** 5110
Morbam 1138
Morbasin 80-02
Morbusan 2200
Morcain 4335
*Morclofonhydrochlorid*** 4565
Moredazol 411
Morepen 3097
Morestin 3673
Morfazinamida 1370
Morfelen 2857
Morferidina 4438
Morfetilbutina 3179
Morfex 4545
Morfikon 3325
Morfin 3323
Morfocloru 3323-01
Morfolep 3111
Morfomide 1370
*Morforex*** 2908
Morfotsiklin 5588
Morgalin 476
Morgan-Bex 3336
Morgan-Cilin 3066-05
Morial 1107
Moricitrone 396-04
*Morinamid** 1370
Morinammide 1370
Moriperan 2626
Morlone 4704
Mornidine 4566
*Morocromenhydrochlorid*** 4682
Moronal 6098-01
Morosan 2970
*Moroxydinhydrochlorid*** 476
Morphacetin 4555
Morphazinamid 1370
*Morpheridin*** 4438
Morphetylbutyne 3179
Morphicon 3325

Morphin 3323
Morphinaminoxyd 3328
Morphindiacetat 4555
Morphindinicotinat 5723
Morphine Hyper-
duric 3323-05
Morphinmethylbromid 3692
Morphin-N-oxyd 3328
Morphium 3323
Morphocyclin 5588
Morphodid 3325
Morphodone 5135
Morpholep 3111
Morpholini salicylas 549-12
Morpholinoäthyl-
norpethidin 4438
Morpholinobiguanid-
hydrochlorid 476
Morphonamin 476
Morphosan 3692
Morrivit B_1 2040
Morrivit C 393
Morsarinas 567
*Morsuximid*** 3111
Moryl 495
Moryspan 4751
Mosatil 1429-02
Moscarda 1462
Mosegor 3939
Mosenol 203-01
Mosidal 1362
Mosidal (neue Form) 4470
5 MOT 1641
Motazomin 1107
MOTC 4825
Motilyn 1151
Motisil 1110
Motivan 2992
Motofen 5651
Motolark 6020
Motolit 22
Motolon 2992
Motopirin 950
Motozina 3647
*Motrazepam*** 3273
*Motretinid** 6580
Motrin 2296
Motussin 1381
Movecil 1699
Movellan-Ampullen 4579
Movellan-Tabletten 4533
Movilene 1541
Movirene 1541
Mox 1585
Moxa 2054
Moxacin 3098
Moxal 3098
Moxaline 3098
*Moxastinhydrochlorid*** 3680
*Moxastinteoclat*** 3680-01
Moxaverinhydro-
*chlorid*** 4221
*Moxestrol*** 4638
Moxicoumondihydro-
*chlorid*** 4981
Moxicumoni chloridum 4981
Moxile 4981
Moxilite 3207
Moxin 1910
*Moxipraquin*** 5354
*Moxisylythydrochlorid*** 3207
*Moxnidazolhydrochlorid*** 6308
Moxol 1623
Mozambin 2992
Mozol 2237
6 MP 231
MP-271 5650
MP-620 1863
MP-2032 5218
MPA 5337
MPCA 4209
M.P. Chlorcaps T.D. 3078-01
MPD 2299
M-P „Dymond" 2573-01
M-Pentynol 422
2-MPG 273
15M-PG 6552
MPME 6610
MPMP 3973
MPP 230
M.P.P. 1709
MPT 2511
M.P. Trantaps 1138
Mr 29 885
MRD-108 3619
MRD-125 1869
MRL-38 4133
MRL/41 5483
3 MS 738
MS-53 1256
MS-222 1025
Ms. 752 4298
MS 1112 5736
MS 4101 3870
MSbB 1949
MSD-819 910
MSG 274-02
MT 6 3218
MT 14-411 3258
MT-45 5306
MTB 51 4675
M-Tetra 4847
MTQ 2992
MTS 263 5296
MTU 245
MTX 4245
4-MU 1186
Mucaesthin 2909
Mucain 2325
Mucaine 5700-01
Mucalan 3188
Mucidrina 1083
Mucilax-Wirkstoff 6150
Mucisol 272
Mucitux 5307
Mucocilline 3066
Mucodyne 275
Mucofilin 272
Mucofluid 57
Mucolen 275
Mucolin 275
Muco-Lise 272
Mucolitic „Elea" 275
Mucolysin 273
Mucolyticum „Lappe" 272
Mucomycin 5756
Mucomyst 272
Muconomycin A 5597
Mucoral 275
Mucorama 1072
Mucorex 403
Mucosirop 275
Mucosolvin 272
Mucostop 1381
Mucotherm 762
Mucovin 2577
Mucoxin 5700-01
Mudeka 1767-01
Mündorman 432
Mugocil 2577
Mugol 3716-01
Muhibeta-V 5608
Mukoseptonex 4793
Mulfasin 1334
Mulsal A 4439
Mulsal D 5709
Mulsal D_3 5630
Mulsal E 5864
Mulsiferol 5709

Mulsopaque 4093
Multacodin 3628
Multergan 3709
Multezin 3709
Multibrol 3811
Multi-C 393
Multidin 281
Multielmin 3982
Multifinguin-Wirkstoff 2125
Multifuge Citrate 203-07
Multifungin-Wirkstoff 2125
Multifunguin-Wirkstoff 2125
Multimycine 6122-01
Multipas 569-03
Multiscleran 5900
Multizoet 524
Multum „Chephasaar" 2987
Multum „Lampugnani" 4004
Mundidon(e) 400-01
Mundisal 314-08
Muracil 245
Muracine 4847
Murel 4136
Murenal 9 1824
Murexin 1771
Muriamic 274-01
Muriat 293
Muricalm 3892
Muriton 3857
Murnil 1427
Murrayamine 2408
Musa 3114
Muscalm 3160
Muscatox 2499
Musco-Ril 5583
Muscotal 1567
Musculator 5583
Muscuryl 2668
Muskeladenylsäure 1376
Muskel-Trancopal 1567
Muskelzucker 460
Muskurelax 1381
Musol 2149
Musonal 5148-01
Mustardgas 186
Mustargen 290
Mustarnitrogen 290
Mustine 290
Mustron 291
Mutabase 707
Mutamycin 2816
Mutanona 2703
Mutésa 5700-01
Muthanol 549-07
Muthesa 5700-01
Mutil 2420
Mutsutamin 2040
*Muzolimin*** 6243
MY 33-7 3789
MY 41-6 2539
My 301 1381
Myagen 4759
Myalex 1499
Myalgin 671
Myambutol 1490
Myamin 942
Myanesin 1380
Myanol 1380
Myarl 1268
Myarsenol(um) 2497
Myascorbin 393
Myastenin 1380
Myastenin „Lääke" 2071
Myastenol 2112
Myastigmin 2071
Myasul 1594
Myavan 2502
Mybasan 373
My-B-Den 1376
MYC 8003 6643
Mycadrine 1075-01
Mycal 5819
Mycanden 906
Mycanodin 925
Mycantine 928-02
Mycaptine 231
Mycardol 263
Mycartal 263
Mycebin 1568
Mycetin 1568
Mychel 1568
Mychel-S 2779
Mycil 1013
Mycin 4790
Mycinol 1568
Mycivin 3815-01
Myclocin 1568
Mycobacidin 1116
Mycobactyl 1882
Mycobutol 1490
Mycochlorin 1568
Mycochlorin glycinate 2215
Mycocten „Leo" 1002
Myco-Decidin 2367-02
Mycodécyl 1774
Mycodermin 1774
Mycoheptin 6651
Mycoin C 552
Mycoklorita 1568
Mycol 1503
Mycomycin 2148
*Mycophenolic acid*** 3359
Myco-Polycid 2724
Mycorylen 492-01
Mycosert 2141-01
Mycosept 2107
Mycoseptina 373
Mycosid 516
Mycosin 1774
Mycosporin 4800
Mycostatin 6098-01
Mycota 1774
Mycotol „Knop" 1774-03
Mycotol „Polfa" 2901
Mycotox 2439
Mycozide 88
Mydantan 1443
Mydecamycin 6035
Mydeton 3160
Mydocalm 3160
Mydplegic 3454
Mydrax 3454
Mydriacil 3339
Mydriacyl 3339
Mydrial 803-01
Mydriamide 4926
Mydriasin 3766-01
Mydriat 3339
Mydriaticum „Chibret" 3339
Mydriaticum „Roche" 3339
Mydriatin 1072
Mydrilate 3454
Mydrindon 3766
Mydrin „Santen" 3339
Mydrin „Sunways" 3132
Mydrum 3339
Myeleukon 486
Myelobromol 441
Myelodil 4093
Myelographin 2516
Myelosan(um) 486
Myelotrast 13
Myelotrast „Guerbet" 5218
Myelucin 486
Myerlan 486
*Myfadol*** 4603
Mygal 3072

Mykocert 2141-01
Mykoceton 1524
Mykomed-Wirkstoff 2426
Mykosal 6014
Mykoseptin 1774
Mykostin 5709
Mykotektan-Wirkstoff 334
Mylaxen 5969
Mylecytan 486
Mylepsin(um) 1893
Myleran 486
Mylipen 3066-04
Mylodorm 1767
Mylosed 1767
Mylosul 1594
Mylosul-Susp. 2208
Mynal 2992
Mynex 373
Mynocine 5111
Mynol 2325
Myoarsemin 2497
Myoarsenobenzol 2497
Myoarsphenaminum 2497
Myobid 4223
Myoblock 5963
Myodetensin 1380
Myodil 4093
Myofedrin 3996
Myoflexin 509
Myoflex „Pliva" 509
Myoflex „Warren-Teed" 549-10
Myocain 1381
Myocholine 688
Myocol 1346
Myocon 91
Myocoryl 1360-01
Myocrisin 150
Myocuran 1380
Myodigin 6032
Myoglycerin 91
Myo-Hermes 688
Myoinosit 460
Myolastan 3044
Myolax 1380
Myolaxin 2668
Myolaxene 1696
Myolysin 1380
Myomethol 1696
Myomycin B 5642
Myon 314-11
Myoral 31
Myopan 1380
Myo-Percapyl 1125
Myoplégine 2668
Myopurin 6032
Myopyron 3281
Myoquin 5266
Myordil 5491
Myorelax 1381
Myorelax „Neisler" 5969
Myo-Relaxin 2668
Myorestan 3850
Myorgal 5708
Myosalcin 567
Myo-Salvarsan 2497
Myosaviol 2497
Myoscain 1381
Myoserol 1380
Myosmen 461
Myospaz 1033
Myostatine 5994
Myosthenine 1083
Myostibin 2076
Myostigmine 2071
Myostimin 4352
Myoston 1376
Myoten 1380
Myotenlis 2668
Myotonachol 688
Myotonine chloride 688
Myotophin 2951-08
Myotrate 263
Myotriphos 1431
Myovarsyl 2497
Myoxane 1380
Myoxyl 1380
Myozytal 3850
Myprozine 5905
Myquapen 3066-04
*Myralact** 3233
Myralon 2461
Myriacyl 3339
Myriamycine-Caps. 4847-07
Myriamycine-Sir. 4847-11
Myricin 5994
Myricodine 5996
Myrmekan 11
Myrmicyl 11
*Myrophin*** 5996
*Myrtecain*** 3501
Myrticolorin 5573
Mysal 549-08
Mysedon 1893
Mysoline 1893
Mysone 5189
Myspamol 4058
Mysulban 486
Mysuran chloride 5708
Mytatrienediol 4417
Mytelase chloride 5708
Mytolon 5935
My-trans 1138
Mytrate 1083
Myvax 5977
Myvizone 1283
Myxal-Lösung 5819
Myxin 2145
Myxiode 919
Myxotren 2123
Myxoviromycin 1140
MZ-144 2334
MZA 1370

N 3 1891
N-68 4724
N-399 5811
N-553 3160
N 714 3564
N-728 4048
N 746 4852
N 750 4256
N-1113 5030
N-1157 3458
N 7001 4596
N 7009 5079
N 7020 3993
N 7048 3924-01
N 7049 4258
Na 3 3317
Na 66 2078
NA 97 5963
NA-119 1662
NA 274 2577
NA 872 2271
N.A.B. 2192
NAB 365 2019
Nabadial 4460
Nabadol 393
Nabidrox 6594
Nabilone 6593
Nabithional 1793-01
Nabolin 4415
Nac 272
Nacemide 964
Nacenyl 5127
Nacid 1846
Nacitoid 396-05

Nack 2987
NaClex „Glaxo" 726
NaClex „Robins" 2738
Naclina 582
Naclobenz-Natrium 6188
Naclopa 938
Nactate 4672
Nacton 4672
Nacyclyl 5312
NAD 4685
Nadacide 1481
Nadalgine 2270
Na-Dechol 5341
Nadeine 3691
Nadestryl 4313
Nadiasin 1754
*Nadid*** 4685
Nadir 2626
Nadisal 549-02
Nadisan 1754
*Nadolol** 6456
Nadopen 3066
Nadopen-V 3069-01
Nadosterone 4442
Nadostine 6098-01
Nadospart 2927-01
*Nadoxololhydro-chlorid*** 2507
Nadozone 3906
Nadrothyron D 2703
Naematolin 3441
Naepaine 2634
Nafarin 4189
Nafazol 2461
Nafazolin(a) 2461
*Nafcaproic acid*** 3074
Nafcil 4534
*Nafcillin-Natrium*** 4534
Nafenoic acid 4249
*Nafenopin*** 4249
Nafisal 5615
*Nafiverindihydro-chlorid*** 5920
*Nafominmalat** 1865
*Nafoxidinhydrochlorid*** 5731
Nafrine 3190
Nafronyloxalat 5323
*Naftalofos*** 3029
Naftamine 5385
Naftamon 3411-01
Naftazolina 2461
*Naftazon*** 1518
Naftemol 1206
Naftex 3383-01
Nafticlorina 2483
Naftidan 5920
*Naftidrofuryloxalat*** 5323
Naftifurinoxalat 5323
Naftimepezin 5920
Naftionina 1206
Naftipramide 4060
Naftobil 2756
Naftoclizinum 3613-01
Naftocol 1495
Nafto-Epatina 2756
Naftopen 4534
*Naftoxat*** 3839
Naftylamin „Spofa" 1206
*Naftypramid*** 4060
Naga-Hormo-F 3713
Naga-Hormo-M 4089
Naganin(um) 6116
Naganol 6116
Nagemid 3076
Nagent 551-01
Nagentine 551-01
Nagentis 551-01
Nagin 4966
Nagravon 6143
Nahron 461
Nal-Acid 1846
*Nalbuphinhydro-chlorid*** 4676
Nalde 1428
Nalecin 2779
Naleran 3907
Nalexin 2197
Nalfan 5007
Nalfon 2750-01
Nalicidin 1846
Nalide 4046
Nalidex 1846
Nalidin 1846
Nalidixanum 1846
Nalidixate sodium 1846-01
*Nalidixic acid*** 1846
Nalidixin 1846
Nalidixinsäure 1846
Nalidixol 1846
Nalidixsäure 1846
Nalidol 1846
Naligen 1846
Naligram 1846
Nalipex 1846
Nalissina 1846
Nalix 1846
Nalixan 1846
Nallin(e) 3935
*Nalmexonhydro-chlorid*** 4610
Nalone 3936
Nalorfin(a) 3935
*Nalorphin*** 3935
Nalorphindinicotinat 5845
Naloven 4203
Nalox-Compr. 411
Naloxifan 4045
Naloxiphan 4045
*Naloxonhydro-chlorid*** 3936
Nalpen 3055
Nalpen G 3066-02
*Naltrexonhydro-chlorid*** 4271
Naltropin 4048
Nalurid 1846
Naluvin 1846
Nalutone 4734
Nalutoral 4693
Nalutron 4734
Namestin 959
Namicain 1926
Namide 351
Namol xenyrate 3041-01
*Namoxyrat*** 3041-01
Namuron 1964-01
Nanbacine 3745
Nanbolin 5596
Nandrabolin 5596
Nandrolin 5596
*Nandrolon** 3746
Nandroloncapronat 5349
Nandroloncyclo-hexylpropionat 5617
Nandroloncyclo-pentylpropionat 5539
Nandroloncyclotat 5687
Nandrolondecanoat 5711
Nandrolonfuryl-propionat 5421
Nandrolonhexahydro-benzoat 5441
Nandrolonhexyloxy-phenylpropionat 5903
Nandrolonhydrogen-succinat 4989
Nandrolonlaurat 5837
Nandrolonphenyl-propionat 5596

Nandrolonpropionat 4740
Nandrolonundecylat 5785
Naniopinum 670
Nankor 725
*Nanofin*** 670
Nanophin 670
Nanophyn 670
Nansia 2987
Nansius 2973-01
Naopaine 2634
Naotin 337
NAP 656, 5596
NaP 6217
NAPA 761, 6388
Napafen 761
Napaltan 624-01
Napamol 761
N.A.P.A.P. 761
Na-PAS 569
Napashin 373-01
Napasone 1893
Napatal 761
Napatyl 761
Na-Penicillin 3066
Na-Penita 3066
Na-Pent 1766-01
Napental 1766-01
Naphacel 2461
Naphacycline 4847
Naphaestrone-Inj. 5390
Naphaestrone-Tabl. 4313
Naphahist 3078-01
Naphakol 495
Naphamycetin 1568
Napharin 4189
Naphaserp 5895
Naphateston 5014
*Naphazolin*** 2461
Naphcillin sodium 4534
Naphcon 2461
Naphol 2461
Naphtazolin 2461
Naphtamon 3411-01
Naphthacaine 3400
Naphthalol 1183, 3250
Naphthalophos 3029
Naphthamin 451
Naphthammon(um) 3411-01
Naphtha Vitrioli 206
Naphthiomate N 4801
Naphthiomate-T 3864
Naphthion 1206
Naphthionin(e) 1206
Naphthionsäure 1206
Naphthizin(um) 2461
Naphthocain 3400
Naphtholum 1183
Naphtholum benzoicum 3248
*Naphthonon*** 3040
Naphthosalol 3250
Naphthylamin Blue 5911
Naphthylin 3836
Naphthylisoproterenol 2825
Naphthymepezine 5920
Naphthypramide 4060
Naphthyzin 2461
Naphuride 6116
Napicil 3097
Napional 761
Napionate 5014
Napizem 1766-01
Naposim 4415
Napoton 2987
Napp 5915-01
Naprilin 3129
Naprinol 761
Napropion 100
Napropol 5915-01
Naprosine 2477
Naprosyn 2477
*Naproxen*** 2477
Naproxen Sodium 2477-01
*Naproxol*** 2514
Napsalgesic 4958-01
Naptrate 263
Na-pyrine 3281
Naqua 724
Naramycin-A 2897
*Naranolhydrochlorid*** 3624
*Narasin*** 6644
Narbel 2233
Narbutin 1710
Narcain 3775
Narcamon 1664
Narcan 3936
Narcangyl 1965
Narcanti 3936
Narcaricin 3242
Narcein 5108
Narcidine 4896
Narcissin 3048
Narcobarbital 1664
Narcobasina 3631
Narcodal 3631
Narcodorm „Katwijk“ 1965
Narcodorm „Lundbeck“ 1664
Narcofor 2857
Narcogen 26
Narcolan 32
Narcolo 5416
Narcompren 4836
Narconat 1965-01
Narconumal 1720-01
Narcoren 1766-01
Narcosan 1965
Narcosin 3631
Narcosine 4836
Narcosop 109
Narcotan „Spofa“ 24
Narcotile 46
Narcotin 4836
Narcotos 4836
Narcotussin 4836
Narcotyl 32
Narcovene 1664
Narcovenol 1965-01
Narcyl 5409
Narcylen 27
Nardelzine 823
Nardil 823
Naretin 1049
Narfen 4896
Nargenol 3631
Nargoline 5230
Naridan 4400
Naringin 5578
Naringosid 5578
Narisyn 1077
Narkogen 1714
Narkolan 32
Narkosoid 26
Narkotal 1664
Narkothion 1423
Narkotil 7
Narkotin 4836
Narkotyl 4836
Narkozan 1965
Narone 2270
Narpenol 1585
Narphen 4896
Narsenol 2192
Narsis 3008
Nartate 2270
Narwedin 3326
Narzocina 4896

Nasdol 5014
Nasemo 2121
Nasex 3190
Nasin 2233
Nasivin 3190
Nasivion 3190
Nasky 6038
Nasodrine 1749
Nasofarma 3190
Nasofedrin 1077
Nasmil 5058-01
Nasmum 5058-01
Nasolin „Medipolar" 3189
Nasolin „Pediatrica" 1391
Nasophen 1077
Nasprin 761
Nasténon 4764
Nastizol 2461
Nastyn 648
NAT 3395
NAT-324 5812
NAT-327 2892
NAT-333 2839
Nataba 569
Natacillin 4007
Natam 4545
*Natamycin** 5905
Natestrin 3668
Natexin 2703
Naticardina 4302-05
Natidigoxine 6033
Natigoxin 6033
Nati-K 171-01
Natilina 1845-12
Natirene 25 605
Natisedine 1845-12
Natlex 4163
Natol 1316
Natolone 4757
Natophèrol Acetate 5864
Natorexic-Wirkstoff 2304
Natralgin 2270
Natrascorb 393-02
natreen „diätsüße" 474-01
natrena 474-01
Natri-C 393-02
Natricilin 3066
*Natrii acetrizoas*** 920-01
*Natrii apolas*** 42
*Natrii ascorbas*** 393-02
*Natrii aurothiomalas*** 150
Natrii benzamidosalicylas 2409-01
Natrii bismuthi tartras 171-05
*Natrii bithionolas*** 1793-01
Natrii bromhistidinas 378
*Natrii calcii edetas*** 1429-02
Natrii camsilas 1442
*Natrii carbazochromi sulfonas*** 1291
*Natrii cyclamas*** 474-01
*Natrii dehydrocholas*** 5341
*Natrii dibunas*** 3716-01
Natrii dimetocinnamas 1599
Natrii dioctylsulfosuccinas 4491
Natrii dipantoylferras 458
*Natrii diprotrizoas*** 2184-01
Natrii edetas 1429-01
*Natrii etasulfas*** 886
Natrii fenbutyras 1295
*Natrii feredetas*** 1429-05
Natrii ferrigluconas 465-10
*Natrii gualenas*** 2820-01
*Natrii hexacyclonas*** 1131-01
*Natrii iodohippuras (^{131}I)*** 941
*Natrii iopodas*** 1862-01
*Natrii iotalamas (^{125}I)*** 1515
*Natrii iotalamas (^{131}I)*** 1516
Natrii Isoniazidoglucuronas 1944
Natrii jopodas 1862-01
*Natrii metrizoas*** 1827-01
Natrii oxybutyras 194
Natrii oybas 194
*Natrii picofosfas*** 6461
*Natrii picosulfas*** 3541
Natrii radio-iotalamas (^{125}I) 1515
Natrii radio-iotalamas (^{131}I) 1516
*Natrii stibocaptas*** 1855
*Natrii stibogluconas*** 2076
*Natrii timerfonas*** 780
*Natrii tyropanoas*** 2809-01
Natril 724
Natrilix 3026
Natrinal 828-01
Natrionex 161
Natri-Pas 569
Natrium acetylarsanilicum 772
*Natriumamidotrizoat*** 1513-01
Natrium Azetrizoate 920-01
Natriumborodisalicylat 2398
Natrium cinnamylicum 949-01
Natrium cyclohexenylallylthiobarbituricum 2238
*Natriumdioctylsulfossuccinat*** 4491
*Natriumgentisat*** 551-01
Natriumglucaldrat 465-05
Natriumglycerophosphat 131
Natriumjoddiazotat 1503-01
Natriumkakodylat 58
Natrium methylarsinicum 58
Natrium methyldijodchelidamicum 695
Natrium nitroferricyanidum 222
Natrium nitroprussicum 222
Natriumnitroprussid 222
Natrium noraminophenazonmethansulfonicum 2270
Natrium novaminsulfonicum 2270
Natriumöstronsulfat 3673
Natrium-α-oxybenzylphosphinicum 616
Natrium pasalicylicum 569
Natriumphytat 497-01
Natrium „Ravizza" 1834
Natrium salamidaceticum 966
Natrium-Stibium-bisbrenzkatechinindisulfonicum 1812
Natrium strychninicum 4579
Natrium sulfamidochloratum 582

*Natriumtetradecyl-sulfat** 2666
Natriuran 2401
Natrocital 396-05
Natrogen 3668
Natrol 171-05
Natropas 569
Natropas „Finadiet“ 5487
Natrophylline 588-03
Natrosal 549-02
Natruril 533
Natryl 58
Natulan 2057
Natulanar 2057
Natur B_{12} 6142
Natur C 393
Naturetin 2740
Naturine 2740
Naturon 1014
Naucain(e) 2325
Nausan 4691
Nauseal 3365-03
Nauseatol 3365-03
Nauseton 4691
Nausidol 4566
Nautamine 3365-05
Nautazine 3647
Nauvom 3365-03
Nauzine „Century“ 3365-03
Nauzine „Noco“ 5385
Navadyl 4127
Navan(a) 5146
Navane 5146
Navaron 5146
Navegan 3365-03
Navicalm 5385
Navidrex 2278
Navidrix 2278
Navisal 782
Navisul 2746
Nawarin 3857
Naxen 2477
Naxleum 2970
Naxofem 1106
Naxogil 1106
Naxogin 1106
Naxogyn 1106
Naxuril 1846
Nazett 1144
Nazil 2461
NB-3 337
NB 68 5909
NC 123 4629
NC 150 1562
NC 1140 1493
NC 1264 5889
NC 1318 2502
NC 7197 2609
NC-Cillin 3097
ND 50 810
NDC 0082-4155 5569
NDR 263 4426
NDR 304 4418
NDR-5061 A 1673
NDR-5523 A 2892
NDR-5998 A 2839
NDZ 2695
*Nealbarbital*** 2031
Nealbarbitone 2031
Neallymalum 2031
Neamin 2106
Neandron 786
Neargal 3989
Neazina 1902
Neazolin 1625
Nebcin(e) 3824
Nebicina 3824
*Nebidrazin** 6206
Nebolam 3872
Nebramycin-Faktor 2 4787
Nebramycin-Faktor 5 3825
Nebramycin-Faktor 6 3824
Nebril 3649
Nebril -Caps. 3649-01
Nebs 761
Nebulasma 5058-01
Nebulicina 2288
Necacyl 728
Necamin 2982
Necatorina 1
Nece-Pen 3066
Neclin 3097
Necocin 761
Nectabulin 5596
Nectacycline-Caps. 4847
Nectacycline-Inj. 4849
Nectadon 4836
Nectalax 4163
Nectamethacid 3850
Nectamycetin 1568
Nectandrin 5966
Nectapen 3069-01
Nectares 367
Nectil 3348
Necyrane-Haupt-wirkstoff 631
Neda-Dragees 5216
Nedaurine 31
Nedeltran 3662
Nedermin 4783-01
Nediol 4020
Nedis 3129
Nefco 354
Nefertal 4958
Nefimol 5483
*Nefopamhydro-chlorid*** 3318
Nefrecil 1562
Nefril 583
Nefrix 583
Nefroclar 2158
Nefrolactona 5317
Nefrolan 2515
Nefrosul 1192
Nefrosulfin 1192
Nefrotest 989
Neftin 717
Negabatt 1846
Negadol 4270
Negakan 3819
Negamicin 2106
Negamycin 1157
Neganil 1846
Negatan 2793
Négatol 2793
NegGram 1846
Negopen 3097
Negotium 1846
NEGram 1846
Neguvon 187
Nehydrin 5949-01
Neilmycin 6020
Nekacin 3825
Nekal (BX) 3716-01
Nekel 5074
NE-Kotani 5957
Nelacid 786
Nelaxan 1325
Nelbon 2706
Nelex 2793
Nelkegan 828-04
Nelsoncilina 3097
Nema 21
Nemacestin 2138
Nemacide VC-13 6229
Nemactil 4558
Nemacyl 203-09
Nemafax 2549
Nemafugan 203-09

Nemasol	569
Nemasole	2982
Nematan	5074
Nematex	203-07
Nematocid	203-05
Nematocton	203-09
Nematol	203-07
Nematolin	3441
Nematorazine	203-10
Nemaverm	5492-01
Nemazene	1810
Nemazine	1810
Nembutal	1766-01
Nemex	3411-01
Nemicide	1585
Nemicide „ICI“	1587
Neminal	1846
Nem-Kap	1766-01
Nemoxiur	203-07
Nemural	840-02
Nendrabol	5596
Nendron	4089
Nene	2992
Nene C	393
Nenesin	653
Nenesin S	2992
Neo-Absentol	641
Neo-Acarina	2426
Neo-Arcomicina	4847-02
Neoaderol	782
Neo-Alavit	6142
Neo-Albasil	969
Neoalfasol	2551
Neo-Algolaz	3906
Neo-Alinachiol	2074
Neoaltesona	4639
Neo-Amisept	5628
Neoantergan	3423
Neoantiglicemikos	2032
Neo-Antimosan	1812
Neo-antitensol	5895
Neo-Arsacid	2192
Neoarsaminol	2192
Neo-Arsefenamine	2192
Neoarsemin	2192
Neoarsenobenzol	2192
Neo-Arsenophenol-aminum	2192
Neoarsfenamina	2192
Neoarsolan	2192
Neo-Arsoluin	2192
*Neoarsphenamin***	2192
Neo-Arsycodile	18
Neo-Arthropen	3850
Neo-Ascron	3716-01
Neoasman	1745
Neo-Aspamin	4723
Neoatophan	3866
Neo-Atromid	1923
Neo-Avagal	3732
Neo-Axil	4439
Neo B_1	2919
Neo-Banex	5172
Neo-Barb	1425
Neo-Basolan	625
Neobellin	2032
Neo-Benadol	3365-08
Neo-Benadozol	3365-07
Neo-Benadryl	3335
Neo-Benasin	3078-01
Neo-Benodine	3682
Neo-Benol	6142
Neobenzarsan	2192
Neobes	2304
Neo-Betalin-12	6142
Neobex	4466
Neobicina Salicilica	2161
Neobilopac	2708
Neobis	835
Neo-Bismal	167-05
Neobismol	1731-01
Neobornyval	3495
Neo-Bredal	3423
Neo-Bridal	3423
Neobrium	2987
Neo-Bufferin	1077
Neobutil	2237
Néocain(e)	2325
Neocalcin	267
Neo-Calglucon	2095-01
Neocalma	4641
Neo-Calme	2970
Neo-Camvital	1379
Neo-Cardiamine	3192
Neocardiol	3192
Neocardol	419
Néocardyl	3229
Neochin	3736
Neochinidin	4302-05
Neochloral	1575-08
Neociclina	4847
Neocid	2378
*Neocinchophen**	3866
Neocitol	2385
Neo-Citrullamon	4226
Neo-Cloram	1568
Neoclinal	1964-01
Neoclorina	582
Neo-Cloruril	583
Neocobal	6151
Neo-Cobalan	6142
Neo-Cobefrin	1082
Neocobin	2071
Neococcid	386
Néo-Coccyl	386
Neocode	3628
Neo-Codema	583
Neocodin	5152
Neo-Codion	3627-04
Neocol	2154
Neocolene	717
Neocolina	314-01
Neo-Contrast	1572
Neocordial	1360
Neocorlin	4704
Neo-Corodil	263
Neo-Coronaril	4378
Neo-Corovas	263
Neo-Cort	5289
Neocortin	5187
Neocortin depositum	5540
Neo-Cortisolona	4704
Neo-Cortisona	4639
Neocortodina depositum	5540
Neocresil	601
Neocrisolo	2192-01
Neocromaciclin	4521
Neocrosedin	648
Neocryl	1661
Neocyclin(e)	4847
Neocyclin O	4849
Neo-Cytamen	6142
Neocyten	3681-01
Neodaian	5884
Neodalit	3638
Neodecadron	4974
Neodechol	5341
Neodekoll	2154
Neodelta	4704
Neo-Dema	533
Neo-Depopen	3066-05
Neoderm	5271
Neo-de-vomit	3365-03
Neo-Devomit Noury“	3647
Neodexabine	5172
Neo-Diacid	432
Neo-Diabetal	2032

Neo-Diabet-Pagés 1410
Neodiarsenol 2192
Neo-Dibetic 2032
Neodicumarinum 4798
Neodiestreptopab 4785
Neodil 3638
Neodin-Depositum 5540
Neodiseptal 1254
Neodit 3638
Neo-Diu-Perten 583
Neo-Diuresal 1044
Neodiuril 92
Neododamine 6143
Neo-Dohyfral (D_3) 5630
Neodorm (alte Form) 660
Neodorm (neue Form) 1766
Neo-Douxan 785
Neodrast 4169
Neodrenal 1745
Neodrine 1388
Neodrol 4120
Neo-Drox 1070
Neodualestrepto 4785-02
Neodyne 4418
Neoehramisol 2192
Neoenzim B_{12} 6151
Neoepinephrin 1745
Neo-Epinine 1745
Neo-Ergotin 5890-01
Neo-Erycinum 6020
Neoeserin 2071
Neoestrolo 5276
Neo-Estrone 4313
Neo-Exal 451-22
Neo-Faes 2192
Neofamid 624
Neo-Fargen 2696
Neo-Farmadol 3907
Neo-Fedrin 1390
Neofemergen 4005-02
Neofen 3907
Neo-Fer 149-01
Neoferron 465-09
Neofilina „Sanitas" 1373
Neofillina 2656
Neo-Filopen 3097
Neo-Flavin 5589
Neoflex 509
Neoflumen 583
Neo-Foliculan 5252
Neo-Foliculan-Pomada 3610
Neofillon 5182
Neo-Fosfanil 63
Neo-Fulcin 3284
Neofuran 2245
Neofyllin 1373
Neofyllin (alte Form) 1371
Neo-Gadital 3716-01
Neo-Gargarol 2192
Neo-Gastrosedan 5172
Neogel 5933
Neo-Gerison 786
Neogest 4696
Neo-Giflon 549-07
Neo-Gilurytmal 5195
Neoginon Depositum 5529
Neoglaucit 478
Neoglucal 465
Neoglutamicum 281
Neoglutamina 281
Neo-Halarsine 343
Neo-Hemagol 4367
Neo-Hepatex 6142
Neo-Heprin 5353
Neo-Herzmon A 1431
Neohetramine 3149
Neo-Hexadol 2116
Neo-Hexal 451-22
Neo-Hibernex 3348
Neohidroaltesona 4704
Neo-Hollaxans 5470
Neo-Hombreol 5014
Neo-Hombreol F 4089
Neo-Hombreol-M 4442
Neo-Hycortole 5189
Neohydrazid 88
Neohydrin 287
Neohydrin-197 288
Neohydrin-203 289
Neohydrin-Inj. 1125
Neohydropyrin 950-06
Neoiacol 2192
Neo I.C.I. (Neoici) 2192
Neo-Ilotycin 6020
Neoinsoral 2032
Neo-Iodamina 203-03
Neo-Iopax 695
Neo-Iscotin 615
Neo-Istafene 5385
Neoisuprel 2350
Neojodin 1163
Neokathesin 312
Neokellina 3633
Neokharsivan 2192
Neo-Kohis 3989
Neo-K-Vitamin „Medica" 1602
Neo-Kystoforine 1846
Neolamin 5334
Neolanid 6107
Neolax 4811
Neolax „Inter-pharm" 5216
Neo-Lergic 3989
Neolexina 3053
Neolin 3066-05
Neolittina 2779-02
Neo-Livonal 2721
Neolut 5337
Neoluteone 4734
Neolutin depositum 5746
Neolutin „Orma" 4734
Neolutin „Spofa" 5618
Neo-Macrabin 6142
Neomagnephen 3866
Neomagnol 346
Neo-Mal 4958
Neomarsilid 2023
Neo-Marvidrazida 611
Neo-Melubrina 2270
Neomercazole 625
Neomersyl 2253-01
Neo-Mesarca 2192
Neo-Metabolin 2644
Neo-Metantyl 5172
Neometh 2071
Neo-Methidin 295
Neomethiodal 523
Neomethymycin 5458
Neo-Metic 3365-03
Neomide 6151
Neomidone 2266-14
Neominas A 4439
Neo-Minzil 583
Neomochin 2857
Neomohin 2857
Neomonacrin 2416
Neo-morphazole 625
Neomycin A 2106
Neomycin B 5213
Neomyson 1926
Neomyson-G 2532
Neo-NaClex 2740
Neonal 1424
Neo-Navigan 3365-03
Neo-Neo-Arsemin 1836-01
Neoniagar 2320
Neoniazide 1882
Neo-Nichigreen 4723
Neonicotin 1358

Neo-Nilorex 1992
Neónitin 6038
Neo-Norboral 2032
Neo-Novutox 2631
Neo-Octon 2368
Neo-Oestranol I 3610
Neo-Oestranol II 5252
Neo-Olesal 1437
Neo-Ormonal 4421
Neo-Osvarsan 775
Neooxedrine 1077
Neo-Oxiurina 479
Neo-Oxylon 4945
Neo-Oxypaat 5492-01
Neo-Pacide 569-02
Neo-Panalgyl 3876
Neopant 5194-01
Neopap 761
Neo-Paranutrin 2040
Neoparbrom 210
Neopas 569
Neopasalate 569
Neopavrin 5266
Neopax 3541
Neo-Penil 5001
Neo-Pens 3066
Neopenyl 3066-09
Neopepulsan 5172
Neo-Pet 263
Neo-Peviton 337-04
Neophan 3866
Neopharmedrine 1388
Neophedan 986
Neophen 3255
Neophenal 986
Neophenicol 1568
Neophryn 1077
Neophyl 1373
Neophyllin „Dr. Seebach" 1373
Neophyllin „Eisai" 588-03
Neophyllin M 1373
Neo-Picatyl 776-01
Neopielofanina 695
Neo-Piperaze 203-01
Neopiran 3281
Neopirine-25 950
Neoplasina 373
Neopon-90 56
Neo-Ponden 4748
neoPondus 4748
Neopramate 637
Neoprin 3592
Neo-proc 3066-04
Neoprodesciclina 5750
Neoprogestin 4414
Neoprol 660
Neoproma 3650
Neoprontosil 3549
Neoprotoveratrin 6030
Neo-Prunex 5216
Neopsicaine 4051
Neo-Pyramine 3423
Neo-Pyrazonal 2270
Neopyrin „Embiar" 761
Neopyrithiamin 2597
Neoquinophan 3866
Neo-Quipenyl 2865
Neoreserpan 5951
Neo-Restamin 3078-01
Neo-Restar 3078-01
Néo-Revulsiv Boudin 153
Neoride 2903-01
Neo-Rilax 2970
Neo-Rinosan 1390
Neo-Rojamin 6142
Neo-Rontyl 2740
Néo-Roquessine 5359
Neo-Rubentin 6142
Neorubra 6142
Neorutin 5573
Neosabenyl 2138
Neo-Salicyl 549-02
Neosalid 966
Neo-Saluretic 583
Neosalutan 2192
Neosalvarsan 2192
Neo-Salyl 549-02
Neosanamid 2492
Neosanamid II 1879
Neo-Scabicidol 348
Neosclérol 3816-03
Neo-Secopan 5890-01
Neosedyn 2144
Neoserfin 5895
Neo-Serp 5895
Neoserpin 5896
Neo-Siclatiazida 583
Neosidantoina 2717
Neo-Sinefrina 1077
Neo-Sintrom 3848
Neo-skiodan 523
Neo-Sombraven 13
Neospasmina 4477
Neospekt 523
Neospiran 3192
Neo-Spirol 2192
Neostal 5993
Neostam 2021
Neostene 4460
Neo-Stenovasan 1373
Neosteron 4460
Neostibosan 6011
Neostibosan (alte Form) 382
Neostigmeth 2071
*Neostigmin** 2071
Neostil 102
Neoston 1547
Neostrepsan 969
Neostreptal 1910
Neo streptosil 2492
Neostrophan 5974
Neostyl a la Mercuresceine 4152
Neosulfamyd 1910
Neosulfil 1910
Neosulfine 2439
Neosulfon 1594
Neo-Sulfonazina 1843
Neosulphonamide 631
Neosupranol 890
Neosympatol 1077
Neosynalar-simples 5271
Neo-Synephrine 1077
Néosynéphrine 1077
Neosynesin 1077
Neo-Synodorm 3365
Neosynthalin 2670
Neotalis 1425
Neoteben 373
Neotebesin 1038
Neo-tenebryl 523
Neotésine 3165
Neotestis 4089
Neo-Testosterona 5014
Neo-Testosterona depositum 5616
Neotetrazolium 5991
Neotetrex 5586
Neo-Tetrine 4847
Neotheotin-M 1373
Neo-Thepryl 3078-01
Neothesin 3165
Neo-Thiazide 583
Neo-Thiotebesin 1038
Neothyl 207
Neothyllin(e) 1373
Neo-Thyreostat 625

Neotiazol 969
Neotibil 1283
Neoticide 615
Neo Ticinil Calcium 3906-01
Neotilina 1373
Neotilux 1373
Neotimolo 4301-15
Neo-Tireol 626
Neo-Tiroimade 2711
Neo-Tizide 615
Neotocopherol 5717
Neo-Togram 3334
Neo-Tomizol 625
Neoton 2521
Neoton „Schiaparelli" 204
Neotonocaine sine Tonogeno 2325
Neotramin 451-10
Neotran „Italseber" 1669
Neo-Tran „Neo" 1138
Neotrend 761
Neo-Treparsenan 2192
Neo-Tric 411
Neo-Trichocid 698
Neotride 583
Neotropin „Warner Hudnut" 3453
Neotropin „Schering" 2552
Neotutocaina 2325
Neo-Typhusan 3851
Neo-Tysal 5049
Neo-Ulcoid 3724
Neo-Uliran 2224
Neo-Uliron 2224
Neo-Ulkophob 5172
Neouril 533
Neo-Urofort 935
Neo-Urografin 1513-01
Neo-Urotropin 451-10
Neo-Varicane 3816-03
Neovascoril 490
Neo-Vasophylline 1373
Neo-ventrisan 5172
Neoverm 203-06
Neo-Vermiol 203-07
Neoviron-Amp. 5014
Neoviron-Tabl. 4442
Neovit 6142
Neo-Vitadom 6142
Neo-Vitwel 6142
Neo-Vogan 5977
Neox 203-07
Neoxazol 1625
Neoxon 373
Neoxin 373
Neo-Yopax 695
Neozepam 2706
Neozine 4024
Neo-Zine 1679
Neo-Zoline 3906
Nepental 2031
Nephenal 1745
Nephenalin 1745
Nephentine 1138
Nephramid 161
Nephramin 481-01
Nephridine 1083
Nephril 1604
Nephrin 447
Nephrone 1077
Nephronex 705
Nephroshade 523-01
Nephrotest 989
Nepopen 4007
Nepresol 794
Nepresolin 794
Népressol 794
Neptal 1929, 2253-01
Neptazane 262
Neptusan 3365-03
*Nequinat** 4835
Neral 625
Neraltein 1085
Neraval 2066
Neravan 1425
Nerial 5829
Neridal 5993
Nerifan 197-01
Neriine 5358
Nériol 5886
Neriolin 5886
Neriostene 5886
Nerisona 6612
Nerisone 6612
Nerkol 176
Nero 361-01
Nerobol(ettes) 4415
Nerobolil 5596
Nerolet 4572
Nerusil 2784
Nervacton 4335
Nervanaid B 1429-01
Nervatil 4335
Nervelon 782
Nervilon 2919
Nervin 2040
Nervonus 1138
Nervopyron 2266
Nesacaine 2301
Nesdonal 1763
Neseril 3190
Nesidron 3097
Nesivine 3190
Nesontil 2696
Neston 295
Nestrecin 3097
Nesylan 523
NET 3702
Netaf 2626
Netax 347
Nethalide 2825
Nethamine 2047
*Netilmicinsulfat*** 6553
Netocyd 5074
Netox 2917
Netrin 4451
Netropsin 3744
Netto longcaps 1385
Neuarsenobenzol 2192
Neu-Cesol 1149
Neucolis 2657
Neues-Troch 5821
Neufan 228
Neufenil 3876
Neufil 1373
Neulactil 4558
Neuleptil 4558
Neumandin 373
Neumolisina 4689
Neumolysin 4689
Neunalin 4723
Neu-Nylofanol 3866
Neupaverin 3520
Neuphenyl 3876
Neuphylline 1373
Neuplus 3906
Neupran 4674
Neuquinone 6134
Neurabê 2040
Neuractil 4024
Neural 950
Neuralex 2784
Neuramate 1138
Neuramin(a) 2040
Neuramina „Vinas" 281
Neuramina „Vinas"-Sol. 649
Neur-Amyl 1767
Neuraxin 1696
Neurazine 3315

Neurazol 419
Neurifosforil 2059
Neurin 310
Neuriplege 3983
Neurit „Oti“ 2040
Neurobaltina 6143
Neurobamato 1138
Neurobarb 1845
Neurobenzile 4335
Neurobivina 2040
Neurocaine 3381
Neurocil 4024
Neurocontrol 1138
Neurodin 1616
Neurodyn „Astra“ 2144
Neurofitol 2040
Neurofort 935
Neuroglutamin 274
Neurokin 1127
Neurolax 3348
Neurolax „Pharmachim“ 4641
Neurolepsin 12
Neuroleptone 4335
Neurolidol 4821
Neuro-Liser 6143
Neurolithium 465-02
Neuromyfar 2903
Neuronal (alte Form) 440
Neuronidia 828
Neuronika 2480
Neuronika (alte Form) 950
Neuro-Padil 3592
Neuropax 4621
Neuropen 2059
Neuroplegil 3348
Neuroplex 3315
Neuroprocin 648
Neuroprom 3315
Neurosedan 1325
Neurosedine 1425
Neurosedyn 2144
Neuroserina 119
Neurosine 131-01
Neurosterone 4758
Neurostop 4010
Neurotiazina 3315
Neurotin 3114
Neurotol 2714
Neuroton 1381
Neuroton „Proel“ 1567
Neurotrast 4093
Neurotropan 314-04
Neuroxin 3114
Neurozina 4641
Neurozol 3281
Neurvita 2919
Neuryl 1131-01
Neurylan 3817
Neusedan 4466
Neustab 1283
Neusteron 4460
Neuthion 1448
Neutracétyl 950-07
Neutrafil 1373
Neutrafillina 1373
*Neutramycin*** 5940
Neutraphylline 1373
Neutraubofan 3255
Neutrasol 950
Neutravir 168-02
Neutrofin 417
Neutroflavin 2489
Neutrormone 4460
Neutrosteron 4460
Neutroxantina 1373
Neuuron 1834
Neuvita(n) 5202
Nevadral 808
Nevalina 3377
Nevanide 566-05
Nevax 4491
Nevental 2031
Nevigramon 1846
Nevimycin 500 S 1568
Nevimycin pro inj. 2779
Nevin 2548-06
Nevin (alte Form) 373
Neviron 4460
Nevopax 2158
Nevracten 2973-01
Nevralgina 2270
Nevralteina 1085
Nevritar 2919
Névriton 3152
Nèvrizide 6151
Nevrocal 432
Nevrol 761
Nevropromazine 3315
Nevrostabyl 2987
Nevrostop 1567
Nevrum 2987
New cacodyl 18
Newcellan 3438
Newcillin 3069
New-Estranol 1 3610
Newrogin 900
Newphrine 1077
New-Proge-Depot 5618
Newsan 1507-01
Newtol 309
Nexarbol 1810
*Nexeridinhydrochlorid*** 6494
Nexion 719
Nezeril 3190
NF 6 226
NF-7 354
NF 35 2549
NF 64 575
NF 67 792
NF 71 327
NF 84 544
NF 113 1258
NF 153 705
NF 161 791
NF-161 „Ueno“ 1804
NF 167 6348
NF 180 717
NF 189 1410
NF 246 734
NF 260 2245
NF 441 733
NF-602 2246
NF 963 972
NF 1010 1289
NF 1088 3039
NF 1120 996
NF 1425 972-01
NFN 4335
NFP 5421
N.F.T. 705
N-Fur 705
NH_3 443
N.H.C. 3837
5-NI 1527
NIA 5314
Niacevit 351
Niac 337
Niacimid 351
Niacin 337
Niacinamid 351
Niacinex 351
Niacol „Locatelli“ 351
Niacol „Roche“ 369
Niacycline 4847
Niadrin 373
Niaforte 337
Niagar 533
Niagara Blue 5911

Niagaril 2740
Niagarim 533
Niagestin 5314
*Nialamid*** 3072
Nialamina 3072
Niamidal 3072
Niamide 351
Niamid(e) „Pfizer" 3072
Niamine 1360
Niamycetine 1568
Niapan 3281
Niapirina 4618
*Niaprazin*** 4318
Niapyrine 3281
Niapyrinum 4618
Niaquitil 3072
Niavit PP 351
Niazid(a) 373
Niazo 2552
Niazol 2461
Nibal Injection 5625
Nibal Tablets 5015
Nibet 293-03
Nibiol 921
Nibitor 4080
Nibratol 1923
Nibrole 2992
*Nibroxan*** 6181
Nibufin 2629
Nibuphin 2629
Nicabus 351
Nicacid 337
Nicaethacor 1360
Nicaethamidum 1360
Nicäthan 762
Nicalex 337-01
Nicalgene 2857
*Nicametatdihydrogen-citrat*** 2027
Nicamid(e) 351
Nicamide 1360
Nicamidindon ·351
Nicamin 337-04
Nicamina 351
Nicamindon 351
Nicangin 337
Nicarb 2147
Nicarbazin 2147
Nicardin 1360
Nicasir 351
Nicastubin 393-10
Nicateron 337
Nicatol 784
Nicazid(e) 373
Nicazolidin 3281
Nicazone 3281
Nicefull A 476
Nicelate 1846
*Nicergolin*** 5230
*Niceritrol*** 5722
Nicetal 373
Nicetamid 1360
*Nicethamid*** 1360
Nicetin 1524
*Niceverin*** 5801
Nichicampher 1379
Nichicholin 316
Nichicoba 6142-01
Nichidopa 1333
Nichilevan 5915-01
Nichimaline 4360
Nichipara D 184-02
Nichiphyllin 588-03
Nichiphyllin-M 1373
Nichirakishin 509
Nichirakishin S 1696
Nichirat 388
Nichisedan 2387
Nichitetsu 49-05
Nichivita E 5864
Nichivita K_1 5857
Nicholas C 393
Nicholin 2657
Nicicidin 337
Nic-Ima 2687
Nicinal 337-01
Nicizina 373
*Niclofolan*** 1791
*Niclosamid*** 2121
Nico 337
Nicobid 337
Nicobion 351
Nicobrevin „Labinca" 2355
Nicocap 337
Nicoceptin-Wirkstoff 337
*Nicoclonat*** 3022
*Nicocodin*** 5226
Nicocrisina 337
Nicodan 337
Nicodan percutan 1028
Nicodelis 3281
Nicodermin-Inj. 337
*Nicodicodin*** 5231
Nicodin 586
Nicodon 3281
Nicodrasi 4685
Nicodue 1817
Nicoferol 5957
*Nicofibrathydrochlorid*** 3024
Nicoform 586
Nicofort 351
*Nicofuranose*** 5802
*Nicofurat*** 5945
Nicogen 351
Nicohexan 6038
Nicohexonium 2113-03
Nicolane 4836
Nicolar 337
Nicolen 717
Nicolin 2775
Nicomed 351
Nicomethanol 369
Nicomethanolnicotinat 1817
Nicomidina 351
Nicomidol 351
*Nicomol*** 5913
Nicomorfina 5723
*Nicomorphin*** 5723
Niconacid 337
Niconat 337
Niconyl 373
Nicopavin 4223-02
Nicopheson 3281
Nicophin 5723
*Nicopholin*** 1277
Nicopile 2027
Nicoplon 337
Nicoprazin 1370
Nicopyrin 3281
Nicopyron 3281
Nicopyron ad injectionum 3897
Ni-Cor 1360
Nicordamin 1360
Nicoreumal 3281
Nicorgona 337
Nicorine Latema 1360
Nicorol „Lundbeck" 1825
Nicorol „Paramed" 337
Nicoron 3281
Nicoryl 1360
Nicosamin 6038
Nicosan 337
Nicosciorin 373
Nicoscorbine 393-10
Nicosedine 351
Nicosin 4593
Nicosinate 6038
Nicosinit 6038

Nicosode 337
Nicosol 337
Nicosorbina 6039
Nico-Span 337
Nicoster 6038
Nicosterine 337
Nicosterolo 6039
Nicostreptil 5629
Nicostamina 277-03
Nicosyl 337
Nicosylamide 351
Nicota 351
Nicotafuryl 1612
Nicotamide 351
Nico-Tamin 337
Nicotamina 351
Nicotazide 2773
Nicotazone 3281
Nicotene 337
Nicotensil 683-03
Nicoterapion-Amp. 351
Nicoterapion-Compr. 337
Nicotergoline 5230
Nicotherm 1998
*Nicothiazon*** 591
Nicothizonum 591
Nicotibina 373
Nicotid 351
Nicotido 337
Nicotil 337
Nicotilamid(e) 351
Nicotiless 4901
Nicotin 1357
*Nicotinamid*** 351
Nicotinamidadenin-dinucleotid 4685
Nicotindon 337
Nicotinex 337
Nicotinico 337
Nicotinipca 337
Nicotinoylamino-phenazon 3281
Nicotinoyldiaethyl-amidum 1360
Nicotinoylhydroxy-methylamid 586
Nicotinoyl-Procain 4006
*Nicotinsäure*** 337
Nicotinsäureamid 351
Nicotinyl „Nissin“ 3281
Nicotinylalcohol 369
Nicotinylamidoantipyrin 3281
Nicotinyltartrat 369
Nicotion 789
Nicotisan 373
Nicotivit 351
Nicotol 351
Nicotol „Maruko“ 6038
Nicotol „Polfa“ 369
Nicotron 337
Nicotubin 373
Nicotylamide 351
Nicoumalone 3848
Nicovasen 337
Nicovel 351
Nicovigor 351
Nicovit 351
Nicovitam 351
Nicovitamin 337
Nicovitina 351
Nicovitol 351
Nicoviton 351
Nicoxatin 6038
Nicoxin 2147
Nico-Zef 337
Nicozid(e) 373
Nicozid „Pharmacia“ 2161
Nicozin 373
Nicozone 3281
Nicozone-I 3897
Nicrazin 2147
Nic-Ster 6038
*Nictindol*** 3278
Nicycline 4847
Nicyl 337
Nida 411
Nidacil 6064
Nidanthel 1181
Nidantin 2158
Nidaton 373
Nidaxin 5337
Nidikel 1594
Nidrafur 575
Nidralen 3072
Nidran 2456
Nidrane 1262
Nidrapas 373-01
Nidrazid 373
Nidrozol 411
*Nidroxyzon*** 792
Nidulin 4175
Nieraline 1083
Nifadone 2245
*Nifedipin*** 3309
Nifelat 3309
*Nifenalol*** 1721
*Nifenazon*** 3281
Nifina 1503
Niflamol 2134
*Niflumic acid*** 2134
Nifluran 2134
Nifluril 2134
Nifluril-Suppos. 3904
Niflux 2134
Nifolidon 717
Nifos 898
Nifosept 705
Nifoson 354
Nifucin 354
Nifulidone 717
*Nifuraden*** 734
Nifuralazinum 933
*Nifuraldezon*** 544
*Nifuralid*** 6329
Nifuramizonum 1413
Nifuran „Apogepha“ 717
Nifuran „Maney“ 705
Nifurantin 705
*Nifuratel*** 1258
*Nifuratron*** 587
Nifurazolidonum 717
*Nifurdazil*** 1289
*Nifurethazon*** 1413
*Nifurfolin*** 2226
Nifurhydrazonum 575
Nifurid 354
Nifuril 705
*Nifurimid** 996
Ni-Furin 354
*Nifurizon** 1885
*Nifurmazol*** 1536
*Nifurmeron*** 327
Nifurol 354
Nifuron 1605
Nifurone 354
*Nifuroquin*** 6318
*Nifuroxazid*** 1811
*Nifuroxim*** 226
*Nifurpipon*** 2015
*Nifurpirinol*** 1819
*Nifurprazin*** 1180
*Nifurquinazol*** 3039
*Nifursemizon*** 791
*Nifursol** 1799
*Nifurthiazol*** 704
Nifurthilinum 733
*Nifurtimox*** 1342
*Nifurtoinol*** 947
*Nifurvidin** 1520

Nifuryl 705
*Nifurzid*** 6261
Nifuzon 354
Nigalax 4491, 4811
Nigellin 1328
Night-Caps. 1766-01
Niglicrema 91
Niglin 91
Nigloid 2032
Niglon 388
Niglycon 91
Nigma 386
Nigracap 33
Nigrifactin 1989
Nigrin 5377
NIH 2933 4713
NIH 2953 5164
NIH 4185 3155
NIH 5145 2830
NIH 5986 A 5996
NIH 7274 5264
NIH 7440 3729
NIH 7519 4896
NIH 7525 5239
NIH 7539 3128
NIH 7574 5137
NIH 7590 5149
NIH 7607 4932
NIH 7667 4960
NIH 7672 4283
NIH 7958 4074
NIH 8074 5599
NIH 8805 5765
Nihicor 1055
*Nihydrazon*** 575
Nikardin 1360
Nikartrone 2266-13
Nikatol 784
Nikavite 1360
Nikeciclina 5755-01
Nikecor 1360
Niketamin 1360
*Nikethamide*** 1360
Nikethan 762
Niketharol 1360
Nikethyl 1360
Nikinol 921
Nikión 2740
Nikoban 4901
Niko-CPM 3078-01
Nikodon 3281
Nikofezon 3281
Nikoform 586
Nikohexonium 2113-03
Nikokhloran 348
Nikometamid 586
Nikonyl 369
Nikopet 921
Nikorin 1360
Niko-Tamin 351
Nicotin 1357
Nikotinsyra 337
Nikozid 373
Nikozin 4593
Nilacid 775
Niladyl 5791-01
Nilatil 52-01
Nilatin 4203
Nilazid 2161
Nilbutan 1587
Nilcaris 1585
Nildema 726
Nilergex 3101
*Nilestriol*** 5420
Nilevar 4445
Nilexina 3053
Nilfan 3106
Nilgana 1352
Nilhistin 2842
Nilipoid 1957
Nilistine 2842
Nilodin 4298
Nilprin 761
Nilstat 6098-01
Nilurid 381
Niltuvin 369
Nilverm 1585
Nilvitam 4046
Nilzan 1585
Nimaol 895
*Nimazon** 1510
Nimelan 5845
Nimergolin 5230
*Nimetazepam*** 2983
*Nimidan*** 6205
Nimol 761
Nimoraquin 1106
*Nimorazol*** 1106
*Nimustin*** 6215
Nimycin 4849
Ninol 295
Ninopterin 4229
NiO-A-Let 5007
Nioben 5030
Nioform 909
*Niometacin*** 6459
Nionate 465-09
Niong Retard 91
Nioric Modified 419
Niozymin 351
Nipa 49 1301
Nipabenzyl 2428
Nipabutyl 1659
Nipagin A 1002
Nipagin (M) 740
Nipasol (M) 1298
Nipavina 4223-02
Nipaxon 4836
Nipecotan 4929
Nipellan 337
Nipentrol 263
Niperyt 263
Nipe-Troche 5821
Niphanoid 2909
Niphen „Monsanto“ 3030-02
Niphen „Torch“ 339
Niphenicol 1568
Nipi (supposte bambini) 3281
Niplen 373
Nipodal 4286
Nipodar 3463
Nippas (-Calcium) 569
Niprazina 3281
Nipride 222
*Niprofazon*** 4618
Nipron 386
Nipruss 222
Nipyl 1029
Niquetamida 1360
Niramin 3078-01
Niramine 3365
Niratron 3078-01
Nirexon 2203
Niricin 1625
*Niridazol*** 353
Niritham 263
Niritol 263
Nirvan 4024
Nirvan „Farel“ 2987
Nirvanil 872
Nirvanin(e) 2592
Nirvanium 872
Nirvanol 1579
Nirvanol „Midy“ 872
Nirvonal 1845
Nirvotin 1205
Nisäpuuteri 612
Nisantol 1951

Nisaval 3423
Niselan 2992
Nisentil 3167
Nisept 354
Niseral 5921
Nisidana 5141
Nisine M 419
Nisintil 3167
*Nisobamat*** 2366
Nisocort 4639
Nisolone 4704
Nisolone i.m. 5156
Nisolone i.v. 5423
Nisometasona 4949
Nisone 4639
*Nisoxetin*** 6448
Nistafugin 6098-01
Nistaquim 6098-01
Nistatin 6098-01
*Nisterimacetat** 6611
Nisulfadine 1521
Nisulfazol(e) 931
Nitadon 373
Nitalapram 6502
Nitan 942
*Nitarson*** 344
Nitasom 695
Nitazol 237
Niteban 373
Nitepax 4836-02
Nithiamide 237
Nithiazid(e) 389
Niticolin 2657
Nitinic 337
Nitoin 705
Nitol 290
Nitoman 4076
Nitora 91
*Nitracrindihydro-chlorid*** 6467
Nitractin 1561
Nitracut 91
Nitral 663
Nitralaminhydrochlorid 1308
Nitraldone 2245
Nitralettae 453-01
Nitralfa 330
Nitramin IDO 75
*Nitramisolhydro-chlorid*** 6245
Nitramyl 294
Nitrangin 91
Nitranitol 391
Nitranol(um) 453-01
Nitrarin 4344
Nitrasin 290
*Nitrazepam*** 2706
Nitrazépate 2955
*Nitrazepate potassi-que*** 2955-01
Nitrazepol 2706
Nitrenpax 2706
Nitretamin 453-01
Nitrex 705
Ni-Tricasol 411
*Nitricholiniumper-chlorat*** 313
Nitricin 1625
Nitrimidazine 1106
Nitrin „Andrews“ 453-01
Nitrin „Vale“ 263
Nitrinal 263
Nitrine 91
Nitrinose 356
Nitro „Orion“ 91
Nitroakridin 3582 4933
Nitrobaat 91
Nitrobas 411
Nitro-Bid 91
Nitrocafan 6343
Nitrocaphane 6343
Nitrocaps 91
Nitrocard 91
Nitro-Cardidril 453-01
Nitrocardiol „Miluy“ 453-01
Nitrocardon 263
Nitrocels 91
Nitrocen 91
Nitrocerin 91
Nitrocholine 313
Nitrochron 91
Nitrocine 91
Nitro-Cor 91
Nitrocor „Cont. Pharma“ 263
Nitrocort 263
Nitrocor-TD 91
*Nitrocyclin*** 4529
*Nitrodan** 1181
Nitrodex 263
Nitro-Diaceller 91
Nitrodiazepam 2706
Nitrodimethylin 299
Nitroduran 453-01
Nitrodyl 91
Nitroerythrit 162
Nitroerythrol 162
Nitroéthanolamine 52
Nitrofan 541
Nitrofarin 4180
Nitrofen 2177
Nitrofungin 326
Nitrofur 2245
Nitrofuracin 705
Nitrofuradoxonum 973
*Nitrofural** 354
Nitrofurallon 705
Nitrofuraltadone 2245
„Nitrofuran“ 354
Nitrofuran AF-2 1502
Nitrofuran-C-Wirkstoff 705
Nitro-Furant 705
*Nitrofurantoin*** 705
Nitrofurathiazid 6297
Nitrofurazan 354
Nitrofurazon 354
Nitrofurfurilo 372
Nitrofurin 705
Nitrofurmethonum 2245
Nitrofuroxazide 1811
Nitrofuroxizonum 792
„*Nitrofuryläther*“ 372
Nitrofurylen 331-01
Nitrogen mustard 290
Nitroglin 91
Nitroglycerin 91
Nitroglycerol 91
Nitroglyn 91
Nitrogranulogen 290
Nitroguanil 770
Nitro-I 91
Nitroinosit 356
Nitro Inosital 356
Nitrol „Eisai“ 388
Nitrol „K—U“ 91
Nitrolamine 52
Nitrolan 91
Nitrolar 91
Nitrolent 91
Nitroletten 91
Nitrolex 91
Nitrolime 9
Nitrolingual 91
Nitrolowe 91
Nitro-Mack-Retrad 91
Nitroman 391
Nitromannit 391
Nitromannitol 391

Nitromed 91
Nitromersol 518
Nitromethaqualon-hydrochlorid 2984
Nitromide 528
*Nitromifencitrat*** 5565
Nitromin 291
Nitromint 91
Nitronal 874
Nitrong 91
Nitronium 453-01
5-Nitro-oxin 921
Nitropar 91
Nitropent(a) 263
Nitropentaerythrit 263
Nitropentaerythritol 263
Nitropentaerythrolum 263
Nitropenthrite 263
Nitropenton 263
Nitropharin 4180
Nitropharm 91
Nitrophenid(e) 1803
Nitro PRN 91
Nitroprol 91
Nitroprussidnatrium 222
Nitrorand 91
Nitrorektal 91
Nitroret 388
Nitroretard 91
Nitro-Riletten 263
Nitro-Sa 91
*Nitroscanat*** 6291
Nitrosid 388
Nitrositol 356
Nitrosorbid 388
Nitrospan 91
Nitrospasmin 91
Nitrospray 91
Nitrostabilin 91
Nitrostat 91
Nitrosule 91
Nitrosulfapyridin 1521
*Nitrosulfathiazol*** 931
Nitrosulphathiazole 931
Nitro-Tabletten 453-01
Nitro-Tablinen 388
Nitrotalans 263
Nitro-T.D. 91
Nitrotest 91
Nitrothiamidazole 353
m-Nitrothioacetazon 1259
Nitrotime 91
Nitrotoin 705
Nitrovinhydrochlorid 2424
*Nitroxinil*** 503
*Nitroxolin** 921
Nitroxynil 503
Nitrozel 91
Nitrozell retard 91
Nitrozide 2146
Nitrozone 354
Nitrumon 271
Niuron 921
Nivachine 3736
*Nivacortol*** 5655
Nivalin(a) 3377
Nivalin „Nectarine“ 1568
Nivaquine (B) 3736
Nivaquine C 4082
Nivazol 5655
Nivecin 5849
Nivelina 1078
Nivellipid 5381
Nivelon 4328
Nivelton 3008
*Nivimedon-Natrium*** 6240
Ni-Vit-12 6143
Nivitin 484
Nivoman 3592
Nivocilin 4848-01
Nivomicin 5849
Nivonorm 1316
Nix-Nap 790
Nixolan 4988
Nixverm 203-07
*Nixylic acid*** 2463
Nixyn-Caps. 6332
Nizethamid 1360
Nizin 371-01
Nizinsal 371-01
Nizon 4639
Nizotin 789
NK 1006 3825
N-Lost 290
N-Lost-N-oxyd 291
NM 290
N.M.O. 291
Noan 2970
Noapin A 4751
No-Aspirin 761
Nobacid 2396
Nobacter 2133
Nobacter (alte Form) 1793
Nobadorm 2992
Nobamid 5766
Nobarbitate 2573-01
Nobecutan 848
Nobedon 761
Nobedorm 2992
Nobelyse 1138
Nobesal 567
Nobesine-25 2304
Nobilen 144
Noblitina 3096
N-Oblivon 637
Noblon 3097
Nobral 2970
Nobrium 3008
Nobutan 5055
Nocbin 1467
Nocertone 4525
Noclon 1069
Nococycline 4847
*Nocodazol*** 6325
Noctal 1304
Noctal „Pharmacal“ 828-01
Noctan 1445
Noctec Capsules 33
Noctenal 1304
Noctilene 2992
Noctilux 5579
Noctinal „Faes“ 1845
Noctinal „Frosst“ 1425
Noctivan(e) 1965
Nocton 1575-08
Noctopan 1965
Noctosom 4545
Nocturetten 653-01
Noctyn 2289
Noctyn-N.F. 4545
Noctynol 1380
Nodaca 790
Nodal 2797
Nodapton 4100
Nodixil 4141
Nodoplegin 1145
Nodoz 790
Nofem 2304
Noflame 2134
Norfomicin 861
*Nogalamycin*** 6638
Nogermin 1846
Nogexan 1756
Nogluc 1309
Nogotan-Tabl. 2951
Nogram 1846
Nohalon 6601
Noicetin 4335

Noikohis 3981
Noiless 1138
Noinarin 4723
5-NOK 921
Nokemyl 2198
Nokhel 3633
No-kotin 4901
Noktüral 2992
Nolaken 5317
Nolamine 3078-01
Nolamit 6070
Noleptan 4567
Nolesil 5632
Nolesilibe 5632
*Noliniumbromid*** 6357
Noloten 3129
Nolotil 2270-02
Noludar 1445
Nolvadex 5489
Nolvasan 4972
Nomestrol 3610
Nomestrol-Amp. 5252
Nometan 203-09
Nometic 4653
Nometine 4566
*Nomifensinmaleat*** 3058
Nomillon 1316
Nominox 2992
Nomocramp 4142
Nomoxiur 1173
Nonachlazin 4840
Nonactin 6018
Nonaftazin 5073
Nona-Gel 349
No-Nap 790
Nonaphthazine 5073
*Nonapyrimin*** 2918
Nondolil 2270
Nonflamin 3340
Nonkodine 3204
*Nonoxinol 4*** 5207
*Nonoxinol 9*** 5910
*Nonoxinol 15*** 6085
*Nonoxinol 30*** 6154
Nonoxynol 4 5207
Nonoxynol 9 5910
Nonoxynol 15 6085
Nonoxynol 30 6154
Nonplesin 4326-01
Nonpressin 794
Non-stop 5127
Nonylvanillamid 3478
Noocebril 417
Noostan 417
Nootron 417
Nootrop 417
Noo-tropicon 417
Nootropil 417
Nootropyl 417
Nopar 3459
Nopcocide 5208
Nopenol 3066-04
Nophrine 1077
Nopil 2548-01
Nopoxamine 3501
No-Press 1465
Nopron 4318
Noprylsulfamide 2815
Noptil 1845
Norabol 5596
Norácimetadolo 4960
*Noracymethadol*** 4960
Noradnamine 3016
Noradrèc 814-01
Noradren 1745
Noradrenal 814
Noradrenalin 814
Noradrenalinäthyl-theophyllin 3395
Noradrine 814-01
Noräthandrolon 4445
Noräthisteron 4367
5(10)-Noräthisteron 4368
Noraethisteronum aceticum 4935
Noräthynodrel 4368
Norakin 4717
Noralutin 4367
Noramidon 4322
Noramidopyrine 1940
*Noramidopyrin-methansulfonat-Natrium** 2270
Nor-Anabol 4740
Norandrol 5596
Norandros 5596
Norandrostenolon 3746
Norantiffein 630
Norantoin 1219
Norartrinal 814-01
Norbalin 5596
Norbilan 1063
Norbiline 4648-01
Norbolethone 4761
*Norboleton*** 4761
Norboral „Elmu"-Wirkstoff 1309
Norboral „Silanes" 1754
*Norbudrinhydrochlorid*** 2006
Norbutrine hydrochloride 2006
Norcain 1026
Norcamphane „Emedia Export" 2851
*Norclostebol*** 3719
*Norcodein*** 3324
Norcolut 4367
Norcoralydin 4608
Norcozine 3315
Norcycline 4535
Nordasma 810
Nordecon 5711
Nordefrin 1082
Nordemerol 2563
Nordèn 810
Nordiazepam 2695
Nordiazina 1910
Nordicort 5437
*Nordinon*** 4412
Nordiol 3713
Nor-Drin 814-01
Nordryl 3365
Nor-Durandron 5441
Noredrol 808
Norephedrane 1069
Norephedrin 1072
Norephedrinoäthyl-theophyllin 3702
Nor-Ephedrin „Riedel" 804
Norepinephrin 814
Nor-Epirenan 814
Noretandrolone 4445
*Norethandrolon*** 4445
Norethindrone 4367
Norethindrone acetate 4935
*Norethisteron** 4367
Norethisteronacetat 4935
Norethisteronacetatoxim 4961
Norethisteronönanthat 5612
Norethynodrel 4368
Noretinodrel 4368
Noretisterone 4367
Noretona 4988
*Noretynodrel*** 4368
No-Reumar 4950
Norevipal 1645
Norevipan 1645

Norexadrine 814
Norfelol 814
Norfen 810
Norfenefrin** 808
Norfenfluramine 1270
Norfin „Lusofarmaco“ 3935
Norfin „Palenzona“ 5487
Norflex 3681-01
Norfluran** 28
Norfor 4367
Norgan 3628
_Norgesteron_* 4413
Norgestimat** 5170
Norgestin 4367
Norgestomet** 5186
Norgestrel** 4696
D-_Norgestrel_ 4697
Norgestrienon** 4248
Norglycin 2620
Norheparin 5353
Norhexobarbital 1645
Norhexobarbitone 1645
Nor-homoepinephrine 1082
Nori 127
Nori-A 149-01
Noriday 4367
Noridei 4367
Noridyl 1834
Norigest 5612
Norilgan-S 1625
Norisedrin 1745
Norisodrine 1745
Norisoephedrin 1073
Noristerat 5612
Noritren 3924-01
Norivan 5074
Norkel 2436
Norkotine 4836
_Norleusactid_* 6161
Nor-lévorénine 814
Norlevorfanolo 3138
Norlevorphanol** 3138
Norlongandron 5441
Norlutate 4935
Norluten 4367
Norluten A 4935
Norlutin 4367
Norlutin-A 4935
Norlutin acetate 4935
Norluton 4367
Norma-1 4313
Normabrain 417
Normacen 5216
Normacyl 950-06
Normadrine 1388
Normagina F 717
Normalax 4169
Normalene 4811
Normaln 4256
Normaln A 3662
Normaln P 4572
Norman 4400
Normanox 1964
Norma-oestren 4313
Normastigmin 2071
Normatens 1480
Normedon 4322
Normegal 302
Normenon 5127
Normeperidine 2563
Normestrol 3610
Normet 1923
Normetadone 4322
Nor-Metaoxedrin 808
Normethadon** 4322
Normethandrolone 4091
Normethandrone 4091
Normethisterone 4091
Normetolo 808
Norm-Evac 4491
Normide 2987
Normi-Nox 2992
Normobion 5337
Normobis 549-07
Normocytin 6143
Normodiabet 5113
Normofrenon 3348
Normoglic 1309
Normoglucina 1410
Normolax 4188
Normolaxol 4802
Normo-Level 2339
Normolipem 1245-02
Normolipol 1923
Normonsona 4704
Normopina-Amp. 3732
Normopirem 2266
Normopresan 959
Normorescina 5950
Normorest 2992
Normorfina 3047
Normorif 1484
Normorphin** 3047
Normosecretol 4455
Normosicol 2987
Normoson 606
Normospas 3730
Normostérol 2339
Normosterolo 1316
Normotensor 1465
Normotiroide 158
Normotiroides 961
Normovagin 3610
Normum I.C.I. 2903
Normurat 3242
Nor-Níchicamin 2325
Norodin 1388
Norofilina 588-03
Norofren 5654
Noromon 5596
Noroxyclothepindecanoat 5816
Norpace 4725
Norpethidin 2563
Norphedrin 804
Norphedrinum 1072
Norphen 810
Nor-Phenylephrine 808
Norpholedrin 1075
Norpipanon** 5132
Norpolake 3649
Norpramin 3649
Norpramine „Norton“ 4019
Norpran 3649
Norpregneninolon 4367
Norprogen 4367
Nor-progestelea 4414
Norpropandrolate 5351
Norpseudoephedrin 1073
Norphyl 588-03
Nor-Q.D. 4367
Norquentiel A 4313
Norsecrolo 4455
19-Norspiroxenone 4735
Norsten(e) 411
Norstenol 5596
Norsulfazol(um) 969
Nor-Sympatol 810
m-Norsynephrin 808
p-Norsynephrin 810
Nortabs(s) 3924-01
Nortan 3922
Nortesto 4740
Nortestonate 3746
Nortestosteron 3746
Nortestosteronadamantancarboxylat 5762
Nortestosteroncapronat 5349
Nortestosteroncyclohexylpropionat 5617

Nortestosteroncyclo-pentylpropionat 5539
Nortestosterondecanoat 5711
Nortestosteron-dodecanoat 5837
Nortestosteronfuryl-propionat 5421
Nortestosteronhemi-succinat 4989
Nortestosteronhexa-hydrobenzoat 5441
Nortestosteronhexyl-oxyphenylpro-pionat 5903
Nortestosteroni cypionas 5539
Nortestosteronphenyl-propionat 5596
Nortestosteronpro-pionat 4740
Nortestosteronundeca-noat 5785
Nortestrionate 5539
Nor-Tet 500 4847
*Nortetrazepam*** 2764
Northiaden 3597
Nortibina 373
Nortimil 3649
Nortobione 1283
Nortodril 3365
Norton 810
Nortoxiferina „Lux" 6072
Nor-TPP 5596
Nortran 3922
Nortrilen 3924-01
Nortrilin 3924-01
Nortriptilina 3924
*Nortriptylin*** 3924
Nortrix 3924-01
Nortyl 3924-01
Nortylin 3924-01
Norval 3602
Norval (alte Form) 4491
Norvedan 3244
*Norvinisteron*** 4414
Norvinodrel 4413
Norybol-19 4740
Norzepine 3924-01
Noscadon 4836
Noscafides 4836
Noscamin 4836
Noscapal 4836
Noscapalin 4836
Noscapect 4836
*Noscapin** 4836
Noscatuss 4836
Noscosed 3078-01
Noselit 2461
Nosemack 982
Nositrol 5437
*Nosiheptid*** 6655
Noskapin 4836
No. 220 soluble 4152
Nosopan 919
Nosopan B 928-03
Nosophen 4157
No-Spa „Chinoin" 5295
Nospan „Chinoin" 5295
Nospan „Wallace" 2365
Nospasin 5295
Nostal 1304
Nostal „Ames" 648
Nostel 606
Nostero l 3041
Nostyn 648
Nosydrast 523
Nosylan 523
Notair 942
Notandron 4460
Notandron-Depot 6001
Notaral 3066
Notaral „Fontoura-Wyeth" 2696
Notazine 1481
Notem 761
Notense 2970
Notensil 3962
Notezine 1481
Nothiazine 3973
Noticin 3311
Notifin 3000
Notilas 4723
Notomycin 6125
Noton 2419
Notox 4466
Notranyl 3649
Notricel 1846
Notus 3188
Nourilax 5216
Nourilax N 4811
Nourycid 348
Nourydorm 1964-01
Novabidodici 6142
Novabol 4415
Nova-Carpine 1712
Novacetyl 950-06
Novaciclin 4848
Novacide 2132
Nova-Color 5624
Nova-Cyclo 3454
Novacyl 950-06
Novacyl „Lematte et Boinot" 338-01
Novadex „Nova" 4974-01
Novadex „Perry" 1071-02
Novadral 808
Novadren 1745
Novafed 1392
Novahistin 3078-01
Novain 673
Novaine 2325
Novakol 1283
Novalcina 2270
Novaldin 2270
Novaldrin 1846
Novalgetol „Galenika" 2270
Novalgin 2270
Novallyl 1278
Novalutyl 3255
Novamato 1138
Novamid 236
Novamidazophen 2270
Novamidon 2266
Novamin(a) 3365-03
Novamin „Bristol" 5033
Nova-Min „Nova" 2040
Novamin „Shionogi" 4286
Novaminsulfon 2270
Novammon 465-01
Novamobarb 1767-01
Novamphemine 1070
Novampil 3334
Novamycetin 1568
Novamycetin-Susp. 5624
Novanaest purum 2325
Novandrol 4460
Novanest 26
Novaneurina 2059
Novantoina 2717
Nova-Phase 950
Nova-Pheno 1845
Novapon-Troche 5821
Novaporin 2474
Nova-Pred 4726
Novapromazin 3315
Novapyrin 2270
Novarben 2192
Nova-Rectal 1766-01
Novarsaminol 2192

Novarsan 2192
Novarscodyle 18
Novarsenobenzene 2192
Novarsenobenzol 2192
Novarsenobillon 2192
Novarsenol(um) 2192
Novarsol 1836
Novarsolan 2192
Novarsolo 18
Novarsphenamine 2192
Novartril 2730
Novartrina 5110
Nova-Rubi 6143
Novascor 393
Novasen 950
Novasil 1047
Novasmasol 1747
Novaspirin 4507
Novasul 2270
Novasurol 828-03
Novatil 3315
Novatophan 3866
Novatophan „Schering“ 3255
Novatoxyl 799
Novatrin 3459
Novatropin 3459
Novatropit 3459
Novatyl 950
Novazide 583
Novazin 3968
Novazole 3834
Novazolo 1625
Novazolon 2270
Novdimal 5761
Novecyl 567
Novedrin 2047
Novelciclina 4848
Noveltex 2270
Novembichin 661
Novembitol 1353
Novemina 2270
Noventabedoce 6143
Novergo 4005-01
Noveril 3638
Novesin(e) 3490
Novesinol 3490
Novestrine 3671
Novestrol 4313
Novex 1801
Novexurat 3255
Novicodin 3691
Novicodina 3628
Novid 950
Novidiumbromid 4527
Novidroxin 6142-01
Noviform 319
Novil 2270
Novilcilina G 3066-04
Novilcilina K 3066
Noviltetra 4847
Noviltisona 4746
Noviocil 319
Noviotrast 523
Noviril 4460
Novivit 6143
Novoadlin 2325
Novo-Ascorbic 393
Novo B_{12} 6142
Novobedouze 6142
Novobeta 2059
Novobi 835
Novo-Biocal 1442-01
*Novobiocin*** 5849
Novo-Bioscardiol 419
Novobismu 868-03
Novobutamide 2032
Novocain 2325
Novocainamid 2352
Novocainamidum 2352
Novocain-Penicillin 3066-04
Novocainum 2325
Novocal 465
Novocalcilac 102-03
Novocamid 2352
Novochlor 1568
Novochlorhydrate 33
Novociclina 4521
Novocilin 3098
Novocillin 3066-04
Novocloxin 3873
Novocobalamin 6142-01
Novocodon 4270
Novocol 617
Novocolchine 4863
Novocolin 5341
Novo-Cora-Vinco 419
Novochlorocap 1568
Novocort „Novopharm“ 5155
Novocort „Pharmax“ 4949
Novodecholate 5341
Novo-Dermoquinona 598
Novodetophin 3255
Novodigal 6066
Novodigal-Amp. 6033
Novodigoxin 6033
Novodil 5361
Novodimenate 3365-03
Novodipam 2970
Novodiphenyl 2717
Novodiur(ex) 583
Novodolan 4177
Novodon 4949
N ovodramin 3365-03
Novodrin 1745
Novoembichin 661
Novoerythren 6020
Novoexpectro 3097
Novofenarsan 2192
Novoferrogluc 465-09
Novofilina 1373
Novoflurazine 4572
Novofolacid 3899
Novoform 319
Novofortan 1093
Novofosfan 1093
Novofumar 149-01
Novofur 972
Novofuran 705
Novojodin 451-04
Novo-Heparin 5353
Novohetramine 3149
Novohexidyl 4449
Novohydrazide 583
Novohydrin 2230
Novohydrin (alte Form) 287
Novohydrochlorothiazide 583
Novohydrocort 5189
Novolaudon 3325
Novolax 5216
Novolax „Krka“ 4811
Novo-Leophan 3255
Novom 4691
Novomazina 3315
Novomedopa 1333
Novo-Meladinina 1494
Novomepro 1138
Novomethasone 4949
Novomina 3365-03
Novomycetin 1568
Novomycin 5849
Novomycin S 4790
Novonal 1132
Novoniacin 337
Novonidazol 411
Novonyl 761
Novopan 1965
Novopen 3066
Novopen-V 3069

Novopentobarb 1766-01
Novophenicol 1568
Novopheniram 3078-01
Novophenmetrazine 1679
Novophenobarb 1845
Novophenyl 3906
Novophone 1843
Novophyllin 588-03
Novophyllin M 1373
Novopoxide 2987
Novopramine 4019
Novoprednisolone 4704
Novoprednisone 4639
Novopromazine 3348
Novopropamide 1309
Novopropanthil 5172
Novopuren 4163
Novoquinidin 4302-01
Novoreserpine 5895
Novo-Rheuma-tophin 3866
Novo-Rheuma-tophine 3255
Novoridazine 4633
Novorin 3189
Novorythro 6020
Novorythro-Tabl. 5990-01
Novosalvarsan 2192
Novoscabin 2426
Novosecobarb 2030-01
Novosed 2987
Novoseptale 1254
Novoserin 96
Novoserpina 5951
Novosoxazole 1625
Novosparol 4110
Novospasmina 4127
Novosprin 950
Novostab 2192
Novostilboestrol 3610
Novostrol 3667
Novosul 1594
Novosulfan 2746
Novosulfin 1594
Novosulfina 3256-02
Novotetra 4847
Novothalidone 2401
Novo-Thiamina 2040
Novothricin 2779-02
Novothyral 2704-01
Novotiaceno 969
Novotiral 2704-01
Novotocal 1442-01
Novotolbutamide 2032
Novotono C 393
Novotono B_1 2040
Novotono D_2 5709
Novotophosan 2951-02
Novotrane 3592
Novotriclina 4521
Novotriptyn 4256
Novotrone 2510
Novotrone „Bengal“ 5807
Novoxapin 3926
Novoxytetra 4849
Novoyodina 1163
Novrad 4959
Novumestrol 1696
Novurit 2654-01
Nov-Uropurat 451-22
Nov-Uropurin 451-22
Novutox 2325
Novydrine 1069
Novyl 567
Noxabén 3863
Noxaben „Ufarmex“ 2687
Noxadron 5157-01
Noxal 1467
Noxal „Wolfs“ 2992
Noxalon 2992
Noxaminol 338-01
Noxibiol 921
Noxigur 921
Noxin 921
*Noxiptilinhydro-chlorid*** 3960
Noxiptylinhydrochlorid 3960
Noxiron 2217
Noxitiolinum 120
Noxiurotan 203-06
Noxocin 1106
Noxokratin 422
Noxybel 2992
N-Oxyd-Lost 291
Noxyflex 120
Noxylin 189
Noxyron 2217
Noxythiolin 120
*Noxytiolin*** 120
Nozinan 4024
Nozinan Embonate 4024-01
Nozolon 4791-02
NP 2015
NP 13 839
NP-27 335
NP 30 5237
NP 113 1290-01
NP 956 3314
NPA-Acid 1823
NPAB 5195
N-Pc «ol» 3066-04
NPP 756
NPT 10381 1290-01
NR 21 P 4974-01
NR 286 4289
NSC-185 2897
NSC-675 2395
NSC-739 3912
NSC-740 4245
NSC-741 5189
NSC-742 256
NSC-746 113
NSC-749 148
NSC-750 486
NSC-751 472
NSC-752 240
NSC-755 231
NSC-758 475
NSC-762 290
NSC-763 56
NSC-1026 436
NSC-1390 228
NSC-1771 448
NSC-1879 1562
NSC-1895 51
NSC-2100 354
NSC-2101 345
NSC-2107 705
NSC-2619 1842
NSC-3053 6141
NSC-3055 4971
NSC-3061 1858
NSC-3070 3610
NSC-3073 3899
NSC-3087 343
NSC-3088 2557
NSC-3096 4611
NSC-3097 1836
NSC-3184 544
NSC-3364 5960
NSC-3425 73
NSC-3590 4280-01
NSC-3951 2952
NSC-4112 1801
NSC-5085 344
NSC-5109 2473
NSC-5340 5767
NSC-5366 4836

NSC-5547	4499
NSC-5648	5889
NSC-6091	1843
NSC-6135	5365
NSC-6365	212
NSC-6386	5695
NSC-6396	450
NSC-6470	734
NSC-6738	176
NSC-7214	2512
NSC-7365	413
NSC-7571	2141-01
NSC-7760	623
NSC-7778	2430
NSC-8746	114
NSC-8806	2280
NSC-9120	4704
NSC-9166	5014
NSC-9168	5519
NSC-9169	4849
NSC-9324	1278
NSC-9564	4367
NSC-9565	4693
NSC-9566	5390
NSC-9698	1482
NSC-9700	4089
NSC-9701	4442
NSC-9702	4702
NSC-9703	4703
NSC-9704	4734
NSC-9705	4742
NSC-9706	1061
NSC-9717	449
NSC-9894	3667
NSC-10023	4639
NSC-10039	4322
NSC-10107	291
NSC-10108	5064
NSC-10481	3675
NSC-10483	4746
NSC-10973	4313
NSC-11071	3310
NSC-11319	4737
NSC-11905	2751
NSC-12165	4421
NSC-12169	3714
NSC-12198	5206
NSC-13252	4831
NSC-14083	4785
NSC-14210	2282
NSC-14279	3423-01
NSC-14574	4298
NSC-15432	4368
NSC-15780	4391
NSC-15796	4931
NSC-16895	12
NSC-17261	3147
NSC-17262	3148
NSC-17590	5182
NSC-17592	5618
NSC-17663	6197
NSC-17777	2197
NSC-17789	4812
NSC-18268	6148-01
NSC-18317	4744
NSC-19043	3631
NSC-19477	5969
NSC-19494	1525
NSC-19893	136
NSC-19987	4988
NSC-20246	3428
NSC-20264	1376
NSC-20272	4685
NSC-20526	2119
NSC-21626	82
NSC-22877	130-01
NSC-23436	1040
NSC-23516	1324
NSC-23759	4039
NSC-24559	6119
NSC-24970	501
NSC-25141	5663
NSC-25154	1417
NSC-25159	942
NSC-25413	576
NSC-25614	2481
NSC-26198	4764
NSC-26271	668
NSC-26980	2816
NSC-27178	1137
NSC-27640	1015
NSC-28120	2187
NSC-29215	1874
NSC-29422	1349
NSC-30152	253
NSC-30211	443
NSC-30223	1332
NSC-32065	15
NSC-32074	819
NSC-32363	872
NSC-32743	3461
NSC-32942	5464
NSC-32946	305
NSC-33001	4945
NSC-33077	258
NSC-33659	4775
NSC-34249	2649-01
NSC-34462	801
NSC-34521	4949
NSC-34533	3284
NSC-34632	624
NSC-34652	1892
NSC-35051	2281
NSC-35443	4223
NSC-35752	3717
NSC-35770	5483
NSC-36539	154
NSC-37095	664
NSC-37096	1971
NSC-37538	888
NSC-37725	4408
NSC-38721	2386
NSC-38887	948
NSC-39069	487
NSC-39084	934
NSC-39147	2900
NSC-39415	5049
NSC-39661	1017
NSC-39690	5168
NSC-40144	2155
NSC-40725	428
NSC-40902	3442
NSC-42044	1253
NSC-42722	4415
NSC-43183	1873
NSC-44827	5283
NSC-45383	5377
NSC-45388	421
NSC-45409	155
NSC-45463	213
NSC-46077	2697
NSC-47774	2087
NSC-49506	6038
NSC-49842	6088
NSC-51097	818
NSC-51325	1781
NSC-51812	4535
NSC-52644	2581
NSC-52947	6619
NSC-54702	4922
NSC-55975	4067
NSC-56054	3578
NSC-56228	4848
NSC-56308	3225
NSC-56408	1656
NSC-56410	3118
NSC-56654	3427
NSC-56769	2434
NSC-56808	5382

NSC-57199	2279
NSC-58368	5519-01
NSC-58514	6129
NSC-58775	2706
NSC-59272	5895
NSC-59687	5216
NSC-59729	2318
NSC-59813	3857
NSC-59989	2151
NSC-60584	2437
NSC-60719	528
NSC-61815	1513
NSC-62164	1760
NSC-62939	2568
NSC-63278	5012
NSC-63878	1091
NSC-63963	1958
NSC-64087	4852
NSC-64198	707
NSC-64393	6069-01
NSC-64826	846
NSC-64967	5625
NSC-65346	1948
NSC-66248	633
NSC-67574	6087
NSC-68075	6024
NSC-68626	769
NSC-70845	6638
NSC-70929 D	6025
NSC-70968	5422
NSC-71795	3260
NSC-72274	5275
NSC-73754	1066
NSC-76455	6094
NSC-77037	5992
NSC-77213	2057
NSC-79037	1124
NSC-80087	3557
NSC-82151	5569
NSC-83265	4817
NSC-85998	860
NSC-88536	4760
NSC-89199	5173
NSC-94600	4172
NSC-95441	1449
NSC-96349	6559
NSC-100638	3547
NSC-100880	4185
NSC-102627	6203
NSC-102816	833
NSC-102824	3117
NSC-104469	6007
NSC-104800	442
NSC-104801	1509
NSC-105546	2873
NSC-107528	2491
NSC-109723	1136
NSC-109724	669
NSC-111180	272
NSC-112682	4834
NSC-112846	4207
NSC-113926	6060
NSC-114575	3084
NSC-116785	2558
NSC-122758	4411
NSC-122819	5870
NSC-122870	4539
NSC-123127	5570
NSC-125066	6111-01
NSC-125973	6095
NSC-126765	4940
NSC-129185	3359
NSC-129224	4330
NSC-129943	1726
NSC-134087	5952
NSC-134679	2831
NSC-135758	2627
NSC-137443	6400
NSC-139105	4590
NSC-140865	6134
NSC-141537	4070
NSC-141540	5733
NSC-143019	249
NSC-143095	1092
NSC-143969	5432
NSC-145668	1039
NSC-145669	3525
NSC-146171	1925
NSC-148958	754
NSC-153858	5927
NSC-164011	5917
NSC-166722	1123
NSC-167780	5201
NSC-170561	4206
NSC-172755	2575
NSC-177023	1587
NSC-178248	6219
NSC-180024	5482-01
NSC-180973	5489
NSC-238159	6325
NSC-245382	6215
NSC-400979	2850
NSC-403169	4195
NSC-409962	271
NSC-446297	1067
NSC-521778	86
NSC-529861	4192
NSD 1055	581
NSC 3004	1847
NTA-194	2808
NTCHP	5617
NTOI	353
N-Toin	705
Nu-404	4516
Nu 445	1625
Nu-582	2078
Nu-896	3169
Nu-903	1080
Nu-1196	3167
Nu 1504	3887
Nu-1510	1113
Nu-1779	3168
Nu-1932	3450
Nu-2121	369
Nu-2206	3408
Nu 2222	4877
Nuarsol	377-01
Nubamate	1138
Nubarène	2694
Nubirol	2694
Nucatin	789
Nucite	460
Nucleocardyl	1346
Nucleon Argentinian	1283
Nuclinid	4302-03
*Nuclotixen***	6529
Nucodan	3631
Nucort	4949
Nuelin	588
Nufleine	5820
Nugestoral	4693
Nugyl	411
Nuhaton	3626
Nuital	4361
Nulabort	3160
Nulans	3843
Nulaverm	5074
Nulicaine	2631
Nulin	1373
Nullapon	1429-01
Nullatuss	3188
NULobes	2304
Nulogyl	1106
Nulsa	3739
Numal	1364
Nu-Man	4442
Numbon	2706
Numoquin	4689
Numorphan	3327

Numorphan Oral 3380
Numotac 2350
Nuncital 671
Nunol 1845
Nupa-Sal 2161
Nupercain 4432
Nupercainal 4432
Nuperlone 4432
Nuphlein 5820
Nuporals 4432
Nupren 1623
Nuprin 1623
Nuquin 3736
Nuran 4523
Nurantin 705
Nurazone 354
Nuredal 3072
Nuriban 3705
Nuricon 3850
Nuridexon 4949
Nuriken-Z 2987
Nurilaski 5216
Nurisolon 4704
Nurison 4639
Nuro-B 2040
Nur 1 Tropfen 5721
Nuscabin 2426
Nuseals 549-02
Nutinal 4335
Nutorimin 2040
Nutrabarb-Na 1845-01
Nutracillin 3069-01
Nutracort 4746
Nutradimidine 1902
Nutrase 2074
Nutricon 6151
Nutricor 490
Nutrin 2027
Nutritive Sugar 461
Nutrop 3459
Nutrosa 461
Nuvacthen 6160
Nuvapen 3097
Nuvarone 1219
Nuvelbi V.C.A. 2919
Nuvit K 2757
Nyazin 3072
Nycain 4001
Nycil 1013
Nyclin 337
Nycobon 100
Nycopaque 1513-01
Nycoton 33
Nycotrast 523
Nyctal 653
Nyctalux 5579
Nyderal 4046
Nydor 724
Nydrane 1262
Nydrazid 373
Nylestrin 4313
Nylestriol 5420
Nylidrinhydrochlorid 4046
Nylin 4046
Nylipton 4572
Nylmerate 349
Nylofanol 2951
Nylorac 761
Nyodid 3628
N-Yperit 290
Nysacetol 761
Nyscaps 3423
Nyscocid 373
Nysconitrine 91
Nystacid 6098-01
Nysta-Dome 6098-01
Nystafungin 6098-01
Nystal 3170
Nystan 6098-01
*Nystatin*** 6098-01
Nystatin A_1 6098
Nystatyna 6098-01
Nystil-V 6098-01
Nytol 2573-01
Nytophan 2951
Nyuple 5237
Nyxolan 928-04
Nyxon 2233
35-NZ 5504

O 6553 6258
Oasil „Gap“ 2987
Oasil-M „Gap“ 4256
Oasil „Simes“ 1138
O.B. 751
Obalamin-S 6151
Obalan 1992
Obason 2992
Obe-Del 1992
Obedrex 1954
Obenon 1954
Obepar 1992
Oberex 2275
Obesan 1992
Obesedrin 1070
Obesil 245
Obesin „Andromaco“ 1069
Obesin „VEB Fahlberg-List“ 1478
Obesin „Zori“ 1388
Obesitabs 1069-01
Obesitex 2304
Obesonil 1070
Obex 1992
Obex „Gerot“ 1385-01
Obex „Rio Eth.“ 1679
Obidex 1069-02
*Obidoximchlorid** 2550
Obin 214
Obiturine 4159
Oblevil 637
Oblioser 2992
Obliterol 2666
Oblivon 422
Oblivon C 637
Oblivoncarbamat 637
Obotan 1070-03
Obracin 3824
Obsidan 3129
Obstilax forte 4811
Obstipan 5216
Obston 4491
Obuden 1138
Occipartein 2927-01
Occrycetin 4849
Ocelina 3334
Ocestrol 4366
Oclucid 786-01
O.C.M. 2987
Ocotein 6532
*Ocrilat*** 2050
Ocritan 5187
Ocriten 4737
Ocritena 5187
Ocrylate 2050
Octab 5641
*Octabenzon*** 4637
*Octacainhydrochlorid** 2630
Octacosactid 6163
Octacosactrin 6163
Octadinum 1484
*Octafoniumchlorid*** 5627
Octamethyl 905
*Octamoxinsulfat*** 895
*Octamylamin*** 2368
Octanil 1143
Octapen 3069-01
Octaphen 5627
Octaphoniumchlorid 5627

Octapressin 6091
Octasept 5627
Octasetten 5627
Octatenzine 1484
Octathione 215
*Octatropini methylbromidum*** 3504
Octatroponum 3504
*Octaverinhydrochlorid*** 5107
*Octazamid*** 6305
OCTD 1039
Octestrol 4366
Octicizer 4396
Octilin 881
Octinagrain 1143
Octin D 2368
Octin(um) 1143
Octinum D 2368
Octisamyl 2368
Octocaine 2631
Octoclothepinmaleat 3921
Octodécactide 6157
*Octodrin*** 889
Octoestrol(um) 4366
Octofen 928-02
Octofène 6537
Octofollin 4366
Octometine 2368
Octon 1143
*Octopamin*** 810
Octopressin 6091
Octostanolum 5636
Octotensina 1484
*Octotiamin*** 5202
*Octoxinol 9*** 6628
Octoxynol 9 6628
*Octriptylinphosphat*** 4214
Octsetan 786-01
Octylatropinbromid 5455
Octyl-Softener 4491
Ocu-Dexa 4949
Oculin 786-01
Oculotect 5977
Oc-U-Mid 786-01
Ocuseptine 100
Ocusert-Pilo 1712
Ocusol 786-01
O-4-Cycline 4849
Ocytetra 4849
Ocytocin 6063
ODA 914 6062
Oda 524-01
Odantol 3101
Odarsol 2497
Odeon 1138
ODEPA 866
Odesin-A 2266
Odiston 1513-01
Odontocaine 2325
Odor-Scrip 295
O-Due 59
Odylen 2439
OE-7 5990-01
Oecotrim 2548-01
Oedemal 583
Ödemin 161
Oekolp 3610
Önethyl 890
Oeplexyl 4809
Œsogastryl-Wirkstoff 593
Oestergon 3713
Oestilbrol 5252
Östradiol 3713
β-Östradiol 3713
Östradiolbenzoat 5390
Östradiolbutyrylacetat 5313
Östradiolcyclopentylpropionat 5529
Oestradiolcypionat 5529
Östradioldiönanthat 5885
Östradioldipropionat 5312
Östradioldiundecylat 6017
Östradiolfuroat 5097
Östradiolhexahydrobenzoat 5435
Oestradioli propionas 5312
Oestradiol „Jenapharm“ (Amp.) 5390
Oestradiol „Jenapharm“ (Depot-Amp. + Tabl.) 5182
Östradiolmonopropionat 4700
Östradiolönanthat 5440
Östradiolpalmitat 5938
Östradiolpropoxyphenylpropionat 5814
Oestradiol-retard Pharlon 5182
Oestradiol retard „Rolland“ 5529
Oestradiol-retard Théramex 6017
Oestradiol „Solco“ 5390
Östradiolstearat 5976
Östradioltrimethylacetat 5183
Oestradiolum benzoylatum 5390
Östradiolundecylat 5777
Östradiolvalerianat 5182
Oestradiol „Vitis“ 5390
Oestralyn 4313
Oestramedin 5390
Östramenol 5252
Oestramine 5390
Oestrasid 4827
Östrastilben (D) 4312
Oestrenolon 3746
Oestrin 5390
Östriol 3714
Östriolcyclopentyäther 5184
Östrioldinatriumsuccinat 5507
Oestriolsodiumsuccinat 5507
Östriolsuccinat 5507
Östrioltripropionat 5605
Oestrobin 5223
Oestrobion 3668
Oestrocyclan 5390
Oestrodiene 3582
Oestrodienol 3582
Oestroform-Inj. 5390
Oestroform-Pellets 3713
Oestroform-Tablets 3668
Oestrogel 3713
Oestrogenin 3610
Oestrogen-Holzinger 3610
Oestroglandol 3668
Oestrogyl 4166
Östrogynaedron 5522
Östrogynal sine 5182
Oestrogynon 3668
Oestrol 5252
Oestrol „Vetag“ 3610
Oestrolum propionicum 4700
Östromenin 3610
Oestromenine-Depot 4312
Oestromensyl 3610
Östron 3668
Oestron „Mepha“ 5312
Östron b 3668
Östronacetat 4314
Östroncyanat 3932
Oestronom 3610
Östrontetraacetylglucosid 5878
Oestronyl 4165

Oestroperos 4313
Oestropur 3668
Oestroral liquidum 3582
Oestroral-Tabletten 4827
Oestros 5252
Oestrosalve 3668
Östrostilben 5252
Oestrosyntal 5252
Oestrovis 5252
Oevipana 1965
OF 5753
OF 109 2807
OF 816 3235
OF 1299 2667
OF 1478 5055
Ofametos 2208
Ofamicin 5755
Ofenicol 1568
Offitril 3907
Offterror 4605
Ofta-Cloran 1568
Ofta-Diamol 161
Oftafrin 1077
Ofta-Hydrone 4746, 5189
Oftalent 1568
Oftalfrine 1077
Oftalmic V 335 812
Oftalmocaina 3490
Oftalmotonil 1484
Oftalmo-Yodol inyect. 1163
Oftan-Eco 1162
Oftan-Idurin 1017
Oftan-syklo 3454
Oftasone 5155
Oftavisan 5155
Oftazol 2169
Ogen 3673-01
Oginex 5076
Ogostal 5372
Ogyline 4248
O.H.B. 567
OH B_{12} 6142
OH-Cobalamin 6142
OH-Duphar 6142
Ohflavin 3394
Ohio 347 69
Ohlaxin 1696
Ohphyllin M 1373
Ohproton-K 5857
3-OH-PTMA 1112
Ohserpin 5895
Ohtecin 3097
Ohton 2521
OI 77 3307
Okavena 2762
Okilon 4945
Okistyptin 1937-01
Okodon 942
Oksaden 239
Oksafenamid 2154
Oksazepam 2696
Oksazil 5708
Oksid 1801
Oksilidin 2517
Oksimicin 4849
Oksinid 1792
Oksisyklin 4849
Oksolin 1164
Oksyran 203-09
Oktatensin 1484
Oktation 215
Oktedrin 1069
OL 1 511
OL 27-400 6659
OL 110 511
*Olaflur*** 5644
Olaminoxiniacat 338-01
*Olaquindox*** 1877
Olbutam 1490
Oldagen 5116
Oldevit 5709
Oleanbel 6034
Oleandocetine 6034
Oleandocetyl 6034
Oleandocyl 5962
Oleandocyn-oral 6034
Oleandocyn-parenteral 5962
Oleandom 6034
*Oleandomycin*** 5962
Oleandomycintriacetat 6034
Oleandopen 5962-01
Oleandrin 5886
Oleandrosid 5886
Oleomycetin 1568
Oleochrysine 108-01
Oleomycin 6034
Oleovit A 4439
Oleovit D_2 5709
Oleovit D_3 5630
Oleovitamin A 4439
Oleovitamin D_2 5709
Oleovitamin D_3 5630
Oleptan 4567
Oleum Sinapis 153
Oleum Tropaeoli 715
Oleuropein 5424
Olicin 6034
Oligomycin D 6602
Olimpen 5755-01
Olimplex 4477
Olinate 1291
Olitensol 1273
Olitorisid 5956
Oliver 6013
*Olivomycin*** 6133
Olmagran 726
Olmicina 5962
*Olmidin** 990
Olosed 637
Olosot 422
Oltopan 1965
Olvadon 422
Olympax 3949
OM-5 5962
OM-518 1618
OM-977 2875
Omadine 234
Omadine disulfide 1179
Omain 4611
Omal 321
Om-Arocan 451-12
Omatropil 3132
Omatropina 3132
Ombradil 523
Omca 4875
Omcilon 4646
Omcilon A 5289
Om-Dicinona 365
OMDS 1179
Omefin 2964
Omega 100 3080
Omega 127 1186
Omega-P.A. 6142
Omegamycin 4847
Omelip 1245-01
Omephin 2964
Omeral 6316
Omeril 3905
Omexolon 1763
Om-Furan 2226
Om-Hidantoina 2717
Om-Hydantoine 2717
*Omidolin*** 4910
Omifin 5483
Omitrocin 1290-01
Omnalio 2987
Omnes 1258

Omnibel 3459
Omnibex 1385-01
Omnibon 1910
Omnicain 2325
Omnicort-V 4646
Omniderm 5271
Omni-Passin 5074
Omnipen-N 3097-02
Omnipen „Norma" 3863
Omnipen „Wyeth" 3097
Omnisan 3137
Omnizole 1173
Omnosil 386
Omnyl 2992
OMO 6075
OMP 875
OMPA 905
Ompyrone 2270
OMS-43 6214
OMS 786 3123
Omsat 2548-01
OM-tussic 4075
OM-tussis 4075
Onaten 2138
Onazine 3315
Onco-Carbide 15
Onco-Cloramin 290
Oncodazole 6325
Onco-Imine 290
Onco-Provera 5337
Oncoredox 1874
Oncotepal 450
Onco-Tiotepa 450
Oncovin 6087
Onctoses sulfamides 386
Ondascora 5041
Ondena 5569
Ondena (alte Form) 3668
Ondogyne 5076
Ondonid 5076
Ondroly-A 4795
Ondro Spray-Zusatz 4795
One Drop only 5721
Oneiragon 828-01
One-Iron 149-01
One-Kay 5857
One-Sul 1594
Onirema 2706
Onivizone 1283
Onlemin 5237
Onocaine 4128
Onquinin 6169
*Ontianil*** 2171
Oophormin-Luteum 4734
Oophormin-Luteum-Depot 5618
Oophormin-Luteum-Tabl. 4693
Ooporphyrin 5915
Opacin(e) 4157
Opacister 1828
Opacol 4157
Opacoron 920-03
Opagraf 920-01
Opalene 2568
Oparénol 523
Opaxil 695
OPC-1085 6426
OPC 2009 6418
Opclor 1568
Operidine 5138
Operidine „EPJ, I" 2857
Opertil 5144
Ophen 3907
Ophtamedine 4364-01
Ophtalmide 786-01
Ophtalmokalixan 3819
Ophtazol 2169
Ophthacain 3216
Ophthafalicain 3445
Ophthaine 3216
Ophthalamin 4439
Ophthalgan 127
Ophthalimide 786-01
Ophthalmadine 1017
Ophthalmo-Cortisone 5155
Ophthalmosept 100
Ophthaphenicol 1568
Ophthazin 794
Ophthetic 3216
Ophthocillin 3513
Ophthochlor 1568
Ophtomycil 1568
Ophtopen 3066
Ophtosol 2577
Ophylin 1373
Opian 4836
Opianine 4836
Opibrium 2987
Opicilin 3097
Opicycline 4847
Opicycline-Inj. 4849
Opidexol 4974-01
Opifuron 717
Opigal 1830
Opigesic 761
Opikvil 3592
Opilax 4163
Opilon 3207
Opimycetin 1568
*Opiniazid*** 3018
Opino „Bayropharm" 4046
Opinsul 1594
Opioid 4932
*Opipramoldihydrochlorid*** 5141
Opiran 5654
Op-Isophrin 1077
Opisulmin 1594
Opotestan-perlingual 4442
Oposim 3129
Opo-Sint 63
Opotestan 5014
Oppacyn 4847
Opramol 5141
Opranol 3129
Oprochin 2864
Oprofenon 1686
Opromazin 3314
Oprophenone 1686
Opsan 812
OPSPA 865
Op-Sulfa 786-01
Optacap 3097-01
Optacid 786-01
Optacort 5189
Optakul 786-01
Optal 124
Optalgin 4650
Optalgin „Teva" 2270
Optanox 1716
Optarakt 1138
Optaryl 1684
Optazol 717
Optef 4746
Opthobek 786-01
Opticid 786-01
Opticor 419
Opticorten 4949
Opticortenol 5606
Opticrom 5058-01
Optimal 4142
Optimax 1577
Optimil 2992
Optimine 4236
Optimycin 4825
Optinoxan 2992
Optiole S 786-01
Optipen 3345

Optiphyllin 588
Optisol 786-01
Optisone 4746
Optival 4726
Optiverm 203-02
Optochin (alte Form) 4689
Optochinidin retard 4302-01
Optocort 4704
Optodorm 653
Optojod 329
Optokain 4432
Opton 3631
Optophrine 1077
Optophyllin 588-03
Optoverm 203-09
Optovite B_1 2040
Optovite B_{12} 6143
Optivite D_2 5709
Opturon 975
Optyn 3796
Opulets 4159
Opyrin 2387-01
Opystan 2857
Orabet „AWD" 2032
Orabet „Gea" 214
Orabeta 2620, 2880
Orabetic „Lilly" 1754
Orabetic „Torrents" 1309
Orabilex 2781
Orabilix 2781
Orablix 2781
Orabolin 4458
Oracain „Noco" 4783
Oracaine 2612
Oracef 3053
Oracéfal 6410
Oracilina 3097
α-Oracillin 3345
Oracillin „Medica" 3069-01
Oracillin „Takeda" 3658
Oracilline „Théraplix" 3069
Oracil-VK 3069-01
Oraclor 5624
Oracol 4783
Oracreme 318
Oracyn-K 3069-01
Oradash 295
Oradexon 4949
Oradexon-Amp. 4974-01
Oradiabin 1309
Oradian 2251
Oradil 2401
Oradin 2548-01
Oradiol 4313
Oradol 5049
Oradon 837
Oradrate 33
Oradur 837
Orafuran 705
Oragal 1354
Oragalin 1354
Oragallin purum 1354
Oragest 5337
Orageston 4756
Oragrafin-Calcium 1862-02
Oragrafin-Sodium 1862-01
Oragulant 5057
Ora-Jel 1026
12-Oral 6143
Oralave 318
Oralax 4811
Oral-C 393
Oralciclina 4848-01
Oralcid 775
Oralcon 347
Oral-Contrast 2708
Oraldene 4794
Oraldine 4794
Oraldrina 1069
Oralgol 5821
Oralin 2032
Oral-K 184-02
Oralmisetin 5624
Oralopen 3345
Oral-Penicillin V 3069
Oralpenilplan 3097
Oralphyllin 588
Oralsone 5437
Oralsterone 4421
Oral-Tetragnost 4157
Oral-Turinabol 4372
Ora-Lutin 4693
Oraluton 4693
Oralyl 837
Oramercur 287
Oramid 567
Oramide „ICN" 2032
Oranabol 4447
„Orange" 393
Oranil 1754
Oranixon 1380
Oranjet 393
Orap 5654
ORAP-24 5654
Orapen 3066
Orapen „Bayer" 3345
Orapen „Caps." 3069
Orapen „Unique" 3069
Orapen V-K 3069-01
Orarsan 775
Oraseptic 4794
Orasthin 6063
Orastina 6063
Orasone 4639
Orasoxol 1625
Orastrep 4785-01
Orasulin 1754
Orasylin 3066
Oratestin 4421
Ora-Testryl 4421
Oratren 3069
Oratren-Saft 3069-03
Oratrol 347
Oravesin 6446
Oraview 2810
Oraviron 4442
Ora-VK 3069-01
*Orazamid*** 159
Orazin 1592
Orbecilina 3097-01
Orbenin 3873
Orbil 2977
Orbinamon 5146
Or-Bolic 5549
Orcanon 245
Orchic-Ol 5014
Orchiol 5014
Orchiormon 5014
Orchisteron 5014
Orchisteron-Lingual-tabl. 4442
Orchisterone-M 4442
Orchisterone-P 5014
Orchistin 5014
Orcin 596
Orcinol 596
*Orciprenalinsulfat*** 1747
Ordenina 1394
Ordiflazine 5809
Ordil 1760-01
Ordimel 2841
Ordinator 1581
Orencil 3066-12
Oresan 2032
Oresol 1381
Oreson 1381
Orestol 5252
Orestralyn 4313
*Orestrat** 5603

Orestrol 4827
Oretic 583
Oreton 5014
Oreton F 4089
Oreton-M 4442
Oreton Methyl 4442
Orexin 2418
ORF 1658 5350
ORF 3858 3119
ORF 8063 3253
ORF 9326 6611
ORF 10131 5170
Orfen 3681
Orfenadin 3681
Orfenso 5132
Orferon 49-05
Orfidal 2687
Orfilina 2904
Orfilon 6451
Orfiril 868-01
Org-483 4458
Org-491 5507
Org 817 4067
Org 6001 6495
Orgabolin 4458
Orgaboral 4458
Orgadin 1163
Orgadrone 4949
Orgadrone-Inj. 4974-01
Orgaguanidon 631
Orgametil 4408
Orgametril 4408
Orgametrol 4408
Organidin 434
Organolax 4811
Orga-ripel 1990
Orgasal 149-01
Orgasepton 386
Orgasona 5155
Orgasteron 4091
Orgastyptin 5507
Orgestriol 3714
Org GB 94 3602
Orglone 1448
Org NA 13 6549
Org NA 97 5963
Org OD 14 4695
Oribact 2548-01
Oribetic 2032
Oricetin 1568
Oricillin (alte Form) 3069-01
Oricillin (neue Form) 3658
Oriculan 786-01
Oricur 287
Oricyclin 4847
Oridopa 1034
Orientomycin 96
Origen 3458
Orimercur 287
Orimon 1810
Orimycin 4849
Orinaletas 2740
Orinase 2032
Orinol 2746
Orion „Cyanamid“ 4646
Orion „North Medicamenta“ 5012
Orion „Sidus“ 167-04
Oripas 569
Oriquinol 909
Orisediv 274-05
Oriserin 96
Orisul 2746
Orisulan 2746
Orisulf 2746
Oritab 2738
Orladazol 411
Orlutate 4935
Ormacillina 3097
Ormalon 916
Ormerdan 287
Ormeta 302
*Ormetoprim*** 2547
Ormicet 11-02
Ormidal 1207
Ormogamma 3713
Ormoluteina 4734
Ormosurrenol 4737
Ormovas 3984
Ornicetil 302-01
Ornid 1760
*Ornidazol*** 620
Ornipresina 6082
*Ornipressin*** 6082
Ornithinasparaginat 302
Ornitrol 5461
Orobetina 2919
Oro-Bilopac 4157
Orocain 2325
Orociclina 4831
Orocid 227-01
Orocillin-fort 3066
Orocillin V 3069-02
Oro-Diabin 1309
Orodin 227
Orodir 533
Óroestron 5252
Orografin-Calcium 1862-02
Orografin-Sodium 1862-01
Orokanamicil 3819
Oronine H 4972
Oronol-(B-oleosum) 431
Oropur 227-01
Orosan 227
Orosanil B 4301-16
Orosteron 4091
Orostrept 4785-01
Orosulfan 1593
Orotics 227
Orotonin 227
Orotonsan 227
Orotonsan Fe 227-02
Orotonsan S 613
Orotopin 227
Orotsäure 227
Oroturic 227
Orotyl 227
Orovermol 1585
Orovermol-Liquido 1585-01
Oroxin „Kyoritsu“ 3053
Oroxin „Otsuka“ 1594
Oroxine 2704
Orparan 302
Or-Pen 3066
Orphal 1183-01
Orphan 3408
Orphazone 2424
Orphenadini chloridum 3681
*Orphenadrinhydrochlorid*** 3681
Orphofarm 33
Orphol 1183-01
Orpidan 935
Orpizin 935
Orpressin 6082
Orquisteron 4089
Orquisteron-E-Depot 5547
Orquisteron-P 5014
Orravina 950
Orsanil 4633
Orsanine 773
Orsile 2740
Orsimon 5110
Orsinon 2032
Orstanorm 5893
Orsulon 1559-02
Ortal 2067
Ortanorm 5893
*Ortetamin*** 1386

Orthesin 1026
Orthiourea 1545
Orthocaine 766
Orthocide 937
Orthocol 602
Orthodelfen 5910
Orthoderm 766
Orthoform 765
Orthoform(-Neu) 766
Orthoiodin 939
Orthonal 2992
Orthosarcolysin 2279
Orthoserpina 5895
Orthovanizide 2448
Orthoxin(e) 1743
Orthoxycol 3628
Orthoxyprocain 2330
Orticalm 5895
Ortin „Misemer" 91
Ortin „Wild" 453-01
Ortisporina 3053
Ortizon 14-01
Ortocardina 3192
Ortodermina 2631
Ortodrinex 1743
Ortoglicin 738-01
Ortojodina 1163
Ortol 1380, 2067
Orton 2521
Ortopirona endovenosa 2270
Ortosol 2631
Ortovermin 203-07
Ortoxilina 2631
Ortoxin 1743
Ortrédine 1069
OR-Tyl 4142
Ortyn 4965
Orudis 3000
Orvagil 411
Orvalin 1754
Orvepen 3069-01
Oryvita 6013
Oryza 6013
Oryzanin 2040
γ-Oryzanol 6013
Orzolon 2992
OS-202 2091-02
OS-1998 1948
Osacyl 569
Osaiin 5380
*Osalmid*** 2154
Osangin 5821
Osarbon 775-01
Osarsol(um) 775
Osatron 4949
Osatron-Solución 4974-01
Osayin 5380
Osbil 2977
Osbiland 2977
Osbofen 3272
Oscapa 393-01
Oscine 3383
Os-Cyclin 4849
Osdiabet 2032
Osfatiazolo 3256-02
Osfavit B_{12} 6143
Osfavit H_1 566-03
Osiflex 228
Osiren 5317
Osiren pro inj. 4987-01
6 O/SJ 1977 4275
*Osmadizon*** 5066
Osmitrol 485
Osmobrom 4152
Osmocaine 3164
Osmoform 1410
Osmofundin 20% 485
Osmoglyn 127
Osmolactan 2093
Osmon 461
Osmonitrin 91
Osmopenicillina 3066
Osmosal 485
Osneroll 4188
Osnervan 4095
Ospalivina 3323
Ospen 3069
Ospen-Brausetabl. 3069-01
Ospen (Chartae, Sirup) 3069-03
Ospeneff 3069-01
Ospolot 1368
Ossazin 1213
Ossazone 1213
Ossiamina 291
Ossian 2158
Ossiciclina 4849
Ossiclorin 291
Ossicodone 3631
Ossimesterone 4447
Ossimetolone 4764
Ossimicetina 4849
Ossimicina 4849
Ossimorfone 3327
Ossipirina 1213
Ossirondil 4825
Ossiscel 4849
Ossitetra 4849
Ossitetraciclina 4849
Ossitocina 6063
Ossiurene 5074
Ostelin 5709
Ostensin 3506
Ostensol 3506
Osteodina 5709
Osteolate 548
Osteovit 5709
Osteovitadin 5709
Osteovitina 5709
Ostergil 5709
Osthole 2791
Ostilon 411
Ostkhol 2791
Ostocil 3066
Ostoclor 3078-01
Ostoforte 5630
Ostogen 5630
Ostopenil 3069-03
Ostopred 4639
Ostotet 4847
Ostotran 1138
Ostral 4313
Ostreogrycin B 6079
Ostrocilline 3069-03
Ostron 5390
Osvarsan 775
Osyritin 5573
Osyrol 5317
Osyrol pro inj. 4987-01
Otachron 1568
Otacril 2172
Otamidyl 3297-01
Otan 101
OTC 4849
Oterben 2032
Otetryn 4849
Otho 314-08
Oticortrix 4646
Otifuril 2245
Otinil 775-01
Otofural 354
Otofuran 354
Oto-Furazona 354
Otokalixan 3819
Otomycin 1568
Otophen 1568
Oto-Rino-Langal 786-01
Otosone F 4746

Otox 534
Otozon-Base 5189
Otracin 4849
Otriven 3189
Otrivin 3189
Otrix 3189
Otrun 644-01
OTS 68 6063
Ouabain(e) 5782
Ouabaiosid 5782
Ouabaol 5782
Ouropan Soda 1965-01
Ovaban 5314
Ovacrin 5312
Ovahormon 3713
Ovahormon-Benzoate 5390
Ovahormon-Depot 5312
Ovahormon-Strong 4313
Ovalicin 3198
Ovapause 3714
Ovaplon 5390
Ovaria-Hormon „Polfa" 5390
Ovaria Ormon „Farbio" 3668
Ovarid 5314
Ovasterol 3668
Ovasterol-B 5390
Ovastol 4636
Ovendosyn 3610
Overcillina 3097
Overton 393
Ovesterin 3714
Ovestin 3714
Ovestinon 3714
Ovestrion 3714
Ovetten 637
Ovex B 5390
Ovex Leo 3668
Ovex Leo prolongatum 5529
Oviedan 4523
Ovifollin 3668
Ovigon-1(-5) 5390
Ovigon-perlingual 3713
Ovinal 1
Ovis (Fußbad + Spray) 2138
Ovisot 683
Ovitelmin 2982
Ovitrol 1801
Ovobrene 5215
Ovociclina 3713
Ovociclina-fiale 5390
Ovocryst 5390
Ovocyclin 3713
Ovocyclin M 5390
Ovocyclin P 5312
Ovocylin 3713
Ovoflavin 3354
Ovolacer 5390
Ovormol-B-Amp. 5390
Ovormol-B-Tabl. 3668
Ovormol-Depot 5182
Ovostab 5390
Ovrette 4696
O-V Statin 6098-01
Ovulamide 386
Ovumin 4827
Oxabel 3896
Oxabid 2158
*Oxaboloni cipionas*** 5542
Oxacam 2696
*Oxaceprol*** 643
Oxacilin 3896
*Oxacillin-Natrium** 3896
*Oxacillin-Sodium** 3896
Oxacycle 4849
Oxacycline 4849
Oxaden 239
*Oxadimedin*** 3637
Oxaditon 2674
Oxadrolum 4260
Oxadron 1388
Oxäthakain 5700
*Oxaflozan*** 2533
*Oxaflumazinhydrogensuccinat*** 5503
Oxaflumine 5503
Oxafuradene 734
Oxagine 5700-01
Oxaine-M 5700-01
Oxal 1213
Oxalan 90
Oxalept 1422
Oxalid 3907
Oxalsäure 30
*Oxamarin*** 5024
*Oxametacin*** 6475
Oxamethoniumjodid 2673
Oxamid 855
Oxamin 2571
*Oxamniquin*** 2618
Oxamphetamine 1075
Oxamycen 4849
Oxamycin 96
Oxana 2042
*Oxanamid*** 855
*Oxandrolon*** 4121
Oxanest 3631
*Oxantelembonat*** 2234
Oxantin 101
Oxapan 2696
Oxaphenamid(um) 2154
Oxaphor 1436
Oxapina 2696
*Oxapiumjodid*** 5032
Oxaprazinsuccinat 5430
Oxaprim 2548-01
*Oxapropaniumjodid*** 684
*Oxaprozin*** 3539
Oxapyrin 6337
Oxarmin 2571
Oxarsàn 343
Oxarutinum 5897
Oxason 203-07
Oxasulfa 1623
Oxatets 4849
Oxathos 2571
Oxatone 101
Oxazelin 2696
*Oxazepam*** 2696
Oxazepamnatriumsuccinat 3843
Oxazepol 2696
Oxazimédrine 1679
*Oxazidion*** 4194
Oxazina „Made-Lisboa" 3896
Oxazina „Made-Madrid" 1910
„Oxazine" 1625
Oxazinomycin 1036
Oxazocilline (-Sodium) 3896
*Oxazolam*** 3555
Oxazolazepam 3555
„Oxazole" 1625
Oxazolidin-Geigy 3907
*Oxazoron*** 2486
Oxazyl(um) 5708
Oxcy 4849
*Oxdralazindihydrochlorid** 862
Oxedrin 1078
*Oxeladincitrat*** 4466
Oxencephal 4632
Oxepam 2696
*Oxepinac*** 6399

Oxetacain** 5700
Oxetacillin** 4009
Oxetan 4849
Oxethamol 4466
Oxethazaine 5700
Oxéthazine 5700
Oxetoron** 4525
Oxfenamide 5431
Oxfendazol** 6361
Oxchol 5363
Oxiamin 1290
Oxiapil 586
Oxiarsolan 343
Oxibendazol** 1942
Oxibenzonum 2430
Oxibetain** 473
Oxibuprocainum 3490
Oxibutol 3907
Oxibutyninum 4998
Oxicebral 4632
Oxichinolini sulfas 928-02
Oxichlorochinum 3737
Oxicinchophenum 2953
Oxiclina 4849
Oxiclipinum 4426
Oxiclozanidum 2115
Oxiconum 3631
Oxicopolamina 3387
Oxidina 4969
Oxidipentonum 3238
Oxidopamin** 6200
Oxifedrini chloridum 3995
Oxifenamatum 1693
Oxifenbutazona 3907
Oxi-Fenibutol 3907
Oxifenon 4774
Oxifentorex** 3368
Oxiflavil 3858
Oxifugol 203-04
Oxiklorin 3737
Oxikon 3631
Oxilapine 3566
Oxilenta 4825
Oxilidin 2517
Oxilin 3896
Oxiline 4849
Oxilorphan** 4383
Oxim „Biopharm" 4849
Oxima 1623
OxiMedicyclin 4849
Oximesteronum 4447
Oximetazolini chloridum 3190
Oximetholonum 4764
Oximetolona 4764
Oximicetina 4849
Oxi-Micorten-F 4849
Oximicrol-AM 4849
Oximin 4400
Oximorphonum 3327
Oxin 928
Oxindasoli acetas 4576
Oxindasolum 3966
Oxinazin 4004
Oxiniacic acid** 338
Oxinofen 2953
Oxipalciclina 4849
Oxipendyli chloridum 4363
Oxiperomid** 4278
Oxipertinum 5144
Oxipethidinum 2861
Oxiphenbutazonum 3907
Oxiphencyclimini chloridum 4400
Oxiphenisatinum 4169
Oxiphenon 997
Oxiphenoni bromidum 4774
Oxi-Pirabutal 3907
Oxiprednisolonacetonid 5320
Oxiprocainum 2330
Oxiprogesteroni acetas 5188
Oxiprogesteroni caproas 5618
Oxipurinol** 229
Oxipyrroni bromidum 4768
Oxiramid** 5431
Oxiridazinum 4628
Oxisoni jodidum 3783
Oxisopred** 4706
Oxistilbamidinum 3037
Oxisuran** 763
Oxitazona 3907
Oxitefoniumbromid** 4080
Oxitetracainum 2913
Oxitetraciclina 4849
Oxitetracyclinum 4849
Oxitosona-50 4764
Oxitriptylin** 3929
Oxitropiumbromid** 6492
Oxiural 203-09
Oxiuraliq 203-06
Oxiuran 5410
Oxiurazina 203-01
Oxiurina 5410
Oxiurose 5410
Oxiurzan 203-06
Oxiurzan-F 203-04
Oxiustip 203-09
Oxlopar 4849
Oxoate 522
Oxoate B 522-01
Oxobec 2571
Oxobemin 6142
Oxobid 2158
Oxoboi 2158
Oxocamphor 1379
Oxo-Cortem 2571
Oxocorticosteron 4705
Oxogeston** 4446
Oxogestonphenpropionat 5758
Oxol 2158
Oxolam 2571
Oxolamincitrat** 2571
Oxolamine „Arcum" 6142
Oxolan 2571-01
Oxolev 2571
Oxolin 1164
Oxolin „Prodes" 2158
Oxolinic acid** 2158
Oxomemazin** 3653
Oxonazin** 1109
Oxopal 2571
Oxophenarsinhydrochlorid** 343
Oxophenhydroxazin 697
Oxotremorin 2024
Oxotus 2571
Oxovinca 4632-01
Oxpentifylline 2294
Oxpheneridin** 4904
Oxpol 1448
Oxprenololhydrochlorid** 2891
Oxsoralen 1806
Oxtriphylline 314-12
Oxucide 203-07
Oxurasin 203-09
Oxuridren 203-07
Oxy-5 2395
Oxy-A 203-01
Oxyäthyltheophyllin 1055
Oxyäthyltheophyllinniacinat 2775
Oxyamethocain 2913
Oxyamine 291
Oxyamphetamin 1075
Oxybenzon** 2430
m-Oxyberon 2162
o-Oxyberon 2161
p-Oxyberon 2163
Oxybicillin 3066-06

Oxybiocycline 4849
Oxybion 3069-03
Oxybiotic 4849
Oxybulan 2443
*Oxybuprocain*** 3490
Oxybutazone 3907
*Oxybutynin*** 4998
Oxycain 2330
Oxycamphor 1436
Oxycap 4849
Oxychinol 928-02
Oxychlorin 291
Oxychlorochin 3142, 3737
Oxychloroquine 3142, 3737
5-Oxychlorpromazin 3314
Oxycholin 5341
Oxycid 2042
*Oxycinchophen** 2953
Oxy-Cline 4849
*Oxyclipin*** 4426
Oxyclothepin 4589
*Oxyclozanid*** 2115
Oxyclyne 4849
Oxycodeinonhydrochlorid 3631
*Oxycodonhydrochlorid*** 3631
Oxycodyl 3631
Oxycolor 5410
17-Oxycorticosteron 4746
Oxycoumarin 3533
Oxycur 203-01
Oxycyclin 4849
Oxydans 49
Oxy-DE 250 4849
Oxydess 1388
Oxydigitoxin 6033
Oxydimethylchinazin 1575
Oxydimorphone 3327
*Oxydipentoniumchlorid*** 3238
Oxydolantin 2861
Oxydon 4849
Oxydrin 1388
Oxydumocyclin 4849
Oxyephedrin 1395
Oxyethophylline 1055
Oxyetophyllinum 1055
Oxyfacyclin 4849
Oxyfed 1388
*Oxyfedrinhydrochlorid*** 3995
DL-*Oxyfedrinhydrochlorid*** 3996
*Oxyfenamat*** 1693
Oxyfenibutol 3907
Oxyfenon 4774
Oxyfensulfoniumjodid 3783
Oxygel 14-01
Oxygeron 4632
Oxygesic 3907
Oxyhexadiphensulfoniumjodid 3783
Oxy-Ingacycline 4849
Oxyject 4849
Oxy-Kesso-Tetra 4849
Oxykodal 3631
Oxykon 3631
Oxylan 2443
Oxyleine 928-02
Oxylidin(um) 2517
Oxyl-Iodide 2951-11
Oxylone 4945
Oxy-M-50 4849
*Oxymesteron*** 4447
Oxymestrone 4447
*Oxymetazolinhydrochlorid*** 3190
Oxymethebanol 4078
*Oxymetholon*** 4764
Oxyméthurée 122
*Oxymorphon*** 3327
Oxymycin 4849
Oxymykoin 4849
Oxyn (e) 4849
Oxyozyl 5410
Oxypaat 203-09
Oxypan 4849
Oxypangam 490
Oxypantocain 2913
Oxypel 203-07
*Oxypendyldihydrochlorid*** 4363
Oxypen-K 3069-01
Oxypentyl simplex 4106
*Oxypertin*** 5144
Oxypethidin 2861
Oxypharmetten 5410
DL-*Oxyphedrinum hydrochloricum* 3996
Oxyphen 3907
Oxyphenarsinhydrochlorid 343
*Oxyphenbutazon*** 3907
*Oxyphencycliminhydrochlorid*** 4400
Oxyphenhydrazoniumbromid 3798
*Oxyphenisatin*** 4169
Oxyphenisatinacetat 5216
Oxyphenon 4774
*Oxyphenoniumbromid*** 4774
Oxyphenudrine 3378
Oxyphyllin 588-05
Oxyphyllin „Astra" 588-12
Oxyphyllin „Spofa" 1055
Oxyphylline „Amido; Sankyo" 1055
Oxyphylline „Houdé" 1373
Oxypinocamphone 1439
Oxypinone 1439
Oxypip 203-01
Oxyprocain 2330
Oxyprogesteronum capronicum 5618
Oxypropyliodon 1247
Oxypropyltheobromin 1372
Oxyprothepin 4927
Oxyprothepindecanoat 5882
Oxypurinol 229
*Oxypyrroniumbromid*** 4768
Oxyquinol 928-02
Oxyquinolin benzoate 2952
Oxyquinolini sulfas 928-02
Oxyquinol potassium 928-03
Oxyren 509
*Oxyridazin*** 4628
Oxy-Rivo 4849
Oxysentin 4849
*Oxysoniumjodid*** 3783
Oxysteclin 4849
Oxystilbamidin 3037
Oxystilbémidine 3037
Oxystin 6063
Oxystreptomycin 4786
Oxy-T 4849
Oxytab 4849
Oxytéfoniumbromid 4080
Oxyterracyna 4849
Oxytet 4849
Oxytetrabiotic 4849
Oxytetracain 2913
Oxy-Tetrachel 4849
Oxytetracid 4849
*Oxytetracyclin*** 4849
Oxytetral 4849
Oxy-tetran 4849

Oxytetrarco 4849
Oxytetraseptin 4849
Oxytetril 4849
Oxytheonyl 1055
Oxytheonyl novum 1371
Oxythiospasmin 3783
Oxytracin 4849
Oxytracyl 4849
Oxytral 4849
*Oxytocin*** 6063
Oxytrimethylline 314-12
Oxytriptanum 6249
Oxy-Ultramycin 4849
Oxyuran 203-01
Oxyurex 5243
Oxyvermal 928-04
Oxyvermin 203-06
Oxyvet 4849
Oxy-WS 4849
Oxyzid 203-01
Oxyzin 203-09
Oxzan 3907
γ-OZ 6013
Ozark 4521
Ozepam 2696

3P-Bamate 1138
21 P 4799
26-P 6174
P4 6576
P_7 4479
P-12 3896
P-16 616
P-18 (Na) 3590
P-23 1699
P-25 3873
P-42-2 2785
P-50 3097
P-50 „Horner“ 3066
P 55 5444
P 96 3066-04
P 113 6050
P-165 256
P 201-1 4911
P-248 3659
P 253 3989
P 259 4717
P 284 3989-01
P-301 1693
P 391 3973
P-463 576
P-607 1309
P-638 4971
P 725 4348
P 845 1845-09
P-1003 1339
P-1011 3863
P-1133 3072
P-1306 2776
P-1393 2738
P-1496 3749
P-1560 3750
P-1742 5287
P-1779 1636
P-2105 1243
P-2525 1604
P-2530 1953
P-2647 5005
P-3693A 3926
P-3896 1261
P-4000 1052
P-4385 B 5247
P 4429 2113
P-4599 3927
P-4657 B 5146
P-5048 5180
P-5227 5098
P-7138 1819
P 710129 6595
PA-90 4901
PA-93 5849
PA-94 96
PA 95 1116
P.A. 105 5962
P.A. 106 2567
PA 114 B 6079
PA-144 6119
PA 155A 2490
PAA 500 393
PAA-701 5695
PAA-3854 3428
PAB 566
PABA 566
Pabacidum 566
Pabacyd 566
Pabafilm 2611
Pabagel 566
Pabak 566-01
Pabamine 566
Pabanol 566
Paba-Phylliran 588-14
Pabasin 566
Pabavit 566-02
Pabazin 566
Pabeka 566-01
Pabenol 211-02
Pabestrol 3610
Pabestrol D 5252
Pabiamid 386
Pabiamine 2040
PABIG 2745
Pabofen 3059
Pabophen 3059
Pabracort(in) 5189
Pabroxin 815
PABS 386
PAC 569
Pacamine 890
Pacarbamin 113
Pacatal 3973
Pacatol 3973
Pacemo 761
Pacemol 761
Pacetyn 648
Pachycarpin 2928
Pacidrim 2706
Pacienx 2696
Pacifan 1766-01
Pacilan 259
Pacinol 4875
Pacinone 4875
Pacinox 1137
Pacisyn 2706
Pacitane 4449
Pacitran „Ciba“ 5308
Pacitran „Grossmann-Mexico; Lafi“ 2970
Pacitron 1577
Paclin G 3066
Paclin VK 3069-01
Pacrazid 373
Pactal 3973
Pactamycin 6619
Pacyl 311-01
PAD 3807
Padefosum 4223-08
Padeskin 1008
Padicor 5361
*Padimat*** 2611
Padimate A 2611
Padimate O 3474
Padisal 3709
Padivit B_1 5334
Padophène 1810
Padoverin 4223
Padrax 203
Padrin 4952
Padrina 3628

Paediathrocin 6070
Paedo-Sed 1575-08
Pafadrin 1745
Pafavit 2757
Pafsin 2270
Pagesamida 2841
Pagitane 4094
Pagulin 1608
PAH „Spofa“ 989
PAHA 989
Paidazolo 2746
Paidenol 761
Paidomicetina 5624
Paidotermin 314-08
Paidozim 6151
PAIN 373-01
Pairmijin 782
Pai-Simes 989
Paitrin 2548-01
Palacrin 5148
Palactin 5711
Palafer 149-01
Palafuge 2443
Palapent 1766-01
Palaprin 950-08
Palepron 5915-01
Palerol „Salvoxyl“ 5296
Palerosan 5296
Palestrol 3610
Palfadonna 5416
Palfium 5416
Palidin(a) 1593
Palimerck 1593
Palinum 1964
Palisedan 1138
Palison 3634
Palitrex 3053
Paliurosid 5573
Palkizon 509
Pallicid 171-05
Pallicid „Wander“ 775
Pallidin 1593
Pallimerck 1593
Pallirad 130
Pallisan 3475
Palmatin 4554
Palmestril 6114
Palmicol 5624
*Palmidrol*** 3821
Palmiron 149-01
Palmita 1325
Palmitina 5624
Palmitosin 5789
Palmitoylsarcolysin 5789
Palmofen 5456
Palmosil 950
Palocarp 1712
Palocillin 3066
Palohex 6038
Palonyl 4313
Paloval 2951
Paloxin 950-08
Pal-P.D. 782
Palpex 3662
Palphard 3981
Palphium 5416
Paltet 4847
Paludrin 1707
Paludrinol 1707
Palusan 5148
Palusil 1707
Palvit-A 5007
Palvite 6143
PAM 623
PAM-780 4201
PAM „Dumex“ 3066-04
Pamabrom 210
Pamachin 4106
Pamacyl 569
*Pamaquin*** 4106
*Pamatololsulfat*** 6429
Pam-B-12 6143
Pamba 758
Pamedone 5292
Pameion 4223
Pamicyl 569
Pamidin 1309
Pamin(e) 3732
Paminosal 569
2-PAM iodide 623
Pamisal 569
Pamisone 569
Pamisyl 569
Pamitox 5492-01
PAM-MR-807-23a 1637
PAM-MR-1165 3033
PAMN 4750
Pamoatin 5492-01
Pamocil 3098
Pamol 761
Pamopir 5492-01
Pamovin 5492-01
Pamoxan 5492-01
Pamozine 4641-01
PAMSA 764
Pan 717
Panacain 4333
Panacelan F 4473
Panacete 761
Panacid 2513
Panacur 2733
Panadil 761
Panado 761
Panadol 761
Panadon 761
Panadon „Gordon“ 1151
Panafcort 4639
Panafcortelone 4704
Panafil 1593
Panakiron 4142
Panalamine 6143
Panaleve 761
Panalgen 4650
Panalgin 3170
Panalide 4897
Panalix 761
Pan-Allerg 3900
Panaron 1448
Panamax 761
Panamidin 3353
Panamine 1072
Panamizol 2270
Panangin 2352
Panangin „Kobanyai“ 184-02
Panas 2605-01
Panasec 2030-01
Panasit 386
Panasmil 1373
Panasone 5285
Panasorbe 761
Pan-Asténico 483-06
Panazon 2424
Panazone 3906
Panbesy 1385
Panbio-C-Wirkstoff 4847
Panblen 5915-01
Panbule 1766-01
Panbutal 1425
Pancacur 2733
Pancain 2325
Pancal 1134-01
Pancard 263
Pancervo 393
Pancholin 316
Panciclina 4847
Pancid 1625
Pancilin-V-K 3069-01
Pancin 1134-01
Panclar 216

Pancodine 3631
Pancodone „Retard" 3631-02
Pancoral 1728
Pan-Cort 5155
Pancortisona 5189
Pancortyl 5187
Pancoxin 2596
Pancridine 2159
*Pancuroniumbromid*** 5963
Pancuronium „Organon" 5963
Pancutan 386
Pancycline-Wirkstoff 4847
Pandexal 5658
Pandiona 2689
Pandiuren 381
Pandol 761
Pandormin-Drag. 432
Pandrenil 1078
Pandrocine 5451
Pandryl 5393
Panectyl 3662
Panediol 1138
Panergal 4005-01
Panergon 4223
Pan-Estra 5182
Panets 761
Panfil 1373
Panflavin 2489
Panformin 494
Panfos 216
Panfugan 2982
Panfuran 933
Panfuran acetate 1522
Panfuran-S 1563
Pangacitin 4498
Pangametin 4498-01
Pangamic acid 4498
Pangamil 4498
Pangamine 4498
Pangamox 4498
Pangamsäure 4498
Pangene 3713
Pangerin 4713
Pangesic 384
Pan-Gest 4734
Pangonyl 5211
Panheprin 5353
Panholic-L 1290
Panhor 6151
Panibin 5222
*Panidazol*** 1590
Paniltin 447
Panimycin 3823
Panithal 567
Panitone 761
Panitrin 4223-01
Paniverin 4223-02
Panjopaque 1572
Pan-K 465-03
Pankal 465
Pankalma 1138
Pankiller 5074
Pan-Line 2051
Panlutin 5618
Panmate 4136
Panmicol 4800
Panmycin 4847
Panmycin P 4847-01
Panmycin V 4847-01
Pannazin 1278-01
Panobal 126
Panodil 761
Panodorm 1964
Panok 761
Panolid 4897
Panomil 761
Panosine 1504
Panoxyl 2395
Panparl 5915-01
Panparnit 3754
Panpav TP 4223
Panpheno TP 1845
Panpramine 4019
Panpurol 5171
Panpyro 761
Panquil 1138
Panreumal 2134
Panrexin-M 1992
Panrone 1283
PANS 5333
Pansedil 3315
Panseki 1134-01
Panseman 1825
Panseptol 386
Panseren 2992
Pansertin-Inj. 5895
Panshape 1385
Pansil 476
Pansomid 1903
Panspiril 950
Panstreptina 4790-03
Pansulph 1910
Pantadefosfatum 4776
Pantafillina 1371
Pantalgan 2270
Pantalgin 2857
Pantamin 4675
Panta-Valeas 2530
Pantazina 1594
Pantelmin 2982
Pantemic-M 149-01
Pantenil 1134-01
Pantenyl 1151
Panter 4847
Pan-Test 4089
Pantestin 5014
Pantestin-oral 4442
Pantethin 5051
Pantetina 5051
Pantevit 1151
Pantheline 5172
Panthene 5172
Panthenol 1151
*Panthenol*** 1150
Panthesin 3484
Panthject 1134-01
Panthoderm 1151
Panthoject 1134-01
Pantholin 1134-01
Panthurecholin 688
Pantidia 6151
Pantil 3348
Pantin 447
Pantison 5189
Pantobromina 1372
Pantocain 2909
Pantocid 517
Pantocid „Ross" 5990-01
Pantocin 1134-01
Pantocol 5831
Pantodinium 4783-03
Pantofenicol 1568-01
Pantogam 1460-01
Pantogen 1134-01
Pantol 1151
Pantolax 2668
Pantomicina 5990
Pantomin 5051
Pantomycin 4790-02
Pantonsiletten 2489
Pantonyl 1151
Pantopaque 4093
Pantosal 569
Pantosal-Glucosid 2264
Pantosediv 2144
Pantosept 517-01
Pantosin 5051
Pantostracina D 4790-03
Pantostracina E 4785-02

Pantostrep 4785-02
Pantotene 1134-01
Pantotensan-Ca 1134-01
Pantothaxin 1134-01
Pantothen „Linz“ 1150
Pantothen „Linz“-Tabletten 1134-01
Pantothen-Streuli 1134-01
Pantothenol 1151
Pantothensäure 1134
Pantothenylalkohol 1151
Pantothenylol 1151
Pantotone 1134-01
Pantovernil 1568
Pantranquil 1138
Pantrate 263
Panuric 2317
Panurin 583
Panurit 533
Panwarfin 3857
Panxin 4004
Panyodina 1163
Panzalone 5443
Panzol 419
Paoguan 631
Paol 782
PAP 3126
Papacon 4223
Papalease 4223
Paparid 4110
Papaveril 4223
Papaverin 4223
Papaverincromesilat 4223-09
Papaverinteprosilat 4223-06
Papaverlumin fuerte 4223
*Papaverolin*** 2981
Papaversan 4223
Papavéryl 4223
Papetherine 5266
Papital 3973
Papital T. R. 4223
Pap.-Kaps 4223
Para „Pharmacia“ 582
Para-Aminosalicylsäure 569
Parabal 1845-01
Parabaxin 1696
Paraben 550
Parabencil 2443
Parabione 1283
Parabis 2138
Parabolin 2304
Paraboramin 2074
Parabortine 1591
Parabromdylamine maleate 3076
Parabrox-Haupt-wirkstoff 49-02
Paracain(e) 2325
Paracarbinoxamine 3080
Paracetaldehyd 457
*Paracetamol*** 761
Paracetamolnicotinat 2421
Parachloramine 5385
Parachlorocidum 2378
Parachlorometaxylenol 751
Paracholin 688
Paracical 569
Paracid 203-07
Paracin 761
Paracinol 761
Paracipan 569
Paracodein 3691
Paracodin 3691
Paracodin-Tropfen 3691-01
Paracort 4639
Paracortol 4704
Paradien 3582
Paradion(e) 642
Paradormalene 2573-01
Paradroxil 3098
Paradroxyl 3098
Paradryl 3727
Paradyne 2270
Paraesin 3491
Paräthoxycain 2894
Paraflex 509
Paraflu 2387
*Paraflutizid*** 2440
Paragone 4723
Parahexyl 5009
Paral „FellowsMed.“ 457
Paralaudin 4613
Paraldehyd 457
Paralen 5289
Paralest 4449
Paralgin 2270
Paralgin „Fawns & McAllan; Winley-Morris“ 761
Paramal 3423
Paramantin 1443
Paramenyl 624
Paramesone 5284
*Paramethadion*** 642
*Paramethasonacetat*** 5284
Paramethasondi-natriumphosphat 4973
Paramez 1902
Paramezone 5284
Paramibe „UCB“ 913
Paramibe „Ucepha“ 908
Paramicina 5211
Paramidin 2638
Paramid supra 1594
Paramid supra-Tropfen 2208
Paramilchsäure 103
Paramilin 3423
Paramin 569
Paraminal 3423
Paraminan 566
Paraminol 566
Paraminosal 569
Paraminsulfalbin 386
Paraminthin 203-09
Paraminyl Maleate 3423
Paramion 5360
Paramisan 569
Paramol 761
Paramorfan 3375
Paramorphan 3375
Paramorphin 3934
Paramycin 569
Paramyon 5360
Paranausine „Couvreur“ 3365
Paranausine „Suner“ 3365-03
Paranephrin 1083
Paraniazide 373-01
Paranitrosulfathiazol 931
Paranoval 2668
Paranten 2970
Parantin 3732
Paranyline 4503
Paraoxon 1356
Para-Pas 569
*Parapenzolatbromid*** 4674
Parapenzolonbromid 4674
Paraperidide 5246
*Parapropamol** 1024
Paraquick 1325
*Pararosanilini embonas*** 3894
Pararosanilinpamoat 3894
Para-S 2040
Parasal 569
Parasalicyl 569
Parasalindon 569
Parasal-INH 373-01
Parasan „Abello“ 569

Parasan „Medicinalco" 4335
Parasgin 184-02
Parasin 761
Parasmina 1083
Parasod 569
Parason 648
Paraspan 3732-01
Paraspen 761
Parastimal 682
Parasympatol 1078
Paratabs 761
Paratensiol 5526
Parathesine 1026
*Parathiazinhydrochlorid** 3607
*Parathiazinteoclat** 3607-01
Parathyn 2573-01
Paratil 4335
Paratropina 3459
Paravallarin 5020
Paraverm 203-07
Paravermin 203-06
Paraxin 1568
Paraxin pro inj. 2779
Paraxin-Trockensaft-Wirkstoff 5858
Parazan 203-01
Parazine „Cid" 203-04
Parazine „Tutag" 203-07
Parazol 1883
Parazone 1283
*Parbendazol*** 2267
Parbetan 5736
Parbrom 3423-01
Parbutoxate 2914
Parcillin 3066
Parcidol 4033
Par-Cimol 761
Pardinon 981
Pardisol 4033
Pardopa 1034
Par-E 5792
Paredrin(e) 1075-01
Paredrinex 1075
Paredrinol 1393
Parekin 3681
Parem 761
Parenabol 5827
Parencillin 3066-04
Parensedal 1138
Parenton 3754-01
Parentosol B_{12} 6143
Parentracin 6149-01
Parephyllin 2354
Paresan 314-01
Paresinan 5950
Parest 2992
Parethoxicainum 2894
*Parethoxycain*** 2894
Parexyl 5843
Parfenac 2002
Parfenal 2002
Parfezin 4033
Parfuran 705
*Pargeverinhydrochlorid** 4552
Pargitan 4449
*Pargololhydrochlorid*** 6422
Pargonyl 5211
*Pargylinhydrochlorid*** 1608
Paricar 1712-02
Parichlor 3078-01
Paricina 5211
Parid 203-01
*Paridocain*** 3466
Parietrope 6109
Parinase 2277
Paripher 1077
Parisilon 4726
Parispas 569
Parkan 4449
Parkazin 3661
Parkemed 2769
Parkevrine 1391
Parkibleu 5911
Parkidine 1559
Parkidopa 1034
Parkidyl 4449
Parkimbine 4631-01
Parkin 4033
Parkinane retard 4449
Parkinsan 4449
Parkipan 5911
Parkisan 4449
Parkisol 4033
Parkodiazin 1227
Parkoguanin 631
Parkomerazin 1592
Parkopan 4449
Parkophyllin 588
Parkosed 653
Parkotal 1845
Parkovit B_1 2040
Parkovit C 393
Parks 4326
Par KS 12-Hommel 4326
Parlam 839
Parlamate 203-07
Parlax 4491
Parlef 2387
Parlif 2387
Parlodel 5877
Parlon 4849
Parmal Timules 3423
Parmedin 1034
Parmelin 3880
Parmenison 4639
Parmeth 3349
Parmetina 211-02
Parmetol 560
Parmezane 1902
Parmidin 1699
Parmilene 2992
Parminal 2992
Parmine 1385
Parmol 761
Parnate 1019
Parnetil 4451
Parnitene 1019
Parnox 2984
Parocain 2325
Parodal 2270-02
Parodina 1575
Parodyne 1575
Parofenol 5628
*Paromomycin*** 5211
Paroven 5898-01
Parox 997
Paroxil 775
Paroxon 997
*Paroxypropion*** 997
Parpanit 3754
Parphezein 4033
Parpon 4335
Parpon A 3651
Parpon M 3651
Parpon M (alte Form) 3626
Parsal 2539
*Parsalmid*** 2539
Parsetic 2325
Parsidol 4033
Parsitan 4033
Parsley camphor 1917
Parsotil 4033
Partel 5074

Parten	761
Partergin	4347-01
Parterol	5715
Partigan	4449
Partocon	6063
Partospamin	3687-01
Partrex	4847
Partusisten	3379
Partyn	4965
Parvex	282
Parvidoxil	4848
Parvin	2304
Parvon	4958
Parzone	3691
PAS	569
P.A.S.	569
Pasa	569
Pasade	569
Pasaden	5116
Pasal „Vitis“	569
Pasalba	569
Pasalate	569
Pasalca	569-02
Pasalicylum	569
Pasalin	4243
Pasalon	569
Pasamil	569
Pasamin	569
Pasan	569
Pasara	569
Pasaton	569
PAS-Benzoyl	2409-02
PAS-C	569
Pasca	569
Pascain	2330-01
Pascidaber	373-01
Pascopon	3716-01
Pascorbic	569
PAS-Depress	4641
Pasdium	569
Pasdrazide	611
Pasem	569
Pasetocin	3098
Pasgayoso	569
PAS-Glucosid	2264
Pashain	373-01
Pas-Hidracida	373-01
Pas-Hidral	373-01
PAS-Hydrazid	611
Pasicillin	3066-04
Pasid	569
Pasido	569
Pasina	373-01
Pasing B_{12}	6143
*Pasiniazid**	373-01
PASIT	1655
Pask	569
Paskalium	569-01
Paskate	569-01
Paslagar	569
Pasmed	569
Pasmicina	569
Pasmolona	3459
Pasmonul	4998
Pasmorgan	569
PASNA	569
Pasnal	569
Pasnatral	569
Pasnatryl	569
Pasnidrine	373-01
Pasnikal	569-01
Pasnodia	569
Pasodico	569
Pasolac	569
Pasomycin	4790-01
Pasorzan	569
Pasotomin	4286
Pasoyl	2409-02
Paspertin	2626
Pasphar	569
Paspremin	569
Passodico	569
Pastan	4136
PAS-Tebamin	2155
Pastinacin	1807
Pasvite	569
PAT	576
Patcin	761
Patentblau V	5577
Patgesic	761
Pathcole	3893
Pathecon	1151
Pathilon	4780
Pathin	476
Pathocidin	148
Pathocil	3863
Pathoclon	852
Pathomycin	4144
Pathorysin	509
Patos	1396
Patrovina-Wirkstoff	4330
Patilon	4780
Patulin	552
Paucisone	4975
Pausafren	2696-01
Pausital	1669
P-A-V	4223
Pava	4223
PAVA-2	4223
Pavabid	4223
Pavacap	4223
Pavacels	4223
Pavacen	4223
Pavaclar	4223
Pavaco	4223
Pavacot	4223
Pavadel	4223
Pavadyl	4223
Pavagen	4223
Pavagrant	4223
Pavakey	4223
Pava-Lyn	4223
Pava-Mead	4223
Pava-Par	4223
Pava-RX	4223
Pavased	4223
Pavasil	4223
Pavaspan	4223
Pavasule	4223
Pavatest	4223
Pavatime	4223
Pavatran	4223
Pavatrin(e)	4264
Paveciclina	4825
Pavemal	4223-03
Paverilphosphat	4862
Paverin	4269
Paverin „Bracco“	4221
Paverine	4223
Paver-Med	4223
Paveroid	5266
Paverolan	4223
Paveron	4223
Paverona	4862
Paverone	4862
Pavinal	3631
Pavisoid	4764
Pavnell	4223
Pavorex	422
Pavosal	4223
Pavrona	4862
Pavulon	5963
*Paxamat***	2444
Paxanol	211-01
Paxarel	1111
Paxate	2970
Paxel	2970
Paxeladine	4466
Paxidil	1138

Paxidorm 2992
Paxil „Frosst“ 4330
Paxin 1138
Paxistil 4641-01
Paxisyn 2706
Paxital 3973
Paxital „Clin-Comar“ 1425
Paxium 2987
Paxtibi 3924-01
Paxyl 3564
Paynocil 950
Payzone 2424
Pazaler 2970
Pazital 3008
*Pazoxid*** 1816
PB 89 4567
PBIT 504
PBZ 3136
PC 1 1728
PC 63-14 405
PC-183 5224
PC 603 1667
PC-796 4504
PC-1238 4428
PC-1421 5274
PCDC 4223-07
PCFA 977
PCL 243 4169
PCM „Napp“ 761
PCM „Organon“ 5963
PCMX 751
PCP 318
P-Crivit 351
PCS 6201
PD-008 1264
PD-93 2513
PDB 4952
PDDB 5049
PDGA 5234
PDLA 439
PEA 3821
Peace 1138
Peacine 2970
Pearlton 1151
Peaton 263
Peba 1845
Pebarol 3129-03
PEBG 1410
*Pecazin** 3973
Pecilene-G 3066
*Pecilocin*** 3457
Pecnon 3876
*Pecocyclin** 5745
Pecolik 2987
Pectamol 4466
Pectamon 4466
Pectan 928-03
Pectex 3158
Pectipront 4999
Pectite 197-01
Pectobron-Gotas 3724
Pectol 3683-01
Pectolex 263
Pectolin 5152
Pectolitan-Saft 3336
Pectomate 197-01
Pectora 2154
Pectoris 3181
Pectoro 3716-01
Pectothiazole 969
Pectox 275
Pectussil 4466
Pecudin 960
Pedameth 295
Pedestal 1071-02
PEDG 1410
Pediamintic 203-01
Pediamycin 6070
Pediamycin aqueous 5990-01
Pediaphen 761
Pediatric Nasal Drops „Daniels“ 1077
Pedipen 3069-01
Pediphen 4595
Pediprin 950-07
Pedixine 815
Pedric 761
Pedrolon 1075-01
Pedron 149-01
Pedryl 411
Pedyol 4783-04
Pedzyl 1774
Pefabiotic 3097
Peflate 5228
Peganin 1576
Peganone 1578
Pehanorm 212
Pekazin 3973
Pelanin 5390
Pelanin Depot 5182
Pelazid 373
Peldermil 3864
Pelentan 4798
Peligal 2439
*Peliomycin*** 6093
Pellagramin 337
Pellagrin 337
Pellcaps 1070
Pellegal 1008
Pelletierin 851
Pellidol 3598
Pellium 786-01
Pellurin 451-02
Pelmain 197-01
Pelmin 351
Pelminto 203-01
Pelonin 337
Pelonin Amide 351
Pelosin 5966
PELS 6020
Pelson 2706
Peltazon 4074
Pelviran 523
Pelvisulfa 1192
Pemacillin 5001
Pemag 942-01
Pemal 639
Pemalin 639
Pembules 1766-01
*Pemeriddinitrat*** 2939
Pemetesan 419
Pemine 296
*Pemolin*** 942
Pemolina „Normal“ 942-01
Pemophyllin 588-01
Pempidil 1480
*Pempidintartrat*** 1480
Pempidinum tosylicum 1480-01
Pempiten 1480
Pen-200 3345
Pen A 3097
Penacain 3066-04
Penacin 761
Penadur L-A 3066-05
Penagen 3069-01
Penalev 3066
*Penamecillin*** 3972
Penamox 3098
Pen-Ampil 3097
Penampla 3097
Penampli 3334
Penamplia 3097
Pen A/N 3097-02
Penapar VK 3069-01
Penaqua 3066-04
Penaquacaine G 3066-04
Penasoid 3066

Penate 263
Penatinal 3069-01
Penaureus 3347
Penavlon 3066
Penavlon V 3069
Penazine 4621
Penbar 1766-01
Penbarb 1766-01
Penbec-V 3069-01
Penbenzil S 3066-05
Penberin 3097
Penberol 2795
Penbisin 3097
Penbon 1766-01
Penbricillin 3097
Penbristol 3097
Penbritin 3097
Penbritin-S 3097-02
Penbrock 3097
Penbutamin 1159
*Penbutolol*** 3788
Pencal 4453
Pen-Can 3066
Pencarbil 4453
Pencard 263
Penchim 3345
Pencil 3097-03
Pen-Cil 3066
Pen-Cilin-V 3069-01
Pencillin 200 3066
Pencillin 300 3066-04
Pencioral 3097
Pencitabs 3066
Pencompren 3069-01
Pencristin 3098
*Pendecamain*** 5212
Pendepon 3066-05
Pendex 3066
Pen-Di-Ben 3066-05
Pendine 2940
Pendiomid 2371
Penditan 3066-05
Pendocillin 3066-04
Pendorm 1766-01
Penduran 3066-05
Pen D.V. 3069-03
Pendysin 3066-05
Penemvé 3345
Peneo-V 3069-01, 3069-03
Penester 5001
Penetek 307
Pénéthacilline 5001
Penethamathydro-jodid 5001
Penethicillin-Kalium 3345
Peneton 4505
Pénétracyne 5755-01
Penetrate 263
Penevan 3066
Penfenos 3069
*Penfluridol*** 5647
*Penflutizid*** 2283
*Pengitoxin*** 6117
Penglobal 4683
Penglobe 4683
Pengrocill 3069-01, 3069-03
Penhexamin 1782
Penialmen 3097
Penibar 3097
Penibrin 3097
Penibronchial 5001
Penicals 3069-02
Penicaps 3069-01
Penicidin 552
Penicidrex 5755-01
Penichinin 3066-03
Penicilina G 3066
*Penicillamin*** 296
Penicillan 3066
Penicillin II 3066
Penicillin III 3068
Penicillin IV 3217
Penicillin X 3068
Penicillin 356 3302
Penicillin 12141-Z 4518
Penicillina orale Bouty 3345
Penicillina-Viti 3069
Penicillin AT 2292
Penicillin B-Kalium 3345
Penicillinbenetha-minum 3066-07
Penicillinbenzatinum 3066-05
Penicillinclemizolum 3066-09
Penicillindamin 3066-05
Penicillin F 2593
Penicillin G 3066
Penicillin „Göttingen“ 3066
Penicillinum G Pyrimidinicum 3066-14
Penicillin-Heyl („b“, aqua + forte) 3066-04
Penicillin-Heyl-Oral 3069-01
Penicillin I 2593
Penicillin ISN 3069-01
Penicillin K 3217
Penicillin M 2622
Penicillin 250 Mepha 3069-02
Penicillin MV-Kalium 3345
Penicillin N 2621
Penicillin O 2292
Penicillin P 3344
Penicillin P-12 3896
Penicillinphenyra-zinum 3066-08
Penicillin-prokain 3066-04
Penicillin S 2556
Penicillin-Sirup Mepha 300000 3069-03
Penicillin-Spirig-Drag. 3069-01
Penicillin-Spirig-Sirup 3069-03
Penicillin V 3069
Penicillin V Benzathin 3069-03
Penicillin V Hydrabamine 3069-05
Penicillin V-Kalium 3069-01
Penicinsa 3066
Pénicline 3097
Penicorm 400 3069-01
Penicyclinum 4847-08
Penidryl 3066-12
Péni-Ducton 3066
Penidural 3066-05
Penidure 3066-05
Penilan 3347
Penilaryn 3066
Penilas 3097
Penilente 3066-05
Penilevel 3066
Penillon 3066
Penilpan 3097
Peniltetra 5755-01
Penimaster 3097
Penimepiciclina 5755-01
*Penimepicyclin*** 5755-01
Penimil 3069-01
Penimiluy 3066
Penimiluy-Procaina 3066-04
*Penimocyclin*** 6003
Peninovel 3097
Penioftalmo 3066
Penioral 3066
Peni-Plasmin 3066-04

Peniplus	3345
Peniprocain	3066-04
Peni-Pulmo 500	5001
Penirazina	3066-08
Penirolicyclinum	5586-02
Penirololhydrochlorid**	6381
Penisem	3066
Peni-Set	3066
Penisint	3097
Penisintex	3097
Penistafil	3896
Penistaph	3347
Penitabs	3069-01
Penital	1766-01
Penitracin	6149-01
Pénivé	3069
Peni-Vee K	3069-01
Peni-Vee-Susp.	3069-03
Penivillina	3069
Penivoral	3069-01
Penlator	3066-04
Penmesterol**	5451
Penmestrol	5451
Pen-Mugolio	3066-05
Pennate	263
Pen-Nitrate	263
Peno-Bar	1766-01
Penoctoniumbromid**	5558
Penoksil	3069
Pen-Oral	3069
Penorline	3069-01
Penorline-Susp.	3069-03
Penorsin	3097
Pen-Os	3969-03
Penotrane	4505
Penova	3345
Penpentamin	1479
Pen-Pharma	3069-03
Penplenum	4007
Penprolake	3066-04
Penprosten**	6547
Penritol	263
Pensanate	4605
Pensig	3345
Pen-Sint	3863
Pensive	1138
Pensol „Glaxo-Allenburys"	3066
Pensol „Wolfs"	3069-01
Pensordil	388
Penspek	4824
Penstafo	3347
Penstapho	3896
Penstaphocid	3896
Penstapho N (Penstaphon)	3873
Pensyn	3097
Pen-Syn	3345
Penta	1766
Pentaacetylgitoxin	6117
Pentabil	1728
Pentabs	3069-01
Pen-Tabs „Rexall"	3066
Pentabamat**	863
Pentacaine	6568
Pentacard	419
Pentacarpine	1712
Pentacetamide	786-01
Pentachin	3772
Pentachlorinum	2378
Pentacin	2649-01
Pentacina	4074
Pentacyniumchlorid**	5623
Pentacyonumchlorid	5623
Pentacor	419
Pentacorina	419
Pentacosactid	6161
Pentacosactride	6161
Pentadorm	422
Penta-E	263
Pentaerythrit	307
Pentaerythrit „Ebewe"	263
Pentaerythrit „Fux"	263
Pentaerythritol	307
Pentaerythritolchloral	2231
Pentaerythrityltetranitrat**	263
Pentaerythrityltetranicotinat	5722
Pentaerythrityltrinitrat	278
Pentafen	3754
Pentafen „Zoja"	4074
Pentafenil	1728
Pentafin	263
Pentaformylgitoxin	6090
Pentafort „Coli"	4074
Pentafort „Sutliff + Case"	263
Pentagastrin**	5984
Pentagen	263
Pentagestroni acetas**	5698
Pentagin	4074
Pentagit	6117
Pentakos	2461
Pentalamid**	1997
Pental „S.G. de Farmacia"	386
Pental „Saunders"	1766-01
Pentalate	263
Pentalax	4811
Pentalgina	4074
Pental-Guanidina	631
Pentalina	4007
Pentaliquine	6289
Pentallin	3066
Pentalong	263
Pentaméthazène	2371
Pentamethazol	419
Pentamethon	1787
Pentamethonium**	1787
Pentamethylentetrazol	419
Pentameton	1787
Pentamidin**	4036
Pentamina	2919
Pentamin(um)	2371
Pentammonio MM	1787
Pentamon	2371
Pentamoxan**	2615
Pentamycetin	1568
Pentamycin	5961
Pentamyl	4022
Pentamylon	294
Pentanca	1766-01
Pentanitrine	263
Pentanitrite	263
Pentanitrol	263
Pentanobornamid	4134
Pentapen	3069-01
Pentaphen	3754
Pentaphonate	5819-01
Pentapiperidhydrogenfumarat**	3752
Pentapiperidmetilsulfat	4125
Pentapiperiummetilsulfat**	4125
Pentaprin	950
Pentapyr	1593
Pentapyrrolidin	2940
Pentapyrrolidiniumbitartrat	2940
Pentaquin**	3772
Pentaquinomethonium	5094
Pentarcin	3097
Pentarsone	604
Pentaryl	263

Pentaryt 263
Pentasol 419
Penta-Spirol 775
Penta-Spirol inyectables 775-05
Pentastib 382-01
Pentathilate 263
Pentatropine 3415-02
Pentavitol 1134-01
Pentazine „Century“ 3349
Pentazine „Pentagone“ 4572
*Pentazocin*** 4074
Pentazol 419
Pentazoline 2461
Pentazolum 419
Pent C-10 263
Pentedrin 1078
Pentek 307
Pentemesan 419
Pentenal 1646
Pentestan-80 263
Pentetate Calcium Trisodium 2649-01
Pentetate indium trisodium In 111 2649-02
Pentethylcyclanon-hydrochlorid 3202
Pentetic acid 2649
Pen-Tetra 263
Pentetrate 263
*Pentetrazol*** 419
Penthamil 2649-01
Penthasone 4974-01
Penthienate (metho)bromide 3803
Penthiobarbital 1763
Penthixol 5755-01
Penthonium 1787
Penthrane 77
*Penthrichloral*** 634
Penthrit 263
Penticidum 2378
Pentids 3066
Pentids-P 3066-04
Pentid V 3069
*Pentifyllin** 2336
Pentilen 5148
Pentilium 2940
Pentime 263
Pentin C 637
Pentinol 422
Pentio 2940
Pentitrate 263
*Pentizidon-Natrium*** 6201
*Pentobarbital*** 1766
Pentobarbiton 1766
Pentobeta 1766-01
Pento-Del 1766-01
Pentodorm 1766-01
Pentogen 1766-01
Pento-Kaps 1766-01
Pentoksil 387
Pentoliniumtartrat 2940
Pentolonbitartrat 2940
*Pentoloniumtartrat*** 2940
Pentona 4669
Pentonal 1766-01
Pentonarcol 1763
Pentone 1766-01
Pentoneed 1766-01
*Pentorextartrat*** 1735
Pentosalen 3005
Pentosol 1766-01
Pentosol „Robapharm“ 3117
Pentostam 2076
Pentosteron 5616
Pento-Tabs 1766-01
Pentothal 1763
Pentothiobarbitalum 1763
Pentovis 5184
*Pentoxifyllin*** 2294
Pentoxiverini citras 4453
Pentoxyl 387
*Pentoxyverincitrat*** 4453
Pentral 263
Pentrallon 5755-01
Pentran (No. 1 + No. 2) 263
Pentrane 77
Pentrate 263
Pentrazol 419
Pentregur 3097
Pentrex 3097
Pentrexil 3097
Pentrexyl 3097
Pentrexyl-K 3097-04
Pentrichloralum 634
Pentrin 263
Pentrinat 263
*Pentrinitrol** 278
Pentrit 263
Pentritina 263
Pentritol 263
Pentrittae 263
Pentrozol 419
Pentryate 263
Pentryl 2573-01
Pentryl „Bernhoft“ 263
Pent-T-30 (-80) 263
Pentydorm 422
Pentyl 1766-01
Pentylan 263
Pentylenetetrazol 419
Pentylhydroflumethiazid 2283
Pentymal 1767
Pentyoxylon 263
Pentyrest 422
Pentyrit 263
Pentytrit 263
PenuVoral 3069
Pen-Ve 3069
Pen-Vee-Cillin 3069
Pen-Vee (Drops, Susp.) 3069-03
Pen-Vee K 3069-01
Pen-Vee-Oral 3069
Pen-Vi 3069
Penvicina 4847-08
Penvigor 3345
Penvikal V 3069-01
Penvios 3069-01
Penysol 3347
Penzaethinum G 3066-05
Penzal 3066
Penzal 300 Q.R. 3066-04
Penzethin G 3066-05
Penzin 4074
Penzofen 4966
Peonol 1004
PEP 3713-01
Pep-Aid 790
Pepenal 5915-01
Peppermint Camphor 1473
Pepsacid 293
Pepsidol 274-01
Pepsilphen 1903
*Pepstatin*** 5943
Pepstatin A 5943
Peptard 3416
Peptavlon 5984
Peptichemio 6306
Pepticol 1448
Peptilate 160-01
Peptiquemio 6306
Pepulsan 4675
Perabol 4415
Per-Abrodil 523

Per-Abrodil „M“ 523-01
Peracetin 2011
Peracin 761
Peracon 3188
Peradithiepin 3351
Peragit 4449
Peraktivin 562
Peralga 828
Peralgon 3850
Perandren 4089
Perandren-Amp. 5014
Perandren-Linguetten 4442
Perandren M 5198
Perandren-Phenyl-acetat 5595
Perandrone A 4738
Perandrone-Amp. 5014
Perandrone-Ampoules cristallines 5198
Perandrone-Linguettes 4442
Perangil 263
Perantin 203-07
Peraprin 2626
Perapten 4292
*Peraquinsin** 5123
*Perastinhydrochlorid** 4327
Perathiapten 3663
Perathiepin 3975
*Peratizolmaleat*** 3470
Peratsin 4621
Perazil 3613
Perazin 4348
Perazyl 3613
Perbicoccide 1592
Perbolin 4415
Percain(e) 4432
Percalcit 104
Percamin 4432
Percapyl 287
Percarbamid 14-01
Percarmol 2987
Perchloräthan 22
Perchloräthylen 21
Perciclina 4521
Percin 373
Percitron 373
Perclene 21
Perclusone 2605-01
Perclustop 2605-01
Percoa 6151
Percoccide 1592
Percodal 3631
Percodan 3631
Percomon 1069
Perconval 5781
Percoral 1360
Percorten 5187
Percorten M 5540
Percorten „wasserlöslich“ 5621
Percotol 5187
Percutina 5271
Percutrin 91
Perdilat 4046
Perdilatal 4046
Perdilaton 491
Perdolat 3412
Perdolfin 950
Perdurine 2317
Perebral 3438
Perebron 2571
Peregal ST 400
Peremesin-Suppos. 5385
Peremesin „alte Form“ 30-02
Peremin 277
Perequil 1138
Pereston 400
Perfectochol 2708
Perfenazin(a) 4621
Perfenil 4621
Perfesin 4621
Perflavon 3889
Pergalen-Wirkstoff 42
Pergesteron 5618
Pergitral 263
Perglottal 91
Perglucin 2032
*Perhexilinmaleat*** 4141
Perhydrit 14-01
Perhydro-Urea 14-01
Periactin 4523
Periactinol 4523
Periatin 4523
Peribana 400
Peribarb 1845
Pericardin 2051
Pericel 3842-01
Perichron 1291
*Periciazin** 4558
Periclor 2231
Pericor 5829
Pericyazine 4558
Pericycline 4847
Pericyclon 3438
Péridamol 5361
Peridex 263
Peridial 3265
Peridil „Cryopharma“ 3286
Peridil „Laphal“ 784
Peridol 4570
Perifen 1273
Perikursal 184-02
Perilax „Farmosintesi“ 1696
Perilax „Nordisk Droge“ 4811
Periman 4476
*Perimetazin*** 4930
Perimycetin 1568
Perin 1429-03
Perinal-S 1763
Periodil 523
Periodyl 3806
Peripherine „Zori“ 1273
Peripherminum 3598
Periphetol 2051
Periplocin 5975
Periplocosid 5975
*Perisoxalcitrat** 3109
Perispan 263
Perista 688
Peristil 4225
Periston 400
Peritard 369
Perithiaden 4224
Peritol 4523
Peritonan 560
Peritracida 373
Peritrat(e) 263
Peritrifar 263
Peritrine 263
Perityl 263
Perium 4125
Perizyme 1151
Perjodäthylen 66
Perjodal 523
Per-Jodan 689
Perke-One 1070
Perkulen 1388
Perk-Up 790
*Perlapin*** 3940
Perlatan 3668
Perlatanol 3713
Perlatos 3971
Perlepsin 3111
Perligel B_1 2040
Perligel C 393
Perlopal 422

Perlutex 5337
Permadex 1070
Permapen 3066-05
Permastril 5206
Permavérine 4223-09
Permazin 5361
Permethol 1822
Permidan 2266
Permin 911
Permital 3365-03
Permitil 4875
Permonid 3371
Pernaemon 6143
Pernaevit 6143
Pernajek 6143
Pernapar 6143
Pernasator-Wirkstoff 1478
Pernavit 6143
Pernazene 2584
Pernazinum 4348
Perneuron 2915
Pernical 6143
Pernicipur 6143
Perniol 369
Pernipuron 6143
Pernocton 1663
Pernoral 6143
Pernoston 1663
Pernovin 3887
Perocan 3188
Perogan 3188
Perol 560
Perolety tabl. 3066-04
Perolysen 1480
Peromide 6151
Peromide 4278
Peronin 5227
Peroninmyristat 5996
Perovex 4313
Perparin 5266
Perperine 5266
Perphenan 4621
*Perphenazin*** 4621
Perphenazinacetat 5112
Perphenazinönanthat 5682
Perphenazintrimethoxybenzoat 5848
Perphoxen 1957
Perphoxène 1957
Perquietil 1138
Perquinol 928-03
Per-radiographol 523
Persadox 2395
Persantin 5361
Persclerol 3984
Persedon 1080
*Persilic acid*** 6186
Persisten 841
Persistol Hö 1/193 1061
Persomnin 653
Persopir 2706
Persteril 41
Persulfene (in Südamerika) 1910
Persulfon 3355
Pertene 4950
Pertestis 5014
Pertestis depositum 5616
Perthipendyldihydrochlorid 4363
Pertiran 2461
Pertirate 263
Pertix 3204
Pertofren 3649
Pertofran 3649
Pertofrina 3649
Perton 4579
Pertonal 1323
Pertoxil 2624
Pertradiol 5529
Pertranquil „Lepetit“ 1138
Pertrombon 4164
Pervadil 4046
Pervagal 5172
Perval 4632
Pervasol „Nicholas“ 1273
Pervasol „Poen“ 4847
Pervetral 4363
Pervincamin(e) 4632
Perviol-Doce 6143
Pervitin 1388
Perviton 2783
Pervone 4632
Peruol 2426
Perurdil 523
Peruscabin 2426
Perusid 5829
Peruvosid 5829
Peryan 2626
Perycit 5722
Perynitrate 263
Perysit 5722
PES 42
Pesex 1957
Pesomax 4120
Pesomin 1837
Peson 42
Pestox III 905
P.E.T. 263
Petab 1766-01
Petalgin 4650
Petantin 2857
Peteha 1054
Petercillin 3097
Peterphyllin 588-03
Petersilienkampfer 1917
Petezol 419
Pethanail 4605
Pethanal 2857
Pethanol 2857
Pethedine 2857
Pethenal 2857
β-Pethidin 2858
Pethidine intermediate A 2232
Pethidine intermediate B 2563
Pethidine intermediate C 2257
*Pethidinhydrochlorid*** 2857
Pethidinic acid 2257
Pethidin-Zwischenprodukt A 2232
Pethidin-Zwischenprodukt B 2563
Pethidin-Zwischenprodukt C 2257
Pethidone 2857
Pethoid 2857
Petidina cloridrato 2857
Petidiol 641
Petidion „Brocades“ 404
Petidion „Gerot“ 641
Petidon 404
Petilep 404
Petimalin 404
Petimid 1556
Petinimid 639
Petinutin 1868
Petisan 641
Petisedol 2857
PETN 263
Petnidan 639
Petrazine 228
*Petrichloral*** 2231
PETRIN 278
Petripen-G 3097

Petrisul 1594
Petrohol 125
Petrolaz 2779-02
Petrolone 419
Petylyl 3649
Peucedanin 2758
Pevaryl 3536
Pevidine 400-01
Peviton 337
*Pexantel*** 2083
Pexaqualone 2992
Pexid 4141
Pexiol 465
Pexobiotic 4847
PF-26 5665
PF-82 4042
PF-244 6631
PFA-186 549-13
Pfefferminzkampfer 1473
Pfeiffer's Substanz 828-05
P-Ferol 1151
Pfi-Lithium 12
Pfipen V 3069-01
Pfipen V-Susp. 3069-05
Pfizer-E 5990-01
Pfizerpen AS 3066-04
Pfizerpen G 3066
Pfizerpen VK 3069-01
Pfizerythro 5990
PFLT 2704-02
PFP 2635
PFU 1410
PG-501 4669
PGA 3899
P.G.A. 29
P.G.A. „A. & H.“ 3066
PGE_1 4472
PGE_2 4464
PGF_1 4482
PGF_2 4473
PGF_2-THAM 4473-01
Ph. 137 4506
PH. 218 5543
Ph 549 1801
Ph. 1882 1796
Phacétoperane 2565
Phacetur 986
Phacolin 3514
Phacolysin 3514
Phagopedin σ 5519
Phaken 4704
Phakopol 102-01
Phalatox 3256
Phaldrone 33
Phanchinonum 1795
Phanoctal 1964
Phanodorm 1964
Phanodorn 1964
Phanotal 1964
*Phanquinon** 1795
Phanquone 1795
Phanurane 4936
Phargan 3349
Phargedrine „F“ 1069
Pharmacaine 2325
Pharmacetina 1568
Pharmacillin 3066
Pharmadiazin 1227
Pharmadil 4046
Pharmadoxine 815
Pharmäthyl 19
Pharmaflavine 3354
Pharmalgine 2270
Pharmamedrine 1069
Pharmamerazin 1592
Pharmaneurine 2040
Pharmaphenicol 1568
Pharmarenin 2325
Pharmascorbine 393
Pharmatiazol 969
Pharmatonin 2325
Pharmatovit B_{12} 6143
Pharmatovit C 393
Pharmatrene 919
Pharmecillin 3066
Pharmecocetin 1568
Pharmeco-Quinol 909
Pharmecozol 969
Pharmecortisone 5189
Pharmestrin 3717
Pharmetten 1845
Pharmocaine 3485
Pharmotal 1763
Pharsazin 5103
Phasal 12
Phaseomannite 460
Phasmamycin 6020
Phavit C 393
Phebutan 3906
Phebutazindihydrochlorid 5683
Phebutirazina dicloridrato 5683
Phebuzine 3906
Phecol 1568
Phedasu 1392
Phedoxe 1388
Phedracine 2290
Phedrazin 2290
Phedrisox 1388
Phelasin 823-01
Phelazine 823-01
Pheliquin S 3069-03
Phelloberin 4196-01
Phelypressin 6091
PHEM 4103
Phemamid 4113
Phemerazole 1218
Phemeride 5628
Phe-Mer-Nite 349-02
Phemerol 5628
Phemetone 2200
Phemithyn 5628
Phemiton(e) 2200
Phen 6 3069
*Phenacain** 3652
Phenacalum 986
Phenaceda 4035
*Phenacemid*** 986
Phenacereum 986
Phenacetamide 986
*Phenacetin*** 1323
Phenacetur 986
Phenacetyl „Kongo“ 761
Phenacin 761
Phenacon 1631
Phenacridanchlorid 5490
*Phenactropiniumchlorid*** 5267
Phenacylhomatropiniumchlorid 5267
Phénadiazole 701
Phenadon(um) 4650
*Phenadoxon*** 5135
Phenaemal 1845
*Phenaglycodol*** 1669
Phenalco 349-02
Phenalgene 757
Phenalgin 757
Phenalgin „Thera-Chem“ 2270
Phenaline 4083
Phenalixir 1845-01
Phenallymal 2175
Phenaloin 4163
Phenamacidum hydrochloricum 2307
*Phenamazolin*** 1337
Phenamet 4084

Phenamidin(e) 2469
Phenamidofuryl 2520
Phenamin „Nyco“ 3079-01
Phenamine 1361
Phenamine „Scrip“ 3365
Phenamin(um) 1069
Phenamizol 974
*Phenampromid*** 3465
Phenamsulfonium-jodid 3372
Phenamylinium-chlorid 5463
Phenanthridinium 1553 4199
Phénantine 2717
Phenantoin 2717
Phenaphan 5114
Phenaphthazine 2947
Phenarsenamine 1836
Phenarsone(sulfoxylate)* 618
Phenarsoxidehydro-chlorid 343
Phenarsyl 1836
Phenasal(um) 2121
Phenased 1845
Phenastezin 4569
Phenasul 2746
Phenatin 2783
Phenatone 3906
Phenatrop 4719
Phenathyl 3315
Phenaxazan 5080
Phenazacillin 4007
Phenazetin 1323
Phenazine „ICN“ 4621
Phenazine „Jenkins“ 1992
„*Phenazinium*“ 2206
Phenazo 1562
*Phenazocin*** 4896
Phenazodine 1562
Phenazolin 3330
*Phenazon*** 1575
*Phenazopyridinhydro-chlorid*** 1562
Phen-Bar 1845
Phenbenicillin-Kalium 4824
Phenbenzaminum 3398
Phenbutadion 2237
Phenbutamide 1722
Phen-Buta-Vet 3906
Phenbutazol 3906
Phenbutazone 3906
Phenbutazone Sodium Glycerate 3906-05
Phenbutrazate 5139
Phencaminhydro-chlorid 4406
Phencarbamid(e) 4023
Phencol 1325
*Phencyclidinhydro-chlorid*** 3442
Phenderil 3907
Phendex 761
Phendextro 3079-01
*Phendimetrazin** 1992
Phendional 2689
Phénécylamine 5367
Phenedina 1323
Phenedrine 1069
Phénégic 1810
*Phenelzinhydrogen-sulfat** 823
Phenemal 1845
Phenephrin 1077
Phenergan 3349
Phenerhist 3349
*Pheneridin** 4903
Phenesin 3204
Phenester 2558
Phenesterin 6007
Phenetamindihydro-chlorid 5367
Phenetharbital 2508
Phenethazinum 3071
Phenethicillin-Kalium 3345
Phenethylamincitrat 3204
Phenethylazocinum 4896
*Pheneticillin-Kalium*** 3345
Phenetin 3204
Phenetolcarbamid 1048
Phenetron 3078-01
Phenetsal 2731
Pheneturide 1644
Phenetylsuccinimid 1871
Phenexol 1295-02
*Phenforminhydro-chlorid** 1410
Phenfluoramine 1954
*Phenglutarimid-hydrochlorid*** 3433
Phenhydan 2717-01
Phenhydan-Amp. 2717
Phenhydropyxylate 4429
Phenibut 1319
Phenicaps-V 1568
Phenicarb 986
*Phenicarbazid*** 610
Phenicazone 3281
Phenichlor 1568
Phenicin 1094
Phenidiemalum 2508
Phenidin 1323
Phenidione 2689
Phenidylate 2564
Phenigam 1319
Phenil 3078-01
Phenil „Unique“ 3108-01
Phenilin 2689
Phenimate 3078-01
Phéniméthoxazine 1992
Phenimycin 1568
Phenin 1323
*Phenindamintartrat*** 3887
Phenindan 2689
Phenindion(e) 2689
*Pheniodol Natrium*** 2708
Pheniperidinum 5138
*Pheniprazinhydro-chlorid** 1094
Pheniramidol 2197
*Pheniramin*** 3108
Pheniratan 3078-02
Phenisatin 5470
Phenisononhydro-bromid 2005
Phenitol 349-02
Phenitrone 2840
Phenizin 1094
Phenject 1568
Phenlaxinum 5216
Phenmerzylnitrat 349-02
Phenmetralini chloridum 1679
Phenmetrazinal 1679
*Phenmetrazinhydro-chlorid** 1679
*Phenmetrazinteoclat** 1679-01
Phennin 2720
Phenobal 1845
Phenobamate 4392
*Phenobarbital*** 1845
Phenobarbiton 1845
Phenobarbitural 1845
Phenobarbyl 1845
Phenobenzorphan 4896
Phenobolin 5596

Phenobutijodilum 1200
*Phenobutiodil*** 1200
Pheno-Caps 1845
Phenochan 2951-02
Phenochin 2951-02
Phenochlorium 517-01
Phenocil-K 3069-01
Phenocillin 3069
Phenocoll 1361
Phenoctide 5627
Phenoctidiumchlorid 5627
Phenoctyl 4300-02
Phenocyclin 3977
Phenodianisyl 5085
Phenododeciniumbromid 5049
Phenodyn 823
Phenoestrol 6041
Phenoharman 3569
Phenolactine 1690
Phenolax 4163
Phenolaxan 4163
Phenolaxol 4163
Phenolphthalein 4163
Phenolphthalol 4188
Phenol red 3841
Phenolrot 3841
Phenolsulfazole 943
Phenolsulfonphthalein 3841
Phenolsulfophthaleinum 3841
Phenolsulphazole 943
Phenol(um) 357
Phenomagnal 1845-04
Phenomerborum 349-01
Phenomidon 1845-08
*Phenomorphan*** 5264
Pheno-M-penicilin 3345
Phenomycilline 3069
Phenonyl 1845
Pheno-penicillin 3069
*Phenoperidin*** 5138
Phenoperidone 4550
Phenophan 2951
Phenopicolinic acid 6293
Phenopromin 1069
Phenopropazin 4033
Phenopropyl 4377
Phénopryldiasulfone sodique 5807
Phenopyral 2266
Phenopyrazon 2716
Phenopyrine 3906
Phenoquin 2951
Phenosal 950-11
Phenosol 2731
Pheno-Squar 1845
Phenosuccin 1871
Phenosulfon 943
Phenotacin 3850
*Phenothiazin*** 1810
Phenoturic 1845
Phenovalin 4163-01
Phenoverm 1810
Phenovis 1810
Phenoxadrin 3367
Phenoxalid 2734
Phenoxan 5080
Phenoxazol 942
Phénoxazoline 2288
Phenoxene 3642
Phénoxéthamine 4349
Phenoxetol 797
Phenoximethyl-penicillinum 3069
Phenoxin 1
Phenoxine 3642
Phenoxine „P.C.B." 942
Phenoxur 1810
*Phenoxybenzamin-hydrochlorid*** 3643
Phenoxyethanol 797
*Phenoxymethyl-penicillin*** 3069
Phenoxymethyl-penicillin-Kalium 3069-01
Phenoxypropazine-hydrogenmaleat 1095
Phenoxypropyl-penicillin-Kalium 3658
Phenoxypyrazo-phenon 3906-04
Phenozolone 1581
Phenpentanediol 1987
Phenpentermintartrat 1735
Phenpiperazole 2295
*Phenprobamat*** 1325
Phenprocoumarol 3550
*Phenprocoumon*** 3550
Phenpromethadrinum 1389
*Phenpromethamin*** 1389
Phenpropaminum 4377
Phenshrin 1410
*Phensuximid*** 1556
Phentanylcitrat 4925
Phenteral 1385
*Phenterminhydro-chlorid*** 1385
*Phenterminresinat*** 1385-01
Phentermyl 1385
Phentetiothalein-Sodium 4156
Phentetramin 3426
Phenthiasulfonum 1809
Phenthiazin 1810
Phenthimentonium-bromid 3654
Phenthoxate 5145
Phentichlorum 1801
Phentisol 6028
*Phentolamin*** 3333
Phentoloxamine 3367
Phentoin 2717
Phentonium 5847
Phentrol 1679
Phenurin 705
Phenuron(e) 986
Phenutal 986
Phenychol(on) 1062
Phenygam 1319
Phenygenine 610
Phentyrin 3951
Phenylacetylpenin 3066
Phenyläthanolamin-sulfat 804
Phenylalanin-Lost 2280
Phenylalanin-Mustard 2280
Phenylaminosalicylat 2155
Phenyl-Aspriodine 2701
Phenylazo 1562
Phenylbarbital 1845
N-Phenylbarbital 2508
Phenylbarbiton 2508
Phenylbenzylatropinium-bromid 5811
Phenylbetazone 3906
*Phenylbutazon*** 3906
Phénylbutazone-Pipérazine 3906-03
Phenylbutazontrimethyl-gallat 5728
Phenylcarbinolum 593
Phenylcellosolve 797
Phenylcinchometten 2951
Phenyldimazone 4322
Phenyldimethonium 2661
Phenyldimethyl-pyrazolon 1575
Phenyl-Drane 1077
Phenyle 2740

Phenylene 1077
*Phenylephrin*** 1077
Phenyletten 1845
Phenylgamma 1319
Phenylhydrargyri acetas 349
*Phenylhydrargyri boras*** 349-01
Phenylhydrargyri nitras 349-02
Phenylhydrargyrum boricum 349-01
Phenyl-Idium 1562
Phenylindandion 2689
Phenylinum 2689
Phenylisatin 5216
Phenylisohydantoin 942
Phenylmercuriacetat 349
Phenylmercuriborat 349-01
Phenylmercurinitrat 349-02
Phenylmethoxazone 6404
Phenylmethylamino-propanhydrochlorid 1388
Phenyl-Mobuzon 3906
Phenylon 1575
Phenyl-PAS 2155
Phenylpiperone 5292
Phenylprenazone 4203
Phenylpropanol-aminhydrochlorid 1072
Phenylpropyl-hydroxycumarium 3550
Phenylquecksilber-borat 349-01
Phenyl-Sedasprin 2693
Phenylstilbenbromid 4165
Phenylstilbenchlorid 4166
Phenylsulfapyrazol 2746
*Phenyltoloxamin*** 3367
Pheny-PAS-Tebamin 2155
Phenypyra 3989
*Phenyracillin*** 3066-08
Phenyral 1845
Phenyramidol-hydrochlorid 2197
Phenyrit 986
*Phenythilon*** 1870
*Phenytoin*** 2717
Phenytoin-3-norvalin 4226
Phenytron 2840
Phenzidole 2140
Phenzoline 2418
Phepracet 3338
Phepranon 2304
Phepromaron 4189
Phernopirol 2270-02
Phetadex 1070
D-Phetamine 1070
Phetanol 1396
*Phetharbital*** 2508
Phethenylat 2143
Phetylureum 986
Phezathion 3262
PHG 1319
PHH-Holzinger 997
Phiacort 4746
Phiaquin 359
Phiasol 2553
Philcociclina 4848
Philodorm 1964
Philopon 1388
Philostigmin 2071
Phinifos 1093
pHisoHex-Wirkstoff 2116
Phlebocid 3816-03
Phlogase-Suppos. 3907
Phlogex 4704
Phlogistol 3907
Phlogodym 366-02
Phlogont 3907
Phlogosam 555
Phlogosol 555
Phloroglucin 361
Phloroglucinol 361
Phloropropiophenone 1008
Phob 1845
Phobex 4335
Phocil 5152
Phoenixin 1
*Pholcodin*** 5152
Pholcolin 5152
Pholcomed 5152
Pholcotussin 5152
Pholdine 5152
*Pholedrinsulfat*** 1393
Pholescutolhydro-chlorid 2487
Pholetone 1393
Pholevan 5152
Pholtrate 5152
Pholtussin 5152
Phomin 5749
Phoralergi 3078-01
Phorbic 4605
Phorbol 4419
Phortisolone 4726
Phos 616
Phos B_1 2059
Phosaden 1376
Phosalone 1923
Phosarbin 897
Phosarzin 5103
Phosbiose 497-02
Phosbitamin 2059
Phoscal 316
Phoscholin 316
Phoscolic acid 439
Phoscolsäure 439
Phoscortil-Wirkstoff 5660
Phoselit 616
Phosellite 616
Phosetamin 63-02
Phosflan 3354
Phosflan A 3394
Phosilite 616
Phosmycine 4847-01
Phosodyl 1093
Phosphacin 834
Phosphacol 1356
Phosphamin 821
Phosphazin 834
Phosphemid 834
Phosphentaside 1376
Phosphestrol 3675
Phosphicin 903
Phosphinothricin 6182
Phosphit „Spiess" 497-02
Phosphocreatinin-Natrium 191
Phosphocreatin-Sodium 204
Phosphocyclin 4847-01
Phosphoestrolum 3675
Phospholine iodide 1162
Phosphonephrin 1083-01
Phosphonomycin 116
Phosphorylcholin-Calcium 316
Phosphothiaminum 2059
Phosphothion 1462
Phospho-Urto 131
Phos-Pon-3 61
Phostinum 497-02
Photobiline 4157
Photodyn 5921
Photogol 2708
*Phoxim** 1938
PHQA 33 3689

Phrenazol 419
Phrenolon 5848
Phrenotropin 3100
Phtalapromine 4323
Phtalazol 3256
Phtalil 3256
Phthaläthamid 3192
Phthalamaquin 2570
Phthalamudine 2401
Phthalazol(um) 3256
Phthal-cetamide 2997
Phthalethamidum 3192
Phthalidin 3256
Phthalimetten 4163
Phthalofyne 2481
Phthalophos 3029
Phthalylsulfacetamid 2997
Phthalylsulfacetimide 2997
*Phthalylsulfamethizol*** 3263
Phthalylsulfapyridazin 3856
*Phthalylsulfathiazol*** 3256
Phthalylsulfonazole 3256
Phthazin 3856
Phthazine 3256
Phthazol 3256
Phthenylat 2143
Phthiocol 1505
Phthisosan 2161
Phthisen 373
Phthivasid 2449
Phthivazid(um) 2449
Phthoracizin 4211
Phthorafur 754
Phthorbenzotephum 1607
Phthorothanum 24
Phthorphenazin 4875
Phthoruracil 136
Phthorazisin 4211
Phtorotan 24
Phtyson 1622
Phylcardin 588-03
Phyldrox-Suppos. 588-03
Phyllaxène 3108-01
Phyllindon 588-03
α-*Phyllochinon* 5857
β-*Phyllochinon* 6026
Phyllocontin 588-03
Phylloquinone 5857
Phyllocormin 588-03
Phyllocormin „N" 1055
Phymocil 4836
Physalaemin 6132
Physepton(e) 4650
Physiocortison 4754
Pysiolax 4491
Physonit 6038
Physostigmin 2869
Physostigmin-N-oxid 2870
Physostol 2869
Phytadon 2857
Phytat D-B 497-01
Phytex 500
Phytin(e) 497-01
*Phytinsäure*** 497
Phytobleine 497-02
Phytocalcium 497-02
Phytoderm 3864
Phytoferol 5864
Phytogermine 5792
Phytomelin 5573
Phytomenadioli natrii phosphas 5862
*Phytomenadion*** 5857
*Phytonadioli natrii diphosphas*** 5862
Phytonadione 5857
Phytophosphine 497-02
α-*Phytosterol* 5791
pI 35 1078
pI 38 2051
Piaccamide 5194
Piadar-Wirkstoff 4986
Piamicetina 1568
Piarine 3348
Piaverm 203-01
Piavermit 203-01
Piavetrin 203-01
Piazofolina 1370
Piazolin(a) 1370
Piazoline 1370
*Pibecarb*** 2250
Pibena 4969
Picadex 282
*Picafibrat*** 6464
Picain 2561
Picatyl 775
Picil 3097
Picilin(a) 3097
Picisol 396-04
Piclobetol 6424
*Piclopastin*** 4350
*Picloxydin*** 4287
*Picodralazin*** 2453
*Picolaminsalicylat*** 384
Picolax 3541
Picoperidamine 4054
*Picoperin*** 4054
Picosulfol 3541
Picragol 323-01
Picric acid 323
Picromycin 5716
Picrosulfin 1594
Picrotoxinum 5808
Picural 5052-01
Picycline 4847
P.I.D. 2689
Pidefilina 588-03
PIDH 945
*Pidolic acid*** 252
Pidopidon 782
Pidylon 2801
Pielectan 695
Pielofanina 13
Pielograf 1513-01
Pielografin 1513-01
Pielos 1846
Pielosil 523
P.I.E.M. 373-01
Pierol 4572
Pietil 2158
*Pifarnin*** 6613
*Pifenathydrochlorid*** 4902
*Pifexol*** 2120
*Piflutixol*** 6585
*Pifoxim*** 6373
Pigmaderm 101
Pigmex 2182
Pignadon 2266
Pig-Wormer 1585
PIH 1094
Pikanin 203-09
Pikorin 3190
Pikrinsäure 323
Pikromycin 5716
Pikrotoxin 5808
Pilanin 203
Pilazon 3906
Pilene 583
Piliophen 4157
Pilo B 1712
Pilocar 1712
Pilocarcil 1712
Pilocarpin 1712
Pilocarpinsal 1712-02
Pilocarpol 1712
Pilocel 1712
Pilodur 1712
Pilofrin 1712-02

Pilomin 5604
Pilo-Miotic 1712
Pilomiotin 1712
Pilophthol 1712
Pilopt 1712
Pilo-R 1712-02
Pilosyst 1712
Pilotina 1712-02
Pilovisc 1712
Pilunquent 1712
Pimadin 244
Pimadin „Winthrop“ 5149
Pimafucin 5905
Pimafugin 5905
Pimal 1138
Pimaricin 5905
*Pimeclon*** 2078
Pimefillina 2817
*Pimefyllin*** 2817
Pimefyllinnicotinat 2817-01
Pimephyllin 2817
*Pimethixen*** 3892
*Pimetinhydrochlorid*** 3212
Pimétixène 3892
*Pimetremid*** 3063
Pimeverin 3063
Pimexone 6503
*Piminodin*** 5149
Pimotid 5654
*Pimozid*** 5654
Pimustine 6215
Pinacyanolchlorid 5382
Pinate 4605
*Pinaveriumbromid*** 5551
*Pinazepam*** 3516
Pinbin 5895
Pincets 203-04
Pindione 2689
*Pindolol*** 2587
Pindone 2479
Pinkamin 6143
Pin-Kill-Pamoate 5492-01
Pinnes 4605
Pinocchio-Anthelmintics 203-04
Pinocide 203-07
*Pinolcain*** 5134
Pinon 203-01
Pinopin 203-07
*Pinoxepindihydrochlorid*** 5098
Pinpron 5915-01
Pinrou 203-04
Pinsirup 203-04
Pintacrom 4152
Pin-Tega 203-07
Pinuzan 203-07
Piocaine 2301
Piodel 782
Pioderm 3598
Piodina 203-03
Piofolin 3899
Piomburene 1429-02
Piopen 3310
Piostacin(a) 6079-01
Pioxol 942
Piozin 2376
Pip 2 203-07
*Pipacyclin*** 5755
Pipadone 5292
Pipadox 203-09
*Pipamazin*** 4566
*Pipamperon*** 4727
Pipanol 4449
Pipanone 5291
Piparate 203-07
Piparsol 203-09
Pip-A-Ray 203-07
Pipazan 203-07
*Pipazetathydrochlorid*** 4616
Pipazethathydrochlorid 4616
*Pipebuzon*** 5418
Pipede 203-09
Pipefral 203-07
Pipelan 203-07
Pipelmin 203-01
*Pipemidic acid*** 2526
Pipenate 4605
Pipendyl methane 3092
Pipenin-Syrup 203-07
Pipenin-Tabl. 203-09
Pipensolon 4966
*Pipenzolatbromid*** 4966
Pipenzolonbromid 4966
*Piperacetazin*** 5274
*Piperacillin** 6574
Piperacinum 203
Piperal 203-01
Piperamic acid 2526
*Piperamidmaleat*** 3494
Piperamine 4015
Piperan 203-09
Piperanitrozole 1058
Piper (Anticolinergico) 4966
Piperarsine 776-02
Piperascat 203-09
Piperasol 203-01, 203-07
Piperate Tartrate 203-06
Piperaver 203-09
Piperazate 203-04
Piperazide 2410
Piperazil 203-01
Piperazin 203
Piperazinal 203-07
*Piperazin-Calcium-Edetat*** 1429-03
Piperazini camsilas 1442-04
„Piperazinepentanol“ 3795
Piperazine Estrone Sulfate 3673-01
Piperazinöstronsulfat 3673-01
Piperazol 203-01
Piper „Brionnia“ 203-07
Pipercilina 3066-08
Pipercream 203-09
Pipereumen 203
Piperex 203-07
Piperfillina 995-03
Piperhidrin 203-01
Piperidion 1113
Piperidol 203-01
*Piperidolathydrochlorid*** 4601
Piperidyl-Amidon 5292
Piperidyl-Methadon 5292
Piperil 203-07
Piperilathydrochlorid 4605
Piperin 3322
Piperin „Kay“ 203-07
Piperiod 203-03
Piperitol 203-06
Piper-Jodina 203-03
Pipermiol 203-01
*Piperocain*** 3165
Piperoctane 3792
Piperoids 203-01
Piperol fort Lacroix 203-07
Piperonil 4727
Piperonyl 4727
Piperonyl Butoxide 4122
Piperophyllin 588-06
Piperorgan 203-01
Piperosal 2857
Piperothesin 3134

Piperoverm 203-06
*Piperoxanhydro-chlorid*** 2562
Piperoxan „Vita" 203-01
Piperoxil 203-07
Piperoxine 203-09
Piperphenamine 4135
Piperphenidolhydro-chlorid 3784
Piperphenidolmethyl-bromid 4135
Pipertol 203-09
Pipertox 203-01
Piperver 203-09
Piperverm 203-07
Pipervite 203-11
*Piperylon** 3424
Piperzinal 203-07
Pipesan(e) 4605
Pipethanatethobromid 5171
*Pipethanathydro-chlorid*** 4605
Pipétopropanone 3160
Pipexin 203-01
Pipidone 5291
Pipizan Citrat 203-07
*Pipobroman** 1417
*Pipoctanonhydro-chlorid*** 5030
Pipolphen 3349
Piportil 5328
Piportil L 4 6015
Piportil Longum 4 6015
Piportil M 2 5954
Piportil Medium 2 5954
Piportyl palmitat 6015
Piportyl undecylenat 5954
*Piposulfan*** 2087
Pipothiazine 5328
*Pipotiazin*** 5328
Pipothiazinpalmitat 6015
Pipotiazinundecylenat 5954
*Pipoxizinhydro-chlorid*** 6590
*Pipoxolanhydro-chlorid** 4860
Pipracid 203-07
Pipradol 3619
γ-Pipradrol 3620
*Pipradolhydrochlorid*** 3619
Pipral 3619
Pipralon 3619
Pipram 2526
Pipran 203-07
*Pipratecol*** 4031
Piprazidine 3073
Piprelix 203-07
Pipricide 203-07
*Piprinhydrinat*** 3989-01
*Piprocurarii iodidum*** 5209
*Piprofurol*** 5515
*Piprozolin*** 2641
Pip-Sirup 203-07
Piptal 4966
Piptalake 4966
Piptelate 203-07
Pipurone 203-07
*Piquizilhydrochlorid*** 4063
Pir-353 4839
Pirabutina 3907
Piracaps 4847
*Piracetam*** 417
Piradox 1213
Pirafel 2266
Pirafezol 2266
Piraflogin 3907
Piraken 2270-02
Piraldina 236
Piralgo 3281
Piralgo „Dokter" 2270-02
Piramidone 2266
*Pirandaminhydro-chlorid*** 3407
Piranex 3078-01
Piranoprofen 6359
Pira-Noxi 2266
Piranver 1650-01
Pirarreumol-B 3906
Pirartrin 1541
Pirasco 2266-01
Piraseptolo 2266-12
Piraside 236
Pirasin 3423
Pirasulfon 1594
Piratox 1593
Piravital 2266-01
Pirazidol 2812
Pirazimida 236
Pirazin 203-07
Pirazinamid 236
Pirazocillin 3874
*Pirazofurin*** 1092
Pirazon 2266
*Pirbenicillin-Natrium*** 6587
Pirbenina 4965
*Pirbuterolhydro-chlorid*** 2070
Pircan 1575-06
Pircan „Zambeletti" 3529
*Pirdoniumbromid*** 4997
Pirecin 3463
*Pirenzepindihydro-chlorid*** 3946
*Piretanid*** 6444
Pirevan 4537
Pirexil 4655
Pirexyl 4655
*Pirfenidon*** 6263
*Piribedil*** 3073
Piribenzamina 3136
Piricardio 383-01
Pirid 383
Piridacil 1562
Piridazysin 1594
Piridene 1559
Piridex 1562
Piridil 568
Piridina „N" 1881
Piridin Derganil 1559
Piridisir 1227
Piriditol 3114
*Piridocainhydro-chlorid*** 2585
Piridol 2266
Piridolan 5593
Piridolo 1594
Piridoksifen 3402
Piridosal 2857
Piridossilato 1336
Piridossina 815
Piridrol 3619
*Piridoxilat*** 1336
Piridoxina 815
Piriex 3108-01
Pirifan 314-08
Pirifonato 815-04
Piriglutina 815-05
Piril 4958
Piril „Doctors" 2270
Pirilen(um) 1480-01
Pirimal 1227
Pirimecidan 1858
Pirin 950
*Pirinidazol*** 1229
Pirinitramide 5593
Pirinon 950-04
*Piriqualon** 4803

Piristina 3149
Piristerol 568
Pirisuccideanoli maleas 3196
Piritinol 3114
Piritioxina 3114
Piriton 3078-01
Piritoxin 3114
*Piritramid*** 5593
Pirium 5654
Pirivigor 815
Pirixysin 1594
Pirixysin-B 1910
Pirmazin 1902
Pirobiotic 3334
Pirocatechol „Nessa" 1541
Pirocrid 3292
Pirocyclina 4847
Pirocyl 4537
Pirodal 2513
Pirofosfasi 2074
Piroftal 2266-13
Pirofum 348
*Piroheptinhydrochlorid*** 4855
Pirolakson 5843
*Pirolazamid*** 5142
Pirolin 3097
Piromarvi 2266
*Piromidic acid*** 2513
Piromidina 2266
Piron-Choco 203-01
Piro-rectal 2266
Piroreumal 2266-13
Pirosolvina 1022
Pirotens 1153
Pirothesin 2582
Piroxan 4553
*Piroxicam*** 2735
Piroxina 1213
*Pirozadil*** 5568
Pirozoo 4537
*Pirprofen*** 2194
*Pirralkoniumbromid*** 5964
Pirrangit 2550
Pirrobutamina 4231
Pirroksan 4553
Pirrolidin CAF 2779-02
Pirromekain 3776
Pirseal 950
Pirvil 5492-01
Pirvineox 5492-01
Pirvinii pamoato 5492-01
Pirzon 3906-03
Pisatin 3267
Pistacain 5842
Pitayin 4302
*Pitenodil*** 6457
Pitocin 6063
*Pitofenonhydrochlorid*** 4861
Piton-S 6063
Pitrex 3864
Pituilobine 6063
Pituitrope 5384
Pitupartin 6063
Pivabiot 4969
Pivacilin(a) 4969
Pivadorme 432
Pival 2479
Pivalizid 1698
Pivalylbenzhydrazin 2023
Pivalylindandion 2479
Pivalyl-Valone 2479
Pivamboi 4969
*Pivampicillinhydrochlorid*** 4969
Pivampicillin pamoate 4969-02
Pivampicillin probenate 4969-01
Pivampin 4969
Pivapen 4969
Pivatil 4969
Pivazide 2023
Piverma 203-01
Pivhydrazine 2023
Piviotic 4969
*Pivmecillinam*** 4769
Pivotheran 2626
*Pivoxazepam*** 6498
Pixifenidum 6373
Piyamycetin 1568
Piziacina 4825
*Pizotifen*** 3939
Pizotyline 3939
PJ 185 5735
PJ-929 4820
PK-Merz 1443-01
PKM-Tabletten 4043
P.L. 100 511
Placadol 950
Placemol 761
Placet 950-08
Placidal 637
Placidas 637
Placidex 1618
Placidol 4641
Placidon 1138
Placidyl „Abbott" 606
Placidyl „La-Medica" 4449
Placitate 1138
Placium 2568
Plactamin 5237
Placyl 1964
Pladmin 1707
Plak-out 4972
Planadalin 653
Planavit C 393
Planium 3827
Planocaine 2325
Planochrome 4152
Planoform 1682
Planomide 969
Planomycin 577
Plaquefärbetabletten 4151
Plaquenil 3737
Plaquinol 3737
Plasdone 400
Plasgen 400
Plasil 2626
Plasin 1707
Plasmacillin 3066-04
Plasmadone 400
Plasmatrol 212
Plasmochin 4106
Plasmocid 3462
Plasmocorinth B 2949
Plasmodil 1707
Plasmokin 4106
Plasmoquin 4106
Plasmosan 400
Plassint 400
Plastenan 857-01
Plath-Lyse 2138
Platifillin 3770
Platocillina 3097
Platomycin 3347
Platyphyllin 3770
Plausitan 4565
Plavolex 1699
Plecton 2249
Plecyamin 6143
Pledyl 3097
Plegal 3592
Plegan 4470
Plegangin 1777
Plegarol 2671
Plegatil 2370
Plegicil 3962

Plegicin 3962
Plegicyl 3962
Plegine 1992
Plegmamycin 5755-01
Plegomazin 3315
Pleiaserpin 6004
Pleiatensin simplex 6004
Plemocil 5381
Plenabural 432
Plenactol 3681-01
Plenastril 4764
Pleniron 49-05
Plenium 942
Plenium „Millet“ 2363
Plenocain 2325
Plenomycin 4848-03
Plenophiole 2325
Pleno-Vitamin 211-03
Plentamin-V 1448
Plentasal 6143
Plentine 4498
Plenur 12
Pleocide 237
Plesmet 49-05
Plestrovis 5419
Pletil 843
Pletocol 5864
Pletorin 673-03
*Pleuromulin*** 6569
Pleuromutilin 6569
Plexamina 409
Plexavit B_1 2040
Plexavit C 393
Plexocardio 3247
Plexofer 1429-05
Plexombrine 920-03
Pleyar 1245-04
Plidan 2970
Plins 950
Plinvau 3069
Plisulfan 2746
Plivaphen 3962
Plivistin 3685
Plivit A 4439
Plivit B_1 2040
Plivit B_6 815
Plivit C 393
Plivit D 5709
Plivit PPF 351
Plokon 3989-01
Plostene 2387
Plube 2657
Plumericin 3097
Pluramycine 4825
Plurazol 1559
Pluridox 719
Plurigram 4825
Plurine 726
Plurispec 3334
Plurisulfa-retardada 1594
Pluriverm 2982
Plurocrin 13 1069
Pluropon 5378
Pluropon (alte Form) 5539
Pluropon (alte Form) 5617
Pluryl(e) 2740
Plus-Ciclina 4847-04
Pluscillin 3658
Plus-Cortem 3097
Plus-Tetra 4847
Plustiazol 969
Plusuril 2740
Plusurin 726
Pluvex 724
PLV-2 6091
PM 241 3108-01
PM 245 3398
PM 254 3887
PM 255 3365
PM 262 2573-01
PM 265 3330
PM 273 3423
P.M. 284 3349
PM 297 3595
PM 334 1556
PM 396 1868
PM 671 639
PM 1807 2216
PM 1952 1329
PM 3944 4212
PM 185184 646
PMB 4723
P-Mega-Tablinen 3069-01
3P-Methazol 993
PMT 5586
Pneumobenzil 4002
Pneumocilina 5001
Pneumohelmin 88
Pneumorel 2839
Pneuropenil 5001
Pnevacin 3097
Pneymic 2987
Pnol 3716-01
3P-Nol 761
PO 12 5832
Pobilan 4160
Pocaciclina 4848-01
Podilfen 3699
Poenbiotico 3097
Poen-caina 3490
Polagol 4712
Polamidon 4650
L-Polamidon 4651
Polamivet 4650
Polaradex 3079-01
Polaramin(e) 3079-01
Polarcetin 1568
Polarcyclin 4847
Polarfen 761
Polaronil 3079-01
Polartensin 1465
Polase 184-02
Polcominal 1845
Polcort H 4746
Polcortolon 4646, 5402
Polcortolon prolongatum 5817
*Poldinmetilsulfat** 4672
Poldoni methylsulfas 4672
Polfamezin 1902
Polfamycine 4847
Polfavenol 5742
POLI-67 1121
Poliactil 3315
Polibac 4847
Polibatrin 2548-01
Polibil 1187
Polibrene 2369
Polibutin 4968
Policiclina 4847
Policilin 3097
Polidiuril 2740
*Polidocanol*** 5842
Polidral 2203
Poliflogil 3907
*Poligeenan*** 2045
Poligerim 4691
*Polihexanid*** 876
Polik 906
Polimixina B 6128-01
Polinal 1333
Polinalin 2266
Polineurin 2040
Poliseptil 969
Polistine T 3080
*Politef** 23
Poliurene 3886
Poliuron 2740

Polival	2245
Polmiror	1258
Polmix	6128-01
Polocaine	2325
Pologol flavum	2141-01
Polopiryna	950
Polprine	950
Polstigminum	2071
Poluraxin	4326-01
*Polybenzarsol***	556
Polybiocine	5755-01
Polybrene	2369
Polyca A	3262
Polycain	3086
Polycartin	673-01
Polychrom	2794
Polycidal	1597
Polycidine	5821
Polycillin	3097
Polycillin-K	3097-04
Polycillin-N	3097-02
Polycresolsulfonas	2793
Polycycline	4847
Polydin	3262
Polyerone	2369
*Polyestradiol Phosphate***	3713-01
Polyestriol Phosphate	3714-01
*Polyetaden***	165
Polyethadene	165
Polyferose	2091-03
Polyflex	3097
Polygeenane	2045
*Polyglycolic acid***	29
Polyhexanide	876
Polymacon	425
Polymonine	1680
Polymox	3098
*Polymyxin B***	6128-01
Polymyxin B_1	6128
Polymyxin E	6122-01
Polymyxin E_1	6122
Polynitrine	263
*Polynoxylin***	189
Polyodin	3262
Polyöstradiolphosphat	3713-01
Polyöstriolphosphat	3714-01
Polyphlogin	2951
Polyphloroglucinol-phosphat-Sodium	375
Polyquil	5492-01
Polyregulon	1604
Polysal	4256
Polysquall	367
Polysquall A	1825
Polysquall H	6038
Polyteben	1341
Polytef	23
*Polythiazid***	1604
Polyurene	3886
*Polyvidon**	400
Polyvinylpyrrolidon	400
P.O.M.	1093
POPMA-aethanol	1078
Pomadex	1070
Po-Medrisone	5012
Ponalgine	2270
Poncuroniumbromid	5963
Ponyl	3284
Ponderal „Servier; Franca“	1954
Ponderax	1954
Ponderex	1954
Pondets	3066
Pondex „Medimpex“	942
Pondimin	1954
Pondinil	2017
Pondinol	2017
Pondocillina	4969
Pondocillin(e)	4969
Pondumin	1837
Pondus	4740
Ponecil	3097
Ponflural	1954
Ponostop	549-08
Ponoxylan	189
Ponsil	386
Ponsital	5413
Ponstel	2769
Ponstil	2769
Ponstyl	2769
Pontal	2769
Pontalin	1549
Ponticin	4587
Pontocain(e)	2909
Poquil	5492-01
POR-8	6082
Porecin	393
Porekal	396-02
Porfidyna	5921
*Porfiromycin***	3118
Porfolan	4650
Pornesin	1431
Porphyrin „Zilliken“	5921
Portafin	432
Portyn	4965
Posedran	1262
Posédrine	1262
*Poskinhydrobromid***	4341
Posicaine	4131
Posiformin	319
Posineg	4848
Posipen	3863
Positol	5791-01
Positon	4646
Posoglaukom	1083
Possipione	997
Postacton	6092
Postafen(e)	5385
Postafen-Salbe	3685
Postafen-Tabletten (UCB-Köln)	5663
Postan	2769
Potabex	566-01
Potaba	566-01
Potalium	465-03
Potamon	583
Potasoral	465-03
Potassion soluté Buvable	667
*Potassium canrenoate***	4987-01
Potassium-Égic	465-03
*Potassium glucal-drate***	465-04
Potassium Levopropyl-cillin	3659
Potassium Me-naphthosulphate	1544-01
*Potassium nitrazepate***	2955-01
Potassium-Oligosol	465-03
Potassium penicillin-152	3345
Potassium-Phenethi-cillin	3345
Potassium Phenoxy-methylpenicillin	3069-01
Potassium-Rougier	465-03
*Potassium-Troclosene***	68
Potassuril	465-03
Potesept	2548-01
Potoro	5915-01
Povadyne	400-01
Povan	5492-01
Povany	5492-01
Povidone	400
Povidone-Iodine	400-01

Poyamin 6143
3P-Pav 4223
PP-Faktor 351
P-Phyllin 1373
PP-Monovit 351
PPP 997
PR 66 3424
PR 786-723 6514
PR-3847 5699
Practol 2637
Practolin 2637
*Practolol** 2637
Pradicaine 2582
Praducil 3066
Pradupen 3066
Praecirheumin-Drag. 3906
Praedil 1745
Praeformin 4377
Praegnantolum 3201
Praegninum 4693
Prälumin 1964
Praenitrona 453-01
Praepacillin 3066-04
Präparat A-2 1549
Präparat 932 386
Präparat 2822 367
Präparat C 7441 794
Präparat 10040 4972
Praequine 4106
Praevagin 775-01
Pragman 3677
Pragmoline 683-01
Praia 4958
*Prajmaliumbitartrat*** 5195
Praktol 2637
Pralidoximi methiodidum 623
*Pralidoximjodid*** 623
Pralon 2637
Pramidex 2032
Pramiel 2626
Pramil 2030-01
Pramin „Delagrange" 2626
Pramin „Unique" 4019
Pramindolhydrochlorid 4086
Praminil 4019
*Pramiverin*** 4647
*Pramocain*** 3475
Pramolon 5141
Pramoxin(e) 3475
*Prampinmethylnitrat*** 4750
*Pranoliumchlorid*** 3763
Pranone 4693
*Pranoprofen** 6359
*Pranosal*** 3177
Pranosine 1290-01
Prantal 4328
Prantil 4328
Praol(et) 1138
*Prasteron** 4090
Prasteronönanthat 5548
Pratalgin 3677
Pratonal 2786
Pratoque 5824
Pravacilin 3334
Pravidel 5877
Pravocaine 3215
*Praxadin*** 6178
Praxicillin 3137
Praxilène 5323
Praxinor-Substance I 3702
Praxinor Substance II 3395
Praxiten 2696
*Prazepam*** 3861
*Prazepin** 4018
Prazil 3315
Prazine 3348
*Praziquantel*** 6489
*Prazitonhydrochlorid** 3094
*Prazocillin*** 3874
*Prazosinhydrochlroid*** 3947
P.R. „Boots" 653
PR-D 92 EA 3840
Preamin 582
Prean 1465
Prebediolonacetat 5199
Precedyl 2857
Precin 4704
Precortal 4639
Precortalon aquosum 5423
Precortalon-inj. 5156
Precortalon-Tabl. 4704
Precortancyl 4704
Precortilone 4704
PreCortisyl 4704
PreCortisyl-injectable 5156
Prectolact 5237
Precyclin 4847
Predaler 4704
Predartrina 4704
Pred-Clysma 4726
Predcortol 5156
Predef 5129
Predeltilone 4704
Predeltin 4639
Predema 210
Pred-Forte 5156
Prediacortine 5156
Predicort 5156
Predion 5444
Preditabs 4704
Predmicina 5849
Pred-Mild 5156
Predna 4639
Prednacinolon-(acetonid) 5320
*Prednazat*** 5423-01
*Prednazolin*** 4726-01
Predne-Dome 4704
Prednelan 4704
Prednelan-N 5156
Prednesol 4726
Predni-Artrit 4639
Prednicen 4704
Prednico 4639
Predni-Coelin 4704
Prednicor 4704
Prednicorm 4639
Prednicort 4704
Prednicortelone 4704
Prednidoren 4704, 5156
Prednifor-Tabl. 4639
Prednifor-Tropfen 4704
Predni-F-Tablinen 4949
Predni-H-injekt 5156
Predni-H-Tablinen 4704
Prednilen 4988
Prednilong 4639
Prednilonga 4639
Predniment 4639
*Prednimustin*** 5952
Predniocil 5156
Predniretard 4704
Prednis 4704
Prednis-A-Vet 4726
Predniseguer 4639
*Prednisolamat*** 5614
Prednisol 5423
Prednisol „Farmila" 4704
Prednisol „Smallwood" 4639
*Prednisolon*** 4704
Prednisolon F 4949
Prednisolonacetat 5156
Prednisolonbutylacetat 5613

Prednisolondiethyl-aminoacetat 5614
Prednisolondinatrium-phosphat 4726
Prednisolone Sodium Phosphate 4726
Prednisolon-m-sulfo-benzoat-Natrium 5660
Prednisolonnatrium-succinat 5423
Prednisolonnatrium-tetrahydrophthalat 5747
Prednisolon-21-(p-cyclohexylphenyl-propionat) 6636
Prednisolonpalmitat 5987
Prednisolon-piperidinoacetat 5692
Prednisolonpivalat 5531
*Prednisolonsteaglat*** 6031
Prednisolonstearoyl-glycolat 6031
Prednisolontebutat 5613
Prednisolontrimethyl-acetat 5531
Prednisolonvalerianat 5530
Prednisolut „Jena-pharm" 5423
Prednisolut „Sanabo" 5660-01
*Prednison*** 4639
Prednisonnatrium-succinat 5400
Predni-Tablinen 4639
Prednital 4639
Prednival 5530
Prednivet 4704
Predni-Wolner 4639
Prednizolon 4704
Prednizon 4639
Prednol-L 4988
Prednorsolon 4704
Prednovister 4639
*Prednyliden*** 4938
Prednylidendiethyl-aminoacetat 5693
Predonine 4704
Predonine-Inj. 5156
Predonine soluble 5423
Predorgasolona 4704
Predorgasona 4639
Predsolan 4726
Predsol „Glaxo" 4726
Predsol „Morgan" 4639
Predsone 4639
Prefamone 2304
Prefaxil 1273
*Prefenamat*** 6478
Prefer 149-01
Prefrin 1077
Pregaday 149-01
Preghnenolone 4757
Pregnanolone 4771
Pregnantol 3201
Pregnartrone 5199
Pregnedione 4734
Pregneninolon 4693
*Pregnenolon*** 4757
Pregnenolonacetat 5197
Pregnenolonsuccinat 5443
Pregnetan 4757
Pregneton 4757
Pregnin 4693
Pregnocin-Natrium 5444
Pregnolon 4757
Pregno-Pan 5197
Pregnoral 4693
Prehokon 4704
Prelin 5006
Prelital 1425
Prelon(e) 4704
Preludin 1679
Premaspin 950
Premastrone 4734
Pre-Methadone 3954
Preminex 1465
Premocillin 3066-04
Premodril 3365
Premodrin 1388
Premolyn 3365
Pre-Moramide 4604
Premotrate 263
Prempar 3374
Premycetin 1568
Prenalgin 2270
Prenazone 4203
Prenderol 677
Prenema 5156
Prenicor 5237
Prenitron 453-01
Prenolon 4757
Prenolone 4704
Prenomiser forte 1745
Prenoxdiazinhydro-chlorid 5109
Prensols 2042
Prent 3777
Prentan „IBI" 1609
Prentan „Scharper" 1541
Prentif 2042
Prentol 4328
Prentosse 5152
*Prenylamin*** 5237
Prepalin 4439
Pre-Par 3374
Preparation 8 1988
Preparation 484 2802
Preparato A Glaxo 4439
Preparein 5266
Preparten 4958
Pre-Pethidine 2232
Prepostcillin 3069-01
Prequil 1138
Prequine 4106
Preroide 4463
Presac 1825
Presamine 4019
Pre-Sate 1352
Prescaina 3490
Prescaine 2894
Prescatan 959
Presdon 776-01
3 P-Reserp 5895
Préserval 740
Presid 3966
Presidal 5623
Presidon 1080
Presinol 1333
Presinol pro injekt. 2009
Preskort 4704
Presolisin 1333
Presolon 4704
Presone 4704
Presotona 1396
Pressalin 794
Pressamina 1752
Press-Control 2113-04
Pressedin 1484
Pressedrin 1072
Pressfall 731
Pressitan 1393
Pressomin 1749
Pressonex 1076
Pressorol 1076
Pressoton 1396
Prestacilina 3097
Presteron 5638
Prestociclina 5755-01
Presun 566
Presuren 5444

*Pretamaziumjodid*** 5726
Prethcamide 2085-01
*Pretiadil*** 5500
Prétonine 6249
Prevangor 263
Prévarsyl 775
Prevartin 5576
Prevecilina 3066-09
Prevecillin 3066-09
Prevenause 3365-03
Prevencilina P 3873
Prevenol 318, 1793
Preventol 2138
Prevepen 3658
Préviscan 2681
Prévisone 5197
Previum 3383-03
Prex 6040
Prexcide 942
Prexin 726
Prexin „ICI“ 5361
Preza 4555
Prezaline 1679
Prezolon 4704
PR-F 36 6366
PR-H 286 BS 1725
Priadel 12
Priamide 5104
Priatan-Haupt-wirkstoff 1649
Priazimide 5194
*Pribecainhydro-chlorid*** 3178
Pricortin 5156
Pridazol 1273
*Pridinolhydro-chlorid*** 4326
*Pridinolmesilat*** 4326-01
Prifini bromidum 4952
*Prifiniumbromid*** 4952
Prilepsin 1893
*Prilocain*** 2322
Prilon 2571
Prilotane 2322
Primabalt 6143
Primabalt R.P. 6142
Primacaine 3488
Primachin 2865
Primaclone 1893
Primal 820
Primalan 4242
Primalgin 2270
Primals 820
*Primaperon** 2836
*Primaquin*** 2865
Primasin 3098
Primaspan 950
Primatene-Mist 1083
Primavit 4439
Primazol 2548-01
Primex 3343
*Primidon** 1893
Primobolan 5015
Primobolan-Depot 5625
Primocid 786-01
Primocillin 3069-01
Primocort 5187
Primocortan 5187
Primocort-Depot 5707
Primoderm 5304
Primofax 6655
Primofol 3713
Primofol-Depot 5182
Primogyn 3713
Primogyna oral (-depot) 5182
Primogyn B oleosum 5390
Primogyn C 4313
Primogyn-Depot 5182
Primogyn M 4313
Primoline 1893
Primolut 4734
Primolut C 4693
Primolut-Depot 5618
Primolut N 4367
Primolut-Nor 4935
Primon 5492-01
Primonabol 5015
Primonabol-Depot 5625
Primoniat 5014
Primoniat-Depot 5547
Primoniat T 4089
Primopar 203-07
Primopen 3069-01
Primostat 5541
Primotest 5014
Primotest-Depot 5547
Primotest T 4089
Primoteston 5014
Primoteston-Depot 5547
Primoteston T 4089
Primoteston-Tabl. 4442
Primpéran 2626
Primperil 2626
Primum 2960
*Primycin** 6656
Prinadol 4896
Prinalgin 1547
Princelin 3097
Princillin 3097
Principen 3097
Principen-N 3097-02
Prinderin 3867
Prindex 3053
Prindol 4086
Prindolol 2587
Prinsyl 723
Prinzone 1192
Priodax 2708
Prioderm 1462
Priospen 3345
Pripsen 203-04
Priscol 1273
Priscoline 1273
Pristacin 4783
Prisilidene 3167
Prisilidin 3167
*Pristinamycin*** 6079-01
Pristinamycin-Komponente IA 6079
Pristinamycin-Komponente IIA 5672
Privamida 2461
Privénal 1965-01
Privin 2461
Prizole 2461
PRN 3367
Pro 231
Pro 65 4958
Pro-Actidil 3956
Pro-Actidilon 3956
*Proadifenhydro-chlorid*** 5168
Pro-Alusine 5172
Pro-Amid 6029
Proaqua 2738
Proasma 1743
Proazamin 3349
Probal 1138
Probamato 1138
Probamax 1138
Probamolo 1138
Probamyl 1138
Pro-Banthin(e) 5172
Probantim 4675
*Probarbital (-Sodium**)* 1100
*Probarbitalum natricum*** 1100

Probasan 1138
Probasona 4950
Probecid 2317
Probedryl 3365
Probemid 2317
Proben 2317
*Probenecid*** 2317
Probenemid 2317
Probenid 2317
Probenzamide 1322
Probenzen 2317
Probese-P 1679
Probexin 2317
Probiamide 386
Probilin 2641
Probilina 5341
Probinsul 1754
Probiocaina H_3 2325
Probolik 5549
Probolin 5549
Probon 2334
*Probucol*** 5859
Probunafon 4959-01
Probutylin 2325-05
Pro-C 393-02
Procacilline 3066-04
Procagel 3066-04
*Procain*** 2325
*Procainamid-hydrochlorid*** 2352
Procain-Pecilene 3066-04
Procain-Penicillin 3066-04
Procain-Penita 3066-04
Procalm 4335
Procalm „Bramble" 3315
Procalmadiol 1138
Procalmidol 1138
Procamid(e) 2352
Procanodia 3066-04
Procapan 2352
Procapen 3066-04
Proca-penicillin 3066-04
Procaps-65 4958
*Procarbazinhydro-chlorid*** 2057
Procardin 5824
Procardin(e) 1360
Procardium 6032
Procardyl 2352
Procarit 3066-04
Procasil 2325
Procasol 2325
*Procaterolhydrochlorid*** 6418
Procéthazine 5300
Procetofene 6501
Prochelate 1429-01
Prochlorpémazine 4286
*Prochlorperazin*** 4286
Prochol 5341
Procholin 211
Procholon 5341
Procholum 5341
Prociclidina 4095
Prociclina 4847
Procid 100
Procilina aquosa 3066-04
Procillan 5824
Procillin(a) 3066-04
Procillin A-S 3066-04
*Procinolol*** 2889
Procit 3349
Proclar-M 993
Proclival 3986
*Proclonol*** 2991
Proclorperazina 4286
Procoagulo 1602
Procodal 3628
*Procodazol*** 6225
Pro-Cor 1372
Procorman 1360
Proc-Pen 3066-04
Proctisone 5677
Proctobismuto 1731-01
Proctocaine 1026
Proctocort 4746
Proctodon 4913
Proctofoam 3475
Procuran 3237
Procutene 2133
Procyclid 4095
*Procyclidinhydro-chlorid*** 4095
Procyclidinmethyl-chlorid 4465
Procyclomin 4142
*Procymat** 1458
Procytox 668
Prodamin 3078-01
Prodasone 5337
Prodechol 5341
*Prodeconiumbromid*** 5720
Prodecort 5187
Prodectin 1699
Prodel 4698
Prodelamine 451-17
Prodepress 4019
Prodermin 5272
Prodexin 49-02
Prodexona 4649
Pro-Dextero 1070
Pro-Diaban 4395
Prodiaben 1309
Prodigal 6032
Prodigiosin 4345
Prodigox 6033
Prodil 1273
*Prodilidinhydro-chlorid*** 2855
*Prodipin*** 4321
Prodisan 3117
Prodix 5188
Prodixamon 5172
Prodol 950
*Prodolic acid*** 3088
Prodolina 2270-02
Prodopa 1034
Prodopirol 2270-02
Pro-Dorm 2992
Prodorm „Nyco" 1964
Prodorm „Parke, Davis" 258
Prodormol 1766-01
Prodox 5188
Prodoxin 6033
Prodoxol 2158
Prodromine 5152
Prodroxan 4693
Prodryl 3365
Product 5054 2855
Product 5107 33-01
Product 5190 1428
Produxan 4693
Proechin 4106
Pro-Entra 3956
Pro-Epinephrin 4105
Proeptazina 3452
Proestrin(a) 3610
Proestro 5390
Proethyl 2509
Profac 4734
*Profadolhydrochlorid*** 2607
Profamina 1069
Profarmil 2144
Profartyl 4966
Profecundin 5792
Profemin 1825
*Profenaminhydro-chlorid*** 4033
Profénid 3000

Profenil 4377
Profenine 4377
Profenon 1008
Profenone 997
Profenveramin-hydrochlorid 4381
Profetamine 1069-01
*Profexalon*** 2241
Proffit 2074
Profil 1443
Profisone 5832
*Proflavin** 2159
*Proflazepam*** 3544
Profoliol 3713
Profoliol B 5390
Proformiphen 1325
Profundol 422, 1719
Profuran 705
Profyllin 1373
Progan 3349
Progallin-P 1301
Progant 1625
Progarmed 1647
Pro-Gastron 5172
Progcillin VK 3069-01
Proge-Hormon 4734
Progekan 4734
Progela 4367
Progelan 4734
Progelun 4734
Progen 5390
Pro-gen 377
Progenin 4734
Progest 4734
Progestab 4693
Progestalfa 5337
Progestaq 4734
Progestar 4734
Progestasert 4734
Progestelets 4693
Progesteroid 50 4734
Progesterol 4734
*Progesteron*** 4734
Progesterona-Serral 5618
Progesterona-Serral-Tabl. 4693
Progesteron-depo 5618
Progesteron-Depot „Jenapharm“ 5618
Progesterone-Depot „PCI“ 5618
Progesteron lingvalete 4693
Progesteron-retard Pharlon 5618
Progestilin 4734
Progestin 4734
Progestin P 4693
Progestogel 4734
Progestol(o) 4734
Progestolets 4693
Progestona 4734
Progestonaq 4734
Progestoral 4693
Progestormon 5127
Progestosol 4734
Progestrol 4693
Progestro-Med 4734
Progestronal 4734
Progesic 4958
Progeubril 4734
Progevera 5337
Proglicem 707
*Proglumetacin*** 6649
*Proglumid*** 3739
Proglycem 707
Progokab 4734
Progonaq 4734
Progonol 4734
Progout 228
Progresspen G 3066
Progtet 4847
Proguanide 1707
*Proguanil-hydrochlorid*** 1707
Progynol forte 4734
Progynon 3713
Progynon B oleosum 5390
Progynon C 4313
Progynon D 5312
Progynon-Depot 5182
Progynon-Depot 100 mg 5777
Progynon M 4313
Progynon-retard 5777
Progynova 5182
Progynovum 5182
Progyval 5390
Prohalone 4686
Proheptadien 4256
Proheptatrien 4215
*Proheptazin*** 3452
Proherz 5824
Prohormo 4463
Proileus 1151
Proinsul 2032
Projenil 4734
Projestonil 4734
Prokain 2325
Prokain-Penicilin G 3066-04
Prokapen 3066-04
Prokardyl 2352
Prokayvit 1504
Prokayvit-Oral 2757
Proken 3078-01
Proketazine 5300
Prolactun 351
Proladone 3631-02
Proladyl 4231
Prolax 1380
Prolergic 3589
Prolets 4734
Prolidon 4734
Prolidon-Comprimidos 4693
Prolifen 5483
*Proligeston*** 5339
Proligne 2923
Prolin „Mercury“ 3907
Prolinomethyltetra-cyclin 5667
*Prolintanhydro-chlorid*** 2884
Prolix 3117
Prolixan 3117
Prolixin 4875
Prolixin decanoate 5881
Prolixin-Enanthate 5753
Prolmon 5915-01
Proloid 2704
Prolongin(e) 2317
*Prolonii iodidum*** 1163
*Proloniumjodid*** 1163
Proloxin 1380
Prolusteron 4734
Proluteasi 4367
Prolutol 4693
Proluton 4734
Proluton C 4693
Proluton-Depot 5618
Proma 3348
Promabec 3348
Promacetin 2491
Promacetina 1568
Promachel 3315
Promachlor 3315
Promacid 3315
Promacortine 4988
Promactil 3315
Promactin 3315

Promagen 3348
Promandeline-263 4425
Promani 2116
Promanide 5347
Promantine 3348
Promanyl 3348
Promapar 3315
Promaquid 4057
Promassol 820
Promassolax 5216
Promate 1138
Promatil 3315
Promax 4572
Promazettes 3348
Promazil 3315
Promazinamide 3349
Promazina „Morgan" 3315
*Promazinhydrochlorid** 3348
Promazionon 3348
Prombal 386
Promecort 5189
Promedol(um) 3448
Pro-Meperdan 2857
Promepiazon 4405
Promeran(um) 287
Promesa-ciclin 2779-01
Promesa-ciclin inyect. 2779-02
*Promestrien*** 5010
Prometazina cloridrato 3349
Promethapar 3349
Promethazincamsylat 3349-01
Promethazindioxidhydrochlorid 3342
*Promethazinhydrochlorid*** 3349
Promethazinhydroxyethylchlorid 4061
*Promethazinteoclat*** 3349-02
Promethestrol 4365
Promethestroldipropionat 5518
Prometholone 5206
Prometin 1393
Prometin „Yamanouchi" 2626
Promexin 3315
Promezerine 3348
Promezine 3349
Promiben 4019
Promicinsa-300 3066-04
Promide 2352
Promilene 3348
Prominal(etten) 2200
Promin(e) 5347
Promine „Laser" 3349
Promiodol 2100
Promintic 805
Promiton 2200
Promizol(e) 970
*Promolat*** 3179
Promone-E 5337
Promosol 3315
Promotil 2884
*Promoxolan*** 1477
Promoxolum 1477
Prompt 761
Promptonal 1845
Promsedin 3348
Promtpaverin 4223
Promulse 4734
Promwill 3348
Promycin 6020
Pronabol 4445
Pronacol 1495
Pronalgic 4958
Pronapen 3066-04
Pronarcin 3631
Pronarcol 206
Pronarcon 1664
Pronare 1077
Pronbal 386
Prondol 4086
Prone 4693
Pronecid 2317
Pronephrine 1077
Pronestyl 2352
*Pronetalolhydrochlorid*** 2825
Pronethalolhydrochlorid 2825
Proneurin 2919
Pronicid 1054
Pronison 4639
Pronoctal 2030-01
Pronogene 4734
Pronox „Reiss" 1964-01
Prontalbin 386
Prontalin 386
Prontamid 786-01
Prontasulfa 1625
Prontilbena 386
Pronto C 393
Prontoglukal 2038
Prontolax 4811
Prontomicina 4825
Prontoin 386
Prontoramin 386
Prontopaz 279
Prontosed 3336
Prontosil 1883
Prontosil III 2191
Prontosil album 386
Prontosil flavum 1883
Prontosil pro injectione 3549
Prontosil rubrum 1883
Prontosil S 3549
Prontosil solubile 3549
Prontovermil 203-07
Prontylin 386
Pronzin album 386
Pronzin rubrum 1883
Propacil 622
Propacin 1926
Propadorm 5677
Propadrin(e) 1072
Propäsin 1324
*Propafenonhydrochlorid*** 4667
Propagin 1298
Propagon-E 3713
Propagon-S 3668
Propal 1426
Propal „Fisons" 1745
Propaldon 1304
Propalgyl 4337
Propallylonal 1304
Propalonide 82
Pro-Pam 2970
Pro-2-PAM 6195
Propamida „Lux" 1309
*Propamidin*** 3353
Propamin „Erba" 1388
Propamin „sowj. Präp." 129
Propaminodiphen 4647
Propamonij 490
Propampicillin 5072
Propanal 1426
*Propanidid*** 3768
Propanim 3129
*Propanocain*** 4331
Propanon 99
Propanosedyl 1381

Propanovitan 1388
Propantel 5172
Propantan 3768
Propanthel 5172
*Propanthelinbromid*** 5172
Propaphen 3315
Propaphenin 3315
Proparacaine 3216
Proparsile 106
Propasa 569
Propasal 373
*Propatylnitrat*** 438
Propavan 4300-02
Propavent 5677
Propax 2696
Propaxolincitrat 3463
Propazepin 4018
Propazin(um) 3348
Propazol 6225
*Propazolamid*** 261
Propazone 1115
Propazyl 1324
Propectin 731
Propellax-„R“ 4169
Propen 3069-01
Propeni-300 3066-04
Propentan 4806
Propen-VK 3069-01
Propenyl 1069
Propenzamide 1322
Propenzolate 4426
Propériciazine 4558
*Properidin*** 3169
Propesin 1324
*Propetamid*** 2635
*Propetandrol*** 5204
Propethandrol 5204
Propethoni jodidum 4780
Prophelan 4377
Prophen 3078-01
Prophenal 2175
Prophenaminum 4033
Prophenax 3097
Propheniramine 3108
Prophenoxamincitrat 4011
Prophenpyridamine 3108
Prophyl 5915-01
Prophyledta 1429-02
Prophyllen 1373
Prophylline 1373
Propial 4300-02
*Propicillin-Kalium** 3658
Propicol 2020
Propifel 1062
Propilbromina 1372
Propilfilina 1373
Propiliodon 1246
Propilniazida 1088
Propiltiouracile 622
Propilvir 100
Propinal 3208
*Propinetidin*** 4047
Propinoxhydrochlorid 4552
Propiocil 100
Propiocine 6020
Propiodal 1163
Propiodone 1246
Propiofar 100
Propiofenil 997
Propiokan 5014
*Propiolacton*** 82
*Propiomazin*** 4300
Propion 100
Propionat „Farmigea“ 100
Propionatosal 100
Propionylerythromycinlaurylsulfat 6020
9-Propionylmaridomycin 6076
Propionylphenetidin 1687
Propionylpromazin 4299
Propionylscopolaminhydrobromid 4341
Propionyltestosteron 5014
Propi-Ophtal 100
Propiopromazine 4299
Propiosteron 5014
*Propipocainhydrochlorid*** 3445
*Propiramfumarat** 3210
Propirina 950
Propisamine 1069
*Propisergid*** 6512
Propisol 100
Propitan 4727
Propitocaine 2322
Propivanhydrochlorid 3473
*Propizepinhydrochlorid*** 3352
Propizin 4286
Propoctamin 4501
Propol 125
Proponal (alte Form) 1426
Proponesin 2854
Propoquin 4201
Proporex 1957
Propox 4958
*Propoxat*** 2813
Propoxicainum 3215
Propoxipheni chloridum 4957
*Propoxycain*** 3215
Propoxychel 4958
Propoxychlorinol 2502
D-*Propoxyphen* 4958
Propoxyphene napsylate 4958-01
Propoxyphene hydrochloride 4958
Propoxyphenhydrochlorid 4957
Propoxypiperocainum hydrochloricum 3445
Propoxyprocain 3215
*Propranolol-clofibrat*** 3129-01
*Propranololdibudinat*** 3129-02
*Propranolol-hydrochlorid*** 3129
Proprasylythydrochlorid 3129
Propred 4639
Propycil 622
Propyallylonal 1304
Propylbarbital 1426
Propylbenzene 1062
Propylbutamidum 2360
Propyl Butex 1298
Propylcain 1324
Propyl Chemosept 1298
Propyladiphenin 5168
*Propyl docetrizoate*** 2460
*Propylhexedrin*** 1478
*Propyli docetrizoas*** 2460
*Propyliodon*** 1246
Propylix 1246
Propylon 1745
Propylparaben 1298
Propyl Parasept 1298
Propylphenazone 2537
Propylsympatol 2051
Propylthiocil 622
Propyl-Thiorist 622
Propylthiorit 622
*Propylthiouracil*** 622
Propyl-Thyracil 622
Propymal 868-01
Propynalin 1745
*Propyperondihydrochlorid*** 5190
*Propyphenazon*** 2537

Propyphyllin 1373
*Propyromazin-bromid*** 4306
Proptan 1070-03
Proptylurea 845
Proquamezinfumarat 4058
Proquanil 1138
*Proquazonhydro-chlorid*** 3571
Proquin 4302-01
Proquinal 2030-01
*Proquinolat*** 3386
*Prorenoate potassium*** 5185
*Prorenoatum kalicum*** 5185
Prorone 4734
Proresid-Ampullen 5275
Proresid-Haupt-wirkstoff 5946
Proresidor-Haupt-wirkstoff 5946
Proresipar 5275
Prorex 3349
Pros 5824
Prosaldon 4256
Prosamine 3365-03
Proscabin 2426
Proscilladin 5824
Proscillan 5824
Proscillar 5724
*Proscillaridin*** 5824
Proscillaridin A 5824
Proscillid 5824
Proscomide 3732
Proscopine 4341
Proscorbin 393
Prosedyl 1845-13
Proseptasine 2199
Proseptazine 2199
Proseptin 386
Proseptol 386
Proserin(um) 2071
Proserout 1951
Proseryl 1951
Prosilazin 5824
Pro-Sonil 1964
Prosonno 2706
Prosopin 3822
Prospasmin 3473
Prospasmin (alte Form) 5534
Prospidin 3826
*Prospidiumchlorid*** 3826
Prost 5824
Prostabillin 3066-04
Prostafilina 3896
Prostaglan 4473
Prostaglandin E_1 4472
Prostaglandin E_2 4464
Prostaglandin $F_{1\alpha}$ 4482
Prostaglandin $F_{2\alpha}$ 4473
*Prostalen** 6570
Prostaphcillin 3896
Prostaphilin A 3873
Prostaphlin 3896
Prostaphlin A 3873
Prostarmon E 4464
Prostarmon F 4473
Prostata-Kapseln „Hoyer" 5791
Prostigmin 2071
Prostilban 4165
Prostilben(e) 5252
Prostin E_2 4464
Prostin F_2 4473-01
Prostin F_2 Alpha 4473
Prostin F_2 Alpha Inj. 4473-01
Prostosin 5824
Prostrumyl 245
Prosul 2271
Prosulthiamine 2919
*Prosultiamin*** 2919
Prosyl 3100
Prosymasul 2271
Prosympal 2309
Proszin 5824
Protabol 5340
Protactyl 3348
Protagent 400
Protalba 6029
Protan 3724
Pro-Tan 3348
Protanabol 4764
Protandren 4460
Protargen 1825
Protarumin 782
Protasin 5824
Protazine 3349
Protecton 6203
Protector 5806-01
Protéina 4120
Protemi 6151
Protendiol 4460
Protenolon 4463
Protensil 683-04
Protensyl 683-04
Protensin 2987
Proterciclina 2779-02
Protercycline 2779-02
Proterenal 1745
Protergán 250-02
Protergine 4463
Proternol 1745
Proternol-L 1746
Proteron 4463
Proterona 5616
Proteron-Depot 5617
Proteroxyna 4849
Proterytrin 6020
Pro-Tet 4847
Protex 5337
Protexin 1443
Prothanetten 3342
Prothanon 3342
Prothazin 3349
*Protheobromin*** 1372
Protheophyllin 1373
Prothia 3349
Prothiaden 3938
Prothidium 5494
Prothil 5181
Prothionamide 1054
*Prothipendylhydro-chlorid*** 3100
Prothiucil 622
Prothiurone 622
*Prothixen*** 3596
Prothromadin 3857
Prothycil 622
Prothyran 622
Protiform 451
Protiomide 1054
Protion 1054
*Protionamid*** 1054
Protionizina 1054
Protioracil 622
*Protirelin*** 3153
Protistène 4157
Protiural 622
Protivar 4121
*Protizinic acid*** 3292
Protoanemonin 232
Protobolin 4415
Protocaine 2325
Proto-Cillin 3097
Protogen A 847
Protogen „Takeda" 1843
Protokyl 3634

*Protokylolhydrochlorid*** 3634
Protolium 5915-01
Protomin 5347
Protona 4120
Protopam 623
Protophenicol 1568
Protophenicol sciroppo 5624
Protophenicol-succinate 2779
Protophylline 1373
Protoporphyrin IX 5915
Protopyrin 1022
Protormone 4734
Protostephanin 4677
Protostib 685-01
Protoveratrin A 6029
Protoveratrin B 6030
Protoxyl 376
Protozide 2164
Protozoan 411
Protozol 970
Protran „Century“ 1138
Pro-Tran „Mowatt & Moore“ 3348
Protran „Protea“ 3315
*Protriptylinhydrochlorid*** 3925
Protrombrovit 1537
Protropin 4400, 4750
Prott 5915-01
Provagin 775-01
Proval 761
Provalamidum 1779
Provamicina 6069-01
Provarix 461
Provasan 2027
Provascul 2051-01
Provascul spezial 2051-02
Provell 6029-01
Proventil 2351
Provera 5337
Proverone 5337
Provetan 5390
Providoform 1165
Provigan 3349
Provilax 4491
Provimicina 4521
Proviron 5014
Proviron (neue Form) 4461
Proviron-Depot 5547
Proviron T 4089
Provismine (A) 4586
Provitabion 3066-04
Provitamin D_2 5710
Provitina D_3 5630
Provoprin 950-04
Prov-U-Sep 451-17
Proxacin 6055
Proxagesic 4958
Proxal 3463
Proxazocainhydrochlorid 3475
*Proxazolcitrat*** 3463
Proxen 2477
*Proxibarbal*** 1367
*Proxibuten*** 4898
Proxicor 5361
Proxidal 1385-01
*Proxifezon*** 3906-04
Proximetacainum 3216
Proxiphenon 997
Proxiphyllinum 1371
Proxydrin 1077
Proxylide 3739
*Proxymetacain*** 3216
Proxyphene 4958
*Proxyphyllin*** 1371
*Prozapin*** 4648
Prozil 3315
Prozin 3315
Prozodiona 3906-04
Prozorin-inj. 4726
Prozyl 3348
PR-S/109 1453
PRT 3292
PR-T/100 1106
Prudents 5216
Prulantex 3431
Prulax 5216
Prulet 4163
Prulet (alte Form) 5216
Pruralgan 3431
Pruralgin 3431
Pruristam 3078-01
Prusocain 4129
Prutab 5216
Pryl 5237
Prylaphan 4712
Pryleugan 4019
Prynol 228
Prysoline 1893
P.1.S.1. 5291
P 2 S 623-01
PS-042 274-05
PS 207 710
PS 620 4146
PS-1286 3894
PS-2383 2568
PS-2747 3385
PSBA 6635
P.S.B.P. 2266-17
PSC-801 5824
Pseudoatropin 3416
Pseudochelerythrin 4170
Pseudococain 3382
*Pseudoephedrinhydrochlorid*** 1392
Pseudonorephedrin 1073
„Pseudourea“ 3578
PSG 6031
Psicain 3382
Psicain-Neu 4051
Psicarmon 3315
Psichergina 1388
Psichial 2987
Psichofar 2987
Psichoton 1567
Psicobolin 3114
Psicocen 2903
Psicodin 3564
Psicodisten 3072
Psicofar 2987
Psicofuranine 1704
Psicoland 422
Psicolina 211-04
Psicomidina 3072
Psiconor 2970
Psicopan 1388
Psicopax „Geve“ 2696
Psicopax „Vemaco“ 2687
Psicoperidol 4833
Psicoplegil 637
Psicopramin 4019
Psicorilas 637
Psicosan 2987
Psico-Sarto 942
Psicosedin 2987
Psicosedina 637
Psico-Soma 274-05
Psicosten 1094
Psicosterone 4090
Psicoterina 2987
Psicoton 211-02
Psicronizer 3058
Psigodal 3126
Psilocibina 2010

Psilocin 1961
Psilocin-(aeth) 2583
*Psilocybin*** 2010
Psilocybin-(aeth) 2617
Psiquergina 1388
Psiquium 3008
Psiquiwas 2696
Psoralen 1494
Psoralex 4173
Psorex 5411
Psoriacide 2392
Psoriacid-Stift 2392
Psoriacid-S-Stift 549
Psoriazin 186
Psorisan 317
P.S.P. 3841
PSP-IV 4726
PSVA 3478
Psychamine A 66 1679
Psychedrin 1069
Psychergine 1388
Psychial 3315
Psychoforin 4019
Psychogen 1567
Psychopax 2970
Psychoperidol 4833
Psychoril-10 2987
Psychosan 3620
Psycho-soma (Gélule) 274-05
Psychoson 4630
Psychostyl 3924-01
Psychoton 1069
Psychoverlan 274-05
Psycol 3592
Psycolin 4256
Psykosedan 1138
Psykoton 1388
Psykozin 3315
Psylactil 3315
Psymod 5274
Psyquil 3592
Psytomin 4348
P-T 263
PT-9 826
PT-14 2585
PT 122 M 4848
PT 432 4275
Pteramina 3912
Pterodon 4471
Pterofen 1834
Pterophene 1834
Pteropterin 5740
Pteroylglutaminsäure 3899
3 P-Tet 4847
PTGA 5740
Ptimal 404
PTLA 5904
Ptosine 893
PTR 17402 6610
P-T-T 263
P.T.U. 622
PTZ 419
PU 239 4965
Puerifenicol 1568
Puernol 761
Pularin 5363
Pulmadil 2007
Pulmaxil N 5001
Pulmicort 6601
Pulmidol 2460
Pulmo 500 5001
Pulmobeta 2571
Pulmobiotic 5755-01
Pulmofenil 3336
Pulmo-leic 1163
Pulmoluy-S 3631
Pulmorex 629
Pulmosolfamina 1903
Puls 4489
Pulsamin 1396
Pulsan 6379
Pulsatillakampfer 1188
Pulsline 4360
Pulsoton 1074
Pulsoton „Chinoin-Mexico" 1333
Pulsotyl 1393
Pulvi-Bactéreamide 386
Pulvococcyl 386
Pulvoprobiamide 386
Punicin 851
Puntol 6020
Pupiletto 1077
Puradin 717
Pura-Ject 100 3815-01
Pural 228
Purantix 5600
Purapen 3055
Purapen G 3066-02
Purasphin 341
Purazolin 717
Purazona 5176
Purazuleno 2804
Pur-Cellin 2364
Purerin 451-17
Purex 4163
Purga 4163
Purgaceen 5216
Purgalon 4163
Purganol-Daguin 4163
Purgarol 4163
Purgativ 4163
Purgatol 4163
Purgax-Zazzera 4163
Purgazen-Tabl. 5216
Purgen 4163
Purgetten 5216
Purgophen 4163, 5126
Purgyl 4163
Purifilin 1373
Purigens pH 5 1930
Purinethol 231
Purmetion 295
Purocyclina 4847
Purodigin 6032
Purofilina 1371
Puromicina 4971
*Puromycin** 4971
Purophyllin „Laevosan" 588-03
Purophyllin „Siegfried" 1371
Purosin-TC 5824
Purostrophan 5782
Puro-Toxin 6032
Purovagin 775-01
Puroverin 6029
Puroxantina 1371
Purpuren 6032
Purpurid 6032
Purserpine 5895
Pursennid 6040
Purvit A 4439
Pustalax 2376
P.V.-Carpine 1712-02
PVF 3069-03
PVF-K 3069-01
P-vimin 5573
PVK 3069-01
P.V.O. 3069-01
PVP 400
PVP-I 400-01
PVP-Macrose 400
PVS 295 6029
Pybu-Gama 2064
Pycamisan 373-01

Pycardine 1360
Pycaril 2153
Pycazide 373
Pydol 782
Pydox 815
Pydoxal 782
Pydro 3114
Pyelectan 695
Pyelodrast 523
Pyelokon-R 920-01
Pyelombrine 523
Pyelombrine „M“ 523-01
Pyelosil 523
Pyelumbrin 523
Pykaryl 2153
Pyknolepsinum 639
Pylisal 782
Pylorpine 3732-01
Pylostropin 3766
Pylumbrin 523
Pymafed 3423
Pymal 3423
Pymecillin K 3069-01
Pyocianil 3310
Pyocillin 3310
Pyoctaninum aureum 3388
Pyocyanin 2142
Pyodron 386
Pyoktanin-gelb 3388
Pyopan 3310
Pyopen 3310
Pyorédol 2717
Pyostacine 6079-01
Pyperazin 731
Pyrabital 828-05
Pyrabrom 3423-01
Pyracain 2325
Pyracetin 950
Pyracetol 1854
Pyraceton 523
Pyracetosalyl 1575-04
Pyracinamide 236
Pyracort-D 1077
Pyracrimycin A 621
Pyracyl 2266
Pyracyl „Vosswerk“ 950-06
Pyradene 1431
Pyradon(e) 2266
Pyradyl 2573-01
Pyrafat 236
Pyragesic 761
Pyrahexyl 5009
Pyrahist 3989
Pyral 2270
Pyrala 828-05
Pyralcid 1592
Pyraldin 3436-01
Pyralgicron 761
Pyralgin „Alembic“ 950
Pyralgin „Polfa“ 2270
Pyralon 1575
Pyra-Maleate 3423
Pyramal Maleate 3423
Pyramide 236
Pyramidon 2266
Pyramil 3423
Pyramin 408, 2266
Pyramistin 4449
Pyramon 828-05
Pyran 2266
Pyran „Hizon“ 2270
Pyran „S.C.S.“ 236
Pyranin A 203-09
Pyranin C 203-07
Pyranin H 203-01
Pyranisaminmaleat 3423
*Pyrantelembonat*** 1650-01
*Pyranteltartrat*** 1650
Pyrantin 1871
Pyrantinum solubile 1934
Pyrapap 761
Pyrasal 950-07
Pyrasanonum 3906-03
Pyraseptic 2512
Pyrasyth 2266-12
Pyrate 3080
Pyrathiazine hydrochloride 3607
Pyrathyl-A 950-07
Pyrathyn 2573-01
Pyratrione 6365
Pyrazidol 2812
*Pyrazinamid*** 236
Pyrazinobutazon 3906-03
Pyrazocillin 3874
Pyrazodine 1562
Pyrazofen 1562
Pyrazofurin 1092
Pyrazogin 1943
Pyrazolin 1575
Pyrazomycin 1092
Pyrazon „Un. Am. Ph.“ 3906-01
Pyrazon „Vifel“ 3281
Pyrazophyl 1575
Pyrazopon 2789
Pyrazorin 2266
Pyrbenine 4965
Pyrbenzindole 4812
Pyrbuterolhydrochlorid 2070
Pyrcon 5492-01
Pyreazid 373
Pyrebactil 1882
Pyredal 1562
Pyregesic 761
Pyrene 1
Pyrenol 761
Pyrequan 1650
Pyrethane 761
Pyrethia 3349
Pyretin 2270
Pyretinol 761
Pyrets 4783
Pyrexil 4655
Pyrgasol 5783
Pyriamid 1559
Pyribe 815
Pyribenzamin(e) 3136
Pyribenzoxal 3136
Pyribenzyl 3136
Pyricamphre 815-02
Pyricardyl 1360
Pyricidin 373
Pyrictal 2508
Pyridacil 1562
*Pyridaron** 2136
Pyridazin „Meito“ 1594
Pyridazol 1559
Pyridenal 1562
Pyridene 1562
Pyridiatte 1562
Pyridimal 3078-01
Pyridindolol 6333
Pyridine-N 1559
Pyridinin 1560
Pyridinolcarbamat 1699
Pyridion 1080
Pyridipca 815
Pyridiphen 1562
Pyridium 1562
Pyridivite 1562
Pyridizin 373
*Pyridofyllin*** 815-03
Pyridol 815
Pyridomin-A 782
Pyridone 2270
Pyridrol 3619

Pyridoscorbine 393-11
*Pyridostigmin-bromid*** 1102
Pyridoxal „Yashima" 782
Pyridoxalphosphat 782
Pyridoxaminphosphat 842
Pyridoxin 815
*Pyridoxiniumchlorid*** 815
Pyridoxol 815
Pyridoxylate 1336
Pyridoxyphen 3402
Pyriglutin 815-05
Pyril 2270
Pyrilaminmaleat 3423
Pyrilans 3423
Pyrilax 4811
Pyrilen 1480-01
Pyrilex 3423
Pyrilgin 2270
Pyriligin 2270
Pyrimal 1227
Pyrimal M 1592
Pyrimalone 3423
Pyrimazid 414
*Pyrimethamin*** 1858
Pyrimidine-Penicillin G 3066-14
*Pyrimitat*** 1773
Pyrimithate 1773
Pyrinamine 3136
Pyrinazin 761
Pyrinistab 2573-01
Pyrinistol 2573-01
Pyrinol 950
*Pyrinolin*** 5560
Pyripeni 3066-14
Pyri-Pyridium 1562
Pyrisan 2270
Pyrisept 4783
Pyrisuccideanoldimaleat 3196
Pyrisulfon 386
Pyrithiamin 2597
Pyrithian 782
Pyrithidiumbromid 5494
*Pyrithionum Zincicum*** 234-01
*Pyrithion-Zinc*** 234-01
Pyrithioxin 3114
Pyrithyldione 1080
*Pyritidiumbromid** 5494
*Pyritinol*** 3114
Pyriton 3108
Pyrium 5593
Pyrivel 815
Pyrivin 5492-01
Pyrivitol 815
Pyrizidin 373
Pyrizil 3136
Pyrizin 1562
Pyro 2270
Pyroace 1167
Pyrocaine 2476
Pyrocal-Wirkstoff 5921
Pyrocat 1541
Pyrochol 5364
Pyrocyclonium 5973
Pyrodid 2266-15
Pyrodifeniumbromid 4952
Pyrodin 783
Pyrodyn 2270
Pyroform 553-03
Pyrogal 2270-02
Pyrogallin 360
Pyrogallol 360
Pyrogallussäure 360
Pyrogesic 2270
Pyroglutaminsäure 252
Pyrojec 2270
Pyrol 950
Pyrolase 2074
Pyrolaxon 5843
Pyromijin 782
Pyronex 2270
Pyronil 4231
*Pyrophendan*** 4597
Pyrophenindane 4597
Pyroplasmin 4537
Pyrophos 897
Pyrosalin 950-11
Pyrostib 1812
Pyrotan 2266-01
Pyrotens 1153
Pyrotyne 2270
*Pyrovaleronhydrochlorid*** 3161
*Pyroxamin*** 3600
Pyroxin 815
Pyr-Pam 5492-01
Pyrralan 2573-01
Pyrrhodid 2216-15
Pyrrobutamine 4231
*Pyrrocain** 2581
Pyrrocycline-N 5586-01
Pyrrolamidol 5416
Pyrrolazot(e) 3607
Pyrrolidinomethyltetracyclin 5586
*Pyrrolifen*** 5136
Pyrroliphene 5136
*Pyrrolnitrin*** 1167
Pyrromecain 3776
Pyrroplegiumtartrat 2940
Pyrrovinyquiniumchlorid 5492
Pyrroxane 4553
Pyrteen 2573-01
Pyruvodehydrase 2074
Pyrvin 5492-01
*Pyrviniumchlorid*** 5492
*Pyrviniumembonat*** 5492-01
Pyrviniumpamoat 5492-01
*Pytaminhydrochlorid** 4398
PZ-177 6302
PZ 1511 5686
PZ 17105 3463
PZA 236
PZC 4621

Q 199 6134
QB-1 3139
Qbrium 2987
Q.B. Tabs 2030
Qidamp 3097
Qidmycin 5990-01
Qidpen G 3066
Qidpen VK 3069-01
Qidtet 4847
QM-5119 6236
QM-6008 6438
Quaalude 2992
Qua-Bid 4223
Quadcin 4847
Quadnite 3349
Quadracycline 4847
Quadran-500 4847
Quadriciclina 5586
Quadrosept 5628
Qualidil 5934
Qualigens 2631
Quamaquil 1325
Quamonium 4148, 4500
Quaname 1138
Quanan 1138
Quanil 1138
Quantalan 4953
Quantin-100(-1000) 6143
Quantril 5005

Quantum 606
Quarcyl 776
Quarzan(bromid) 4908
Quat 2577
*Quatacainhydro-chlorid*** 2632
Quateleron 5042
Quaternil 4400
Quateron 5042
Quatrachlor 5628
Quatrasan 4484
Quatrax 4847
Quatresin 4484
*Quazepam*** 6431
*Quazodin*** 1895
Quazoline 2546
Quebrachin 4631
Quelacid 465-06
Queletox 1415
Quelicin 2668
Quelina 2436
Quellada 348
Quelu-Anginol 1731-01
Quemicetina 1568
Quemicetina succinate 2779
Quen 2696
Quenobilan 5362
Quensyl 3737
Quercetin 2692
Quercetol 2692
Queresan 549-12
Queroplex 136
Quertiazol 969
Quertilbina 5252
Quertine 2692
Querton 5056
Queryl 2354
Quesil 1172
Questran 4953
Questrex 1429-01
Quetimid 2144
Quefinil 2970
Quiactin 855
Quiatril 2970
Quibron 1381-01
Quicifal 5041
Quickmicina 4825
Quicksan 349
Quide 5274
Quiebar 1425
Quiecil 2987
Quiescin 5895
Quiescon 281
Quietal 422
Quietal „Deca“ 1138
Quietal „Troks“ 2970
Quietalum 1304
Quiete 432
Quietidin 4976
Quietidon 1138
Quietim 6249
Quietoplex 2144
Quietuss 1381
Quievita 2970
Quifasol 4783
Quil 3108-01
Quilagen 4791-02
Qui-Lea 5419
Quilene 4125
Quilibrex 2696
Quill 2706
*Quillifolin*** 4564
Quiloflex 2315
Quilonorm 38-01
Quilonorm retard 12
Quilonum 38-01
Quimbo 329-01
Quimbosan 329-01
Quimetam 3334
Quimitiazol 969
Quimo-Menal 5586
Quimpeiodina 1163
Quimpe-rectol 1731-01
Quimutol 4301-04
Quinabarb 2030-01
Quinachlor 3736
*Quinacillin** 3548
Quinacrine 5148
Quinacrine Soluble 5148-01
Quinadome 913
Quinaform 4301-09
Quinaglute 4302-04
Quinalbarbital 2030
Quinalbarbitone 2030
*Quinaldine Blue*** 5382
*Quinaldinum coeru-leum*** 5382
Quinaldofur 6318
Quinalgen 3546
Quinalspan 2030
Quinaltone 2030-01
Quinambicide 909
Quinamin 4301-03
Quinapyramine 3436
Quinased 2030
Quinaspar 4207
Quinate 4302-04
*Quinazosinhydro-chlorid*** 3425
Quinbar 2030-01
Quinbisan 4301-03
*Quinbolon*** 5310
Quinby 4301-04
*Quincarbat*** 3299
*Quindecaminacetat** 5812
Quindoleina 913
*Quindoniumbromid*** 3131
Quindorm 2030
*Quindoxin*** 702
Quinercyl 3736-01
Quinestradiol 5184
*Quinestradol*** 5184
*Quinestrol*** 5419
*Quinetalat*** 2570
*Quinethazon*** 1267
Quinetolate 2570
Quingamin 3736
*Quingestanol*** 5434
Quingestanolacetat 5604
*Quingestron*** 5537
Quingetten 524
Quinicardine 4302-01
Quinicine 4303
Quinidate 4302-01
Quinidex 4302-01
Quinidin 4302
Quinidoxine 4302-01
Quiniduran 4302-01
Quinidurule 4302-01
Quini-Durules 4302-01
Quinienbedoce 6143
Quinini aethyl-carbonas 5121
Quinilac 4302-05
Quinilent 4302-01
Quinilon 3736
Quinimutol 4301-04
Quinin 4301
β-Quinin 4302
Quiniobine 4301-04
Quiniobismuth 4301-04
Quiniodochlor 909
Quiniofon 919
Quinio-Goyl 775-08
Quiniostovarsol 775-08
Quinisan 4301-07
Quinisal 4301-07
Quinised 1845-12
*Quinisocain*** 3431

Quinitex 4302-01
Quinlan 3564
Quinocaine 4432
*Quinocid*** 2866
Quin-O-creme 909
Quinoctal 4302-01
Quinodermil 909
Quinoform 4301-09
Quinoform „C + M“ 909
Quinoleine 3431
Quinolor 911
Quinoparine 3890
Quinophan 2951
Quinophenol 928
Quinora 4302-01
Quinoscan 3736
Quinoseptyl 1594
Quinosol 928-03
Quinostab 4301-04
Quinosulphan 919
Quinothymol 4301-15
Quinotimol 4301-15
Quinoxidine 2467
Quinoxipra-C 2423
Quinoxyl 919
*Quinprenalinsulfat*** 2540
Quinsan 4301-03
Quintabor 775-01
Quinterenolsulfat 2540
*Quintiofos*** 3277
Quintrate 263
*Quinupramin*** 4574
Quinuroniumsulfat 4537
Quipax 3861
*Quipazinmaleat*** 2221
Quipenyl 4106
Quiridil 2903
Quirin 4301-03
Quirvetin 4847
Quirvetin-intra-muscular 4849
Quitaxon 3926
Quivet 1138
Quixalin 911
Quixalud 911
Quotane 3431
Quotaron 2548-03
Quoticidine 5821
Quotidine 4650
Quotidon-Wirkstoff 4650
QX-572 6472
QZ-2 2992
502-R 3736-01
R 5 3486
R 12 567
R 47 443
R 48 2483
R-49 2110
R-52 1486
R 65 1999
R-74 1491
R 79 5194
R 100 4399
R 106 373-01
R 108 5534
R-148 2992
R 154 4085
R 164 4552
R-173 2150-01
R 199 6014
r-225 2256
R 239 1985
R 253 4712
R-371 NF 2134-01
R 382 1679-01
R 445 5110
R 516 5487
R 522 5480
R 548 3195
R 610 5415
R 616 5873
R-657 451-27
R 658 4926
R 661 5174
R 714 4648
R 738 3318
R 757 1295
R 760 3885
R 803 6268
R-805 6296
R 807 2406
R. 875 5416
R 998 2007
R 1132 5806
R 1248 U 2331
R-1303 1708
R 1406 5138
R 1516 4550
R 1589 4570
R 1625 4544
R 1647 4856
R 1658 4873
R 1707 3862
R 1881 4038
R 1892 4255
R 1929 3952
R 2028 4594
R 2113 4948
R 2159 4642
R 2323 6535
R 2453 4694
R 2498 4833
R 2580 3669
R 2858 4638
R 2956 6543
R 2962 5246
R 2963 5581
R 3201 5495
R 3248 5259
R 3345 4727
R 3365 5593
R-3588 2354
R 3959 3849
R 4082 5190
R 4263 4925
R 4318 4177
R 4444 4198
R 4584 4842
R 4714 4278
R 4749 4821
R 4845 5846
R 4929 5092
R 5046 5388
R 5147 5088
R 5188 4867
R 5240 4925
R 5385 5120
R 5808 4874
R 6109 5250
R 6218 5730
R 6238 5654
R 6438 1584
R 7242 5664
R 7315 2198
R 7464 2813
R 7904 5809
R 8141 944
R 8193 1534
R 8231 1508
R 8284 2991
R 8299 1585
R 9298 4820
R 9985 4245
R 10100 3062
R 10948 5448
R 11333 4543
R 12563 1586
R 12564 1587
R-13423 3863

R 13558 5965
R 14827 3536
R 14889 3522
R 14950 5474
R 15403 5651
R 15454 3523
R 15889 6563
R 16341 5647
R 16470 5093
R 16659 2505
R 17147 2186
R 17635 2982
R 17889 6397
R 17934 6325
R 18553 5735
R 18910 5805
R 19317 3718
R 23050 4158
R 23633 5469
R 25061 2432
R 25160 2402
R 25540 6251
R 25831 831
R 26333 1619
R 26412 6218
R 27500 6604
R 28930 6572
R 29764 5649
R 29860 6245
R 30730 6567
R 31520 6554
R 33812 6561
R 34000 6603
R 34301 6531
RA 8 5361
Ra 101 4618
Rabalon 2997
Rabon 1196
Racedrin 1391
*Racefemin*** 3678
*Racefenicol*** 1927
Racemelfalan 2282
Racemethadol 4713
*Racemethorphan*** 3723
*Racemetirosin** 6231
Racemetorfano 3723
*Racemoramid*** 5415
Racemorfano 3408
*Racemorphan*** 3408
Racemorphanolum 3408
Racenicol 1927
Racephedrin 1391
Racephen 1069-01
Racephenicol 1927
Racepin 1083
Racet 3508
Rachelamine 3078-01
Rachineocaine 2325
Racimida 5950
Racobalamin-57 6144
Racobalamin-60 6146
Racomex „Lappe" 272
Racomex „Mead Johnson" 3825
Radecol 369
Radedorm 2706
Radepur 2987
Radeverm 2121
Radiamin 1825
Radiamon 5709
Radibud 1010
Radinol 731
Radio-Chölografin 4161
Radiocillina 3097
Radiocin 5271
Radiocyanocobalamin (^{57}Co) 6144
Radiocyanocobalamin (^{60}Co) 6146
Radiocycobeminum (^{60}Co) 6146
Radiographol 13
Radio-Hippuran 941
Radiol 4500
Radiomerisoprol (^{197}Hg) 117
Radiomicina 4825
Radiomiro 1828-02
Radioplex 1441
Radio-Rose-Bengal-I-131 4149
Radiosa A 4439
Radiosa D_3 5630
Radiosélectan biliaire fort 4160
Radiosélectan urinaire et vasculaire 1513-01
Radioselenomethionin (^{75}Se) 298
Radiosone 4988
Radiosterina 5709
Radiostol 5709
Radiotétrane 4157
Radiozima 6151
Radonil 1256
Radonin 1910
Radonna 1825
Radox 4848
Radsterin 5709
Rafa-Cortin 4703
Rafamebin 913
Rafamida-Tiazol 969
*Rafoxanid*** 3834
Rakomex 3825
Rakumex 272
RAL 3672
Ralabol 3749
Ralay 106 3481
Ralenta 1594
Raley 106 3481
Ralgin 1963
Ralgro 3749
Rally-A 4949
Rally-A-S 4972
Ralone 3749
Ralopar 4322-01
Ram 3365-03
RAM 327 4078
Rambufaside 6625
Rametin 6143
Rametin „Bayer" 3029
Ramidosan 4833
RAMP 6060
Ramy 3857
Ramycin 5861
Ran 2461
Ranato C 6107
Ranbisolone 4704
Rancortin 4949
Rancycline 4847
Randolectil 5299
Ranestol 203-17
Ranide 3834
*Ranimycin*** 2044
Ranitin 5487
Ranitol 4577
Ranizole 3834-01
Rankmin 2032
Ranocaine 3215
Ranorac 3906-03
Ranphenicol 1568
Ranquel 1138
Rantodil 4511
Rapacodin 3691
Raphetamine 1069-01
Rapidal 1964-01
Rapid-Gum 2325
Rapidocaina 2631
Rapidocillin 3066-04

Rapidorm 2331
Rapidosept 534
Rapilax 3541
Raporan 3008
Rapostan 3907
Raptalgin 4647
Raquiferol 5709
Raquixok „D“ 5709
Rarical 396-07
R.A.S. 1069
RaSaVé 6323
Raschit (K) 560
Rasedon 6142
Rasisemid 1825
Raspberin 567
Raspon 5194
Rassprin 950
Rastalid 653
Rastinon 2032
Rastomycin 2548-01
Rate-10 263
Rathimed 775-01
Rathimed N 411
*Rathyronin*** 2709
Raticida 3857
Ratiso 3857
Ratmaster 3857
Raubaserp 4577
Raubasil 4577
Raubasin 4577
Raucap 5895
Raudixoid 5895
Raufil 5895
Rauforin 4360
Raugal 5895
Raulen 5895
Rauloydin 5895
Raumalina 4577
Raumanon 373
Raunans 4275
Raunervil 5895
Raunormin „Orzan“ 5895
Raunormine 5875
Raunova 5951
Raupasil 5895
Raupin 3967
Raupresoid 5895
Raupyrol 5950
Raurescin 5950
Raurine 5895
Rausan 5895
Rau-Sed 5895
Rausedan 5895
Rausedyl 5895
Rauserpen-Alk 5895
Rauserpin 5895
Rausetin 5237
Rausingle 5895
Rau-Tab(s) 5895
Rautamin 149-01
Rautrin 5895
Rauvasan 4577
Rauvilid 5895
Rauwipur 5895
Rauwita 5895
Rauwoleaf 5895
Rauwolfin 4360
Rauwopur „Byk“ 5895
Rava 4959
Ravalgene 4618
Ravatril 2686
Ravecil 1699
Ravenil 3973
Ravizol 1845-08
Ravocaine 3215
Ravona 1766-02
Ravonal 1763
Ravotril 2686
Rayepen 3097
Ray-Gluciron 465-09
Raylina 3098
Ray-Nox 566
Rayodal 5922
Rayomiro 1828-02
Rayopake 727
Raythesin 1324
Razebil 2977
Raziosulfa 2746
*Razoxan*** 1726
Razoxin 1726
1489 RB 2526
RB-252 3008
RB 1466 5378
27-109 RC 1811
RC-12 4478
RC 61-91 4660
RC-167 5801
RC-172 160-01
RC-173 160-02
R.C. Chrome 1286-01
RCH 314 2715
R.C.M. 258 1983
R-Cycline 4847
Rd 292 1987
RD 310 4885
Rd 328 373-01
RD 406 2363
R.D. 1403 2903
RD 2801 5494
RD 3803 958
R.D. 9338 2006
R.D. 11654 1979
RD 12869 6417
R.D. 13621 2296
R.D. 13962 3548
R.D. 17345 2729
R.D. 20000 5318
Reactenol 4988
Reactimerck-Wirkstoff 2851
Reactivan-Wirkstoff 2851
Reactose 461
Reactrol 3900
Réactyl 566-04
Readicillin 3066
Reanimil 4222
Reanudan 1652
Reapam 3861
Reargon 814-01
Reasec 5806-01
Rea-tos 4075
Reazid(e) 88
Rebal 1352
Reborase 2074
Rebugen 2296
Rebun 2730
Rec 1/0060 1666
Rec 1/0185 3858
Rec 7/0040 5228
Rec 7/0052 4551
Rec 7/0267 4222
Rec 7/0518 3785
Rec 7/0544 3802
Rec 14/0127 4225
Rec 15/0019 4981
Rec 15/0122 2015
Rec 15/0180 2441
Rec 15/0691 5666
Recacid 274-01
Recalferol A 4439
Recalferol D_2 5709
Recanescin 5875
Recbonfilin 588-03
Recetan 3199
Recheton 3876
Rechtsmilchsäure 103
Recidol 3463

Reciogan 92
Reciomycin 5990-01
Recipavrin 3676
*Reciverin*** 4485
Recobilina 4225
Recobrin 375
Recofur 2015
Recognan 2657
Recolip 1923
Recolon 4169
Reconan (Oto) 5309
Reconox 1810
Recorcaina 2325
Recordil 3858
Recoveron 191
Recoveron „Armstrong-Mexico“ 857-01
Recrein 211-01
Rectabaine simple 5782
Rectadione 2689
Rectamigdol 1731-01
Rectanol 32
Rectasprint 950
Rectidon 1985-01
Rectisol 485
Rectitonsil 4 1731-01
Recto-Angesal 1731-01
Rectobaina 5782
Recto-Base 1731-01
Rectobion 4831
Rectobismu 1005-01
Rectobismutina 1731-01
Rectobru 1731-01
Rectocalcium 465
Rectocenga 6143
Rectociclina 4831
Rectocort 4746
Rectodelt 4639
Rectofasa 3906
Rectofasa-Bismuto 1731-01
Rectofuran 705
Rectogarmida 1731-01
Rectoglucon 465
Recto-Hosbon-Bi 1731-01
Rectoid 4746
Recto-Klari 4301-04
Recto-Labol 1731-01
Recto-Lafir-Bismutico 1731-01
Recto-Lagos 1731-01
Rectolmin-Bismutico 1731-01
Recton 1985-01
Rectopavonal 1731-01
Rectopenicillina 3066
Rectopirin 2266
Recto-Pulmo-Amigdalar-B 167-05
Rectosalyl 950
Rectotrava 1731-01
Rectules 33
Recuryl 2940
Recytomin 6143
Red 6142
Redamin 6143
Redavit B_{12} 6143
Red-B 6142-01
Redden 6588
Redeon 245
Redeptin 5730
Redicilin 3097
Redicres 2304
Redifal 1910
Redimyl 638
Redinal 1845
Rediralt 1956
Rediron 1956
Redisol 6143
Redisol-H 6142
Redocin 6020
Redomex 4256
Redonline 5122
Redoxon 393
Redskin 153
Red tetrazolium 3855
Reducdyn-Hauptwirkstoff 403
Reducin 3907
Reducto „Arcum“ 1992
Reducto (alte Form) 4301-02
Reducyl 1385
Redul 2222
Redulip 1957
Reduform 1073
Reduton 1381
Redux 4491
Refanizol 2461
Reflecta 2553
Reflex-Suppos. 2270
Reflexyn 1696
Refluit 2317
Reflux 451-17
Refobacin 4791-02
Reformin 1360
Refractil 3132
Refresh'n 790
Refugal 3336
Refuin 3052
Refungine 3311
Refusal 1467
Régacholyl 1507
Régacid 6044-03
Regadrin 1245
Regadrin (alte Form) 808
Regal „Andromaco“ 4491
Regal „Andromaco-Argentinien“ 1585
Regal „Andromaco-Mexico“ 2571
Regal „Ferrosan“ 5216
Regaspirin 950
Regastrol 2626
Regelan 1923
Regenasol 1821
Regenfor B_1 2040
Regenfor C 393
Regenicid 789
Regenon-Wirkstoff 2304
Regibon 2304
Region 786
Regitin(e) 3333
Regitrem 1034
Reglan 2626
Regletin 2888
Reglovar 5390
Regluton 1448
Regmolax 4188
Regnosone 4757
Regenol 1102
Regoxal 5217
Regredol 4958
Regresin-sine 4915
Regretos 4959
Regul-aid 4491
Regulane 5735
Reguletts 4163
Regulex 4491
Regulin „Gea; Medica; Nyco“ 1405
Regulin „Kwizda“ 2376
Regulin „Kwizda“ (neue Form) 1385
Regulin „Takeda“ 4076
Regulon 2738
Regutensin 1489
Regutol 4491
Rehibin 4799

Rehiston 3078-01
Reicaf 2779-02
Reichsteins Substanz S 4744
Reidamine 3365-03
Reinacin 3334
Reise-Engletten 3365-03
Reis-fit 3647
Reithritol 263
Rektandron 4089
Rektolax 4491
Rela 2100
Relact 2706
Reladon 4751
Relan Beta 2740
Relane 4261
Relanium 2970
Relanol 4674
Relapax 2970
Relapaz 2100
Relasom 2100
Relavit 281
Relavit-Inj. 649
Relax „Andrade“ 2706
Relax „Ion“ 1696
Relax „S.A.R.L.“ 2970
Relaxan (BDH bzw. Gea) 5843
Relaxant 1380
Relaxar 1380
Relaxil „Maney; Pelosi“ 2987
Relaxil (rumän. Präp.) 1381
Relaxil „Zambon“ 1380
Relaxin 465-08
Relaxin „Kyorin“ 2668
Relaxine „Meinsderma“ 950
Relax-Llano 1696
Relaxon 2970
Relaxo-Powel 2100
Relax-U-caps 2573-01
Relaxyl 1380
Relaxyl-G 1381
Relay 950
Relbapiridina 1559
Relbazon 1883
Release-V 4136
Relefact LH-RH 6126
Relefact TRH 3153
Relenol 4674
Relestrid 1696
Reliberan 2987
Relicor „Azevados“ 4661
Reliezen 2970
Relisorm L 6126
Reliveran „Finadiet“ 2626
Reliveran „Schweitzer-Venezuela“ 1245-03
Relizon 1567
Relmus 5583
Relociclina 4848
*Relomycin*** 6084
Reltine 3784
Relvène 5898-01
Relypen 3097
Remaxan 4267
Remazin 3907
Remdue 4545
Remedecan 3691-02
Remeflin 4222
Remestyp 6653
Remestyp (alte Form) 1031
Remicaine 2631
Remicard 2631
Remicitron 396-04
Remicyclin 4847
Remiderm 5289
Remimycin 6076
Remin „APM“ 950
Remin „Lilly“ 1669
Remine 3078-01
Remnos 2706
Remodin 761
Remoflex 509
Remophan 2951-09
Remoplix 3281
Removine 3365-03
Remoxil 3098
Remsed 3349
Remyolan 5843
Renactid 6156
Renafur 734
Renaglandin 1083
Rénaleptine 1083
Renalina 1083
Renalsulfa 1192
Renamid 161
*Renanolon** 4763
Renarcol 32
Renarcol „Byk“ 1380
Renascin 5957
Renasul 993
Renazide 2498
Renborin 2970
Renbu 1425
Rencal 497-01
Renelate 451-17
Renese 1604
Renex 1825
Renitol 485
Renoform 1083
Renografin 1513-01
Renogram 1846
Renolin 975
Renolon 950-04
Reno-M 1513-01
Renon 2401
Renopaque 1513-01
Renoquid 1906
Ren-O-sal 345
Renostypticin 1083
Renostyptin 1083
Renosulfan 1625
Renotest 989
Renovan 1381
Renovist 1513-01
Renstamin 3423
Rental 437
Rentopren 3066
Rentovet 3564
Renumbral 939
Renurix 2184-02
*Renytolin*** 4503
Reociclina 4847-02
Reocolp 3850
Reocorin 5237
Reomax 2172
Reorganin 1381
Reostral 1138
Reoxyl 5826
Repal 3736
Reparal 4142
Reparil 6123
Repeltin 3662
Repen-VK 3069-01
Repestrogen 5182
Repocal (alte Form) 800
Repocal (neue Form) 1766-02
Repocobe 6143
Repodral 1812
Repo-Estra 5182
Repo-Estro Med 5182
Repoid 5895
Repoise 5299
Reposal „Novo“ 2543
Reposal „Ocefa“ 2987

Reposamal 2543
Reposan 2365
Reposepan 2970
Reposil 2992
Reposterone 5547
Repo-Test 5547
Repo-Testro Med 5547
Repper-DET 1990
Represil 4203
Repriscal 1131-01
Repromap 5337
*Repromicin*** 6627
*Reproterolhydro-chlorid*** 3703
Repudin-Special 1990
Repulson 6169
R-E-S 5895
Resa 5895
Resactin A 2900
Resan 3097
Resantin 4978
Rescaloid 5950
Rescamin 5950
Rescimin 5950
Rescin 5950
Rescinal 5950
Rescinate 5950
*Rescinnamin*** 5950
Rescinol 5950
Rescisan 5950
Rescitens 5950
Rescitensina 5950
Rescupal 4688
Resedrex 5895
Resedril 5895
Rese-Lar 5895
Reseptyl 1802
Reseran 13 3738
Reser-Ar 5895
Reserbal 5895
Resercaps 5895
Resercen 5895
Resercrine 5895
Reserfia 5895
Reserjen 5895
Reserlor 5895
Reserp „Wander" 5895
Reserpal 5895
Reserpamed 5895
Reserpanca 5895
Reserpaneed 5895
Reserpene 5895
Reserpex 5895
Reserpidefe 5895
Reserpil 5895
Reserpilin 5122
*Reserpin*** 5895
Reserpinin 5950
Reserpinol 5895
Reserpintriacat 5895-03
Reserpka 5895
Reserpoid 5895
Reserpur 5895
Resersana 5895
Resertene 5896
Reserutin 5895
Resi 5316
Resiatric 5895
Resibufogenin 5316
Resil 1381
Resiloid 5950
Resincolestiramina 4953
Resine 5895
Resipal 5950
Resistab 3149
Resistamine 3136
Resistomycin 4797
Resistomycin „Bayer" 3819
Resistopen „Bristol; Squibb" 3896
Resistovites 4439
Resitan 4136
Resithione 1448
Resitox 2499
Resivit 2762
Reskiron 21
Resmin-Inj. 3365
Resmin-Powd. 3365-07
Resmit 3008
Resobantin-Wirk-stoff 4675
Reso-Bronkotal 1745
Resocalm 5895
Resochen 3736
Resochen S 3736-04
Resochin 3736
Resocyanin 1186
Resomicina 4847
Resomicina P 4847-01
Resomine 5895
Resoquina 3736
*Resorantel*** 2137
Resorcin 358
Resorcinol 358
Resorcinphthalein-Natrium 4159
Resormol 3069
Resorptol 6067
Resotren 3736-02
Respacal 6590
Respaire 272
Respectol 2374
Respenyl 1381
Respifral 1745
Respigon 5316
Respil 1381
Respil „Adelco" 5895
Respilène 5177
Respir 3190
Respirex 5177
Respiron 4489
Respirot 2085-01
Respital 5895
Resplamin 469
Resplegum 2671
Resplen 5307
Resprim 2548-01
Restal 1767
Restamin 3365
Restamin (Powd., Tabl. for infants) 3365-09
Restamin S 3365-07
Restansia 1138
Restar 3365-07
Resteclin 4847
Restenacht 4422
Restene 5950
Restenil 1138
Restetal 671
Resticort 4949
Restimao 1094
Restin 3365
Restin-Elixir 761
Restolon 6020
Reston M 3078-01
Reston-Powd. 3365-09
Restore 4463
Restoren 3892-01
Restpearl 1325
Restran 5895
Restrol 3582
Restrol „Inibsa" 5064
Restropin 3732
Restryl 2573-01
Restryn 1385-01
Resucil 211-05
Resulfina 1594

Resulfon 631
Result 6020
Restwel 1575-08
Resyklin 5832
Resyl 1381
Resyll 5895
Retabolil 5711
Retalon aquosum 3717
Retalon-Lingual-Tabletten 4884
Retalon oleosum 5276
Retalon-Oral-Tabletten 4827
Retalon-Salbe 3667
Retamid 1594
Retamin 5663
Retandrol 5674
Retandros-200 5547
Retar-B_1 3469
Retar-B_{12} 6142
Retarcilina 3066-05
Retarcyl 549-12
Retardan 1754
Retardillin 3066-04
Retardin 5806-01
Retard-Koronar-dilatator „Azu-pharma“ 388
Retardon 1593
Retardsulf 1593
Retar-gen A 5616
Retar-gen E 5529
Retar-gen P 5618
Retarpen „Bio-chemie“ 3066-05
Retarpen „Castillon“ 3097-03
Retasulf 1908
Retasulfin 1594
Retavin B_{12} 6142
Retcin 5990
Retencal 250-03
Retenema 5608
Retens 4848
Retensin 5843
Retentin 2446
Retentós 4836
Reteroid 4591
Retestrin 5182
Retet 4847
Retex 5127
Reticulin 997, 4786
Reticulogen 6143
Reticus 5320
Retidex B_{12} 6143
Retifon 4847
Retilian simplex 2355
Retilon 2961
Retin A 4411
Retinoesäure 4411
Retinoic acid 4411
*Retinol*** 4439
Retinolacetat 5007
Retinolpalmitat 5977
Retinolpropionat 5196
Retofar 411
Retografin-Wirkstoff 1513-01
Reton 1992
Retozide 373
Retrangor 3247
Retroid 4591
Retro-Conray 1514-02
Retrocortin 4639
Retrone „Merrell“ 4698
Retrone „Roche“ 4591
Reubenil 4866
Reu-Bon 2266-13
Reuchetal 3876
Reudazil 1213
Reudo(x) 3906
Reufenac 1547
Reufinis 2605-01
Reuflex 509
Reugaril 1213
Reulatt S.S. 395
Reulin 1213
Reumabutal 3907
Reumachlor 3736
Reumacid(e) 3850
Reumacif 549-02
Reumadolor 3850
Reumagrip 1213
Reumajust A 2387
Reumalon 2953
Reumanova 2266-13
Reumaphen 3906
Reumaquin 3736
Reumaric 3000
Reumartril 2953
Reumasedina 2266-13
Reumasyl 3906
Reumatex 3907-01
Reumatidermol 549-08
Reumatin 3850
Reumatosil 3281
Reum-Atox 2237
Reumaxil 509
Reumazin 3906
Reumazol 3906
Reumilene 3150-01
Reumina 2951-02
Reumital 1213
Reumo-Campil 3876
Reumoftal 2266-13
Reumoide 3737
Reumo-Termina 2266-01
Reumotranc 2266-13
Reumox 3907
Reumune 3906
Reumuzol 3906
Reupirin 3527
Reupiron 3281
Reupolar 3906
Reuprosal 1322
Reutan 2962
Reutissome 4004
Revac 4491
Revasa(n) 4519
Revatrinhydrochlorid 4381
Revercaf 2779-02
Reverin 5586
Revertina 1777
Reves 2992
Revibol 942
Reviten 1834
Revival 2192
Revival „Grünau“ 3192
Revivan 811
Revivon 5524
Revocain 2325
Revonal 2992
Revoxyl 2796
Revulex 2266-17
Revulsin 2153
Rexamycin 4847
Rexamid 3733
Rexamin A 4439
Rexamin B 2040
Rexamin C 393
Rexamin D 5709
Rexan 1567
Rexcilina 3310
Rexicor 5237
Rexigen 3056
Rexiode 919
Rexipen-VK 3069-01
Rexocaine 2909

Rexolate 548
Rexulfa 1593
Rezerpin 5895
Rezifilm-Wirkstoff 448
Rezipas 569-03
Rezistomicin 3819
Rezonyl 203-01
RG 270 1864
RG 305 2287
R-Gene 483-01
RGH-4405 6562
RGH-4406 6488
RH-565 6491
RH-32 565 6491
Rhaetocain 1026
Rhaponticin 4587
Rhapontin 4587
Rheaform 909
Rhenocain 2913
Rheopak 920-01
Rhetinic acid 5832
Rhetinol 5832
Rheumacyl 1006
Rheumaex 567
Rheumafar 3850
Rheumal 3906
Rheumalgin 3876
Rheumapax 3907
Rheumapyrin 950
Rheumaron 950-07
Rheuma-Salbe O.W.G. 314-07
Rheumatherapeuticum „Azuchemie" 2387
Rheumatin 5566-01
Rheumatol 567
Rheumatol „Tosse" 3969
Rheumatophine 2951
Rheumin 2951
Rheumintabletten 950
Rheumon 3568
Rheumox 3117
Rheures 2387
Rheusyth 2266-12
Rhex (regulans) 1380
Rhinactin 3189
Rhinagutt 2265
Rhinal 2461
Rhinalator 1069
Rhinantin 2461
Rhinantol 275
Rhinasco 1077
Rhinaspray 2265
Rhinathiol 275
Rhinazin 2461
Rhindecon 1072
Rhinetten 1758
Rhinex 2461
Rhinihist 3078-01
Rhinityl 680
Rhino-Benzo 2536
Rhinocain 6452
Rhinocillin 3066
Rhinocrome 5058-01
Rhinodol 2536
Rhinofrenol 3190
Rhinogutt 2265
Rhinogutt (alte Form) 1331
Rhinokalixan 3819
Rhinol 2265
Rhinolitan 3190
Rhinon 2461
Rhinoperd 2461
Rhinopront-Nasentropfen (-Spray) 2233
Rhinoptil 1758
Rhinosan 3190
Rhinosol 680
Rhinospray 2265
Rhirhitin-K_2 5832-02
Rhocya 6-01
Rhodacryst 6143
Rhodallin 190
Rhodarsan 2192
Rhodavin 6143
Rhodavite 6143
Rhodazil 2426
Rhodialothan 24
Rhodine 950
Rhodochin 3462
Rhodoquine 3462
Rhodotoxin 5038
Rhodulinorange NO 3331
Rhomatoryl 3906
Rhomethocarb 1696
Rhomex 203-07
Rhonal 950
Rhuemazone 3907
Rhumax 549-02
Rhusal 950
Rhynaspray 2265
Rhythm 673-01
Rhythmaton 4360
Rhythmes 214
Rhythmidine-Amp. 4302-02
Rhythmol 5610
Riabal 4952
Riacon 60
Rianil 5064
Riba 3354
Ribalgilase 6170
Riball 228
Ribastamin 3505
*Ribavirin** 832
Ribazol 2544
Ribena 393
Ribex 2324
Ribibca 3354
Riblanc 5857
Ribo 3394
Riboazauracil 819
Ribobutin 5900
Ribocrisina 3354
Riboderm 3354
Riboflavan 3354
*Riboflavin*** 3354
Riboflavinbutyrat 5900
Riboflavinmonophosphat 3394
Riboflavinnicotinat 6021
Riboflavinum mononucleotidum 3394
Ribofosfina 3394
Ribofosforil 3394
Ribolacton 3354
Ribomicin 4791-02
Ribonosine 1290
Ribonuclease 6170
Ribo-Phos 3394
*Riboprin*** 2873
Riboral-Wirkstoff 2032
Ribosyn 3354
Ribostamin 3505
*Ribostamycin*** 3505
Ribothiamina 2040
Ribotinic 3354
Ribotone 3354
Ribovel 3354
Ribovin 3354
Ribo-Vitan 3354
Ribovit B_2 3354
Riboxal 3354
Ribozyme 3394
Ribrin 2571
RIC 272 2992
Ricaine 3477

Richtedin 6060
Rickamycin 4144
Ricketon 5630
Riclor 4521
Ricomicina 4521
Ricortex 5155
Ricridène 6261
Ricycline 4847
Ridazine 4310
Riddobetes 2111
Rid-Esy 725
Ridinol 4326
Ridzole 390
Riedelcaina 2325
Riedemil 4760
Rifa 6060
Rifadin(e) 6060
Rifagen 6060
Rifal 6060
Rifaldazine 6060
Rifaldin 6060
Rifalex 3053
Rifam 6060
Rifamazin 6661
Rifamicina 5983
*Rifamid** 6059
Rifammide 6059
*Rifampicin*** 6060
Rifampin 6060
*Rifamycin*** 5983
Rifamycin AMP 6060
Rifamycin M-14 6059
Rifamycin SV 5983
Rifaprodin 6060
Rifobac 6060
Rifocin(a) 5983
Rifocin M 6059
Rifocyna 5983
Rifoldin(e) 6060
Rifonilo 6060
Riforal 6060
Rifosten 5983
Rifomycin SV 5983
Rigaminol 4791-02
Rigecoccin 561
Rigedal 388
Rigelocan 3178
Rigelon 1926
Rigenicid 789
Rigenox 2217
Rigesol 1902
Rigetamin 5890-01
Rigidyl 4043
Rikavarin 853
Riker 52 G 6169
Riker 545 935
Riker 546 211-02
Riker 548 3195
Riker 594 1368
Riker 595 5299
Riker 601 1874
Riker 760 3885
Rikodeine 3691
Rilansyl 1567
Rilaquil 1567
Rilassil 2668
Rilassol 1567
Rilatin 2564
Rilax 1567
Rilaxan 4163
Rilton 369
Rimactan 6060
*Rimantadin-hydrochlorid*** 2077
Rimaon 2772
*Rimazoliummetil-sulfat*** 2334
Rimbonil 1731-01
Rimetin 2626
Rimicid 373
Rimidol 2461
Rimifon 373
Riminophenazine 5561
Rimipas 373-01
*Rimiterolhydro-bromid*** 2007
Rimitsid 373
Rimmalcor 5491
Rimskin 3981
Rinard 4046
Rinatiol 275
Rinazina 2461
Rincholine 316
Rincorten 4703
Rincrol 1926
Rinderon 4950
Rinderon V 5608
Rinder-Vasopressin 6093
Rindex 4825
Rineptyl 680
Rinerge 3190
Rinesal 3053
Rinesteron 4950
Rineton 5289
Rinex 1077
Rinidol 2536
Rinil 583
Rinisol 1077
Rinitol 2461
Rinofan 275
Rinofug 2461
Rinogan 583
Rino-Nessa 2233
Rinver B 2040
Rinver C 393
Rinverfons 373
Rinvertiazol 969
Riocyclin 4847-01
Riomitsin 4849
Riomycin 3097
Ripamisin 6060
*Ripazepam*** 2789
Ripercol 1585
Ripercol-L 1587
Riphole N 1454
Riporest 2992
Riposon 422
Ripresil 6151
Riptonin 826-01
Riripen 4004
Risatarun 644-01
Rischiaril 644-01
Riself 1618
Riseptin 4778
Riserpa 5895
Risidon retard 214
*Risocain** 1324
Risolid 2987
Risordan 388
Rispasulf 4023
Ristadyl 3365
Ristat 345
Ristogen 2387-01
Risulfasens 1593
Risulpir 1910
RIT 1140 5813
Ritabolin 5596
Ritalin 2564
Ritamine 6143
Ritantol 5915-01
Ritardovit B_{12} 6142
Ritarsulfa 1910
Ritasend 6040
Ritinsan 5832
Ritlavin 3354
Ritmocor 4302-05
Ritmodan 4725
Ritmos 4360
Ritmos „Elle“ 4889

Ritmusan 4977
*Ritodrinhydrochlorid*** 3374
Ritosept 2116
Ritromin 6020
*Ritropyrroniumbromid*** 4101
*Ritrosulfan*** 1491
Rivafurazon 354
Rivanol 2772
Rivased 5895
Rivasin 5895
Rivatril 2686
River 726
Riverpen 3066-04
Rivivol 1088
Rivocillin 3097-01
Rivomycin 1568
Rivon 1480
Rivopon-H 705
Rivopon-O 717
Rivopon-S 354
Rivosil 726
Rivotril 2686
Rixamone 964
Rixapen 3302
Rize 3009
Rizinomycine 5756
Rizinsan A 6044-01
Rizinsan AL 6044-03
Rizinsan K 6044-02
RJ-64 2120
RL-50 274-02
RMC 3069-01
RMI 6792 4351
RMI 9918 5879
RMI 11877 DA 4240
RMI 11894 3499
RMI 14654 4540
RMI 14676 3884
RMI 16289 5484
RMI 16312 5485
RMS Petrasch 103
R-Mycine 1568
RN-4 6021
Ro 1-4849 3550
Ro 1-5130 1102
Ro 1-5155 369
Ro 1-5431 3410
Ro 1-5470 3723
Ro 1-5470/5 3724
Ro-1-5470/6 3725
Ro 1-6463 1445
Ro 1-6794 3409
Ro 1-7627 3533
Ro 1-7683 3339
Ro-1-7700 4045-01
Ro 1-7977 169
Ro 1-9213 96
Ro 1-9334 5754
Ro 1-9569 4076
Ro 2-0404 4516
Ro 2-1160 771
Ro 2-2222 4877
Ro 2-2453 2901
Ro 2-2985 5939
Ro 2-3198 1444
Ro 2-3248 3286
Ro 2-3661 3394
Ro 2-3773 4908
Ro 2-4969 2210
Ro 2-5803 5610
Ro 2-7113 3729
Ro 2-7638 5962
Ro 2-9009 5516
Ro 2-9578 4691
Ro 2-9757 136
Ro 2-9915 141
Ro 3-4787 3172
Ro 4-0288/1 5239
Ro 4-0403 3564
Ro 4-1544-6 1855
Ro 4-1575 4256
Ro 4-1634 2023
Ro 4-1778/1 4283
Ro 4-2130 1256
Ro 4-3476 1596
Ro 4-3816 6072
Ro 4-4393 1911
Ro 4-4602 1409
Ro 4-5282 2017
Ro 4-5360 2706
Ro 4-6467 2057
Ro 4-8347 4591
Ro 5-0690 2987
Ro 5-0810/1 5979
Ro 5-0831 1875
Ro 5-2092 2697
Ro 5-2180 2695
Ro 5-2807 2970
Ro 5-3307/1 1338
Ro 5-3350 2381
Ro 5-4023 2686
Ro 5-4200 2960
Ro 5-4556 3008
Ro 5-5807 3545
Ro 5-6574 4690
Ro 5-6789 2696
Ro 5-6901 4545
Ro 5-9110/1 4233
Ro 5-9754 2547
Ro 6-0787 5179
Ro 6-2153/12 F 2548-02
Ro 6-2580/11 2548-01
Ro 6-4563 3740
Ro 6-5403 5096
Ro 6-6616 2973-01
Ro 7-0207 620
Ro 7-1051 1850
Ro 7-1554 645
Ro 7-2956 6280
Ro 7-4488/1 5467
Ro 7-6102 3870
Ro 7-8408 2687
Ro 8-6270 3153
Ro 09-0049 6265
Ro 10-6336 3343
Ro 10-8756 3098
Ro 11-1430 6580
Ro 20-5720/000 6356
Ro-Ampen 3097
Roan 469
Ro-A-Vit 4439
Ro-A-Vit (Roavit) 5977
Robablesix 4572
Robalate 49-02
Robal DP 3667
Robal-Tabl. 4884
Robam 1138
Robamate 1138
Robanul 4100
Robarb 1767
Robaxin 1696
Robelvit 6143
Robengatope 4149
*Robenidin-hydrochlorid*** 2727
Robenz 2727
Robenzidene 2727
Roberazyd 373
Robercain R 5700
Robese 1070
Robezon 726
Robicillin VK 3069-01
Robicyclan 4847
Robidone 3628
Robimycetin 1568
Robimycin 5990
Robinal 4100
Robinax 1696
Robinul 4100

Robioncia	5849
Robisellin	373
Robistan	847
Robitet	4847
Robitrin	4264
Robitussin	1381
Robizone-V	3906
Roboral	4764
Robumycon-Hauptwirkstoff	1211
Rocain	2325
Rocaine	2631
Rocapyol	751
Rocar	683-04
Rochipel	4033
Rociamin-plus	2304
Rocilin(-VK)	3069-01
Ro-Cillin	3345
Ro-Cillin VK	3069-01
Rocional	2779-03
Rocofin	4860
Rocornal	1412
Rocpyrin	761
Ro-cycline	4847
Rodalina	190
Rodalon	4782
Rodameb	2527
Rodanca	6-01
Rodathiamine	2040-04
Rodenal	4449
Rodilen	4368
Rodilone	3033
Rodina	950
Rodipal	4033
Rodismin	4059
Rodiuran	726
*Rodocain**	3718
Rodomicina	4848-01
Rodopyrin	950
Rodryl	3365
Rö 101	1893
Roeridorm	606
Rofagin	411
Ro-Fedrin	1392
Rofenaid 40 S	2547-01
Rofenid	3000
*Rofluran***	76
Rogalin	1354
Rogitine	3333
Rohipnol	2960
Ro-Hist	3136
Rohrzucker	2091
Rohydra	3365
Rohypnol	2960
Roin	5487
Roinin	5237
Roipnol	2960
Rojamin	6143
Rokubion	815
Rolacitron	396-04
Rolactil	3315
Roladek	5341
Rolazine	731
Rolazote	3607
Rolazote ,,Lando"	5608
Rolciclina	4847-07
Roldiol	4313
Rolesone	6031
*Roletamid***	3090
Rolicton	1090
Rolicypram	2506
*Rolicyprin***	2506
Roliderm	5271
Rolintrex	2779-02
Rolisone	6031
*Rolitetracyclin***	5586
Rolitrin	3340
Rolo B 2	3354
Rolo B 6	815
Rolo-12	6143
Rolobrium	2987
Rolo-C	393
Rolocetamid	786-01
Rolocin	761
*Rolodin**	2468
Rolopar	203-07
Rolserp	5895
Rolstigmin	2071
Rolsul	2189
ROM-203	4402
Romanil	5802
Romanit	6038
Romavit	566
Romazal	2387
Romecil	3069-01
Romecor	2003
Romedat A forte	4439
Romedat D_2	5709
Romedat D_3	5630
Romeph	1380
Romergan	3349
Rometin	909
Romezin	1592
Romicil	5962
Romicol	369
Romidon	4958
*Romifenon***	2260
Romilan	3723
Romilar	3724
Rominophyllin	1373
Romosol	431
Romotal	2196
Romparkin	4449
Rompun	1970
Romtiazin	3348
Romycil	5962
Ronal	950
Rondar	2696
Rondelim	203-01
Ronderil	3907
Rondimen	2017
Rondomicina	4825
Rondomycin	4825
Roniacol	369
Ronicol	369
Ronicotin	337
*Ronidazol**	390
Ronin	1559
Ronnel	725
Ronozol	329
Ronpacon	1827-02
Ronphenil	1568
Ronton	639
Rontyl	726
Ronycin	337
Ronyl	942
Ro-Orphena	3681-01
Roosferro	465-09
Ro-Papav	4223
Rophacetin	1568
Rophacycline	4847
Rophamethazone	4949
Rophen	1845
Rophene	4330
Ro-Phylline	588
*Ropizin**	5233
Roplicina	3097
Ropoxyl	1951
Ropred	4639
Ropredlone	4704
Ropten	969
Roquessine-Wirkstoff	5358
Roquine	3736
Roracyn	4847
Rorasul	3527
Roridin A	5763
Rorifon	1459
*Rosamicin**	5863
Rosamicinbutyrat	6634

Rosamicinpropionat 5941
Rosamicinstearat 5863-01
Rosamit 5352
Rosapin 5280
Rosaramicin 5863
Rosat 6297
Roscal 5327
Roscillin 3097
Roscomycin 1568
Roscopenin 3069-01
Rose bengal I 131 4149
*Rose bengal sodium (^{131}I)*** 4149
Rosemide 1825
Roseocin 3819
Roseramin 1926
*Roseum bengalense natricum (^{131}I)*** 4149
Rosimon-Neu-Ampullen 5110-01
Rosindol simple 1696
Rosobiotic 6020
Rosolio-Wirkstoff 1245-03
Rosonal 187
*Rosoxacin*** 6434
Rosoxol 1625
Rossobivit 6142
Rossomicina 5990-01
Rotacin-Caps. 5990-01
Rotacin-Syr. 6070
Rotamebin 786
*Rotamicillin*** 6618
Rotamin 6143
Rotamycin 1568
Rotardon 1594
Rotazole 1309
Rotenon 5069
Rotesar 2051
Rotersept 4972
Rothalid 3256
Rotilen 4825
Rotondin 1954
*Rotoxamintartrat*** 3081
Rotropin 4400
Rouge Congo 5865
Rouge de Phénol 3841
Rouge Trypan 5866
Roug-Mycin 6020
Rougoxin 6033
Roulone 2992
Rounox 761
Roupin 203-07
Rouqualone 2992
Rovalgin 2270
Rovamicina 6069-01
Rovamycine 6069-01
Rovan 1754
Roviciclina 4847
Roviclor 1568
Rovimix H 1427
Rovixida 4791-02
Rowapraxin 4860
Rowell 4860
Rowol-lax 4163
*Roxarson*** 345
Roxel 5895
Roxenol 751
Roxifen „Miquel“ 373
Roxifen „Sigurtà“ 4400
Roxilon 6054
Roxilon inyect. 6120
Roxinoid 5895
Roxochemil 6020
*Roxoloniummetilsulfat*** 5988
Roxomicina 6020
*Roxoperon*** 3985
Roxstan 2704
Roxy 4849
Roxyl 950
Roxyl „Star“ 2352
Roxyn 1388
Roxytropyl 3732
Royalcor 5361
Rozex 5950
40 R.P. 2815
46 R.P. 2199
143 R.P. 400
146 R.P. 1254
177 R.P. 3473
245 R.P. 1763
866 R.P. 5148
2090 R.P. 969
2166 R.P. 2857
2168 R.P. 685-01
2224 R.P. 1009
2254 R.P. 1655
2255 R.P. 612
2256 R.P. 1975
2259 R.P. 1976
2275 R.P. 631
2339 R.P. 3398
2512 R.P. 4036-01
2535 R.P. 4364-01
2591 R.P. 341
2632 R.P. 1592
2740 R.P. 2842
2750 R.P. 3136
2786 R.P. 3423
2831 R.P. 891
2856 R.P. 3498
2921 R.P. 80
2971 R.P. 2843
2980 R.P. 815
2987 R.P. 3661
3015 R.P. 3071
3038 R.P. 4082
3177 R.P. 952
3203 R.P. 523
3276 R.P. 3348
3277 R.P. 3349
3356 R.P. 4033
3359 R.P. 1707
3377 R.P. 3736
3389 R.P. 3350
3554 R.P. 3709
3602 R.P. 1380
3668 R.P. 5807
3697 R.P. 5843
3735 R.P. 4298
3799 R.P. 1481
3828 R.P. 4058
3854 R.P. 1921
4207 R.P. 1283
4270 R.P. 3607
4420 R.P. 2113
4423 R.P. 3236
4482 R.P. 398
4560 R.P. 3315
4632 R.P. 3650
4753 R.P. 1858
4763 R.P. 2527
4841 R.P. 2668
4891 R.P. 4036-02
4909 R.P. 3983
5015 R.P. 373
5171 R.P. 5168
5172 R.P. 161
5278 R.P. 5377
5293 R.P. 3314
5337 R.P. 6069-01
6140 R.P. 4286
6171 R.P. 3909
6484 R.P. 4361
6549 R.P. 3662
6847 R.P. 3653
6870 R.P. 3147
6870 R.P. soluble 3148
7044 R.P. 4024
7162 R.P. 4355

7204 R.P. 3944
7293 R.P. 6079-01
7452 R.P. 858
7522 R.P. 1594
7676 R.P. 623-01
7843 R.P. 4983
7891 R.P. 1941
8030 R.P. 3303
8228 R.P. 2565
8243 R.P. 237
8357 R.P. 5402
8595 R.P. 255
8599 R.P. 4057
8823 R.P. 411
8909 R.P. 4558
9153 R.P. 4566
9159 R.P. 4930
9671 R.P. 6655
9712 R.P. 2188
9715 R.P. 4215
9760 R.P. 2208
9778 R.P. 1054
9921 R.P. 6169
9955 R.P. 2183
9965 R.P. 4912
10090 R.P. 450
10192 R.P. 4521
10248 R.P. 1368
10257 R.P. 1874
10768 R.P. 2121
11589 R.P. 2209
11614 R.P. 4936
11974 R.P. 1922
12222 R.P. 5451
12278 R.P. 5657
12833 R.P. 2515
13057 R.P. 5569
13245 R.P. 3768
13607 R.P. 912
13907 R.P. 1008
14593 R.P. 646
15208 R.P. 1034
16091 R.P. 2730
18429 R.P. 853
18631 R.P. 5947
19366 R.P. 5328
19551 R.P. 5954
19552 R.P. 6015
19560 R.P. 6412
19583 R.P. 3000
20517 R.P. 6387
20578 R.P. 6193
21823 R.P. 3777
22050 R.P. 5917
22410 R.P. 4395
26354 R.P. 6185
31559 R.P. 6645
RP-Mycin 5990
RR No. 32705 6602
RS 570/T 230
RS-1301 5101
RS-1320 5511
RS-1401 AT 5271
RS-2106 5016
RS-2177 4922
RS-2208 4890
RS-2252 5257
RS-2317 5501
RS-2874 3977
RS-3268 R 5687
RS-3540 2477
RS-3650 2477-01
RS-3694 R 5262
RS-3999 5288
RS-4034 2514
RS-4464 5249
RS-4691 4592
RS-6245 1128
RS-6818 3266-01
RS-7337 6353
RS-7540 3266
RS-8858 6361
RS-9390 6570
R & S 218-M 5598
R & S 5205-M 5680
RSV 6323
RTC 832
RU 1881 4038
RU 2323 6535
RU 3959 3849
RU 4723 2972
RU 4733 3000
RU 15060 2433
RU 15350 6192
RU 15750 4177
RU 17000 6409
RU 17033 6573
Ru-B_{12} 6143
Rubaseptyl 4782
Rubatone 3906
Rubavit 6143
Rubazin 1883
Rubentin 6143
Rubenzim 6151
Rubesol 6143
Rubesol-LA 6142
Rubiazol I 1883
Rubiazol II 2191
Rubiazol A 386
Rubiazol injectable 3549
Rubicrest 6143
Rubidazonhydrochlorid 5917
Rubidomycinhydrochlorid 5569
Rubigen 4076
Rubion 6143
Rubitard B_{12} 6142
Rubitrate 6143
Rubivitan 6143
Rubivite 6143
Rubixyl 6020
Rubolan 6151
Rubomycin 5569
Rubracina 6020
Rubraluy 6143
Rubramin 6143
Rubramin OH 6142
Rubranova 6142
Rubraroc-500 6143
Rubratope 6146
Rubratope Co 57 6144
Rubren 5220
Rubriment 2153
Rubrine 6143
Rubripca 6143
Rubrocid 6020
Rubrocitol 6143
Rubrocol 4814
Rubromycin-Syr. 6070
Rubromycin-Tabl. 5990-01
Rubron 6143
Rubrophen 4814
Rubrosal 2985
Rubrosil 1883
Rubrovit 6143
Rubrovit 1000 Depot 6142
Rubrum Congoensis 5865
Rubyl 4301-04
Rubyvit 6143
Rucaina 2631
Rucetin 5573
Rucronyl 451-14
Rudegrisina 3284
Rudilin 4046
Rudotel 3008
Rübenzucker 2091
RU-EF-Tb 373
Ruelene 2046
Rufai-B 13 314-17
Rufai-H 1427

*Rufocromomycin*** 5377
Rufol 993
Rufol-Carbone-Wirkstoff 3263
Rufol-Charbon-Wirkstoff 3263
Rugo 4127
Rugulosin 5799
Ru-Hist 3078-01
Ruhmal-Wirkstoff 697
Rulivan 6143
Rulo-Fer 149-01
Rumapax 3907
Rumarid 950-04
Rumasal 950-07
Rumer simple 1442-01
Rumilet 5821
Rumoxil 3907
Runcut 469
Runova 6142
Ruocid 631
Rupis 2657
Ruppit 5821
Ruscogenin 5626
Ruscorectal 5626
Ruspirin 950
Rutabion 5573
Rutacel 4099
Rutamin 5573
*Rutamycin*** 6602
Rutascol 5573
Rutavit 5573
Rutgers 612 882
Rutice-inyect. 5573
Ruticina 3334
Rutiflavona 5573
Rutiladbi 5573
Rutilemone 5898
Rutin 5573
Rutinetas 5573
Rutinhydrochloro-thiazid 5880-01
Rutinibys 5573
Rutinion 5573
Rutinon 5573
Rutinsol 5573
Rutinun 5573
Rutiorzan-simple-Compr. 5573
Rutisan 5573
Rutocide 5573
Rutonal(e) 1533
Rutorbin 5573
*Rutosid*** 5573
Rutozyd 5573
Rutranex 549
*Ruvazon*** 1899
Ruven 5898
Ruvit 5573
Ruvite 6143
Ruvitil 5573
RX 285-M 5514
RX 6029-M 5765
RX 67408 2384
RX 71107 6235
Rydar 4260
Rydrin 4046
Ryegonovin 4347-01
Ryegostin 5890-01
Ryfen 349-01
Rykellin 2436
Rymazoliummethylsulfat 2334
Ryomycin 4849
Rynacrom 5058-01
Ryotol 349-02
Ryser 5895
Rystal 761
Rythmocardin 263
Rythmodan 4725
Rythmodul 4725
Rythrocaps 6070
Rytmalin 4360
Rytmil 4811
Rytmilax 4811
Rytmonorm 4667
Rytonate 4491
Ryuato 3415-02

768 S 1954
1600 S 2619
3500 S 1706
4105 S 5383
10275-S 4117
10364-S 5454
S 1-1236 4400
S 2-127 1321
S 7 1801
S 8 3365
S 9-888 5124
S 22 2035
S 23/46 2719
S-45 4043
S 46 1644
S 51 3365
S 62 1352
S 78 4136
S 85 1947
S 94 4875
S-108 3108-01
S-109 3078-01
S 115 337
S. 131 527
S-140 2857
S. 186 1131-01
S-211 950
S 216 2134
S 222 3908
S-232 5961
S 314 5794
S-486 3022
S 567 2330
S 604 1497
S 650 3491
S-804 3008
S 805 3566
S 940 3029
S-1210 6004
S 1290 4517
S 1530 2983
S 1540 6617
S 1592 6539
S 1688 3700
S 1694 6564
S 2300 4912
S 2395 3206
S 2620 5488
S 3440 5679
S 3608 6413
S 3612 2839
S 3760 5016
S 4004 2639
S 4216 4031
S 7481/F1 6659
S-8527 5675
S 9700 4958-01
S 31252 3109
SA-7 3145
SA 79 4667
SA-97 3981
Sa 217 1326
Sa 267 4493
SA-412 1908
SA-504 3414
Saal-F 2387
Sabacid 5139
Sabalamin 6151
Sabari 5385
Sabényl 1307
Sabromin 5050
Sacarina soluble 524-01
Sacarosin 524-01

Sacaryl 524-01
Sacavir 524
Saccarina 524
Saccharimidum 524
Saccharin 524
Saccharinetten 524-01
Saccharinol 524
Saccharinose 524
Saccharin solubile 524-01
Saccharir 524
Saccharobiose 2091
Saccharoidum 524
Saccharol 524
Saccharose 2091
Saccharum 2091
Saccharum amylaceum 461
Saccharum lactis 2093
Saccharum uveum 461
Saceril 2717
Sacerno 1892
Sacersulfa 2746
Sachillen 524
Sachol 314-08
S-Acide 1920
Sacietil 1069-02
Sacietyl-Finadiet 1679
Sacivet-P.P.W. 203-02
Sacivet-S.A.L. 377-01
Sacophan 3724
Sacrinol 524-01
Sacromycin 5767
Sacronal 3981
Sadamin 2355
S-Adchnon 1344
Sadiferol 5616
Sadociclina 4521
Sadocort 4646
Sadoreum 3850
Safersan 282
Saffan 4762-01
Safra 1713
Safrazine 1713
Sagamicin 6527
Sagatal 1766-01
Sagimid. 2121
Sagittacortin 5189
SAH 2161
SaH 41-178 482
SaH-1123 3554
SaH-2348 4209
SaH-42548 2969
Saicillin 3097
Saiclate 3438
Saicostin 3315
Sainosine 2639
Saipless 1396
Saizide 367
Sajodin 5052
Sakina 2987
*Salacetamid*** 964
Salacetin 950
Salacetin „Quirvet“ 314-08
Salacetol 1236
Salacin 950
Salacrin 2416
Sal-Adult 950
Salamid „Ferrosan“ 380
Salamide 567
*Salantel*** 4158
Salandol 411
Salantol 1236
Salazodimethoxin 6476
Salazodimidine 3868
*Salazodin*** 3542
Salazolon 1575-03
Salazopirina 3527
Salazopyridin 3527
Salazopyrin 3527
*Salazosulfadimidin*** 3868
*Salazosulfamid*** 2169
Salazosulfanilamidum 2169
Salazosulfapyridazin 3542
*Salazosulfapyridin** 3527
*Salazosulfathiazol*** 2962
Salazosulphadimidine 3868
Salazothiazol 2962
Salbid 549-02
Salbiolo 549-07
Salbumol 2351
*Salbutamol*** 2351
Salbutan 2351
Salca 1825
Salcatonin 6663
Salcetogen 950
Salco 367
*Salcolex** 314-09
Salcyl 554
Salcylamin 567
Salcylix 554
Sal de Merck 3381-01
Saldiuril 583
Saldoren 1575-03
Salernil 5628
Sal Ester Sal 2396
*Saletamid*** 2328
Salethamide 2328
Sal ethyl 1001
Sal-Ethyl Carbonate 3878
Saletin 950
Salex 6038
Salfacillin 3066-05
Salfalgin 4751
*Salfluverin*** 2388
Salf-Pas 569
Salfuride 1799
Salglufos 477
Salhypnon 2722
Saliamid 567
Saliamin 567
Saliamin-NJ 966
Sali-Asp 549-02
Salibena 3365-07
Salibi 549-07
Salica 549-03
Salicain 595
Salicain „Hoechst“ 2913
Salical 2396
Salicel 567
Saliceral 1302
Salicéryl 1302
Salicétyl 950
Salicil 2394
Salicilamid 567
Salicilatos „Meseguer“ 549-02
Salicilina 950
Salicim 567
Salicine 549-02
Salicitrin 4507
Salicol 314-08
Salicyl 964
Salicylacetol 1236
Salicylalkohol 595
*Salicylamid*** 567
Salicylamidophenazon 3558
Salicylazosulfadimidin 3868
Salicylazosulfamethazin 3868
Salicylazosulfapyridin 3527
Salicylazosulfathiazol 2962
Salicylina 950
Salicylna 549-02
Salicylphenetidin 2771
Salicylsäure 549
Salide 567
Salient 3000
Salifebrin 2152
Saliformin 451-19
Salifungin 2125
Saligenin 595

Saligenol 595
Saliglutin 549-02
Salikalz 549-03
Salimed „Medo" 567
Saliment 1006
Salimenthol 3439
Salimethyl 1007
Salimid 2278
Salimide 567
Salimol 993
Salin 4448
Salina 2396
Salinaphthol 3250
*Salinazid*** 2161
Sal-Infant 950
Saliniazidum 2161
Salinidol 2152
Salinite 1290
*Salinomycin*** 6641
Saliphenazon 1575-03
Saliphen(in) 2771
Salipirina 1575-03
Salipyrazolon 1575-03
Salipyrazon 1575-03
Salipyrin 1575-03
Saliprau 3272
Salipur 567
Saliretar 950
Salirgan 2253-01
Salisan 533
Salisod 549-02
Salisomin 1903
Salisuccyl 3530
Salisulf 3527
Salisyylivoide 549-11
Salit 3405
Salitex 3053
Salitin(e) 549-02
Salix 1825
Salizell 567
Salizell-Ampullen 966
Salizid 2161
Salizid „Effepi" 373-01
Salizol 1575-03
*Salmefamol*** 4052
Salmester 1007
Salmide 567
Salmidochol 2154
Salmocid 189
Salnabrom 589-02
Salobel 228
Salochinin 5566
Salocoll 1361-01
Salocolum 1006
Salodiur 533
Salodiur H 583
Salofena 2731
Salol 2149
Salonil 549
Salophen 2731
Salopur 567
Salosept 2169
Salotan 1001
Salotil 950-06
Saloxine 950
Saloxium 2396
Salpar-Forte 549-04
Sal-Phedrine 1390
Salphenyl 2149
Salpirin 1575-03
Salpix 920-01
*Salprotosid*** 5401
Salrin 567
*Salsalat*** 2396
Salsolidin 2001
Salsolin 1688
Salsonin 549-02
Salta-Wirkstoff 1044
Salten T.D. 567
Salthein 589-03
Salthion 628
Saltron 367
Saltucin 1706
Salu-058 1825
Saludrin 726
Salumin 549-06
Salunil 533
Salupres 583
Salural 2740
Saluren 533
Salurene 451-19
Salures 2740
Saluret 533
Saluretic 533
Saluretil 533
Saluretin 2401
Saluric 533
Salurid A 1825
Salurilo-C 2278
Salurin 2253-01
Salurin „Biochemica" 583
Salurin „Robins" 724
Saluron(a) 726
Saluside 3018
Salusol 969
Salutrid 533
Saluzid 3018
Salvacard 1360
Salvaciclina-
Capsulas 2779-02
Salvacorin 1360
Salvamol 1696
Salvarsan 1836
Salvarsan Neu 2192
*Salverin*** 4026
Salvicain 2325
Salvis 569
Salvizol 6014
Salvoseptyl 612
Salvuron 2512
Salymid 567
Salyne 4448
Salyren 3906
Salyrgan 2253-01
Salysal 2396
Salyzoron 4004
Salzen 367
SAM 567
Samarcrem 555
SaMe 6384
Samecin 4848-01
Samedol 567
Samid 567
Samilclor 1575-08
Samocycline 4848-04
Samol 3439
Samonter 2969
Samorin 5648
Samoryl 495
Samyr 6384
Sanabolicum 5617
Sanaboral 4447
Sanal 4004
Sanall-Vi 3900
Sanamicina 6148-01
Sanamid 386
Sanamidol 386
Sanamycin 6148-01
Sanapert 5216
Sanasin 2142
Sanasma 1745
Sanaspasmina 4112
Sanasthmyl 5677
Sanatrichom-Tabl. 411
Sanaven 5898
Sanazin 2142
Sanbiotetra 4847
Sanbiotetra-Susp. 4847-01
Sanbromal 3423-01

Sanciline 3066
Sanclomycine 4847
Sancoba 6143
Sancora 1360
Sancoton 419
Sancupran 49-03
Sancyclan 3438
*Sancyclin*** 4535
Sandesin 1346
Sandolanid 6065
Sandolitec 3939
Sandomigran 3939
Sandomigrin 3939
Sandopart 6062
Sandoptal 1718
Sandoscil(l) 5824
Sandosten 3403
Sandoxal 782
Sandoxin 815
Sandril 5895
Sandrix 3732-02
Sanedrine 1390
Sanegyt 1156
Sanepi 1083
Sanetten-Tabletten 3626
Sanextrose 461
Sanflumin 476
Sangivamycin 1948
Sangostasin(a) 1286
Sango-Stop 652
Sanguicillin 4969
Sanguinarin 4170
San-Hepon 2917
Sani-12 6143
Sani-B_6 815
Sanidril 1808
Sanigal 1466
Sanipirol 569
Sanivermine 5074
Sanken 2325
Sankumin 3981
Sanlephrin 1396
Sanluol 1836
Sanmigran 3939
Sannecit 6038
Sanocholen 5341
Sanodiazine 1227
Sanodin 5933
Sanoflavin 2159
Sanohidrazina 373
Sanomigran 3939
Sanoma 2100
Sanopron 3315
Sanoquin 3736
Sanoral 5821
Sanorex 2969
Sanorin 2461
Sanormon 5014
Sanotensin 1484
Sanotiazol 969
Sanoxyl 5176
Sanpa-BHC 348
Sanpal-P 782
Sanpas 569
Sanpilo 1712
Sanrine 4723
Sansal 3281
Sansalid 6491
Sansdolor 1380
Sansert 4678
Sansulfa-Depot 1594
Santacyclin 2779-02
Santacyl 4934
Santa-Jell 761
Santalgesic 1718
Santalol 2921
Santalut 4367
Santamycin 6020
Santanes 3097
Santargot 4347-01
Santavy's Substanz F 4611
Santeson 5738
Santeson-Cream 5285
Santeson-Tabl. 4949
Santhéose 589
Santicizer 141 4396
Santoban 203-07
Santochin 4082
Santokin 2042
Santolacton 2819
Santonin 2819
Santoninsäurelakton 2819
Santop 197-01
Santoperonin 3528-01
Santophen 1 2151
Santophen 20 318
Santoquine 4082
Santosol 2819-01
Santpose 2970
Santulan 2987
Santyl 4934
Sanudorm 2175
Sanulcer 4470
Sanulcin 5194
Sanvacual 4811
Sanwaphyllin 1371
Saodorm 3365
SAP 113 1258
Sape 3078-01
Sapem 1728
Sapilent 4355
Saprosan 1172
*Saralasinacetat*** 6050
Saramicina 4848
Saramycetin 6096
Saratin 227
Sarbamyl 5176
Sarbatracine 6149-01
Sarbol 6151
Saren 2296-01
Sarenin 6050
Sarcocide 424
Sarcocide B 1466
Sarcoclorin 2282
*Sarcolysin*** 2282
o-Sarcolysin 2279
Sarcoptan 348
Sarcosan 5517
Sargenor 483-06
Sarisol 1425
Sarkomycin A 600
Sarkolysin 2282
Sarkolyt 1376
Sarmine 950-07
Sarnacaine 2631
Sarnex 2659
Sarniton 2255
Sarocol 1006
Sarocycline 4847
Sarodormin 2217
Sarohist 4523
Saromet 2970
Saropen 3066
Saroten(a) 4256
Sarotex 4256
Sarpagan 5895
Sarpagin 3967
Sarpan 4577
*Sarpicillin** 6542
Sarracin 3769
Sarratsin 3769
Sartiron 1008
Sartoenzim 6151
Sartosona 3053
Sarynurin 2154
S.A.S. 166
S.A.S.-500 3527
SAS 521 5850
SAS 538 3843

SAS 546	3843-01
SAS 563	2383
S.A.S. „Sharland"	950-04
Sasapirin	2396
Sasapyrinum	2396
Sasaxin	1910
Sasperin	3867
Sasperos	3053
Saspryl	950
Satal	6565
Satibon	314-08
Satiétyl	1069-02
Satinazid	124
Sato	2903
Satodai	474-01
Satolax-10	4811
Satomid	6151
Satomin	474-01
Sauran	2657
Sauteralgyl	2857
Sauterazid	373
Sauterpas	569
Sautrex	4847
Savac	523
Savacort	5156
Savacotyl	351
Savamine	3348
Savapyrin	2552
Savatin	586
Savazol	1902
Saventrine	1745
Savex inyect.	6143
Saviol	1836
Savitil	4335
Savitol	5709
Savlon-Cream	4148
Savorquin	913
Sawacillin	3098
Sawacol	2154
Sawamin	4142
Sawasone	4949
Saxin	524-01
Saxisozine	1625
Saxisozine-Syrup	2223
Saxizon	5437
Sayomol	3349
Sayra	3053
S.B. 1	1755
SB 5833	3872
S. Brium	2987
SBU 185	3497
SB-Pe	3070
SBT	171-05
SC 1627	3071
SC-1674	4162
SC 1749	2756-01
SC-2910	4675
SC-3171	5172
SC-5586	935
SC-6924	4417
SC-7031	4725
SC-7105	5112
SC-7294	5204
SC-7525	5351
SC-8246	3984
SC-9376	4936
SC-9387	4566
SC-9420	5317
SC-9794	5274
SC-9880	5162
SC 10295	411
SC-10363	5314
SC-11585	4121
SC-11800	5315
SC-12350	1308
SC-12937	5461
SC-13504	5233
SC-14207	4444
SC-14266	4987-01
SC-15396	2180
SC-16102	6338
SC-16148	5037
SC-17599	5702
SC-18862	2545
SC-19198	5436
SC-19220	2988
SC-21009	5186
SC-23992	5185
SC-26096	5499
SC-26100	5869
SC-26438	5142
SC-26714	5342
SC-27123	4214
SC-27166	6598
SC-27761	3763
Scabagen	2426
Scabanca	2426
Scabexan	2425
Scabexol	6385
Scabicidol	424
Scabicidol „Pasteur"	2426
Scabide	2426
Scabidex	2426
Scabino	2426
Scabinol	2426
Scabiol	2426
Scabioxan	2378
Scabiozon	2426
Scabisol	2426
Scabizide	2426
Scabol	2439
Scabzyle	2426
Scamide	2426
Scanbutazone	3906
Scan C	393
Scancillin V	3069
Scandicain	2876
Scandione	2689
Scandisil	1910
Scanfluazide	2740
Scanmycetin	1568
Scanpazine	4621
Scansolone	4704
Scantetrin	4847
Scapuren	4298
Scarlet Red	5220
S.C.B. Tal	2030-01
Sch 221	5131
Sch 412	1101
Sch 1000	4455
Sch 2544	3589
Sch 2747	3092
Sch 3132	2066
Sch 3444	4674
Sch 3940	4621
Sch 4358	4937
Sch 4831	4950
Sch 6620	5423-01
Sch 6673	5145
Sch 6783	707
Sch 7056	2042-01
Sch 9384	3190
Sch 9724	4791-02
Sch 10144	3864
Sch 10159	36-01
Sch 10304	2150
Sch 10595	1359
Sch 10649	4236
Sch 11460	5679
Sch 11527	3867
Sch 11973	6447
Sch 12041	3243
Sch 12149	1816
Sch 12169	3615
Sch 12650	2737
Sch 12679	3990
Sch 12707	3045
Sch 13166 D	2588
Sch 13430	6646

Sch 13475 4144
Sch 13521 1551
Sch 13949 W 2351
Sch 14342 4145
Sch 14714 2407
Sch 14947 5863
Sch 14948-stearate 5863-01
Sch 15280 3570
Sch 15427 2610
Sch 15507 4049
Sch 15698 3251
Sch 15719 W 4029
Sch 16134 6431
Sch 16524 6627
Sch 17894 5941
Sch 18020 W 5677
Sch 18667 6634
Sch 20569 6553
Scha 306 4823
Scharlachrot 5220
Sch Bay 13475 4144
Scheralson 5155
Scherisolon 4704
Scherisolon-Kristall-suspension 5156
Scherisolon solubile 5692
Scherofluron 5163
Scheroson 5155
Scheroson F 5189
Scheroson F-Tabl. 4746
Schistomide 3909
Schiwanox 1767
Schiwaphylllin 588-03
Schlafen 1766-02
Schlafen-Inj. 1845-01
Schlank-Schlank EB 2000 1073
Schlickinol 2030-01
Schlickules 1070
Schmergen 3906
Schmerztabletten „Rieswerke“ 2266
Schokolax 5216
Schradan 905
Schwefeläther 206
Schwefelöl „Solco“ 2439
Schweine-ACTH 6167
Schuvel 4256
Scillacrist 5824
Scilla-Didier 5824
Scillaren A 5970
Scillaridin 5824
Sciminan 5950
Scinnamina 5950
Scintidin 3114
Sclane-Amp. 4975
Sclane-Compr. 4950
Sclaventerol 717
Sclavosulfa 1910
Scleral 1316
Scleramine 451-15
Sclerofillina 314-12
Sclerokin 3984
Sclerovasal 1923
Sclerovit 3041
Sclerutin 5573
Scobenol 2426
Scobil 2426
Scobro(n) 4751
Scobutil 4751
Scolaban 5450
Scolamine 3387
Scolazil 1138
Scolen 3387
Scoline „Allen + Hanburys“ 2668
Scoline „Westerfield“ 3732
Sconitran 3732-01
Scopamin 3383-01
Scopodex 3387
Scopolamin 3383
Scopolaminäthobromid 6492
Scopolaminbutylbromid 4751
Scopolaminmethobromid 3732
Scopolaminum methylonitricum 3732-01
Scopolan 4751
Scopolin 3732-01
Scopomin 3732
Scopos 3383-01
Scopyl 3732-01
Scorbacid 393
Scorbettes 393
Scorbid 393
Scorbitol 393
Scorbu-C 393
Scorbumine 393
Scordin 3732
Scordin B 4751
Scormac 393
Scorpan 4751
Scortab 393
S-Cortilean 5437
S-Cortrophin 6160
Scorvite 393
Scotcil 3066
Scotine 1275
Scottavit B_1 2040
Scottavit C 393
Scotrate 3732-01
Scotrex 4847
Scrobin 1923
SCT 1 6663
S.C.T.Z. 379
Scurenaline 1083
Scurocaine 2325
Scurocillin 3066-05
Scuroform(e) 1682
Scutamil 2100
Scyan 6
Scyllite 460
SD 2-124-01 2889
SD 25 4025
SD 104.19 4306
SD 141-12 559
SD 149-01 6078
SD 171-02 1335
SD 218-06 4316
SD 270-07 5430
SD 270-31 5503
SD 271-12 3056
SD 271-15 2826
SD 286-03 674
SD 709 4354
SD 1223-01 4775
SD 1248-17 4837
S-D/1601 6316
SD 1750 176
SD 2102-18 5261
SD 3447 1196
SD 7859 1888
SD 15803 1776
SDDS 1880
S-Diazine 1227
S-Dimidine 1902
S.D.M. 1594
SDM 263
SDMO 1623
SDMP 1903
SDPH 2717
Sdt 91 1812
Sdt 1041 1283
711 SE 4031
SE 200 1034
SE 780 3903
SE 1520 3062
SE 1702 2871
SE 4601 5661
SE 5007 5884

Sea Legs 5385
Sea Legs (in Canada) 3989-01
Seamalin 3387
Seamchlor 1568
Seamcycline 4847
Seamoxy 4849
Seamvita A 4439
Seanfillina 588-03
Searle 703 4725
Searlequin 913
Season 3714
Sebaclen 3998
Sebar 2030-01
Sebaquin 913
Sébaklen 3998
SEBB 937
Seberin 3281
Sebical 160
Sebizon 786-01
Seboderm 4148
Sebrin 2228
Sebutol 1425
Secagyn 5890-01
Secanorm 5890-01
Secaps 2030-01
*Secbutabarbital*** 1425
Secbutobarbitone 1425
Seccidin 5237
Secergan 3654
Sechvitan 782
Sec-Kaps 2030-01
Seclar 1262
*Seclazon*** 1175
Seclin 4477
*Secnidazol*** 646
Seco-8 2030-01
Seco-B 2030-01
*Secobarbital*** 2030
Secobarbitone 2030
Secobutal 2030-01
Secocaps 2030-01
Secogen 2030-01
Secolone 2030-01
Secometrin 4005-01
Secomytal 2030
Seconal 2030
Seconeed 2030-01
Secophyllin 314-12
Secorbate 393
Secotabs 2030
Secotamin 5890-01
Secotil 3314
Secotinen 6038
Secotyl 4347-01
Secozem 2030-01
Secrebil 1184
Secrepina 3732
Secrobil 1454
Secrosteron 5180
Sectral 3777
Secumalum 1425
Secupan 5890-01
*Securinin*** 2219
Securit 2687
Securonal 1424
Securopen 6507
Sedabamate 1138
Sedabar „Galen“ 1766-01
Sedabar „Saunders“ 1845
Seda-Bute 1425
Sedafamen 1992
Sedafax 1767
Sedaform 178
Sedacaps 2573-01
Sedacetyl 1111
Sedaderm 5271
Sedadorm 653
Sedadrops 1845
Sedal 1767-01
Sedalande 4594
Sedalcer 5172
Sedalgim simplex 4751
Sedalis 2144
Sedalis „Kayaku“ 453-01
Sedalon 828-05
Sedalone 2992
Sedamate 1138
Sedamon 653
Sedamyl 1111
Sedaner 2970
Sedanfactor-Solucion 196-01
Sedanox 1766-01
Sedansina 4335
Sedansol-ISO 1745
Sedans-Tranquilizante 1138
Sedantoin(al) 1892
Sedanyl „Labaz“ 5105
Sedanyl „Washington“ 1138
Seda-Ped 1766-01
Sedapercut 422
Sedaperone 3952
Sedapsin 1669
Sedapyren 761
Sedaquin 2992
Sedaraupin 5895
Sedarax 648
Sedartrina 131
Sedase 2992
Sedasma 1747
Sedasprin 923
Seda-Tablinen 1845
Sedatex 3336
Sedatin 1575, 2308
Sedatuss 3724
Sedavier 1138
Sedazil 1138
Sedazole 3906
Séd-Émésis 30-02
Sedenol 800
Sedentral 1507-01
Sedersan 1138
Sedesterol 5012
Sédeval 828
Sedicat 1845
Sedi-Lab 2144
Sedilan 1113
Sedilen 1893
Sedilin 1845
Sedimide 2144
Sedin 1138, 2144
Sedional-DM 3724
Sedipam 2970
Sedistal 5806-01
Sediston 3348
Sedival 828
Sedizorin 1845
Sedlingtus 5152
Sedlyn 1845
Sedmynol 1111
Sednaco 5152
Sednine 5152
Sednotic „Dista“ 1767
Sednotic „Medical Arts“ 1845
Sedobex 4075
Sedobretas 1845
Sédocaine 2613
Sedofaro 4621
Sedofen 1845
Sedofren 4572
Sedogamma 4377
Sedokin 2696
Sedolatan 5237
Sedolax 4811
Sedolin 1069

Sedolin „Cadila" 1575-08
Sedolumin 5755-01
Sedomucol 4400
Sedonal 1845
Sedonal „Lilly" 2030
Sedonal „Dr. Mühlen" 2270-01
Sedonettes 1845
Sedonova 2987
Sedopatol 1078
Sedoquil 1138
Sedoquin 1845-12
Sedor 1575-08
Sedo-Rapide 4650
Sedormed 1278
Sedormid 1127
Sedoselecta 1138
Sedosil 3892
Sedothyron 827
Sedotosse 3188
Sedotox 3336
Sedotus 3724
Sedotussin 4453
Sedoval 2144
Sedovestul 3365-03
Sedovomin 4286
Sedoxazin 2568
Sedozina 4621
Sedozolona 4646
Sedral 1138
Sedrena 4449
Sedserp 5895
Sed-Tens 3459
Sedtran 1111
Sedulon 1113
Sedural 432
Sedural „Assia" 1562
Sedutain 2030-01
Seduxen 2970
Seetonin-Syr. 203-07
Sef 3053
Sefacin 3867
Sefal 5487
Sefaleksin 3053
Seffin 3035
Sefona 919
Sefril 3096
Segontin 5237
Segontinal 5237
Segur-C 1 393
Segurex 3343
Seguril 1825
Sehkraft A 5007
Seiadin 2387-01
Seibion 815
Seidipirona 2266
Sekinin 197-01
Selbon-A 2266
Selcarbinol 369
Sele 2864
Selectan 225
Selectan-neutral 350
Selectasona 4949
Selectomycin 6069-01
Selectren 5403
Selectrin 2548-01
Selegil 411
Selemicina 116
Selene 1138
*Selenomethionin (^{75}Se)*** 298
Selenomethionine Se 75 298
Selenophen-6 2228
Selfer 1290
Selftison 5738
Selinol 1917
Selokeen 2925
Seloken 2925
Seltz-K 396-02
Seltzo 950
Selva 4586
Selvadin 366-01
Selvignon 4616
Selvigon 4616
Semap 5647
Sematron 5378
Semazine 4572
Sembrina 1333
Semcox 3325
SeMe 298
Semeciclina 4848-01
Semelin 4848
Semenen 2819
Semevit 5864
Semicillin 3097
Semicillina 3873
Semicol 1283
Semi-Euglucon 5113
Semikon 2573-01
Semopen 3345
Semori 928-02
Semoxydrine 1388
Sempervirene 3852
Sempervirin 3852
Semprine 950
Semulgin 4723
*Semustin*** 1449
Senacide 6040
Senactin 6040
Senalid 3713
Senan 6040
Sencephalin 3053
Sendoxan 668
Senecioylsulfanilamid 1647
Senes 190-01
Senevacul 6040
Senfgas 186
Senföl 153
Sennaside 6040
Sennatab 6040
Sennoside A + B 6040
Senociclin 2779-02
Senokot 6040
Senomen 349
Sensatil 1138
Sensaval 3924-01
Sensibion 5921
Sensidyn 3079-01
Sensit 5080
Sensiton 405
Sensival 3924-01
Sensucaren 1026
Sentapen „Dysfa" 3098
Sentapen „Ibrahim" 3097
Sentiv 4330
Sentonyl 4925
Sentril 5821
Seotal 2030
Sepadin 2694
Sepan „Janssen" 5487
Sepan „Yamanouchi" 3716-01
Sepazon 3258
*Sepazoniumchlorid*** 6604
Seperidol 4820
Sepik 1245-01
Sepotence 1644
Sepsimicina 5755-01
Sepsinol 2245
Sepsoral 820
Septacil 1592
Septacin 3097
Septalone 4972
Septamid „Assia" 386
Septamycin 6652
Septamycin „Medichem Pharm" 4831
Septa-om 4650

Septazine 2199
Septazol 386
Septcid 624
Septichen 1634
Septichrome 4152
Septicid 624
Septicol 1568
Septicol-Sirup 5624
Septifuge 1594
Septikal 2116
Septil 386
Septilisin 3053
Septimax 2356
Septin 5628
Septinal 386
Septiolan 2391
Septiolan „Climax" 2548-01
Septiphene 2151
Septipulmon 1559
Septisol 786-01
Septivon 2133
Septo 2116
Septochlore 582
Septochol 5364
Septocid 2548-01
Septocillin 3069-02
Septodin 451-04
Septofen 2116
Septol „Assia" 1306
Septol „Hemofarm" 4148
Septonex 4793
Septoplex 386
Septoplix 386
Septosan 1883
Septosil 829
Septosil-Medichemia 386
Septosyl 1592
Septotal 1172
Septozol 969
Septuron 786
Septuron „Ferrosan" 282
Septyl 1311
Septra 2548-01
Septran 2548-01
Septrin 2548-01
Sepyron 3438
Sequamycin 6069-01
Sequestrene 1429-01
Sequestrol 1429-01
Seracaine 2631
*Seractidacetat*** 6166
Seral 422
Seral „Cresci" 3973
Seral „Medic" 2030-01
Seralen 5895
Serax „Wyeth" 2696
Serazid 1409
Serazone 3315
Serbose 3146
Serc 826
Serciclina 96
Sercinamin 5950
Sercinamin-S 5950
Serebrom 2987
Sereen 3383-01
Sereen „Boots" 3647
Serenace 4544
Serenack 2970
Serenal 2696
Serenal „Sankyo" 3555
Serenamin „Galup" 1138
Serenamin „Toyo" 2970
Serenase 4544
Serenelfi 4544
Serenex „Gama" 3348
Serenex „Sintofarma" 2706
Serenid-D 2696
Serenium 2512
Serenium „Richter" 3008
Serensil 606
Serentil 4629
Serenvita 2987
Serenzin 2970
Serepax 2696
Sereprile 2916
Seresta 2696
Seretin „Bayer" 1
Serexal 5895
*Serfibrat*** 6414
Sergetyl 4361
Sergosin(um) 13
Sergovit C 393
Seril 1138
Serilone 4704
Serin „Ger-Med" 2987
Serinfosfan 119
Serinphosphat 119
Seristan 5134
Sermaka 5322
*Sermetacin*** 6557
Sermion 5230
Sernabiotic 3097
Sernamicina 4825
Sernyl 3442
Sernylan 3442
Serociclina 96
Seroden 1283
Serogenina 567
Serolfia 5895
Seromicina 96
Seromycin 96
Seronex 3387
Serophen 119
Serotinex 1923
Serotonin 1274
Serp(a) 5895
Serp-AFD 5895
Serpagon 5951
Serpalan 5895
Serpaloid 5895
Serpanray 5895
Serpasil 5895
Serpasol 5895
Serpate 5895
Serpatin 5895
Serpatone 5895
Serpax „Verdun" 5895
Serpax „Wyeth" 2696
Serpedin 5895
Serpen 5895
Serpena 5895
Serpentil 5895
Serpentine „Pharbil" 5895
Serpicon 5895
Serpilet 5895
Serpiloid 5895
Serpilum 5895
Serpin 5895
Serpine 5895
Serpinin N 5950
Serpipur 5895
Serpivite 5895
Serpoid 5895
Serpone 5895
Serpresan 5895
Serpromazin 2032
Serpyrit 5895
Serral 3610
Serramida 567
Serravit B_1 2040
Serravit B_{12} 6143
Serravit C 393
Sertabs 5895
Sertal 4552
Sertan 1893
Sertens 5895
Sertensin 5895
Sertina 5895
Sertinon 789

Sertofren 3649
Servadorm 653
Servedasa 847
Servicin 4847-06
Servisone 4639
Servium 2987
Sesden 3414
Sesquicillina 3097
Sestron 4377
Setavax 96
*Setazindol*** 6366
Setazine 2199
SETD 1285
Sethadil 1285
Sethamid 161
Sethotope 298
Sethyl 3459
Setonil 2970
Setran 1138
Setrol 4400
Sevalin 393
Sevanil 2003
Sevenal 1845
Severciclina 4848
Sevicaine 2325
Sevilmina 5588-02
Sevin 1830
Sevinal 4875
Sevinol 4875
Sevinon 1774
Sevinon „Schering-USA“ 4875
*Sevofluran*** 137
Sexadien 3582
Sexadieno 5076
Sexestrol 3610
Sexocretin 3610
Sexogen 3610
Sexovar 5076
Sexovid 5076
Sextobe 815
S.E.Z. 1906
SF-733 3505
SF-767 A 5796
SF-837 6035
Steramicina 4848
Steromycin 4849
SG 631
S-Guajazulen 2804
S-Guanidine 631
SH 100 5032
SH 213 AB 4804
SH 216 4160
SH 240 6308
SH 243 4160-01
SH 261 1062
SH 263 6328
SH 272 1513-01
SH 419 3510
SH 420 4935
SH 393 5612
SH 514 1862-01
SH 550 1862-02
SH 567 5015
SH 582 5541
SH 601 5625
SH 613 1595
SH 617 L 2516
SH 714 5255
SH 717 2222
SH 723 4461
SH 741 5282
SH 742 4946
S-H 766 6403
SH 770 5689
SH 818 5269
SH 850 4696
SH 926 1828
SH 968 5601
SH 1040 5100
SH 1051 5078
SH 20894 1513-01
SH 30858 4113
SH 31168 5391
SH-60723 4461
SH 80714 5255
Shadocol 4157
Sharcillin 3066-04
Sharmone 4757
Shatorn 4046
SHB 331 6540
SHCH-49 352
SHCH-58 1700
SHCH-85 1654
SHCH-87 1283
SHCH-431 1341
SHCH-614 1259
SHE 199 6204
Sheri-B 2040
Sherital 1845-01
Sherley's Roundworm Tabl. 203-07
Sherley's Tapeworm Tabl. 2138
Shermafilin 588
Sherry-One 2040
Shield 354
SHG 318 AB 6557
Shigatox 631
Shigrodin 3906
SHH 200 AB 6295
SHH 239 AB 6367
SHH 248 AB 6239
Shiketsumin 1291
Shikichol 2154
Shikicit 6038
Shikipress 1396
Shikiprezonin 4704
Shikitan 4136
Shikiton 2521
Shiosol 150
Shizuphylline 1373
SHK 183 6612
SHK 203 5521
Shlaspin 950
Shock-Ferol 5709
Shortol 2030-01
Showdomycin 1035
Shuabate 1309
Sibelium 5474
Siberon 3080
Siberon DPS 3080-01
Siberit B_6 815
Sibilen 2253-01
Sibiromycin 5302
Sibol 3610
Sibro 3732-02
Siccamid 708
*Siccanin*** 4986
Siclamina 451
Siclapirina 950
Siclatiazida 533
Sicoclor 4406
Sicofrenol 2903
Sicoglutal 281
Sicroten 274-05
Sidenar 2687
Sideryl 184-03
Sidnofen 1621
Sidnokarb 3576
Sidonal 203-16
Sidros 465-09
Sidus 761
501 Siegfried 5347
Sieromicin 5755
Sieropresol 4988
Siexmin-P 782
Sifacycline 4847-03
Sificetina 1568
Sif-Pas 569

Sigamine 6143
Sigamine L.A. 6142
Sigaprim 2548-01
Sigazine 3349
Sigetin 3674
Sigillum 388
Sigma B 2040
Sigma B 6 815
Sigmachrome 1286-01
Sigmacort 4746
Sigmadyn 942
Sigmafon 1465
Sigmaform 230-01
Sigmapantothenate 1134-01
Sigmaprogestin 4734
Sigmatestrone 5014
Sigmavin 3069-01
Sigmavit C 393
Sigmicillina 1568
Sigmodal 1985
Sigmol 4491-02
Sigmuth 171-05
Signasul 993
Signate 3365-03
Signef 4746
Signemycin 6034
Signopam 2971
Sigophyl 1371
Sigoran 2696
Sigpred 5156
Sigumid 1947
Sikureat 3438
Silalidin 3906
Silamarin-A 5824
Silamprobamate 879
*Silandron*** 5037
Silarine 5378
Silapen 3069-03
Silbephylline 1373
Silberol 396-09
Silbersalvarsan 1836-02
Silbesan „Atmos" 3736
Silbeverm 203-04
Silborina 602
Siledin 1138
Silénan 386-05
Silenpax 2696
Silentium 3724
Silgen 5378
Silibancol 5378
*Silibinin*** 5378
Silibrin 2987
*Silicristin*** 6596
*Silidianin*** 6597
Silhoueton 1572
Silimarina 5378
Silina 3097
Silistren 899
Silital 1497
Silliver 5378
Silobactina 2245-01
Silomat 2624
Silopentol 4466
Silpromin 2355
Silubin „Grünenthal" 494
Silubin „Icasa" 549-07
Silutin 2304
Silvadene 1227-02
Silva-Guanidin 631
Silva-Talidin 3256
Silva-Tiazol 969
Silvederma 1227-02
Silver Sulfadiazine 1227-02
Silvestren 1429-02
Silybin 5378
Silybumsubstanz E_6 5378
Silychristin 6596
Silydianin 6597
Silymarin 5378
Siman 3008
Simaran 3732-02
Simaron 2003
Simat 1410
Simaten 639
Simatin 639
Simatropin 3626
Simbiopen 5755-01
Simcor 1077
Simeon 5824
Simesalgina 2857
Simesfilina 2656
Simeskellina 2436
Simes-Lanide C 6107
Simesphyllina 2656
*Simetrid** 5685
*Simfibrat*** 5087
Simpadrén 1078
Simpalon 1078
Simpamete 1076
Simpamina 1069
Simpamina D 1070
Simpatedrin 1069
Simpatina 1069
Simpatoblock 2113
Simpatol 1078
Simpidrolo 1078-01
Simpla 68-01
Simplamox 3098
Simplene 1083
Simplotan 843
*Simtrazen*** 2511
SIN-10 1107
Sinalgex-Amp. 2270
Sinalgex-Tabl. 2270-02
Sin-Algin 4650
Sinalost 443
Sinamina 5317
Sinan 1380
Sinanomycin 3744
Sinapause 5507
Sinapet 2304
Sinaspril 950
Sinaxar 1033
Sin-Bios 2040
*Sincalid*** 6103
Sincaline 314-01
Sinciclan 5252
Sincodeen 3790
Sincodin 3790
Sincodix 3790
Sincolestrol 3984
Sincolin-fiale 1543
Sincolin semplice 4829
Sincortex 5187
Sincoumar 3848
Sincromicyn 4848
Sincroquina 4302-01
Sincurarina 5843
Sindelin 5271
Sindepres 2706
Sinderesin 1667
Sindesvel 2992
Sindiatil 494
Sindrenina 1083
Sindromida 942
Sinecod „Alpine" 4836
Sinecod „Hommel" 3790
Sinedol 567
Sine-Fluor 5320
Sineflutter 4302-05
Sineptina 6019-01
Sinequan 3926
Sinerbactin 2548-01
Sinerciclina 5962
Sinerdan 373-01
Sinerol 3190
Sinersal 2548-01
Sinervit D_2 5709
Sinesalin 2740

Sinesex 4460
Sinestrol 5252
Sinetens 3947
Sineurina 2059
Sinforil 1669
Singletin 4847-12
Singoserp 5951
Singramicina 5755-01
SINH 5629
Sinitest 2452
Sinketol 3000
Sinkimal 49-02
Sinmenier 826
Sinnamin 3117
Sinogan 4024
Sinografin 4160
Sinomenin 4000
Sinomin 1256
Sinomin-acetyl 1878
Sinopen 3106
Sinophenin 3348
Sinorytmal 2345
Sinos-Wirkstoff 1144
Sinotal 950
Sinquan 3926
Sinselpin 5950
Sintabolin 5596
Sintalgon 4650
Sintamil 6465
Sintebiotico 3097
Sintecilina 3097
Sintecort 5284
Sintedix 3098
Sintelin 3097
Sintepen 3097
Sinterol 361-01
Sintespen 3347
Sintespasmil 4127
Sintestrol „Abbello“ 4884
Sinthrome 3848
Sintiodal 3631
Sintisone 6031
Sintobilina 2756
Sintobutina 3150-01
Sintocaina 2325
Sintocardiolo 314-13
Sintocol 5341-01
Sintofene 2953
Sintofillina 1373
Sintodian 4821
Sintodril 4821
Sintofolin 4827, 4884
Sintoglutam 281
Sintolax 4491
Sintolexyn 3053
Sintomicetina 1568
Sintomicetina palmitato 5624
Sintomicetina succinato 2779
Sintopenil 3097
Sintophyllin 588-03
Sintoplus 3098
Sintoridyn 3867
Sintosulfa 1593
Sintotiamina 2919
Sintovar 5252
Sintusan 4836-02
Sintyben 3924-01
Sintral 3106
Sintrom(a) 3848
Sinuhist 3078-01
Sinus 680
Sinutab 1077
Siobutazone 3906-01
Siocarbazone 1283
Siocobin 6143
Siocobin-H 6142
Siodoenterin 909
Siogenal 1172
Siogen(o) 1172
Siogenon 1172
Siomine 451-04
Sionon 484
Sionite 484
Sioren 1172
Siosan 484
Siosept 1172
Siosteran 1172
Sio-Sulphone 1843
Sipafix 2266
Sipasyl 4025
Sipcar 3960
Siplaril 5079
Siplarol 5077
Siponol-O-100 4491
Siqualine 4875
Siqualone 4875
Siqualone decanoat 5881
Siqualone enantat 5753
Siquil 3592
SIR 93 4134
SIR 227 5386
Siracol 602
Siragan 3736
Sirben „Andromaco-Argentinien“ 717
Sirben „Andromaco-Brasilien“ 2982
Sirbiocina 5849
Siringina 5951
Siringol 5951
Siringone-simple 5951
Siriserpin 5951
Sirissoberal 2970
Sirodina 2903
Sirokal 465-03
Sirokol 602
Sirolin(a) 602
Sirop A.O.D. 3369
Sirotol 1381
Sirpex 3336
Sirprogen 5337
Sirtal 601
Sisaal 3724
Siseptin 4144
*Sisomicin*** 4144
Sisomin(a) 4144
Sisotek 4949
Sisotek-Inj. 5738
Sistalcin 4647
Sistalgin 4647
Sistogram 2245
Siston 5791-01
Sistovardil 419
Sistral „Endo“ 942
Sisuril 726
Sititetral 4825
Sitilon 403
Sitiol 275
Sitobelin-Gotas 1163
*Sitofibrat*** 6005
Sitosterin-Delalande 5791
β-Sitosterin 5791
β-Sitosterol 5791
Sitrax 1587
Sitrimin 6020
Situcidine 5820-01
Sivam 203-07
Sividol 1138
Sixar 782
Sixettes 815
Sixtysix-20 5423-01
SJ 1977 4275
SK-1 5722
SK-7 2336
SK 52 2112
SK 65 4958
SK-74 3336
SK 331 A 2355

SK 1133	1061
SK 6882	450
SK 15673	2280
SK 20501	668
SK 27702	271
Skabee	2426
Skabicid	348
Skabilan	424
Skabin	348
SK-Ampicillin	3097
SK-Apap	761
SK-Bamate	1138
Skedule	5127
Skelaxin	1932
SK-Erythromycin	5990-01
SKF 51	889
SKF 385	1019
SKF 478	4653
SKF 501	3298
SKF 525-A	5168
SKF 538-A	3431
SKF 688-A	3643
SKF 769-J_2	3754-01
SKF 1340	3316
SKF 1637	4751
SKF 1700-A	4046
SKF 1717	1184
SKF 2208	3232
SKF 2599	2742
SKF 2601-A	3315
SKF 3050	4744
SKF 3195	935
SKF 4648-A	3592
SKF 4657	4286
SKF 4965	420
SKF 5019	4572
SKF 5116	4024
SKF 5137	5416
SKF 5277	3662
SKF 5354-A	3922
SKF 5883	4983
SKF 6270	4034
SKF 6539	142
SKF 6574	4896
SKF 6612	4072
SKF 6890	2357
SKF 7249	2978
SKF 7690	4092
SKF 7988	5672-01
SKF 8318	5065
SKF 8542	1834
SKF 8898-A	476
SKF 12141	4518
SKF 12711	5151
SKF 12866	224
SKF 13338	1833
SKF 13364-A	4573
SKF 14287	1017
SKF 14336	3614
SKF 15601-A	6334
SKF 16046	4805
SKF 16214-A2	4622
SKF 16805 A	2626
SKF 17035-A	5024
SKF 20716	4558
SKF 21000	3337
SKF 21687	2225
SKF 23880 A	869
SKF 24260	4235
SKF 24529	1253
SKF 28175	6533
SKF 29044	2267
SKF 30097	2832
SKF 30310	1942
SKF 33134-A	5392
SKF 36914	489
SKF 38094	3820
SKF 38095	5644
SKF 38462	417
SKF 39162	6524
SKF 39186	836
SKF 40383	2353
SKF 41558	2474
SKF 53705 A	2647
SKF 59377	1046
SKF 59962	6300
SKF 60771	6463
SKF 61636	3869
SKF 62698	2122
SKF 62979	6275
SKF 70230-A	4616
SKF 70948	1632
SKF 72517	6477
SKF 92058	1130
SKF 92334	6237
SK-Hydramine	3365
Skiatropine	3415-02
Skinal	5271
Skincort	5736
Skinostelon	4757
Skiodan-Sodium	13
Sklene	2116
Sklerocholin	312
Skleromexe	1923
Skleronorm	3556
Sklero-Tablinen	1923
SK-Lygen	2987
Skopal	3732-01
Skopolat(e)	3732-01
Skopyl	3732-01
SK-Penicillin VK	3069-01
SK-PETN	263
SK-Pramine	4019
SK-Soxazole	1625
SL-164	2956
SL-501	3336
SL-512	3531
SL-573	3875
SL 6057	4563
SL 72340	6279
SL 73003	6623
SLA	1239
Sleep-aid	2573-01
Sleepal	422
Sleepinal	2992
Sleepwell „Arcana“	1965
Slendol	1954
S-Leopon	238
Slimerax	1954
Slit	233
S-Lost	186
Slo-Phyllin	588
Slosul	1594
Slosul-Susp.	2208
Slow-Transicor	2891
Smail	2987
Smaragdgrün	5592
Smedolin	5143
Smeralium	4019
S-Methizole	993
S-Mez	1902
Smith's Sulfone	2509
S-Mogfen	2461
SMOP	1594
SMP 68-40	3423-01
S-M-R	4223
SN	386
S.N. 112	1227
S.N. 118	3093
S.N. 166	5347
S.N. 186	4622
S.N. 191	2864
S.N. 390	5148
S.N. 475	4826
S.N. 612	2512
S.N. 971	4106
S.N. 3115	3462
S.N. 3517	1856
S.N. 4395	5492

S.N. 5870 4537
S.N. 6771 5695
S.N. 6911 4082
S.N. 7618 3736
S.N. 8137 3142
S.N. 10751 4234
S.N. 11437 1193
S.N. 12837 1707
S.N. 12870 2202
S.N. 13272 2865
S.N. 13274 3773
S.N. 13276 3772
S.N. 13421 3728
SNA 2526
SNG-299 2351
Snol 3739
Sno-Pilo 1712
SNR 1804 2699
S.N.S 1206
Snup-Spray 2288
Soamin 377-01
Sobelin 3812
Sobelin-Granulat 5942
Sobelin Solubile 3813
Sobile 2696
Sobiodopa 1034
Sobita 171-05
Sobitol 484
Sobrepin 1453
Sobrerol 1453
Sobril 2696
Socatyl 1207
Soclidan 2027
Sodanton 2717
Sodasal 549-02
Sodascorbate 393-02
Sodasone 4726
Sodécycline 4847
Sodelut G 5337
Sodemethin 91
Sodico-W 1845-01
Sodiopas 569
Sodiopen 3066
Sodital 1766-01.
Sodium acetosulfone 2491
*Sodium acetrizoate*** 920-01
Sodium acéxamate 857-01
*Sodium actinoquinol*** 1557
*Sodium amidotrizoate*** 1513-01
Sodium-Ampicillin 3097-02
*Sodium anazolene** 5468
Sodium anoxynaphthonate 5468
Sodium Antimony Dimethylcysteine Tartrate 6217
*Sodium apolate*** 42
Sodium arsanilate 377-01
*Sodium ascorbate*** 393-02
*Sodium bitionolate*** 1793-01
Sodium cacodylate 58
*Sodium Calcium Edetate*** 1429-02
Sodium Cephalothin 3035
Sodium Cloxacillin 3873
Sodium cromoglicate 5058-01
*Sodium dextrothyroxine*** 2703
Sodium diatrizoate 1513-01
*Sodium dibunate*** 3716-01
*Sodium dicloxacillin*** 3863
*Sodium dioctylsulfosuccinate*** 4491
Sodium dipantoylferrate 458
Sodium diphenicillin 4518
*Sodium diprotrizoate*** 2184-01
Sodium edetate 1429-01
Sodium estrone sulfate 3673
*Sodium etasulfate*** 886
Sodium ethasulfate 886
Sodium etidronate 65-01
Sodium etoquinol 1557
*Sodium feredetate*** 1429-05
*Sodium gentisate*** 551-01
Sodium glucaldrate 465-05
Sodium Glucosulfone 5347
Sodium glycarsamate 776
Sodium glymidine 2222
*Sodium gualenate*** 2820-01
Sodium iodipamide 4160
Sodium iodohippurate 939
*Sodium iodohippurate (^{131}I)*** 941
Sodium iodomethamate 695
*Sodium iopodate*** 1862-01
*Sodium iotalamate (^{125}I)*** 1515
*Sodium iotalamate (^{131}I)*** 1516
Sodium iothalamate 1514-01
Sodium ipodate 1862-01
Sodium Ironedetate 1429-05
Sodium lyapolate 42
*Sodium meralein*** 3833
Sodium mercumallylate 2459
*Sodium metrizoate*** 1827-01
*Sodium nafcillin*** 4534
Sodium nitroprusside 222
Sodium Oxacillin 3896
Sodium Oxybate 194
Sodium p-aminohippurat 989
Sodium phytate 497-01
*Sodium picofosfate*** 6461
*Sodium picosulfate*** 3541
Sodium picosulphate 3541
Sodium radioiotalamate (^{125}I) 1515
Sodium radioiotalamate (^{131}I) 1516
*Sodium stibocaptate*** 1855
*Sodium stibogluconate*** 2076
Sodium Sulfacetamide 786-01
Sodium Sulfoxone 2510
Sodium tequinol 1557
Sodium thimerfonate 780
Sodium triclofos 36-01
*Sodium tyropanoate*** 2809-01
Sodiuretic 2740
Sodizole 1625
Sodlate 549-02
Sod-Sal 549-02
Soduben 1425
Soduxin 167-02
Soffecine 4491
Soflens 425
Sofmin 4024
Sof-ner 4491
Sofracaps 5213
Soframycin(e) 5213
Sofro 942
Sofrosine 2696
Softene 4491
Softenil 2144
Softenon 2144
Softeze 4491
Softil 4491
Softol 4491

Softon 4491
Softran 5663
SOG-18 6196
Sogentine 551-01
Sohydrone 5189
Solacen 2365
Solacil 3463
Solacin 2365
Solacyl 2970
Soladrene 1083
Solaesthin 7
Solafur 1182-01
Solamin 2821
Solamine 5628
Solaneed 4439
Solantal 2808
Solantoin 2717
Solantyl 2717
Solapalmitin 5719
Solapsone 5807
Solarson 659
Solarstat 3748
Solarutine 5897
Solaskil 1587
Solaspin 950-04
Sola-Stick 2149
*Solasulfon** 5807
Solatene 6012
Solaxin 509
Solazine 4572
Sol-bi 1731-01
Solbon 786-01
Solbrin 3365-03
Solbrol 740
Solbrol A 1002
Solbrol M 740
Solbrol P 1298
Solbrol Z 2428
Solcain 2631
Solcalcium 644
Solcatuss 4836
Solcetas 950
Solciclina 5755-01
Solcillin 3097
Solco B_{12} 6143
Solco H 6142
Solcodein 3627-03
Soldactona 4987-01
Soldactone 4987-01
Soldak 3863
Soldep 321
Soldesam 4974-01
Soldex 4949
Soleal 101
Solesorin 731
Solestril 5824
Solestrin 3668
Solestro 5390
Soletter 524
Solevar 5204
Solevione 1138
Solfadiazina 1227
Solfadimetossina 1910
Solfadimidina 1902
Solfaguanidina 631
Solfaiacol 2497
Solfamerazina 1592
Solfametopirazina 1597
Solfametossipiridazina 1594
Solfanilammide 386
Solfarsfenammina 2497
Solfatiazolo 969
Solferrum-Grageas 465-09
Solfofenil 2746
Solfone „Bracco" 2465
Solfone „De Angeli" 5347
Solfoton 1845
Solfoton „Defarm" 2548-01
Solfuvin 3284
Solganal (A) 580
Solganal B 431
Solidgrün 5592
Solidon 3315
Solifer 149-01
Solimidin 2420
Soliphylline 314-12
Solisone 4639
Solium „Horner" 2987
Solium „Lirca" 4392
Soliwax 4491
Solkaciclina 4849
Solmethine 7
Sol-Mycin 4790
Solnicol 2779
Solodelf 5289
Solo-Ethidine 1484
Solone „F. & M." 4704
Solone inyect. 4974-01
Solone „Liade" 4949
Solosin 588
Soloxin 928-02
Soloxsalen 1806
Solprin 950-04
Solprina 3736
Solpurin 2317
Solquinate 928-02
Solsolona 5319
Soltabs 3066
Soltrictor 2461
Solu-A 4439
Soluarson 775-05
Soluarsphenamin 3561
Solubacter 2133
Solubain 5782
Solu-Barb 1845
Solu-Biloptin 1862-02
Soluble Indigo Blue 2946
Solucal 465
Solucampher 1442-04
Solucamphre 1442-04
Solucanfor 1442-04
Solucap C 393
Solucap E 5864
Solu-Celestan 4975
Soluchinon 1544
Soluchrome 4152
Solucillin 3066-04
Solucin 2815
Solu-Cistina 447
Solucitron 396-04
Solucongo 5865
Solucontrast 920-01
Solucort „Chibret" 4726
Solucort „Therapeutic" 4704
Solu-Cortef 5437
Solu-Dacortin 5423
Soludactone 4987-01
Soludagenan 1559-01
Solu-Decadron 4974-01
Solu-Decortin-H 5423
Solu-Delta-Cortef 5423
Soludiazine 1227-01
Solu-Dilar 4973
Soludillar 4973
Solufantina 5782
Solufen 950-04
Solufilin 1373
Solufilina 2354
Solufillina 2354
Solufone 5309
Solufontamide 612-01
Solu-Fortecortin 5694
Solufyllin 1373
Soluglaucit 1356
Solu-Glyce 5437
Solu H 1026
Solu-ject 5437
Solujodin 451-04
Solumédine 1592-01

Solu-Medrol 5520
Solu-Medrone 5520
Solumethion 655-01
Solu-Moderin 5520
Solumycine 4785-01
Soluna 1910
Solunitrine 201
Solu-Paraxin 2779
Solu-Pas Elbiol 569
Solupen 3066
Solupen „Doctaris“ 4848-01
Soluphyline 2354
Soluphyllin 2354
Soluphylline „Nadeau“ 1055
Solupred 5660
Solu-Prednison „Sanabo“ 5400
Solupren 4704
Solupront 628
Solupyridine 4227
Soluran 367
Solurea 451
Soluric 203-08
Solurine 451-19
Solurutine 5897
Solusal 950
Solusal „Holzinger“ 549-09
Solu-Salvarsan 3561
Solusediv 4594
Soluseptamid 1282
Soluseptasine 2815
Soluseptazin(a) 2815
Solusol 4491
Solusterol 1474
Solustibosan 2076
Solustin 2076
Solusulfa 1285
Solusulfon 5807
Solusulpha 1285
Solusurmin 2076
Soluteben· 968
Solutédarol 5671
Soluthiazomide 969-01
Soluthizon 1059
Soluthrombine 2689
Solution A 40 1331
Solutison 1059
Soluyodina 1163
Solvamin AB 4330
Solvan 5057
Solvapyrin-A 1620
Solvarsin 775-06
Solvasma 1745
Solvat 14 714
Solvent P 797
Solvika 1554
Solvina 2577
Solvisat 4990
Solvisyn-A 4439
Solvit B 2040
Solvit C 393
Solvitan A 4439
Solvitan D 5709
Solvocillin 3066, 5586
Solvocolo 3585
Solvocortyl 5660
Solvodol 1024
Solvoscleril 3041
Solvo-strept 4790
Solvostrept „S“ 4785-01
Solvoteben 968
Solvotest 5014
*Solypertin*** 4868
Soma 2100
Soma „Novaquimica“ 3097-03
Somabet 293-01
Somadril 2100
Somagest 3472
Somagum 1069
Somalgit 2100
Somanil 2100
Somasedan 2970
Somatostatin 6662
Somatyl 293-01
Somavit A 4439
Somavit E 5864
Somazina 2657
Somben 653
Somberol 2992
Sombrabil 2708
Sombrachol 4157
Sombrevin 3768
Sombril-400 1514-01
Sombrinal 828-01
Sombucaps 1965
Sombulex 1965
Sombutol „Lääke“ 1766-01
Sombutol „Noco“ 1845
Somedin 1903
Somelin 2992
Somide 2217
Somilan 33-01
Sominat 1575-08
Sominox 653
Somio-Wirkstoff 802
Somipra 4019
Somipront 56
Somitran 2706
Somlan 4545
Somnafac 2992
Somnal 1767
Somnalclor 33-01
Somnalert 1965
Somnalin 653
Somnamid 854
Somnesin 422
Somnevrin 379
Somnibrom 432
Somnicaps 2573-01
Somnidon 2992
Somnifral 33-02
Somnipron 1364
Somnis 2992
Somni-Sed 33
Somnital 1766-01
Somnium 2992
Somnokalan 1964
Somnol 432
Somnolens 1845
Somnoletten 1845
Somnomed 2992
Somnopan 1965
Somnopentyl 1766-01
Somnos 33
Somnosan 1845
Somnothane 24
Somnotol 1766-01
Somnotropon 2992
Somnox 33
Somnurol 432
Somnyl 33
Somonal 1845
Somonal „Croyden-Browne“ 2030-01
Somophyllin 588-03
Somsanit 194
Somsul 1903
Sonabarb 1424
Sonacide 265
Sonacon 2970
Sonadryl 1712-02
Sonaform 1964
Sonal 828
Soñal 2992
Sonapane 761
Sonapax 4633
Sonate 377-01

Sonatmin 1745
Sonazine 3315
Sonbutal 1663
Sondol 1825
Sone 4639
Sonebon 2706
Sonerile 1424
Soneryl 1424
Sonia 2987
Sonicur 1184
Sonil 1964-01
Sonilyn 1192
Sonimen 2987
Sonin 422
Sonipam 2706
Sonistan 1766-01
Sonnil 2992
Sonnolin 2706
Sonnormon 422
Sonolen 422
Sonotrat 2706
Sontochin 4082
Sontoquine 4082
Sonuctane 1715
Sonya 1138
Sooner 1745
Sopacortelone 4704
Sopacycline 4847
Sopalax 4811
Sopamycetin 1568
Sopangamine 4498
Sopaquin 3736
Soparine 950
Soparon 149-01
Sopen 3066
Sopental 1766-01
Sophoretin 2692
Sophorin 1642, 5573
*Sopitazin*** 4277
Sopolcort H 5437
Sopor 2992
Soporigen 1424
Soporis 33
Soprinal 828-01
Soprontin 3962
Soragallin 1354
Soranil 1559-02
Sorazin 509
Sorbangil 388
Sorbenor 483-06
Sorbevit B_{12} 6143
Sorbid 428
Sorbide nitrate 388
Sorbide T.D. 388
Sorbidilat 388
Sorbidi nitras 388
Sorbilande 484
*Sorbinicat*** 6039
L-*Sorbinose* 464
Sorbit 484
Sorbitol 484
Sorbitoli nicotinas 6039
Sorbitrate 388
Sorbo 484
Sorbo-Calcion 38-02
Sorbol 484
Sorbonit 388
L-*Sorbose* 464
Sorbostyl 484
Sordenac 4852
Sordinol 4852
Soretol 4972
Soridermal 2730
Soripal 2730
Sormetal 1429-02
Sormodren 6546
Sornitron 388
Sorosil 33
Sorot 5821
Sorquad 388
Sortaxin 1286
Sorudinite 388
Sorunex 2042
Sorvicin 393
Sosegon 4074
Sosenyl 4074
Sosigon 4074
Sosol 1625
Sospitan 1699
Sossegon 4074
Sostol 4622
Sosulone 786-01
Sotacor 2072
Sotalex 2072
*Sotalolhydrochlorid*** 2072
Sotaper 2072
*Soterenolhydrochlorid** 2073
Soton 282
Sotorni 4959-01
Sotradecol 2666
Sotravarix 5842
Sotyl 1766-01
Souframine 1810
Soufrane-Wirkstoff 233-01
Sovcain(um) 4432
Sovelin 2992
Soventilo 4015
Soventol 4015
Soventolo 4015
Soverin 2992
Sovinal 2992
Sowell 1138
Soxa 1625
Soxabon 1625
Soxisol 1625
Soxitabs 1625
Soxo 1625
Soxomide 1625
Soxyfed 1388
Soxysympamine 1388
Soy-Dome 2116
Sozojodol 329
Sozojodol-Kalium 329-01
Sozolsäure 363
SP 5821
Sp-100-2 1563
SP 189 950
Sp 281 4381
S 640 P 6463
Sp 725 4995
SP 732 2884
SP 1059 3161
SPA 3085
Spaciclina 4847
Spacolin 4377
Spactin 5174
Spacyl 3069
Spadelate 3438
Spadon 4911
Spal 2927-01
Spalgo 4967
Spalisal 4663
Spalpane 1325
Spamicetina 1568
Spamol 4058
Span-12 6142
Spanbolet 1902
Spandiuril 726
Spaneph 1390
Span-Est 5182
Spanestrin 4313
Span-F 5529
Span-FF 149-01
Spanin 2927-01
Spanomid 4952
Spansona 4949
Span-Ster 5189
Span-Test 5547
Spantin 1371

Spantol 1325
Spantran 1138
Spantrin 4136
Sparagin 184-02
Spargan 3668
Spargon 2927-01
Sparicon 4751
Sparine 3348
Sparine „Tokyo Tanabe“ 4110
Sparmin 2927-01
Sparm-Inj. 2927-01
Sparmon 2927-01
*Sparsomycin*** 2318
Spartakon 1585
Spartase 184-02
Sparteal 2927-01
*Spartein*** 2927
Sparten 2927-01
Spartepur 2927-01
Spartin(e) 2927-01
Sparto-Camphre 2927-04
Spartocin „Ayerst“ 2927-01
Spartocin „U.C.B.“ 184-03
Spartocine 184-03
Spartofillina 2927-05
Spartoloxin 1380
Spartopan 2927-02
Spartoval 2927-03
Spartrix 831
Spascol 4142
Spasdolsin (spasmolyt. Komponente) 5775
Spasepilin 1845
Spasex 3459
Spasfon 361-01
Spasmadrina 4264
Spasmadryl 4659
Spasmal 5228
Spasmalex 4477
Spasmalexin 4751
Spasmalfher (spasmolyt. Komponente) 4995
Spasmalgan 5323
Spasmamide (semplice) 4113
Spasmamina 4751
Spasman 3362
Spasmaparid 4110
Spasmatrol 5266
Spasmaverine 4377
Spasmedal 2857
Spasmentral 5092
Spasmex „Maestretti“ 361-01
Spasmex „Pfleger; Nikken“ 5408
Spasmexan 5367
Spasmin „Stricker“ 2270
Spasmine 1600
Spasmione 3438
Spasmisolvina 4110
Spasmium „Donau-Pharmazie“ 4911
Spasmo 3 5408
Spasmocalm 2886
Spasmocan 4127
Spasmocol 4377
Spasmocromona 1185
Spasmocyclon(e) 3438
Spasmodex 4477
Spasmodin 2426
Spasmodolin 2857
Spasmo-Dolisina 3169
Spasmofin 5244
Spasmo-Kalipsina 4436
Spasmokalm 2886
Spasmol „Holzinger“ 2297
Spasmolevel 4477
Spasmolyn 1380
Spasmolysin 1371
Spasmolyt 2752
Spasmolytin 4330
Spasmolytol 2604
Spasmonal „VEB AWD“ 4436
Spasmone 4223
Spasmo-Nervogastrol (spasmolyt. Komponente) 4217
Spasmopan 4751
Spasmo-Paparid 4110
Spasmophen 4774
Spasmoril 1008
Spamorin 1008
Spasmo-Sapos-Wirkstoff 5683
Spasmostenyl 2297
Spasmoxal 4905
Spasmutal 2426
Spasmyl 3732-01
Spasodil 5266
Spaston 4493
Spastrex 4774
Spastussine 2426
Spatinox 1964
Spatomac 4723
Spatonin 1481
Spatym 2927-01
Spavit B_1 2040
Spavit B_{12} 6143
Spavit C 393
Spavit D_2 5709
Spavit E 5792
Spavit K 1504
Spavit PP 351
Spazamin 4400
Spazoc 1143
SPC 297 D 3055
SPC-703 6276
S.P. Cillin 3066-04
S.P. Ciltabs 3066
S.P. Cycolamin 6143
SPE 2792 2963
Spechol 3585
Specia 246 4024-01
Specia 287 5230
Speciadopa 1034
Specifin 1846
Specilline G 3066
Spectacillin 3137
Spectam 2653
*Spectinomycin*** 2653
Spectogard 2653
Spectomycin 2653
Spectraban 2611
Spectrafur 2245
Spectramedryn 5012
Spectra-Sorb UV 9 2430
Spectra-Sorb UV 24 2434
Spectra-Sorb UV 284 2437
Spectra-Sorb UV 531 4637
Spectrobact 6034
Speda 1716
Speedrin 950
Spenalate 49-02
Spenbolic 4460
Spendepiol 5529
S-Penn 3066
Speridin 5924
Spermargin 483
Spersacarbachol 495
Spersacarpine 1712
Spersadex 4974-01
Spersanicol 1568
SP-G 827 5946
SP-G Sandoz-Hauptwirkstoff 5946

Sphaerophysin 1483
Spheromycin 5849
Spherophysine 1483
Sphygmogenin 1083
SP-I 77 5275
Spicain Amide 2352
*Spiclomazinhydro-chlorid*** 4841
Spidox 349-01
Spidoxol 349-01
Spilan 5464
Spinocain 2631
Spinulosin 748
*Spiperon*** 5088
Spiracillin 3097
Spiractin 2078
Spira-Dine 950
Spiraein 950
*Spiramid** 4874
Spiramin 1967
Spiramin „Mitsui" 853
*Spiramycin*** 6069-01
Spiramycin I 6069
Spiramycin A 6069
Spiranyl 4457
Spirarsyl 3021
Spirasidin 3230
Spirazidin 3230
*Spirazin** 2833
Spiresis 5317
*Spirgetin*** 1469
Spiridon 5317
*Spirilen** 5250
Spiritex 55
Spiritus 55
Spirocid 775
Spirodiflamine 5730
Spirodon 1840
Spiroform 2720
Spirofulvin 3284
Spirogène 713
Spirogram 3097
Spirolactone 5317
Spirolakton 5317
Spirolan 5317
Spirolang 5317
Spirolax 4811
Spiromak 549-07
Spirone 5317
*Spironolacton*** 5317
Spironolattone 5317
Spironovan 2192
Spiropal 341
Spiropent 2019
Spiroperidol 5088
Spiropitan 5088
Spirosal 1006
Spirosept 775
Spirot 2085-01
Spirothal 2028
Spirothiobarbital 2028
Spirotriazine 2833
Spirotrypan 4870
Spiroxamide 4867
*Spiroxason*** 5335
*Spiroxatrin*** 4867
*Spiroxepin*** 3933
Spiroylsäure 549
Spirsäure 549
SP-I Sandoz 5275
S.P.M. 384
Spofa III/101 4327
Spofa III/384 3423
Spofa 325 3680
Spofadazin 1594
Spolotan 4704
Spolotan-Injektionslösung 5660
Spolotan-Kristall-suspension 5156
Spoloven 4949
Spoloven-Ampullen 5738
Spoloven-Kristall-suspension 5285
Spondyril 3906
Spongiacaine 1026
Sporalon 4572
Sporamin 4751
Sporanicum 3053
Sporiline 3864
Sporol 3053
Sporostacin-Wirk-stoff 1734
Sporostatin 3284
Sportenol 6020
Spotton 1415
Spovenol 5742
S-p-Penita 3345
S.P. Pentobarb 1766-01
Spray-Dermis 354
Sprayfural 354
Spraynal 1083
Spray-Tish 2265
Sprindol 4086
S.P. Secobarb 2030-01
S.P. Ster-Tab. 4704
Sptol 197-01
S.P. Tranquilson 5895
Spulmako-lax 4163
Sputamin 582
SQ 1089 15
SQ 1489 448
SQ 2128 2512
SQ 4918 4875
SQ 9343 497-01
SQ 9453 56
SQ 9538 4039
SQ 9993 5777
SQ 10269 5668
SQ 10496 3964
SQ 10643 4297
SQ 10996 2400
SQ 11302 3137
SQ 11436 3096
SQ 11725 6456
SQ 13050 3536
SQ 15101 5746
SQ 15102 5522
SQ 15112 5737
SQ 15761 1862-01
SQ 15860 3146
SQ 15874 4616
SQ 16123 3347
SQ 16144 5753
SQ 16150 5440
SQ 16374 5625
SQ 16401 911
SQ 16423 3896
SQ 16496 5015
SQ 16603 5861
SQ 16630 5861-01
SQ 17382 3097
SQ 17409 5345
SQ 18506 703
SQ 18566 5304
SQ 19844 6103
SQ 20006 1703
SQ 20009 6345
SQ 20248 3053
SQ 20650 6267
SQ 20824 2999
SQ 20881 6654
SQ 21982 5475
SQ 21983 2810
SQ 22947 6621
SQ 65396 6383
SQ 65993 5822
Squibb-HC 5189

S. Quill	3592
SQX	2423
SR 406	937
SR 720-22	3027
SRC 909	4802
SRG 95213	707
SRH	3818
SRIF	6662
SS 578	913
S.S. Calcium	173
SSDMAE	211-05
S.S. Thiazole	2189
ST	969
ST-37	2042
St 52-Asta	3675
St 52 Lucien	3675
ST 71	2284
St. 105	4938
St 155	959
ST-374	4406
St 375	1266
St 487	3067
St 600	1266
ST 1085	2033
St 1411	5203
ST 1512	5006
ST 4250	5081
ST 5066	2977
ST 7090	5826
ST 8005	994
ST 9067	1354
StA 307	5340
Stabicillin	3069-03
Stabicilline	3069
Stabil A	4439, 5007
Stabilarsan	5303
Stabilène	4798
Stabillin V	3069
Stabillin V-K	3069-01
Stabilotren	5686
Stabinol	2269
Stabinol „Horner“	1309
Stabisol	549-07
Stablin	1777
Stabrium	2987
Sta-C	393
Stachychlor	33-03
Stachydrin	654
Stadacain	3476
Stadadorm	1767
Stadalax	4811
Stadaverm	203-01
Stadion	2074
Stadren	1286-01
Stärkezucker	461
Stafac	5672-01
Stafcilin „V“	3896
Staficilin-N	3896
Staficyn	3347
Stafilomicina	5672-01
Stafilon	4825
Stafopenin	3863
Stafylopenin	3347
Stagural	808
Stakhidrin	654
Stallimycin*	4918
Stamcort	4949
Stamicin	6098-01
Stamicina	4848
Stamidin	3097
Stamine	3423
Staminoide ritardo	3078-01
Stampen	3863
Stampirin	5787
Stampyrine	5787
Stamycil	2958
Stanaprol	4120
Stanaprol „Taito-Pfizer“	5355
Stanazoline	2461
Stanazolol	4755
Stanephrin	1077
Stangen Maleate	3423
Stangyl	4355
Stanilo	2653
Stanisol	786-01
Stanizide	373
Stanlax	4163
Stanodril	3365
Stanolone	4120
Stanolone benzoate	5517
Stanolone valerate	5355
Stanomycetin	1568
Stanorone	4120
Stanozide	373
Stanozolol**	4755
Stanpam	2970
Stanpen	3066
Stanquinate	913
Stanquinate „Smith Stanistreet“	909
Stansin	1625
Stanvita D2	5709
Stanzamine	3136
Stanzine	3315
Sta-Pas	569
Stapen	3347
Stapenor	3896
Stapenor-DC	3863
Staphcillin	3347
Staphcillin A	3863
Staphcillin V	3896
Staphobristol	3873
Staphybiotic	3873
Staphyclox	3873
Staphylamid	1254
Staphylex	3859
Staphylocid	3347
Staphylomycin	5672-01
Staphylomycin M_1	5672
Staphylomycin S	6056
Stapyocine	6079-01
Starazin	3348
Starfac	5672-01
Starfanil	624
Starifen	1845
Starilettae	1845
Starisil	993
Starocain	2325
Starogyn	908
Staropos	6165
Starosept	908
Star-Pen	3069-01
Startonyl	2657
Staticin	2446
Staticum	4916
Statimo	1286-01
Statobex	1992
Statocin	6640
Statomin Maleate	3423
Statoquate	4835
Statran	671
Statyl	4835
Stauffer R-1504	1568
Stavermol	203-01
Staxidin	5672-01
Stazepine	2714
StC 407	4939
StC 1400	4711
Stchinin	4532
S.T.D.	2666
Stéa-16	293-04
Stearylsulfamid**	5368
Strearylsulfanilamidum	5368
Steatrope	473
Steclin	4847
Stecsolin	4849
Stedon	2970
Steffimycin**	6616

Stegalgina	2270	Steramide	786	Sterogenol	4783-01
Steinamid	3497	Steramin	5709	Sterogil	5709
Steinazid	3497	Steranabol	4708	Sterogyl	5709
Steinonit	263	Steranabol ritardo	5542	Sterogyl A	4439
Stelapen	3097	Sterandril	5014	Sterolone	4704
Stelazine	4572	Sterandril A.P.	5538	Sterolone „Francia Farm."	5271
Steliarid	5824	Stérandryl	4089	Sterone	5187
Stelium	4572	Sterandryl-A	5538	Steronyl	4442
Stellacamphre	1442	Stérandryl-Amp.	5014	Sterosan	1172
Stellachrome	4152	Sterandryl duratum	5538	Sterosol	5709
Stellacardiol	419	Stérandryl retard	5538	Sterosone	5199
Stellamicina	6020	Steran Due	5709	Sterotate	4089
Stellamidon	2266	Sterane	4704	Sterotest	5014
Stellamine	1360	Sterane intramuscular	5156	Sterovit	5709
Stellarid	5824	Sterapred	4639	Sterovitina	5709
Stellaspiril	950	Steraq	5187	Steroxin	1172
Stellidin	409	Steraskin	2116	Stesil	1669
Stelmine	3097	Sterasone	4949	Stesolid	2970
Stemetil	4286	Sterathal	2997	Stesolin	2970
Stemex	5284	Sterazine	1227	Stevacin	4849
Stemmetil	4286	*Stercuroni jodidum*	5554	*Stevaladil***	6615
Stenalgil	2355	*Stercuroniumjodid***	5554	S-T Febrol	761
Stenandiol	5452	Stereomycin	6098-01	Stibacetin	781-01
*Stenbolon***	4441	Stéréomycine	6019-01	Stibamin	382-02
*Stenbolonacetat***	5016	Stereon	4704	*Stibaminglucosid***	2021
Stenediol	4460	Stericaine	2631	Stibanate	2076
Sténergine	58-02	Sterigin	740	Stibanose	2976
Stenesium	4460	Sterilate	4794	Stibatin	2076
Stenibell	4460	Sterilette	5628	Stibenyl	781
Steniform	4460	Sterillium	4783-02	Stibilium	3610
Stenobolone inyectable	5016	Sterilone	4972	Stibinol	2076
Stenocardil	5361	Steri-Med	705	Stibnal	171-02
Stenocardiol	5361	Sterine „Maney"	451-17	*Stibocaptate*	1855
Stenocor	5361	Sterinol	4782	*Stibofen*	1812
Stenofillina	995	Sterisil	4794	*Stibogluconat-Natrium*	2076
Stenofosfer	821	Sterisol	5054	Stibomen	324
Stenolon	4415	Steri/Sol	4794	*Stibophen*	1812
Stenopir	5361	Sterisolum	582	*Stibosamin**	382
Sten-or	4461	Sterium	2987	Stibosan	749
Stenorol	3043	Ster-Jet 50	5189	Stibron	4751
Stenosine	18	Stermin	4704	Stibyal	171-02
Stenosterone	4460	Sterobiol	5709	Stickrome	4152
Stenosterone-fiale	5205	Sterobolin	5596	*Stickstofflost*	290
Stenovasan	588-03	Sterochol	1923	*Stickstoff-N-oxyd*	291
Stensole	1138	Steroclazina	3984	*Stickstoffsenfgas*	290
Stental	1845	Sterocon	4949	*Stickstoffyperit*	443
Stephancor	3247	Sterocort „Draco"	4938	Stiglidorm	2992
Stepin	511	Sterocort „Omega"	4746	Stiglyn	2071
Steps	263	Sterocrinolo	5539	Stigmanol	2071
Ster	4704	Sterocutan	5289	*Stigmasterin*	5790
Sterabol	4708	Steroderm	5320	*Stigmasterol*	5790
Steral	5709	Sterodin	5709	Stigmenene	2814
Steralol	4949	Sterofundin-Tris	212		

Stigmesate 2071
Stigminène 2814
Stigmonenebromid 2814
Stigmosan 2071
Stil-2 1070
Stilalgin 1380
*Stilbamidin*** 3036
Stilbarol 3610
Stilbazi jodidum 5851
*Stilbazium iodide*** 5851
*Stilbaziumjodid*** 5851
Stilbémidene 3036
Stilbenol 3610
Stilbest-Oral 3610
Stilbestrina 3610
Stilbestrol 3610
Stilbestrolo-Farmitalia 5252
Stilbestronate 5252
Stilbestrone 3610
Stilbestrosan 3610
Stilbetan C 3610
Stilbethonii iodidum 4996
Stilbetin 3610
Stilbindon 3610
Stilbiocina 5849
Stilboefral 3610
Stilboestroform 3610
„Stilböstrol" 3610
Stilboestrol „Berlin-Chemie" 5252
Stilboestrol „Vitis" 5252
Stilböstroldifuroat 5645
Stilböstroldimethyläther 4312
Stilböstroldipalmitat 6114
Stilböstroldiphosphat 3675
Stilböstroldipropionat 5252
Stilboestrol DP 5252
Stilbofax 5252
Stilbofollin 3610
Stilbol(um) 3610
Stilboral 3610
Stilbostatin 3675
Stilciclina 4847
Stilestrate 3610
Stileton 1731-01
Stilkap 3610
Stillomycin 4971
*Stiloniumjodid*** 4996
Stilpalmitate 6114
Stilphostrol 3675
Stil-rol 3610
Stilronate 5252
Stils 3610
Stiltetra 5756
Stim-Inj. 1151
Stim-Tab. 790
Stimatone 1393
Stimdex 1388
Stiminol 1360
Stimolag 3619
Stimolcardio 5361
Stimovul 4067
Stimsen 1582
Stimubral 417
Stimucortex 417
Stimulan 1069
Stimulest 211-01
Stimulexin 5273
Stimu-LH 6126
Stimulin 1360
Stimulina 281
Stimulol 942
Stimul (-Wirkstoff) 942
Stimu-TSH 3153
Stinerval 823
Sting-Kill 492
Sti-Oxyl 2395
Stipolac 4157
Stiptanon 5507
Stipticina 1937-01
*Stirimazol*** 2412
*Stiripentol*** 6341
Stirifos 1196
Stivane 3196
StL 1106 5260
Stobetin 3129
Stodcodon 3628
Stodex 1992
Stodinal 551-01
Stoff H_3 2325
Stofilin 4394
Stogerin-Amp. 4196-02
Stoikon 4335
Stolimina 4523-01
Stomatosan 5048
Stopan 3097
Stopcold 3685
Stopcold-N 5663
Stopem 1291
Stopethyl 1467
Stopsmoke 4901
Stopton 386
Storinal 5351
Storo 388
Stovaginal 775
Stovain(e) 2613
Stovarsol(o) 775
Stoxil 1017
STP 2052
STR 860
Straben 3097
Strabolene 5596
Straderm 5271
Strahlensalbe „Trommsdorf" 329-01
Stramid 386
Straminol 5208
Stratene 4452
Strazide 5629
Stremicina 4790
Strensol 1180
Strepancil 4785-02
Strepantine 4785-02
Strepolin 4785-01
Strepsulfat 4785-01
Streptal 2168
Streptal „Locatelli" 386
Streptal-Sulfotalidina 3256
Streptamide 386
Streptamin 386
Streptamyl 386
Streptan 386
Streptancil 4785-01
Streptaquaine 4785-01
Streptazol 386
Streptevan 4785-01
Streptex 2189
Streptidin 880
Streptimidone 3180
Streptobrettin 4785-01
Streptocid(e) 1883
Streptocid(e)-(weiß) 386
Streptocidum 386
Streptocidum album solubile 629
Streptocidum rubrum solubile 3549
Streptocin 4785-01
Streptocon 386
Streptoconin 5629
Streptofar 4785-01
Streptohydrazid 5629
Streptoidrazide 5629
Streptoimidazolidin 5998
Streptoliquin 4785-01
Streptolymphin 4785-04
Streptolysin 386
Streptomagma 4790
Streptomicin(a) 4785

Streptomicina Morgan 4790
*Streptomycin*** 4785
Streptomycin A 4785
Streptomycin B 5639
Streptomycine Panto-
thénique Specia 4790-03
*Streptoniazid*** 5629
Streptonicozid 5629
Streptonigrin 5377
Streptonivicin 5849
Streptopan 386, 2168
Streptopas 4790-01
Streptorex 4785-01
Streptorit 4785-01
Streptosaluzid 4785-03
Streptosil 386
Streptosil guanidina 631
Streptosil piridina 1559
Streptosil piridina N 1881
Streptosil rosso 1883
Streptosil talidina 3256
Streptosilthiazol 1254
Streptosil tiazolo 1254
Streptosol 4785-01
Streptothenat 4785-02
Streptothricin F 4139
Streptotibine 4790-04
Streptotubazid 5629
Streptovitacin A 2900
*Streptozocin*** 860
Streptozol 386
Streptozon 386, 1883
Streptozon S 3549
Streptozotocin 860
Streptozyl 386
Stresnil 3952
Stress 1138
Stresso 1138
Stressofim 483-06
Stresson 2586
Streunex 348
Striadyne 1431
Strialgin 2100
Striatan 671
Striatran 671
Stricnina 4532
Stricnogen 4533
Strictylon 2461
Strifos 1093
Strinazina 5629
Strisine 1346
Strixina 5629
Strocain 5700-01
Strodival 5782
Strofan-K 6047
Strofantina 5782
Strofopan 6047
Strofosid 6047
Stromba 4755
Strombaject 4755
Strongid 1650
Strongid-P 1650-01
Stronglamine 1809
Strong-Lar 4089
Strontisal 549-04
Strontolac 102-07
Strophalen „Tosse“ 5782
g-Strophan 5782
k-Strophan 5974
Strophangit „Chinoin“ 5782
g-Strophanthin 5782
h-Strophanthin 5830
k-Strophanthin-α 5830
k-Strophanthin-γ 6047
k-Strophanthin-β 5974
Strophantine Houdé 5974
Strophanthin Leo 5974
Strophanthin
„Rieswerke“ 5974
g-Strophanthosid 5782
k-Strophanthosid 6047
g-Strophicor 5782
k-Strophicor 5974
Strophinos 5782
Strophoperm 5782
Strophosan 5782
Strophosid 6047
Strospesid 5833
Strumacil 245
Strumazol 157
Strychintran 4532-01
Strychnal 4579-01
Strychnin 4532
Strychnovet 4532-01
Strycin 4785-01
Stryphnon 1031
Stryphno-nasal 1031
Strysolin 4785-01
STS 2666
Studiaplex 281
Study 4136
Stugeron 5487
Stulex 4491
Stupenal 3631
Stupénone 3631
Stutgeron 5487
Stutgin 5487
Stylochrome 4152
Stylomycin 4971
Stylophorin 4197
Styphnon 1031
Styptal-Inj. 1286
Styptams 1286
Styptanon 5507
Stypticin 1937-01
Styptirenal 1083
Stypnon 1031
Styptochrome 1286
Styptocid-Inj. 1286
Styptogen 1937-01
Styptoject 1286
Styptol 1937-02
Styptopur 758
Styracol 3003
Styramat** 1033
Styryd 2455
Styrylpyridiniumchlorid 2455
Su 42 1845-10
Su-1775 2938
Su-1906 4056
Su-3088 2628
Su-3118 5951
Su-4885 2462
Su-5864 1484
Su-6187 1706
Su-6227 2457
Su-6518 4291
Su-7057 724
Su-7078 2777
Su-7692 3604
Su-8341 2278
Su-9064 5308
Su-10568 1351
Su-13197 4332
Su-13314 3978
Su-13437 4249
Su-15049 5571
Su-18137 4274
Su-21524 2194
Suanel 3541
Suanovil 6069-01
Suavedol 3595
Suavitil 4335
Subamycin 4847
*Subathizon*** 1341
Subatin 1341
Subchlamine 274-01
Subcorticalum 422
Subdamine 1152

Subecholin 3830
Subellan 5723
*Subendazol*** 1166
Subeston 38-03
Subicard 263
Subicor 263
Subital 950
Sublimaze 4925
Sublings 4442
Subose 3146
Subranyl 4774
Su-Brontine 5104
Substanz DS 1274
Substerina 1316
Subtosan 400
Sucarbe 474-01
Sucaryl 474-01
Sucblorin 5824
Succicaf 2779
Succicuran 2668
Succicurariumchlorid 2668
Succil 143
Succimal 639
Succimer 169
Succin 2668
Succinestriol 5507
Succinic acid 167
Succinil 143
Succinilcolina 2668
Succinilsolfatiazolo 2189
Succinimid 152
Succinol 167-02
Succinolin 2668
Succinonitril 143
Succinyl-Asta 2668
Succinyl-HAF 2668
Succinyl-Taro 2668
Succinylcholin 2668
Succinyldapsone 3034
Succinyldiaphenyl-sulphone 3034
Succinyldicholin 2668
Succinyl-Methionin 1118
Succinylphenetidin-Natrium 1934
Succinylsulfanilamid 1281
*Succinylsulfathiazol*** 2189
Succiphylline 3464
Succiron 167-04
*Succisulfon*** 3034
Succitimal 1556
Suciniltiazol 2189
*Suclofenid*** 6402
Sucolin 2668
Sucostrin 2668
*Sucralfat*** 2091-02
*Sucralox*** 2091-01
Sucraphen 1077
Sucrets 2042
Sucrida 1755
Sucrine 524
Sucrol 1048
Sucrolit 1309
Sucrosa 474-01
Sucrose 2091
Sucrum 7 474-01
Sudafed 1392
Sudan IV 5220
Sudermo 2439
Sudhinol 4958
Sudine 1910
Sudomyl 1392
*Sudoxicam*** 2167
Sudul-C 524-01
Süssette(n) 474-01
Süstamin 474-01
Süßmittel S 23/46 2719
Süßstoff „Riedel" 1048
Sütanetten 524
*Sufentanil*** 6567
*Sufosfamid*** 878
Sufrachol 5341
Sufralem 1184
Su-Frin 1392
Suganyl 631
Sugarin 474-01
Sugaron 474-01
Sugioron 695
Sugordomycin D-1a 6125
Sugracillin 3066
Suicalm 3952
Suiminth 1969
Suismycetin 1568
Suisynchron 666
Sukolin 2668
Sukrinetten 524-01
Sul 500 1910
Suladrin ointment 1625-01
Sulamin 1594
Sulamyd 786
*Sulazepam*** 2974
*Sulbenicillin*** 3070
*Sulbentin*** 3311
Sulbio 1625
Sulcaine 3145
Sulcimid 574
*Sulclamid*** 559
Sulcolon 3527
Sulcymide 574
Sul-Dia 1910
Sulfdurazin 1594
Suleo 1830
Sulestrex Piperazine 3673-01
Sulf-30 786-01
Sulfa 386
Sulfa 24 „Incobra" 1910
Sulfa-24 „Remek" 1594
Sulfa-30 969
Sulfaäthylthiodiazol 1285
Sulfabenamid 2035
*Sulfabenz*** 1842
*Sulfabenzamid*** 2176
Sulfabenzamin 624
Sulfabenzaminpropionat 812
Sulfabenzid 2176
Sulfabenzolsulfonmethyl-amid 2224
Sulfabenzoylamid 2786
Sulfabenzpyrazinum 2423
Sulfabid 2746
Sulfabon „Gajjar" 1594
Sulfabon „Vaillant" 1910
Sulfabrom 1856
Sulfabromomethazine 1856
Sulfabutin „Grünenthal" 1623
Sulfabutin „Sanabo" 486
Sulfabutylharnstoff 1754
*Sulfacarbamid*** 614
Sulfacarboxychrysoidin 2191
Sulfacarboxythiazol 1208
Sulfacarizol 1208
*Sulfacecol*** 2524
Sulfacel-15 786-01
Sulfacet 786
*Sulfacetamid*** 786
Sulfacetenum 2209
Sulfacetil 2208
Sulfacetimid 786
Sulfachin 928-03
Sulfachinoxalin 2423
*Sulfachlorpyridazin*** 1192
Sulfacholazine 5834
*Sulfachrysoidin*** 2191
Sulfacid 2187
Sulfacil 786
Sulfacinnamine 2743
*Sulfacitin** 1907
*Sulfaclomid** 1859
Sulfaclorazina 1192

*Sulfaclorazol*** 3011
*Sulfaclozin-Natrium*** 1194
Sulfacolene 3256
Sulfacron 2746
Sulfactin 126
Sulfacur 1593
Sulfacyl 2997
Sulfacyl(um) (sowj. Präp.) 786
Sulfacytine 1907
Sulfa D 1227
Sulfadazina 1594
Sulfadepot 1594
Sulfadermil 2743
Sulfadets 1227
Sulfadexan 1594
Sulfadiabet 1754
*Sulfadiasulfon-Natrium*** 2491
*Sulfadiazin*** 1227
*Sulfadiazin-Natrium*** 1227-01
*Sulfadicramid*** 1647
Sulfadicrolamide 1647
Sulfadigesin 2189
Sulfadimer 631
Sulfadimesin 1902
Sulfadimerazine 1902
Sulfadimeta 1879
Sulfadimetin 1903
*Sulfadimethoxin*** 1910
Sulfadimethoxy-pyrimidin 1910
Sulfadimethoxytriazin 1627
Sulfadimethyloxazol 1623
Sulfadimethylpyrimidin 1902
Sulfadimezin(um) 1902
*Sulfadimidin*** 1902
Sulfadin „Cif" 1594
Sulfadine 1902
Sulfadiorine 161
Sulfadomus 1910
*Sulfadoxin*** 1911
Sulfaduran 1910
Sulfadurazin 1594
*Sulfaethidol*** 1285
Sulfaethiodole 1285
Sulfäthizol 1285
Sulfäthoxypyridazin 1906
Sulfaethylpyrazol 1653
Sulfafenazol 2746
Sulfa F-M 1227
*Sulfafurazol** 1625
Sulfa G 631
Sulfa-Galup 1595
Sulfagan 1625
Sulfa Ge 631
Sulfagen 1625
Sulfa-Gram 993
Sulfaguanicil 631
*Sulfaguanidin*** 631
Sulfaguanil 631
Sulfaguanisan 631
*Sulfaguanol*** 1946
Sulfaguine 631
Sulfaharnstoff 614
Sulfaintensa 1594
Sulfaisodimérazine 1903
Sulfaisodimidinum 1903
Sulfakyn 1594
Sulfalagar 969
Sulfalar 1625
Sulfalast 1593
*Sulfalen*** 1597
Sulfalepsine 6402
Sulfalex 1594
Sulfallumina 3256-01
Sulfalon 1902
Sulfalon „Sumitomo" 1910
Sulfalong 2208
*Sulfaloxic acid*** 3019
Sulfaluy 969
Sulfamax 1594
Sulfamaxillin 1594
*Sulfamerazin*** 1592
Sulfa-Merck 1593
Sulfametan 1902
Sulfametazina 1902
Sulfameter 1595
Sulfamethazin(e) 1902
Sulfamethiazol 993
Sulfamethin 1903, 5804
*Sulfamethizol*** 993
Sulfamethomidine 1908
*Sulfamethoxazol*** 1256
Sulfamethoxipyrid-azinum 1594
Sulfamethoxizole 1256
Sulfamethoxydiazin 1595
Sulfamethoxydin 1595
Sulfamethoxypyrazin 1597
*Sulfamethoxypyridazin*** 1594
Sulfamethoxypyridazine Acetyl 2208
Sulfamethyldiazin 1592
Sulfamethylisoxazol 1256
Sulfamethylizol 993
Sulfamethylphenazol 3038
Sulfamethylphenyl-pyrazol 3038
Sulfamethylpyrimidin 1592
Sulfamethylthiazol 1254
Sulfamethylthiodiazol 993
Sulfametin „Pharmacia" 993
Sulfametinum 1595
Sulfametizol 993
*Sulfametomidin*** 1908
Sulfametopyrazine 1597
Sulfametòpyridazin 1594
Sulfametorinum 1595
Sulfametossi 1594
*Sulfametoxydiazin*** 1595
Sulfametoyl 2786
*Sulfametrol*** 994
Sulfamezathin 1902
Sulfamida-enterica 1207
Sulfamida-Tiazol 969
Sulfamid(e) 386
Sulfamidin 1592
Sulfamidine 1908
Sulfamidine „Katwijk" 386
Sulfamidinum 631
Sulfamidochrysoidin 1883
Sulfamidol 386
Sulfamidomaleyl 1224
Sulfamidopyrinnatrium 1943
Sulfamidosal 786-01
Sulfamilon 624
Sulfamin 386
Sulfaminfacan-Guanidina 631
Sulfaminfacan-Tiazol 969
Sulfamipyrine 1943
Sulfamizina 1594
*Sulfamonomethoxin*** 1596
Sulfamoprine 1912
Sulfamothepin 4680
*Sulfamoxol*** 1623
Sulfamul 969
Sulfamyd 386
Sulfamyd „Polli" 1594
Sulfamylon 624
Sulfana 386
Sulfan Blue 5577
Sulfanidyl 386
Sulfanilacetamid 786
Sulfanilacetamidum phthalylatum 2997
*Sulfanilamid*** 386
Sulfanilamidothiazol 969

Sulfanilcarbamid 614
Sulfanilguanidin 631
Sulfanilharnstoff 614
Sulfanilthiocarbamid 612
Sulfanilylacetamid 786
Sulfanilylxylamidum 2786
*Sulfanitran*** 2450
Sulfanoline 3256-02
Sulfanovo 1593
Sulfa-Noxi 1594
Sulfanthrolum 2178
Sulfantimon 1855
Sulfanylurée 614
Sulfaorthodimethoxine 1911
Sulfa-Orzan 969
Sulfa-Orzan-M 1594
Sulfa P 1559
Sulfa-Padil 2746
Sulfa-Penetracin 1594
Sulfapenta 1593
*Sulfaperin*** 1593
Sulfa-Perlongit 1285
*Sulfaphenazol*** 2746
Sulfaphenylpyrazol 2746
Sulfaphthalidin 3256
Sulfaphthalylthiazol 3256
Sulfaphzol 3256
Sulfapirazid 2746
Sulfapirazidina 2746
Sulfapirin 1594
Sulfaplan 1910
Sulfapolar 1625
Sulfapolar-Syrup 2223
Sulfaprim 2548-01
Sulfaprocul 786-01
*Sulfaproxylin*** 3065
Sulfapyelon 993
Sulfapyrazin 1228
Sulfapyrazinmethoxin 1597
*Sulfapyrazol*** 3038
Sulfapyridazinum 1594
*Sulfapyridin*** 1559
Sulfapyridine Neutral Soluble 4227
Sulfapyrimidin 1227
Sulfa-Q 20 2423
Sulfaquinoxaline 2423
Sulfa-R 1594
Sulfarene 1192
Sulfarest 2746
Sulfaretard 2746
Sulfa-retard „Andrade“ 1593
Sulfarlem 1184
Sulfa-Rohto 1256
Sulf-Arsébényl 2497
Sulfarside sodique 398
Sulfarsenobenzene 2497
Sulfarsenobenzol 2497
Sulfarsenol 2497
*Sulfarsphenamin*** 2497
Sulfasalazin 3527
Sulfasan 1910
Sulfasan „Sanders“ 1285
Sulfasan „S.C.S.“ 1625
Sulfasey 1594
Sulfasil 993
Sulfasmit 1910
Sulfasol „Guarnieri“ 2208
Sulfasol „Key“ 993
Sulfasol „Pliva“ 1625
Sulfasol „Pliva“-Sirup 2223
Sulfasolucin 2815
Sulfasomidin 1903
*Sulfasomizol*** 1255
Sulfasorb 969
Sulfasoy 3256
Sulfa-Spirig 1594
Sulfasuccidin 2189
Sulfasuccinamid 1281
Sulfasuccinil 2189
Sulfasuccithiazol 2189
Sulfastearyl 5368
Sulfastop 1910
Sulfastur 386
Sulfasuxidine 2189
*Sulfasymazin*** 2271
Sulfa T 969
Sulfatacor 3256
Sulfataluy-simple 3256
Sulfatar 1594
Sulfathalidin(e) 3256
Sulfathiadiazol 732
Sulfathiamid-M 624-03
*Sulfathiazol*** 969
Sulfathiazolphthalat 3256
Sulfathiocarbamid 612
Sulfathiodiazol 732
Sulfathioharnstoff 612
*Sulfathiourea*** 612
Sulfathox 1910
Sulfatiazol 969
*Sulfatolamid*** 624-03
Sulfatoxcilin-R 1595
Sulf-Atral 1594
Sulfatrava 969
Sulfatreis 1593
Sulfatriazin 1627
Sulfatrim 2548-01
Sulfatropinol 3415-02
*Sulfatroxazol** 1624
*Sulfatrozol*** 1287
Sulfatyf-Sodium 1194
Sulfa-Ulta 1594
Sulfaurea 614
Sulfauridin 1647
Sulfavanilum 2466
Sulfa-Veinticuatro 1594
Sulfavigor 1623
Sulfa-Vita 1594
Sulfavit-guanidina 631
Sulfaxidin 2189
Sulfaxylamidum 2786
Sulfazamet 3038
Sulfazamon 1902
Sulfazen 1910
Sulfazid I.S. 1903
Sulfazil 1902
Sulfazin „Shionogi“ 1625
Sulfazin (sowjet. Präp.) 1227
Sulfazin-Syrup „Shionogi“ 2223
Sulfazina 1594
Sulfazol 969, 1254
Sulfazol „Barlocco“ 2746
Sulfazole „Protea“ 1625
Sulfazolsan 969
Sulfbenzamine 624
Sul-Fed 1625
Sulfel 969
Sulfenal 2746
Sulfenazin 4983
Sulfenazone 5075
Sulfene 1593
Sulfene (sowjet. Präp.) 1794
Sulfenteral 3256-02
Sulfenterone 2189
Sulfentidine 631
Sulfetron 5807
Sulfexine 1594
Sulfhexet 451-21
Sulfiam 2746
Sulfidin 1559
Sulfidon 1910
Sulfidren 1910
Sulfile 1910

Sulfimel DOS 4491
Sulfinid 524
Sulfinpyrazon** 5062
Sulfintestin 1207
Sulfiode 53
Sulfiodizole 1217
Sulfion 1184
Sulfiozyl 969
Sulfiram** 1466
Sulfirgamid 1647
Sulfisomezole 1256
Sulfisomi 1903
Sulfisomidin** 1903
Sulfisomizin 1903
Sulfisoxazole 1625
Sulfisoxazole Acetyl 2223
Sulfisoxazole diolamine 1625-01
Sulfium 1625-01
Sulfixone 1593
Sulfizin 1625
Sulfizol(e) 1625
Sulfmidil 1623
Sulfobenzylpenicillin 3070
Sulfobromphthalein 4154
Sulfobromphthalein-Sodium 4154
Sulfocerol 969
Sulfochinol 928-03
Sulfochloramin 517-01
Sulfochlorin 1859
Sulfocholine 219
Sulfocidan 1594
Sulfocil 786-01
Sulfocillin 3070-01
Sulfocula 786-01
Sulfodethamedion 4617
Sulfodiamin 3033
Sulfodimesin 1902
Sulfodimezin 1902
Sulfodina 1594
Sulfoform 3543
Sulfogaiacol** 602
Sulfogal 1184
Sulfoglycin 2058
Sulfoguajacol 602
Sulfoguamid 631
Sulfoguanidina 631
Sulfoguanil 631
Sulfoguanyl 631
Sulfomaleyl 1224-01
Sulfomed 1594
Sulfo-Merthiolate 780
Sulfo-Mesarca 2193
Sulfomikron 1910
Sulfomyl 624-02
Sulfomyxin** 6139
Sulfona 1843
Sulfona P 5347
Sulfonal 679
Sulfonalbil 786
Sulfonalone 679
Sulfonamid Astra 386
Sulfonamide EOS 829
Sulfonamid-P 386
Sulfonamid retard „Arcana" 2208
Sulfonaphtine 1206
Sulfonatox 5871
Sulfonazina 5807
Sulfonazolum 969
Sulfon-Cilag 2465
Sulfone J. 51. 5871-01
Sulfone U.C.B. 1843
Sulfonethylmethanum 887
Sulfoniazide 2166
Sulfoninum 5804
Sulfonmère 1843
Sulfonmethanum 679
Sulfon-Niazone 2166
Sulfonovin 2270
Sulfonphthal 3841
Sulfonsäureblau R 5468-01
Sulfonterolhydrochlorid** 2647
Sulfopiran 1593
Sulfopirimidina „Terapeutico M.R." 1593
Sulfoplan 1910
Sulfoquinol 928-03
Sulfoquinol neutre 928-02
Sulforal 2746
Sulforetent 1594
Sulforidazin** 4630
Sulforin C 2741
Sulforit 1594
Sulforma 1910
Sulformetoxinum 1911
Sulforthomidine 1911
Sulfossil 3256-02
Sulfostab 2497
Sulfostat 2746
Sulfotepp 896
Sulfothiazol 969
Sulfotreparsenan 2497
Sulfotrim 2548-01
Sulfotrimin 2548-01
Sulfoxil 2395
Sulfoxin-Wirkstoff 2423
Sulfoxol 1625
Sulfoxon(e)-Natrium 2510
Sulfoxydiasulfone sodique 2510
Sulfoxyl-Salvarsan 5086
Sulfoxyphenyl-pyrazolidin 5062
Sulfozona 1594
Sulf-Retén 1910
Sulfstat 993
Sulftal 3256
Sulftalyl 3256
Sulfune 1623
Sulfuno 1623
Sulfurène 1594
Sulfurine „Table Rock" 993
Sulfurin PVO 533
Sulfur-mustard 186
Sulfuronic 1910
Sulgemicin 4791-02
Sulgin ASG 1057
Sulgin(um) 631
Sulindac** 4176
Sulisatin-Natrium* 6528
Sulisobenzon** 2437
Sulky 1594
Sulla 1595
Sulmarin-Natrium** 1191
Sulmanyde 386-03
Sulmet 1902
Sulmeton 1910
Sulmetoxyn 1910
Sulmide 786-01
Sulmidin „Mead Johnson" 1908
Sulmidin „Tokyo Hosei" 1903
Sulmontil 4355
Sulmycin 4791-02
Sul-Mycin II 4785-01
Sulmytran 1595
Sulnidazol** 6218
Sulocarbilat** 1053
Suloctidil** 4476
Sulocton 4476
Sulotrim 2548-01
Suloxifenoxalat** 3710
Suloxsol 1625

Suloxybenzon 2438
Sulphabenzamine 624
Sulphacalyre 786
Sulphacarizole 1208
Sulphacetamide 786
Sulphacetol 786-01
Sulphachlorpyridazine 1192
Sulphaday 1910
Sulphadiazine 1227
Sulphadimethoxine 1910
Sulphadimethyl-benzoylamide 2786
Sulphadimezine 1902
Sulphadimidine 1902
Sulphadine 1559
Sulphadyl 786-01
Sulphaethidole 1285
Sulphaethylthia-diazole 1285
Sulphafurazole 1625
Sulphaguanidine 631
Sulphaloxate 3019
Sulphaloxic acid 3019
Sulphalumin 371-02
Sulphalyl 2997
Sulphamar 624
Sulphamethiazole 993
Sulphamethizole 993
Sulphamethoxazole 1256
Sulphamethoxydiazine 1595
Sulphamethoxy-pyridazine 1594
Sulphametin 5804
Sulphamezathil 1902
Sulphamezathine 1902
Sulphamidine 1902
Sulphamidopyrin-Natrium 1943
Sulphamidyl 386
Sulphaminum 386
Sulphamonomethyl-diazine 1592
Sulphamoprine 1912
Sulphamoxole 1623
Sulphamylon 624
Sulphan Blue 5577
Sulphanilamide 386
Sulphaphenazole 2746
Sulphaphthalyl 3256
Sulphaproxyline 3065
Sulphapyridine 1559
Sulpharsan 2497
Sulpharsenolum 2497
Sulpharside 398
Sulpharsphenamin(e) 2497
Sulphasalazine 3527
Sulphasil 786
Sulphasolucin 2815
Sulphasomidine 1903
Sulphasomizole 1255
Sulphathiazole 969
Sulphathiourea 612
Sulphatolamide 624-03
Sulphaurea 614
Sulphazan 786-01
Sulphazol „Grossmann“ 3256
Sulphedrone 5807
Sulphena 2746
Sulphenothiazine calcique 1809-01
Sulphental 3841
Sulphenytame 1368
Sulphet 1070
Sulphetrone 5807
Sulphidine 1559
Sulphinpyrazone 5062
Sulphix 1902
Sulphocalcol 602-01
Sulphocidine-album 629
Sulphomyxin 6139
Sulphonal 679
Sulphonamide-P 386
Sulphonaplast 386
Sulphonazine 5807
Sulphonthal 3841
Sulphopil 1903
Sulphormethoxine 1911
Sulphorthodimethoxine 1911
Sulphorthomidine 1911
Sulphostab 2497
Sulphysomin 1903
Sulpin 2270
Sulpirazina 1192
*Sulpirid*** 2903
Sulprim 2548-01
*Sulprosal-Natrium** 6228
*Sulproston*** 6581
Sulpylon 2270
Sulpyna 2270
Sulpyrin 2270
Sulpyron 2270
Sulredox 296
Sulqui 2121
Sulquin 2423
Sulsoxin 1625
Sul-Spansion 1285
Sul-Spantab 1285
Sultanol 2351
Sultén 2208
Sulthiame 1368
Sulthigel 969
*Sultiam*** 1368
Sultirene 1594
*Sultosilic acid*** 6299
*Sultoprid*** 3468
Sultoxin 1910
Sultrax-Retard 1595
Sultrex 3673-01
Sultropan 4431
*Sultroponium*** 4431
Sultroponum 4431
Sulxin 1910
Sulzimid 574
Sulzol 969
Sulzon 1341
SUM 3170 3566
Sumaclina 4521
Sumadil 3989
Sumapen VK 3069-01
Sumédine 1592
Sumetamin 1910
*Sumetizid** 1860
Sumetrolim 2548-01
Sumezin 1594
Sumial 3129
Sumifon 373
Sumipan 1134-01
Sumipanto 3097
Sumipyrin 2270
Sumital 1767
Sumithion 6214
Sumlin 1291
Summicina 4848
Summicort 4988
Sumycin 4847-01
Sumycin hydrochloride 4847
Sunalcol 928-01
Suncetamide 786-01
Suncholin 2657
*Suncillin-Natrium*** 3099
Suncotal 1766-01
SunDare 2553
Sundown 3474
Sundrał 161
Sunephrine 1077
Sunfull S 5864
Sungard 2437
Sunmestrone 5014

Sunoxol 928-02
Sun-Suc 524-01
Suntax 5630
Suntigmin 2071
Suosan 1257
S.U.P. 36 6102
Supanate 1008
Supangol-Bi 1731-01
Supasa 950
Supatonin 1481
Supavan 4377
Supazine 1727
Supazlun 1008
Supelon 2270
Supen 3097
Super A 4439
Super B_{12} 6142
Superacil 254
Superanabolon 5596
Superaspidin 950
Superbolan 5711
Superbolin 5596
Supercholin 316
Superciclina 4521
Superciclin „Andrade“ 4849
Superciclin „Farmabion“ 5725
Supercort 4646
Supercortene 4950
Supercortil 4639
Supercortisol 4704
Super-Cromer-orto 4152
Superdren 1810
Superglicose 461
Supergotal-Antihistaminico 3136
Supergotal-Cardiaco 419
Superlax 4163
Superlutin 5277
Supermesin-Supositorios 5385
Supermidone 3281
Supermycetin 1568
Superneurina 2059
Supernisona 4639
Superol 928-02
Superorabolon 4772
Superpeni 3098
Superprednol 4949
Superpyrin 950-08
Supersan 4523
Superseptyl 1902
Supersulfa 1910
Supertest 5616
Supertiamin 2919
Super-Vincozol 1594
Supervit A 4439
Supervit B_1 2040
Supervit B_{12} 6143
Supervit C 393
Supeudol 3631
Supicain Amide 2352
*Supidimid*** 6266
Supion 1283
Supirdyl 1608
Suplexedil 5703
Suplin 1679
Supo-Arrans-Bismuto 1731-01
Supobis 1731-01
Supobismut 1731-01
Supofen-Supos. 761
Supopred 4639
Supoprenalin 1745
Supotran 1567
Supotusil infantil 3724
Suppangin 868-03
Suppo-Bismutal 167-05
Suppocalcium 465
Suppolosal 2857
Supponeryl 1424
Suppophylline 588-03
Suppoptanox 1716
Supra-B_1-Estere 5993
Suprabion 815
Supracapsulin 1083
Supracé 393
Suprachol 5341
Supracid „Schering AG“ 786
Supracilina 3066
Supracillin „Medimpex“ 3066-04
Supracillin „Pharmpak“ 3097
Supracodin 3628
Supracort 5501
Supradol 2857
Supral 3457
Supralef 5189
Supralgin „Gerot“ 5135
Supralgin „Sarvodaya“ 2270
Suprametil 4988
Supramid 1595
Supramycin N 4847
Supranefran 1083
Supranephrin 1083
Supra-Nevrin 91
Supranol 1083
Suprantil 5172
Supraphenicol 1568
Suprarenalin 1083
Suprarenin 1083
Suprasec 5735
Supra-Somnol 653
Suprasteron-Amp. 5014
Suprasteron-Tabl. 4442
Suprastin 3106
Supra-Sulpha 1594
Supravomin 3592
Suprel 1083
Supremesil 4691
Supressin 3724
Suprifen 1395
Suprilent 3687-02
Suprimal 3365-03
Suprimal „ACF“ 5385
Suprine 3687
Supriphen 1395
Supristol 2548-06
Suprium 2903
*Suprofen*** 2432
Suprol 4783
Supron 2168
Suquinabis 4301-04
Suractin 3097-04
Sural 1490
*Suramin-Natrium*** 6116
Surem 3780
Surenine 1083
Surestrine 3977
Surestryl 3977
Surestryl (neue Form) 4638
Surexin 5560
Surfacaine 5021
Surfa-Cort 5189
Surfactin 6121
Surfak 4491-01
Surfen 4519
Surfen C 5068
Surgam 2433
Surgevit 6143
Surgex 39-02
Surgex „Firma“ 3072
Surhème 3780
Surgi-Cen 2116
Surgifuran 354
Surika 2387

Surital 2029
Surlax 5216
Sur-Laxante 5216
Surmin 781-01
Surmontil 4355
Surodil 1221
Surofene 2116
Surplix 4019
Surquetil 1696
Surrecta 130-01
Surrenine 1083
Surrenon 5187
Surrenosterone 5187
Sursum 1667
Sursumid 2903
Survector 100 6564
Susat 1786
Suscardia 1745
Suspencilline 3066-04
Suspen V 3069-02
Suspenin 3066-04
Sus-Phrine 1083
Suss 2548-01
Sustac 91
Sustac „Sintyal" 5933
Sustamycin 4847
Sustaverine 4223
Sustetra 4847
Sustrate 438
Sustwelve 6142
Suthogen 1227-01
Suton 2521
Suversin 1777
Suvipen 3334
Suvipla 1910
Suvren 4724
Suxamethonium 2668
Suxameton 2668
Suxamidofyllinum 3464
Suxazol 2189
Sux-Cert 2668
*Suxemeridsulfat*** 5371
*Suxethonium*** 3236
Suxeton 3236
*Suxibuzon*** 5232
Suxiferin 167-04
Suxil 143
Suxilen 639
Suxilep 639
Suximal 639
Suxin 639
Suxinutin 639
Suxinyl 2668
Suxiphen 1600
Suxizon 300 5437
Suxoline 2668
Svavitil 4335
S.V.C. 775
Svedocain 3775
Svedocyklin 4847
SW 77 6373
SW 5063 1927
Sweeta 524
Sweet birch oil 739
Sweetex 524-01
Sweetnin 524-01
Sweetona 474-01
Swine ACTH 6167
Swiss blue 3093
SY 14 2807
SY-21 3298
SY 28 2806
Sy 108 2671
Sybron 1429-05
Sycose 524
Sycotrol 4605
SYD-230 2685
Sydemclor 1568
Sydemclor-Jarabe 5624
Sydemsed 1138
Sydnocarb 3576
Sydnophen 1621
Syflonal-Wirkstoff 1825
Sygethin 3674
Sygkrotein 2909
Syklandol 3438
Syklifen 4400
Syklofosfamid 668
Sykose 524
Sylador 5848
Sylantoic 2717
Sylvabiocin-T 2779-02
Symasul 2271
Symbio 1910
*Symclosen*** 67
Symcoral 1078
Symcorthal 1078
Symcortol 1078
*Symetinhydrochlorid** 5836
Symetra 1992
Symmetrel 1443
Symoron 4650
Sympadrin 1078
Sympaethamin 1078
Sympal 3207
Sympalept 1078
Sympametin 1069
Sympamin 1069
Symparin 3838
Sympatedrine 1069
Sympatektoman 900
Sympatektoman-N 900-01
Sympathicus-Wiedenmann 1078
Sympathin E 814
Sympathin I 1083
Sympatholytin 3057
Sympathomim 1078
Sympatizin 1078
Sympatocain 2325
Sympatol 1078
m-Sympatol 1077
Sympatosan 808
Sympelate 2051
Symphocal 2571
Sympocain 3489
Symprocain-Wirkstoff 3221
Sympropamin 1393
Symptol 1078
Symptomycin 5624
Symptovas 1078
Synacthen 6160
Synacur 3237
Synadren 1078
Synadrin 5237
Synadrone 5271
Synalar 5271
Synalon 5271
Synamol 5271
Synandone 5271
Synandrets 4089
Synandrol 5014
Synandrol F 4089
Synandrotabs 4442
Synandrulin 4089
Synapan 1151
Synapasa 5507
Synapause 5507
Synapen 3345
Synapinamid 1617
Synapleg 1480
Synarin pediatric 1077
Synasal 1077
Synasteron 4764
Synastrin 2927-01
Synatan 1070-03
Synate 2030-01
Synaxsyn 2477

Syncain(e) 2325
Syncalton 1078
Synchlor 3078-01
Synchro-C 393
Synchrocept 6570
Synchrosyn 5127
Syncillin „Bristol" 3345
Syncillin „Gujarat" 3097
Syncillin „Tropon" 3055
Syncl 3053
Synclotin 3035
Syncol 1568
Syncordan 1393
Syncort(a) 5187
Syncortin 5187
Syncortyl 5187
Syncoumar 3848
Syncuma 4068
Syncumar 3848
Syncurarine 5843
Syncurin(e) 3237
Syncuror 2668
Syndiol 3713
Syndopa 1034
Syndren-Amp. 5014
Syndren-Tabl. 4442
Syndrox 1388
Synemol 5271
Synephrine 1078
Syneptine 6019-01
Synergan 5890-01
Synergid R 2317
Synergikon H 5782
Synergol 1078
Synerlutil L.P. 5618
Synerone 5014
Synerpenin 3345
Synestrin-Ampullen 5252
Synestrin-Tabletten 3610
Synestrol 3667
Synestrol „White" 3582
Synfollin „Haupt" 5867
Synformon 5252
Syngachol 5341
Syngacillin 2904
Syngesterone 4734
Syngestrets 4734
Syngestrotabs 4693
Synguajol 617-01
Syngynon 5618
Synhexyl 5009
Synistamin 3078-01
Synkamin 1554
Synkayvite 1602
Synka-Vit (Synkavit) 1602
Synkay 1504
Synkonin 3628
Synlaudine 2857
Syn-MD 484
Synmiol 1017
Synnematin B 2621
Synoestrol(um) 3667
Synoestron 5252
Synopen 3106
Synophylate 588-01
Synotic 5271
Synpaverine 4223-05
Synpen 3106
Synpenin 3097
Syn-Phen A 3097
Synphenicol 1568
Synphenicol-Susp. 5624
Synpherol 5864
Synpherol S 5907
Synpitan 6063
Synrex 3832-01
Synsteron 3582
Synstigmin 2071
Syntabil 4068
Syntagnost 4157
Syntarpen 3873
Syntarsol 775-07
Syntaverin 4647
Syntaverin (alte Form) 3847
Syntecort 5284
Syntedril 3365
Syntestrin „Richter" 5252
Syntetrex 5586-01
Syntetrin 5586
Syntex 3667
Syntexan 56
Synthacholin 795
Synthacort 5189
Synthalin A 2111
Synthalin B 2670
Synthanal 4650
Syntharsan 2192
Synthazulol 2496
Synthecaine 1026
Synthécilline 3345
Synthenate 1077
Synthepen 3345
Synthepen P 3658
Synthetic TRH 3153
Synthex 1504-01
Synthex P 5857
Synthila 4312
Synthobilin 4068
Synthobillin (-Kapseln) 1063
Synthocrin 3610
Synthoestrin 3610
Syntholax 4163
Synthomycetin 1568
Synthomycetin-succinat 2779
Synthomycin 1568
Synthophylline 1373
Synthovo 3667
Synthrogène 5276
Synthroid 2704
Synthrom 3848
Synticillin 3347
Syntocain 2325
Syntociclina 5586-01
Syntocinon 6063
Syntocur 2668
Syntodecin 5586
Syntoestron 5252
Syntofollin 3610
Syntolutan 4734
Syntolutin-Amp. 4734
Syntolutin-Tabletten 4693
Syntomen 1490
Syntomycetine 1568
Syntophenicol 1568
Syntopherol Acetate 5864
Syntopressin 6092
Syntostigmin 2071
Syntostrol 5252
Syntropan 3791
Syntubin 5843
Synval 6335
Sy-Pav T.D. 4223
Syralgan 2253-01
Syrap 314-08
Syraprim 2548
Syrco 4650
Syridyl-Inj. 3078-01
Syringina 5951
Syropon 3999
*Syrosingopin*** 5951
Systemalka 396-04
Systodin 4302-01
Systogen 803-01
Systral 3642
Sytobex 6143
Sytobex-H 6142
Sytol 5791-01

Sytron 1429-05
Szamazulen 2495

79 T 61 4298
T 3 3234
T-10 6083
T_{28} 6202
T 40 531
T 59 4143
T 72 770
T-113 844
T-125 4847
T 165 236
T-250 4847
T 615 4515
T 638 2399
T 712 2304
T 1024 290
T-1384 3744
T-1824 5912
T 3303 1458
TA 6327
TA 1 4438
T_3A 2380
TA 306 4603
TA-2407 3782
Taasa 950
Tabagyn-Compr. 411
Tabalgin 761
Tabex 1642
Tabillin 3066
Tabilon-A 1825
Tabiomyl 4010
Tablamide 386
Tablelumin 1845
Tablopen 3066-04
Tabnet 49-02
Tab.-Pen VK 3069-01
Tabrien 4203
TAC-28 1098
Tacaryl 3608
TACE 5064
Tachiciclina 4825
Tachicol 1454
Tachicurina 3236
Tachidon 5715
Tachidrolo 4375
Tachipirina 761
Tachmalcor 6614
Tachmalin 4360
Tachycurarin 3236
Tachycuraryl 3236
Tachydrol 4375
Tachystin 5715
Tachystol 5715
Taci-Bex 4099
Tacital 3593
Tacitil 3593
Tacitin(e) 3593
Tackmin 1910
*Taclaminhydrochlorid*** 4548
Tacosal 2717
*Tacrinhydrochlorid*** 2196
Tacryl 3608
Tactaran 3564
Tacumil 2548-01
TAD 1928, 2882
Taeniolin 840-01
Tagamet 6237
Tagathen 2530
TAI-284 3082
Taicelexin 3053
Taichol 2154
Taidin 3284
Taigasmin 2071
Taiguic acid 2751
Taitan 6151
Tajmalin 4360
Takabetane 4453
Takamina 1083
Takaron 5864
Takaton 2521
Takatoniumjodid 4612
Takazide 2032
Takeda-Teben 1283
Taketron 2919
Takimetol 411
Takimetrin 4005-01
Takimetrin-M 4347-01
Takineocol 125
Takolin 314-01
Taktic 6486
Takus 6131
Takycor 4360
Taladren 2172
Talamida 2997
Talamo 1767
*Talampicillin-hydrochlorid*** 5224
Talanton 1754
Talargan 2144
Talasa 5177
*Talastinhydrochlorid*** 3942
Talasulfa 2997
Talatrol 212
Talazol 3256
Talbucid 2997
Talbumalum 1719
*Talbutal** 1719
Talecid 2997
*Taleranol*** 3750
Taleudron 3256
Talibaifon-simple 3256
Talicetimida 2997
Talidan 5248
Talidine 3256
Talil-Quelu 3256
Taliltiazol 3256
Talimol 2144
*Talinolol*** 4469
Talinsul 3053
Talinsul-Inyect. 3867
Talis 950
Talisulfazol 3256
Talodex 1415
Talofen 3348
*Talopramhydrochlorid** 4323
*Taloximin*** 1973
Talpento 1766-01
Talpheno 1845-01
Talpramin 4019
Talpran 4328
Talseco 2030-01
Talsigel 2997
Talsis 5217
*Talsupram*** 4343
Talsutin 2997
Talucard 5824
Talusin 5824
Talwin 4074
Talwinsup 4074
Talwintab 4074
Taman 1910
Tamas 4004
Tamate 1138
Tamaxin 476
TAMCHA 853
Tamcilin 4969
*Tameticillin*** 6582
Tamid 2997
Tamidolin 4910
Tamilan 942-01
*Tamoxifencitrat*** 5489
Tampilen 3334
Tamyr 1034
Tanabe-Kuchu 203-07
Tanacain 2632
Tanaclone 3757

Tanadin	1908
Tanafol	1567
Tanakan	3736
Tanasul	1908
Tanbena	3365-09
Tanberin	4196-04
Tancolin	3724
Tandacote	3907
*Tandaminhydrochlorid**	3741
Tandearil	3907
Tanderal	3907
Tanderil	3907
Tanganil	858
Tanicaine	3652
Tanidil	3349
Tanipent	263
Tanjuron	2154
Tannamina	451-24
Tannopin	451-24
Tanody-Formil	1207
Tanody-Ftalil	3256
Tanphetamin	1070-03
Tanrutin	5573
Tanston	2769
Tantarone	4463
Tantropine	3415-03
Tantum	4004
Tanvarsan	1836
Tao	6034
Taocin	6034
Taoryl	3754-01
Tapal	2270
Tapar	761
Tapazol(e)	157
Tapazol „Star“	6014
T.A.P.E.	2339
TAPHA	2105
Tapiola	3867
Taquicurin	2668
Tara	5470
Taractan	3564
Taras(s)an	3564
Tarchocine	4849
Tarcuzate	5110
Tardak	5101
Tardamide	1623
Tardamin	3613
Tardastrex	5101
Tardazine	1285
Tardin	2317
Tardisal	549-12
Tardocillin	3066-05
Tardofol	5529
Tardoginestryl	5435
Tardolyt	3241-01
Tardomorfina	3323-03
Tardomyocel	3066-05
Tardopenil	3066-05
Tardopen V. M.	3066-07
Tardosterandryl-Depot	5538
Tardosterona	5538
Tardosulf	2746
Tardotest	5616
Targifor	483-06
Tarmina	4466-01
Tarmosept	1172
Tarocillin	3066-05
Tarocortelone	4704
Tarocortelone Injections	5156
Tarocorten	4639
Taroctyl	3315
Tarocyn	4849
Tarodyl	4100
Tarodyn	4100
Tarosept	751
Tarosten	411
Tarpan	3301
Tartarus emeticus	171-03
Tartarus stibiatus	171-03
Tartarus stibiatus natronatus	171-02
Tartrina	3724
Tartrociclina	4847-09
Tartrol	171-05
Tarugan (alte Form)	5110
Tasedan	2950
Taselin	873
Task	176
Taskil	1462
Tasmin	5347
Tasmolin	4716
Tasnon	203-07
Tasonal	2971
Tasprin-Sol	950
Tassociclina	4847-04
Tassocidin	4521
Tasto	465-11
Taston	5932
Tastromin	3219
TAT-3	4054
Tatartan	1325
TATBA	5817
TATD	5202
Tathion	1448
Taturil	1834
Taumidrine	4015
Tauredon	150
Tauremesin	2849
Taurin	59
Taurocolo	5906
Tauroflex	676
*Taurolin**	676
*Taurultam***	121
Taurum	2987
Tavegil	4620
Tavegyl	4620
Ta-Verm	203-07
Tavist	4620
Tavor	2687
Tawasan	4958
Taxifolin	2761
Taxilan	4348
Taxin	5216
Taxofit C	393
Taxol	6095
Tazepam	2696
Tazin	1291
Tazol	1273
Tazoline	5627
*Tazololhydrochlorid**	1128
Tazone	3906
TB I/698	1283
TB II/242	1037
TB III/1374	1341
TB V	1369
TB VI	968
TB 1	1283
TBA-300	2638
T.B.A. Leonidas	1283
TBF-43	2682
TBGF	5742
TBI	6633
TBI-PAB	6023
TBK	3262
T.B.K.-„Dr. Kutiak“	1283
TBP	1793
Tb-Phlogin	373
T.B. Razide	373
TB-S	1905
TB „Solubile“	968
T. B. Vis	373
TBZ	1173
TC 109	698
TCA	6165
T-cain	3485
T-Caps	4847
TCC	2133
TCE	26

T-Ciclina 4847
TCM. 5580
TCM 1884
TCNP 499
TCTMB 4847-10
T-Cycline 4847
TDS 5334
TDS-N 5334-01
TE 114 3731
TEAB 900
Teaberry oil 739
Teabrom 900
TEAC 900
Tealacer 900
Teamon 900
Teamyl 900
Teasuprina 3687-03
Teatrois 2380
Tebacone 4270
Tebacyl 1702
Tebaina 3934
Tebakon 4270
Tebalon 1283
Tebaminal 569
Tebamin-Leo 2155
Tebaminol 569
Tebamyn 2155
Tebanyl-Leo 2155
Tebasid 1283
Tebe 1372
Tebecid 373
Tebecin 373
Tebecure 1283
Tebeform 1054
Tebejekt 4781-01
Tebemar 1283
Tebemicin 96
Tebenic 373
Tebertin 1290
Teberus 789
Tebesimes 1372
Tebesium-Wirkstoff 373
Tebessal 1283
Tebethion 1283
Tebethion-solubile 968
Tebetracin 373
Tebeunizan 1283
Tebeuno 1283
Tebewas 1283
Tebewass Wassermann 3356
Tebexin 373
Tebezina 373
Tebezon 1283
Tebilon 373
Tebodal 3631
Tebrazid 236
Tebrofen 1790
Tebron 72
Tebrophen 1790
Tebos 373
Tebunol 1283
Tecacin 4848-01
Tecaf 2779-02
Tecal 465
Tecarine 589-01
Teciclina 4847
Teclinazets 4847
*Teclothiazid*** 710
*Teclozan*** 4397
Teclozine 4397
Tecnomicina 4848
Tecomin 2751
Tecormina 383-02
Tecquinol 359
Tecramine 2387
Tédarol 5402
Tédarol-Crème 5289
Tedegyl 209
Tedral 3680-01
Tedralanin 2287
Tedryl 4606
Teebacin 569
Teebaconin 373
Teebazone 1283
Teecaine 3485
Teejel 314-08
TEF 449
Tefamin 588-03
*Tefazolinnitrat*** 2536
Tefilin 4847
*Tefluran*** 25
*Teflutixol-dihydrochlorid*** 5090
Teforin(a) 3887
Tega-C 393
Tega-Cetin 1568
Tega-Cort 4746
Tega-Flex 3681-01
Tega-Nyl 1143-01
Tega-Pap 761
Tega-Pyrone 2270
Tega-Span 337
Tegencia 2839
Tegisec 1957
Tego 103 S 3829
Tego-Betaines 5212
Tegopen 3873
Tegosept B 1659
Tegosept E 1002
Tegosept M 740
Tegosept P 1298
Tego-Spray 3829
Tegretal 2714
Tegretol 2714
Teguran 705
TEIB 1874
Teibiline 314-12
Teikason 5738
Teincy 297
Tejuntivo „Valderrama" 643
Tekazin 373
Tekmisin 6034
Tekodin 3631
Telalgin 2270
Teldrin „Ralay" 3727-01
Teldrin „SKF" 3078-01
Telebrix 1829
Tel-E-Dose 2987
Teledrin 3078-01
Telemicina 5755-01
Télémid 1908
Telepaque 1572
Telepathin 2174
Teletrast 1572
Telidal 3907
Teline 4847
Telioxina 913
Telipex 5014
Telipex aquosum 4109
Telipex-Lösung 4089
Telipex Retard 5705
Telipex-Tabl. 4442
Telmicid 5074
Telmid 5074
Telmin 2982
Telodron 3078-01
Teloril 4847-07
Telotrex 4847
Telucidon 1951
Telutex-Sir. 2324
T.E.M. 1061
Temasept IV 2119
Temaril 3662
*Temazepam*** 2971
Temazepax 2971
Temechin 1778
*Temefos*** 3123
Temekhin 1778

Témentil 4286
Temesta 2687
Temet 4521
Temetan 761
Temetex 6612
Temetil 4286
Temhistine 2573-01
Temian 1380
Temicin 705
Temiran 2304
Temlo 761
*Temodox** 1848
Temp 2270
Templane 3008
Tem-Pain 761
Tempanal 761
Temparin 3838
Tempav 4223
Temperal 950
Tempidon 1133
Tempo 4811
Tempo B_{12} 6143
Tempodex 1070
Tempodiazina 1910
Temponitrin 91
Tempo-Reserpina 5895
Temposerpine 5895
Temposil 9-01
Temposulfan 1594
Tempra 761
Tempramol 761
Temserin 2361
Temsert 761
Tem-Simes 1061
Temurin 1056
Tenac 176
Tenakrin 2196
Tenalin 2573-01
Tenalin „Abbott" 1608
Tenamid 2708
Tenamine 5950
Tenaphto 2536
Tenaphtoxalinnitrat 2536
Tenatan 2138
Tenavil 2970
Tencilan 2973-01
Tendor 1338
Tendoscen-Compr. 5895
Tenebryl 8
Tenepenin 3066-07
Tenfidil 2574
Teniacid 2138
Tenial 2708
Teniamida 2121
Teniarene 2121
Teniathane 2138
Teniatol 2138
Tenicid 2708
Ténicridine 5148
*Teniposid*** 5870
Tenisol 1587
Tenitramine 1471
Tenitran 1471
Tenlap 761
Tennecetin 5905
Tenntuss 1381
Tenoban 840-02
Tenormal 1480
Tenormin 6349
Tenpen 3066
Tensamin 1077
Tensan 362-01
Tensatrin 6029-01
Tenserp 5895
Tenserpina „Sigmitalia" 5896
Tenserpine „Assia" 5895
Tensibar 6004
Tensicarpine 1712-02
Tensicor 490-02
Tensiflex 1480
Tensil 2987
Tensilest 2940
Tensilon 1444
Tensinase 3317
Tensinova 959
Tensinyl 2987
Tensional 5895
Tensionorm 3317
Tensioplegyl 2113
Tensiopress 5793
Tensodex 1163
Tensodilen 347
Tensodiural 2498
Tensofin 4875
Tensofin inyect. 5753
Tensonil 2970
Tensolisin 2696
Tensonal 1138
Tensopam 2970
Tensoral 1480
Tenspal 2927-01
Tensum 1465
Tensyl 4577
Tentone 3650
Tentrate 263
Tenuate 2304
Tenuazonic Acid 1399
Tenuazonsäure 1399
Tenurid 1467
Tenyl 826-01
Tenylene 2573-01
*Tenylidon*** 2998
Tenzamin 1444
Tenzepam 3861
Tenzide 583
Tenzolitin 3288
Teobim 578
Teobromin(a) 589
Teocardio 1373
Teoclasm 588-04
Teocorin 1372
Teodramin 3365-03
Teofene 1373
Teofilfedrina 1390-01
Teofillina 588
Teofizina 588-06
Teoformina 451-26
Teofyllamin 588-03
Teoglicina 588-01
Teoglysin 588-01
Teoharn 98
Teolair 588
Teolaxin 1845
Teolit 4039
Teolix 588
Teonicol 2355
Teonicon 2817-01
Teopropil 1372
Teoquil 5930
Teoremac 5386
Teoremin 5386
Teosal 589-02
Teositmina (compresse + supposte) 995-01
Teositmina (fiale) 995-02
Teospartina 2927-06
Teosuccin 3464
Teotam 212-02
Teozina 995-03
T.E.P. 898
TEPA 449
Tepal 5556
Tepanil 2304
Tepasium-Wirkstoff 569
Tepavil 2903
Te-Pen 5755-01
Teperin 4256
TEPF 898

Tepilta 5700-01
Teplin 5792
TEPP 898
Teprin 4563
*Teprotid*** 6654
Tequil 1845-07
Teracin 4847
Teralene 3662
Teralin 2573-01
Téralithe 12
Teralpherin 5739
Teralutil 4734
Teralutil-L.A. 5618
Teramine 5628
Teranol 2637
Terapinyl 1393
Terapirol 2270-02
Teraprodil 5487
Terasin 333
Teraviton H_3 2325
Terbasmin 2053
Terbenol 4836-02
Terbuclomine 3788
*Terbufibrol*** 6510
*Terbuficin*** 5827
*Terbuprol*** 884
Terbutalindiisobutyrat 4457
*Terbutalinsulfat*** 2053
Tercian 3944
Tere-Cardiol 419
Terenac 2969
Terenol 2137
Terental 2294
Terephtyl 5868
*Terfenadin*** 5879
Terfluran 25
Terfluzine 4572
Tergitol 4 2666
Terial 4836
Tériam 1834
Teridax 1553
Teridin 1834
Terilex 5990
Terina 3284
Terincor 383-02
Terine 4849
Terinin 552
Terisal 4552
Terivalidin 2472
*Terizidon*** 2472
Termalgon 3281
Termidor 761
Termigdanal 1731-01
Termonil 2270
*Ternidazol*** 6194
*Terodilinhydrochlorid*** 4376
*Terofenamat*** 3285
Terofolin 3899
Teroftal 4849
Terol 761
Terolut 4698
Teropterin 5740
Teropterinamid 5751
*Teroxalenhydro-chlorid*** 5699
Terpacid 1432
Terpal 5832-01
Terpalate 5832-01
Terpan 1452
Terpate 263
Terperan 2626
Terpicillin 500 (-oral) 3069-01
Terpinhydrat 1485
Terpinolhydrat 1485
Terrabon 4849-01
Terrafine 5049
Terrafungine 4849
Terraject 4849
Terramedic 4849
Terramicina 4849
Terramycin 4849
Terramycin [Sirup, Kindertropfen (Pediatric Drops)] 4849-01
Terramyfar 4849
Terraos 4849
Terratrex 5757
Terraven 4849
Terravenös 4849
Terricil 4849
Tersaseptic 2116
Tersatetra 2779-02
Tersavid 2023
Tersavin 3066-13
Tertran 4086
Tertroxin 2711
Terulcon 5933
Tervalon 2951
Tesalón 5840
Tesamone 4089
Tesendocrin 5014
Teserene 3582
*Tesicam** 2948
Tes-Hol „Z“ 4089
*Tesimid*** 3014
Teslac 4039
Teslak 4039
Teslen 4089
Tesone 4089
TESPA 450
Tespamin 450
Tes.P.P. 5674
Tessalin 5840
Tessalon 5840
Testacid 951
Testacorbic 393
Testadenos 4089
Testadenos in oil 5014
Testaform Aqueous 5014
Testaform-Tabl. 4442
Testahomen 5014
Testahomen-Depot 5547
Testahomen T 4089
Testahomen-Tabl. 4442
Testamin 3724
Test-Anabol 4708
Testandrone 4089
Testanon 25 5014
Testanon 50 5674
Testanthate 5547
Testaqua 4089
Testarmon 5014
Testarona 5014
Testate 5547
Testavirol 5014
Testavol 4439
Testavol-S 5977
Testaxina 3053
Testazid 276
Testeplex Aq. inj. 4089
Testeplex in oil 5014
Testeplex-Tabl. 4442
Testergon 5616
Testeubril 5014
Testex 5014
Testex Leo Krystal-suspension 5198
Testex Leo prolongatum 5616
Testhormona 4442
Testikelhormon 4089
Testin-Amp. 5014
Testine 5014
Testinon 5014
Testinon Depot 250 mg 5547
Testin-Tabl. 4442
Testipron 4442
Testirene 5014
Testiwop 4461
Testo 100 5014

Testoban 4089
Testobase 4442
Testobase Aqueous 4089
Testobios 5014
Testobios depositum 5616
Testobolin 4740
Testocryst 5198
Testodet 5014
Testodiol 4460
Testodrin-Amp. 5014
Testodrin-lösning 4089
Testodrin prolongatum 5616
Testodur 5538
Testo-Enant 5547
Testo-Endo 5014
Testo-Endo retardado 5616
Testo-Fenil 5674
Testoferol 5014
Testofort 5547
Testogen 5014
Testogenina 4442
Testoici 5014
Testoidral 5014
Testokab 5014
*Testolacton*** 4039
Testolent 5674
Testolets 5014
Testomed 4708
Testomet 4442
Teston 25 5014
Teston-Amp. 5014
Testonate 5014
Testone 5014
Testone L.A. 5547
Testonil 5014
Testonique 5014
Testonorpon 5014
Testonorpon-Tabl. 4442
Teston-Tabl. 4442
Testopan 5451
Testopronil 5014
Testopropon 4089
Testora 4442
Testoral „Farmit“ 4421
Testoral „Leo“ 4442
Testoral „Organon“ 4089
Testorex 4442
Testorit-deposito 5616
Testormol 5014
Testormon 5014
Testormon depositum 5538
Testormon-Tabl. 4442
Testorolland-Depot 5616
Testorona-Amp. 5014
Testorona-Tropfen 4089
Testoron retard 5547
Testosaf 5014
Testoselecta 5014
Testosid 5014
Testosid-Depot 5860
Testosid-Tabl. 4442
Testosir 4089
Testostelets 4442
Testosteroid 4089
*Testosteron*** 4089
Testosteronacetat 4738
Testosterona Dexter Compr. 4442
Testosterona Dexter Inyect. 5014
Testosteron-Amp. „Jenapharm“ 5014
Testosteroncaprinoylacetat 5860
Testosteronchloralhemiacetalacetat 5160
Testosteroncipionat 5616
Testosteroncyclohexylpropionat 5705
Testosteroncyclopentylpropionat 5616
Testosteron-Depot-Amp. „Jenapharm“ 5547
Testosteron-Depot Thilo 5538
Testosterone-Deposito 5616
Testosterone enanthate 5547
Testosterone Farmaselecta 5014
Testosterone Farmitalia 5014
Testosterone Lusofarmaco depositum 5616
Testosterone-Retard „Rolland“ 5616
Testosterone-Vifor 4442
Testosteron forte Amp. „Orion“ 5014
Testosteronfuroat 5278
Testosteron Großmann Amp. 5014
Testosteron Großmann-Tabl. 4442
Testosteronheptanoat 5547
Testosteronhexahydrobenzoat 5538
Testosteronhexahydrobenzylcarbonat 5619
Testosteronhexyloxyphenylpropionat 5931
Testosteronisobutyrat 5198
*Testosteronketolaurat*** 5860
Testosteron-Lingualtabl. 4442
Testosteron lingvalete 4442
Testosteron longo 5674
Testosteronnicotinat 5406
Testosteronönanthat 5547
Testosteronönanthatbenziloylhydrazon 6010
Testosteronphenylacetat 5595
Testosteronphenylpropionat 5674
Testosteronphosphat 4109
Testosteronpropionat 5014
Testosteron resoribl. „Orion“ 4442
Testosteron-Tabl. „Jenapharm“ 4442
Testosteronum prolongatum „Polfa“ 5547
Testosteron „Vitis“ 5014
Testosteron ZZ 5014
Testostroval 5547
Testovena 4089
Testoviron 5014
Testoviron-Depot 250 mg 5547
Testoviron T 4089
Testoviron-Tabl. 4442
Testovis 5014
Testovis Compr. 4442
Testovister 5014
Testovister-Depot 5616
Testovitis 5014
Testoxyl 5014
Testoxyl perlinguale 4442
Test P.S.P. 3841
Testral 4442
Testraq 4089
Testred 4442
Testrex 5014
Testro-Depo 5616
Testrol 5014
Testrolen 5547
Testro-Med 4089
Testromed-P.A. 5616
Testron „Benzon“ 5014
Testrone 4089
Testrone P 5014
Testryl 4089

Tesyklin 4847
TET 1061
Tetacin-Calcium 1429-02
Tetamon-J 900
Tetbrothalein-Sodium 4153
Tet-Cy 4847
TETD 1467
Tete-Lax 5216
Tetidis 1467
Tetilan 5715
Tetiothalein 4157
Tetlen 21
Tetmal 761
Tetmosol 1466
Tetnicoran 5945
Tetnor 3906
Tetocaine 2909
Tetra 1
Tetra 5 4831
Tetraäthylthiuram-disulfid 1467
Tetrabakat 4847
*Tetrabarbital*** 2068
*Tetrabenazinmesilat*** 4076
Tetrabiguanide 5757
Tetrabid-Organon 4847
Tetrabiomar 5755-01
Tetrabion 4847
Tetrabioptal 4847
Tetrabior 4847
Tetrabios 4825
Tetrabiotic 4847
Tetra-biotic „Frumtost" 2779-02
Tetrabon 4847
Tetrabon V 4847-01
Tetrabrom 4153
Tetrabromum 900
*Tetracainhydrochlorid*** 2909
Tetracap 21
Tetracap „Bonco" 4847
Tetracapin 4847
Tetracaps 4847
Tetracemate Disodique 1429-01
Tetracemin 1429
Tetracemindinatrium 1429-01
Tetrachel 4847
Tetrachloräthylen 21
Tetrachlorkohlenstoff 1
Tetrachlormethanum 1
Tetrachlormethiazid 710
Tetraciclene 4847
Tetraciclina 4847
Tetracid 993
Tetraciklin 4847
Tetracinil 4847
Tetra-cipan 4521
Tetra-Citro 4847-02
Tetracline 4847
Tetraclon 4847
Tetra-Co 4847
Tetracol 1
Tetracompren 4847
Tetra-Contrast 4157
Tetracor „Tetrazol" 419
*Tetracosactid*** 6160
Tetracosactrin 6160
Tetracrine 4847
Tetracycletten-Wirkstoff 4849
*Tetracyclin*** 4847
Tetracycline Phosphate Complex 4847-01
Tetracyclin-Mustard 5580
Tetracyclin P „Ankermann" 4847-01
Tetracyllin 4847-08
Tetracyn(a) 4847
Tetracyn Plus 4847-01
Tetracyn V 4847-01
Tetra-D 4847
Tetradecin 4847
Tetradecin novum 4847-01
Tetradecin P 4847-01
Tetradek 4521
Tetradexter 4847
Tetradif 4847
Tetradin „Granelli" 5756
Tetradin „Luso-Fármaco" 1467
Tetra-dispers 4847-09
*Tetradoniumbromid*** 3507
Tetradox 4848-01
Tetraethylpapaverin 5266
Tetraetil 1467
Tetraetilamonio 900
Tetrafarm 4849
Tetrafarmed-Wirkstoff 5586
Tetrafenicol 2779-02
Tetrafil 4847
Tetraform 1
Tetraform „Spofa" 319
Tetrafugan 1585-01
Tetragen 4847
Tetraglamin 4847-04
Tetraglucina 4847-04
Tetra-Gluco 4847-04
Tetragobens inyect. 2779-02
Tetraguer 21
Tetragyn 4847
Tetrahydrocannabinol 4732
Tetrahydrocortisol 4773
Tetrahydrodiazepam 3044
Tetrahydrogardenal 1964
Tetrahydropalmatin 4607
Tetrahydropapaverolin 6409
Tetrahydrophenobarbital 1964
Tetrahydroxyquinone 333
Tetrahydrozolin 2233
Tetraiode 4157
Tetraiodophthalein-Natrium 4157
Tetrajod 4157
Tetrajod-Contrast 4157
Tetrajodthyronin 2704
Tetrakainhydrochlorid 2909
Tetrakap 4847
Tetral 4847
Tetralar 4847
Tetra-Lauril 4847-07
Tetralea 21
Tetralean 4847
Tetralen „C.E.P.A." 4847
Tetralen „Vitória" 4825
Tetraleno 21
Tetraletas 4847
Tetraletten 1
Tetralidina 5586
Tetraline 4847
Tetralisal 5756
Tetralissal 5756
Tetrallobarbital 1718
Tetralonga 4847
Tetralonga-intramuscular 5586
Tetralution 4847
Tetralysal 5756
Tetralysine 5756
Tetram 4847
Tetramac 4847
Tetramalum 2068
Tetramavan 4847
TetraMAX 4847
Tetramed 4847
Tetramel 451, 4849
Tetraméprozine 4058

Tetramethoquine methiodide 2640
Tetramethylacriflavin 3698
Tetramethylolmethan 307
Tetramethylthiuram-disulfid 448
Tétramig 4847
Tetramin 3234
Tetramin „BASF“ 435
Tetramina 4847-01
Tetramina-inyect. 5586
Tetramine „Tutag“ 4849
*Tetramisolhydro-chlorid*** 1585
Tetramizotil 1585
Tetramonid-TEAB-10 900
Tetramonum 900
Tetra M.P. 4847
Tetramycin 4847
Tetramycin 5936
Tetramyl 5756
Tetran-Amp. 5587
Tetran „Chinoin“ 4849
Tetran „Vitarine“ 4847
Tetrandrin 5992
Tetraneed 263
Tetranite 263
Tetranitrin 162
Tetranitrol 162
Tetranium 900
Tetranormo 5755-01
Tetranova 4825
Tetrantoin 1840
Tetra-Oro-inyect. 2779-02
Tetraos 4847
Tetra-Pirrolidin 5586
Tetraplon 4847
Tetraplus 4847
Tetra-Pradel 4847-01
Tetra-Proter 4847
Tetra-Quimiol-Solucion 5588-01
Tetrarco 4847
Tetrasan 4848
Tetrasanciline 5755-01
Tetrascel 4847
Tetrascel fosfato 4847-01
Tetraseptan 5464
Tetraseptin 4847
Tetrasol 1
Tetrasoline 731
Tetrasolvina 5755
Tetraspasmin-Lefa 5295
Tetrastaph 5755-01
Tetrastigmine 898
Tetrasuiss 4847
Tetrasule 263
Tetra-Tablinen 4849
Tetrate-80 263
Tetrathion 448
Tetra-Tike 4847
Tetratol 263
Tetraverin 5586
Tetravu 5755-01
Tetra-Wolf 4847
Tetra-Wolf-inyect. 5586
*Tetrazepam** 3044
Tetrazetas-Retard 4847-01
Tetrenolin 1601
Tetrerba 4847
Tetrex 4847-01
Tetrex-PMT 5586-01
*Tetridamin*** 1121
Tetridin 1080
Tetrim 5586-01
Tetrin 5586
Tetrinfan 4849
*Tetriprofen*** 2818
Tetriv 5586-01
Tetrivo 4847
Tetrofan 3519
Tetroid 6110
Tetronal 1158
Tetronat 900-02
Tetrophan 3519
Tetrophine 3519
Tetropil 21
*Tetroquinon*** 333
Tetrosan 4778
Tetrosar 4847
Tetrosol 4847
Tetrothalein 4157
Tetroxin 2711
Tetroxolane 4849
*Tetroxoprim*** 6419
Tetroxyn 4849
Tetrucid 1466
Tetrun 4847
Tetrus 4847
Tetrydamine 1121
*Tetrylammonium-bromid*** 900
*Tetryzolinhydro-chlorid*** 2233
Tetucur 585
Teturam 1467
Tevabolin 4755
Tevacycline 4847-01
Tevaphyllin 588
Tevaphyllin-Amp. 588-07
Tevcocin 1568
Tevcodyne 3906
Tevecrisan 6052
Tevenel 1638
Tevina 6052
Teviral 4875
Tevirol 5014
Tevosid 6048
Texacort 4746
Texcillin 3097
Tex Six T.R. 815
TFA 2387
T.F.P. 4572
TG-5 3446
TG-6 2840
TG-16 3758
TG-17 4097
T-Gas 37
T-G-ME 893
1064 TH 4489
1183 TH 5533
1314 TH 789
1321 TH 1054
1395 TH 1941
2105 TH 257
2132 TH 1255
2152 TH 950-03
2180 TH 3768
2602 TH 3944
4114 TH 1200
4128 TH 1316
Th 22 1295
Th 152 1747
Th 322 3640
Th 1165a 3379
T.H.A. 2196
Thacapzol 157
Thalacet 2997
Thalajen 2997
Thalambrol 653
Thalamyd 2997
Thalazole 3256
Thalazone 3256
Thalicarpin 6024
Thalicmin 6532
*Thalidomid*** 2144
Thalimycin 2779-02
Thalinil 3256
Thalinol 4163

Thalistatyl 3256
Thalisul 2997
Thalocid 2997
THAM 212
Thamesol 212
Thaminal 2040
Thanite 2311
Thanomin 3816-03
THC 4838
Theadryl(ettae) 3680-01
Theal-Amp. 1373
Theal-Tabl. 588
Theamin 588-04
Thean 1371
Thebacetyl 4270
Thebacodon 4270
*Thebacon** 4270
Thebain 3934
Theba-Intran 3323-01
Thebametten 3323-01
Thèbes 1372
Thebrosal 589-02
Thecodin(um) 3631
Theelin 3668
Theelol 3714
Thefylan 1373
Thein 790
Thelestrin 3668
Thelmesan 4499
Thelmic 203-07
Thelmin 203-01
Thelykinin 3668
Themalon 3135
Themibutol 1490
Themiserin 96
Themisol 6143
Themisone 1020
*Thenalidintartrat*** 3403
Thencel 6151
Thenclor 2530
Thendorm 2992
Thenfadil 2574
Thenfanil 2574
*Thenii closilas*** 2860
Thenitrazolum 698
Theniumclosylat 2860
Thenophenopiperidin-tartrat 3403
Thenopiperidintartrat 3403
*Thenyldiamin*** 2574
Thenylen(e) 2573-01
Thenylpyramine 2573
Theo 11 588
Theoaethamin 588-03
Theobrocal 589-03
Theobromin 589
Theobromin-Calcium-salicylat 589-03
Théobromine sali-sodique 589-02
Theobromin-Natrium-acetat 589-01
Theobromin-Natrium-salicylat 589-02
Theobromsal 589-02
Theobrosal 589-02
Theocal 589-03
Theocalcin 589-03
Theocardin 1374
Theocardin „Berk" 1373
Theocholiode 312-01
Theocin 588
Theocor 1372
Theocyne 588-01
Theoden 1371
Theodoxine 815-03
*Theodrenalin*** 3395
Theodrox 588-03
Theodural 589-03
Theodure 589-02
Theofin 588
Theofol 588
Theofort 588-01
Theoglycin 588-01
Theoglycinate 588-01
Theograd 588
Theoharn 98
Theo-Heptylon 891-01
Theola-Glyn 588-01
Theolamine 588-03
Theolix 588
Theolixir 588
Theolline 588
Theolone 588-03
Theomedrine 301
Theomersyl 588-01
Theon 1371
Theonasal 589-02
Theophorin 3887
Theophyl-225 588
Theophyl-Choline 314-14
Theophyl(l)amin 588-03
Theophyllin 588
Theophyllinäthyl-amphetamin 3701
Theophyllin-Äthylen-diamin 588-03
Theophyllin-Calcium-glycinat 588-02
Theophyllin-Diätha-nolamin 588-05
Theophyllin-Dihy-droxyephedrin 588-09
Theophyllin-Hepta-minol 588-11
Theophyllin-Lysin 588-13
Theophyllin-Meglu-min 588-07
Theophyllin-Merodrin 301
Theophyllin-Mono-äthanolamin 588-04
Theophyllin-Natrium-glycinat 588-01
Theophylline Olamine 588-04
Theophyllin-Piperazin 588-06
*Theophyllinum ephedrinum*** 588-08
Theopropanol 588-12
Theoral 1396
Theosalicinum 589-03
Theosalin 589-03
Théosalvose 589
Theosan 589-02
Theosintol 588-11
Theosol 589-03
Theosol „Maney" 1373
Theosophen 589-01
Theospan 588
Théostène 589
Theosumman 588-03
Theourin 1373
Theourin i.v. 588-03
Theoxylline 314-12
Theoxylline „McClung" 1055
Thephorin 3887
Thephyldine 588-03
Theptine 1069
Theracanzan 1910
Theracitron 396-04
Theracycline 4847
Theradiazine 1227
Theradione 2689
Théragynes 517-01
Theralax 4811
Theralen 3662
Théralène 3662
Théraleptique 4489

Theramin 5347
Théramine 277
Theramycetin 1568
Théranabol 4447
Therapas 2409-02
Therapen I.M. 3066-04
Therapen-Na 3066
Therapen V 3069
Therapline 4489
Therapol 386
Theraptique 4489
Theraquil 3592
Therargidine 1313
Therargidon 1313
Theratuss 4616
Theravite-H 6142
Therazone 3906
Thermasol 5628
T-hermes 5576
Thermo-Ayoral 2270
Thermol 330
Thermorubin 4807
Therops-Wirkstoff 619
Theruhistin 3101
Thesal 589
Thesalyl 2253-01
Thesit 5842
Thesodate 589-01
Thetamid 639
Theurin 2253-01
Thevanil 6052
Thevanid 6052
Thevetin A 6048
Thevetin (B) 6052
Theviline 6052
Thévina 6052
THFES (HM) 3749
Thia „Sig" 2040
Thiaben 1173
Thiabendazole 1173
Thiabenzazonium-jodid 5666
Thiabev 2040
Thiabutazid 1706
*Thiacetarsamid*** 1564
Thiacetazon(e) 1283
Thiacetazon soluble 1059
Thiacoccine 969
Thiacyl 2189
Thiadipone 6438
Thiadoxine 2040
Thiadril 583
Thiadrin 1649
Thiadyne 2040
Thiafor 2040-02
Thiafur 332
*Thialbarbital*** 2238
Thialbarbitone 2238
Thialbutal 1714
Thialbutone 1714
Thialisobumal-Natrium 1714
Thialpenton 2238
Thiamalgyl 2040-01
*Thiamazol*** 157
Thiamazolmethyl-jodid 280
Thiambuten 3135
*Thiambutosin*** 4056
Thiamcetin 1926
Thiamcol 1926
Thiameton 2114
Thiamidin F 5334
Thiamilase 2074
*Thiamin** 2040
Thiaminallyldi-sulfid 2882
Thiamindisulfid 5334
Thiamin-β-hydroxy-ethyldisulfid 2644
Thiaminmonophosphat-disulfid 5348
Thiaminogen 6013
Thiaminokal 386-01
Thiaminpropyldi-sulfid 2919
Thiaminpyrophosphat 2074
Thiamintetrahydro-furfuryldisulfid 3469
Thiaminthiazolon 1974
Thiamintol 2040
Thiamiprine 948
Thiamizide 1011
Thiamol 2040
*Thiamphenicol*** 1926
Thiamphenicol-glycinat 2532
Thiamylal 2029
Thiamyson 1926
Thiancol 1926
Thianeuron 3152
Thianeuron (alte Form) 2919
Thianid 789
Thiantan 3661
Thiantetten 3661
Thianthol 2439
Thiantoin 2143
Thiaphthallyl 3256
Thiaplasme 969
Thiaparamazone 1283
Thiaretic 583
Thiarid 2040
Thiarin 2040
Thiaseptol 1559
Thiasin 1625
Thiasin ophthalmic 1625-01
Thiasin-Syrup 2223
Thiasulfol 969
Thiatriamide 846
Thiavit 2040
Thiazamide 969
Thiazanol 2012
Thiazen 24 969
Thiazenone 3964
Thiazesimhydro-chlorid 3964
Thiazide 533
„*Thiazin*" 969
*Thiazinamium-metilsulfat*** 3709
Thiazinamon 3709
Thiazol „C & C." 969
Thiazole „P.C. Labs." 3256
Thiazolidomycin 1116
Thiazolinbutazon 3906-06
Thiazolone 969
Thiazolsulfone 970
Thiazomide 969
*Thiazosulfon*** 970
Thiazothielite 944
Thiazothienol 1584
Thiazylsulfonamid 969
Thibendole 1173
Thibenzazoline 987
Thibenzole 1173
Thibetine 453-01
Thibon 1283
Thibrin 197-01
Thicaine 2323
Thidicur 993
Thidoxol 511
Thiergan 3349
Thiethazone 1702
*Thiethylperazin-dimaleinat*** 4970
*Thihexinolmethyl-bromid*** 3759
Thihexinoloni bromidum 3759

Thilatazin 4621
Thilocain 2325
Thilocanfol 1442
Thilopemal 639
Thilophenyt 2717
Thilophyllin 588-03
Thilozone 3906
Thimecil 245
Thimerfonate Sodium 780
Thimerosal 982
Thimethaphan-d-Camphersulfonat 4877
Thimorlone 1870
*Thioacetazon*** 1283
Thioallopurinol 230
Thioami 852
Thioamide 789
Thioamobarbital 1764
Thioamytal 1764
Thioarsphénamine 2497
Thiobactal 982
Thiobal 1763
Thioban 4838
Thiobaral 827
Thiobarbital 827
Thio-Barbityral 1763
Thiobarsol 1763
Thiobiotic 1926
Thiobis 295-01
Thio-Bismol 39-01
Thiobrium 2987
Thiobutabarbital-Natrium 1423
Thiobutalum 2066
Thiobutone 1714
Thiocain 2323
Thio-Cara 6-01
Thiocarbamid „Dr. Janka“ 614
Thio-Carabamisin 4508
Thiocarbamizine 4508
Thiocarbanidin 4838
Thiocarbarsone 1603
Thiocarzolamide 155
Thiocarbazonum diaethanolaminum 968
Thiocarbazyl 1283
Thiocarlide 5176
Thiocarone 1283
Thiocetin 1926
Thiochinalbarbiton 2029
Thiocid 1466
Thiocil 245
Thiocillin 3590
Thiocol 602
*Thiocolchicosid** 5583
Thio-Colciran 4272
Thiocoumar 4806
Thioctacid 847
Thioctamid 852
Thioctan 847
Thioctil 3315
Thioctsäure 847
Thioctsan 847
Thiocutol 2391
Thiocyan-Tabs. 6-02
Thiocycline 4847
Thiocyl 548
Thiocylate 548
Thiocymetin 1926
Thiocytin 447
Thiodantol 3101
*Thiodiglycol*** 209
Thiodiphenylamin 1810
Thiodipin 2102
Thiodinon 1258
Thiodril „Berk“ 275
Thiodril Shionogi“ 4117
Thiodyne 548
Thioethamyl 1764
Thioethazone 1702
Thiofact 1926
Thioform 546-01
Thioformin 48
Thioformol 2659
*Thiofuraden*** 733
Thiogenal 2066
Thiogin 1629
Thioguanine 240
Thioguaninribosid 1349
Thioguanosin 1349
Thiohexallymalum 2238
*Thiohexamid*** 2591
Thiohexital 2239
Thioinosie 1288
Thioinosin 1288
Thioketazon 1283
Thiolamine 2355
Thiola-Amp. 273
Thiolate 548
Thiolax 4163
Thioluminal 1844
Thiolutin 730
Thiomebumal 1763
Thiomedan 260
Thiomedon 295
Thiomedon-Amp. 655
Thiomerin 3218
Thiomerosol 982
*Thiomersal** 982
Thiomersalat 982
Thiomesterone 5340
Thiométhane 111
Thiomethibumalum 2066
Thiomicid 1283
Thiomid 789
Thiomidil 245
Thiomycetin 1926
Thiomycetin „Thio-Kof“ 1568
Thionarcex 2065-01
Thionarcon 1765
Thionembutal 1763
Thionicol 1926
Thioniden 789
Thionin 1831
Thio-Novurit 3218
Thiontan 3661
Thionylan 2573-01
Thioparamizone 1283
*Thiopental*** 1763
Thiopentan 1763
Thiopentemal 1763
Thiopentobarbital 1763
Thiopentone 1763
Thiopentymal 1763
Thioperazine 4983
Thioperkin 4275
Thiophanate 2549
Thiophanium 4877
Thiophenatin 2788
Thiophenicol 1926
Thiophenicol inj. 2532
Thiophenine 1809-01
Thiophenobarbital 1844
Thiophenylpyrazolidin 5061
Thiophéol (Compr. + Amp.) 233
Thiophosphamidum 450
„Thiophtalane“ 4343
Thioporan 4806
Thioporin 847
Thioprol 643
*Thiopropazat*** 5112
*Thioproperazindimesilat*** 4983
Thiopropyl 622
Thiopurinol 230
Thioquil 4572
Thioquinalbarbitone 2029

*Thioridazin*** 4633
Thioril 4633
Thiosal 548
Thiosalan 2118
Thiosaminol 1926
Thiosan 1466
Thiosarmin 2193
Thioscabin 1466
Thioseconal 2029
„Thiosemicarbazon“ 1283
Thiosinamin(e) 190
Thiospasmin 3781
Thiospasmin-inj. 3783
Thiospen 3069
Thiosporin 6139
Thiosulfil 993
Thiotal „Linz“ 2439
Thiotal „Sumitomo“ 1926
Thiotebesin 1283
Thiotebezine 1283
Thiotebicina 1283
Thiotebin 1283
Thiotebrin 1283
Thiotef 450
*Thiotepa (Thio-TEPA)*** 450
*Thiotetrabarbital*** 2065
Thiotetramalum 2065
Thiothal 1763
Thiothixene 5146
Thiothymin 245
Thiothyr 827
Thiothyron 245
Thiotomin 852
Thiouracil 144
Thiourethan 111
Thioxanthone 4298
Thioxidrene 403
Thioxolon 511
Thioxycoumarine 4806
Thioxyl 1448
Thiozamin 2471
Thiozinamin 3709
Thiphen(um) 4329
Thiphenamilhydrochlorid 4329
Thiphencillin 3067
Thipindol 3110
*Thiram** 448
Thiuragyl 622
Thiuram 1467
Thiuranide 1467
Thiuretic 583
Thiuryl 245
Thixokon 920-01
Thixolone 511
Thixoron 1513-01
Thizone 1283
Th N 50 705
Thomizine 6191
Thonzide 5889
Thonzoniumbromid 5889
*Thonzylaminhydrochlorid*** 3149
Thonzylene 3149
Thoragol 4075
Thorazene 3315
Thorazine 3315
Thorexin 3724
Thoxan 3175
Thoxidil 1380
Thozalinone 1582
THPC 6259
THPP 1008
THPV 6409
THQ 333
THR 5898
Threomycin 1568
Thromasal 2689
Thrombareduct 5353
Thrombasal 2689
Thrombaton 4164
Thrombion 2689
Thrombocytin 1274
Thrombodym 340
Thrombo-Hepin 3553
Thrombo-Holzinger 2098
Thromboliquine 5353
Thrombolyt 2689
Thrombophen 2689
Thrombophenon 2689
Thrombophob ad inj. 5353
Thrombosan 2689
Thrombosolum 2098
Thrombotonin 1274
Thrombo-Vetren 5353
THS-839 4730
β-*Thujaplicin* 1294
Thurfylnicotinat 1612
Thuricyclin 4847
Thyalone 828-01
Thybon 2711
Thycapzol 157
Thylamid 3195
Thylin 3281
Thylochinon 1504
Thylogen 3423
Thylokay 1602
Thyloquinone 1504
Thymacetin 2614
Thymazen 2584
Thymeol 4596
Thymergix 3161
Thymiankampfer 1377
Thymiansäure 1377
Thymidazol 157
Thymin 246
Thyminalkylamin 1068
Thymiode 4290
Thymiodol 4290
Thymodin 4290
Thymol 1377
Thymolan 1314
thymolated silver sulfone 5871-01
Thymol iodide 4290
Thymoloverm 5556
Thymolsulfon 5871
Thymontil 4256
Thymopramin(e) 4019
Thymosulfone 5871
o-Thymotinsäure 1658
Thymotol 4290
Thymoxamine 3207
Thymoxyalcylamine 3207
Thyopac-3 2712
Thyphenytoin 2143
Thypinone 3153
Thyradin-S 2704
Thyrantin „Haupt“ 245
Thyraplex 2704-01
Thyratabs 2704
Thyrefact 3153
Thyreocomb 2704-01
Thyreocordan 987
Theyrocordon 987
Thyreonorm 245
Thyreosedine 827
Thyreostat (I) 245
Thyreostat II 622
Thyreostaticum EBEWE 711
Thyreotom 2704-01
Thyrex 2704
Thyril 245
Thyrine 2704
Thyrobasine 245
Thyrocalcitonin (vom Schwein) 6165

Thyrocil 245
Thyrohormone 2704
Thyroidan 87
Thyrolar 2704-01
Thyromazol 157
Thyromedanhydrochlorid 4573
Thyronamin „Takeda" 2711
Thyronamine 2485
Thyronine „Taisho" 2711
*Thyropropic acid*** 2702
Thyropurin 2704
Thyrosan 80-02
Thyrostabil 245
Thyrostat 625
Thyroxevan 2704
Thyroxin 2704
Thyroxinal 2704
Thyroxin-T_3 „Henning" 2704-01
Tiabenda 1173
*Tiabendazol*** 1173
Tiabene 1173
*Tiadenol*** 2665
Tiadenolclofibrat 5929
Tiadenolnicotinat 6607
Tiadilon 6179-01
Tiadipona 6438
*Tiafibrat*** 5929
Tiafonato 2040-03
Tiafur 332
*Tiamenidin*** 777
*Tiametoniumjodid*** 2114
Tiamidina 2040
Tiamidon 2040
Tiamina 2040
Tiaminal 2040
Tiaminasi 2074
*Tiamiprin*** 948
*Tiamizid** 1011
*Tiamulinfumarat*** 6621
*Tianafac*** 1511
Tiantoina 2143
*Tiapirinol*** 1968
*Tiaprid*** 2916
Tiapridal 2916
*Tiaprofenic acid*** 2433
*Tiaramidhydrochlorid*** 2808
Tiaxal 2040
Tiaxin 2074
Tiazamida 969
Tiazanone 1567
Tiazene 24 969
*Tiazesimhydrochlorid*** 3964
Tiazodroga 969
Tiazo-Faes 969
Tiazogel 969
„Tiazol" 969
Tiazoline 1370
Tiazovelez 969
Tiazovuli 1254
Tiazo-Warka 969
*Tiazuril*** 3257
Tibacil 1283
Tibamax 2365
Tibatin 5309
Tibazide 373
Tibemid 373
*Tibenzat*** 2425
Tiberal 620
Tiberciclina 4825
Tibexin 5109
*Tibezoniumjodid*** 5666
Tibici 373
Tibicin 96
Tibicorten 6633
Tibicur 1283
Tibinide 373
Tibion(e) 1283
Tibisan 1283
Tibison 373
Tibital 1490
Tibitan 373
Tibivis 373
Tibiwas 1283
Tibizide 373
*Tibolon*** 4695
Tibon 1283
Tibon soluble 1059
Tibraina 1740-01
*Tibric acid*** 2529
*Tibrofan*** 1492
Tibs Roundworm Tabl. 203-07
Tibs Tapeworm Tabl. 2138
Tiburone 1882
Tibusan 373
Tibutol(o) 1490
Ticar 2787
*Ticarbodin** 2823
Ticarcillin-cresyl-Sodium 6558
*Ticarcillin-Dinatrium** 2787
Ticarda 4322-01
Ticarpen 2787
Ticelgesic 761
Ticinil Calcio 3906-01
Ticinil „de Angeli" 3906
Ticinil „Petrizzio" 2740
*Ticlaton*** 508
Ticlid 6330
Ticlobran 1923
Ticlodix 6330
Ticlodone 6330
*Ticlopidinhydrochlorid*** 6330
Ticolin-Inj. 847
Ticolin-Powd. 852
Ticomicina 4825
Ticrynafen 2122
Tidemol 494
Tidex 1070
*Tidiacic*** 6179
*Tiemoniumjodid*** 3731
Tiemozyl 3731
*Tienilic acid*** 2122
Tiervigantol 5630
Tietilperazina dimaleato 4970
*Tifemoxon*** 6250
Tifen 4329
*Tifenamilhydrochlorid*** 4329
*Tifencillin*** 3067
Tifenitiona 2143
Tiferron 366
*Tiflorex*** 6278
Tifocin 1568
Tifomifin 1568
Tifomycetin 1568
Tifomycine 1568
*Tiforminhydrochlorid*** 304
Tifosyl 450
Tigan 4691
*Tigestol*** 4410
*Tigloidin*** 2347
Tiglyssin 2347
Tigonal 3336
Tiguvon 1415
Tikacillin 3069-01
Tikaleptin 404
Tilakin 4301-15
Tildin 653
Tilene 4958
*Tiletaminhydrochlorid*** 1994
Tilidate 3412
*Tilidin** 3412
Tilitrate 3412

Tiloron**	5432
Tilpiral	2266-12
Tilsa	3412
Timacar	2361
Timacor	2361
Timazin	136
Timecaps	1070
Timepidinmbromid**	3414
Timerfonnatrium	780
Timochin	4301-15
Timodyne	2915
Timofax	1774
Timol	1377
Timolet	4019
Timolkina	4301-15
Timololmaleat**	2361
Timonacic**	182
Timoprazol**	6294
Timosin	2987
Timostenil	1221
Timosulfon	5871
Timoval	3100
Timovan	3100
Timoxamina	3207
Tinacidin	3864
Tinactin	3864
Tinaderm	3864
Tinafon	4322-02
Tinarhinin	2233
Tinavet	3864
Tindal(a)	5145
Tindanol	3816-03
Tindurin	1858
Tineafax-Powd.	1774
Tineasyl	1774
Tinevet	5930
Tinic	337
Tinidazol**	843
Tinidex	843
Tinofedrin**	4220
Tinogin	843
Tinokal-Powd.	2116
Tinoridinhydrochlorid**	3340
Tinostat	2103
Tintorane	3857
Tioamide	386
Tiobarbital „Miro“	1763
Tiobeta	2919
Tiobicina	1283
Tiobismolo	3229
Tiocarbazil	1283
Tiocarlid**	5176
Tiocarone	1283
Tioclomarol**	4796
Tio-Colciran	4272
Tiocondramina	475-02
Tiocortisol	6544
Tioctacid	847
Tioctamina	847-01
Tioctan	847
Tioctan-Gran.	852
Tioctene	847-01
Tioctico-Hermes	847
Tioctidasi	847
Tioctilat**	6385
Tioctinessa	847-01
Tiodenol	2665
Tiodoniumchlorid**	6222
Tiofenatin	2788
Tiofeniclin	1926, 2532
Tiofenicol	1926
Tiofenicol inj.	2532
Tiofosyl	450
Tiogin	1629
Tioglisyth	273
Tioguanin**	240
Tioicorzan	847-01
Tiolidon	2266-10
Tiolidon-Amp.	273
Tiomeracil	245
Tiomesteron**	5340
Tiometylurasil	245
Tiomicetina	1926
Tiomid	789
Tiomidone	2266-10
T-Ionate	5616
Tionetol	1184
Tionidel	3999
Tiopan	1763
Tio-Pentemal	1763
Tiopentonal	1763
Tiopentone	1763
Tiopirene	1910
Tiopropamin**	6588
Tiopropen	1184
Tiopronin**_(-Natrium)_	273
Tiopuril	230
Tiorale M	245
Tioregen	182
Tioriander	4633
Tioridazina	4633
Tiosalan**	2118
Tiosecolo	1283
Tioseptale	1559
Tiosulfan	993
Tio-TEF	450
Tiotepa	450
Tiotiamina	2919
Tiotil	622
Tiotiron	245
Tiotixen***	5146
Tiotrifar	1184
Tiouracilo	144
Tio-Urasin	89
Tiovit-B_1	2919
Tioxacin**	6327
Tioxolon**	511
Tiozon	1926
TIP	4157
Tipepidin	2797
Tiphen	4329
Tipidi	2919
Tipindol**	3110
Tipolin Tiazolico	969
TIPP	2112
T.I.P.P.S.	4157
Tiprenololhydrochlorid**	2349
Tiqualoine	2992
Tiquinamidhydrochlorid**	6254
Tirantil	4751
Tirashizin	4326-01
Tirazolo	157
Tiregan	3153
Tireobutil	1096
Tirian	1707
Tirodril	157
Tirogen	2711
Tiroiod	2711
Tiromycetin	1568
Tiron	366
Tironina-Lefa	2711
Tiropramid**	5701
Tirorelinum	3153
Tirosedina	245
Tirossina	2704
Tiroton	2711
Tirovit B	626
Tisafren	4966
Tisamid	236
Tisatin	3906
Tised	1138
Tisercin	4024
Tisin	373
Tisiodrazida	373
Tisiotol	1490

*Tisocromid*** 4115
Tisomycin 96
*Tisopurin*** 230
*Tisoquon*** 3294
Tisquibron 3334
Tisulac 103
Tithen 245
Tition 1448
Ti-Tre 2711
Titriplex II 1429
Titriplex III 1429-01
Titroid 2704
Tiuram 1467
Tiurolo 1192
Tivazine 203-01
Tivenol 2951
Tiverol 5014
*Tixadilhydrochlorid*** 5229
*Tixanox*** 6353
Tixantone 4298
Tixassolin 263
*Tixocortol** 6544
Tizide 373
*Tizolemid*** 6253
Tizone 1283
Tizopan 373
*Tizoprolic acid*** 6192
TK-1320 4684
TK 5477 249
TL-azole 1625
T-Liquid 4847
TLP-607 5647
TM-10 2357
TM 481 6645
TM-4049 1462
TMAI 221
TMB 4 2844
TMCA 4273
TMD 10 900
TMM 1486
TMP 3480
TMPDS 5348
TMPEA 1751
TMP-SMX 2548-01
TMSM 1486
TMT 3730
TMTD 448
TMV-17 4415
TMZ 4846
TNPE 263
Toa 3971
Toamina 6034
Toana 2982
Toban 4901
Toban 300 3117
Tobarol 1766-01
Tobeq 2571
Tobimycetin 1568
Tobinal 1965-01
Tobispray 2265
Tobra 3824
Tobradistin 3824
*Tobramycin*** 3824
Tobrasix 3824
*Tocainidhydrochlorid*** 6256
Tocal 465
*Tocamphyl*** 4068
Tocatyl 3634
Toce 841
Tocen 841
Tochergamin 3191
Tochlorine 582
Tocine 2927-01
Toclase 4453
Tocodrin 4046
Toco E 5864
Tocoergin 5792
Tocoferina E 5792
Tocoferolo Bioglan 5792
Tocoferolum 5792
*Tocofersolan*** 5792-01
Tocoferylchinonum 5793
*Tocofibrat*** 6006
Tocofyn 5792
Tocogèn 5792
Tocomed 5792
Tocomine 5864
Tocophal 5864
Tocopher 5864
Tocopherex 5864
α-*Tocopherol* 5792
β-*Tocopherol* 5717
γ-*Tocopherol* 5718
δ-*Tocopherol* 5635
Tocopherol „Gumpro" 5864
α-*Tocopherolacetat* 5864
α-*Tocopherolnicotinat* 5957
α-*Tocopherolsuccinat* 5907
Tocophersolan 5792-01
Tocopherylquinone 5793
Tocophrin 5864
Tocopressina 5793
Tocorol 5864
Tocos 5864
Tocosamine 2927-01
Tocoseam 5864
Tocosimplex 2927-01
Tocosine 803-01
Tocovigor 5864
Tocovit 5792
Todalgil 3906
Todorit 2075
*Todralazinhydro-chlorid** 1588
Todul-simple 409
TOED 2644
Tofacine 3366
Tofaxin 5864
*Tofenacin*** 3366
Toferol 5864
*Tofetridin*** 6376
Tofisolin 4880
*Tofisopam*** 4879
Tofranil 4019
Tofranil-PM 4019-01
Togamycin 2653
Togram 3097
Tohcyclan 3438
Toilax 4811
Toin 2717
Tokiocillin 3097
Tokiolexin 3053
Tokobera 5864
Tokobera S 5907
Tokoferyl ACO 5864
Tokokin 3668
Tokols 5864
Tokomicina 3819
Tokopharm 5792
Tokopherylchinon 5793
Tokos-E 5864
Tokosin 803-01
Toksobidin 2550
Tokugen 3906
Tol 500 2032
Toladryl 3682
Tolamin(e) 582
Tolamizol 1519
*Tolamololhydrochlorid*** 4030
Tolanase 2620
Tolanate 356
Tolanate „R. & C." 6038
Tolansin 1380
Tolapin 5492-01
Tolavad 1273
Tolax 1380
*Tolazamid*** 2620
*Tolazolin*** 1273
Tolazul 2799

Tolbet 2032
Tolboxan** 2602
Tolbugen 2032
Tolbumid 2032
Tolbusal 2032
Tolbutamid** 2032
Tolbutol 2032
Tolbutone 2032
Tolbutylharnstoff 2032
Tolcainhydrochlorid 3789
Tolcasil 4866
Tolciclat** 4219
Tolcil 1380
Tolclotidum 605
Tolcyclamide 2590
Toldan 2266-12
Toldertabletten 386
Toldex 950
Toldimfos-Natrium** 1093
Tolecid 6034
Tolectin 2770
Toleran „Kwizda" 1965-01
Toleran „Medica" 1604
Toleron 149-01
Tolfenamic acid** 2413
Tolferain 149-01
Tolferate 149-01
Tolglybutamide 2032
Tolhart 1380
Tolhexamide 2590
Tolifer 149-01
Toliman 5487
Tolinase 2620
Tolindat** 3594
Toline 1273
Tolinon 2992
Toliodiumchlorid** 6334
Toliprololhydrochlorid** 2345
Tolisan 2620
Tolivalin 2489
Tollerclin 4521
Tolmesoxid** 6235
Tolmetin** 2770
Tolnaderm 3864
Tolnaftat** 3864
Tolnaphthat 3864
Tolnaphyt 3864
Tolnate 3100
Tolociniummethylsulfat 5048
Toloconiummetilsulfat** 5048
Tolodina 3098
Tolofren 1380
Tolomol 3097
Tolonidinnitrat** 1266
Toloniumchlorid** 2799
Tolosate 1380
Toloxan 1273
Toloxaton** 1613
Toloxichloralum 2502
Toloxin 2270-02
Toloxychlorinol** 2502
Toloxyn 1380
Tolpal 1273
Tolpentamid** 2291
Tolperisonhydrochlorid** 3160
Tolpiprazol** 3435
Tolproninhydrochlorid** 2854
Tolpropaminhydrochlorid** 3677
Tolpyrramid** 1966
Tolquinzol** 3162
Tolsanil 3864
Tolseram 1694
Tolserol 1380
Tolseron 1380
Tolsil 1380
Tolsiran 2032
Tolubetin 2032
Toluidrin 605
Toluidinblau 2799
Toluidine blue O 2799
Toluina 2032
Tolulexin 1380
Tolulox 1380
Tolumid 2032
Tolumide 2032
Tolurasi 2032
Toluren 605
Toluvan 2032
Toluylphosphenite de Sodium 1093
Toluzid 2329
Tolvin 3602
Tolvon 3602
Tolycainhydrochlorid** 2879
Tolydrin 1380
Tolynol 1380
Tolynolum 1063
Tolypomycin Y 6058
Tolysin 3866
Tolyspaz 1380
Tolytrimoniummethylsulfat 5048
Tolzol 1273
Tomaimicina 3113
Tomaspray 2265
Tomatin 6115
Tomaymycin 3113
Tombran 3950
Tomil 3348
Tomindrina 4015
Tomiphyllin 1371
Tomizin 6191
Tomizol 157
Tomobil 1063
Tomorin 3844
Tonadrin 680
Tonamil 3149
Tonamine 1082
Tonaril 3136
Tonarsan 18
Tonarsin 18
Tonascorbio 393-03
Tonazol 1360
Toncardin 184-02
Tonedron 1388
Toneon 568
Tonepar 316
Toness 3463
Tonestat 1151
Tonexol 2909
Tonfos 616
Tonhormon 1083-02
Tonibral „Bago" 417
Tonibral „Sobio" 859
Tonical 1442-01
Tonicorine 1762-01
Toniformina 11-01
Tonilen 5887
Tonistidina 79 409-01
Tonobetal 2040
Tonobolin-Inj. 5596
Tonobolin-Tabl. 4415
Tonobrein 3114
Tonobron 1567
Tonocard 1360
Tonocardin 1442-04
Tonocholin 495
Tonocholin B 683-01
Tonodopa 1034
Tonofarma 1093
Tonofit 2903
Tonoformina 221-01
Tonofosfan 1093

Tonoftal 3864
Tonogen 1083
Tonolysin 794
Tonolyt 2100
Tonomentis 3114
Tono-Phos 1093
Tonophos „Polfa“ 821
Tonophosphan 1093
Tonoplon 900
Tonormon 4460
Tonoyodina 1163
Tonozit 460
Tonsil-Caps. „Gap“ 5755-01
Tonsil „Leiras“ 6014
Tonsilon 1731-01
Tonsillosan 102
Tonum 3129
Tonuron 533
Tonus-forte-Tablinen 1396
Tonus-Lab 5025
Tonyol 172
*Tonzonii bromidum*** 5889
Topanaest 2325
Topanalgin 1026
Toparten 5109
Topazone 717
Topcaine 1026
Top-Form-Wormer 1173
Tophin(ett) 2951
Tophista 277
Tophochol I 2951
Tophochol II 5341
Tophol 2951
Tophosan 2951
Tophosphal 1093
Topicain „Chugai“ 5700
Topicaine 5532
Topicin 5271
Topiclyn 5271
Topicol 5271
Topicon 6536
Topicort 4746
Topicorte 4948
Topicorten 4975
Topiderm 4948
Topifluor 5271
Topi-Furazona 354
Topilan 5102
Topilar 5257
Topilidon 2631
Topionic 400-01
Topisolon 4948
Topisone 4746
Topitracin 6149-01
Topmycin 4831
Topocaine 5021
Topokain 2325
*Toprilidinhydrochlorid*** 4055
Tops 761
Topsim 5501
Topsin 2549
Topsy 950
Topsym „Grünenthal“ 5501
Topsym „Syntex-Vet.“ 56
Topsymin 5501
Topsyn(e) 5501
Toquilone 2992
*Toquizin** 5147
Toraflon 2992
Toramin (alte Form) 607
*Torasemid*** 6415
Toraxilina 5001
Torazina 3315
Torchi 309
Torecan 4970
Torelle 563
Toremonil 3737
Torental 2294
Toresten 4970
Torex 843
Torfan 3724
Torichion 1448
Torichosit O 237
Torinal 2992
Torion 237
Toriphenon 1008
Toriseptin M 1254
Torizin 5487
Torlamicina 5990-01
Torlasporin 3053
Tormine 451
Torofor 909
Torondel 6488
Torrezim 6151
Toruan 3926
Torulin 2040
Toryn 3754-01
*Tosactid*** 6163
Tosanpin 4631-01
Toscamycin 6020
Toscapen 3097
Toseina 4836
Tosfinar 3158
Tosiciclina 5755-01
*Tosifen*** 6447
Tosivia 3754-01
Tosmicil 5887
Tosmilen 5887
Tosnone 4453
Tospasmol 4127
Tos-Perdur 4836-02
Tossedin 4453
Tossex 4453
Tossilamina 3336
Tossitolu „R“ 3613-01
Tostram 52-01
Tostramin 52-01
Tostrina 5014
Tostrina-M 4442
*Tosylchloramide sodium*** 582
*Tosylchloramidum natricum*** 582
Totacef 2474
Totaceprin 3053
Totacillin 3097
Totacillin-N 3097-02
Totacyclin V 4847
Totalbiotico 3334
Totalbiotik 3097
Totalciclina 3097
Totalgine 2270
Totalaxan 3541
Totalmicina 3867
Totapen 3097
Totelmin 5074
Totiverme 203-09
Totokaine 2633
Totomycin 4847
Totosulfa 2746
Towk 2265
Toxalen 2917
Toxanon 3971
Toxedin 4466
Toxepan 2917
Toxepasi 2917
Toxiferine „Roche“ 6072
Toxivers 203-09
Toxizim 2917
Toxobidin 2550
Toxobin 400
Toxocan 203-07
Toxogonin 2550
Toxopyrimidin 408
Toyocamycin 1884
Toyomelin 1309
Toyomycin 6129
*Tozalinon*** 1582
Tozocide 5505

TP_3 2702
TP 21 4633
TPD 2919
T.P.D.S. 5348
TPGS 5792-01
TPIA 4249
TPMP 1184
TPN 12 4630
T.P.P. 5674
TPS-23 4629
TPTZ 3855
TQ 86 6605
TR 495 2992
TR 1736 3241
TR 19119 2973-01
Trabuton 4550
Trace 4151
Tracebil 2977
Trachosept 2489
Trachyl 4388
Tracitin 3593
Tracosal 2891
Tractylon 3564
Tracumin 607-01
Tracylysina 5756
Tradal 258
Tradenal 5824
Tradinol 4313
Tradomicina 6034
Tradon „Beiersdorf" 942
Trafarbiot 3097
Trafarpen 5755-01
Trafuril 1612
Tral 4470
Tralgon 761
Trali 3541
Tralin(e) 4470
Tralisin 5756
Tralonid** 5248
Tramacin 5289
Tramadolhydrochlorid** 3200
Tramazolinhydrochlorid** 2265
Tramet 2548-01
Tramin 5576
Tramina 1568
Tramina liquida 4181
Tramisol 1585-01
Tramisol „Am. Cyanamid" 1587
Tranaxine 3383-01
Trancalgyl 1022
Trance 309
Trancin 4875
Trancocard 5361
Trancolon 4673
Trancopal 1567
Trancoplon 1138
Trancot 1138
Trancote 1567
Trancrol 509
Trandal 2970
Trandate 4029
Tranex 853
Tranexamic acid** 853
Tranexamico-Lefa 853
Tranexamsäure 853
Trangorex 5392
Tranil 4835
Tranilcipromina sulfato 1019
Tranimul 2970
Tranite 263
Trankil 3348
Trankozine 4572
Tranlisant 1138
Tranmep 1138
Tranoxa 411
Tranpoise 1618
Tran-Q 4641
Tranqdyn 2970
Tranquanil 1138
Tranquate 1138
Tranquibrom 2987
Tranquid 3315
Tranquifen 1570
Tranquil „Biochem" 3315
Tranquil „Ibieffe" 1325
Tranquil „La-Medica" 3592
Tranquil „Lepetit" 1138
Tranquil „Mappido" 2987
Tranquilan 1138
Tranquilar 5895
Tranquilate 1138
Tranquilax 1138
Tranquilax „Hokuriku" 3008
Tranquilene 2973-01
Tranquilibrium 2987
Tranquiline 1138
Tranquillactin 4335
Tranquilline T.E.V.A. 4335
Tranquillon 2987
Tranquilon 3592
Tranquinal 1138
Tranquinox 1138
Tranquirit 2970
Tranquis 4572
Tranquisan „N.D.F." 4621
Tranquisan „Sanabo" 1138
Tranquizine 4641-01
Trans-AMCHA 853
Transamin „Daiichi; Nikkho" 853
Transamin (sowjet. Präp.) 1019
Transamina 853
Transamlon 853
Transanate 1567
Transbilix 4160
Transbronchin 275
Transclomifen 5485
Transclomiphene 5485
Trans-colin 316
Transcycline 5586
Transedon 3314
Transene 2973-01
Transergan 3968
Transerpin 5895
Trans-Ferr 149-01
Transidione 4194
Transit 1825
Transital „Miquel" 1767
Transithal 1714
Transmetilan-Compr. 295
Transoddi 1919
Transpiral 950
Transren 603
Transvaalin 5970
Transvasin 762
Tranteliniumbromid** 5106
Trantoin 705
Tranvet 4299-01
Tranx 1138
Tranxène 2973-01
Tranxilen(e) 2973-01
Tranxilium 2973-01
Tranylcyprominsulfat** 1019
Tranzer 648
Tranzine 3315
Tranzusol 461
Trapanal 1763
Trapanil 1763
Trapax 2687
Trapidil** 1412
Trapymin 1412
Traquilan 3564

Trasacor 2891
Trasentin 4330
Trasentine-A 4450
Trasentin H 4450
Traserit 5813
Trasicor 2891
Traskolan 6169
Traslán 5127
Trastal 3073
Trasylol 6169
Trates 91
Traubenzucker 461
Traubofan 2951
Traumacut 1696
Traumaide 4746
Trausabun 4596
Travamin „Stadmed" 3383-01
Travamin(e) 3365-03
Trav-arex 3365-03
Travelin 3365-03
Traveller's Friend 3365-03
Travelmin 3365-03
Travelon 5385
Travel Sickness Tablets 3383-01
Travenon 2703
Travin 3365-03
Trazinin 6169
*Trazitilin*** 4575
*Trazodonhydrochlorid*** 3950
Trazograf 1513-01
Trazucon 461
*Trebenzominhydrochlorid*** 6282
Trebonal 393-11
Trecator 789
Trecid 1381
Trédémine 2121
Tredosen 263
Tredum 1987
Trefarist 6151
Trefenum 1987
Trefol 1982
Trefo-Sit 647
Treis-ciclina 4825
Treis-micina 6034
Trela 419
Trelmar 1138
*Treloxinat*** 2959
Tremaril 4275
Tremarit 4275
Trematocid 1
Tremblex 5093
Tremerad 2685
Tremesal 1333
Tremexane 4798
Tremilor 4275
Tremin 4449
Tremonil 4275
Tremoquil 4275
Tremorin 2061
Trems 4449
*Trenbolon*** 3669
*Trenbolonacetat*** 4315
Trenelone 3079-01
*Trengeston*** 4591
Trenimon 1874
Trentadil 4394
Trental 2294
Treolmicina 6034
Treomicetina 1568
*Treosulfan*** 487
Treoxytocin 6049
Trepal 404
Treparsen 343
Tréparsenan 1836
Tréparsol 579
Trepidone 1618
Trepinal 775
*Trepipammaleat** 3990
*Trepiriumjodid*** 2109
Trepocid 775
Trepol 171-04
Trépolysine 341-01
Trepopal 341
Trepoquinol 4301-04
Treposan 167-05
*Treptilamin*** 6515
Trescatyl 789
Trescillin 3658
Tresin 3950
Tresitope 2712
Tresochin 3736
Tres-orix 673
Tresortil 1696
Trest 4275
Tresten 4970
*Trestolonacetat** 4739
*Tretamin*** 1061
*Trethiniumtosilat*** 2048
*Trethocanic acid*** 2937
Trethylene 26
*Tretinoin*** 4411
*Tretoquinolhydrochlorid** 4002
Treunodin-Suppos. 761
Trévintix 1054
Trevison 1594
Trexin 4847
Trexipen 3097
TRF „Roche" 3153
TRH 3153
TRH-Prem 3153
Tri 26
Triabarb 1845
Tri-Abrodil 920-01
Triac 2380
Triacana 2380
Triacanthin 1343
Triacet 6034
*Triacetin*** 1110
Triaceton 5289
Triacetonamin 1133
Triacetoxyanthracen 4173
Triacetyldihydroxyphenylisatin 5470
Triacetyldiphenolisatin 5470
Triacetyloleandomycin 6034
Triacil 6034
Triacortyl 4646
Triacum 2380
Triacycline 4847
Triadenyl 1431
Triador 2992
Triäthylenmelamin 1061
Triagin 91
Trialandima 6034
Trialax 5470
Trialona 4646
Triamalone 5289
Triamcimetil 4949
Triamcin 5402
*Triamcinolon*** 4646
Triamcinolonacetatcyclopentanonid 5670
Triamcinolonacetonid 5289
Triamcinolonacetonidbenzamidoisobutyrat 6633
Triamcinolonacetonidhemisuccinat 5671
Triamcinolonacetonidmetembonat 6153
Triamcinolonacetonidsodiumphosphat 5305
Triamcinolonacetophenid 5737
Triamcinolonacroleinid 5261

*Triamcinolonbenetonid*** 6633
Triamcinolondiacetat 5402
*Triamcinolonfuretonid*** 6630
*Triamcinolonhexaacetonid*** 5817
Triamcinolonpentanonid 5522
Triamcort „Faran" 4974-01
Triamcort „Farmila" 4646
Triamcortin 5289
Triamelin 1061
Triam-Injekt 40 5289
Triaminoral 4646
Triamox 3098
Triampur 1834
*Triampyzinsulfat*** 1120
Triam-Tablinen 4646
*Triamteren*** 1834
Triamteril 1834
Trianate 453-01
Triandomycin 6034
Trianel 5576
Trianisoestrol 5064
Trianon 1559
Trianopollon 5289
Trianthil 3513
Triantoin 1892
Triaphen-10 950
Triarene 1834
Triasox 1173
Triatix 6486
Triatox 6486
Triazin 4572
Triazinate 4590
Triazin-Gel 1627
*Triaziquon*** 1874
Triazol 156 1446
*Triazolam*** 3246
Triazure 2525
Triazurol 935
TRIB 5979
Trib „Roche" 5979
Trib „Sauter" 2548-01
Tri-Ban 2479
Tri-Bar 1845
Tribenol 5742
Tribenorm 4165
*Tribenosid*** 5742
Tribil 1454
Tribilina 1454
Tribiocillina 6034
Tribiofosfor 1431
Tribodine 2823
Tribra (for child + soft strong) 5385
Tribrissen 2548-04
Tribrium 2987
Tribromaethanolum 32
Tribromoethanol 32
*Tribromsalan*** 2119
Triburon 5979
Tributan 178
*Tribuzon** 4846
Tricaine 1025
Tricaprylin 5640
Tricarballylic acid 392
Tricarballylsäure 392
Tricarbaurinum 6555
Tricatine 365-01
Tricetamide 3195
Trichazol 411
Trichex 411
Trichloräthylen 26
Trichloräthylurethan 79
Trichloran 26
Trichlorbutanolum 178
Trichlorcarbanilide 2133
Trichloren 26
Trichlorex 321-01
Trichloréthoxyphosphamide 1154
Trichlorfon 187
*Trichlormethiazid*** 724
*Trichlormethin*** 443
Trichlormethylhydrochlorothiazid 710
*Trichloroethylen*** 26
Trichlorophen 4167
Trichlorphon 187
Trichocid 237
Trichodermin 3440
Trichofuron 717
Trichofytocid 504
Trichogyl 411
Trichoman 237
Trichomol 411
Trichomonacid 5594
Trichomonacid „Pharmachim" 411
Trichomycin 6138-01
Trichomycin A 6138
Trichomycinum 6138-01
Trichonat 6138-01
Trichonovo 237
Trichopol 411
Trichorad 237
Trichoral 237
Trichosamin 237
Trichosept 6138-01
Trichoster 237
Trichostop 411
Trichothecin 4040
Trichovan 775-01
Trichoxim 411
Trichozide 411
Tricilin 3097
*Triclacetamol*** 699
*Triclazat*** 4265
Tri-Clene 26
Tricleryl 36-01
Triclina 4847
*Triclobisoniumchlorid*** 5979
*Triclocarban*** 2133
*Triclodazol*** 3268
*Triclofenolum piperazinum*** 203-17
*Triclofos** 36
*Triclofyllin*** 1606
*Triclonid*** 5249
Triclordiuride 724
Tricloretic 724
Tricloroetilene 26
Tricloryl 36-01
Triclos 36-01
*Triclosan*** 1797
Tricocet 411
Tricocym-Susp. 2188
Tricodazol 411
Tricodein-Solco 3627-03
Tricofur 717
Tricofurin 717
Tricofuron 717
Tricogen 237
Tricogyl 411
Tricolam 843
Tricolaval 237
Tricoloid 4465
Tricolym 411
Tricom 411
Tricomicina 6938-01
Tricomon 237
Tricomonocid-Candelillas 775
Triconidazol 843
Triconima 411
Tricoral 237
Tricortale 4646

Tricortale-Sciroppo 5402
Tricoryl 453-01
Tricosept 698
Tricosept vet. 2132
Tricosil 237
Tricosteril 237
Tricotiazil 237
Tricotiazol 237
Tricowas B 411
Tricozol V 411
Tricozym 411
Tricranolin 1310
Tricromyl 1185
Trictal 3564
Triculamin 6155
Tricuran 5843
*Tricyclamolchlorid*** 4465
Tricyclin 4847
Tricylatate 4265
Tricyvagol 4465
Tridecamin 2367
Tridekamin 2367
Tridelta 5630
Tridesilon 5320
Tridestrin 3714
Tridesurol 2548-01
Tridezibarbitur 1845
Tridies 4790-04
Tridiesetile ioduro 4780
Tridihexäthylchlorid 4780
Tridihexethide 4780
*Tridihexethylchlorid*** 4780
Tridihexide 4780
Tridion(e) 404
Tridium 3766
Tridiurecain(e) 5856
Tridiuril 724
Tridurex 724
Tri-Effortil 1396
Trielene 26
Trielin 26
„Trien" 919
Trienbolone acetate 4315
Trienbolone 3669
Triesifenidile 4449
Triethanomelamine 1061
Triethylene Melamine 1061
Trifacilina 3097
Trifal 3097
Trifapen 3069
Trifartine 3181
Trifavet 3097
Trifavit 6137
Trifazin 3907
Trifeman 237
*Trifezolac*** 6571
*Triflocin** 2135
Triflox 361-01
*Triflubazam*** 3253
Trifludol 4833
Trifluéthamine 1954
Triflumen 724
*Triflumidat*** 3259
*Trifluomeprazin*** 3922
*Trifluoperazin*** 4572
Trifluoper-Ez-Ets 4572
Trifluorex 1271
Trifluoromethylhydro-thiazide 726
Trifluoròmethylthiazide 700
Trifluoroperazine 4572
Trifluorthymidin 6227
Trifluperazine 4572
*Trifluperidol*** 4833
*Triflupromazinhydro-chlorid*** 3592
*Trifluridin*** 6227
Triflurin 4572
Triflutamin 1271
Trifluthepin 4213
Triflutrimeprazin 3922
Trifosfaden 1431
Trifosfaneurina 2081
Trifosfodin 1431
Trifosyl 1431
Triftazin 4572
Trifurox 717
Trigamma 237
Trigemin 2266-20
Trigentisinsäure 4799
Triglicer 1923
Triglycyllypressin 6653
Trigon 4646
Trigon-Depot 5289
Trihexane 4449
Trihexin 4449
Trihexy 4449
*Trihexyphenidylhydro-chlorid*** 4449
Trihistan 3613
Trihydroxyestrin 3714
Triiotrast 920-01
Trijobil 1200
Trijodamin 3159
Trijodan 1529
Trijoden 920-01
Trijodina 1163
Trijodyl 920-01
Trijodthyronin 2711
Trijodthyroninessig-säure 2380
Trijodthyropropion-säure 2702
Trikamon 411
Trikazide 411
Triketol 5341
Trikojol 411
Trikosterol 5576
Trikozol 411
Triladine 768
Trilafan 4621
Trilafon 4621
Trilafon Enanthate 5682
Trilan 2903
Trilax „Assia" 4163
Trilax „Ono" 4326-01
Trilaxina 5470
Trilcin 4945
Trilen(e) 26
Trilen „Lafare" 6034
Trilifan 4621
Triline 26
Trilitec 3939
Trilium 2987
Trillekamin 443
Trilloxit 6151
Trilofosfàmida 1136
Trilombrin 1650
Trilombrine 1553
Trilon B 1429-01
Trilophosphamide 1136
Triloshade 1553
*Trilostan** 6516
Trilute 2712
Trilux 2668
Trim 2548-01
Trimacin 1568
Trimal 404
Trimanyl 5835
Trimar 26
Trimazinol 1657
*Trimazosimhydro-chlorid*** 4434
Trimebin 411
*Trimebutinmaleat*** 4968
*Trimecainhydrochlorid** 2906
Trimecolo 3585
Trimedal 404
Trimedone 404

Trimedoximbromid** 2844
Trimedoximi bromidum** 2844
Trimeglamide 3195
Trimeks 411
Trimelarsan 2183
Trimepaton 3585
Trimeperad 2639
Trimepiridinhydrochlorid** 3448
Trimepranol 3480
Trimeprazine 3662
Triméprimine 4355
Trimepropiminum 4355
Trimerazin 2548-07
Trimesulina 2548-01
Trimetadione 404
Trimetamid** 3392
Trimetaphancamsilat** 4877
Trimetazidindihydrochlorid** 2639
Trimethadion** 404
Trimethamide 3392
Trimethazon 4846
Trimethidiniummethosulfat** 3506
Trimethin(um) 404
Trimethobenzamidhydrochlorid** 4691
Trimethobenzglycine 3195
Trimethophenoxamid 3493
Trimethoprim** 2548
Trimethoprim comp. 2548-01
Trimethoquinolhydrochlorid 4002
Trimethoxyaurin 4814
Trimethylchromonum 1853
Trimethylpsoralen 2431
Trimetin 404
Trimeton 3108-01
Trimeton „Essex-Milano“ 3078-01
Trimetoprim-Sulfa „Kabi“ 2548-01
Trimetoxan 4691
Trimetozin** 2568
Trimetsol 2548-01
Trimexazol 2548-01
Trimfect 2548
Trimina 5793
Trimipramin* 4355
Trimitan 443
Trimizolinhydrochlorid 2284
Trimneed 1069
Trimol 4855
Trimolide 2568
Trimon 1812
Trimopammaleat 3990
Trimopan 2548
Trimophoniumjodid 1112
Trimosulfa 2548-01
Trimoxaminhydrochlorid** 2892
Trimstat 1992
Trimustine 443
Trimtabs 1992
Trinachlor 3078-01
Trinalgon 91
Trinaphazine 4572
Trinazin 4621
Trinespan 411
Trinex 237
Triniad 373
Trinigyn 843
Triniol 5284
Trinitrin 91
Trinitroglycerol 91
Trinitrol 91
Trinosin 1431
Trinuride 1644
Triocetin 6034
Triocil 4794
Trioctanoin 5640
Triodan 1529
Triodan „Nikonyakukagaku“ 920
Triodurin 3714-01
Triognost „Assia“ 1513-01
Triognost „C.F.A.“ 920-01
Triogyl 361-01
Trioksal 404
Triolan 6034
Triombrin 1513-01
Triomet 2713
Triomin 4621
Triomiro 1828-02
Trional 887
Trionalone 887
Trionine 2711
Triopac 920-01
Triopacon 920-01
Triopaque 920-01
Triopron 2702
Triosil 1827-01
Triostam 465-07
Triostib 465-07
Triothyrone 2711
Triovex 3714
Trioxal 404
Trioxanona 404
Trioxazin(a) 2568
Trioxi-R 5898
Trioxisalenum 2431
Trioxsalen 2431
Trioxsun 1806
Trioxyethylrutine 5898
Trioxyoestrin 3714
Trioxysalen** 2431
Tripapenicillina 3069
Triparanol** 5576
Triparin 5576
Triparsam(m)ide 799
Tripaverin 4110
Tripazine 4572
Tripelenaminhydrochlorid 3136
Tripelennaminhydrochlorid** 3136
Triperazin(e) 4572
Triperidenhydrochlorid 4717
Triperidol 4833
Triphacyclin 4847
Triphal 693
Triphedinon 4449
Triphenatol 1845
Triphenidyl 4449
Triphenin 1687
Triphenot 4621
„Triphenylstilben“ 5223
Triphenyltetrazoliumchlorid 3855
Triphosaden 1431
Triphosadenine 1431
Triphosphodine 1431
Triphtazine 4572
Triphthazinum 4572
Triphysan 513
Triphysol 513
Tripiperakin 6632
Tripiperaquine 6632
Tripirafene 6077
Tripirin 950
Tripla-Etilo 2489
Triple-Sal 950
Tripoton 3108-01
Tripril 3592
Triprolidinhydrochlorid** 3956
Triprop 2702

Triprop-methyl ether 2978
Tripsix 1699
Triptanol 4256
Triptide 1448
Triptil 3925
Triptizol 4256
Triptone 3383-01
Triptyl 4256
Tripyraphene 6077
Tripyrazolidinyl 6077
Tris 212
Trisamine 212
Trisaminol 212
Trisan 26
Trisanyl 2119
Trisatin 5470
Trisazol 2548-01
Trisedil 4833
Trisedine 2639
Trisedon 2173
Trisedyl 4833
Triserpin 5895
Trisix 348
Trisodarsen 2497
Trisoralen 2431
Trispan 1834
Trispuffer 212
Trissteril 212
Trisucort 4646
Trisurix 920-02
Trisustan 453-01
Tri-Sweet 2545
Triten 4291
Triteren 1834
Tritheon 237
Trithio 1184
Trithion 1708
Trithioparamethoxy-phenylpropen 1184
Trithyrone 2709
Tritiazide 724
Trition 1184
Tritional 1184
Tritocaline 5504
Tritonal 2711
*Tritoqualin*** 5504
Trittico 3950
Tri-Tumine 3136
Triulco 3739
Triumbren 920-01
Triurene 1834
Triurol 920-01
Triuropan 920-01
Trivaline 1443-01
Trivastal 3073
Trivastan 3073
Trivazol 411
Trivenal 1687
Trivetrin 2548-02
Trivial 411
Tri „Vita" 2706
Trivitan 5630
Trixazol 2548-01
Trixidol 3876
*Trixolan*** 3771
Trixyl 4449
Triyosom 1513-01
Trizina 2568
Trizma 212
Trizole 969
*Trizoxim** 3020
Trobicin 2653
Trobochine 4106
Trochin 3736
*Trocimin** 3458
Trocinate 4329
*Troclosenum kalicum*** 68
Trocurin 705
Trodax 503-01
Trofamide B_{12} 6151
Trofistina 409-03
Trofogal 6151
Troformone 4460
Trofosedan 274-05
*Trofosfamid*** 1136
Trofozim 6151
Trofuran 705
Trofurit 1825
Trolamini iodobismutas 492-03
Trolar 1696
*Troleandomycin*** 6034
Trolene 725
Trolmine 453-01
*Trolnitrat*** 453
Trolnitratphosphat 453-01
Trolone 1368
Trolovol 296
Tromacaps 715
Tromafen 1845-01
Tromal 1996
Tromalyt-Wirkstoff 715
*Tromantadinhydro-chlorid*** 3224
Tromasedan 2417
Trombantin 2689
Trombarin 4798
Trombex 4798
Trombex „Leiras" 2689
Trombil 4798
Trombol 2689
Trombolisina 3838
Trombolysan 4798
Trombontin 2689
Trombosan 3838
Trombosol-tabl. 2689
Trombostop 3848
Trombovar 2666
Trombyl 2689
*Trometamol*** 212
Trometamolglucaldrat 465-11
Tromethamine 212
Tromexan 4798
Trommcardin 184-02
Trompersantin 5361
Trompid 2689
Tronitrona 453
Tronizol 411
Tronotene 3475
Tronothan(e) 3475
Tropacaine 2827
Tropacin 4858
Tropacocain 2827
Tropagel 4491
Tropalpin 3626
Tropanal 1964-02
Tropane 3732
Tropaphen 5394
Tropatil 5806-01
*Tropatepinhydro-chlorid*** 4837
Tropax 4998
Tropazine 4858
„Tropein" 2827-01
Tropentan 4385
*Tropenzilini bromidum*** 5296
Tropenzilium 5296
Tropenzilonum 5296
Tropethydrylin 4897
Trophenium 5267
Trophicard 184-02
Trophicardyl 1290
Trophil 18-01
Trophires-Wirkstoff 233-01
Trophosphamid 1136
Tropical 883
*Tropicamid*** 3339
*Tropiglin*** 2346

Tropin „Takeda" 3766-01
Tropinal 3459
Tropinox 3419-01
Tropintran 3415-02
*Tropirinmaleat*** 4845
Tropiston 3473
Tropium 2987
Tropocer 942-01
*Tropodifenhydro-chlorid*** 5394
Tropodil „Elea" 2158
Trosinone 4693
*Trospiumchlorid*** 5408
Trotton 494
Troversin 3365-03
Troxanol 885
*Troxerutin*** 5898
Troxidon(e) 404
Troxilan 5416
Troxilin 6070
Troxone 3804
*Troxoniumtosilat*** 3804
Troxypyrrole 3794
*Troxypyrroliumtosilat*** 3794
Troxysteroidnatrium 5861-01
Troymycetin 1568
Trozyman 5990-01
TRU 5492-01
Trusono 637
Trustin 761
Truxadryl 3365
Truxal(etten) 3564
Truxalon 6000
*Truxicuriumjodid*** 5937
Truxil 3564
Truxillonium 6000
Truxilon 6000
*Truxipicuriumjodid*** 5999
Truxolonium 6000
Truxophyllin 588
Truxquine 3736
Trycin 4847
Tryco 4969
Tryen 919
Trykalex 6169
Trymegen 3078-01
Trypadine 4199
Trypaflavin 2489
Trypanblau 5911
Trypan Blue 5911
Trypan Red 5866
Trypanrot 5866
*Tryparsamid*** 799
Tryparsone 799
Tryponarsyl 799
Trypothane 799
Trypoxyl 377-01
Tryptacap 4256
Tryptamin 1272
Tryptan 1577
Tryptanol 4256
Tryptazin 4572
Tryptizol 4256
Tryptophan 1577
Trytalon 1008
T.S. 160 443
TS 219 1356
TS-222 1025
TS 1801 2387-01
TSAA 328 5011
T.S.A.G. 465-07
Tsepentil 4615
T-Serp 5895
Tsetamifen 1295-02
TSG 588-01
Tsiklobutonii 5937
Tsiklokhin 5425
Tsiklomekain 4435
Tsiklomitsin 4847
Tsimarin 5830
Tsipenam 4096
T.S.P. 4148-02
TSPA 450
Tsuerumin S 6142-01
T-Tabs 4847
TTC 3855
TTD 1467
TTFD 3469
TTMS 1466
TTS 1467
Tualone 2992
Tuamine 680
Tuaminheptanum 680
*Tuaminoheptan*** 680
Tuareg 5950
Tuasol 100 2119
Tuazole 2992
Tuazolona 2992
Tubadil 5994
Tubanox 373
Tubaril 5994
Tubarine 5994
Tubatoxin 5069
Tubazid 373
Tubazide „Pharma-chemie" 88
Tube Chauvin Dermochrome 4152
Tubeco 373
Tubenamid 789
Tuberactin 5459
Tuberactinomycin B 5460
Tuberactinomycin N 5459
Tuberal 5994
Tuberamin 1054
Tubercazon 1283
Tubercid 373
Tubercidin 1656
Tuberex 1054
Tuberian 373
Tube P.O.S. Chromercure 4152
Tubermide 1054
Tubermin 789
Tubernan 373
Tuberoid 789
Tuberon 373
Tuberoson 789
Tubersan 236
Tubezin 373
Tubetol 1490
Tubicon 373
Tubifon 373
Tubigal 1283
Tubil 4447
Tubilysin 373
Tubin 1283
Tubiserin 96
Tubocain 2325
Tubocin 6060
Tubocuran 5994
*Tubocurarinchlorid*** 5994
Tubocurin 5994
Tubomel 373
Tubonil 373
Tubopas 569
Tubophan 2317
Tubriz 373
Tu-Cillin 3066
Tuclase 4453
Tucodil 3628
Tucurin 5994
Tuelve B 6143
Tuflit 1008
Tugon 187
Tuisec 2030-01
Tulbonal 5074
Tulisan 4836-01
Tuli-Tos 4836-01

Tulyn 1381
Tumovan 3100
Tunen 2970
T-Up 4196-01
Tuphetamine 1070
Tuqualone 2992
Turagil 3857
Turanone 4650
Turbinaire 4974-01
Turgasept „Albert“ 3086
Turinabol (alte Form) 4708
Turinabol-Depot 5711
Turinabol (neue Form) 5596
Turinal 4756
Turisynchron 666
Turloc 1781
Turophyllin 1371
Turresis 1490
Tusan 4836
Tuscapine 4836
Tuscodin 3628, 3691
Tuselin 3158
Tusilan 3724
Tuso-Blandin 3953
Tusolven 4453
Tussade 3724
Tussadyn 3336
Tussafug 4655
Tussal 4650
Tussalen 1381
Tussanca 1381
Tussapax 4429
Tussaphed 1392
Tussedina-Smit 4466
Tussefane 4429
Tussets 4418
Tussibex 4075
Tussibron 2571
Tussicain 2636
Tussicula 1381
Tussidin 3971
Tussiglaucin 4609
Tussigon 3336
Tussilan 2624
Tussilex 2324
Tussilisin 4466
Tussimol 4466
Tussin 3724
Tussinol „G.P.“ 5152
Tussiplegyl 3336
Tussis-OM 4075
Tussistop 3336
Tussizid 3971
Tussokon 5152
Tussol 1575-05
Tussophob 2759
Tussoryl 3754-01
Tus(s)ukal-Wirkstoff 4324
Tusucal-Wirkstoff 4324
Tutocain(e) 2633
Tuttomycin 5213
Tuxidin 3336
Tuxnil 3336
Tuyoka 5915-01
TV 399 3684
TV 485 3568
TVX 647 4682
TVX 1322 4511
Twel-Be 6143
Twelomin S 6142
Tweltone 6143
Twelve-Oral 6143
Twiston 3081
Two-vita 5900
TWSb 1855
*Tybamat*** 2365
Tybatran 2365
Tybrain(e) 1740-01
Tyclarosol 1429-01
Tydantil 1258
Tydex 1070
Tyforminhydrochlorid 304
Ty-Gesic 761
Tyjodin 2711
Tyla-Cillin 3066
Tylagel 3677
Tylahist 3078-01
Tylan 6083
Tylandril 4442
Tylcalsin 950-04
Tylciprine 1019
Tylcyl 950-07
Tylemalum 1756
Tylemin 761
Tylenon 761
Tylinal 2304
Tyllithin 950-02
Tylmarin 1539
Tylnatin 950-03
Tylocrebrin 5240
Tylomycin 3097
Tylon 6083
Tylophorin 5241
*Tylosin*** 6083
Tymahist 3078-01
Tymazolinhydrochlorid 2584
Typhenicol 1568
Typhomycin 1568
Typhusan 1568
Typindol 3110
Typomycin 1568
Tyramin 803
Tyrazol 625
Tyrimid(e) 5194
Tyroliberin 3153
*Tyromedanhydrochlorid*** 4573
Tyropanoate Sodium 2809-01
Tyroplus 2704-01
Tyrosam 803-01
Tyroxin 2704
Tyrylen 5299
Tysine 2233
Tysipar 203-07
Tysoptina 786-01
Tyvid 373
Tyzanol 2233
Tyzine 2233
Tyzolin 2233
Tyzomint 1026
Tzalol 6169

U-27 6613
U 197 1525
U-0382 3732
U-0441 3363
U-935 1583
U-1063 3386
U-1085 4205
U-1093 4390
U-1258 4699
U-1363 5057
U-2032 459
U-2043 2032
U-4191 991
U-4527 2897
U-4761 5767
U-5956 5960
U-6013 5129
U-6040 4421
U-6591 5849
U-6987 1754
U-7532 4988
U-7800 4643
U-8344 801
U-8471 5012
U-9361 2900

U-9586 1704
U-9818 1309
U-9889 860
U-9970 2619
U-10071 1656
U-10136 4472
U-10149A 3815-01
U-10858 1122
U-10974 4922
U-10997 4443
U-11100A 5731
U-12019E 5003
U-12062 4464
U-12898 4784
U-13933 1303
U-14462 2880
U-14583 4473
U-14583E 4473-01
U-14743 3118
U-14812 2841
U-15167 6638
U-15614 4739
U-15800 6619
U-15965 6232
U-17312E 1958
U-17835 2620
U 18409AE 2653
U-18573 2296
U-19183 2318
U-19646 1265
U-19718 6400
U-19763 4759
U-19920A 1091
U-20661 6616
U-21251 3812
U-22020 4810
U-22550 4760
U-22559A 4261
U-24729A 4140
U-24792 2688
U-24973 4596
U-25179E 5942
U-25873 2044
U-26225A 3200
U-26452 5113
U-26516 4393
U-26597A 904
U-27182 2728
U-28288 1461
U-28508 3813
U-28774 4174
U-29409 3525
U-30640 6657
U-31889 3252
U-21920 3535
U-32070 5631
U-32921 6552
U-32921E 6552-01
U-33030 3246
U-34865 5502
U-36059 6486
U-42842 6548
Uabaina 5782
Uabanin 5782
U-An-A 493
Ubamycin 4847
Ubelin 2657
Ubidecarenone 6134
Ubiquin 875
Ubiquinone-10 6134
*Ubisindinphosphat*** 4295
Ubracillin 3873
Ubretid 5025
Ubritil 5025
U.B.V.-Tabletten 432
U.C.B. 502 3682
U.C.B. 1109 2536
U.C.B. 1402 4688
U.C.B. 1414 5157-01
U.C.B. 1474 5574
U.C.B. 1545 5367
U.C.B. 1549 3761
U.C.B. 1967 2324
U.C.B. 2073 3765
U.C.B. 2543 4453
U.C.B. 3412 5327
U.C.B. 3928 4429
U.C.B. 3983 57
U.C.B. 4445 5663
U.C.B. 4492 4641
U.C.B. 5033 1241
U.C.B. 5055 908
U.C.B. 5062 5385
U.C.B. 5067 3238
U.C.B. 5076 5634
U.C.B. 5080 1541
U.C.B. 6215 417
U.C.B. 79171 2296
Ucebilline 3066-04
Ucediazine 1227
Ucedorm 1241
Ucemine A 4439
Ucemine B_1 2040
Ucemine B_{12} 6143
Ucemine C 393
Ucemine D 5709
Ucemine K 1504-01
Ucemine PP 351
Ucepha 11001 856-02
Ucerax 4641
Uclarsyl 2192
Udantol 3101
Udder (-Lotion, -Sol) 4794
Udepasi 2917
Udetox 2917
Udibrium 2987
Udicil 1091
Udicit „5“ 2917
Udieci-Wirkstoff 2981
Udifos 2917
Udolac 1843
Udor 533
UDPG 2917
Ufora 1071
Ufrix 1706
Ug 767 5558
Ugenol 4313
Ugurol 853
Ujophosan 2550
Ujoviridin 6057
UK-738 4897
UK-2054 2986
UK-2371 3289
UK 2679 1650-01
UK 2964-18 1969
UK 3540-1 3958
UK 3557 4016
UK-4271 2618
UK 6558-01 4030
UK-14275 6520
Ulacort 4704
Ulban-Q 4136
Ulbreval 1714
Ulcadol 4552-01
Ulcantina 4675
Ulcazina 4470
Ulcerlmin 2091-02
Ulcesium 5847
Ulcex 5574
Ulcine 4675
Ulco 5632
Ulcofarm 5632
Ulco-Histidina 409
Ul-Cladene 277-02
Ulcoban 4965
Ulcociclinina 4400
Ulcofar 2626-02
Ulcolax 4811
Ulcolin 4470

Ulcort 5622
Ulcostidine 409
Ulcoter 5933
Ulcotrofina 5632
Ulcudexter 4675
Ulcusemol 409-02
Ulcus-Tablinen 5933
Ulcutin 3739
Ulcuwas 4675
Ulcyn 4428
*Uldazepam*** 3535
Uldumont 4675
Uleron 2522
Ulexin 1642
Ulfon-Hauptwirkstoff 160-01
Ulfon-Nebenwirkstoff 160-02
Uliran 2522
Uliron 2522
Uliron C 1879
Ulix 3732-02
Ulkon 5933
Ulkophob 4675
Ulmenid 5362
Ulmin-D 2032
Ulo 3336
Ulone 3336
Ulotos 3336
Ulpepsan 49-02
Ulphyn 5575
Ulpir 2903
Ulsanax 5632
Ulsanic 2091-02
Ultandren 4421
Ultcam 2970
Ultimacort 5189
Ultivitamin C 393
Ultra-Augenschutz „Lipha" 1557
Ultrabi 2040
Ultrabil 4160
Ultrabion 3097
Ultrabiotic „Latino" 5755-01
Ultrabiotic „Sukia" 3097
Ultracain 2333
Ultracaine „Ulmer" 2631
Ultrachlor 1568
Ultraciclina 4847-01
Ultracillin(a) 2904
Ultracillin „APM" 3097
Ultracorten 4639
Ultracorten H 4704
Ultracorten H „wasserlöslich" 5747
Ultracortenol 5531
Ultracortenol-Augentropfen 5156
Ultracorterenol 5531
Ultracur oral 4946
Ultraderm 5271
Ultradiazin 1227
Ultradine 400-01
Ultrafur 2245
Ultrafuran 705
Ultra-Kurz-Narkotikum „Bayer" 1714
Ultralan oral 4946
Ultralan-Kristallsusp. 5689
Ultralanum oral 4946
Ultralexin 3053
Ultra-Mg 465-08
Ultramicina 4849
Ultra Mide 14
Ultra-Minzil 2278
Ultrampil 3334
Ultramycin 4847
Ultramycin „Parke, Davis" 5111
Ultran 1669
Ultranol 5630, 5709
Ultrapal 2668
Ultrapen 3658
Ultraren-Na 695
Ultrased 3592
Ultraseptal 1254
Ultraseptil 1254
Ultraseptyl 1254
Ultrasol 568
Ultrasüß 1052
Ultrasul 993
Ultrasula 1595
Ultrasulfan 1910
Ultrasulfon 1593
Ultrasweet 1052
Ultratiazol 3256
Ultraton 1126
Ultratumisan 5755-01
Ultravermil 203
Ultrax 1595
Ultrazide 583
UM 501 5599
UM 531 5514
UM 592 4610
UM 792 4271
UM 952 5765
U-mate 493-01
Umbellatin 4196
Umbeon 2059
Umbradil 523
Umbragnost 523
Umbralon 523
Umbrium 2970
Umecortil 4639
Umefuril 705
Umeglusol 461
Umelargil 3315
Umenazid 373-01
Umetracil 4847
Umezolina 3906
UML 491 4678
Ummetus 4491
UMP 1087
Unabol 5596
Unacaine 2326
Unacil 4848-01
Unacillina 4849
Unagen-Syrup 2270
Unan 3108-02
Unapap 761
Unaseran-D 1926
Unazid 583
Uncinacina 1438
Undalon 786
„Undecan" 1774-04
Undecanolamid 2364
Undecap 1774
Undecenil 1774
Undecil 1774
Undecilendermina 1774
Undecilenico-Padil 1774
Undecillin 4114
Undecoyliumchlorid 3492
Undecyl „Zori" 1774
Undecylon 1774
Undejen 1774
Unden 3668
Undenate 1774
Underwing 3097
Undetin 1774
Unephral 1929
Ungovac 5271
Uniad 373
Unibax 1034
Unibiotina 3066-08
Uniboldina 3937
Unibrom 2987
Unicaine 2325
Unicarbazan 1481
Unichol 1062

Unicilina 3066
Unicillina „Washington“ 3066-08
Unicin 4847
Unicort 4746
Unicozyde 373
Unicyclin 4847
Unidigin 6032
Unidocan 5187
Unidon „Unitas“ 314-08
Unidone „Unilabo“ 2963
Unidox 4848-01
Unidrazida 373
Unifort 6151
Unifur 2245
Unigesic 4958
Unigyl 411
Unik-C 393
Unik-Crystalline 3066
Unik-Pen 3066-04
Unik-Strepto(sol) 4785-01
Unilax 5470
Unilobin 4901
Unilord 5895
Unimicina 6122-01
Unimide 500 2032
Unimycetin 1568
Unimycin „Proel“ 5990-01
Unimycin „Un.Am.Ph.“ 4847
Unimycin „Unigreg“ 4849
Unipaque 2184-02
Unipen „Pfizer“ 5478
Unipen „Wyeth“ 4534
Uni-Pentril 263
Uniplus 1594
Uniprin 950-04
Uni-Progestin Depot 5618
Unipyranamide 236
Uniscaboint 2426
Uniscaril 1585-01
Unisedil 2970
Unisept 14-01
Uni-Sodilact 102-02
Unispiran 3192
Unistradiol 5390
Unisulf 1625
Unisulfa 1594
Unisulfa-Dulcis 2208
Unisulph 1910
Uniteston 5014
Uni-Testron 5014
Unitetra 4847
Unitiol 128
Uni-Tocin 2927-01
Uni-Tolbid 2032
Unitop 5467
Unitoxin 6032
Unitril 3365-03
Univerm 1
Uni-Warfin 3857
Unizona 2237
Unizuric 228
Unizyde 373
Unobe 2059
Unocan 1774-04
Unophyllin 588-04
Unospaston 4493
Unosulf 1594
Unozol 969
UP 57 4336
UP 74 2463
UP 83 2134
UP 106 3352
UP 107 3050
Upcyclin 4847-01
Updormin 1396
Upiol 432
Upixon 203-01
Upnos 828-07
Upotrope 473
Upral 1138
Uquicodid 3628
UR-105 6153
UR-112 1245-03
UR-185 4523-03
UR-389 5245
UR-606 5113
UR-661 4916
Urabon 227
Uracid 295
Uracillost 801
Uracilmostaza 801
Uracil-Mustard 801
Uractone 5317
Uractyl 614
Uracyl 451-12
Uradal 653
Uragan 2253-01
Uragon 2253-01
Uralenic acid 5832
Uralgin 1846
Uraline 258
Ural(ium) 258
Uralysol 451
Uralyt „Reichel“ 2951-09
Uramide „I. Effe I.“ 2317
Uramid „Spofa“ 614
Uramin(a) 451
Uramox 161
*Uramustin*** 801
Uranap 295
Uranin 4159
Urantoin 705
*Urapidil*** 4433
Urapront 230
Urasal 451
Uraseptine 451
Uratone 451
Uratrine 451
Urazide 2740
Urazine 451-19
Urazinol 1902
Urazium 1562
Urbadan 2972
Urbal 5127
Urbanyl 2972
Urbason 4988
Urbason-Depot 5823
Urbason-Kristall-suspension 5319
Urbason solubile 5520
Urbid 2158
Urbil(at) 1138
Urdanol 493
Ureamid 14
Ureaphil 14
Urea(pura) 14
Urea stibamine 2204
Urea-Sulphazide 3549
Urebion-Ampicilina 3097
Urecholine chloride 688
Urecid 2317
Urecol 688
*Uredepa*** 664
*Uredofos*** 6491
*Urefibrat*** 2707
Uregyt 2172
Ureido-SAICA 159-01
Urelim 1695
Urenil „Kissei“ 1825
Urenil „Polfa“ 614
Urénile 451
Urepasi(na) 2917
Urerubon 2032
Urese 2738
Urestrin 3668
Urestryl 4638
Uretex 14
*Urethan*** 113

Urethimine 664
Urethony 367
Urethoron 367
Urethroklein 451
Uretina 451
Uretoin 705
Uretren 1834
Uretrene 1846
Ure-Ural 228
Urévène 14
Urevert 14
Urex „M + M" 705
Urex „Mochida" 1825
Urex „Riker" 451-27
Urfadine 947
Urfadyn 947
Urfamicin(a) 1926
Urfamicin inj. 2532
Urfamycin(e) 1926
Urfurine 947
Urgilan 5824
URI 788 5057
Uri-Boi 514
Ur cemil 228
Uriicida 203-01
Uricinol 451-10
Uriclar 1846
Uricor 3247
Uricosid 2317
Uricovac 3242
Uridasi 2917
Uridic 1846
Uridinal 1562
Uridion 2678
Uridognost 695
Uridon 2401
Uridoxyl 203-09
Uridozid 228
Uridrene 583
Uridrol 583
Uri-flor 1846
Urifluine 167-01
Urifon 993
Urifur(a) 705
Urigan 1625
Urigon 386
Urigram 2158
Urimeth 295
Urinex 533
Urinorm 3242
Uriodone 523
Uriprim 228
Urisal 1846
Urisan 2951-04
Uriscel 228
Urisco 1846
Uriseptin 1562
Uriseptol 451-20
Urisol 451
Urisoxin 1625
Urispadol 5228
Urispas 5228
Uristatic 2158
Uristeril 1846
Urisulfan 1192
Uritab 451-10
Uri-Tet 4849
Uritofos 2951
Uritol 1825
Uritone 451
Uritrate 2158
Uritrisin 1625
Uritrol 921
Urivek 1825
Urizanol 108-01
Urizept 705
Urlea 2740
Uro 451-07
Uro-Angiografin 1513-01
Uroazulen 2804
Urobac 5478
Uroben 2317
Urobenyl 451-02
Uroboramine 451-01
Urocanylcholin 1771
Uro-Carb 688
Urocarmin 2512
Urocaudal 1834
Uro-Cedulamin 451-17
Urocheck 3855
Urocid 2317
Urocitrin 451-10
Uro-Coli 921
Urocontrast 939
Urocortisol 4773
Urocridin 705
Urocuad 228
Urocydal 993
Urocystil 451-17
Urodeine 451
Urodel 1625
Uro-diaton 993
Urodiazin 583
Urodin 705
Urodine 1562
Urodixin 1846
Uro-Faes 451
Urofarm 451
Urofeen 1562
Urofene 2951
Urofinil 2401
Uroflux 533
Uroforin 705
Uroformin(e) 451
Urofort 975
Urofuran 705
Urofurin 705
Urogan 1625
Urogenine 451
Urognost 523
Urograf 523
Urografin 1513-01
Urografin B 695
Urogram 1846
Urogran „Spofa" 715
Urokizol 993
Urokolin 920-01
Urokon-Sodium 920-01
Urol 651-02
Urolax 688
Urolene Blue 3093
Urolex „Ohio" 993
Urolex „Sidus" 1846
Urolin 993
Urolin „Cryopharma" 921
Urolin „Sidus" 2401
Urolin „Warner" 2158
Urolisa 705
Urolit 228
Urolocide 5208
Urolong 705
Urolubrol-INE 2325
Urolucosil 993
Uromandelin 451-17
Urombral 13
Urombrine 1828-02
Uromen 451-17
Urometh 295
Urometil 2723
Urométine 451
Uromide 1562
Uromide „Edwards" 567
Uromina 1846
Uromiro 1828-02
Uromiron 1828-02
Uronal 828
Uronamin 451-17
Uronax 1846
Uroneg 1846

Uronovan 451-16
Uropac 695
Uropan 1846
Uropax 2158
Uropen 4007
Urophan 451-18
Urophenil 1926
Urophenyl 1926
Urophenyl „Nadeau“ 1562
Uropolinum 1513-01
Uropurat 451-21
Uropurgol 451-10
Uropuryl 451-10
Uropyridin 1562
Uropyrine 1562
Urosaline 451-19
Urosamine 295
Urosan 451
Uroscreen 3855
Uroselectan 537
Uroselectan B 695
Urosemid 1825
Urosept 705
Uroseptal 705
Uroset 928-03
Urosin 228
Urosin (alte Form) 651
Urosol „Erba“ 2951
Urosol „Kanto“ 993
Uro-Sombril 920-01
Urospekt 920-01
Urostan 1562
Urosul 993
Urosulfan 614
Urosulfin 993
Urosulfon 786
Urosulphanum 614
Urosympathin 814
Uro-Tablinen 705
Urothiazin 583
Urotiazida 583
Urotin 451
Urotramin 451
Urotrast „Krka; Mochida“ 1513-01
Urotrast „Nyco“ 8
Urotrast „Wellcome“ 695
Urotrate 2158
Urotride 533
Urotril 451-17
Urotropin 451
Urotropin-New 451-10
Urovertin 451
Uro-Vesical 451
Urovison 1513-01
Urovist 1513-01
Urovit 705
Uroxamina 451
Uroxen 2548-01
Uroz 993
Urozide 583
Ursin 1984
Ursnon 4945
Urso 5363
Ursocain 2631
Ursocyclin 4849
Ursodesoxycholsäure 5363
Ursosan 5363
Ursovit A 4439
Urtilone 4639
Urto Calciosterina 5709
Urtosal 567
Urtosterina 5709
Urumbrin 695
U.S.-67 1625
Usal 2951-01
Usato 639
Usempax AP 2970
Usin 2970
Usnarin 3880
Usnein 3553
Usniacin 3553
Usnic acid 3553
Usninsäure 3553
Usno 3553-02
Ustimon 5826
Ustin 203-01
USVC 6524 2890
Usvit C 393
USVP-D 177 2639
Utabon 3190
Utedrin 6063
Uteplex 1119
Uteracon 6063
Uteramin 803-01
Utergine 4347-01
Uterol 3201
Uteron 4005-01
Uterosedol 131
Uterospan 2927-01
Uterotonyl 3201
U-Tet 250 4847
UTH 31 5035
Utibid 2158
Uticillin 5067
Uticillin VK 3069-01
Util 422
Utipina 1119-01
Utonex 6297
UTP 1119
Utrin 1562
Utropine 451
Utrasul 993
Uval 2437
Uvaleral 432
Uvamin retard 705
Uvapur 461
Uvasol 1984
Uveline 1249
Uviban 1557
Uvicone 2754
Uvilon 203-01
Uvinul D 49 2760
Uvinul M-40 2430
Uvinul MS-40 2437
Uvistat (2211) 2754
U-Vit 493
Uvomycin 4849
Uxen 4256
Uzarin 5958
Uzone 3906

V-5 1763
V-7 2568
V 12 1362
V-12 „Toyo P.“ 6142
V 19 282
V-285 4126
V 335 Ophthalmic 812
Vaam-D.H.Q. 913
Vaben 2696
Vabrocid 354
Vaccastrep 4785-01
Vacon 1077
Vaconex 4439
Vaco-Pas 569
Vaculax 4163
Vadebex 4836
Vadecin 5337
Vadilan 2051
Vadilex 4660
Vadinar 5361
Vaditon 2266-01
Vadosilan 3687
Vadrine 527
Vaflol 4439
Vagamin 4675
Vagantin 4675
Vagestrol 3610

Vagifuran 705
Vagilen 411
Vagimid 411
Vaginex 411
Vagipurin 775-01
Vagisec 5910
Vagisept 775
Vagisteran 1172
Vagival 775
Vagoflor 775
Vagogastrin 4400
Vagogernil 5632
Vagolitico 3420-01
Vagominal 4675
Vagopax 4674
Vagopax „Jaba“ 4552
Vagophemanilmethylsulfat 4328
Vagoprol 660
Vagosin 4465
Vagospasmyl 4330
Vagostigmin 2071
Vagothyl 2793
Vagotrop 2270
Vagran 50 3352
Vagstin 2071
Vagyl 411
Valadol 761
Valamin (alte Form) 1475
Valamina „Schering USA“ 4875
Valamin(etten) 1081
Valan 3709
Valans 1618
Valate 4136
Val-Atux 3724
Valbine 3631
Valbine-Wirkstoff 4906
Valbornine 2922
Valcin 4825
Valdorm 4545
Valdrene 3365
Valearin 901
Valecor 5237
Valemate 4136
Valemeton 4136
Valeňio 3008
Valeo 2970
Valepotriat 4991
Valéral Puy 269
Valeramide-OM 4022
Valergen 5182
Valérium Paul Thibault 283
Valérobromine Legrand 269
Valerydin 2308
Valerylamide 4022
Valerylperazin 5428
Valerylphenetidin 2308
Valestra 5182
Valethalin 4136
Valethamatbromid 4136
Valethamin 4136
Valgesic 761
Valicent 3850
Validil 3907
Validol 2934
Valimyl 1147
Valinil 432
Valip 5576
Valisan 2922
Valisone-Cream 5608
Valisone-ointment 4950-01
Valitran 2970
Valium 2970
Valladan 4335
Vallene 1465
Vallimida 2003
Vallergan 3662
Vallergin 3349
Vallestril 3671
Valmethamide 872
Valmid 1081
Valmidate 1081
Valmiran 2498
Valmorin 1213
Valneurin 281
*Valnoctamid*** 872
Valobroom 432
Valoctamidum 872
*Valofan*** 6233
Valofin 2934
Valoi 2970
Valoid 3647
Valol 2934
Valone 2478
Valontan 3365-03
Valopride 2623
Valorin 761
Valoron 3412
Valotrat 1148
Valpin(e) 3504
Valpipamatmethylsulfat 4125
Valpramidum 871
Valproate sodium 868-01
*Valproic acid*** 868
*Valpromid** 871
Valpyronal 2266-18
Valsyn 2245
Valtolmin 2051
Valtomicina 5755
Valtomycin 5755
Valtorin 1213
*Valtrat** 4991
Valural 432
Valurea 432
Valuren 1846
Valveovit 2040
Valvit B_1 2040
Valvit C 393
Valyfen 2932
Valyl 2478
Valyl „Schering“ 1146
Valymbin 4631-02
Valzin 1048
Vampen 3097
Vampi-Framan 4969
Vanabol 4415
Vana-Diazine 1227
Vanayl 2548-01
Vanay 1110
Vanceril 5677
Vancide 89 937
Vancide BN 1793-01
Vancide ZP 234-01
Vancocin(a) 6162
Vancomin 6147
*Vancomycin*** 6162
Vandar 65 4958
Vandid 2003
Vanectyl 3662
Vanetril(a) 4451
Vanetrilla 4451
Vanidène 4829
Vanidiam 2003
Vanillaberon 2449
Vanillin 742
Vanilone 4829
Vanirom 1003
Vanithiozone 1038
*Vanitiolid*** 1933
Vanitrol 411
Vanizide 2449
Vanmycetin 1568
Vanoxin 6033
Van-Pen-G 3066
Vanpen-VK 3069-01
Vanquil 5492-01

Vanquin „Parke, Davis“ 5492-01
Vanquin „Vangard“ 4302-01
Vantyl 2951
*Vanyldisulfamid*** 4244
Vanyldisulfanilamid 4244
Vanzoate 2426
Vapédrine 1069
Vapin 3504
Vapocid 203-07
Vapocilin 3053
Vapona 176
Vaponefrin 1083
Vapo-N-Iso 1745
Vaporole 294
Varesal 211-01
Varex 3816-03
Varfan 3857
Varfine 3857
Variargil 3662
Varicetin 3816-03
Varicol 2666
Varik 3069-01
Varimycin 4849
Variotin 3457
Variplastic 6032
Variplex 3137
Varistab 3816-03
Varitol 1393
Variton 4328
Varon 1750
Varonat 1750
Varoxil 5109
Varoxina 2032
Varson 5230
Varunax 383-01
Vasactin 675
Vasadil 3247
Vasagin 1699
Vasal 4223
Vasalgin 1367
Vasangor 438
Vasapril 1699
Vasargil 6377
Vasazol 419
Vasazol „Kwizda“ 1360
Vascardin „Nicholas“ 388
Vascardyne 1078
Vascopil 1372
Vascoray 1514-01
Vascoril 4403
Vascuals 5792
Vascularit 2051
Vasculat 2051
Vasculene 490
Vasculit 2051
Vasculogène 4632
Vasculopatina 490
Vascuprin 3687
Vaseren 1138
Vasexeten 4303
Vasicin 1576
Vasidin 1273
Vasil 683
Vasilar 3247
Vasimid 1273
Vasiodone 523
Vasiten 4046
Vasitol 263
Vasitrin 91
Vaso-80 263
Vasoblitz 490
Vasobrix 1829
Vasocaine 2631
Vasocil 1699
Vasocon-Regular 2461
Vasoconstrictine 1083
Vasocontrictor-Pensa 2461
Vasocor 263
Vasocordrin 1078
Vasodarkey 4123
Vasodex 4949
Vasodial 263
Vasodiatol 263
Vasodil „Leo“ 1273
Vasodil „Winthrop“ 6038
Vasodilat 388
Vasodilatan 1273
Vasodilatin 1273
Vasodilene 3687
Vasodistal 5002
Vasodral 808
Vasodrine 1083
Vasodyl 3438
Vasofilina 588-03
Vasoflex 3987
Vasofren 1082
Vasoglyn 91
Vasokellina 2436
Vasoklin 3207
Vasolamin 853
Vasolan 5611
Vasolat 2051
Vasolate 263
Vasolen „Len-Tag“ 263
Vasolen „Toho“ 2051
Vasolidan 3687
Vasomed 453-01
Vasomotal 826
Vasonicit 6038
Vasonid 490
Vasopan 1273
Vaso-Pav 4223
Vasopentol 4104
Vasoperif 495
Vasophylline 588-03
Vasoplex 490
Vasoplex „Lappe“ 3687
Vasopresina „Sandoz“ 6092
Vasopressin „Sandoz“ 6092
Vasopressin „Spofa“ 6092
Vasorbate 388
Vasoregis 1372
Vasoretard 369
Vasorome-Kowa 4121
Vasorutina emostatica-Wirkstoff 5662
Vasoselectan 4488
Vasospan 4223
Vasospas 3247
Vasosteril 1749
Vasosulf 786-01
Vasosyklan 3438
Vasotherm 337
Vasoton „Astra“ 2888
Vasoton (sowjet. Präp.) 1078
Vasoton „Star“ 1360
Vasoton „Ufarom“ 1083
Vasotonin 1083
Vasotran 3687
Vasotrate 263
Vasovan 5896
Vasoverin 1699
Vasoxine 1749
Vasoxyl 1749
Vasperdil 5802
Vaspit 5521
Vassarin F 2639
Vasstol 2051
Vastacyn 3097
Vastarel 2639
Vastazin 2639
Vastcillin 2904
Vaster 5821
Vastosulfa 1910
V-Astrongol 88
Vasuprina-Ilfi 3687
Vasurix 920-02

Vasylox 1749
Vatensol 1045
Vatran 2970
Vatsol OT 4491
Vaumigan 2804
Vaupen 3069-03
Vau-ro-pen 3069-01
Vaxantene 4675
Vaxoid 349-02
Vazadrine 373
Vazalmin 2197
V-B-I 2040
V-C 13 6229
V-Cil 3069
V-Cil-K 3069-01
V-Cillin 3069
V-Cillin K 3069-01
VC-K 500 3069-01
V-Cline 5385
V-Cylina 3069
VD 923 4969
VE 5864
Vebecillin 3069
Vebicyclysal 5756
Vebonol 5827
Vecortenol 5531
Vectarion 5488
Vectidan-inyectable 4159
Vector 6151
Vectren 1011
Vectrin 5111
Vedecillin 4969
Vederon 373
Védrénan-Haupt-wirkstoff 2248
Vedrin 2355
Veecillin 3069-01
Veecillin-Susp. 3069-02
Veekay 3069
Vee Niacin 337
Veetids 3069-01
Vegacillin 3069
Vegantil 4330
Vegantin 4330
Vegaserpina 5951
Vegephos 497-02
Vegex 6138-01
Vegolysen 2113
Vegolysen-T 2113-01
Vehem-Sandoz 5870
Veinartan 1822-01
Vekarciclina 4847-01
Velaciclina 5586
Velacycline 5586
Velamate 4136
Velamox 3098
Velaten 2548-03
Velaxin 4188
Velban 6088
Velbe 6088
Veldopa 1034
Velium 2970
Vellopan 3850
Velmol 4491
Velocef 3096
Velocillin 4831
Velosef 3096
Veltane 3076
Velvet-Glove 160
Vena 3365
Venagil 3265
Venala 3438
Venalisin 5742
Vena-Pasta 3365-06
Vena-Powd. (10%) 3365-09
Venarsan 58
Venarterin 1822
Venasa 161
Venasmin-Inj. 3365
Venasmin-Powd. 3365-07
Vencedol 950
Vencidin 6096
Vendal 5723
Vendarcin 4849
Ven-Detrex 5661
Venefon 4019
Venen-Tabs 2762
Venerlon-Inj. 3365
Venerlon-Powd. 3365-09
Venetlin 2351
Venex 5742
Venimicetin 1568
Venitrin 91
Venobarbital 1423
Venocaina 2325
Venocort 5437
Venocortin 6043
Venodin 5742
Venolast 2051-02
Venolutin 4734
Venopan 1664
Venoparil 6123
Venopyracylum 2266
Venoruton (-P_4) 5898-01
Venosio 463
Ventaire 2570
Ventaire „Marion“ 3634
Ventilan 2351
Ventilone 2003
Ventolin(e) 2351
Ventramine 1360
Ventran 5700-01
Ventrazol 419
Ventrinerval 4552-01
Ventrisan 4675
Ventromil 3681
Ventussin 5840
Venzonate 2426
Venzoquimpe 3334
Vepen 3069-01
Vepharmacaina 2631
Veprol-Tiazol 969
VER-A 5597
Veracef 3096
Veraciclina 4521
Veracilina 3863
Veracillin 3863
Veracin 4847
Veractil 4024
Veracyl 950-06
Veraethyl 828-05
Veralba 6029-01
Veralgan 828-05
Veramina 116
Veramix 5337
Veranterol 1699
*Verapamilhydrochlorid*** 5611
Veratetrin 6030
Veratrate 5438
Veratrylhydrazin-hydrochlorid 1098
Veratrylidenisoniazid 2773
Verax „Bristol“ 2973-01
Verax „Tosi“ 4004
*Verazid*** 2773
Verazina 2773
Verban 203-07
Verban N 203-02
Verbanol 2197
Verbindung 1637 4751
Verbindung 08958 4094
Verbindung 14045 4465
Verbindung A von Kendall 4702
Verbindung B von Kendall 4742
Verbindung E von Kendall 4703

Verbindung F aus Herbstzeitlose	4611
Verbindung Fa von Reichstein	4703
Verbindung F von Kendall	4746
Verbindung H von Reichstein	4742
Verbindung M von Reichstein	4746
Verbindung Q von Reichstein	4737
Verbindung S von Reichstein	4744
Verbindung X von Reichstein	4705
Verbrillantol	5592
Vercidon	5074
Vercite	1417
Vercover	3247
Vercyte	1417
Verde-B-Cater	5592
Verdiana	6097
Verecol	3156
Verecolene	3156
Vereden	637
Verex	263
Vergenon	411
Vergonil	726
Verina „Fujisawa“	4046
Verina „Testagar“	5266
Veripaque	4169
Veripen	3069-01
Veriscarpina	1712
Veriscolina	314-01
Veriscrom	4152
Verisone	6031
Veristiazol	969
Veritab	5385
Veritain	1393
Veritol	1393
Verlamycol	1568
Vermacil	203-01
Vermago	203-07
Vermaid	203-07
Vermala	5091
Vermazine	203-01
Vermecine	203-07
Vermefugan	203-09
Vermella	1305
Vermenter	203-09
Vermex	203-07
Vermexan	348
Vermicid „Bio-chimica“	203-09
Vermicid „Leo“	5410
Vermicida „Ordep“	203-01
Vermicide	203-07
Vermicina	5074
Vermiclase	203-01
Vermicompren	203-09
Vermidol	203-07
Vermifug	203-07
Vermifugin	203-06
Vermigal	5492-01
Vermigen	203-09
Vermilass	203-09
Vermirax	2982
Vermilen	203-01
Vermilind	203-12
Vermilind (alte Form)	2042
Verminol	21
Verminun	2267
Vermipan	203-09
Vermiparin	2297
Vermipharmette	203-07
Vermiplex	2138
Vermipra	1587
Vermiquifa	1585-01
Vermi-Quimpe	203-09
Vermisol	203-01
Vermisoy	203-07
Vermitestin	203-09
Vermithana	2138
Vermitiber	5492-01
Vermitin	2121
Vermitox	203-09
Vermizine	203-13
Vermobial	1173
Vermoestricid	1
Vermofim	5492-01
Vermofin	5492-01
Vermofrik	203-09
Vermogel	203-01
Vermoids	2042
Vermoil	203-07
Vermolina	203-01
Vermolysin	5410
Vermox	2982
Vermoxyl	203-01
Vernamycin B_α	6079
Vernil	1213
Vernitest	5382
Vernthol	588
Verobroman	432
Verodon	828-05
Verodoxin	6626
Verofén	3348
Veroform	11-03
Veroftal	4439
Verografin	1513-01
Veroletten	828
Veronal	828
Veronyl	4650
Verophen	3348
Verospiron	5317
Veroxil	203-06
Verrol	5792
Verrucarin A	5597
Versamine	1777
Versapen	4007
Versatrex	4007
Versene	1429-01
Versene acid	1429
Versenium	1429-02
Versenol	1450
Versidyne	4283
Versomnal	1845
Versotrane	4505
Verstran	3861
Versus	2994
Vertex	2982
Vertigon	4286
Vertirosan	3365-03
Vertisal V	411
Vertizine	5385
Vert Malachite	5091
Vertoform	11-03
Vertolan	1902
Verton	5127
Vert Sulfo J.	5980
Verutil	5898-01
Verv	790
Verzina	203-09
Vesalvine	451
Vesalvine „S“	451-19
Vesamin (R)	920-01
Vesculat	2051
Vesibilix	2782
Vesicalma	4712
Vesidril	3585
Vésidryl	3585
Vesifluyl	5294
Vesipaque	1200
Vesipyrin	2720
Vespazin	4875
Vespéral	828
Vesperal „Pioner“	2270
Vesperone	1241

Vespezine	4572
Vespral	3592
Vesprin	3592
Vestin	1562
Vestphyllin	5439
Vesulong	3038
Vetacalm	3564
Vetacyclinum	4847
Vetaflavin	2489
Vetalar	2229
Vetalgin	2270
Vetalog	5289
Vetame	3592
Vetamerazine	1592
Vetamox	161
Vetamozine	3650
Vetanamin	942
Vetanarcol	1766-01
Vetarcillin	3066-05
Vetarsenobillon	2192
Vetazol	419
Vetbutal	1766-01
Veterin-Vermisol	1585
Veteusan	2255
Vetibenzamin	3136
Veticillin	3066
Veticol	1568
Vetidrex	583
Vetinarcon	1763
Vetisulid	1192
Vetivazulen	2803
Vetocain	2325
Vetomazin	3650
Vetoquinol	928-03
Vetoquinol neutre	928-02
Vetoscon	365
Vetquamycin-324	4847
*Vetrabutin-hydrochlorid***	4381
Vetracafe	2779-02
Vetranisol	1585
Vétranquil	3962
Vetrax	2255
Vetrazin	1098
Vetren	5353
Vetsid	724
Vetsin	274-02
Vetspen	3066-04
Vetstrep	4785-01
Vexampil	3097
Vexurat	2951
V-Gan	3349
Viacaps	4439
Viacilina	3097
Viacilina-A	3097-01
Viacillin	3069-01
Viacutan	4505-01
Viadenin	4439
Viadril	5444
Viaductor	4889
Vialibran	5383
Vialidin	2769
Vialin	1737
Vi-alpha	4439
Viamicina	6034
Viamit	4439
Vi-Andro	4442
Viansin	2987
Viapta	451-17
Via-Quil	2987
Viarespan	2839
Viarex	5677
Viarox	5677
Viartril	475-03
Viasept	776-01
Viatate	5007
Viatussin	4324-01
Vibafort	2040
Vibalt	6143
Vibazine	5663
Vibé	2040
Vibecon	6143
Vibeden	6142
Vibedosan	6142
Vibedoz	6143
Vibefol	3899
Vibeladbi	2040
Vibeline	4586
Vibeta	2040
Vibetamin	2040
Vibex	2040
Vibiasi	2074
Vibicon	6143
Vibiman	2040
Vibi Monico	2040
Vibisone	6143
Vibitaps	2040
Vibitina	2040
Vibrabiotic	4848
Vibracina	4848
Vibradoxil	4848
Vibrafesa	4848-01
Vibralex	4848
Vibramicina	4848
Vibramycin	4848
Vibravenös	4848
Vibravenosa	4848-01
Vibriocid	604
Vibriomycin	4790
Vibrumin	6143
Vical	465
Vicalma	2970
Vicapan B_{12}	6143
Vicapirine	950
Viccillin	3097
Vicedent	393
Vicef	393
Vicelat	393
Vicelpas A	4439
Vicemex	393
Vicemycetin	1926
Vicetrin	393
Vichosan	4836
Vicilan	2316
Vicilina	3069-01
Viciman	393
Vici Monico	393
Vicin	393
Vicin „Knoll"	3069-03
Vicin 500	3069-01
Vi-Ci-Sin	393
Vicitina	393
Vi-C-Lam	393
Vicomin C	393
Vicon	393
Viconzim	6151
Victor-ciclina	4848
Victoria green	5091
*Vidarabin***	1347
Vi-De	5709
Vi-De_3	5630
Videlta	5709
Videobil	2810
Videocolangio	5475
Videophel	4157
Viderbiotic	4007
Viderma	815
Viderpen	3334
Videx	4811
Vi-Di	5709
Vidil	942
Vidiman	5709
Vidine	314
Vidipon	2275
Vidodex	6142
Vidolen	5709
Vi-Dom-A	5977
Vi-Dom-C	393
Vi-Dom-E	5864

Vidopen 3097
Vidox „Scan." 6143
Vidox „Vitarine" 815
Vidoxina 815
Vidue Monico 5709
Vi-Ea 5864
Vi-E-Caps 5864
Vieldrin 4523
Vieman 5792
Viemin 12 6143
Vi-Etal 5864
Viforcit 393
Viforlax 4491
Viforvit 2040
Vigal 3529
Vigantol 5630
Vigigan 4242
Vigilor 4208
Vigocina 3334
Vigolatin 6142-01
Vigoncal 5709
Vigorsan D_2 5709
Vigorsan D_3 5630
Vigrame 5890-01
Vi-K 2757
Vi-Ka-5 1554
Vikacillin 3069-01
Vikaman 1504
Vikasol(um) 1504-01
Vikastab 1544-01
Viken 3069
Vikor 39-02
Viktoriagrün 5091
Vilan 5723
Vilcurin 4675
Vilescon-Wirkstoff 2884
Vilexin 2197
Villescon-Wirkstoff 2884
Vilnovex 469
Vilona 832
*Viloxazinhydrochlorid*** 2316
Vimabil 586
Vimicon 4523
*Viminol*** 4747
Vimocilin 4007
Vinacetin A 5460
Vinactane 5460-01
Vinamar 192
*Vinbarbital*** 1715
Vinbarbitone 1715
*Vinblastin*** 6088
Vinca-10 (-20) 4632
Vincabrain 4632
Vincacen 4632
Vincadar 4632
Vinca-Dil 4632
Vincafor 4632
Vinca'galup 4632
Vincagil 4632
Vincaleukoblastine 6088
Vincalex 4632
Vincamajoridin 4882
Vincametrin 4632
*Vincamin*** 4632
Vincaminor 4632
Vincane 4632
Vincanin 6482
Vincaninmethylchlorid 6509
*Vincanol** 6488
Vincanor 4632
Vincapan 4632
Vincapront 4632
Vincasaunier 4632
Vincavix 4632
Vinces 1594
Vinci 393
Vincidol 260
Vinco-Abführperlen 5216
*Vincofos*** 1776
Vincol 273
Vincozol 969
*Vincristin*** 6087
Vincrisul 6087
*Vindesin*** 6642
Vinervin 4241
Vinesthene 163
Vinesthesin 163
Vinethen(e) 163
Vinether 163
Vingard 1776
*Vinglycinat*** 6099
Vi-Nicotyl 351
Vinidyl 163
Vinilestrenolone 4413
Vinipen 3097
Vini-Rub 55
Vinisil 400
*Vinleurosin*** 6648
Vinnar simple 5271
Vinodrel 4632
Vinomol 761
Vinopar 203-07
Vinopred 4704
Vinoquin 3736
Vinorex 4523
Vinothiam 2040
*Vinpocetin*** 6562
*Vinpolin*** 6578
*Vinrosidin*** 6650
Vinthiamol 4581
*Vintiamol*** 4581
Vintop 3876
Vintral 3592
Vinydan 163
Vinyläther 163
*Vinylbital*** 1716
Vinylbitone 1716
Vinylnortestosteron 4414
Vinymalum 1716
Vinyzene 501
Vio-A 5977
Vio-Bamate 1138
Viobilina 1454
Viobis 868-03
Viobretine 4007
Vio-C 393
Viocase 411
Viocase-Susp. 2188
Viocid 5410
Viocin 5460
Viocurin 6009
Vio-D 5709
Vioderma 909
Viodor 701
Vioform(io) 909
Viofuragyn 717
Viofural 2245
Viojoclor 909
Violamil 4691
Violaquercitrin 5573
Violet cristallisé 5410
Violyzen 4791-02
Viomicin 5460
*Viomycin** 5460
Vionactan 5460-01
Vionyl 4019
Viopen 3069
Viophan 2951
Vioprol 4849
Viopsicol 2987
Viopyron 3281
Vioquinol 909
Vio-Serpine 5895
Viostatin 3896
Viosterin 5709
Viosterol 5709
Vioterracin 4847

Viothenat 5460-01
Vio-Thene 4400
Viotil 1480
Viovitamin B_1 2040
Viozol 909
Vip-ciclina 4848
Vipê 4 5898
Vipenina K 3069-01
Viperone 2270
Vipicil 2904
Vipral 2903
Vipromazin 3348
Vipryniumembonat 5492-01
*Viquidil*** 4303
Vira-A 1347
Virac 3492-01
Viramid 832
Viras 5900
Virastine 4458
Viraxatabs 4863-01
Virazene 943
Virazole 832
Viregyt 1443
Virex 4089, 5014
Virex-cryst 5198
Virexen 1017
Virex-oral 4442
Virex-Retard 5538
Virgimycine 5672-01
Virgin 4439
*Virginiamycin*** 5672-01
Virginiamycin M_1 5672
Virginiamycin S_1 6056
Viricarmol 1696
Viride malachitum 5091
Viride nitens 5592
Viridepon 5616
Viridogrisein 6073
Vir-Merz 3224
Viro 319
Virobis 476
Virociclina 4847
Virofral 1443
Virogyl 5709
Viron-2 393-02
Vironil 476
Viroptic 6227
Virormolo-compr. 4442
Virormolo-fiale 5014
Virormone 4089, 5014
Virormone-oral 4442
Virosol 1443
Virosterone 4089
Virotest Maria-therma 4089
Virubra 6143
Virugon 476
Viru-Merz-Serol 3224
Virunguent 1017
Virusan 1017
Viruside 476
Viruslon 476
Virusmin 476
Virusmohin 476
Virustat 476
Virustat „Ebers" 6020
Virustin 476
Virustop 476
Viruxan 1290-01
Virux simple 5379
Viruzona 1226
Visadron 1077
Visammimix 2436
Visammin 2436
Viscal 2626
Viscardan 2436
Visceralgin 3731
Viscéralgine 3731
Viscerol 4142
Visclair 197-01
Visco-Gel 2631
Viscoiosol 523
Viscope 3732-01
Viscor 5361
Visco-rayopaque 727
Viscorin 393
Viscyazol 523
Visgan 4586
Visine 2233
Visiokan 3819
Viskeen 2587
Visken 2587
Viskène 2587
Viskosiol 523
Visnacorin 4586
*Visnadin*** 4586
*Visnafyllin*** 3695
Visnagalin 2436
Visnagan 4586
Visnagen 2436
Visnamine 4586
Visoderm 5115
Visonet 3226
Visotrast 1513-01
Vistabamate 1138
Vistacarpin 1712-02
Vistacloram 2779
Vistamycin „Meiji" 3505
Vistamycin „Vista" 4847
Vistaril 4641-01
Vistimon 4461
Visuanestetico 3216
Visubeta 4950
Visubutina 3907
Visucolistin 6122-01
Visudrisone 5012
Visumatic 5887
Visumetazone 4949
Visumetilen 2233-01
Visumidriatic 3339
Visumiotic 5887
Visutensil 1484
Vita-A 4439
Vit-A-Acid 4411
Vita B „Lääke" 1151
Vitabee 12 6143
Vitaberin 5884
Vita Bi_1 2040
Vitabin 2040
Vitabiotic 4825
Vitabolone 2040
Vitac (Vita-C) 393
Vitacampher 1378
Vitacarotene Puro 6012
Vitace(e) 393
Vitaci 393
Vitacian C 393
Vitacimin 393
Vitacin 393
Vitacort „Vitarine" 4704
Vitacyclin 4847
Vitadeferol 5709
Vitadermin 815
Vitadit 5709
Vitadol 5709
Vitadom 1643
Vitadomus B_1 2040
Vitadomus C 393
Vitadomus PP 351
Vitadouze 6143
Vitadral 4439
Vitadurin 6142
Vita-E 5792
Vitafardi C 393
Vitafebo 6142
Vitaflamine 3394
Vitaflavine 3354
Vitagen-AS 2040-02

Vitaglucose 461
Vitahexin-P 782
Vitalen A 4439
Vitalfa 4439
Vitalgin 1278-01
Vitalgin „Vita“ 2270
Vitalizan-H_3 2325
Vitaloid-Ampullen 310
Vitalpen 3345
Vitama 4439
Vitamin A 4439
Vitamin A_1 4439
Vitamin A_2 4407
Vitamin-A-acetat 5007
Vitamin A-palmitat 5977
Vitamin-A-propionat 5196
Vitamin A-säure 4411
Vitamin A „Spofa“-Caps. 5007
Vitamin A „Spofa“-Hydrosol 5977
Vitamin B_1 2040
Vitamin B_1*-monophosphatdisulfid* 5348
Vitamin B_2 3354
Vitamin-B_2*-phosphat* 3394
Vitamin-B_2*-tetrabutyrat* 5900
Vitamin B_3 351
Vitamin B_4 238
Vitamin B_5 1134
Vitamin B_6 815
Vitamin B_7 1427
Vitamin B_8 1376
Vitamin B_{11} 3899
Vitamin B_{12} 6143
Vitamin B_{12III} 6137
Vitamin B_{12a} 6142
Vitamin B_{12b} 6142
Vitamin B_{13} 227
Vitamin B_{15} 4498
Vitamin B_{17} 4391
Vitamin B_c 3899
Vitamin B_T 673
Vitamin B_W 1427
Vitamin B_X 566
Vitamin C 393
Vitamin C_2 2794
Vitamine Carlevaro 393
Vitamin D 5630
Vitamin D_2 5709
Vitamin D_2*-monophosphat* 5713
Vitamin D_3 5630
Vitamin E 5792
Vitamin E-acetat 5864
Vitamin G 3354
Vitamin H 1427
Vitamin H′ 566
Vitamin H_3 2325
Vitamin K_1 5857
Vitamin $K_{2(30)}$ 6026
Vitamin K_3 1504
Vitamin K_3 „BC“ 1504-01
Vitamin K_4 1537
Vitamin K_5 1554
Vitamin K_6 1574
Vitamin K_7 1555
Vitamin K Analogue 1602
Vitamin-K-EBEWE 1537
Vitamin K „Maggioni“ 1544
Vitamin K Spofa 1602
Vitamin K Spofa-tablety 2757
Vitamin L_1 565
Vitamin M 3899
„*Vitamin* P_4“ 5898-01
Vitamin PP 351
Vitamin S-B_1 1972
Vitamin U 493
Vitaminum K „Polfa“ 1544
Vitaminum pellagrapraeventivum 351
Vitamogen 5348
Vit A-N 4439
Vitanavel 5864
Vitan E 5907
Vitaneuran 2040
Vitaneurin 2040
Vitaneurina 2074
Vitanévril 4010
Vitanicit 6038
Vitanin-E 5864
Vitan K 5857
Vitanon 2040
Vitant(i)al 2040
Vitaplex A 4439
Vitaplex B_1 2040
Vitaplex B_2 3354
Vitaplex C 393
Vitaplex D 5709
Vitaplex E 5792
Vitaplex K 1504-01
Vitaplex N 337
Vitaplex P 5573
Vitapressina 5793
Vitapric 393
Vitapur A 4439
Vitapur B_1 2040
Vitapur B_2 3354
Vitapur B_6 815
Vitapur B_{12} 6143
Vitapur C 393
Vitapur D_3 5630
Vitapur K 1504
Vitarock S 782
Vitaroxin 782
Vitarubin 6143
Vitarubin-Depot 6142-01
Vita-Rubra 6143
Vitasan A 4439
Vitasan B_1 2040
Vitasan B_2 3354
Vitasan B_6 815
Vitasan C 393
Vitasan D 5709
Vitasan E 5792
Vitasan K 1504
Vitascorb 393
Vitascorbin 393
Vitascorbol 393
Vitaseptol 982
Vita „Showa“ 2040
Vitassara 393
Vitastabil D_2 5709
VitaStain 3855
Vitasterin 5709
Vitasterol 5709
Vitas U 493
Vitathirteen 227
Vitatoxin 238
Vitatrinum D_2 5709
Vitavel A 4439
Vitavel D 5709
Vitavel K 1504
Vitavel K-oral 2757
Vitavel K soluble 1504-01
Vitavex 4439
Vitavial B_1 2040
Vitavin 2040
Vitawamin 2040
Vitayonon 5792
Vitazechs 782
Vitazium 2970
Vitazon 4639
Vitazone 2266-01
Vitazwei S 5589

Vit-B-retard „Gerot“ 5993
Vitelix-C 393
Vitemin 673-01
Viteolin 5864
Viternum 4523-02
Vitesix 815
Vitestrol 3667
Viteta 5792
Viticolor 101
Vitobun 2040
Vitocee 393
Vitosit 6151
Vitpex 4439
Vitral 6143
Vitralgin 228
Vitren 4632
Vitrocin 354
Vitron 149-01
Vituglamina 281
Vitwas A 4439
Vitwas B_1 2040
Vitwas B_6 815
Vitwas C 393
Vitwas D_2 5709
Vitwas E 5792
Vitwas K 1504
Vi-Twel 6143
Vivacalcium 274-03
Vivactil „M.S. + D.“ 3925
Vival 2970
Vivalan 2316
Vivarint 2316
Vividyl 3924-01
Viviv 4751
Vivol 2970
Vivo-Niplen 971
Vixaton 3627-03
Vizine 2233
Vizor 653
VK 53 993
VK 55 1255
VK. 57 1655
Vladicort 4643
VL B 6088
VM 26 5870
VMI 10-3 244
VMI 204 383
Vodol 3522
Vogalène 4912
Vogan 4439
Vogan-Neu 5977
Volamin 1081
Volaren 3412
*Volazocin*** 3721
Volital 942
Volocid 1594
Volog 5304
Volon 4646
Volon A 5289
Volon A Solubile 5305
Volonimat-Creme 5289
Volpar 349
Volpin 950
Voltaren 2404
Voltarol 2404
Voluntal 79
Vomantin 30-02
Vomex A 3365-03
Vomicinum 5095
Vomidrine 3365-03
Vomil 30-02
Vomin-Tabl. 3349-02
Vomisseis 5385
Vomital 30-02
Vomital „Verdun“ 3365-03
Vomitil 30-02
Vomitin 430-01
Vomitin „Akendiz“ 4691
Vomitin „Spofa“ 30-02
Voncort-Compr. 4646
Voncort-Pomata 5289
Vonedrine 1389
Vonon 4691
Vontil 4983
Vontrol 4653
Vopressal 6212
Voranil 1351
Voren 5658
Vorenvet 5658
Vorigeno 3383-01
Vox 2297
Voxifral 5821
Voyal 3365-03
VP 16-213 5733
V-Pen 3069-01
V-Penicilin „Spofa“ 3069-01
V-penicillin 3069
V-Penita 3069-01
V-P 500 Penita 3069-01
V.P.V.-Viraxacillin V 3069-01
Vrasco 6020
VS 476
V-Serp 5895
V-Sul 1625
V-Tablopen 3069
VTS-Preparation 1038
Vucine 2772
VÚFB-914 1225
VÚFB-2763 5265
VÚFB-2804 1479
VÚFB-3113 3798
VÚFB-4824 4390
VÚFB-6281 3921
VÚFB-6453 3480
VÚFB-6493 4468
VÚFB-6638 4404
VÚFB-6683 3389
VÚFB-6688 4200
VÚFB-6784 1675
VÚFB-7319 454
VÚFB-7477 2367-02
VÚFB-7904 401
VÚFB-8115 2367-01
VÚFB-8334 4927
VÚFB-8752 3970
VÚFB-9056 4680
VÚFB-9244 712
VÚFB-9976 5816
VÚFB-9977 5882
Vulcamicina 5849
Vulcamicine 5852
Vulcamycine 5849
Vulgarin 2849
Vulnalin 907
Vulvamin 582
Vulvan 5014
Vumon 5870
Vupenciclina 5755-01
Vuzin 5615
Vuzinotoxin 5615

W 7 3188
W 32 1410
W 33 2573-01
W 37 494
W 45 Raschig 383
W 50 2842
W 130 3567
W 290 3453
W-483 4033
W 583 1465
W 713 2365
W-801 3591
W 1015 2366
W-1191-2 975
W 1224 3973
W 1372 3623
W 1544 823
W-1548-1 1053

W 1597 1131-01
W 1655 1562
W 1760 A 3041-01
W 1782 2704-01
W-1803 735
W 1929 6130
W 2180 5371
W 2197 278
W 2291 A 4356
W 2354 1175
W 2394 A 2939
W 2395 1523
W 2426 1352
W 2429 1178
W 2900 A 2332
W-2946 M 3703
W 2965 A 1890
W 3207 B 1406
W 3282 6257
W 3366 A 3131
W 3395 5338
W 3399 5537
W 3566 5419
W 3580 B 407
W 3623 3871
W 3676 2974
W 3699 2641
W 3746 2214
W 3976 B 1120
W 4020 3861
W 4454 A 4334
W 4500 4924
W 4540 5604
W 4565 2158
W 4701 5054
W 4744 2694
W 4869 5530
W 5219 3739
W 5494 A 3624
W 5733 3696
W 5759 A 3412
W 5975 5736
W 6246 3014
W 6309 5591
W 6412 A 3456
W 6439 A 3710
W 6495 763
W 7320 1547
W 7477 2996
W 7618 3736
W 8011 6241
W 8495 2451
W 13635 6501
W-19053 3483
W-36095 6256
W 41261 P 3413
W 42782 6474
W 43026 A 6378
WA 335-BS 4216
W-A 363 6483
Wa-fer-lax 4163
Wagitran 411
Wakadenin 5589
Wakaflavin S 3354
Wakamatu 4196-01
Wakamigen 184-02
Walcilina 3097
Walco-Nesin 1380
Wampocap 337
Wandervit A 4439
Wandervit B_1 2040
Wandervit B_2 3354
Wandervit C 393
Wandervit D_2 5709
Wandervit D_3 5630
Wandervit E 5864
Wandervit N 351
Waran 3857
Warbex 1418
Warcoumin 3857
Wardamate 1138
Warduzide 533
Warfalest 3857
*Warfarin*** 3857
WARF compd. 42 3857
Warfilone 3857
Warnerin 3857
Wasacne 511
Wasangor 5237
Wasserciclina 2779-02
Wasserina 96
Wasser-Lax 4491
Wassermicina 4825
Waxnate 4491
Waxsol 4491
Waynecomycin 3815-01
WB 4130 4266
WBA 7707 3084
WD 53 5406
Wd 67/2 3941
We 352 3253
Weifacodin 5152
Weifa-Kalk 465
Weifapenin 3069-01
Weightrol 1992
Weingeist 55
Weinsäure 171
Weinsteinsäure 171
Weiscor 3247
Weisen 4335
weißes Streptocid 386
Welfurin 705
Weldopa 1034
Wel-K 171-01
Wellbatrin 2274
Wellcome 47-83 3647
Wellcome U 3 B 240
Welldorm 1575-08
Welvin-E 5864
Wera-C 393
Werken 1396
Wermacid 203-07
Werramycin 6018
Wescocillin 3066
Wescocin-Syr. 761
Wescocycline 4847
Wescofer 149-01
Wescofurazone 354
Wescomep 1138
Wescomycetin 1568
Wescopen 3066
Wescopred 4639
Wescoquinol 909
Wescotol 2032
Wescozone 3906
Wespazol 969
Westadone 4650
Westasept 2116
Westocaine 2325
Westrosol 26
WG 253 2007
WG 537 5290
WG 696 3440
WH 3822 5428
WH 5668 3768
Whey factor 227
Whipcide 2481
WHR-539 2501
Wia 776-01
Wick-Hustenstiller 3724
Wicron 3981
Widactil 3315
Widocillin 3069
Widocillin-Sirup 3069-03
Wiflucin 711
Willbutamide 2032
Willcain V 2325
Willcotrin 6143
Willenol V 751

Willestrol 5252
Willnestrol 3582
Willosetten 524
Willpower 1679
Wilomycetin 1568
Wilpo 1385
Win 244 3736
Win 357 5464
Win 511 4449
Win 771 2861
Win 1011 776-01
Win 1161-3 4386
Win 1258-2 3737
Win 1344 3471
Win 1539 2859
Win 1766 4651-01
Win 1783 4652
Win 2747 5935
Win 2848 2574
Win 3046 2350
Win 3459-2 3215
Win 3706 3489
Win 4369 3803
Win 4692 1567
Win 5047 1549
Win 5063 1927
Win 5063-2 1926
Win 5162 1745
Win 5494 5491
Win 5563-3 6285
Win 5606 4335
Win 5690 4858
Win 8077 5708
Win 8851-2 2809-01
Win 9154 6038
Win 9317 438
Win 11318 3775
Win 11450 3272
Win 11464 1639
Win 11530 5311
Win 11831 4889
Win 12267 1548
Win 12901 2768
Win 13146 4397
Win 13820 4931
Win 14098 5149
Win 14833 4755
Win 16568 4730
Win 17757 4900
Win 18320 1846
Win 18320-3 1846-01
Win 18413 4868
Win 18501 5144
Win 18935 5301
Win 19356 1195
Win 20228 4074
Win 20740 3726
Win 21904 5559
Win 23200 3721
Win 24540 6516
Win 24933 4305
Win 25347 1510
Win 25978 3547
Win 27147-2 6339
Win 27914 5655
Win 29194 6277
Win 29194-6 6277-01
Win 31665 6600
Win 32784 6617
Win 34276 6471
Win 35213 6434
Win 35833 6303
Win 39103 3646
Winadol 761
Winadryl 3365
Winbex 6143
Wincillin 3069
Win-Cillin 3066
Wincort Acetate 5189
Winobanin 4900
Winocaine 2631
Winoxin 6033
Winpred 4639
Winstamine 3078-01
Winstroid 4755
Winstrol 4755
Wintergrünöl 739
Wintermin 3315
Wintetil 1568
Winthrop-Spenitol 476
Wintodon 776-01
Wintoger 1846
Wintomilon 1846
Wintomylon 1846
Wintracin 4847
Wintradimidine 1902
Wintradine 1227
Wintrazole 969
Win-Vite A 5007
Win-Vite 6 815
Win-V-K 3069-01
Wismusan oleosum 549-07
Witamina B_1 2040
Witamina B_2 3354
Witamina B_C 3899
Witamina C 393
Witamina D_2 5709
Witamina E 5792
Witamina H' 566
Witamina M 3899
Witamina PP 351
Withaferin A 5688
Wl 287
WL 17 4697
Wl 291 2867
WM 842 692
Wocipen 3097-01
Wofacain A 3491
Wofapas 569
Wofasteril 41
Wofaverdin 6057
Wofazurin 5468-01
Wolicyclin 4849
Wolimycetin 1568
Wolnerciclina 4521
Wometin 2207
Wood sugar 285
Woolley's Antiserotonin 3957
Wormacyl 203-09
Worm-Chek 1587
Wormexil 203-07
Worm Guard 2267
Wormicid 203-07
Wormin 1170
Worminil 203-07
Worminol 203-07
Wormix 203-07
Wormopar 203-07
Wormopil 203-07
Wormzine 203-07
WP 40 2619
WR 2721 315
WR 2823 690
WR 3863 5657
WR 10488 2990
WR 14997 436
WR 17206 691
WR 26041 5778
WR-38839 1928
WR 135403 6324
WR 142490 6437
Wrightine 5358
WS-4545 2037
WSM 4141
WSM 10166 587
WT 161 2543
W-T Anticholinergic 4400
W-T SASP 3527
Wu 461 5775

Wu 3227 3342
Wulpyrin 549-01
Wurm-Agen 2042
Wurmex 203-09
Wurmirazin 203
Wurm-Shock Burchard 348
Wurm-Thional 1810
WV 569 808, 810
WV 761 3396
WV 90043a 5830
Wy-401 3170
Wy-535 3451
Wy 651 6034
Wy-757 3452
Wy-806 5700
Wy-1094 3348
Wy-1204 837
Wy-1359 4300-02
Wy-1395 3506
Wy-2039 3765
Wy-2445 5300
Wy-2837 184-02
Wy-2838 184-02
Wy-3263-HCl 4086
Wy-3277 4534
Wy-3467 2970
Wy-3475 4761
Wy-3478 194
Wy-3498 2696
Wy-3707 4696
Wy-3917 2971
Wy-4036 2687
Wy-4508 2904
Wy-8138 5217
Wy-8678 721
Wy-14643 6331
Wy-16225 6421
Wy-20788 3972
Wy-21743 3539
Wy-21901 4865
Wy-22811 2885
Wy-23205 3517
Wy-23409 6435
Wy-24081 6254
Wyacort 4988
Wyamine 1737
Wycillin 3066-04
Wycillina A.P. 3066-05
Wycort 5189
Wyerone 6364
Wyfentermina 1737
Wylaxine 5217
Wymesone-Inj. 4974
Wymesone-Tabl. 4949
Wynestrone 3668
Wyocobin 6143
Wyopen Vee 3069-01
Wyovin 4142
Wypicil 2904
Wypicil „Wyeth-Amsterdam" 3097
Wysolone 4704
Wysulfa 1910
Wytrion 6034
Wyvital 2904

379 X 5763
X-537 A 5939
X-1497 3347
XA-2 291
Xacolin 314-12
Xalogen 1138
Xalyl 1146
Xamamina 3365-03
Xametina 4691
Xametrin 451
Xanidil 2355
Xanline 3097
Xanoxate Sodium 3266-01
*Xanoxic acid*** 3266
Xanteline 4675
Xantenol 4675
Xanthacridinum 2489
Xanthinol niacinate 2355
Xanthinolnicotinat 2355
*Xanthioldihydrochlorid*** 5124
Xanthocillin(-X) 3513
Xanthocyclin 5757
Xanthomycin 5757
Xanthomycin „Egyt" 4831
Xanthotoxin 1806
*Xantifibrat*** 2355-01
Xantimetten 589-02
Xantinolclofibrat 2355-01
*Xantinolnicotinat*** 2355
Xantociclina 5757
*Xantocillin*** 3513
*Xantofyli palmitas*** 6152
Xatolone 6038
Xantomicina 5757
Xantoscabin 424
Xanturat 228
Xanturenasi 815
Xanturil 2014
Xantyrid 3513
Xaviercetina 1568
Xaviercetina pediatrico 5624
Xavin 2355
Xaxa 950
Xaxaquin 4301-05
Xenagol 4896
Xenalamina 5065
Xenalazone 4171
Xenaldial 3006
Xenalvis 3006
Xenamide 6311
Xenar 2477
*Xenazoic acid*** 5065
*Xenbucin*** 3041
Xenbuficinum 3041
Xenovis 5065
Xenovister 5065
*Xenthiorat*** 4955
Xenyethanolum 2475
*Xenygloxal*** 3006
*Xenyhexenic acid*** 3583
*Xenysalathydrochlorid*** 3998
*Xenytropiumbromid*** 5811
Xenytroponi bromidum 5811
Xeral 1380
Xérène 1618
Xeroform 320-01
Xeroftal 4439
Xerophen 320-01
Xerophthol 4439
*Xibornol*** 3745
Xilamida 3739
Xilanest 2322
Xilatil 5806-01
Xilina 2631
*Xilobam*** 6344
Xilonibsa 2631
Xilotane 2631
Ximaol 895
*Ximoprofen*** 6371
*Xipamid*** 2765
*Xipranololhydrochlorid*** 5191
Xitix 393
XK 43-2 5140
XK-62-2 6527
XL-7 1793

XL-90 1381
XLP 30 176
X-Otag 3681-01
Xobaline 6151
X-Praep 6040
X-Prep 6040
Xtro 3419-01
Xumbradil 523
Xuprin 3687
Xycain 2631
Xyde 3739
Xyduril 1923
Xylamide 3739
*Xylamidintosilat** 4027
Xylamine 1988
Xylanest 2322
*Xylazin** 1970
Xylesin 2631
Xylestesin 2631
Xylit 309
Xylitol 309
Xyliton 309
Xylocain 2631
Xylocard 2631
Xylocitin 2631
Xylocholine 2357
Xylocumarolum 3264
*Xylocoumarol*** 3264
*Xylometazolinhydro-chlorid*** 3189
Xylonest 2322
Xyloneural 2631
Xylonor 2631
Xylo-Pfan 285
Xylopinine 4608
Xylopropamin 1736
Xylose 285
D-*Xylose* 285
p-Xylotocopherol 5717
o-Xylotocopherol 5718
Xyloton 2631
Xylotox 2631
*Xyloxeminhydro-chlorid** 5192
Xyloylsulfaminum 2786
Xynisone 4639

397 Y 5597
Y-3642 3340
Y-4153 5676
Y-5330 6640
Y-6047 3009
Y-6124 3793
Y-7131 6439
Y-8004 6359
Y 9525 4838
YA-56 X 6657
Yacutin 348
Yadalan 533
Yagein 2174
Yago 1594
Yago-Susp. 2208
Yamaben 3850
Yamacolfin 5618
Yamamycin 4848-01
Yambolap 3551
Yapamicin 3819
Yarocen 353
Yasta 950
Yatemin 919
Yatren (105) 919
Yatrocin 354
Yatrodil 784
Yatroformio 913
Yatroneural 4572
Yatrovermin 203-01
YAU-17 3930
Yavión (105) 919
YB-2 2853
YC 73 48-01
YC-93 5493
Ydrocod 3628
Yectamicina 4791-02
Yellamycin 4847
Yellon 919
Yersilin 3097
Yetrazol 419
Yetrium 5416
YL 704 B_1 6035
Ylestrol 4313
Yobinol 4631-01
Yochinol 919
Yoclo 1923
Yocrom 4152
Yodamina 1163
Yodanodia 1163
Yodhidrazina 203-03
Yodidrene 451-04
Yodiflebol inyect. 1163
Yodiftiol 3254
Yodi-Hispania 1163
Yodo-Balsatrava 1163
Yodobil 2708
Yodocondramina 475-01
Yododesoxiuridina 1017
Yodofar 451-04
Yodofasa 1163
Yodofucol C 1163
Yodo-Hachemina 536
Yodopalina 523
Yodorgan 1163
Yodoxin 913
Yoduron 523
Yodurtam 221
Yogal 1567
Yoguis-C 393
*Yohimbic acid*** 4307
Yohimbin 4631
δ-Yohimbin 4577
Yohimboasäure 4307
Yohimvetol 4631
Yohydrol 4631-01
Yomesan 2121
Yonchlon 4994
Yonchlon-Syr. 4463
Yonomol 6038
Yosamicina 6055
Yosaxin 6055
Yoshi 6203
Yoshichol 2154
Yosimilon 2639
Yosulan 1754
Yosulan-T 2032
Yoton 282
Yoxyrol 919
Ypenyl 1068
Yperit 186
Yrigrafub 1513-01
Yucron 493
Yutopar 3374
Yxin-Wirkstoff 2233

Z 203 4533, 5609
Z. 326 5847
Z. 424 4747
Z 839 6534
Z 905 3516
Z. 12007 5743
Z 10 TR 2696
Zabycine 6020
Zactane 3170
Zadine 4236
Zaditen 3892
Zadoletten 1845
Zadonal 1845
Zaharină 524
Zaline 3365-03
Zamanil 4400
Zambesil 2401

Zamitan 1070
Zanchol 4162
Zanil 2115
Zanilox 2115
Zanogan 1846
Zanosar 860
Zaral 3716-01
Zardex 6526
Zarondan 639
Zarontin 639
Zaroxolyn 3027
Zartalin 639
Zearalanol 3749
Zearalenone 3672
Zebrium 2987
Zebromal 1566
Zectran 2026
Zedrine 1069
Zeet 3078-01
Zefalgin 4650
Zeisin 2275
Zel C 393
Zeliken 3097
Zem-Carpine 1712
Zem-Eserine 2869-01
Zem-Histine 2573-01
Zemopine 3415-02
Zemphrine 1077
Zemsoxyn 1388
Zem-Tetra 2909
Zemycin 4847
Zenadrex 5101
Zenalosyn 4764
Zenalthan 3078-01
Zenchlomin 3981
Zenidex 1070
Zenidrid 4639
Zenmasal 3876
Zentraferin 4847-01
Zentraleptin 839
Zentropil 2717
Zenusin 3716-01
Zeotin 197-01
Zepacole 4783
Zepan 2970
*Zepastin*** 4878
Zepelin 4203
Zeph 1077
Zephrol 1391
Zepoxin 2987
Zeptabs 517
Zerano 3749
*Zeranol*** 3749
Zeresmin 3365-07
Zermicina 4825
Zervital 6151
Zest 274-02
Zestabs 393
Zetalysine 5756
Zetran 2970
Zetrax 4811
Zettyn 5464
Zetzurin-B 4313
Ziavetine 494
Zidafimia 373
Zidatin 203-09
Zide 2738
Zideluy 373
Zidestrepto 4790
Zigotyl 411
*Zilantel*** 5536
Zilliiodina 451-13
Zim B_{12} 6151
Zimaiacil 4849
Zimatox 2917
Zimco 742
*Zimelidin*** 6408
Zimox 3098
Zimtsäure 949
Zinadon 373
Zinacillin 3066-08
Zinabol 6151
Zinamide 236
Zinat 3348
Zinchokainhydrochlorid 4432
Zinc-Omadine 234-01
Zincon 234-01
Zinc-Pyrithion 234-01
Zinc-Stovarsol 775-03
Zinc sulfanilate 371-01
Zineol 1452
Zingeron 1660
Zinka 4632
Zinkorotat 227-04
Zipam 2970
Zipan 3349
Zipcillin 3066-04
*Zipeproldihydrochlorid*** 5177
Zircacyl 2779-02
Ziriton 3080
Zirkulat 3438
Ziroy 2426
Zitofenton 1482-01
Zitostop 1486
Zitronensäure 396
ZK 25095 6308
ZK 28200 5391
ZK 57671 6581
ZK 71630 6584
ZN-6 Na 5861-01
Zoalene 716
Zoamix 716
Zoaquin 913
Zoipir 236
*Zolaminhydrochlorid*** 2867
Zolamox 161
Zolaphen 3906
*Zolazepam** 2766
*Zolertinhydrochlorid*** 2295
Zolicef 2474
Zolidin 2270-02
Zolidinum 3906
*Zolimidin** 2420
Zoline 1273
Zoliridine 2420
Zolmox 161
Zol-tric 2982
Zolunal 549-06
*Zomepirac*** 6362
Zomycétine 1568
Zonazide 373
Zondel 808
Zonifur 575
Zonol 2426
Zoobencil 3066-05
Zoofurin 705
Zoomycetine 1568
Zoosteran 1172
Zoplar 1923
Zorbamycin 6657
*Zotepin*** 6462
Zoridorm 653
Zoriflavin 2489
Zothelone 4537
Zotil 3848
Zotinar 5320
Zoxamin 514
*Zoxazolamin*** 514
Zoxine 514
Zozarine 3053
ZP-11 234-01
Z-Phyllin 1373
ZR-856 6526
Zubirol 1547

„*Zucker*“ 2091
Zuckerin 524
„*Zuckersäure*“ 30
*Zuclomifen*** 5485
Zuclomiphene 5485
Zumaril 1547
Zurim 228
Zutracin 6149-01
Zuzu 422
Zwitsalax 2376
Zyanokobalamin 6143
Zygomycin A_1 5211
Zyklobarbital 1964
Zyklobarbital-Kalzium 1964-01
Zyklodrinhydrochlorid 4098
Zyklolat 3454
Zylapour 228
Zylate 2426
Zyler 4847
Zyler-intramuscular 5586
*Zylofuramin*** 2608
Zyloprim 228
Zyloric 228
Zymapiril 2270
Zymarocan 451-12
Zymofren 6169
Zymopen 3097
Zynocyl 1774
Zyrantryl 6020
Zystin 447
Zytoxan 668

ERGÄNZUNGEN

A) Neue Synonyma für im Buch angeführte Arzneistoffe (Die Zahlen hinter den Synonyma sind die laufenden Nummern von Hauptteil und Nachtrag)

A-4828	1136
Aasito	950
Abbott-44090	868-01
Acaxina	3053
Acerum	4969
*Acide valproique***	868
Acidum aminotrizoicum	1513
Acinipan	3053
3-AcQ	1114
Acripramine	4354
Actiphan	1325
ACU-dyne	400-01
Adenock	228
Adobacillin	3097
Adrechros	1291
AE 17	5232
9-AF	4711
Afonia	102-05
Afortin	5007
Agerpen	3098
AL 20	3900
Alanetorin	160-01
Alba	2182
Albasol	2461
Albest	5361
Alcacycline	4849
Aldopur	5317
Alergil	4523
Alfadine	3106
Alfir A	5977
Alin (inyect., crema simple, forte)	4974-01
Almacon	1652
Aloginan	4620
Alohaar	5608
Alprolut	4734
Alvadermo	5271
Amaril	6151
Amigyn	411
Amilin	3097
Amiyodazol	411
Amocyclin	3098
Amoecal	913
Amoxillin	3098
Amparax	2687
Ampecu	3097
Ampilut	3097
Ampisher	3097-02
Amplicefal	3053
Amplimox	3098
Amplioxil	3098
Amplizatil	3097-03
Amsohel	3097
Anacetin	1568
Analden	2270
Analux	4811
Anapsique	4256
Ancholactil	3315
Ancix	4256
Anderm	2002
Andolor	2270
Anetan	2982
Angipec	5361
Anilinmustard	1312
Antalgin „Medix"	3850
Antibioticum A-5283	5905
Antidiabeticum-Retard „Arznei-Pharma"	1410
Antigerm F.Q.P.	2548-01
Antihistamin-Sigletten	3078-01
Antirheumaticum-Kapseln „Arznei-Pharma"	3850
Anxionil	2970
Apekumarol	3838
Apetexil	4523
Aplexal	5487
Apotomin	5487
Aprinol	228
Apriton	3078-01
Apsatan	5487
Apurol	228
Aquacycline	4849
Aquamide	1825
Aqua-Pen	3066-04
Arcovil-Debil	2461
Areuzolin	2474
Arivon F	4439
Arresten	1335
Artate	5487
Arterioflex	5487
Arterobryan	1699
Artra	359
Artrichine	4863
Ascaridine	203-01
ASL-603	1760
Asnai	4632
Aspec	950
Aspidial S	950
Astmamasitt	1373
Atenezol	161
Atervit	4632
Athrodil	5361
Ausomina	4632
Aut	1650-01
Ayporine	3053
Azidophen	3055
Azopirin	1562
B-360	997
B 1312	2625
BA 7101	2548-01
BA 7305	3097
Bactron	2548-01
Balutom	1490
Baradol	2270-02
Barcidopa	1333
Barcinal	3097
Barcindol	3850
Barciprim	2548-01
Barciquim	913
Barmicil	4791-02
Baropyrine	761
Barpan	2970
Barseb HC	4746
Batrizol	2548-01
Bay b 4343b	5686

Bazarl 1705
Bedena 2577
Bedocefarm 6143
Bedocor 6143
Bedoyecta 6142
Benzoxine 1405
Benzemul 2426
Bestelar 2982
Betagen 4950
Betamamallet 4950
Betiral 620
Bilatox 3053
Bilibyk 2977
Biochol 5341
Biocres 6142-01
Biotrefon L 6151
Bi-Sub-Sal 549-07
BM 06002 6177
BMD 6051
Bonures 3343
Borefrinum 1042
Brametol 2188
Bristin 3097
Britaldopa 1333
Britexanol 3438
Bromedrina 2577
Bronchodil 2053
Broncon 1705
Bronkodyl 588
Bropenzol 4966
Brotacilina 4969
Bumaflex 3969

C-434 2844
Calinofen 761
Calmo-Yer 950
Caplex „Tropon-Thailand“ 1172
Capota 2119
Carbaspirin Calcium 950-05
Cardimil 5611
Cardiobiol 469
Cardio-Quinol 4302-01
Carecin 5487
Carina 91
Carofil 2270-02
Cartagyl 1923
Castanicina 4849
Cecil 393
Cefaleh Ina 3053
Cefalorim 3053
Cefamusel 3867
Cefaresan 3867
Ceferran 3053
Celiplin 3097
Cephalorex 3053
Cephation 3035
Cerebolan 5487
Cerigel 4783
Cervinca 4632
Cetinmicina 3334
cf-Exina 3053
Chimoreptin 4019
Chlor-Mal 3078-01
Chocola-A 4439
Chocolax 4163
Choliren 1186
Chrispacillin 3097
Chronogyn 4900
Ciabel 4523
Ciclocetam 417
Cicloventin 4523
Cimanef 2769
Ciminal 915
Cimycetin 1568
Cinabel 843
Cinaperazine 5487
Cipomin 3053
Cistenil 100 1448
CL 5279 237
Clemanil 4620
Clofelin 959
Clomon-S 3981
Cloran 1568
Clorben 3850
Clorem 3315
Cloristal 3080
Cloronitrin 1568
Coboral 6151
Codrenol 1699
Co-Fluocin 5271
Collox 3647
Combot-Equine 187
Compound 12038 4147
Compound 68-198 4308
Contramin 1650-01
Contuxin 2571
Copivam 4969
Coremax 2595
Coriphate 5271
Cortisdin 4945
Corvaton 1107
Coryzium 717
Cosmoline 1705
Covex 12 6151
Cremoquinona 359
Cryolotina 3035
Cryoridin 3867
Cryovinal 4005-01
Cryozol 411
Custodial 761
Cutanit 5271
Cyclotran 853
Cysten 5487

D 470 3395
Dalaron 4947-01
Dan-Gard 234-01
Dartranol 3906
Davescol 348
Deamcilina 3097
Deanosart 826-01
Declinat 1338
Declinex 1338
Dafalekey 3053
Deladine 1902
Delco-Retic 583
Delladec 4974-01
Delsix 1825
Deltapen „Delta“ 3069-01
Deltrox 1923
Demethocaine 3724
Denapol 5487
Depogest 5618
Derantel 3053
Dermobiomar 5271
De-Squaman 234-01
Deve-Doce 6142
Devonian 4969
Dexampex 1070
Dexamplex 1070
Dextphan 3724
Dholno 2270-02
Diacin 337
Diafuran 717
Diapine 2970
Diatelan 2032
Diazachel 2987
Dibaprim 2548-01
Diclofibrate 5087
Dicloran 1568
Dicloxacil 3863
Dietacaps 1957
Dilomine 4142
Dimepon 337
Dipaz 2970
Diperaze 203-07
Diperazin 203-07
Diteralen simple 3716

Diubram 533
Diurese „Amer. Urologicals“ 724
Diuretan 2740
Diurisa 1825
Diurolasa 1825
Diurone „Knoll-Australia“ 533
Diurosept 2631
DO. 970 230
Docefar 6143
Dojin-PM 5915-01
Doksapan 3926
Dolex 761
Dolobid 6290
Doloral 761
Donaseven 1291
Doxa 4737
Doxicap 4848-01
Doxileo 4848
Drixona 5012
Drixora 1392
Duel 361-01
Dulzets 524-01
Duobiocin 2548-01
Duphacort 4974-01
Duphacycline 4849
Duphapen 3066-04
DuraPrednisolon 5156
Duration 3190

Edenol 1825
Eftapan 5307
Eglen 5487
Elicycline 4849
Elprin 1846
Elthyrome 2704
Emdecassol 6101
Emesafene 5385
EM-GG 1381
Encefalux 417
Encepan 3114
Encephan 4415
Endazol 2982
Enelfa-Saft 761
Enzamin 4004
Eparfit 5378
Ephinal 5864
Epicarin „Poen“ 1083
Ercapsil 5237
Ergamisol 1587
Eriecu 5990
Erifalecin 3053
Erihel 6020
Eritrolag 5990-01
Eryn-Run 5990
Escabin 348
Esclama 1106
Espasmotab 4751
Espyre 2270
Etaciphenol 4007
Etaleucinum 858
E-Tap-S 5907
Etavid D_3 5630
*Ethchlorvynol** 606
Ethoxil 3345
Etidron 65-01
Etidronate Disodium 65-01
Etolen 2270
Euctan 1266
Euvaderm-Creme 5736
Euvin 5492-01

Fabulin 3315
Fadacaina 2325
Fakiral 2973-01
Famibon 4521
Fanodex-S 3724
Fardixon 1846
Farmapenil 3097
Farmatetra 4847
Farmotopil 2626
Fartoxol 2571
Fartricon 2188
Fastipen 3097
Fenamine 3108-01
Feroval 149-01
Fertiletten 5127
Fidesporin 2474
Figlutan NF 3114
Fincol 4966
Finidazol 843
Finidol 2270-02
Flamitajin-B 5589
Flanicone 3247
Flexeril 4215
Flo 12 6143
Flopion 1008
Fluadarène 1169-01
Flugetan 761
Flumetol-Ofteno 4945
Fluoderm „Cryopharma“ 5271
Fluodermo fuerte 5271
Flupazine 4572
Flupollon 5271
Fluvean 5271
F-Mon 4621
Folco-Retard 5152
Fosfopen 116
Fosfor „Consol. Distrib.“ 63
Four-Pen 3066-04
Fragerton 3850
Framebin 411
Frenant 4136
Friburona 4949
Frudemisan 1825
Frusema 1825
Furabar 705
Furane „Boie“ 705
Furendia 717
Furmidal 1825
Furodiurol 1825
Furophen T 705
Fyloxal 5271

Galinosan 2548-01
Gallepronin 1008
Gammatsul 6013
Gantanel 1256
Gantrol-Susp. 2223
Garalen 4791-02
Garasin 3053
Gasstenon 1008
Gefäßschutz-Kapseln „Karner“ 5898
Genta 4791-02
Gentabran 4791-02
Gentacidon 4791-02
Gentadavur 4791-02
Gentamil 4791-02
Gentamival 4791-02
Gentapro 4791-02
Gentarim 4791-02
Gentisul 4791-02
Geracin 4791-02
Gericetan 417
Geronik 5487
Gesta-Plan 4367
Gidazol 411
Giquel 5172
Glaphen 3862
Glimipol 3097
Globentyl 950
Gluconsan-K 465-03
Glucophren 1754
Glucopres 1309
Godamed 950
Grafalex 3053
Grospisk 1333

Guanidol 1410
Guiatuss 1381

Hainimeru 826-01
Haocolin 2657
Hava-Span 1902
Hederix 4836
Heksaden 2116
Helminzole 2982
Helogaphen 2987
Hemodez 400
Hemoscon 1206
Hepalar 5378
Heprinar 5353
Herpidum 1017
Hertin 4007
Hettytropin 811
Hexatron 853
Hidranol B_1 2040
Hidro-Clonazone 582
Hidroxamina 6142
Hilactan 5487
Hipokinon 4449
Hirsdyn 5487
Hlumin 1333
Hormezon 4950
Horusvin 4632
Hostosyl 4751
Hourbese 1992
HQC-Kit 359
Hycorace 5437
Hydrocort „ABIC“ 5437

IB-100 2296
Ibuprocin 2296
Icramin 4142
Ilicin 3097
Imolate 2361
Inbestan 4620
Indoflex 3850
Inflanefran forte 5156
Inoritan 2626
Iodofar 913
IPG 434
Iqfamicina 6020
Irvinin 5492-01
Isobarin 1484
Isocardyl 388
Isokulin 3687
Isomenyl 1745
Isopto-Fenicol 1568
Isovir 1290-01
Ivax 4849
Iwacillin 3097
Iwalexin 3053

JD-96 1716
Jen-Diril 583
J-Liberty 2987

K 373 3861
Kalutein 1705
Kanafluid 3819
Kapiride 2903
Kapoxi 3098
Kasperat-P 1431
Kastab 1504-01
Katoseran 5487
Kelfer 3053
Kesmicina 4969
Ketofen 3000
Kinotomin 4620
Kinteto 5586
Knavon 3000
Kolagol 4163
Kolpicid 620
Komed HC 4746
Kylioric 228
Kyliran 4256
Kylitop 2355
Kylourid 228

L 749 964
L-620388 3054
Labitrix 411
Lacretin 4620
Ladogar 4900
Lanacilina 3097
Lanzabiotic 4969
Laquisporin 3053
Largopen 3098
Larocilin 3098
Lasa E 1381
Lasemid 1825
Lastrate 263
Lavodina 2903
Lebopride 2903
Lecasol 4620
Ledac 1448
Lefosporina 3053
Lenigesial 4747
Lenoxin 6033
Lentomyk 4848
Leptopsique 4621
Lermetan 3334
Lerna 4945
Levoclor 1568
LIA-711 950-10
Licarpin 1712
Lidoxilidina 2631
Limatene 3207
Linapen 3097
Liprin 1923
Litarex 12
Lithuril 12
Litocarb 12
Lizik 1825
Lobetrin 1923
Losporal 3053
Lostat 1923
Lurcida 2548-01
Lusedan 2903

M-14 5983
Macrocin 6070
Magnol 2270-02
Maikohis 4620
Maksipor 3053
Mandelan 451-17
Mandokef 6479
Marisilan 3097
Maskin 4972
Maxalin 2775
M-Bentabs 2982
MCAA(-HCl) 4889
Mebendacin 2982
Medan 826-01
Medopa 1333
Medopal 1333
Mefedic 2769
Mefegal 2769
Mefoxitin 3054
Megamil B 12 6142
Megotyl 2903
Mekarsol 6210
Melfan 3724
Membrettes 4734
Menol 1825
Mepharil 3907
Meprolax 127
Meridine 1902
Messeldazol 411
Metabonasyl 3334
Metaclarben 3334
Meta-Espectral 3334
Meta-Ferran 3334
Metalcor 3334
Metampicef 3334
Metaval 3334
Metazepin 2987
Methampex 1388

Metocobil 2626
Metpamid 2626
Metriol 411
Metrolag 411
Metronix 411
MI 1310 3906-04
Micetobis 1731-01
Micolvin 3284
Microbid 2548-01
Microvin 3284
Mifardex 4949
Milezzol 411
Milithin 12
Minprostin E 2 4464
Misetin 1568
MJ 10938 2765
MJF 9325 669
MK-306 3054
Moilaroridin 1825
Monobione 477
Mopherin 2573-01
Morgenxil 3098
Motipres 3924-01
Mouvat 6040
MTP 3334
Mucantal 434
Mucinol 1184
Mucocaps 275
Multifuj 203-01
Mundicylat 314-08
Mund- und Rachen-antisepticum „Azu-pharma" 4794
Murofren 4400
Mycoquin 909
Mydrial „Oftasa" 1077
Myolespen 1567
Myorexon 388

Nalcrom 5058-01
Nalibar 1846
Napacetin 2296
Narest 4136
Nauseatol 3365-03
Natporin 5915-01
Nebal 6142
Neberk 754
Nedifer 393-06
Neoesel 3850
Neojodin 400-01
Neotypen 4007
Netsusarin 2266
Neurofor 6151
Neutracarpine 1712
Nibromin-A 4286
Nicoxantina 2355
Nippo-E 5864
Nisonavibus 4639
Nitralina 2970
Nitrocontin 91
Nitro-Gesanit retard 91
Nitroprontan 91
Nobfen 2296
Norforms 349
Novactil 2548-01
Novapen 3097
Novimax 4848-01
Novo-Redugras 2304
Novosemide 1825
Novovitamin-D 5709
Novoxyl 1568
NSC-18429 1312
NSC-93047 1035
NSC-102063 1585
Nurodol 761
Nutraplus 14
Nuvan 2378

Obedrin-LA 1388
Ofa-Nex 3190
Oftetic 3216
Ohlexin 3053
Olmopen 3098
OM-Sultone 3383-03
Ophthel-S 786-01
Opinion 1184
Opostan 1291
Ortopsique 2970
Ortrizol 411
Oxadron 2571
Oxazillin 3896
Oxialium 5492-01
Oxoinex 2158
Oxotusin 2571
Oxynarin 1743

P 720549 6398
Padrax 203-07
Paljin 4958
Palmitan 5624
Panamerol 2270
Panazid 373
Panex 761
Panipan 203
Panofen 761
Panophylline forte 588-01
Paradur LA 3066-05
Paraseptum 4848
Parol 761
Patol 2051
Pediachlor 1568
Pediambutol 1490
Penchem 3069
Penimenal 4969
Penimox 3098
Penimycin 3097
Penitardon 4046
Pentadoll 1705
Pentazole 2982
Pepticus 5378
Pericap 4523
Permasul 1594
Pervadil 3687
Petimid „Dincel" 639
PG-430 5683
Phenamin „Nyco" 3078-01
Phenaphen 761
Phencen 3349
Phentamine 3365
Phermine 1385
Philcorium 2987
Phosmet 1573
Phyletten 5821
Phyteia-Abmage-rungstropfen 1073
Pictosteran 1846
Piloral 4620
Pipenfolin 4966
Pipenzol 4966
Piperaxa 203-01
Pipertab 203-07
Pirantel „Saba" 1650-01
Pirinesia 2270
Piromebrina 2270
Pivacid 4969
Pivadilon 4969
Piva-Efesal 4969
Plusenton 1396
Pondocil 4969
Pontiride 2903
Porinabis 3053
Pracefal 3053
Precopen 3098
Prenest 2970
Previnfec 751
Primat 1699
Proflax 2361
Proge 5618
Progelut 4734
Promedes 1825

Promibasol 411
Propol 3129
Proxolan 2571
Puradenin 3981
Pyricos 411
Pyridox 815
Pyritylulon 826-01
Pyron 2270-02

R-74 1312
R 800 3028
Randikan 3819
Randixil 1846
Ranobi-V 1291
Raphilina 3097
Rapidocin 3097
Ravenil 1699
Razlin 5487
Reconin 4620
Rectopir 2270
Refchole 1416
Reladel 1696
Relasan 2970
Reliv 761
Reloxyl 3098
Relyothenate 3334
Remark 826-01
Resimatil 1893
Restanolon 1705
Retard-Antihypotonicum „Arzneipharma“ 1396
Retard-Antihypotonicum „Azupharma“ 808
Retard-Koronartherapeuticum „Arzneipharma“ 91
Reusan 4974-01
Revapol 2982
Ribomycine 3505
Rimacin 4847
Rinexin 1072
Ro-Chlorozide 533
Ro-Hydrazide 583
Roimal 2730
Rona-Phyllin 588
Roscosulf 1910
Ro-Sulfiram 1467
Ro-Thyronine 2711
Ro-Thyroxine 2704
Rythmol 3438

Salmosan T 1846
Santofen 203-07
Secampicilina 3097
Sedatromin 5487
Sedomycin 3334
Semid 1825
Semiglen 1392
Septosporina 3053
Seredyn 2970
Sereen 2987
Serinfosfatum 119
Sidofer 465-09
Sincomen 5317
Sincomen pro inj. 4987-01
Siptazin 5487
Sirledi 1106
SKF 9976 2571
Skiacol 3454
Sklerolip 1923
Solgol 6456
Solpril 950
Solusprin 950-10
Sorbid „Etem“ 388
Sorbax 484
Spaderizine 5487
Spasuret 5828
Sporanicum 3867
Stakane 6623
Sucol 1568
Sulkretor 1478
Sulpir 1594
Sulpisedan 2903
Sumapen 3097
Sumox 3098
Suprekof 1381
Sutran 4847
Suzutolon 826-01
Synzedrin 3687

T 61 4147
Takanarumin 228
Tamelex 411
Tandelut 3907
Tefavinca 4632
Temprin 761
Tepentol 263
Termay 761
Tertensif 3026
Testadina 3867
Tetrabin 4847
Therapyrine 761
Thersandron 588
Thiamycin 1926
Thombran 3950
Tiapridex 2916
Tibal 620
Timonil 2714
Tinerol 620
Tiromel 2711
Tivrin 761
TMQ 4002
TMS 480 2548-01
Tobracin 3824
Tonopres 5893
Tracin 4849
Tranquine 2970
Triadesin-A 1431
Tricho-Cordes 411
Tricho-Gynaedron-oral 411
Tridazol 411
Trimoksilin 3098
Tuberol 1490

U-37862A 3175
Uni-Biotic 3066-04
Unidoxi 4848
Unifalgan 3906
Uremide 1825
Uretex 14
Uridini triphosphas 1119
Urikase 228
Uro-Alvar 2158
Uticort 5736

Vanadian 1547
Variaphylline 588-03
Vasorelax 4123
Vatrizol V 411
Vedatan 228
Venoxigen 4632
Viceton 1568
Vifazolin 2474
Vigamma 4632
Vincagen 4632
Vinca-Hexal 4632
Virsal 265
Vit-Asal-A 4439

Winthrosin 624-01
Worm-Away 203
Wy-5103 3097-01
Wy-21894 3244

Xerac 2395

Yamacillin 5224

Zami 905 3516
Zinacef 6407
Zinkan 234-01

B) Neue Arzneistoffe mit ihren Synonyma

1 E $C_5H_9JO_3$
61 869-07-6

2-(Jodmethyl)-1,3-dioxolan-4-methanol (●)

S Lisomucol

V Mucolyticum

---

2 E $C_6H_{10}O_5$
503-49-1

3-Hydroxy-3-methylglutarsäure = 3-Hydroxy-3-methylpentandisäure (●)

S CB-337

V Hypolipämicum

---

3 E $C_6H_{15}N_3S$

-[3-(Dimethylamino)-propyl]-2-thiopseudoharnstoff = Carbamimidothiosäure-3-(dimethylamino)propylester (●)

H Dihydrochlorid (23 256-33-9)

S Dimaprit

V Histamin-H_2-Rezeptorantagonist

---

4 E $C_7H_7NO_2$
93-60-7

Nicotinsäuremethylester = 3-Pyridincarbonsäuremethylester (●)

S Nikomet

V Vasodilatans, Hyperämicum

---

5 E $C_7H_{11}N_3O_4$
13 551-87-6

-Methoxy-1-(2-nitroimidazol-1-yl)-2-propanol = -(Methoxymethyl)-2-nitro-1*H*-imidazol-1-ethanol (●)

S *Misonidazol**, Ro 07-0582

V Trichomonacid

---

6 E $C_8H_{14}N_2O_4$
58919-61-2

N-(1-Hydroxycyclopropyl)-L-glutamin (●)

S *Coprin*

V Therapeuticum aus dem Pilz Coprinus atramentarius zur Behandlung des chronischen Alkoholismus

---

7 E $C_8H_{14}N_4O_2$
10 095-06-4

Tetrahydro-1,3,4,6-tetramethylimidazo[4,5-*d*]imidazol-2,5(1*H*,3*H*)-dion (●) = 2,4,6,8-Tetramethyl-2,4,6,8-tetraazabicyclo[3.3.0]octan-3,7-dion

S Mebikar

V Tranquillizer

---

8 E $C_9H_{10}FN_3O_4$
37 717-21-8

[2*R*-(2α,3β,3aβ,9aβ)]-7-Fluor-2,3,3a,9a-tetrahydro-3-hydroxy-6-imino-6H-furo[2′,3′:4,5]oxazolo[3,2-*a*]pyrimidin-2-methanol (●) = 2,2′-Anhydro-5-fluor-1-β-D-arabinofuranosylcytosin

S AAFC, *Flurocitabin**, Ro 21-0702

V Antineoplasticum

---

9 E $C_9H_{10}N_2O_2S$
58 095-31-1

(4,5,6,7-Tetrahydro-7-oxobenzo[*b*]thien-4-yl)harnstoff (●)

S CL 206 576, *Sulbenox***

V veter. Wachstumsregulans

---

10 E $C_9H_{13}NO$
18 840-47-6

S-(+)-3-(2-Aminopropyl)phenol (●) = D-(+)-1-(*m*-Hydroxyphenyl)-2-aminopropan

S *Gepefrin**

V Sympathicomimeticum, Antihypotonicum

11E $C_9H_{13}N_3O_4$
62782-57-4

5-(2-Amino-6-hydroxy-3,4-dihydro-4-oxo-5-pyrimidinyl)-valeriansäure = 2-Amino-6-hydroxy-3,4-dihydro-4-oxo-5-pyrimidinpentansäure (●)

S Damvar, VÚFB-9777

V Antineoplasticum

12E $C_9H_{15}NO_3S$
62571-86-2

1-[(2*R*)-3-Mercapto-2-methylpropionyl]-L-prolin

S SQ 14225

V zur Diagnose und Therapie von nierenbedingter Hypertension

13E $C_9H_{15}N_3O$
36037-73-9

2-Amino-6-ethyl-5,6,7,8-tetrahydro-4*H*-oxazolo-[4,5-*d*]azepin = 6-Ethyl-5,6,7,8-tetrahydro-4*H*-oxazolo[4,5-*d*]azepin-2-amin (●)

H Dihydrochlorid (36037-72-8)

S *Azepexoldihydrochlorid**, B-HT 933 CL 2

V Antitussivum

14E $C_{10}H_6N_4$
39862-58-3

1,2,4-Triazino[5,6-*c*]chinolin (●)

S *Strinolin**

V Antiphlogisticum, Analgeticum

15E $C_{10}H_7F_3O_4$
322-79-2

2-(Acetyloxy)-4-(trifluormethyl)benzoesäure (●) = α,α,α-Trifluor-2,4-cresotsäure-acetat

S *Triflusal***

V Antithromboticum

16E $C_{10}H_9N_3O$
60719-84-8

5-Amino[3,4′-bipyridin]-6(1*H*)-on (●)

S *Amrinon**, Win 40680

V Cardiotonicum

17E $C_{10}H_{10}N$
58916-73-

1-Methyl-4(1*H*)-chinolinimin (●)

S Adepren

V Antidepressivum

18E $C_{10}H_{10}N_6O$
62973-76-

(*E*)-2-Amino-4-[2-(1-methyl-5-nitroimidazol-2-yl)-vinyl]-pyrimidin = (*E*)-4-[2-(1-Methyl-5-nitro-1*H*-imidazol-2-yl)ethenyl]-2-pyrimidinamin (●)

S *Azanidazol**, *Nitromidinum*, Triclose

V Trichomonacid

19E $C_{10}H_{15}N_6O_3$
25635-68-

N-[Bis(1-aziridinyl)phosphinyl]-*N′*-(5-methoxy-2-pyrimidinyl)harnstoff (●)

S Ederpin, Preparation 631

V Cytostaticum

20E $C_{10}H_{17}NO_4S$
53943-88-

2-[2-(Ethoxycarbonylmethylthio)-ethyl]-4-thiazolidincarbonsäure = 2-[2-[(2-Ethoxy-2-oxoethyl) thio]ethyl]-4-thiazolidincarbonsäure (●) = 2-[2-[(Carboxymethyl)-thio]-ethyl]-4-thiazolidincarbonsäure-2-ethylester

S *Letostein**

V Mycolyticum

21E $C_{10}H_{20}N_3P$
152-01-

Bis-(1-aziridinyl)-(hexahydro-1*H*-azepin-1-yl)-phosphinsulfid = 1-[Bis(1-aziridinyl)phosphinc thioyl]hexahydro-1*H*-azepin (●)

S *Thiohexadepa*

V Cytostaticum

2E $C_{10}H_{23}N$
61 822-36-4

,1-Dipropylbutylamin = 4-Propyl-4-heptanamin (●)

Diprobutin*

Parkinsontherapeuticum

3E $C_{11}H_6ClN_3O_6$
53 882-12-5

,N'-(2-Chlor-5-cyano-*m*-phenylen)-dioxamsäure = 2,2'-[(2-Chlor-5-cyano-1,3-phenylen)diimino]-is[2-oxoessigsäure] (●)

*Lodoxamid**, U-42585

Antiasthmaticum, Antiallergicum

4E $C_{11}H_8N_2O$
3878-19-1

-(2-Furanyl)-1*H*-benzimidazol (●)

Fuberidazol

Fungicid

5E $C_{11}H_9N_3O_3$

-(*o*-Nitrophenyl)-2-furamidin = 5-(2-Nitro-henyl)-2-furancarboximidamid (●)

Monohydrochlorid (57666-60-1)

F-853

Antidepressivum

6E $C_{11}H_{16}N_2O_8$
4910-46-7

-(*N*-Acetyl-L-β-aspartyl)-L-glutaminsäure (●)

*Acidum spaglumicum**, *Spaglumic acid**

Cerebrotonicum

E $C_{11}H_{16}N_4O_4$
63 677-95-2

)-3-(2-Deoxy-β-D-*erythro*-pentofuranosyl)-3,6,7,-tetrahydroimidazo[4,5-*d*][1,3]diazepin-8-ol (●) = -Deoxycoformycin

CI-825, *Pentostatin**

Virustaticum (Adenosindeaminaseinhibitor)

28E $C_{11}H_{17}N_3O$
46 464-11-3

1-(*p*-Methoxybenzyl)-2,3-dimethylguanidin = *N*-[(4-Methoxyphenyl)methyl]-*N' N''*-dimethylguanidin (●)

S *Meobentin**

V Antiarrhythmicum

29E $C_{11}H_{23}NO$
52 061-73-1

2,2-Dipropylvaleramid = 2,2,2-Tripropylacetamid = 2,2-Dipropylpentamid (●)

S *Valdipromid**

V Psychotonicum

30E $C_{12}H_9ClFN_5$
55 779-18-5

9-(2-Chlor-6-fluorbenzyl)-adenin = 9-[(2-Chlor-6-fluorphenyl)methyl]-9*H*-purin-6-amin (●)

S *Arprinocid**

V Coccidiostaticum

31E $C_{12}H_{14}N_2O_3S$
61 570-90-9

Methyl-6-propoxy-2-benzothiazolcarbamat = (6-Propoxy-2-benzothiazolyl)carbamidsäuremethylester (●)

S Sch 21480

V Anthelminthicum

32E $C_{12}H_{18}N_4O_4$
59 776-90-8

2-Oxo-1-pyrrolidinessigsäure-2-[(2-oxo-1-pyrrolidinyl)acetyl]hydrazid (●) = 1,2-Bis-[(2-oxo-1-pyrrolidinyl)-acetyl]-hydrazin

S DT-OS 2440633, *Dupracetin**

V Noopropicum

33E $C_{12}H_{19}NO_3$
57 526-81-5

(−)-(*S*)-1-(*p*-Hydroxyphenoxy)-3-(isopropylamino)-2-propanol = (*S*)-4-[2-Hydroxy-3-[(1-methylethyl)amino]propoxy]phenol (●)

S *Prenalterol**

V adrenergischer β-Rezeptorenblocker

34 E $C_{12}H_{19}N_8OP$
42 061-52-9

P,P-Bis(1-aziridinyl)-*N*-[2-(dimethylamino)-7-methyl-7*H*-purin-6-yl]phosphinamid (●)
S Fopurin
V Cytostaticum

35 E $C_{12}H_{21}NO_2$

Ethyl-(*m*-methoxybenzyl)-dimethylammoniumhydroxid = *N*-Ethyl-3-methoxy-*N,N*-dimethylbenzenmethanaminiumhydroxid (●)
H Mono-*p*-toluolsulfonat (30 716-01-9)
S *Emiliumtosilat***
V Antiarrhythmicum

36 E $C_{13}H_{10}N_4$
55 242-77-8

3-Benzylpyrido[3,4-*e*]-*as*-triazin = 3-(Phenylmethyl)pyrido[3,4-*e*]-1,2,4-triazin (●)
S EU-3325
V Fungicid

37 E $C_{13}H_{11}ClO_4$
60 653-25-0

2-[5-(*p*-Chlorphenyl)-2-furyl]-2-hydroxypropionsäure = 5-(*p*-Chlorphenyl)-2-furanhydracylsäure = 5-(4-Chlorphenyl)-β-hydroxy-2-furanpropansäure (●)
S F-776
V Antiphlogisticum

38 E $C_{13}H_{12}N_4O$
64 057-48-3

1,2-Dihydro-3-(phenoxymethyl)pyrido[3,4-*e*]-1,2,4-triazin (●)
H Monohydrochlorid (55 242-74-5)
S EU-3421
V Fungicid

39 E $C_{13}H_{16}N_2O$
59 939-16-1

2-[(2-Cyclopropylphenoxy)-methyl]-2-imidazolin = 2-[(2-Cyclopropylphenoxy)methyl]-4,5-dihydro-1*H*-imidazol (●)
S *Cirazolin**
V Vasokonstrictor

40 E $C_{13}H_{17}$
14 611-51-

L-(—)-*N*,α-Dimethyl-*N*-(2-propinyl)-phenethylamin = L-(—)-*N*-(1-Phenylisopropyl)-*N*-methyl-*N*-propinylamin = (*R*)-*N*,α-Dimethyl-*N*-2-propinylbenzenethanamin (●)
S L-*Deprenalin*, L-Deprenyl
V MAO-Inhibitor, Parkinsontherapeuticum, Antidepressivum

41 E $C_{13}H_{18}ClNO$
60 719-82-

DL-Alanin-*p*-chlor-α,α-dimethylphenethylester = DL-Alanin-2-(4-chlorphenyl)-1,1-dimethylethylester (●)
S *Alaproclat**
V Antidepressivum

42 E $C_{14}H_{12}C$
62 571-88

8-Ethyl-5-hydroxy-4-oxo-6-vinylchromen-2-carbonsäure = 6-Ethenyl-8-ethyl-5-hydroxy-4-oxo-4*H*-1-benzopyran-2-carbonsäure (●)
S *Evicromil*
V Antiallergicum

43 E $C_{14}H_{13}N$
886-08

α-Benzylimino-*o*-cresol = 2-[[(-Phenylmethyl)-imino]methyl]phenol (●) = *o*-(Benzyliminomethyl)-phenol = *o*-(*N*-Benzylformimidoyl)-phenol
S *Norletimol**
V Antirheumaticum

44 E $C_{14}H_{14}C$
41 387-02

4-(3-Oxo-1-cyclohexenyl)-phenylessigsäure = 4-(Oxo-1-cyclohexen-1-yl)benzenessigsäure (●)
S *Lexofenac**
V Antiphlogisticum, Analgeticum

45 E $C_{14}H_{15}ClN_4$
51 022-73-2

4-(3-Chlorphenyl)-1,6,7,8-tetrahydro-1,3-dimethyl-pyrazolo[3,4-*e*][1,4]diazepin (●)

S CI-781

V Antidepressivum

---

46 E $C_{14}H_{15}N_5O$
39 715-02-1

6-Benzoyl-3-hydrazino-5,6,7,8-tetrahydro-pyrido[4,3-*c*]pyridazin oder 6-Benzoyl-5,6,7,8-tetrahydropyrido[4,3-*c*]pyridazin-3(2*H*)-on-3-hydrazon (●)

S BQ 22-708

V Antihypertonicum

---

47 E $C_{14}H_{16}F_2N_2$
40 594-09-0

3-Dimethylamino-6,8-difluor-1,2,3,4-tetrahydro-carbazol = 6,8-Difluor-2,3,4,9-tetrahydro-*N*,*N*-dimethyl-1*H*-carbazol-3-amin (●)

S *Flucindol**, Win 35 150

V Psychotherapeuticum

---

48 E $C_{14}H_{16}N_2O_4$
56 611-65-5

1,4-Dihydro-1-(hydroxymethyl)-5,7-dimethyl-4-oxo-6-phthalazincarbonsäureethylester (●)

S EG 626, „*Phthalazinol*"

V c-AMP-Phosphodiesteraseinhibitor

---

49 E $C_{14}H_{19}NO_4S$
35 619-65-9

3,4,5-Trimethoxythiobenzoesäuremorpholid = 4-[Thioxo(3,4,5-trimethoxyphenyl)methyl]morpholin (●)

S ISF 2001, Tresanil, *Trithiozine, Tritiozinum*

V Magensekretionsinhibitor

---

50 E $C_{14}H_{20}Cl_2N_2O_2$

2-[[Bis(2-chlorethyl)amino]methyl]phenylalanin (●) = 3-[α-[Bis-(2-chlorethyl)-amino]-*o*-tolyl]-alanin

H Dihydrochlorid **(2185-98-0)**

S AT-581, Ocaphane

V Cytostaticum

---

51 E $C_{14}H_{21}NO_4$
1843-82-9

5-(3-Isopropylamino-2-hydroxypropoxy)-1,4-benzodioxan = 1-[(2,3-Dihydro-1,4-benzodioxin-5-yl)oxy]-3-[(1-methylethyl)amino]-2-propanol (●)

H Fumarat (1:1) **(60196-87-4)**

S Benzodioxine

V adrenergischer β-Rezeptorenblocker, Antiarrhythmicum

---

52 E $C_{14}H_{26}N_4O_3$
61 484-38-6

N-[D-1-[(Carbamoylmethyl)-carbamoyl]-3-methyl-butyl]-*N*-methyl-L-2-pyrrolidincarboxamid = L-Prolyl-*N*-methyl-D-leucylglycinamid (●)

H Sulfat (2:1) **(61 484-39-7)**

S AY-24 856, *Pareptidsulfat**

V Parkinsontherapeuticum

---

53 E $C_{15}H_{10}Cl_2N_2O_2$
50 264-69-2

1-(2,4-Dichlorbenzyl)-3-indazolcarbonsäure = 1-[(2,4-Dichlorphenyl)methyl]-1*H*-indazol-3-carbonsäure (●)

S *Lonidamin**

V Spermatogenesehemmer

---

54 E $C_{15}H_{13}NO_3$
51 579-82-9

2-Amino-3-benzoylphenylessigsäure = 2-Amino-3-benzoylbenzenessigsäure (●)

H Natriumsalzmonohydrat **(61618-27-7)**

S AHR-5850 D, *Amfenac-Natrium**

V Antiphlogisticum

55 E $C_{15}H_{15}NO$
5879-67-4

2-[1-(Benzylimino)-ethyl]-phenol = 2-[1-[(Phenylmethyl)imino]ethyl]phenol (●) = *o*-(*N*-Benzylacetimidoyl)-phenol

S *Oletimol**

V Antirheumaticum

---

56 E $C_{15}H_{17}ClN_2O_2$
38083-17-9

1-(4-Chlorphenoxy)-1-(1*H*-imidazol-1-yl)-3,3-dimethyl-2-butanon (●)

S Bay e 6975, *Climbazol**, MEB 6401

V Fungicid, Antiseborrhoicum

---

57 E $C_{15}H_{17}N_7O_5S_3$
56796-20-4

(6*R*-*cis*)-7-[[[(Cyanomethyl)thio]acetyl]amino]-7-methoxy-3-[[(1-methyl-1*H*-tetrazol-5-yl)thio]-methyl]-8-oxo-5-thia-1-azabicyclo[4.2.0]oct-2-en-2-carbonsäure (●)

S *Cefmetazole*

V Antibioticum

---

58 E $C_{15}H_{20}N_2O$
56533-61-0

2,3-Dihydro-1-(1-piperidinylacetyl)-1*H*-indol (●) = 1-(Piperidinoacetyl)-indolin

S IN 24, Indocaine, Indokain

V Anästheticum

---

59 E $C_{15}H_{23}N_7O_5$
58944-73-3

6,9-Diamino-1-(6-amino-9*H*-purin-9-yl)-1,5,6,7,8,9-hexadeoxy-β-D-*ribo*-decofuranuronsäure (●)

S Lilly 57926

V fungicides Antibioticum aus Streptomyces griseolus

---

60 E $C_{16}H_{12}Cl_2N_2O_2$
848-75-9

7-Chlor-5-(2-chlorphenyl)-1,3-dihydro-3-hydroxy-1-methyl-2*H*-1,4-benzodiazepin-2-on (●)

S *Lormetazepam**, ZK 65997

V Hypnoticum

---

61 E $C_{16}H_{15}F_3O$
56430-99-

α-Ethyl-3-trifluormethylbenzhydrol = α-Ethyl-α-phenyl-3-(trifluormethyl)benzenmethanol (●)

S RGH-3332, Synklit

V Leber- und Galletherapeuticum

---

62 E $C_{16}H_{15}N_3O$
55149-05-

3,4-Dihydro-7,8-dimethoxy-4-oxyopyrimido-[4,5-*b*]chinolin-2-carbonsäureethylester (●)

S CP-32387, *Pirolat**

V Antiasthmaticum

---

63 E $C_{16}H_{21}NO$
61413-54-

4-[3-(Cyclopentyloxy)-4-methoxyphenyl]-2-pyrrolidinon (●)

S *Rolipram**, ZK 62711

V Neurolepticum

---

64 E $C_{16}H_{22}O$
41826-92-

4-(2,4,5-Triethoxyphenyl)-4-oxobuttersäure = 3-(2,4,5-triethoxybenzoyl)-propionsäure = 2,4,5-triethoxy-γ-oxobenzenbutansäure (●)

S *Trepibuton**, *Trepionate*

V Spasmolyticum, Choleretícum

---

65 E $C_{17}H_{15}F_5O$
54043-46-

4,4′-[(1*R*,2*S*)-1-Methyl-2-(2,2,2-trifluorethyl)-ethylen]-bis-[2-fluorphenol] = (*R**,*S**)-4,4′-[1-Methyl-2-(2,2,2-trifluorethyl)-1,2-ethandiyl]bis[2-fluorphenol] (●)

S BX 430, *Pentafluranol**

V gegen Prostatahypertrophie

6E $C_{17}H_{16}ClN_3O_2$
59009-93-7

-Chlor-1,2,3,5-tetrahydro-1-methyl-2-oxo-5-henyl-4H-1,4-benzodiazepin-4-carboxamid (●)

Uxepam

Tranquillizer, Hypnoticum

7E $C_{17}H_{16}Cl_2N_2O_3$

is-1-[[2-(2,4-Dichlorphenyl)-4-[(2-propinyloxy)-nethyl]-1,3-dioxolan-2-yl]methyl]-1*H*-imidazol (●)

Monohydrochlorid (62973-77-7)

R 39500

Fungicid

8E $C_{17}H_{17}F_3O_2$
54043-50-4

,4'-[(1*R*,2*S*)-1-Methyl-2-(2,2,2-trifluorethyl)-thylen]-diphenol = (*R**,*S**)-4,4'-[1-Methyl-2-2,2,2-trifluorethyl)-1,2-ethandiyl]bis[phenol] (●)

BX 428, *Terfluranol*

gegen Mammakarzinom

9E $C_{17}H_{18}O_4$
60400-86-4

,7,8,9-Tetrahydro-4-oxo-10-propylbenzo[*g*]-hromensäure = 6,7,8,9-Tetrahydro-4-oxo-10-ropyl-4*H*-naphtho[2,3-*b*]pyran-2-carbonsäure (●)

Procromil

Antiallergicum

0E $C_{17}H_{18}O_5$
60400-92-2

,7,8,9-Tetrahydro-5-hydroxy-4-oxo-10-propyl-enzo[*g*]chromen-2-carbonsäure = 6,7,8,9-Tetra-ydro-5-hydroxy-4oxo-10-propyl-4*H*-naphtho-,3-*b*]pyran-2-carbonsäure (●)

Proxicromil

Antiallergicum

71E $C_{17}H_{19}N_3O$
39640-15-8

1-Benzyl-4-picolinoylpiperazin = 1-(Phenyl-methyl)-4-(2-pyridinylcarbonyl)piperazin (●)

S *Piberalin***

V Antidepressivum

72E $C_{17}H_{20}N_2S$
37967-98-9

4-(3-Dimethylaminopropyl)-4*H*-thieno[3,2-*b*][1]-benzazepin = *N*,*N*-Dimethyl-4*H*-thieno[3,2-*b*][1]-benzazepin-4-propanamin (●)

S *Tienopramin**

V Antidepressivum

73E $C_{17}H_{20}N_4O_6S_2$
54818-11-0

[6*R*-[6α,7β(*R**)]]-7-[[Amino[3-[(methylsulfonyl)-amino]phenyl]acetyl]amino]-3-methyl-8-oxo-5-thia-1-azabicyclo[4.2.0]oct-2-en-2-carbonsäure (●)

S *Cefsulmid, Cefsumid**

V Antibioticum

74E $C_{17}H_{24}ClN_3S$
61477-97-2

8-Chlor-3,4,5,6-tetrahydro-6-(1-isopropyl-2-imidazolin-2-ylmethyl)-2*H*-1,6-benzothiazocin = 8-Chlor-3,4,5,6-tetrahydro-6-[[4,5-dihydro-1-(1-methylethyl)-1*H*-imidazol-2-yl]methyl]-2*H*-1,6-benzothiazin (●)

S *Dazolicin**

V Antiarrhythmicum

75E $C_{18}H_{15}Cl_3N_2S$
61318-90-9

(±)-1-[2,4-Dichlor-β-[(*p*-chlorbenzyl)thio]phen-ethyl]imidazol = (±)-1-[2-[[(4-Chlorphenyl)-methyl]thio]-2-(2,4-dichlorphenyl)ethyl]-1*H*-imidazol (●)

H Mononitrat (61318-91-0)

S RS-44872, RS-44872-00-10-3, *Sulconazol-nitrat**

V Fungicid

76 E $C_{18}H_{16}Cl_2O_4$
53 341-49-4

trans-2,10-Dichlor-12-methyl-12*H*-dibenzo[*d*,*g*]-[1,3]dioxocin-6-carbonsäureethylester (●)

S Ponfibrat**

V Hypolipämicum

---

77 E $C_{18}H_{21}NO_6$
37 855-80-4

4-Hydroxy-9-(3-isopropylamino-2-hydroxy-propoxy)-7-methylfuro[3,2-*g*]chromon = 4-Hydroxy-9-[2-hydroxy-3-[(1-methylethyl)amino]-propoxy]-7-methyl-5*H*-furo[3,2-*g*][1]benzopyran-5-on (●)

H Hydrochlorid (37 855-81-5)

S S 464

V adrenergischer β-Rezeptorenblocker

---

78 E $C_{18}H_{22}O_4$
37 456-21-6

6,8-Di-*tert.*-butyl-4-oxochromen-2-carbonsäure = 6,8-Bis(1,1-dimethylethyl)-4-oxo-4*H*-1-benzo-pyran-2-carbonsäure (●)

S *Terbucromil**

V Antiallergicum

---

79 E $C_{18}H_{24}O$
42 041-17-8

(+)-4-(3-Ethenyl-3,6-dimethyl-1-methylen-5-heptenyl)phenol (●)

S Drupanol

V Anabolicum, Androgen

---

80 E $C_{18}H_{25}NO_2$
58 239-89-7

(−)-(2*R*,6*S*,11*R*)-3-(Cyclopropylmethyl)-1,2,3,4,5,6-hexahydro-11-methoxy-6-methyl-2,6-methano-3-benzazocin-8-ol = 2*R*-(2α,6α,11*R**)-3-(Cyclopropylmethyl)-1,2,3,4,5,6-hexahydro-11-methoxy-6-methyl-2,6-methano-3-benzazocin-8-ol (●)

S levo-BL-4566, *Moxazocin**

V Analgeticum, Antitussivum

---

81 E $C_{19}H_{20}FNC$
61 869-08-

trans-(−)-4-(*p*-Fluorphenyl)-3-[[3,4-(methylen-dioxy)-phenoxy]-methyl]-piperidin = *trans*-(−)-3 [(1,3-Benzodioxol-5-yloxy)methyl]-4-(4-fluor-phenyl)piperidin (●)

S FG 7051, *Paroxetin**

V Antidepressivum

---

82 E $C_{19}H_{21}ClN_2$
4789-63-

2-Chlor-10-(4-methyl-1-piperazinyl)-10,11-di-hydrodibenzo[*b*,*f*]thiepin = 1-(2-Chlor-10,11-di hydrodibenzo[*b*,*f*]thiepin-10-yl)-4-methylpiperazin (●)

S Doclothepin, VÚFB-10030

V Neurolepticum

---

83 E $C_{19}H_{23}NC$
55 165-22-

9-(3-*tert.*-Butylamino-2-hydroxypropoxy)-4-hydroxy-7-methylfuro[3,2-*g*]chromon = 9-[3-[(1,1-Dimethylethyl)amino]-2-hydroxypropoxy]-4-hydroxy-7-methyl-5*H*-furo[3,2-*g*][1]benzopyran-5-on (●)

S *Butocrolol**, P 18

V adrenergischer β-Rezeptorenblocker

---

84 E $C_{19}H_{23}N$
60 662-16-

1-[[2-(Dimethylamino)-ethyl]-methylamino]-3-phenylindol = *N*,*N*,*N'*-Trimethyl-*N'*-(3-pheny 1*H*-indol-1-yl)-1,2-ethandiamin (●)

S *Binodalin**

V Antidepressivum

---

85 E $C_{19}H_{25}N_4O_7P$
52 406-09-

Diethyl-[[*o*-[3-(*p*-tolylsulfonyl)-ureido]-phenyl]-carbamoyl]-phosphoramidat = [[[2-[[[[(4-Methy phenyl)sulfonyl]amino]carbonyl]amino]phenyl]-amino]methyl]phosphoramidsäurediethylester (●

S Diuredosan

V Vet.-Anthelminthicum

6 E $C_{19}H_{26}N_2O_4S$
37000-20-7

′-[2-[(α,α-Dimethylphenethyl)-amino]-1-hydroxy-thyl]-2′-hydroxymethansulfonanilid = *N*-[5-[2-(1,1-Dimethyl-2-phenylethyl)amino]-1-hydroxy-thyl]-2-hydroxyphenyl]methansulfonamid (●)

I Monohydrochlorid (38241-28-0)

MJ 9184-1, *Zinterolhydrochlorid**

Bronchodilatans

7 E $C_{19}H_{27}NO$
59889-36-0

–)-*m*-[2-(Cyclopropylmethyl)-1,3,4,5,6,7,8,8aα-ctahydro-4aβ(2*H*)-isochinolinyl)-phenol = *trans*-–)-3-[2-(Cyclopropylmethyl)octahydro-4a(2*H*)-ochinolinyl]phenol (●)

I Succinat (1:1) (60719-85-9)

Lilly 113878

Analgeticum

8 E $C_{19}H_{31}N_7O_4$
13665-88-8

2′,2″,2‴-[[4-(1-Piperidinyl)pyrimido[5,4-*d*]pyri-idin-2,6-diyl]dinitrilo]tetrakis[ethanol] (●)

*Mopidamol**, R-A 233-BS

Thrombosen- und Metastasenprophylakticum

9 E $C_{20}H_{18}N$

Benzyl-*m*-6-tolylpyrrolo[1,2-*a*]imidazol = 6-(3-ethylphenyl)-1-(phenylmethyl)-1*H*-pyrrolo-,2-*a*]imidazol (●)

Tolbizol

Serotoninantagonist

E $C_{20}H_{22}N_4O_6S$
58306-30-2

-[2,3-Bis-(methoxycarbonyl)-guanidino]-5′-henylthio-2-methoxyacetanilid = Dimethyl-[[2-(-methoxyacetamido)-4-(phenylthio)-anilino]-ethylidin]-dicarbamat = [[2-[(Methoxyacetyl)-nino]-4-(phenylthio)phenyl]carbonimidoyl]bis-arbamidsäuremethylester] (●)

Bay Vh 5757, *Febantel**

Veterinär-Anthelminthicum

91 E $C_{20}H_{23}NO$
10447-39-9

3-Chinuclidinyldiphenylmethanol = α,α-Diphenyl-1-azabicyclo[2.2.2]octan-3-methanol (●)

H Hydrochlorid (10447-38-8)

S Fenkarol, Phencarol

V Antihistaminicum

92 E $C_{20}H_{29}ClO_4$
56219-57-9

4-[6-(2-Chlor-4-methoxyphenoxy)hexyl]-3,5-heptandion (●)

S *Arildon**, Win 38020

V Virustaticum

93 E $C_{20}H_{32}O_5$
35121-78-9

(9α,11α,13*E*,15*S*)-6,9-Epoxy-11,15-dihydroxy-prosta-5,13-dien-1-säure (●) = (5*Z*)-9-Deoxy-6,9a-epoxy-Δ^5-prostaglandin $F_{1\alpha}$

S PGX, *Prostacyclin*

V Thrombocytenaggregationshemmer

94 E $C_{21}H_{16}N_4O_8S_2$
41906-86-9

(7*R*)-3-[(*E*)-2,4-Dinitrostyryl]-7-(2-thienylacetamido)-3-cephem-4-carbonsäure = [6*R*-[3(*E*),6α,7β)]]-3-[2-(2,4-Dinitrophenyl)ethenyl]-8-oxo-7-[(2-thienylacetyl)amino]-5-thia-1-azabicyclo[4.2.0]oct-2-en-2-carbonsäure (●)

S *Cephalosporin 87-312*, *Nitrocefin*

V Antibioticum

95 E $C_{21}H_{19}NO_4$
35578-20-2

9-Benzoyl-2,3,4,9-tetrahydro-6-methoxy-1*H*-carbazol-3-carbonsäure (●)

S *Oxarbazol**, Win 34284

V Antiasthmaticum

96 E $C_{21}H_{34}N_2O_3$

o-(Heptyloxy)-carbanilsäure-2-(1-piperidyl)-ethylester = [2-(Heptyloxy)phenyl]carbamidsäure-2-(1-piperidinyl)ethylester (●)

H Hydrochlorid (55792-21-7)

S Heptacain

V Antiarrhythmicum

---

97 E $C_{22}H_{20}N_4O_8S_2$

62 587-73-9

4-Carbamoyl-1-[[(6*R*,7*R*)-2-carboxy-8-oxo-7-[(*R*)-2-phenyl-2-sulfoacetamido]-5-thia-1-azabicyclo-[4.2.0]oct-2-en-3-yl]methyl]pyridiniumhydroxid (inneres Salz) = [6*R*-[6α,7β(*R**)]]-4-(Aminocarbonyl)-1-[[2-carboxy-8-oxo-7-[(phenylsulfoacetyl)-amino]-5-thia-1-azabicyclo[4.2.0]oct-2-en-3-yl]-methyl]pyridiniumhydroxid-inneres Salz (●)

S *Cefsulodin**

V Antibioticum

---

98 E $C_{22}H_{23}ClFNO_2$

61764-61-2

4-[4-(*p*-Chlorbenzoyl)-piperidino]-4′-fluorbutyrophenon = 4-[4-(4-Chlorbenzoyl)-1-piperidinyl]-1-(4-fluorphenyl)-1-butanon (●)

H Hydrochlorid (55 695-56-2)

S AHR-6134, *Cloroperonhydrochlorid**

V Neurolepticum

---

99 E $C_{22}H_{23}ClFN_3O_2$

59 831-64-0

5-Chlor-1-[3-[4-(4-fluorbenzoyl)-1-piperidinyl]propyl]-1,3-dihydro-2*H*-benzimidazol-2-on (●)

S *Milenperon***, R 34009

V Neurolepticum

---

100 E $C_{22}H_{24}FN_3O_3$

52 867-74-0

4-(4-Fluorphenyl)-5-[2-[4-(2-methoxyphenyl)-1-piperazinyl]ethyl]-2(3*H*)-oxazolon (●)

S LR 511

V Neurolepticum

---

101 E $C_{22}H_{27}NO_6$

60734-87-4

(±)-α-[(*tert*.-Butylamino)-methyl]-3,4-dihydroxybenzylalkohol-3-acetat-4-*p*-anisat = (±)-4-Methoxybenzoesäure-2-(acetyloxy)-4-[2-[(1,1-dimethylethyl)amino]-1-hydroxyethyl]phenylester (●)

H Methansulfonat (60 734-88-5)

S *Nisbuterolmesilat**, Win 34886

V Bronchodilatans

---

102 E $C_{22}H_{27}N_3O_6S$

D-7-(2-Amino-2-phenylacetamido)-3-methyl-8-oxo-5-thia-1-azabicyclo[4.2.0]oct-2-en-2-carbonsäure-(pivaloyloxymethyl)-ester = [6*R*-[6α,7β(*R**)]]-7-[(Aminophenylacetyl)amino]-3-methyl-8-oxo-5-thia-1-azabicyclo[4.2.0]oct-2-en-2-carbonsäure(2,2-dimethyl-1-oxopropoxy)methylester (●)

H Hydrochlorid

S *Pivcefalexinhydrochlorid*, Sigmacef, ST 21

V Antibioticum

---

103 E $C_{22}H_{28}N_2O_2S$

2620-88-

2,2′-Dithiobis[*N*-butylbenzamid] (●) = 2,2′-Dicarboxydiphenyldisulfid-bis-*n*-butylamid

S Azobicina, O.D. 507

V Hautantisepticum

---

104 E $C_{22}H_{30}O$

54024-22-

13-Ethyl-11-methylen-18,19-dinor-17α-pregn-4-en-20-in-17-ol = (17α)-13-Ethyl-11-methylen-18,19-dinorpregn-4-en-20-in-17-ol (●)

S *Desogestrel**, Org 2969

V Progestagen

---

105 E $C_{22}H_{30}O$

34184-77-

17α-Methyl-17-propionylöstra-4,9-dien-3-on = (17β)-17-Methyl-17-(1-oxopropyl)östra-4,9-dien-3-on (●) = 17,21-Dimethyl-19-norpregna-4,9-dien-3,20-dion

S *Promegeston**, R 5020

V Progestativum

106 E $C_{22}H_{32}N_2O_3$

56693-13-1

1-(1-Ethinylcyclohexyloxy)-3-[4-(2-methoxyphenyl)-1-piperazinyl]-2-propanol = α-[[(1-Ethinylcyclohexyl)oxy]methyl]-4-(2-methoxyphenyl)-1-piperazinethanol (●)

S *Mociprazin**

V Antiemeticum

---

107 E $C_{22}H_{34}O_2$

60607-35-4

17β-Hydroxy-17-propylandrost-4-en-3-on = (17β)-17-Hydroxy-17-propylandrost-4-en-3-on (●)

S Win 17665

V Antiandrogen (Aknetherapeuticum)

---

108 E $C_{22}H_{35}NO_2$

57558-44-8

-Cyclohexyl-4-[ethyl(*p*-methoxy-α-methylphenthyl)amino]-1-butanon = 1-Cyclohexyl-4-[ethyl-2-(4-methoxyphenyl)-1-methylethyl]amino]-1-utanon (●)

H Hydrochlorid (57558-46-0)

S DU 23849, *Secoverinhydrochlorid**

V Spasmolyticum

---

109 E $C_{22}H_{38}O_5$

37467-76-8

E,Z)-(1*R*,2*R*,3*R*,5*S*)-7-[3,5-Dihydroxy-2-[(3*S*)-3-ydroxy-3-methyl-1-octenyl]cyclopentyl]-5-eptensäuremethylester = (5*Z*,9α,11α,13*E*,15*S*)-,11,15-Trihydroxy-15-methylprosta-5,13-dien-1-äuremethylester (●)

S *Carboprost-Methyl*, U-36384

V Oxytocicum

---

10 E $C_{22}H_{47}N_3O$

60209-20-3

-2,6-Diamino-*N*-hexadecylcapronamid = (*S*)-2,6-Diamino-*N*-hexadecylhexamid (●)

S P-71

V Baktericid

---

111 E $C_{23}H_{20}N_2O_5$

37106-97-1

p-(*N*-Benzoyl-L-tyrosinamido)-benzoesäure = (*S*)-4-[[2-(Benzoylamino)-3-(4-hydroxyphenyl)-1-oxopropyl]amino]benzoesäure (●)

S *Bentirosin*, PFD

V Pankreasdiagnosticum

---

112 E $C_{23}H_{28}Cl_2N_2O_3$

54301-18-7

p-[4-[*p*-[Bis-(2-chlorethyl)-amino]-phenyl]-butyrylamino]-benzoesäureethylester = 4-[[4-[4-[Bis(2-chlorethyl)amino]phenyl]-1-oxobutyl]amino]benzoesäureethylester (●)

S Butastezine

V Cytostaticum

---

113 E $C_{23}H_{30}ClNO$

59767-12-3

1-[2-[(*p*-Chlor-α-methyl-α-phenylbenzyl)-oxy]-ethyl]-octahydroazocin = 1-[2-[1-(4-Chlorphenyl)-1-phenylethoxy]ethyl]octahydroazocin (●)

S *Octastin***

V Antihistaminicum

---

114 E $C_{23}H_{31}NO_4$

1-(2-Benziloyloxymethyl)-1,2,5-trimethylpyrrolidiniumhydroxid = 1-(2-Hydroxyethyl)-1,2,5-trimethylpyrrolidiniumhydroxid-benzilat = 1-[2-[(Hydroxydiphenylacetyl)oxy]ethyl]-1,2,5-trimethylpyrrolidiniumhydroxid (●)

H Bromid (51047-24-6)

S *Dimetipiriumbromid***

V Spasmolyticum, Anticholinergicum

---

115 E $C_{23}H_{33}NO_2$

13074-00-5

4,4,17-Trimethylandrosta-2,5-dieno[2,3-*d*]isoxazol-17β-ol = (17β)-4,4,17-Trimethylandrosta-2,5-dieno[2,3-*d*]isoxazol-17-ol (●)

S *Azasten**, Win 17625

V Fertilitätsinhibitor (Interceptivum)

116 E $C_{24}H_{30}N_2O_3$
59708-52-0

1-Phenethyl-4-(*N*-phenylpropionamido)-isonipecotinsäuremethylester = 4-[(1-Oxopropyl)phenylamino]-1-(2-phenylethyl)-4-piperidincarbonsäuremethylester (●)

H Citrat (1:1) (61380-27-6)
S R 33799
V Analgeticum

---

117 E $C_{24}H_{34}O_3$
49697-38-3

11β-Hydroxy-16α,17α-dimethyl-17-propionylandrosta-1,4-dien-3-on = (11β,16α,17β)-11-Hydroxy-16,17-dimethyl-17-(1-oxopropyl)androsta-1,4-dien-3-on (●)

S Org 6216, *Rimexolon**, *Trimexolone*
V antiphlogistisch und antiallergisch wirksames Glucocorticoid

---

118 E $C_{25}H_{23}N_5O_6S$
63469-19-2

(2*S*,5*R*,6*R*)-6-[(*R*)-2-(4-Hydroxy-1,5-naphthyridin-3-carboxamido)-2-phenylacetamido]-3,3-dimethyl-7-oxo-4-thia-1-azabicyclo[3.2.0]heptan-2-carbonsäure = [2*S*-[2α,5α,6β(*S**)]]-6-[[[[(4-Hydroxy-1,5-naphthyridin-3-yl)carbonyl]amino]phenylacetyl]amino]-3,3-dimethyl-7-oxo-4-thia-1-azabicyclo[3.2.0]heptan-2-carbonsäure (●)

H auch Natriumsalz (58795-03-2)
S *Apalcillin*, Palcin
V Antibioticum

---

119 E $C_{25}H_{29}FN_2O_2$
52157-83-2

4′-Fluor-4-[4-(6-methoxy-2-methyl-3-indolyl)-piperidino]-butyrophenon = 1-(4-Fluorphenyl)-4-[4-(6-methoxy-2-methyl-1*H*-indol-3-yl)-1-piperidinyl]-1-butanon (●)

S *Mindoperon**, RU-19404
V Neurolepticum

120 E $C_{25}H_{31}NO_6$
14484-47-0

11β,21-Dihydroxy-2′-methyl-5′β*H*-pregna-1,4-dieno[17,16-*d*]oxazol-3,20-dion-21-acetat = (11β,16β)-21-(Acetyloxy)-11-hydroxy-2′-methyl-5′*H*-pregna-1,4-dieno[17,16-*d*]oxazol-3,20-dion (●)

S *Azacort**
V antiphlogistisch und antiallergisch wirksames Glucocorticoid

---

121 E $C_{25}H_{32}N_4O_2S$
52618-67-4

3-[4-[4-[2-(Propylthio)phenyl]-1-piperazinyl]-butyl]-2,4(1*H*,3*H*)-chinazolidindion (●)

H Monohydrochlorid (52618-68-5)
S CI-787, *Tioperidonhydrochlorid**
V Neurolepticum

---

122 E $C_{25}H_{33}ClN_2O_4$
51354-32-6

2α-Chlor-17β-hydroxy-5α-androstan-3-on-*O*-(*p*-nitrophenyl)-oxim = (2α,5α,17β)-2-Chlor-17-hydroxyandrostan-3-on-3-[*O*-(4-nitrophenyl)oxim] (●)

S *Nisterim**
V Antigestagen

---

123 E $C_{25}H_{34}N_2O_{[illegible]}$
22609-73-[illegible]

1,4-Dihydro-2,6-dimethyl-4-(3-nitrophenyl)-3,5-pyridindicarbonsäurebis(2-propoxyethyl)ester (●)

S Bay a 7168, *Niludipin**
V Coronartherapeuticum

---

124 E $C_{25}H_{43}NO_{[illegible]}$
62571-87-[illegible]

11α-Dimethylamino-2β-ethoxy-3α-hydroxy-5α-pregnan-20-on = (2β,3α,5α,11α)-11-(Dimethylamino)-2-ethoxy-3-hydroxypregnan-20-on (●)

S C.C.I. 12923
V Anästheticum

'25 E $C_{25}H_{47}NO_3$

V-Decyl-*N*,*N*-dimethyl-2-(1-adamantancarbonyl-xy)-ethylammoniumhydroxid = Decyl-(2-hy-lroxyethyl)-dimethylammoniumhydroxid-1-.damantancarboxylat = *N*,*N*-Dimethyl-*N*-[2-(tricyclo[3.3.1.1^{3,7}]dec-1-ylcarbonyl)oxy]ethyl]-1-lecanaminiumhydroxid (●)

I Bromid (58158-77-3)

Amantalcol, Amantol

Antisepticum, Desinficiens

26 E $C_{26}H_{33}N_5O_2$

60 662-19-3

-[[1-(2-Benzoylethyl)-2-benzimidazolyl]-methyl]-/-isopropyl-1-piperazinacetamid = *N*-(1-Methyl-thyl)-4-[[1-(3-oxo-3-phenylpropyl)-1*H*-benzimida-ol-2-yl]methyl]-1-piperazinacetamid (●)

*Nilprazol***

Ulcustherapeuticum

27 E $C_{26}H_{34}F_2O_7$

60 135-22-0

α,9-Difluor-11β,16α,17-trihydroxy-3,20-dioxo-regna-1,4-dien-21-al-21-(dimethylacetal)-16,17-cetonacetal = (6α,11β,16α)-6,9-Difluor-11-hy-roxy-21,21-dimethoxy-16,17-[(1-methylethyli-en)bis(oxy)]pregna-1,4-dien-3,20-dion (●)

*Flumoxonid**, RS-40 584

antiphlogistisch und antiallergisch wirksames Glucocorticoid

28 E $C_{26}H_{38}O_6$

57 524-89-7

1β,17α,21-Trihydroxy-4-pregnen-3,20-dion-21-alerianat = (11β)-11,21-Dihydroxy-17-[(1-oxo-entyl)oxy]pregn-4-en-3,20-dion (●)

Cortisolvalerat, Hydrocortisonvalerianat

antiphlogistisch und antiallergisch wirksames Glucocorticoid

29 E $C_{27}H_{30}N_4O$

60 607-34-3

-[3-[4-(Diphenylmethyl)-1-piperazinyl]-propyl]-2-enzimidazolinon = 1-[3-[4-(Diphenylmethyl)-1-iperazinyl]propyl]-1,3-dihydro-2*H*-benzimidazol--on (●)

*Oxatomid**, R 35443

Antiallergicum, Antiasthmaticum

130 E $C_{27}H_{30}O_{14}$

52731-38-1

Gemisch von Glucofrangulin A und B

S Erbalax N, *Glucofrangulin*, Irgalax

V Laxativum (Anthrachinonglykosid aus der Rinde von Rhamnus frangula)

131 E $C_{27}H_{34}F_2O_7$

58 497-00-0

6α,9-Difluor-11β,16α,17,21-tetrahydroxypregna-1,4-dien-3,20-dion-16,17-acetonacetal-21-propionat = (6α,11β,16α)-6,9-Difluor-11-hydroxy-16,17-[(1-methylethyliden)bis(oxy)]-21-(1-oxopropoxy)-pregna-1,4-dien-3,20-dion (●)

S *Procinonid**, RS-2362

V antiphlogistisch und antiallergisch wirksames Glucocorticoid

132 E $C_{27}H_{34}N_4O_{10}$

30 271-85-3

3,4,5-Trimethoxybenzoesäureester mit 3-(2-Hydroxy-3-morpholinopropyl)-6,7,8-trimethoxy-1,2,3-benzotriazin-4(3*H*)-on = 3,4,5-Trimethoxybenzoesäure-1-(4-morpholinylmethyl)-2-(6,7,8-trimethoxy-4-oxo-1,2,3-benzotriazin-3(4*H*)-yl)ethylester (●)

H Hydrochlorid

S CAS 7709, *Razinodilhydrochlorid**

V Coronartherapeuticum

133 E $C_{27}H_{44}O_3$

32 222-06-3

(5*Z*,7*E*)-9,10-Secocholesta-5,7,10(19)-trien-1α,3β,25-triol = (1α,3β,5*Z*,7*E*)-9,10-Secocholesta-5,7,10(19)-trien-1,3,25-triol (●)

S Ro 21-5535, U-49 562

V Calciumregulator

134 E $C_{27}H_{45}{}^{131}JO$

42 220-21-3

19-(Jod-^{131}J)-cholest-5-en-3β-ol = (3β)-19-(Jod-^{131}J)cholest-5-en-3-ol (●)

S Adrenoscan

V Nebennierendiagnosticum

135 E $C_{28}H_{28}J_6N_4O_{10}S$
23 205-04-1

3,3′-[Sulfonylbis(ethylencarbonylimino)]bis[5-(*N*-ethylacetamido)-2,4,6-trijodbenzoesäure] = 3,3′-[Sulfonylbis[(1-oxo-3,1-propandiyl)imino]bis[5-(acetylethylamino)-2,4,6-trijodbenzoesäure] (●)

H Megluminverbindung (1 : 1) **(63 534-64-5)**

S Win 31 122

V Röntgenkontrastmittel

---

136 E $C_{28}H_{34}F_2O_7$
58 524-83-7

6α,9-Difluor-11β,16α,17,21-tetrahydroxypregna-1,4-dien-3,20-dion-16,17-acetonacetal-21-cyclopropancarboxylat = (6α,11β,16α)-21-[(Cyclopropylcarbonyl)oxy]-6,9-difluor-11-hydroxy-16,17-[(1-methylethyliden)bis(oxy)]pregna-1,4-dien-3,20-dion (●)

S *Ciprocinonid**, RS-2386

V antiphlogistisch und antiallergisch wirksames Glucocorticoid

---

137 E $C_{28}H_{36}O_{15}$
20 702-77-6

3,5-Dihydroxy-4-(3-hydroxy-4-methoxyhydrocinnamoyl)-phenyl-2-*O*-(6-deoxy-α-L-mannopyranosyl)-β-D-glucopyranosid = 1-[4-[[2-*O*-(6-Deoxy-α-L-mannopyranosyl)-β-D-glucopyranosyl]oxy]-2,6-dihydroxyphenyl]-3-(3-hydroxy-4-methoxyphenyl)-1-propanon (●)

S Neo-DHC, *Neohesperidindihydrochalcon*, Sukor

V Süßstoff

---

138 E $C_{28}H_{38}N_2O_2$
62 228-20-0

[*p*-[3-(Dibutylamino)-propoxy]-phenyl]-[2-ethyl-3-indolizinyl]-keton = [4-[3-(Dibutylamino)propoxy]phenyl][2-ethyl-3-indolizinyl]methanon (●)

S *Butoprozin**

V Coronartherapeuticum, Antiarrhythmicum

139 E $C_{29}H_{44}N_2O$

N,*N*-Diethyl-*N*-methyl-2-[4-[2-(octyloxy)-benzoylamino]-benzoyloxy]-ethylammonium-hydroxid = Diethyl-(2-hydroxyethyl)-methyl-ammoniumhydroxid-*p*-[*o*-(octyloxy)-benzamido]-benzoat = *N*,*N*-Diethyl-*N*-methyl-2-[[4-[[2-(octyl oxy)benzoyl]amino]benzoyl]oxy]ethanaminium-hydroxid (●)

H Bromid **(26 095-59-0)**

S *Otiloniumbromid**, Spasmomen

V Spasmolyticum

---

140 E $C_{29}H_{44}O$
33 156-28-

14-Hydroxy-3β-[(2,3,6-trideoxy-α-L-*erythro*-hexopyranosyl)-oxy]-5β-card-20(22)-enolid = 3β-(2,3 Didesoxy-α-L-rhamnopyranosyloxy)-14-hydroxy-5β-card-20(22)-enolid = (3β,5β)-14-Hydroxy-3 [(2,3,5-trideoxy-α-L-*erythro*-hexopyranosyl)oxy]-card-20(22)-enolid (●)

S *Ramnodigin**

V Cardiotonicum

---

141 E $C_{32}H_{43}ClN_2O_2$
55 501-05-

2-{4-[3-(2-Chlor-9-thioxanthenyliden)-propyl]-1-piperazinyl}-ethyldecanoat = Decansäure-2-[4-[3 (2-chlor-9*H*-thioxanthen-9-yliden)propyl]-1-piperazinyl]ethylester (●)

S *Clopenthixoldecanoat*, Sordinol retard

V Neurolepticum

---

142 E $C_{34}H_{41}N_3O$
62 380-23-

N-[3-[3-Morpholino-2-(3,4,5-trimethoxycinnamoyloxy)-propyl]-4-methyl-2-oxo-2*H*-1-benzopyran-7-yl]-morpholin-4-carboxamid = 3-(3,4,5-Trimethoxyphenyl)-2-propensäure-2-[4-methyl-7-[(4-morpholinylcarbonyl)amino]-2-oxo-2*H*-1-benzopyran-3-yl]-1-(4-morpholinylmethyl)ethylester (●

H Hydrochlorid **(62 885-98-7)**

S TVX 2656

V Coronartherapeuticum

143 E $C_{37}H_{55}ClO_4$
61 343-44-0

2,5,7,8-Tetramethyl-2-(4,8,12-trimethyltridecyl)-chroman-6-yl-*p*-chlorphenoxyacetat = DL-α-Tocopherol-*p*-chlorphenoxyacetat = (4-Chlorphenoxy)-essigsäure-3,4-dihydro-2,5,7,8-tetramethyl-2-(4,8,12-trimethyltridecyl)-2*H*-1-benzopyran-6-ylester (●)

S DAN-271

V Geriatricum

144 E $C_{45}H_{73}NO_{16}$
56111-35-4

Josamycin-10-propanoat (●) = Josamycinpropionat

S Josamy

V Antibioticum

145 E $C_{46}H_{54}N_4O_{10}$
54022-49-0

N-Demethyl-*N*-formylleurosin = (3′β)-4′-Deoxy-3′,4′-epoxy-22-oxovincaleukoblastin (●)

H Sulfat (1:1) (58115-81-4)

S Alzegir, *Vinformidsulfat**

V Antineoplasticum

146 E $C_{48}H_{67}N_{13}O_{11}$
60173-73-1

1-Succinamidoyl-5-L-valin-8-(L-2-phenylglycin)-angiotensin II = L-2-Phenyl-*N*-[*N*-[*N*-[*N*-[*N*-[*N*-(N^2-Succinamoyl-L-arginyl)-L-valyl]-L-tyrosyl]-L-valyl]-L-histidyl]-L-prolyl]-glycin = 1-De-L-asparaginsäure-2-[N^2-(4-amino-1,4-dioxobutyl)-L-arginin]-5-L-valin-8-(L-2-phenylglycin)angiotensin II (●)

S *Arfalasin***

V Angiotensinantagonist

SYNONYMAREGISTER

Register der Synonyma für die unter B) der Ergänzungen aufgeführten Arzneistoffe

AAFC 8 E
Acidum spaglumicum* 26 E
Adepren 17 E
Adrenoscan 134 E
AHR-5850 D 54 E
AHR-6134 98 E
Alaproclat* 41 E
Alzegir 145 E
Amantalcol 125 E
Amantol 125 E
Amfenac-Natrium* 54 E
Amrinon* 16 E
Apalcillin 118 E
Arfalasin** 146 E
Arildon* 92 E
Arprinocid* 30 E
AT-581 50 E
AY-24 856 52 E
Azacort* 120 E
Azanidazol* 18 E
Azasten* 115 E
Azepexoldihydrochlorid* 13 E
Azobicina 103 E

Bay a 7168 123 E
Bay e 6975 56 E
Bay Vh 5757 90 E
Bentirosin 111 E
Benzodixine 51 E
B-HT 933 CL 2 13 E
Binodalin* 84 E
BQ 22-708 46 E
Butastezine 112 E
Butocrolol* 83 E
Butoprozin* 138 E
BX 428 68 E
BX 430 65 E

Barboprost-Methyl 109 E
CAS 7709 132 E
CB-337 2 E
C.C.I. 12923 124 E
Cefmetazole 57 E
Cefsulmid 73 E
Cefsulodin* 97 E
Cefsumid* 73 E
Cephalosporin 87-312 94 E
CI-781 45 E
CI-787 121 E
CI-825 27 E
Ciprocinonid* 136 E
Cirazolin* 39 E
CL 206576 9 E
Climbazol* 56 E
Clopenthixoldecanoat 141 E
Cloroperonhydrochlorid* 98 E
Coprin 6 E
Cortisolvalerat 128 E
CP-32387 62 E

Damvar 11 E
DAN-271 143 E
Dazolicin* 74 E
L-_Deprenalin_ 40 E
L-Deprenyl 40 E
Desogestrel* 104 E
Dimaprit 3 E
Dimetipiriumbromid** 114 E
Diprobutin* 22 E
Diuredosan 85 E
Doclothepin 82 E
Drupanol 79 E
DT-OS 2440633 32 E
DU 23849 108 E
Dupracetin* 32 E

Ederpin 19 E
EG 626 48 E
Emiliumtosilat** 35 E
Erbalax N 130 E
EU-3325 36 E
EU-3421 38 E
Evicromil 42 E

F-776 37 E
F-853 25 E
Febantel* 90 E
Fenkarol 91 E
FG 7051 81 E
Flucindol* 47 E
Flumoxonid* 127 E
Flurocitabin* 8 E
Fopurin 34 E
Fuberidazol 24 E

Gepefrin* 10 E
Glucofrangulin 130 E

Heptacain 96 E
Hydrocortisonvalerianat 128 E

IN 24 58 E
Indocaine 58 E
Indokain 58 E
Irgalax 130 E
ISF 2001 49 E

Josamy 144 E

Letostein* 20 E
levo-BC-4566 80 E
Lexofenac* 44 E
Lilly 57926 59 E
Lilly 113878 87 E
Lisomucol 1 E
Lodoxamid* 23 E
Lonidamin* 53 E
Lormetazepam* 60 E
LR 511 100 E

MEB 6401 56 E
Mebikar 7 E
Meobentin* 28 E

*Milenperon*** 99 E
*Mindoperon** 119 E
*Misonidazol** 5 E
MJ 9184-1 86 E
*Mociprazin** 106 E
*Mopidamol** 88 E
*Moxazocin** 80 E

Neo-DHC 137 E
Neohesperidindihydrochalcon 137 E
Nikomet 4 E
*Nilprazol*** 126 E
*Niludipin** 123 E
*Nisbuterolmesilat** 101 E
*Nisterim** 122 E
Nitrocefin 94 E
Nitromidinum 18 E
*Norletimol** 43 E

Ocaphane 50 E
*Octastin*** 113 E
O.D. 507 103 E
*Oletimol** 55 E
Org 2969 104 E
Org 6216 117 E
*Otiloniumbromid** 139 E
*Oxarbazol** 95 E
*Oxatomid** 129 E

P 18 83 E
P-71 110 E
Palcin 118 E
*Pareptidsulfat*** 52 E
*Paroxetin** 81 E
*Pentafluranol** 65 E
*Pentostatin** 27 E
PFD 111 E
PGX 93 E
Phencarol 91 E
„*Phthalazinol*" 48 E
*Piberalin*** 71 E
*Pirolat** 62 E
Pivcefalexinhydrochlorid 102 E
*Ponfibrat*** 76 E
*Prenalterol** 33 E
Preparation 631 19 E
*Procinonid** 131 E
Procromil 69 E
*Promegeston** 105 E
Prostacyclin 93 E
Proxicromil 70 E

R 5020 105 E
R 33799 116 E
R 34009 99 E
R 35443 129 E
R 39500 67 E
R-A 233-BS 88 E
*Ramnodigin** 140 E
*Razinodilhydrochlorid** 132 E
RGH-3332 61 E
*Rimexolon** 117 E
Ro 07-0582 5 E
Ro 21-0702 8 E
Ro 21-5535 133 E
*Rolipram** 63 E
RS-2362 131 E
RS-2386 136 E
RS-40584 127 E
RS-44872 75 E
RS-44872-00-10-3 75 E
RU-19404 119 E

S 464 77 E
Sch 21480 31 E
*Secoverinhydrochlorid** 108 E
Sigmacef 102 E
Sordinol retard 141 E
*Spaglumic acid** 26 E
Spasmomen 139 E
SQ 14225 12 E
ST 21 102 E
*Strinolin** 14 E
Sukor 137 E
*Sulbenox*** 9 E
*Sulconazolnitrat** 75 E
Synklit 61 E

*Terbucromil** 78 E
Terfluranol 68 E
Thiohexadepa 21 E
*Tienopramin** 72 E
*Tioperidonhydrochlorid** 121 E
Tolbizol 89 E
*Trepibuton** 64 E
Trepionate 64 E
Tresanil 49 E
Triclose 18 E
*Triflusal*** 15 E
Trimexolone 117 E
Trithiozine 49 E
Tritiozinum 49 E
TVX 2656 142 E

U-36384 109 E
U-42585 23 E
U-49562 133 E
Uxepam 66 E

*Valdipromid** 29 E
*Vinformidsulfat** 145 E
VÚFB-9777 11 E
VÚFB-10030 82 E

Win 17625 115 E
Win 17665 107 E
Win 31122 135 E
Win 34284 95 E
Win 34886 101 E
Win 35150 47 E
Win 38020 92 E
Win 40680 16 E

*Zinterolhydrochlorid** 86 E
ZK 62711 63 E
ZK 65997 60 E

CAS-NUMMERN-REGISTER

Register der CAS-Nummern für die unter B) der Ergänzungen aufgeführten Arzneistoffe

93-60-7 4 E
152-01-2 21 E
322-79-2 15 E
503-49-1 2 E
848-75-9 60 E
886-08-8 43 E
1843-82-9 51 E
2185-98-0 50 EH
2620-88-4 103 E
3878-19-1 24 E
4789-63-3 82 E
4910-46-7 26 E
5879-67-4 55 E
10095-06-4 7 E
10447-38-8 91 EH
10447-39-9 91 E
13074-00-5 115 E
13551-87-6 5 E
13665-88-8 88 E
14484-47-0 120 E
14611-51-9 40 E
18840-47-6 10 E
20702-77-6 137 E
22609-73-0 123 E
23205-04-1 135 E
23256-33-9 3 EH
25635-68-1 19 E
26095-59-0 139 EH
30271-85-3 132 E
30716-01-9 35 EH
32222-06-3 133 E
33156-28-4 140 E
34184-77-5 105 E
35121-78-9 93 E
35578-20-2 95 E
35619-65-9 49 E
36037-72-8 13 EH
36037-73-9 13 E
37000-20-7 86 E
37106-97-1 111 E
37456-21-6 78 E
37467-76-8 109 E
37717-21-8 8 E
37855-80-4 77 E
37855-81-5 77 EH
37967-98-9 72 E
38083-17-9 56 E
38241-28-0 86 EH
39640-15-8 71 E
39715-02-1 46 E
39862-58-3 14 E
40594-09-0 47 E
41387-02-4 44 E
41826-92-0 64 E
41906-86-9 94 E
42041-17-8 79 E
42061-52-9 34 E
42220-21-3 134 E
46464-11-3 28 E
49697-38-3 117 E
50264-69-2 53 E
51022-73-2 45 E
51047-24-6 114 EH
51354-32-6 122 E
51579-82-9 54 E
52061-73-1 29 E
52157-83-2 119 E
52406-09-4 85 E
52618-67-4 121 E
52618-68-5 121 EH
52731-38-1 130 E
52867-74-0 100 E
53341-49-4 76 E
53882-12-5 23 E
53943-88-7 20 E
54022-49-0 145 E
54024-22-5 104 E
54043-46-8 65 E
54043-50-4 68 E
54301-18-7 112 E
54818-11-0 73 E
55149-05-8 62 E
55165-22-5 83 E
55242-74-5 38 EH
55242-77-8 36 E
55501-05-8 141 E
55695-56-2 98 EH
55779-18-5 30 E
55792-21-7 96 EH
56111-35-4 144 E
56219-57-9 92 E
56430-99-0 61 E
56533-61-0 58 E
56611-65-5 48 E
56693-13-1 106 E
56796-20-4 57 E
57524-89-7 128 E
57526-81-5 33 E
57558-44-8 108 E
57558-46-0 108 EH
57666-60-1 25 EH
58095-31-1 9 E
58115-81-4 145 EH
58158-77-3 125 EH
58239-89-7 80 E
58306-30-2 90 E
58497-00-0 131 E
58524-83-7 136 E
58795-03-2 118 EH
58916-73-7 17 E
58919-61-2 6 E
58944-73-3 59 E
59009-93-7 66 E
59708-52-0 116 E
59767-12-3 113 E
59776-90-8 32 E
59831-64-0 99 E
59889-36-0 87 E
59939-16-1 39 E
60135-22-0 127 E
60173-73-1 146 E
60196-87-4 51 EH
60209-20-3 110 E

60400-86-4 69 E
60400-92-2 70 E
60607-34-3 129 E
60607-35-4 107 E
60653-25-0 37 E
60662-16-0 84 E
60662-19-3 126 E
60719-82-6 41 E
60719-84-8 16 E
60719-85-9 87 E H
60734-87-4 101 E
60734-88-5 101 E H
61318-90-9 75 E
61318-91-0 75 E H
61343-44-0 143 E
61380-27-6 116 E H
61413-54-5 63 E
61477-97-2 74 E
61484-38-6 52 E
61484-39-7 52 E H
61570-90-9 31 E
61618-27-7 54 EH
61764-61-2 98 E
61822-36-4 22 E
61869-07-6 1 E
61869-08-7 81 E
62228-20-0 138 E
62380-23-8 142 E
62571-86-2 12 E
62571-87-3 124 E
62571-88-4 42 E
62587-73-9 97 E
62782-57-4 11 E
62885-98-7 142 E H
62973-76-6 18 E
62973-77-7 67 E H
63469-19-2 118 E
63534-64-5 135 E H
63677-95-2 27 E
64057-48-3 38 E

Kolibri 360 GmbH
Ferdinand-Jühlke-Straße 7
99095 Erfurt, Deutschland
produktsicherheit@kolibri360.de